AF671313

Diabetologie kompakt

Helmut Schatz
Andreas F. H. Pfeiffer
(Hrsg.)

Diabetologie kompakt

Grundlagen und Praxis

5., vollständig überarbeitete und aktualisierte Auflage 2014

Mit 60 Abbildungen und 82 Tabellen

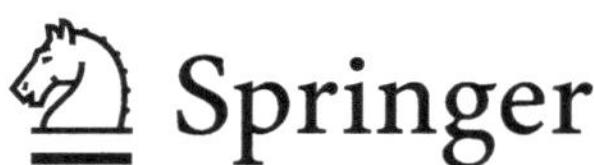
Springer

Prof. Dr. Dr. h.c. Helmut Schatz
Universitätsklinikum Bergmannsheil
Ruhr-Universität Bochum

Prof. Dr. Andreas F. H. Pfeiffer
Charité – Universitätsmedizin
Berlin Campus Benjamin Franklin
Berlin

ISBN 978-3-642-41357-5 ISBN 978-3-642-41358-2 (eBook)
DOI 10.1007/978-3-642-41358-2

Die Deutsche Nationalbibliothek verzeichnet diese Publikation in der Deutschen Nationalbibliografie; detaillierte bibliografische Daten sind im Internet über http://dnb.d-nb.de abrufbar.

Springer Medizin
© Springer-Verlag Berlin Heidelberg 2014
1. Auflage erschienen 2001 im Blackwell Verlag, Berlin
2. Auflage erschienen 2002 im Blackwell Verlag, Berlin
3. Auflage erschienen 2004 im Georg Thieme Verlag, Stuttgart
4. Auflage erschienen 2006 im Georg Thieme Verlag, Stuttgart

Dieses Werk ist urheberrechtlich geschützt. Die dadurch begründeten Rechte, insbesondere die der Übersetzung, des Nachdrucks, des Vortrags, der Entnahme von Abbildungen und Tabellen, der Funksendung, der Mikroverfilmung oder der Vervielfältigung auf anderen Wegen und der Speicherung in Datenverarbeitungsanlagen, bleiben, auch bei nur auszugsweiser Verwertung, vorbehalten. Eine Vervielfältigung dieses Werkes oder von Teilen dieses Werkes ist auch im Einzelfall nur in den Grenzen der gesetzlichen Bestimmungen des Urheberrechtsgesetzes der Bundesrepublik Deutschland vom 9. September 1965 in der jeweils geltenden Fassung zulässig. Sie ist grundsätzlich vergütungspflichtig. Zuwiderhandlungen unterliegen den Strafbestimmungen des Urheberrechtsgesetzes.

Produkthaftung: Für Angaben über Dosierungsanweisungen und Applikationsformen kann vom Verlag keine Gewähr übernommen werden. Derartige Angaben müssen vom jeweiligen Anwender im Einzelfall anhand anderer Literaturstellen auf ihre Richtigkeit überprüft werden.

Die Wiedergabe von Gebrauchsnamen, Warenbezeichnungen usw. in diesem Werk berechtigt auch ohne besondere Kennzeichnung nicht zu der Annahme, dass solche Namen im Sinne der Warenzeichen- und Markenschutzgesetzgebung als frei zu betrachten wären und daher von jedermann benutzt werden dürfen.

Planung: Hinrich Küster, Heidelberg
Projektmanagement: Kerstin Barton, Heidelberg
Lektorat: Dr. Angelika Koggenhorst-Heilig, Leimen
Projektkoordination: Cécile Schütze-Gaukel, Heidelberg
Umschlaggestaltung: deblik Berlin
Fotonachweis Umschlag: © Thinkstock.com
Herstellung: Fotosatz-Service Köhler GmbH – Reinhold Schöberl, Würzburg

Gedruckt auf säurefreiem und chlorfrei gebleichtem Papier

Springer Medizin ist Teil der Fachverlagsgruppe Springer Science+Business Media
www.springer.com

Vorwort zur 5. Auflage

Seit dem Erscheinen der 4. Auflage 2006 hat sich in der Diabetologie sehr viel getan, vom pathophysiologischen Verständnis über die Genetik, bis hin zur Therapie und Betreuungskonzepten. Setzt man die Halbwertszeit des medizinischen Wissens mit etwa 5 Jahren an, so war eine Neuauflage dringend erforderlich. Von den Lesern der Vorauflagen immer wieder gefordert oder erbeten, konnte diese jetzt erfreulicherweise mit dem Springer-Verlag realisiert werden.

Bei den Autoren hat ein Generationenwechsel eingesetzt. Die 5. Auflage stützt sich im Kern zwar noch auf derzeitige und ehemalige Kolleginnen und Kollegen der Medizinischen Klinik Bergmannsheil der Ruhr-Universität Bochum. Von diesen sind jetzt aber viele in leitender Position an anderen Wirkungsstätten tätig und haben ihre eigenen, jüngeren Mitarbeiterinnen und Mitarbeiter als Autoren für die Neuauflage heranziehen können. Für alle Kapitel wurden hervorragende Kenner aus der ersten Reihe der Kliniker und Grundlagenwissenschaftler der deutschsprachigen Länder gewonnen. Das Werk versteht sich als ein »D-A-CH-Buch«, verfasst von Diabetologen aus Deutschland (D), Österreich (A) und der Schweiz (CH).

Die 5. Auflage enthält viele neue oder erweiterte Kapitel, so etwa zu den Leitlinien, Betreuungs- und Versorgungskonzepten in Deutschland, Österreich und der Schweiz, zur Pathophysiologie wie etwa einen Beitrag über die Mitochondrien oder zu Fragen und Problemen in einer Diabetologischen Schwerpunktpraxis. Selbstverständlich werden neben den alten auch alle neuen und zukünftigen Medikamente und Therapieformen behandelt.

Die beiden Herausgeber – auch hier findet ein Generationenwechsel statt – haben sich zusammen mit dem Springer-Verlag bemüht, ein nicht zu knappes, aber auch nicht zu voluminöses Werk entstehen zu lassen. Zielgruppe waren diabetologisch interessierte Allgemeinärzte, Allgemeininternisten und Ärzte mit weiteren Schwerpunkten oder Fachrichtungen wie etwa Kinder- und Frauenärzte, aber auch Laboratoriumsmediziner, klinische Chemiker und Grundlagenwissenschaftler, die sich einen Überblick über die Diabetologie verschaffen wollen. Wie schon bei den Vorauflagen wird aber wohl auch ein auf Diabetes spezialisierter Arzt das eine oder andere Detail, das er gerade nicht parat hatte, nachschlagen wollen.

Dank gebührt allen Autoren für die letztlich doch noch zeitgerechte Erstellung ihrer Kapitel. Und auch dafür, dass sie ihre teilweise recht umfangreichen Manuskripte auf unseren Wunsch hin so gekürzt haben, dass das Gesamtkonzept der Buches nicht gesprengt wurde.

Große Verdienste hat sich Frau Berit Schmidt, Berlin-Potsdam im Zusammenstellen der Manuskripte erworben, die an den Springer-Verlag geschickt werden konnten, zur weiteren Bearbeitung durch Frau Kerstin Barton aus der Buchabteilung von Herrn Kollegen Hinrich Küster. Besonderer Dank gebührt Frau Dr. med. Angelika Koggenhorst-Heilig für ihr äußerst gewissenhaftes Lektorat.

Die Herausgeber hoffen, dass auch die 5. Auflage die gleiche freundliche Aufnahme bei den Lesern findet wie die Vorauflagen.

Helmut Schatz
Andreas Pfeiffer
Bochum und Berlin, im Juni 2014

Vorwort zur 1. Auflage

Aufbruchstimmung in der Diabetologie

Die Diabetologie befindet sich gegenwärtig in stürmischer Entwicklung. Sie ist im Umbruch und im Aufbruch zugleich, vergleichbar mit den zwanziger Jahren, nachdem das Insulin entdeckt worden war. Den Patienten ging es damals plötzlich unvergleichlich besser, aber durch die verlängerte Lebenszeit mit der viel längeren Krankheitsdauer enthüllte sich das »2. Gesicht« des Diabetes erst richtig. E. Joslin hatte noch im Jahre 1917 geschrieben, dass »der Diabetes weder Augen noch Nieren schädige«. Heute wissen wir freilich, wie auf dem Europäischen Diabetes-Kongress in Jerusalem im September 2000 im allerersten Kongressvortrag an einer großen Patientenzahl erst wieder dargestellt wurde, dass schon bei der Diagnosestellung eines Typ-2-Diabetes etwa ein Drittel aller Patienten Folgeerkrankungen aufweist, bei jedem 4. finden sich mikrovaskuläre und bei jedem 6. kardiovaskuläre Komplikationen. Diese bestimmen heute beim überwiegenden Teil der Betroffenen deren Schicksal.

Die St.-Vincent-Deklaration 1989 – ein »Fünfjahresplan« der Diabetologie

Im Oktober 1989 trafen sich daher Vertreter der Weltgesundheitsorganisation WHO, der Internationalen Diabetes-Gesellschaft und der Gesundheitsbehörden der Europäischen Länder in St. Vincent im Aosta-Tal und stellten folgende Fünf-Jahres-Ziele als Forderungen an die Diabetestherapie auf: mindestens ein Drittel weniger Erblindungen und ein Drittel weniger Nierenversagen, Halbierung der Fußamputationen, Senkung der Morbidität und Mortalität durch koronare Herzerkrankung und Reduktion der Schwangerschaftskomplikationen in den Bereich von stoffwechselgesunden Frauen. Zur Erreichung dieser Ziele wurden konkrete gesundheitspolitische Maßnahmen vorgeschlagen, die jedoch noch keineswegs durchgehend umgesetzt werden konnten. Dementsprechend sind die Zielwerte auch heute, nach über 10 Jahren, noch längst nicht erreicht, wenn sich auch an einigen Stellen eine Besserung abzuzeichnen beginnt: So sind die Resultate bei den Schwangerschaften von Diabetikerinnen bereits befriedigend. Eine wesentliche Forderung der St.-Vincent-Deklaration war die »Weckung des Bewusstseins in der Bevölkerung und bei den Trägern des öffentlichen Gesundheitswesens über die bereits bestehenden und zukünftigen Möglichkeiten der Prävention von Diabetes-Komplikationen und des Diabetes selbst«. Erst heute wird aber die breite Öffentlichkeit, sowohl in der Allgemeinbevölkerung, aber auch in der Ärzteschaft, gewahr, und auch das oft mit noch etwas ungläubigem Staunen, welch ungemein großen Einfluss der scheinbar »leichte Alterszucker«, ja selbst schon dessen Vorstadium der gestörten Glucosetoleranz, auf die kardiovaskuläre Morbidität und Mortalität hat.

Der Diabetes: Eine kardiovaskuläre Erkrankung mit Stoffwechselstörung?

In seinem Hauptreferat auf dem Jerusalemer Diabetes-Kongress im September 2000 definierte ein eingeladener Kardiologe den Diabetes recht originell als eine »kardiovaskuläre Erkrankung mit einer Stoffwechselstörung«. Ähnliches mag auch für die Nephrologie gelten: heute sind gut ein Drittel, mancherorts sogar bald die Hälfte aller neu chronisch Dialysierten Diabetes-Patienten. Ein deutscher Nephrologe sprach diesbezüglich vor kurzem von einer »von der deutschen Ärzteschaft bisher weitgehend unbemerkt gebliebenen, schleichenden Epidemie im letzten Jahrzehnt«.

▪ Schulung, Selbstbehandlung und »Micro-High-Tech« in der Diabetologie

Die Diabetologie der letzten Jahrzehnte erlebte eine höchst erfolgreiche Entfaltung der Selbstkontrolle und Selbsttherapie, basierend auf einer strukturierten Schulung und der Motivation der Betroffenen. Die früher strenge Diät der Patienten konnte gelockert bzw. so weit aufgehoben werden, dass man heute statt von »Diät« von »Diabetes-gerechter Kost« sprechen kann, wobei auch früher undenkbare »kleine Sünden« ohne Stoffwechsel-Entgleisungen möglich sind, wenn der Patient gut geschult wurde und adäquat reagiert. Die diabetologische »Micro-High-Tech« hat dies möglich gemacht: der Blutzucker kann durch die Patienten sehr exakt bestimmt werden, und die Insulinzufuhr stellt heute durch die Pen-Systeme mit ihren ultrafeinen, schmerzarmen Nadeln in der Regel kein oder kaum mehr ein Problem dar. Selbst die Insulinpumpentherapie ist heute sehr einfach geworden.

▪ Neue Insuline, neue Tabletten

Neue, gentechnologisch hergestellte Insuline, sehr rasch und kurz als Bolus-Insulin wirkend oder seit kürzerem mit langer und gleichmäßiger Wirkung zur Basal-Insulin-Versorgung, ermöglichen eine dem physiologischen Sekretionsmuster nahe kommende Insulinsubstitution. Sechs verschiedene Firmen-Kooperationen entwickeln inhalierbare Insuline, ein Präparat befindet sich bereits in Phase III der klinischen Erprobung. Zur oralen Diabetestherapie stehen neben den Sulfonylharnstoffen, den eine Renaissance erlebenden Biguaniden und den Alpha-Glucosidase-Hemmern neue, rasch und kurz wirkende insulinotrope Substanzen, die keine Sulfonylharnstoffe sind, zur Verfügung. Sie verbessern somit die Hormonversorgung gerade in der Frühphase nach einer Mahlzeit. Eine gestörte Insulinsekretion in dieser Frühphase ist ja ein Charakteristikum des Typ-2-Diabetes und auch schon seiner Vorstadien. Die Thiazolidindione wiederum mit ihren Präparaten der zweiten Generation sowie bald auch andere, am Peroxisomen-Proliferator-aktivierten Rezeptor gamma angreifende Substanzen senken die Insulinresistenz. Sie greifen somit an dem anderen, fundamentalen Defekt des Typ-2-Diabetes an, der verminderten Insulinempfindlichkeit. Der Typ-2-Diabetes wird heute als eine »duale Erkrankung« angesehen. Vermutlich wird es nicht mehr allzu lange dauern, bis auch in Deutschland – ebenso wie heute schon in den USA – ein »duales Therapieprinzip« in Form einer entsprechend zusammengesetzten Misch-Tablette von der pharmazeutischen Industrie angeboten werden wird. Auch die gerade bei Diabetes so wichtige energische Absenkung des Blutdrucks und der Blutfette ist durch den Einsatz neuerer Medikamente heute noch besser möglich als früher.

▪ Durchbruch bei der Inselzelltransplantation?

Im Jahre 2000 erzielte eine kanadische Arbeitsgruppe einen Durchbruch bei der Inseltransplantation, nach weltweiten, jahrzehntelangen Forschungen auf diesem Gebiet. Mit einer neuen Technik, insbesondere einem steroidfreien Protokoll mit neuen Substanzen zur Immunsuppression, wurde in bisher fast allen Fällen eine anhaltende Insulinfreiheit erzielt. Ähnliches war in größerem Ausmaß bisher nur durch die den Patienten viel belastendere – und kaum wiederholbare – Pankreasorgantransplantation gelungen.

▪ Hoffnungen auf den biotechnologischen Einsatz der Insulin produzierenden Zellen durch »Genetic engineering«

Prinzipiell erscheinen hier fünf Verfahren aussichtsreich: die genetische Manipulation von humanen, explantierten Beta-Zellen eines Spenders, um diese vor Immunzerstörung zu schützen, die Züchtung von modifizierten Beta-Zellen aus Stammzellen des Patienten, eine Beta-Zell-Induktion durch In-vivo-Gentransfer, der Beta-Zell-Ersatz durch immunisolierte

Zell-Linien und schließlich die gentechnologische Modifikation von Nicht-Beta-Zellen, z. B. Keratinozyten, Hepatozyten oder Darmzellen des Patienten, zur glucoseregulierten Insulinproduktion und -Sekretion. Hier scheint im Jahre 2000 ebenfalls ein erster Durchbruch erzielt worden zu sein.

▪ Ein »duales« Diabetes-Buch

Als der Blackwell Verlag mit der Frage herantrat, ob ich ein Diabetes-Buch schreiben wolle, war zu entscheiden: allein schreiben, gleichsam als »diabetologischer Generalist«, oder möglichst von dem jeweils besten Spezialisten auf seinem Gebiet verfasste Kapitel gesammelt als Buch herausgeben? Die Entscheidung fiel zunächst für ein »Vielmänner-/frauen-Buch« mit dem großen Vorzug der jeweils höchstmöglichen Fachkompetenz. Zugleich sollte das Buch aber auch etwas von dem unbestreitbaren Vorteil eines Ein-Mann-Werkes haben, dass nämlich die einzelnen Themen bei dem vorgegebenen Gesamtumfang einigermaßen ausgewogen, ohne größere Überschneidungen, Lücken oder Widersprüche untereinander in möglichst einheitlicher Form dargestellt werden. Nach einer ersten Planung wurden von mir in den Sommerferien des Jahres 2000 nochmals alle Manuskripte in Inhalt und Umfang aufeinander abgestimmt, selbst in den Schlussfolgerungen. Auch stilistische Änderungen im Manuskript wurden mit dem Ziele einer Straffung und Kürzung der Kapitel vorgeschlagen. Eine letzte Angleichung erfolgte noch in den Druckfahnen im Februar 2001. Anstelle der traditionellen Überschriften wurden den Kapiteln und Absätzen »Merksätze« vorangestellt, wie es in einigen der aus dem Amerikanischen übersetzten Medizinlehrbücher meiner Kinder zu sehen war und wie es von den heutigen Medizinstudenten geschätzt wird. Ich war überrascht, dass dies von den »gestandenen« Autoren, allesamt hochaktive Kliniker und Grundlagenforscher aus der Spitzenmannschaft der deutschen Diabetologie, darunter 8 Lehrstuhlinhaber und 6 Präsidenten der Deutschen Diabetes-Gesellschaft, ohne Murren oder irgendeine Unmutsäußerung akzeptiert wurde. Dafür mein herzlicher Dank an alle! Der »geneigte Leser« möge entscheiden, ob sich die große Mühe von uns allen gelohnt hat, ob tatsächlich »ein Werk wie aus einem Guss« entstanden ist, um bei der früher üblichen Diktion deutschsprachiger wissenschaftlicher Verlage zu verharren. So hatte es ja oft in Begleittexten zu Vielmänner-Büchern werbewirksam geheißen, ohne dass dies immer zutreffend gewesen wäre. Zwischen den Kapiteln zur Therapie des Typ-1- und Typ-2-Diabetes und den Kapiteln zu den einzelnen Antidiabetika wird man freilich manche unterschiedlichen Nuancen finden können: Dies spiegelt die vielfältigen Möglichkeiten und die Vielfalt der Auffassungen in der deutschen Diabetologie – und das Prinzip der »Therapiefreiheit« – wider.

▪ Aktuelle Informationen aus »erster Hand« für den diabetologisch tätigen Arzt

Unser Buch wurde vor allem für diabetologisch interessierte Ärzte aller Fachrichtungen geschrieben, welche sich rasch und möglichst knapp und einprägsam aus »erster Hand« über den neuesten Stand der Diabetologie informieren wollen. Vielleicht findet aber auch der spezialisierte Diabetologe einige Hinweise auf aktuelle Entwicklungen an mancher Stelle auf dem weiten Feld der Diabetologie. Entsprechend dem multidisziplinären Charakter der Diabetologie sind unter den Autoren nicht nur Internisten mit endokrinologisch-diabetologischem Schwerpunkt, sondern auch Kardiologen, Nephrologen, Gastroenterologen, Pädiater, Gynäkologen, Urologen, Laboratoriumsmediziner, Biochemiker, Pharmakologen, Immunologen und Psychologen.

Das Buch wurde während eines Abendessens in einem ausgezeichneten Fisch-Restaurant im Golf von Palermo am Rande einer Diabetes-Tagung von Herrn Professor Hans-Ulrich Häring,

Tübingen, und mir konzipiert und die Liste der Wunschkandidaten für die einzelnen Kapitel – bei vorzüglichem Wein – gleich auf der Rückseite der Speisekarte festgehalten. Alle dieser damals ins Auge gefassten Personen haben, mit nur einer einzigen, wegen der knappen Terminplanung zeitlich bedingten Ausnahme, mitgemacht. Dafür mein ganz herzlicher Dank an alle Autoren und auch an ihre hilfreichen Mitstreiter »vor Ort«! Ganz besonderer Dank gebührt meinem Mitarbeiter in Bochum, Herrn PD Martin Pfohl, welcher die größte Zahl an Kapiteln zur Bearbeitung übernommen hat.

Den so überaus freundlichen Damen in Berlin beim Blackwell Wissenschafts-Verlag sei für ihre stete Hilfe bei der Umsetzung meiner Wünsche gedankt. Frau G. Bartel, Frau I. Leifels und Frau Ch. Schröder aus meinem Sekretariat gebührt der Dank für ihre Mitarbeit bei der Redaktion der Manuskripte und meiner Sekretärin, Frau R. Cramer, für die organisatorische Arbeit im Zusammenhang mit der Herausgabe dieses Buches.

Helmut Schatz
Bochum, im Frühjahr 2001

Die Herausgeber

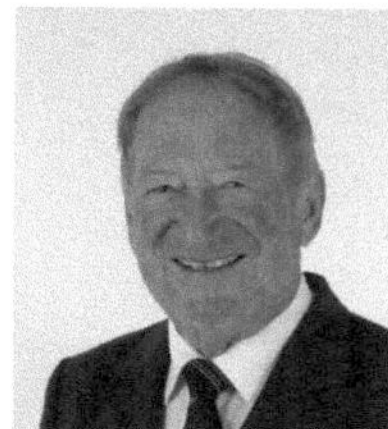

Prof. (emer.) Dr. med. Dr. h.c. Helmut Schatz, Bochum

Lebenslauf
- Geboren 1937 in Eisenstadt
- Studium der Medizin an der Medizinischen Fakultät der Universitäten Graz und Bonn, Studienabschluss 1963, Promotion in Graz
- 1963/1964: Forschungsaufenthalt am Karolinska Institutet, Stockholm (Prof. N. Svartz), Arbeit auf rheumatologischem Gebiet (Stipendiat des Svenska Institutet)
- 1964–1970: Facharztausbildung an der 2. Medizinischen Universitätsklinik, Wien (Prof. K. Fellinger), Facharzt für Innere Medizin (Ärztekammer für Wien) 1969
- 1970–1976: Zentrum für Innere Medizin an der Universität Ulm (Prof. E. F. Pfeiffer), 1970–1972 als A.-v.-Humboldt-Stipendiat
- 1973: Habilitation für Innere Medizin
- 1976–1989: C3-Professor für Innere Medizin am Zentrum für Innere Medizin der Universität Gießen (1. Oberarzt bei Prof. K. Federlin)
- 1981: Teilgebietsbezeichnung Endokrinologie (Hessische Landesärztekammer Frankfurt/Main)
- 1989–2003: Direktor der Medizinischen Universitätsklinik Bergmannsheil der Ruhr-Universität Bochum (Lehrstuhl), Emeritierung 2003

Wissenschaftliche Schwerpunkte
Endokrinologie/Diabetologie: Autoimmunthyreopathien, Insulinbiosynthese, Therapie des Diabetes mellitus, Osteologie, hypophysäre Erkrankungen

Publikationen
11 Bücher (einschließlich 4 Auflagen von »Diabetologie kompakt«, über 500 Buchbeiträge und wissenschaftliche Arbeiten

Ehrungen
- Ehrenring des Österreichischen Bundespräsidenten
- Ferdinand-Bertram-Preis 1976 der Deutschen Diabetes-Gesellschaft
- Paul-Langerhans-Medaille 1999 der Deutschen Diabetes-Gesellschaft
- Oskar-Minkowski-Medaille 2004 der Medizinischen Universität Breslau/Wroclaw
- Hippokrates-Medaille 2007 der International Hippokrates Foundation, Kos
- Jühling-Medaille 2010 der Anna-Wunderlich und Ernst-Jühling-Stiftung Düsseldorf
- Ehrendoktorwürde der Universität für Medizin und Pharmazie Cluj-Napoca, Rumänien (Klausenburg, Siebenbürgen) 2010
- Bundesverdienstkreuz 1. Klasse 2014

Ehrenmitgliedschaften

- Deutsche Diabetes Gesellschaft
- Nordrhein-Westfälische Gesellschaft für Endokrinologie und Diabetologie
- Rheinisch-Westfälische Gesellschaft für Innere Medizin
- International Society for Prevention of Socially Relevant Diseases, Sofia
- Zentraleuropäische Diabetesgesellschaft – FID

Honorary Editor-in-Chief der Zeitschrift Exp Clin Endocrinol Diabetes
Fellow des All India Institute for Diabetes, Bombay

Funktionen

- 1990/91: Präsident der Deutschen Diabetes-Gesellschaft (DDG)
- 1995–2005: Vorsitzender des Ausschusses «Pharmakotherapie des Diabetes mellitus« der Deutschen Diabetes- Gesellschaft
- Gründung der Nordrhein-Westfälischen Gesellschaft für Endokrinologie & Diabetologie, Vorsitzender 1995–1999
- 1995–2005: Editor-in-Chief des offiziellen Organs der DGE und der DDG, Experimental and Clinical Endocrinology & Diabetes, seit 2005 Honorary Editor-in-Chief
- Seit 2000: Mitglied des Editorial Boards des Intern J Endocrinol Metabol
- 2003–2009: Präsident der Zentraleuropäischen Diabetesgesellschaft – FID, Föderation der Internationalen Donau-Symposia über Diabetes mellitus
- 2009: Wahl zum Mediensprecher und Vorstandsmitglied der Deutschen Gesellschaft für Endokrinologie (DGE), Wiederwahl bis 2015
- Seit 2003: Niedergelassener Arzt für Innere Medizin mit dem Schwerpunkt Endokrinologie und Diabetologie in Bochum.
  Vertrauensarzt des Versorgungswerkes der Rechtsanwälte im Lande Nordrhein-Westfalen

Internet

- Helmut Schatz Wikipedia: http://de.wikipedia.org/wiki/Helmut_Schatz
- Interview in «WHO'S WHO": httyp://www.whoswho.de/templ/te_bio.php?PID=2751&RID=1
- Praxis-Homepage: http://www.docvadis.de/helmut-schatz/index.html

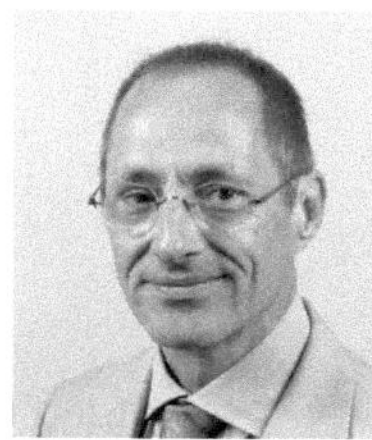

Prof. Dr. med. Andreas F. H. Pfeiffer, Berlin

Lebenslauf

- Geboren 1953 in Frankfurt/Main
- 1972–1979: Studium der Medizin in Kiel und Freiburg und Montpellier, Frankreich und Philosophie- und Medizinstudium in Freiburg/Breisgau, Deutschland
- 1980: Approbation als Arzt und Promotion am Institut für Biochemie, Freiburg/Breisgau (Prof. P.C. Heinrich) über Östrogenrezeptoren
- 1979–1981: Max-Planck-Institut für Psychiatrie, München (Dir. Prof. A. Herz), Arbeiten über endogene Opioidsysteme und Neuroendokrinologie
- 1981–1983: National Institute of Health, Bethesda, Maryland. DFG-Stipendium, Arbeiten über neuroendokrine Regulation der Hypophysenhormone
- 1983–1989: Assistenzarzt, Klinikum Großhadern, LMU-München (Prof. G. Paumgartner)
- 1989: Facharzt für Innere Medizin und Habilitation für Innere Medizin, Ludwig-Maximilians-Universität in München
- 10/1989: Oberarzt der Medizinischen Klinik und Poliklinik, Klinikum Bergmannsheil, Ruhr-Universität Bochum (Prof. H. Schatz).
- 1991: Teilgebietsbezeichnung »Endokrinologie«
- 1995: Ernennung zum apl.-Professor der Ruhr-Universität Bochum
- 1998: Teilgebietsbezeichnung »Gastroenterologie«
- Seit 2000: C4-Professur für Innere Medizin der Freien Universität Berlin, Leitung der Abteilung Klinische Ernährung am Deutschen Institut für Ernährungsforschung Potsdam und Direktor der Abteilung für Endokrinologie, Diabetes und Ernährungsmedizin am Campus Benjamin Franklin

Auszeichnungen

- 1990: Verleihung des Theodor-Frerichs-Preises der Deutschen Gesellschaft für Innere Medizin. Thema: »Entstehung von Colonadenomen: Veränderungen eines wachstumsregulierenden Second Messenger Systems«
- 12/1992: Hermann und Lilly Schilling-Professur, Stifterverband für die Deutsche Wissenschaft verbunden mit einer Stelle entsprechend C3 für 5 Jahre
- 2005: Meyer-Schwickerath-Vorlesung, Universität Essen

Sonstige Positionen

- 2012: Kongresspräsident EASD, Berlin
- Seit 2011: Mitglied im Wissenschaftlichen Beirat der Stiftung Personalisierte Medizin
- 2008–2011: Präsident der Deutschen Gesellschaft für Endokrinologie (DGE)
- 2006–2008: Vizepräsident (DGE)
- 2007–2012: Vorsitzender DNSG »Diabetes and Nutrition Study Group« of the EASD (European Association for the Study of Diabetes)

- Seit 2006: Vorsitzender Ausschuss Ernährung der DDG
- Seit 2005: Mitglied des Kuratoriums der Deutschen Diabetes Stiftung (DDS)
- 2005: Tagungspräsident Deutsche Diabetes Gesellschaft (DDG) , Berlin
- 2003–2010: Sprecher des Beirats Hormontoxikologie – DGE
- 1999–2004: Sprecher der AG Molekularbiologie und Genetik des Diabetes der DDG

Publikationen
- Autor und Koautor auf über 270 wissenschaftlich begutachteten Publikationen sowie weiterer Übersichtsartikel, Buchkapitel in Lehrbüchern und Kommentaren
- 2003–2006: Koeditor Diabetologia

Gutachterbeirat/Editorial Board der Zeitschriften
- 2000–2006: Exp Clin Endocrinology and Diabetes;
- 2008–2011: Nutrition, Metabolism and Cardiovascular Diseases
- Seit 2008:
  - Diabetes Metabolism Research and Reviews
  - Obesity Facts
  - Aktuelle Ernährungsmedizin
  - Adipositas
  - Diabetologie und Stoffwechsel
- Seit 2010: Nutrition and Diabetes (NUTD)

Beratertätigkeiten
Berater für BMBF Roadmap, DFG-Gutachter, Netherland National Genome Initiative, Forsningsradet Norway, Französische Ernährungsinitiative (Centre Europeen der Recherche en Nutrition), Forschungsrahmenprogramm der EU in Brüssel sowie verschiedene biowissenschaftliche und ernährungsorientierte Unternehmen

Forschungsinteressen
Physiologie und Pathophysiologie des Energie- und Substratstoffwechsels mit Schwerpunkt Diabetes mellitus Typ 2, Adipositas und Insulinresistenz

Aktuelle Projekte
- Typ-2-Diabetes: Therapie und Pathophysiologie
- Hormonelle und nahrungsabhängige Regulation des Stoffwechsels (Insulin, Glukagon, GIP und andere GI-Hormone, Growth Hormone – IGF axis).
- Nichtalkoholische Fettleberkrankheit – Mechanismen, Biomarker und Therapie
- Ernährungstherapie zur Behandlung von Stoffwechselkrankheiten
- Genetische und epigenetische Faktoren in metabolischer Regulierung

Inhaltsverzeichnis

Mitarbeiterverzeichnis

Prof. (em.) Dr. med. Hermann P.T. Ammon
Universität Tübingen
Institut für Pharmazie
Pharmakologie, Toxikologie
und Klinische Pharmazie
Auf der Morgenstelle 8
72076 Tübingen

Prof. Dr. med. Matthias Blüher
Universitätsklinikum Leipzig
Klinik und Poliklinik für Endokrinologie
und Nephrologie
Liebigstr. 20
04103 Leipzig

André Burchard
1. Medizinische Abteilung (Allg. Innere Medizin,
Diabetes, Endokrinologie, Gastroenterologie
und Stoffwechsel)
Asklepios Klinik St. Georg
Lohmühlenstr. 5
20099 Hamburg

Prof. Dr. med. Martin Clodi
Barmherzige Brüder Linz, Konventspital
Int. Abteilung mit Gastroenterologie,
Endokrinologie und STW und Notfallmedizin
Seilerstätte 2
A-4021 Linz, Österreich

Prof. Dr. med. Thomas Danne
Diabetes-Zentrum für Kinder und Jugendliche
Kinderkrankenhaus auf der Bult
Janusz-Korczak-Allee 12
30173 Hannover

Prof. Dr. med. Karl-Michael Derwahl
St. Hedwig-Krankenhaus
Klinik für Innere Medizin
Akademisches Lehrkrankenhaus der Charité
Universitätsmedizin Berlin
Medizinische Klinik
Große Hamburger Str. 5–11
10115 Berlin

Dr. Kathrin Doppler
Universitätsklinikum Würzburg
Neurologische Klinik
Josef-Schneider-Str. 11
97080 Würzburg

Prof. Dr. med. Heinz Drexel
Landeskrankenhaus Feldkirch
VIVIT Institut
Abt. für Innere Medizin
Carina Gasse 47
A-6807 Feldkirch, Österreich

Prof. Dr. med. Wilfred Druml
Universitätsklinik für Innere Medizin III
Abteilung für Nephrologie
Währinger Gürtel 18–20
A-1090 Wien, Österreich

Dr. med. Marianne Ehren
Universitätsklinikum der Ruhr Univ. Bochum
Medizinische Klinik und Poliklinik
BG-Kliniken Bergmannsheil
Bürkle de la Camp-Platz 1
44789 Bochum

Dr. med. Guido Freckmann
Institut für Diabetes-Technologie
Forschungs- und Entwicklungsgesellschaft mbH
(IDT) an der Universität Ulm
Helmholtzstr. 20
89081 Ulm

Priv.-Doz. Dr. med. Martin Füchtenbusch
Diabeteszentrum am Marienplatz München
Diabetologie und Endokrinologie
& Forschergruppe Diabetes e.V.
am Helmholtz-Zentrum München
Rindermarkt 3
80331 München

Prof. Dr. med. Hans-Peter Hammes
Universität Heidelberg
5. Medizinische Klinik Mannheim
Theodor-Kutzer-Ufer 1–3
68167 Mannheim

Prof. Dr. Dr. h.c. Hans-Ulrich Häring
Universitätsklinikum Tübingen
Medizinische Klinik IV
Otfried-Müller-Straße 10
72076 Tübingen

Prof. Dr. med. Hans Hauner
Else-Kröner-Fresenius-Zentrum
für Ernährungsmedizin
Klinikum rechts der Isar der TU
Georg-Brauchle-Ring 60/62
81675 München

**Prof. Dr. Dr. h.c. Prof. Dr. med.
Axel Heidenreich**
Universitätsklinikum der RWTH Aachen
Klinik und Poliklinik für Urologie
Pauwelsstr. 30
52074 Aachen

Priv.-Doz. Dr. med. Michael Hummel
Forschergruppe Diabetes, TU München &
Diabetologische Schwerpunktpraxis Rosenheim
Max-Josefs-Platz 21
83022 Rosenheim

Prof. Dr. Dr. Andrea Icks
Universitätsklinikum Düsseldorf
Funktionsbereich Public Health
Centre for Health and Society
Moorenstr. 5
40225 Düsseldorf

Prof. Dr. med. Stephan Jacob
Praxis für Prävention und Therapie
Brombeerweg 6
78048 Villingen-Schwenningen

Prof. Dr. med. Dr. rer nat. Hans-Georg Joost
Deutsches Institut für Ernährungsforschung
Potsdam-Rehbrücke (DIfE)
Arthur-Scheunert-Allee 114–116
14558 Nuthetal

Stefan Kabisch
Deutsches Institut für Ernährungsforschung
Potsdam-Rehbrücke (DIfE)
Abt. Klinische Ernährung
Arthur-Scheunert-Allee 114–116
14558 Nuthetal

Prof. Dr. Alexandra Kautzky-Willer
Medizinische Universität Wien
Endokrinologie und Stoffwechsel
Uniklinik für Innere Medizin III,
Gender Medicine Unit
Währinger Gürtel 18–20
A-1090 Wien, Österreich

Prof. Dr. med. Horst Harald Klein
Berufsgenossenschaftliches Universitätsklinikum
Bergmannsheil
Medizinische Klinik I, Allgemeine Innere Medizin,
Endokrinologie und Diabetologie
sowie Gastroenterologie und Hepatologie
Bürkle de la Camp-Platz 1
44789 Bochum

Priv.-Doz. Dr. med. Daniel Kopf
Kath. Marienkrankenhaus gGmbH
Geriatrische Klinik
Alfredstr. 9
22087 Hamburg

**Priv.-Doz. Dr. phil. Dipl. Psych.
Bernhard Kulzer**
Diabetes Zentrum Mergentheim
Psychosoziale Abteilung
Theodor-Klotzbücher-Str. 12
97980 Bad Mergentheim

Prof. Dr. med. Uwe Lang
Medizinische Universität Graz
Universitätsklinik für Frauenheilkunde
und Geburtshilfe
Auenbruggerplatz 14
A-8036 Graz, Österreich

Prof. Dr. med. Roger Lehmann
UniversitätsSpital Zürich
Klinik für Endokrinologie und Diabetologie
Rämistrasse 100
CH-8091 Zürich, Schweiz

Prof. Dr. med. Dieter Luft
Ethikkommission am Universitätsklinikum
Tübingen
an der Medizinischen Fakultät
der Eberhard-Karls-Universität
Gartenstr. 47
72074 Tübingen

Prof. Dr. med. Stephan Matthaei
Christliches Krankenhaus Quakenbrück
Diabeteszentrum Quakenbrück
Danziger Str. 10
49610 Quakenbrück

Prof. Dr. med. Martin Merkel
1. Medizinische Abteilung (Allg. Innere Medizin,
Diabetes, Endokrinologie, Gastroenterologie
und Stoffwechsel)
Asklepios Klinik St. Georg
Lohmühlenstr. 5
20099 Hamburg

Prof. Dr. med. Dirk Müller-Wieland
1. Medizinische Abteilung (Allg. Innere Medizin,
Diabetes, Endokrinologie, Gastroenterologie
und Stoffwechsel)
Asklepios Klinik St. Georg
Lohmühlenstr. 5
20099 Hamburg

Prof. Dr. med. Karsten Müssig
Klinik für Endokrinologie und Diabetologie
Universitätsklinikum Düsseldorf
Heinrich-Heine-Universität
Moorenstraße 5
Deutsches Diabetes-Zentrum (DDZ)
Auf'm Hennekamp 65
40225 Düsseldorf

Prof. Dr. med. Klaus Parhofer
Klinikum der Universität München
Medizinische Klinik II – Großhadern
Marchioninistr. 15
81377 München

Prof. Dr.med. Andreas F.H. Pfeiffer
Campus Benjamin Franklin,
Charité Universitätsmedizin Berlin
Abt. Endokrinologie, Diabetes
und Ernährungsmedizin
Hindenburgdamm 30
12203 Berlin
und
Deutsches Institut für Ernährungsforschung
Potsdam-Rehbrücke (DIfE)
Abteilung Klinische Ernährung
Arthur-Scheunert-Allee 114–116
14558 Nuthetal

Prof. Dr. med. Martin Pfohl
Ev. Krankenhaus BETHESDA zu Duisburg GmbH
Medizinische Klinik I
Allgemeine Innere Medizin, Diabetologie
und Endokrinologie
Heerstr. 219
47053 Duisburg

Prof. Dr. med. Karlheinz Reiners
Universitätsklinikum Würzburg
Neurologische Klinik
Josef-Schneider-Str. 11
97080 Würzburg

Dr. med. Hans-Martin Reuter
Ambulantes Medizinisches Zentrum Jena
Diabetologische Schwerpunktpraxis
Ernst-Abbe-Platz 3–4
07743 Jena

Dr. med. Alexander Risse
Klinikum Dortmund GmbH
Medizinische Klinik Nord
Diabeteszentrum
Münsterstr. 240
44145 Dortmund

Prof. Dr. med. Dr. h.c. Michael Roden
Klinik für Endokrinologie und Diabetologie
Universitätsklinikum Düsseldorf
Heinrich-Heine Universität
Moorenstraße 5
Deutsches Diabetes Zentrum
Auf'm Hennekamp 65
40225 Düsseldorf

Priv.-Doz. Dr. med. habil. Ulrike Rothe
Medizinische Fakultät der TU Dresden, IMB,
Bereich Epidemiologie und Versorgungsforschung
Fetscherstraße 74
01307 Dresden

Prof. Dr. med. Ingo Rustenbeck
Technische Universität Carolo-Wilhelmina
zu Braunschweig
Institut für Pharmakologie und Toxikologie
Mendelssohnstr. 1
38106 Braunschweig

Priv.-Doz. Dr. med. Christoph Säly, FESC
Akademisches Lehrkrankenhaus Feldkirch
Abt. für Innere Medizin und Kardiologie
VIVIT Institut
Carinagasse 47
A-6800 Feldkirch, Österreich

Prof. (em.) Dr.med. Dr. h.c. Helmut Schatz
Universitätsklinikum Bergmannsheil
Ruhr-Universität Bochum
Bürkle de la Camp-Platz 1
44789 Bochum

Prof. Dr. med. Ekkehard Schifferdecker
Elisabeth-Krankenhaus gGmbH
Medizinische Klinik
Weinbergstr. 7
34117 Kassel

Priv.-Doz. Dr. med. Sven Schinner
Universitätsklinik Düsseldorf
Klinik für Endokrinologie und Diabetologie
Moorenstr. 5
40225 Düsseldorf

Prof. Dr. rer. nat. Erwin Schleicher
Universitätsklinikum Tübingen
Medizinische Klinik und Zentrallabor
Hoppe-Seyler-Str. 3
72076 Tübingen

Prof. Dr. med. Nanette C. Schloot
Deutsches-Diabetes Zentrum (DDZ)
Leibniz-Zentrum für Diabetesforschung
an der Heinrich-Heine-Universität Düsseldorf
Auf'm Hennekamp 65
40225 Düsseldorf

Prof. Dr. med. habil. Jan Schulze
Sächsiche Landesärztekammer
Präsident
Schützenhöhe 16
01099 Dresden

Prof. Dr. Matthias Schulze
Deutsches Institut für Ernährungsforschung
Potsdam-Rehbrücke (DIfE)
Abt. Molekulare Epidemiologie
Arthur-Scheunert-Allee 114–116
14558 Nuthetal

**Prof. Dr. med.
Petra Maria Schumm-Draeger**
Städtisches Klinikum München GmbH
Klinikum Bogenhausen
Klinik für Endokrinologie, Diabetologie
und Angiologie
Englschalkinger Straße 77
81925 München

Prof. Dr. med. Peter Schwarz
Universitätsklinikum Carl Gustav Carus der TU
Dresden
Medizinische Klinik III
Fetscherstr. 74
01307 Dresden

Prof. Dr. med. Claudia Sommer
Universitätsklinikum Würzburg
Neurologische Klinik
Josef-Schneider-Str. 11
97080 Würzburg

Dr. rer. nat. Bernd Stratmann
Herz- und Diabeteszentrum NRW
Diabeteszentrum
Georgstraße 11
32545 Bad Oeynhausen

Dr. Julia Szendrödi, PhD
Klinik für Endokrinologie und Diabetologie
Universitätsklinikum Düsseldorf
Heinrich-Heine Universität
Moorenstraße 5
Deutsches Diabetes Zentrum
Auf'm Hennekamp 65
40225 Düsseldorf

Prof. Dr. med. Carsten Tschöpe
Charité Universitätsmedizin Berlin
Campus Benjamin Franklin
Medizinische Klinik II
Kardiologie und Pulmologie
Hindenburgdamm 30
12200 Berlin

Prof. Dr. med. Dr. h.c. Diethelm Tschöpe
Herz- und Diabeteszentrum NRW
Diabeteszentrum
Georgstraße 11
32545 Bad Oeynhausen

Dr. Alexander Vonbank, PhD
Akademisches Lehrkrankenhaus Feldkirch
VIVIT Institut
Abt. für Innere Medizin und Kardiologie
Carinagasse 47
A-6800 Feldkirch, Österreich

Prof. Dr. med. Thomas Wascher
Hanusch-Krankenhaus Wien
1. Medizinische Abteilung
Heinrich-Collin-Straße 30
A-1140 Wien, Österreich

Priv.-Doz. Dr. Raimund Weitgasser
Klinik Diakonissen Salzburg GmbH
Abteilung für Innere Medizin
Guggenbichlerstraße 20
A-5026 Salzburg, Österreich

Prof. Dr. med. Johannes Wohlrab
Martin-Luther-Universität Halle-Wittenberg
Klinik und Poliklinik für Dermatologie
und Venerologie
Ernst-Grube-Str. 40
06120 Halle/S.

Dr. med. Dr. Andrej Zeyfang
Agaplesion Bethesda Krankenhaus Stuttgart
Klinik für Innere Medizin und Geriatrie Zentrum
für Altersmedizin
Hohenheimer Straße 21
70184 Stuttgart

Prof. Dr. med. Walter Zidek
Charité Universitätsmedizin Berlin
Campus Benjamin Franklin
Med. Klinik IV
Hindenburgdamm 30
12203 Berlin

Priv.-Doz. Dr. med. Stefan Zimny
HELIOS Klinikum Schwerin
Klinik für Allgemeine Innere Medizin,
Endokrinologie und Diabetologie
Wismarsche Straße 393–397
19049 Schwerin

Allgemeine Grundlagen des Diabetes mellitus

S. Kabisch, B. Kulzer, A. F. H. Pfeiffer, M. Pfohl, E. Schifferdecker, M. B. Schulze, R. Weitgasser

H. Schatz, A. F. H. Pfeiffer (Hrsg.), *Diabetologie kompakt*,
DOI 10.1007/978-3-642-41358-2_1, © Springer-Verlag Berlin Heidelberg 2014

1.1 Epidemiologie des Diabetes mellitus: Häufigkeit, Lebenserwartung, Todesursachen

M. B. Schulze

1.1.1 Zunehmende Prävalenz des Diabetes mellitus

Nach Schätzungen der International Diabetes Federation hatten **im Jahr 2011 366 Mio. Personen im Alter zwischen 20 und 79 Jahren weltweit** einen Diabetes mellitus. Dies entspricht 8,5 % der Bevölkerung in diesem Alterssegment (International Diabetes Federation 2012). Es gibt erhebliche regionale Unterschiede in der Diabetesprävalenz. So ist die altersadjustierte Prävalenz am höchsten im Mittleren Osten und Nordafrika (11,0 %), gefolgt von Nordamerika und der Karibik (10,7 %). Die Anzahl betroffener Personen wird auch in den kommenden Jahren weiter steigen. So schätzt die International Diabetes Federation, dass **im Jahr 2030 weltweit 552 Mio. Erwachsene** Diabetes haben werden.

Diese Zahlen sind sehr wahrscheinlich Unterschätzungen des wahren Ausmaßes der Diabetesepidemie, da sie allein basierend auf dem erwarteten Bevölkerungswachstum und der Veränderung der Altersstruktur beruhen. Veränderungen wichtiger Lebensstil- und Umweltrisikofaktoren, wie z. B. die Zunahme der Prävalenz von Übergewicht in vielen Ländern, sind hier nicht berücksichtigt. Obwohl die Daten der International Diabetes Federation beeindrucken, ist ein Vergleich zwischen verschiedenen Ländern oder Regionen schwierig: In vielen Ländern fehlen aktuelle repräsentative Erhebungen.

In Deutschland betrug laut der »Studie zur Gesundheit Erwachsener in Deutschland« (DEGS) im Jahr 2011 die Lebenszeitprävalenz von Diabetes mellitus 7,2 %der Erwachsenen im Alter von 18–79 Jahren (Frauen: 7,4 %; Männer: 7,0 %) (Heidemann et al. 2013). Dies entspricht einer Anzahl von ungefähr **4,6 Mio. Erwachsenen**. Die Prävalenz nimmt mit zunehmenden Alter bei beiden Geschlechtern deutlich zu, von unter 5 % bei unter 50-Jährigen bis rund 22 % bei 70- bis 79-Jährigen. **Im Vergleich zum Bundes-Gesundheitssurvey 1998 hat die Lebenszeitprävalenz um ca. 2 Prozentpunkte zugenommen.** Nur ein Teil dieses Anstiegs ist durch das Altern der Bevölkerung verursacht. Auch nach Berücksichtigung der unterschiedlichen Altersstrukturen ist von einem Anstieg der Prävalenz von 5,8 % auf 7,2 % auszugehen.

Neben Personen mit bekanntem Diabetes ist mit einer bedeutsamen Prävalenz von Erwachsenen mit unbekanntem Diabetes zu rechnen, da die Krankheit zu Beginn häufig symptomfrei verläuft und erst mit jahrelanger Verzögerung erkannt wird.

1.1.2 Inzidenz des Typ-1-Diabetes mellitus steigt

Repräsentative Daten zur Diabetesinzidenz sind für die meisten Länder nicht verfügbar. Basierend auf dem National Health Interview Survey wurde für die USA geschätzt, dass die Inzidenz eines diagnostizierten Diabetes von 4,9 auf 6,9 pro 1000 Erwachsene (18–79 Jahre) pro Jahr zwischen 1997 und 2003 gestiegen ist (Geiss et al. 2006). Dieser Anstieg ist sehr wahrscheinlich durch die Zunahme von Übergewicht und anderer Risikofaktoren verursacht. Die Inzidenz des Typ-1-Diabetes bei Kindern (0–14 Jahre) steigt in vielen Länder, so auch in Deutschland (Patterson et al. 2012). Im Zeitraum 2004–2008 betrug die Inzidenz zwischen 20 und 24 pro 100.000 Personenjahre in verschiedenen deutschen Regionen mit flächendeckenden Diabetesregistern.

1.1.3 Prädiabetes und Personen mit erhöhtem Risiko

Als »Prädiabetiker« gelten Personen, deren Blutzuckerspiegel nicht diabetisch sind, aber zu hoch, um als normal eingestuft zu werden. Zu dieser Gruppe zählen Personen

- mit einer gestörten Nüchternglukose (Nüchternglukose 100–125 mg/dl, 5,6–6,9 mmol/l),
- mit einer gestörten Glukosetoleranz (oraler Glukosetoleranztest, oGTT, 2-h-Glukose: 140–199 mg/dl, 7,8–11,1 mmol/l) oder
- mit erhöhten HbA_{1c}-Konzentrationen (5,7–6,4 %).

Mit der 2-h-Glukose können Hochrisikopersonen identifiziert werden, die mit der Nüchternglukose oder HbA_{1c} allein nicht gefunden werden.

Personen, die sowohl eine gestörte Nüchternglukose als auch eine gestörte Glukosetoleranz aufweisen, haben ein deutlich höheres Diabetesrisiko als Personen, die nur eine der beiden Störungen aufweisen.

Allerdings steigt das Diabetesrisiko eher kontinuierlich mit höheren Glukosewerten, sowohl im Normbereich als auch im prädiabetischen Bereich. Deshalb ist die Verwendung kontinuierlicher Glukosemaße zur Bewertung des Diabetesrisikos sinnvoller als die Verwendung von Kategorien des Prädiabetes. Neben oder in Kombination mit Bestimmungen der Blutglukose sind auch andere Tests geeignet, Personen mit erhöhtem Diabetesrisiko zu identifizieren. So empfiehlt die Deutsche Diabetes Gesellschaft in ihren Praxisleitlinien eine Bestimmung des Diabetesrisikos anhand des Deutschen Diabetes-Risiko-Tests, dem eine Bestimmung des HbA_{1c} und ggf. anderer Blutglukoseparameter folgen sollte (Kerner u. Brückel 2012).

1.1.4 Lebenserwartung von Diabetikern ist je nach Diagnosealter um 5–19 Jahre verkürzt

Die Hyperglykämie wie auch assoziierte Komorbiditäten bei Diabetikern bewirken eine erhebliche Verminderung der Lebenserwartung wie auch der Lebensqualität. So wurde für die USA basierend auf dem National Health Interview Survey 1984–2000 geschätzt, dass ein Kind, welches im Alter von 10 Jahren mit Diabetes diagnostiziert wird, eine um 19 Jahre verminderte Lebenserwartung hat (Narayan et al. 2003). Mit steigendem Diagnosealter vermindert sich zwar dieser Verlust an Lebensjahren, beträgt aber für 50-Jährige laut dieser Studie immer noch 9 Jahre, für 60-Jährige 7 Jahre und selbst für 70-jährige Personen 5 Lebensjahre. Wird zudem die durch die Erkrankung verminderte Lebensqualität berücksichtigt (»quality-adjusted lifeyears«, QALY), verliert ein Diabetespatient 31 QALY bei einem Diagnosealter von 10 Jahren bzw. 14, 11 und 8 Jahre bei einem Diagnosealter von 50, 60 oder 70 Jahren. Neuere Daten der Emerging Risk Factors Collaboration, einem Zusammenschluss vieler Langzeitstudien, unterstützen diese Ergebnisse. Hier hatten Diabetespatienten ohne kardiovaskuläre Vorerkrankungen im Vergleich zur Normalbevölkerung **im Durchschnitt eine um 6 Jahre verkürzte Lebenserwartung** (Emerging Risk Factors Collaboration 2011). Dieselbe Studie schätzt, dass Personen mit Diabetes ein **1,8-fach höheres Sterberisiko** haben als gleichaltrige gesunde Personen, unabhängig vom Alter, Geschlecht, Rauchstatus und BMI (Body-Mass-Index) der Personen. In diesen Studien beziehen sich die Ergebnisse weitestgehend auf Personen mit Typ-2-Diabetes, da diese die bei Weitem überwiegende Mehrheit der Diabeteserkrankten ausmachen. Andere Studien weisen darauf hin, dass die Mortalität für Typ-1-Diabetiker höher ist als für Typ-2-Diabetiker.

Eine erhöhte Mortalität und verkürzte Lebenserwartung ist bereits für Personen mit erhöhtem Diabetesrisiko (Blutzucker im prädiabetischem Bereich bzw. hohes vorhergesagtes Diabetesrisiko mittels Deutschem Diabetes-Risiko-Test), aber ohne manifeste Erkrankung zu erwarten. Das Mortalitätsrisiko steigt mit höheren Nüchternglukose und HbA_{1c}-Spiegeln, ohne dabei einen Schwellenwert aufzuweisen, insbesondere in Bezug auf die Herz-Kreislauf-Mortalität (Emerging Risk Factors Collaboration 2011).

1.1.5 Kardiovaskuläre Folgeerkrankungen sind Haupttodesursache und für 60 % der verlorenen Lebensjahre verantwortlich

Die chronische Exposition einer Hyperglykämie ist mit Langzeitschädigungen von Blutgefäßen verbunden. Gefäßerkrankungen sind maßgeblich an der erhöhten Mortalität von Personen mit Diabetes beteiligt. Laut der Emerging Risk Factors Collaboration haben Diabetespatienten ohne kardiovaskuläre Vorerkrankungen ein **2,3-fach erhöhtes Risiko für einen vaskulär bedingten Tod** im Vergleich zu gesunden Personen und unabhängig von Unterschieden im Alter, Geschlecht, Rauchstatus und BMI (Emerging Risk Factors Collaboration 2011). **Kardiovaskuläre Krankheiten bedingen ca. 60 % der**

Tab. 1.1 Erhöhtes Sterberisiko von Diabetespatienten im Vergleich zu Gesunden. (Quelle: Emerging Risk Factors Collaboration 2011)

Todesursache	Relatives Risiko
Gefäßkrankheiten	2,32
Krebs gesamt	1,25
– Leber	2,16
– Pankreas	1,51
– Ovarien	1,45
– Kolon und Rektum	1,40
– Lunge	1,27
– Brust	1,25
Weitere Todesursachen gesamt	1,73
– Krankheiten der Niere	3,02
– Infektionen außer Pneumonie	2,39
– Krankheiten der Leber	2,28
– Krankheiten des Verdauungssystems außer Leber	1,70
– Stürze	1,70
Pneumonie	1,67
Psychische Störungen	1,64
Vorsätzliche Selbstbeschädigung (Suizid)	1,58

verlorenen Lebensjahre. Die erhöhte Mortalität aufgrund von Gefäßerkrankungen ist dabei vor allem durch die Hyperglykämie erklärbar, weniger durch häufig assoziierte Komorbiditäten (Hypertonie, Lipidstoffwechselstörungen). Bedeutsam ist auch die erhöhte Krebsmortalität, die verschiedene Krebslokalisationen betrifft, insbesondere Leber, Pankreas, Ovarien, Kolon/Rektum, Lunge und Brust. Circa **30 % der verlorenen Lebensjahre sind zudem auf eine erhöhte Sterblichkeit zurückzuführen, die nicht durch Gefäß- oder Krebserkrankungen bedingt sind** (Tab. 1.1). So haben Diabetespatienten u. a. eine erhöhte Mortalität aufgrund von Krankheiten der Niere und Leber, aufgrund von Lungenentzündungen und anderer Infektionskrankheiten, aber auch aufgrund von psychischen Störungen und einer höheren Suizidrate.

1.2 Genetik des Diabetes mellitus

S. Kabisch, A. F. H. Pfeiffer

1.2.1 Einführung

Der Diabetes mellitus lässt sich in mehrere Formen von unterschiedlicher Pathogenese einteilen. Dementsprechend basieren die einzelnen Typen auf verschieden gearteten, zahlreichen und starken genetischen Risikofaktoren. Die Genforschung zum Diabetes mellitus arbeitet multimodal, von Tiermodellen und kleinen Humankohorten bis hin zu großen multizentrischen genomweiten Assoziationsstudien. Häufigkeit und Bedeutung bestimmter Polymorphismen unterliegen einigen biologischen Determinanten (z. B. der Ethnie), die als Kofaktoren bei der Beurteilung des genetischen Risikos berücksichtigt werden müssen.

1.2.2 Genetik des Typ-1-Diabetes (T1DM)

Dem T1DM liegt ein polygen vererbtes Autoimmungeschehen zugrunde, das sich gegen β-Zellen, Insulinmoleküle oder die Glutamatdecarboxylase richtet. Dizygote Geschwister eines T1DM-Patienten erkranken mit einer Chance von etwa 5–10 % ebenfalls, monozygote Zwillinge mit 50 %iger Chance. Umweltfaktoren nehmen also trotz hereditärer Ursachen eine bedeutende Rolle ein. Eine positive Familienanamnese zum T1DM wiegt umso schwerer, je früher die betroffenen Verwandten erkrankt sind und je häufiger männliche Patienten darunter sind. Als Risikofaktoren wurden Genvarianten identifiziert, die T1DM-spezifisch oder -unspezifisch Immunregulation und Entzündungsprozesse alterieren. Es bestehen vielfältige Überlappungen zur Genetik anderer Autoimmunerkrankungen. Tab. 1.2 zeigt, welche Arten von Molekülen durch T1DM-Genvarianten funktionell alteriert werden.

50 % der gesamten Heritabilität des T1DM (und damit der größte singuläre Einflussfaktor auf das T1DM-Risiko) gehen auf den Histokompatibilitätskomplex der Klasse II zurück. Die Genotypen DR3/4 und DR4/4 verzehnfachen in etwa das Risiko für einen T1DM. Bedeutsam ist auch das (Pro-)In-

Tab. 1.2 Genetische Faktoren für den Typ-1-Diabetes (Auswahl)

Rezeptoren für Zell-Zell-Kontakte innerhalb des Immunsystems	CTLA-4, TLR7, TLR8, CXCR7, CCR3, CCR5, CCR7, CD69, CD83, CD166, CD226
Rezeptoren und Modulatoren unspezifischer Zell-Zell-Kontakte	ICAM1, CDH2
Intrazelluläre immunregulatorische Proteine	SH2B3/LNK, UBASH3A, PTPN2, PTPN11, PTPN22, PPP3R2
Zytokine	IL2, IL6, IL10, IL12, IL26, IL27, TNF
Zytokinrezeptoren und assoziierte Moleküle	IFIH1, IFNGR2, IL2RA, IL7R, IL17RD, IL18RAP, ERBB3
Intra- und extrazelluläre Faktoren für Zellwachstum und Zelldifferenzierung	AREG, GLIS3, NRG2, NRG3, TGFB2, CFDP1
Andere Transkriptionsfaktoren	TCF7, BATF2, NFAT
Proteine intrazellulärer Signalkaskaden	PRKCQ, RAF1, RASA2, ITPR1, ITPR3, Jak-STAT, TNFAIP3

sulingen. Sein Promotor trägt ein repetitives DNA-Segment, dessen Kopienzahl die Expression des Insulingens im Thymus steuert. Expression und Immunogenität korrelieren – das T1DM-Risiko von Risikoträgern ist um etwa 100 % erhöht.

Weitere etwa 60 Genloci inflammatorischer Proteine sind mit dem gehäuften Auftreten eines T1DM, asymptomatischer Autoantikörper oder früherem Erkrankungsbeginn assoziiert.

Nur wenige Gene (PTPN22, PTPN2, ERBB3) verantworten eine Risikosteigerung von 30 %. Andere Loci sind deutlich weniger einflussreich. Aktuell ist zur Abschätzung eines individuellen Erkrankungsrisikos die Familienanamnese einem Genscreening klar vorzuziehen (Morahan 2012).

Der Diabetes-Typ 1b (autoimmunologisch, aber ohne nachweisbare Autoantikörper) ist vom Typ 1a genetisch nicht abzugrenzen. Er beruht offenbar auf unbekannten Immunglobulinen. Auch der LADA (»late-onset autoimmune diabetes of the adult«) ist bislang genetisch nicht vom T1DM zu trennen.

1.2.3 Genetik des Typ-2-Diabetes (T2DM)

Der T2DM geht zu großen Teilen auf Einflüsse des Lebensstils (Hyperalimentation, Fehlernährung, Bewegungsmangel, Nikotin- und Alkoholabusus) zurück, die ebenfalls zu arterieller Hypertonie, Dyslipoproteinämie und Adipositas führen. Eine eindeutige kausale Beziehung zwischen metabolischem Syndrom und T2DM besteht jedoch nicht; auch bei ungesunder Lebensweise kann eine Blutzuckerdysregulation jahrzehntelang ausbleiben.

Umgekehrt kann eine positive Familienanamnese trotz aller Präventionsbemühungen diagnoseentscheidend sein. Etwa zwei Drittel aller Typ-2-Diabetiker sind familiär belastet.

Angesichts der starken epidemiologischen Überlappung von Adipositas und T2DM ist eine sorgsame Trennung pathogenetischer Mechanismen zu beachten. Beide Erkrankungen teilen sich einige, aber nicht alle genetischen Risikofaktoren. Große genomweite Analysen an multizentrischen Kohorten haben bislang etwa 30–40 Genvarianten identifiziert, die statistisch hochsignifikant zu pathologischem Übergewicht führen und damit auch sekundär das Diabetesrisiko determinieren. Sie alterieren die Regulation von Hunger und Sättigung (z. B. MC3R, MC4R, MC5R, POMC), Stoffwechselwege des Lipidmetabolismus (z. B. APO-A/B/C, LDLR, LPL, FASN, FABP1/2) sowie die Energiehomöostase (z. B. LEP/LEPR, UCP1/2/3) und Adipozytenfunktion (z. B. PPAR-A/D/G, CAPN10). Allerdings kennt man auch heute noch nicht die genaue biologische Bedeutung vieler Adipositasgene (Herrera et al. 2011).

Durch BMI-Adjustierung in Genetikstudien zu Diabetes mellitus lassen sich Genloci ermitteln, die den Glukosestoffwechsel beeinflussen, ohne ein erhöhtes Körpergewicht vorauszusetzen. Diese genetischen Marker assoziieren mit dem bloßen Vorlie-

Tab. 1.3 Relevante Risikogene für den Typ-2-Diabetes (Auswahl)

Transkriptionsfaktoren mit Einfluss auf Zellwachstum und -differenzierung	TCF7L2, HNF1, HHEX, PDX1
Proteine der Zellzyklusregulation	CDK, CDKAL1, CDK5RAP1, CDKN2A/2B
Faktoren der Insulinsekretion	CAPN10
Pankreatische Kaliumkanäle	KCNJ11, KCNQ1
Akteure des Glukosesensings	GCK, GCKR
Inkretine und Inkretinrezeptoren	GIP, GIPR
Weitere Hormonrezeptoren	ADRA2A (Adrenalin), MTRN1b (Melatonin)
Transportmoleküle	SLC30A8 (Zink), GLUT2 (Glukose)
Proteine der Insulin-Signalkaskade	IRS-1, IGF1, IGF2BP2
Enzyme des Glukosestoffwechsels	G6PC2, HK1
Metabolisch-regulatorische Proteine	PPARG

gen eines T2DM bzw. korrelieren mit diabetologischen Laborparametern (HbA_{1c}, Nüchternglukose bzw. -insulin, HOMA-IR). Tab. 1.3 fasst Gengruppen zusammen, die das T2DM-Risiko beeinflussen.

Nur wenige Genvarianten entfalten eine wirklich deutliche Risikoerhöhung. TCF7L2 bewirkt pro Risikoallel eine Steigerung des Risikos um etwa 50 %, alle anderen SNP(»single nucleotide polymorphisms«) liegen in ihrem Effekt weit darunter. Daher erklärt die Gesamtheit aller bislang identifizierten Polymorphismen trotz ihrer Häufigkeit und statistischen Signifikanz die Erblichkeit des T2DM nur zu einem geringen Teil. Ein genetisches Screening ist daher gegenwärtig nicht von Nutzen (Herder u. Roden 2011).

Der Gestationsdiabetes (GDM, T4DM) lässt sich aus genetischer Sicht nicht vom T2DM unterscheiden. Bestätigt wird dies durch die klinische Erfahrung, nach der 90 % aller GDM-Patientinnen später einen manifesten T2DM entwickeln.

1.2.4 Monogenetische Formen des Diabetes mellitus (Typ-3-Diabetes)

Der T3DM umfasst eine Vielzahl seltenerer Diabetesformen, die z. B. auf iatrogene Maßnahmen (Operation, Medikation) oder endokrine Ursachen (Erkrankungen von Nebennieren oder Schilddrüse) zurückgehen. Zum T3DM gehören aber auch die monogenetisch vererbten Formen wie der MODY (»maturity-onset diabetes of the young«).

Rund 5 % aller Diabetiker ohne Autoimmunpathogenese sind eigentlich MODY-Patienten. MODY-Mutationen werden autosomal-dominant mit hoher Penetranz vererbt und führen so trotz ihrer Seltenheit zur typischen Familienanamnese mit 50 % Erkrankten pro Generation.

Bereits 11 MODY-Typen sind beschrieben. Transkriptionsfaktoren mit Einfluss auf die Organdifferenzierung von Leber und Pankreas (HNF4α, HNF1α, HNF1β (TF2), KLF11, PAX4) sind bei den Typen 1, 3, 5, 7 und 9 genetisch verändert. Das Glukosesensing-Enzym Glukokinase ist verantwortlich für den MODY-Typ 2. Bei den Typen 4 und 6 ist die Transkription des Insulingens durch Mutationen gestört (IPF-1/PDX-1, NeuroD1/β2). Fehlfunktionen der pankreatischen Lysophospholipase, des (Pro-)Insulingens bzw. der B-lymphozytären Tyrosinkinase (BLK) führen zu MODY-Raritäten (Typen 8, 10 und 11). 80 % aller MODY-Fälle gehen auf die Typen 2 und 3 zurück.

Im klinischen Verlauf imponieren die Typen 2 und 4 meist milde, die Typen 1, 3 und 5 eher progressiv. Die Diabetesdiagnose bei MODY stützt sich meist auf auffällige postprandiale Glukosewerte und beruht auf der genetisch gestörten Insulinsekretion bei meist erhaltener Insulinsensitivität. Nichtadipöse, jüngere Patienten mit wiederholt erhöhten Belastungswerten sind daher MODY-verdächtig. Anders als bei T1DM und LADA zeigt sich ein schleichender Erkrankungsverlauf ohne Autoantikörper. MODY-Patienten sprechen oft gut auf Sulfonylharnstoffe an und benötigen initial keine Insulintherapie.

Die typische Familienanamnese sollte zur genetischen Diagnostik Anlass geben. Dies ist nicht zuletzt auch aus familienmedizinischer Sicht indiziert, da für viele MODY-Patienten (insbesondere Typ 2) eine intensive Therapie verzichtbar ist und einige MODY-Formen mit weiteren Begleiterkrankungen assoziiert sind: MODY Typ 3 mit Lebertumoren, MODY Typ 5 mit Zystennieren und anderen urogenitalen Fehlbildungen (Fajans u. Bell 2011).

Der besonders seltene Fall eines homozygoten MODY der Typen 2, 4, und 8 führt zu einem neonatalen Diabetes mellitus, der sofort insulinpflichtig ist. Die anderen Typen sind in homozygoter Vererbung offenbar nicht mit dem Leben vereinbar.

Auch einige seltene Mutationen des ATP-abhängigen Kaliumkanals (KCNJ11, ABCC8) der β-Zelle bewirken – dominant oder rezessiv vererbt – einen frühkindlich apparenten Diabetes mellitus. Anders als bei homozygoten MODY-Mutationen bleibt bei diesen zu den Channelopathien zählende Krankheitsform die Fähigkeit zur Insulinbildung erhalten und kann mit Sulfonylharnstoffen oft sehr gut stimuliert werden. Sehr schwere, aber zum Glück sehr seltene Krankheitsbilder mit angeborener Stoffwechselstörung gehen auf Mutationen zurück, die die kodierenden Genabschnitte für (Pro-) Insulin oder den Insulinrezeptor betreffen. Neonatale Diabetesformen sind Raritäten, deren Verdacht aber einen Gentest rechtfertigt.

Aus epidemiologischer Sicht ist zu beachten, dass einige Grunderkrankungen eines sekundären Diabetes mellitus selbst eine monogenetische Ursache haben können. Hierzu zählen z. B. das Prader-Willi-Syndrom, die Hämochromatose und erblichen Pankreatitiden.

1.2.5 Therapeutische Relevanz von Genpolymorphismen bei Diabetes mellitus

Studien der diabetologischen Genforschung widmen sich auch der Prädiktion therapeutischer Erfolge. So regulieren einige typische T2DM-Polymorphismen (TCF7L2, SLC30A8, ► Abschn. 1.2.3), die Insulinproduktion und bestimmen daher beim Neuauftreten eines T1DM die Latenz bis zur Insulinpflicht sowie ggf. Zeitpunkt und Intensität des Therapiebedarfs.

Auch für Adipositas und T2DM lassen sich in Zukunft vielleicht individuelle Voraussagen zum Nutzen einer Intervention treffen. Varianten einiger Genloci (z. B. ADIPOR1, FTO, MC4R, TCF7L2, PPARG) stehen mit dem (Nicht-)Ansprechen einer Lebensstilumstellung oder einer medikamentösen Therapie in Beziehung (Temelkova-Kurktschiev u. Stefanov 2012).

Die Folgeerkrankungen des Diabetes mellitus besitzen offenbar eigene organspezifische genetische Risikofaktoren, die unabhängig von metabolischen Parametern wirksam sind (Maeda et al. 2010). Dies erklärt, dass das Auftreten diabetologischer Langzeitkomplikationen wie der Nephropathie oder Retinopathie kaum mit der Stoffwechsellage korreliert.

Fazit für die Praxis

Genetische Faktoren für den Typ-1-Diabetes umfassen verschiedenste immunregulatorische sowie inflammatorische Rezeptoren und Interaktionsproteine sowie Zytokine. Die erblichen Ursachen des Typ-2-Diabetes hingegen liegen vor allem in Genen etlicher Stoffwechselenzyme, Hormone und deren Rezeptoren sowie Differenzierungs- und Wachstumsfaktoren verankert. Auf genetischer Ebene überlappen sich Typ-2-Diabetes und Adipositas teilweise. T2DM und Gestationsdiabetes bilden genetisch eine pathophysiologische Einheit.

In seltenen Fällen liegt der Diabeteserkrankung ein monogenetischer Mechanismus zugrunde. Die zumeist jungen Patienten weisen keine Autoimmunpathogenese und oftmals keinen Typ-2-typischen Lebensstil auf. Bei Verdacht auf eine monogenetische Diabetesform – und nur dann – sollte ein genetisches Screening erfolgen.

Auch Verlauf, Komplikationen und Therapieerfolg werden von Genvarianten determiniert. Eine klinische Anwendung zur Prädiktion des besten Heilverfahrens ist noch nicht absehbar.

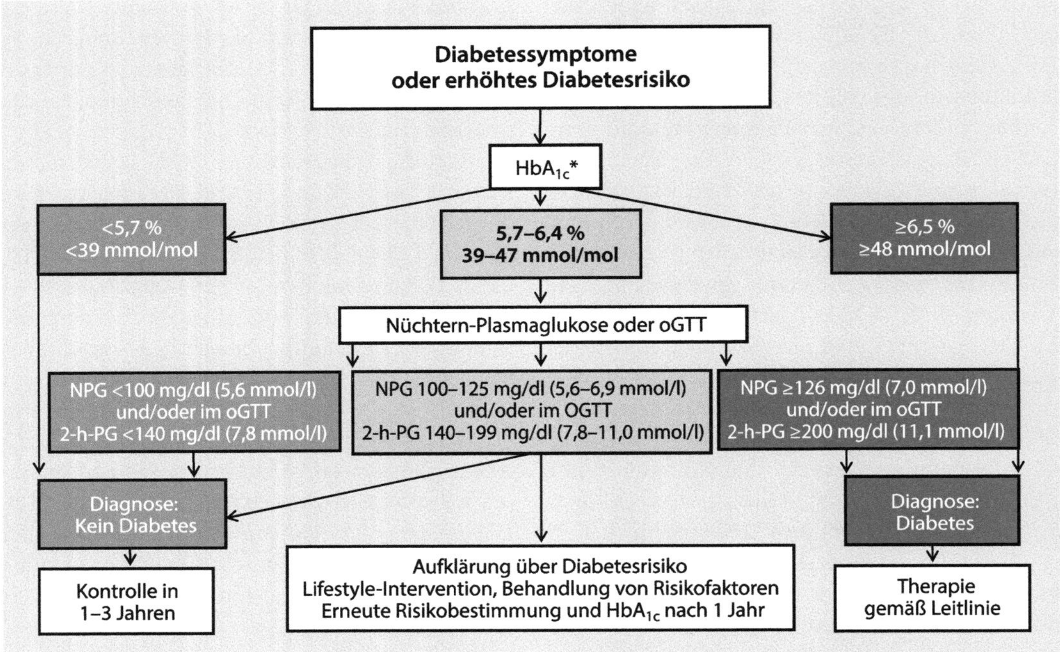

Abb. 1.1 Ablaufschema in der Diagnostik des Diabetes mellitus bei primärer HbA_{1c}-Bestimmung. *Bei Diabetessymptomen zusätzlich sofortige Glukosemessung. *NPG* Nüchtern-Plasmaglukose, *oGTT* oraler Glukosetoleranztest (75 g); *2-h-PG* 2-h-Plasmaglukose. (Adaptiert nach Kerner u. Brückel 2011)

1.3 Diagnostische Kriterien des Diabetes mellitus

M. Pfohl

Die Kriterien für den Diabetes mellitus sind klar definiert und orientieren sich am Risiko für die Entwicklung einer diabetischen Retinopathie.

Der Diabetes mellitus wird über den Nachweis der chronischen Hyperglykämie diagnostiziert. Die Glukosekonzentration im Blut verteilt sich beim Menschen über ein weites Kontinuum, so dass der Grenzwert für die Diagnosestellung eines Diabetes mellitus immer einen Kompromiss zwischen der Erfassung aller Patienten mit einem substanziellen Risiko der Entwicklung von Diabetesfolgeerkrankungen und dem Versuch, die Feststellung eines Diabetes mellitus bei Personen ohne nennenswertes Risiko von Folgeerkrankungen zu vermeiden, darstellt. Da epidemiologische Studien den besten Zusammenhang zwischen chronischer Hyperglykämie und der Entwicklung einer diabetischen Retinopathie belegt haben, wurden die derzeit gültigen Grenzwerte als Schwellenwerte für das Retinopathierisiko festgelegt. Die derzeit gültigen Diagnosekriterien für den Diabetes mellitus wurden 1997 durch eine Expertenkommission der American Diabetes Association (ADA) etabliert und 2003 sowie 2009 überarbeitet (ADA 1997, 2009). Ein Diabetes mellitus kann danach anhand einer wiederholt gemessenen erhöhten Nüchtern- oder auch Gelegenheits-Plasmaglukose, anhand eines erhöhten HbA_{1c}-Werts oder mithilfe eines standardisiert durchgeführten oralen Glukosetoleranztests diagnostiziert werden. Abb. 1.1 zeigt ein Ablaufschema bei Verwendung des HbA_{1c} in der Diabetesdiagnostik. Die Grenzwerte sind Tab. 1.4 zu entnehmen.

◼ Tab. 1.4 Diagnosekriterien des Diabetes mellitus

Messvariable	Grenzwert
HbA_{1c}[a]	≥6,5 % (48 mmol/mol)
oder	
Nüchtern-Plasmaglukose a	≥126 mg/dl (7,0 mmol/l)
oder	
Gelegenheits-Plasmaglukose[a]	≥200 mg/dl (11,1 mmol/l)
oder	
2-h-Plasmaglukose im 75-g-oGTT	≥200 mg/dl (11,1 mmol/l)

[a] Außer bei einem entgleisten Diabetes mellitus Bestimmung zu zwei unabhängigen Zeitpunkten! Nüchtern ist definiert als keine Kalorienaufnahme seit mindestens 8 h.

1.3.1 Labormethoden

> **Zur Diagnostik eines Diabetes mellitus dürfen nur standardisierte und qualitätsgesicherte Labormethoden eingesetzt werden!**

Zur Messung von Glukose und HbA_{1c} dürfen in der Diagnostik eines Diabetes mellitus nur standardisierte und qualitätsgesicherte Labormethoden zum Einsatz kommen. POCT-Methoden (»point of care testing«) sind für diagnostische Zwecke nicht geeignet! Die Messung der Glukose sollte möglichst im venösen Plasma erfolgen; sehr wichtig ist dabei die präanalytische Lagerung des Blutes bzw. Plasmas in einer Weise, die den glykolytischen Abbau der Glukose verhindert (Kerner u. Brückel 2011). Bei der Verwendung des HbA_{1c} zur Diagnostik müssen die potenziellen Fehlerquellen der HbA_{1c}-Bestimmung beachtet werden: verschiedene Hämoglobinvarianten wie HbS, HbE, HbF, HbC oder HbD, Zustände mit erhöhter oder erniedrigter Lebensdauer der Erythrozyten wie hämolytische oder Eisenmangelanämie, Leber- und Nierenerkrankungen, Schwangerschaft und auch Medikamenteninteraktionen. Bei unplausiblen Ergebnissen sollte deshalb die Diabetesdiagnose durch die standardisierte Plasmaglukosemessung überprüft werden.

1.3.2 Stellenwert des oralen Glukosetoleranztests

In den meisten Fällen eines symptomatischen Diabetes mellitus dürfte damit eine einfache, nicht zeitgebundene Plasmaglukosebestimmung in Verbindung mit dem klinischen Bild ausreichen. Bei einer wiederholt gefundenen Glukosekonzentration ≥200 mg/dl (11,1 mmol/l) und typischer Symptomatik oder bei einem HbA_{1c} ≥ 6,5 % (48 mmol/mol) ist ein oGTT unnötig. Bei Patienten mit Glukosurie, aber normalen Plasmaglukosekonzentrationen oder grenzwertig hohen postprandialen Plasmaglukosewerten zwischen 140 und 200 mg/dl (7,8–11,1 mmol/l) ist die Durchführung eines oGTT sinnvoll. In der Diagnostik des Gestationsdiabetes hat der oGTT nach wie vor einen hohen Stellenwert. Obwohl der oGTT ein relativ einfacher Test ist, muss er wegen seiner hohen biologischen Variationsbreite streng standardisiert durchgeführt werden. Vor Durchführung des Tests ist eine mindestens 3-tägige Ernährung ohne Kohlenhydratbeschränkung (>150 g/Tag) mit normaler körperlicher Aktivität erforderlich. Der Test selbst soll morgens nüchtern mit 75 g eines Mono-/Oligosaccharid-Gemisches in 300 ml Wasser, über 5 min getrunken, am sitzenden Patienten durchgeführt werden. Für die Diagnostik essenziell ist die Bestimmung der 2-h-Glukose. Die Bestimmung der Nüchtern-Glukose erscheint sinnvoll, während die Zwischenwerte nach 30, 60 und 90 min zwar gelegentlich hilfreich, aber für die eigentliche Diagnostik nicht erforderlich sind – außer beim Gestationsdiabetes, bei dem auch die 60-min-Plasmaglukose wichtig ist.

Bei der klinischen Bewertung einer festgestellten Glukoseintoleranz ist zu beachten, dass es sich hierbei um eine Bezeichnung für einen abnormen Laborbefund handelt, der am ehesten als Risikomarker etwa bei einem metabolischen Syndrom zu sehen ist und mit einer erhöhten Rate von zukünftigen kardiovaskulären Ereignissen, nicht aber mit der Entwicklung einer Mikroangiopathie einhergeht. Dasselbe gilt für wiederholt festgestellte Nüchtern-Plasmaglukosekonzentrationen zwischen 100 und 125 mg/dl (5,6–6,9 mmol/l; ◼ Tab. 1.5). Die Progressionsrate zu einem manifesten Diabetes mellitus liegt hier bei 2–5 % pro Jahr, bei vielen Patienten findet sich aber auch eine Normalisierung der Glu-

1

Tab. 1.5 »Prädiabetes«: Plasmaglukose- und HbA_{1c}-Bereiche mit erhöhtem Diabetesrisiko

Messvariable	Risikobereich
HbA_{1c}	5,7–6,4 % (39–47 mmol/mol)
Nüchtern-Plasmaglukose	100–125 mg/dl (5,6–6,9 mmol/l)
2-h-Plasmaglukose im 75-g-oGTT	140–199 mg/dl (7,8–11,0 mmol/l)

kosetoleranz bei Kontrolluntersuchungen. Die ADA hat deshalb die Begriffe »Impaired Fasting Glucose« (IFG) und »Impaired Glucose Tolerance« (IGT) als klinische Diagnosen verlassen und spricht nur mehr von »Plasmaglukose- und HbA_{1c}-Bereichen mit erhöhtem Diabetesririko« (Tab. 1.5). Therapeutisch lassen sich deshalb aus dem Nachweis einer eingeschränkten Nüchtern-Glukose oder einer Glukoseintoleranz keine über die allgemeine Risikofaktorenmodifikation hinausgehenden Empfehlungen ableiten. Durch eine Lifestyle-Intervention lässt sich aber der Übergang in einen manifesten Diabetes mellitus in vielen Fällen vermeiden.

1.3.3 Wann ist ein Diabetes-Screening beim »Gesunden« indiziert?

Obwohl noch keine kontrollierten Studien zum Erfolg von Screening-Maßnahmen zur Diabetesfrüherkennung vorliegen, wird ein Diabetes-Screening mittels Nüchtern-Plasmaglukose-Bestimmung bei allen Personen über 45 Jahren empfohlen. Die DDG verweist dabei auf die Verwendung von Diabetesrisiko-Fragebogen zur Identifizierung von Risikopatienten. Bei Normalbefunden ist eine Wiederholungsuntersuchung in 3-jährigen Abständen indiziert. Bei jüngeren Personen oder in kürzeren Abständen ist ein Diabetes-Screening in Betracht zu ziehen, wenn eine oder mehrere der in der nachfolgenden Übersicht genannten Bedingungen vorliegen. Ein Screening auf Typ-1-Diabetes wird nicht empfohlen, auch ein Antikörper-Screening zur Risikoabschätzung des Typ-1-Diabetes wird bei erstgradigen Verwandten von Patienten mit Typ-1-Diabetes nur im Rahmen von klinischen Studien angeraten (ADA 2013).

Tabelle 3: Kriterien für ein Screening auf Diabetes mellitus bei asymptomatischen Individuen. (Quelle: ADA 2013)

- Übergewicht (BMI >25 kg/m²)
- Diabetes mellitus bei erstgradigen Verwandten
- Körperliche Inaktivität
- Bei Frauen frühere Diagnose eines Gestationsdiabetes oder Geburt eines Kindes mit einem Geburtsgewicht über 4000 g
- Arterielle Hypertonie (≥140/90 mmHg)
- Dyslipidämie (HDL-Cholesterin ≤35 mg/dl (0,90 mmol/l) und/oder Triglyzeride ≥250 mg/dl (2,82 mmol/l))
- Früher festgestellte eingeschränkte Nüchternglykämie, gestörte Glukosetoleranz oder HbA_{1c} ≥5,7 % (39 mmol/mol)
- Syndrom der polyzystischen Ovarien
- Manifeste Arteriosklerose
- Klinische Zustände, die mit einer Insulinresistenz einhergehen können (Adipositas Grad II oder III, Acanthosis nigricans)

1.4 Stoffwechselkontrolle: Glukosemessung, Ketonkörper, HbA_{1c}, Fruktosamin

R. Weitgasser, M. Pfohl

Die großen Diabetesstudien DCCT (Diabetes Control and Complications Trial 1995) für den Typ-1-Diabetes und UKPDS (United Kingdom Prospective Diabetes Study 1998) für den Typ-2-Diabetes bestätigten neben vielen kleinen Untersuchungen, dass eine normnahe Blutzuckereinstellung die Entwicklung mikrovaskulärer Folgeerkrankungen verringern kann. Neuere Studien zum Typ-2-Diabetes wie ACCORD (Action to Control Cardiovascular Risk in Diabetes 2008, 2011), ADVANCE (Action in Diabetes and Vascular Disease: Preterax and Diamicron MR Controlled Evaluation 2008) und VADT (Veteran Affairs Diabetes Trial 2009) legen eine

Therapie mit individualisierten Blutzuckerzielen und der Vermeidung von Hypoglykämien nahe. Um dieses Ziel zu erreichen, ist häufig eine blutzuckersenkende Therapie mit Dosisanpassung entsprechend den unterschiedlichen Tagesabläufen, der jeweiligen Nahrungszufuhr und körperlichen Aktivität nötig. Dazu sind regelmäßige strukturierte Blutzuckerkontrollen erforderlich. Darüber hinaus bieten Methoden zur Überprüfung der längerfristigen Blutzuckereinstellung wie die Bestimmung des HbA_{1c} und des Fruktosamins Hilfestellung in der Beratung und Behandlung des Patienten mit Diabetes mellitus. Das HbA_{1c} gilt außerdem neben der Nüchtern- und postprandialen Blutglukose bzw. dem oralen Glukosetoleranztest als valider Parameter zur Diagnose eines Diabetes mellitus.

1.4.1 Glukosemessung

Enzymatische Bestimmungsmethoden sind heute Standard. Als Referenzmethoden in klinischen Labors gelten die **Hexokinase-Methode**, die **Glukosedehydrogenase-Methode** und die **Glukoseoxidase-Methode**. Letztere ist interferenzanfällig gegenüber reduzierenden Substanzen wie z.B. Ascorbinsäure, wodurch falsch-niedrige Glukosekonzentrationen gemessen werden können.

■ Blutglukose-Selbstkontrolle

Für die Blutglukose-Selbstkontrolle stehen den Patienten heute verschiedene leicht handhabbare Systeme zur Verfügung. Sie bestehen aus dem Reagenzträger, dem Teststreifen und einem Messgerät. Bei diesen Systemen werden in den letzten Jahren vorwiegend **elektrochemische Nachweisprinzipien** verwendet. Dabei wird über Glukose-Dehydrogenase-Enzymsysteme oder Glukoseoxidase die Glukose oxidiert und dabei ein Mediator reduziert und der entstehende Strom gemessen.

Die neuen Messgeräte sind klein, leicht und handlich. Sie bieten ein großes Display zur besseren Ablesbarkeit und ein ansprechendes Design. Zudem haben diese Geräte Speicherplatz für teilweise mehrere 100 Messungen und verfügen über Auswertungsprogramme zur numerischen und grafischen Darstellung von Blutzuckerverläufen am PC. Weitere Vorteile liegen in der Verwendung sehr kleiner Blutmengen (0,3–1 µl) und in der schnellen Messung innerhalb von 5 sec. Als Nachteil anzusehen ist das Fehlen einer optischen Kontrolle. Die meisten neuen Geräte sind plasmakalibriert und messen in einem Bereich von 20–600 mg/dl.

Die Messgenauigkeit ist für den täglichen Einsatz durch den Patienten oder das medizinische Personal mit nur geringen Abweichungen von Labor-Referenzgeräten ausreichend. Laut internationalem ISO-Standard 2011 wird dazu eine max. Abweichung von ±15 % vom Referenzwert für 95 % aller Messungen gefordert. Unterschiedliche Hämatokritwerte können die Bestimmung beeinflussen, bei Patienten mit niedrigem Hämatokrit werden falsch hohe und bei niedrigem Hämatokrit falsch niedrige Blutzucker gemessen. Auch einige Medikamente (Paracetamol, Vitamin C, Acetylsalicylsäure) in hoher Dosierung sowie Galaktose, hohe Cholesterin-, Triglyzerid-, Bilirubin- und Harnsäurespiegel können die Messung stören.

Keine Blutglukose-Selbstkontrolle ohne Schulung.

Um die nur geringen Abweichungen von der Referenzmethode, welche keine therapeutische Relevanz haben, zu erreichen, ist allerdings vor dem Einsatz eines Blutzuckermessgerätes eine genaue Schulung der Patienten nötig. Dies betrifft sowohl die Stechhilfe zur Blutgewinnung als auch den Umgang mit den Messstreifen und dem Messgerät. Der Patient soll vor jeder Blutentnahme die Hände waschen. Eine Desinfektion der Einstichstelle, welche jeweils an der im Vergleich zur Fingerkuppe weniger sensiblen lateralen Fingerseite liegen sollte, ist nicht nötig. Die regelmäßige Reinigung des Messgerätes und Überprüfung gegen eine Labor-Referenzmethode sind Voraussetzung für ein verlässliches Messergebnis.

Zu empfehlen ist die mehrmals tägliche Blutzuckerkontrolle bei allen Arten einer funktionellen Insulintherapie (wie der Insulinpumpentherapie, Basis-Bolus-Therapie mit mehrmals täglichen Insulininjektionen). Prinzipiell sollten auch alle konventionell insulinbehandelten Patienten eine strukturierte Blutzuckerselbstkontrolle, zumindest in Form eines Stufenprofils (1- bis 2-mal Messung zu jeweils anderer Tageszeit) oder 7-Punkt-Tages-

1

Tab. 1.6 Möglichkeiten strukturierter Blutzuckerkontrollen lt. Leitlinien der Österreichischen Diabetes Gesellschaft (ÖDG) in Anlehnung an die Empfehlung der International Diabetes Federation (IDF). (Quelle: Wascher 2012)

Behandlungsform	**Früh**		**Mittags**		**Abends**		**Nachts**
	Vor	**Nach**	**Vor**	**Nach**	**Vor**	**Nach**	
Niedrige Intensität							
Mo	x	X					
Di							
Mi			x	x			
Do							
Fr					x	x	
Sa							
So	x	X					
Mittlere Intensität							
Mo	x	X					
Di			x	x			
Mi					x	x	
Do	x	X					
Fr			x	x			
Sa					x	x	
So	x	X					
Hohe Intensität							
Mo	x	X	x	x	x	x	(x)
Di	x	X	x	x	x	x	(x)
Mi	x	X	x	x	x	x	(x)
Do	x	X	x	x	x	x	(x)
Fr	x	X	x	x	x	x	(x)
Sa	x	X	x	x	x	x	(x)
So	x	X	x	x	x	x	(x)

profil (Nüchtern-Blutzucker; prä- und postprandialer Blutzucker zu Frühstück, Mittagessen und Abendessen) alle 2 Wochen durchführen. Auch bei oraler Diabetestherapie mit Sulfonylharnstoffen oder Gliniden, welche Hypoglykämien bewirken können ist eine Glukosemessung in solcher Form anzuraten. Eine beispielhafte **Empfehlung zur Glukosekontrolle in Abhängigkeit von der jeweiligen antiglykämischen Therapie** geben ◘ Tab. 1.6 und ◘ Tab. 1.7.

Tab. 1.7 Indikationen zur Blutzuckerselbstkontrolle und geschätzte Zahl notwendiger Messungen pro Monat je nach antidiabetischer Therapie. (Quelle: Wascher 2012)

Kontrollsituation BZ-Kontrolle pro Monat	A 5	H 10–15	STP 25–30	TK 30–120	Kontrollen pro Monat
Lebensstilmaßnahmen, keine Medikation	x		x		30
OAD ohne Hypoglykämiepotenzial	x		x		30
OAD mit Hypoglykämiepotenzial	x	X	x	(x)	45(–75)
Insulin mit oder ohne OAD	x	X	x	xx	105
Intensivierte Insulintherapie (Basis-Bolus-Therapie, Pumpentherapie)	x	Xx	x	xxx	170

BZ Blutzucker, *A* Kontrolle bei Ausnahmesituationen (interkurrente Erkrankung u. a.), *H* Hypoglykämie(verdacht), *STP* strukturierte Blutzuckertagesprofile, *TK* kontinuierliche Therapiekontrolle, *OAD* orale Antidiabetika.

Alternate Site Testing

Sollten Patienten aus Gründen der lokalen Irritation und Schmerzempfindung (sehr häufige Messung, berufliche Belastung der Finger) andere Stellen als die Fingerkuppe zur Blutzuckermessung verwenden (Alternate Site Testing, AST), eignet sich neben dem Ohrläppchen der Unterarm am besten. AST ist besonders bei Verwendung neuer Blutzuckermessgeräte, welche nur wenig Blut benötigen, den Ergebnissen der Messung aus der Fingerbeere vergleichbar. Messunterschiede können sich nur nach raschen Blutzuckeränderungen, z. B. kurz nach einer Mahlzeit, ergeben.

Qualitätskontrolle ist unabdingbar

Sind regelmäßige Qualitätskontrollen der Blutzuckermessung beim Patienten aus klinischen Erwägungen heraus notwendig, so muss die Qualität der Blutzuckermessung in Arztpraxen und Krankenhäusern im Rahmen einer internen und externen Qualitätskontrolle regelmäßig überprüft werden. Eine **interne Kontrolle** umfasst die Reinigung und Wartung der Geräte, die Richtigkeitskontrolle beim Öffnen einer neuen Blutzuckerstreifen-Packung bzw. nach ca. 30 Patientenproben. Die **externe Qualitätskontrolle** erfolgt durch Teilnahme an zwei Ringversuchen pro Jahr. In Krankenhäusern werden aus Gründen der Qualitätssicherung immer häufiger zentral verwaltete »Point-of-care-Messungen« dezentrale Einzelgeräte verschiedener Hersteller ersetzen. Dabei erfolgt die Patienten- und Untersucherzuordnung mittels Barcode, und der Blutglukosemesswert wird direkt an ein Computernetzwerk weitergeleitet.

1.4.2 Harnglukose

Im Gegensatz zur punktuellen Bestimmung der Glukose im Blut gibt die Harnzuckeranalyse einen groben Überblick zur Höhe des Blutzuckers seit dem letzten Harnlassen. Die Nierenschwelle, ab der Glukose im Harn messbar wird, liegt zwischen 160 und 180 mg/dl – bei jungen Patienten liegt sie niedriger, bei älteren Patienten höher. Bezieht man dies in therapeutische Überlegungen ein, ist die Bestimmung der Harnglukose ein hilfreiches Mittel zur Selbstkontrolle. Dies gilt für Patienten mit rein diätetischer Therapie oder bei Behandlung mit nichtinsulinotropen Substanzen wie Biguaniden, α-Glukosidasehemmern, Glitazonen oder Inkretinen. Für das Therapieziel einer nahe-normoglykämischen Diabeteseinstellung ist diese Methode alleine meist nicht ausreichend. In der täglichen Praxis wurde die Harnzuckermessung weitgehend durch die Blutzuckermessung verdrängt.

1.4.3 Ketonkörper

Bei einer Aktivierung der Lipolyse entwickelt sich eine Ketonämie, die physiologischerweise durch längeres Fasten, pathophysiologisch hingegen durch einen Insulinmangel, eine hormonelle Gegenregulation nach Hypoglykämie oder aber durch starke körperliche Aktivität mit anaerobem Stoffwechsel verursacht sein kann. Insbesondere bei Typ-1-Diabetespatienten mit Blutzuckerwerten über 250–300 mg/dl ist die Bestimmung der Ketonkörper sinnvoll, da bei deren Vorhandensein der Insulinbedarf deutlich gesteigert sein kann und die Entwicklung einer Ketoazidose droht. Die Bestimmung des Ketons kann semiquantitativ durch Analyse der **Ketonkörperkonzentration im Harn** erfolgen. Die gängigen Teststreifen reagieren dabei überwiegend mit Acetoacetat, geringer auch mit Aceton und β-Hydroxybutyrat. Zusätzlich wurde ein elektrochemischer Teststreifen zur Bestimmung von **β-Hydroxybutyrat im Blut** entwickelt, der eine quantitative Bestimmung erlaubt. Bei Verwendung kurzwirkender Insulinanaloga (Lispro, Aspart, Glulisin) in Insulinpumpen besteht bei Pumpendefekten eine erhöhte Gefahr einer Ketoazidose, so dass diese Patienten mit Messstreifen zur Ketonkörperbestimmung versorgt werden sollten. Auch zur Diagnostik und Verlaufskontrolle der diabetischen Ketoazidose ist die β-Hydroxybutyrat-Bestimmung nützlich.

1.4.4 Glykiertes Hämoglobin (HbA_{1c})

Die Bestimmung des glykierten Hämoglobins ermöglicht die **Abschätzung der mittleren Blutglukosekonzentration während der letzten 2–3 Monate**. Die Bedeutung des glykierten Hämoglobins beruht auf der Beobachtung, dass Glu hen Prozess in Abhängigkeit von der aktuellen Glukose-Plasmakonzentration an viele Proteine anlagert. Diese Anlagerung erfolgt in einem ersten Schritt durch die rasche potenziell reversible Bildung eines Aldimins (Schiff'sche Base). In einer langsamer verlaufenden Amadori-Umlagerung entsteht aus dem Aldimin ein Ketoamin, dieser Prozess ist irreversibel. Entsprechend dem mittleren Alter der Erythrozyten im Erythrozytenpool ergibt sich der genannte Zeitraum von 2–3 Monaten zur retrospektiven Beurteilung des Glukosespiegels. Das Hämoglobin (Hb) besteht bei stoffwechselgesunden Personen zu mehr als 90 % aus nichtglykiertem HbA_0, physiologischerweise findet sich daneben ein 2- bis 3-%iger Anteil von HbA_2, unter 1 % HbF und 5–7 % HbA_1. Das HbA_{1c} stellt eine Unterfraktion von etwa 75–80 % des HbA_1 dar.

Bei der Interpretation der HbA_{1c}-Konzentration ist zu berücksichtigen, dass die Referenzbereiche je nach verwendeter Bestimmungsmethode (Ionenaustauschchromatografie, Elektrophorese, Affinitätschromatografie, Immunoassay) und auch von Labor zu Labor variieren. Meist erfolgt die Standardisierung anhand eines Abgleichs mit dem zentralen Labor der DCCT-Studie (Diabetes Control and Complications Trial 1995), wobei **Normwerte um 4–6 % (20–42 mmol/l)** für die Durchschnittsbevölkerung angegeben werden. Aufgrund der eingeschränkten Vergleichbarkeit unterschiedlicher Labors sollte generell versucht werden, Wechsel der Bestimmungsmethode und des Labors zu vermeiden. Ein internationaler Konsensus zur Verbesserung der Messqualität entsprechend den Grundsätzen der IFCC (International Federation of Clinical Chemistry) hat seit 2012 zur Umstellung der etwas ungenaueren Angabe in Prozent zur HbA_{1c}-Angabe in mmol/l geführt (Barclay 2007). Für die Kalibrierung der Referenzmethoden wurden Mischungen von reinem HbA_{1c} und reinem HbA_0 erstellt. Diese Fraktionen wurden isoliert mittels Kationenaustausch und Affinitätschromatografie und schließlich charakterisiert mit »Capillary Isolectric Focusing« und »Electrospray Ionization Mass Spectrometry«.

▪ Referenzmethoden

Es wurden 2 Referenzmethoden erarbeitet, die spezifisch die N-terminale Glykierung der β-Ketten bestimmen. Diese Referenzmethoden wurden im Juli 2001 durch die IFCC genehmigt. Dabei ergeben sich nun »wahre« HbA_{1c}-Werte, die 1–2 % tiefer liegen als bei den bisherigen Methoden. Für die klinische Beurteilung der Qualität der Stoffwechselkontrolle von Diabetikern bleibt jedoch eine Vergleichbarkeit der Laborresultate mit der NSGP (DCCT) bzw. der UKPDS essenziell. Deshalb wurden Referenzgleichungen erarbeitet, die es erlauben, die erhaltenen Werte auf die bekannten NSGP(DCCT)-Werte umzurechnen:

Tab. 1.8 Zusammenhang zwischen HbA_{1c}-Wert und durchschnittlicher Plasmaglukosekonzentration in den letzten 3 Monaten (Quelle: Rohlfing et al. 2002, Nathan et al. 2008)

HbA_{1c}		Mittlere Plasmaglukose	
%	mmol/mol	mg/dl	mmol/l
6	42	135	7,5
7	53	170	9,5
8	64	205	11,4
9	75	240	13,4
10	86	275	15,3
11	97	310	17,2
12	108	345	19,2

$HbA_{1c}(\%)$–NDGAP = (0,09148×HbA_{1c}[mmol/mol]–IFCC)+2,152

Um Verwechslungen zu vermeiden empfiehlt die IFCC die HbA_{1c}-Werte nach dem IFCC-Standard in mmol/mol und die HbA_{1c}-Werte nach der bisherigen Methode nach NSGP (DCCT) weiterhin in Prozent anzugeben.

Der Zusammenhang zwischen dem HbA_{1c}-Wert und den durchschnittlichen Plasmaglukosekonzentrationen in den letzten 3 Monaten ist Tab. 1.8 zu entnehmen (Rohlfing et al. 2002, Nathan et al. 2008).

Fehlerquellen

Neben der Kenntnis der Messmethode ist die Einschätzung **potenzieller Fehlerquellen der HbA_{1c}-Messung** wichtig. Die HbA_{1c}-Werte werden durch die Überlebensdauer der Erythrozyten beeinflusst, so dass bei einem verringerten Erythrozytenumsatz falsch-hohe (Fe-Mangel-Anämie), bei einem erhöhten Umsatz (Hämolyse, akute Blutungsanämie) falsch-niedrige HbA_{1c}-Werte gemessen werden. Auch das Vorliegen von abnormen Hämoglobinen (z. B. HbSS bei Sichelzellanämie) oder Hämoglobinvarianten (z. B. Hb $Graz_{1c}$) kann falsch hohe HbA_{1c}-Werte ergeben. Extrem hohe Triglyzeride, hohe Bilirubinspiegel und eine Urämie können ebenfalls in falsch-hohen HbA_{1c}-Werten resultieren.

1.4.5 Fruktosamin – Marker für kurzfristige Änderungen der Glykämie

Neben dem Hämoglobin unterliegen weitere Serumproteine wie das Albumin und die Immunglobuline der nichtenzymatischen Glykierung, so dass in Abhängigkeit von der Halbwertszeit dieser Proteine auch kürzere Veränderungen der Diabeteseinstellung erkennbar werden. Fruktosamin bezeichnet Ketoamine, die als Produkte der nichtenzymatischen Glykierung unspezifischer Serumproteine, vor allem Albumin und IgG, entstehen. Fehlerhafte Ergebnisse können sich allerdings bei Erkrankungen mit Eiweißmangel wie z. B. beim nephrotischen Syndrom ergeben. Die Bestimmung ist einfach und preiswert, gibt einen Überblick zur Diabeteseinstellung der letzten 2–**3 Wochen**, und kann damit bei kurzfristigen Stoffwechselkontrollen wie während der Schwangerschaft oder nach Therapieumstellung hilfreich sein. Auch bei Patienten mit Hämoglobinopathien, bei denen die HbA_{1c}-Bestimmung nicht verwertbar ist, kann die Fruktosaminbestimmung eingesetzt werden.

Hypo- und Hyperglykämiehäufigkeit berücksichtigen!

Bei der Beurteilung der Messergebnisse von HbA_{1c} und Fruktosamin ist neben technischen Störquellen die Häufigkeit von Blutzuckerschwankungen zu berücksichtigen. Rezidivierende Hypoglykämien können einen sehr niedrigen HbA_{1c}-Wert induzieren. Intermittierend sehr hohe Blutzuckerwerte, z. B. im Rahmen einer Erkrankung, können den falschen Eindruck einer insgesamt schlechten Diabeteseinstellung vermitteln.

Fazit für die Praxis

Die technische Entwicklung von Blutzuckermessgeräten mit einfacherer Bedienung und verkürzter Messdauer haben die Blutzuckermessung für die Patienten in den letzten Jahren deutlich erleichtert. Eine regelmäßige Qualitätskontrolle mit einem Referenzlaborgerät ist aber anzuraten. Der Ketonkörpermessung in Harn oder Blut kommt bei der Gefahr einer ketoazidotischen Entgleisung Bedeutung zu. In Abhängigkeit von der Art der antidiabetischen

▼

Therapie ist zur Beurteilung der Diabeteseinstellung die strukturierte Blutzuckermessung neben der 3- bis 4-mal jährlichen HbA_{1c}-Bestimmung die wichtigste Information für den betreuenden Arzt. Entsprechend IFCC-Standard wird das HbA_{1c} nun in mmol/mol zusätzlich zu bisher im klinischen Alltag verwendeten Prozent angegeben. Mögliche Fehlbestimmungen bei Erkrankungen welche die Lebensdauer der Erythrozyten beeinflussen sind dabei zu berücksichtigen. Die Bestimmung des Fruktosamins kann in solchen Fällen alternativ hilfreich sein.

1.5 Lebensstiländerung bei Diabetes: Ernährung, körperliche Bewegung

E. Schifferdecker

Der Stellenwert der »Diabetesdiät« wurde in den letzten Dekaden neu bestimmt, sie ist heute eine Facette eines diabetesgerechten Lebensstils, zu dem auch körperliche und geistige Aktivität gehören. Besonders bei **Typ-1-Diabetes** ermöglichte die **intensivierte Insulintherapie (ICT)** mit mahlzeitenbezogener, flexibel an die Kohlenhydrat(KH)-Menge angepasster Normalinsulingabe eine **Liberalisierung**, die Insulingabe kann sich nach den Mahlzeiten, insbesondere nach den KH-Mengen, richten, während die **konventionelle** Insulintherapie (CT) mit starren Mischinsulindosen auch eines entsprechend **starren** Diätregimes mit festgelegten KH-Mengen bedurfte. Bei Typ-2-Diabetes mit CT ist eine solche Reglementierung auch heute noch notwendig. Die kontinuierliche Hyperinsulinämie bei dieser Therapie erfordert eine möglichst gleichmäßige Verteilung der KH über den Tag mit Zwischenmahlzeiten, die bei der ICT nicht mehr notwendig, bei den schnell und kurz wirkenden Insulinanaloga sogar eher unzweckmäßig sind.

1.5.1 Ernährungsempfehlungen für Diabetiker: Auch für die Allgemeinbevölkerung sinnvoll

Die Grundprinzipien der Diabeteskost sind in den »Evidenzbasierten Ernährungsempfehlungen zur Behandlung und Prävention des Diabetes mellitus« (3/2005) zusammengefasst, der noch aktuellen, nach EBM-Kriterien erarbeiteten, von der DDG (Deutsche Diabetes Gesellschaft) übernommenen Leitlinie der Diabetes and Nutrition Study Group der EASD (European Association for the Study of Diabetes). Hervorgehoben wird, dass die **Empfehlungen für Diabetiker grundsätzlich auch für die Allgemeinbevölkerung** zur Gesunderhaltung gelten können. Von »Diabetesdiät« sollte gar nicht mehr gesprochen werden.

Einige neue Akzente enthält das aktualisierte »Position Statement« zur Ernährung bei Diabetes der ADA von 2014.

> **Zur Gewichtsreduktion sollten täglich 500 kcal eingespart werden!**

Bei einem Body-Mass-Index (BMI) im empfohlenen Bereich (für Erwachsene 18,5–24,9 kg/m^2) ist keine Empfehlung zur Energieaufnahme notwendig. Übergewichtige Diabetiker müssen ihre Energiebilanz negativ gestalten, d. h. die Energieaufnahme reduzieren und durch körperliche Aktivität den Energieverbrauch steigern. Beraten werden muss über eine Reduktion von Lebensmitteln mit hoher Energiedichte, speziell mit hohem Gehalt an gesättigten Fetten und freien Zuckern (Tab. 1.9); exakte Kalorienrechnungen sind nicht notwendig. Bei ausbleibendem Erfolg ist eine intensivierte Beratung nötig, täglich ist eine Einsparung von wenigstens 500 kcal anzustreben. Sehr energiearme Diäten sollten Patienten mit ausgeprägter Adipositas (BMI >35) vorbehalten bleiben.

1.5.2 Nährstoffkomponenten

- **KH-Anteil um 50 %, trans-ungesättigte Fettsäuren meiden!**

Hier ergab sich eine Akzentverschiebung, da es sich gezeigt hat, dass sehr KH-reiche Diäten (60 % der Kalorien als KH) bei niedriger Fettzufuhr (20–25 % der Kalorien) eine Hypertriglyzeridämie verstärken und das HDL-Cholesterin reduzieren können. Auch stärkere postprandiale Blutzuckeranstiege und Insulinämien wurden beobachtet. Die aktuellen Empfehlungen erlauben deshalb einen **KH-Anteil von 45-60 % an der Gesamtenergie** mit dem

Tab. 1.9 Energiegehalt der Nährstoffe

Nährstoff	Verwertbare kcal/g
Kohlenhydrate	4
Eiweiß	4[a]
Fett	9
Alkohol	7

[a] Der physikalische Energiegehalt von Eiweiß liegt bei 5,6 kcal/g, für KH, Fett und Alkohol entspricht er etwa den verwertbaren Kalorien.

Hinweis, bei einer KH-Aufnahme im oberen Bereich der Empfehlung ballaststoffreiche Nahrungsmittel mit niedrigem glykämischen Index zu bevorzugen. KH-arme Kostformen können zu Beginn eine raschere und stärkere Gewichtsabnahme bei günstigen Effekten auf Fett- und KH-Stoffwechsel bewirken, langfristig sind sie aber wohl nicht erfolgreicher als eine Reduktionskost mit 50 % KH-Anteil.

Die Praxis und die Daten von Toeller et al. (1996) zeigen, dass ein 50 %iger KH-Anteil in Mitteleuropa von Typ-1-Diabetikern kaum erreicht wird. In 30 Diabeteszentren in 16 europäischen Ländern lag die mittlere KH-Aufnahme bei 42,5 %. Der Empfehlung am nächsten kamen die italienischen, auch bezüglich der Fettzufuhr vorbildlichen Zentren. Ihre Patienten setzen auch die Empfehlung, dass **gesättigte Fettsäuren (FS) weniger als 7 %, trans-ungesättigte FS möglichst wenig** zur Gesamtenergiezufuhr beitragen sollen, am besten um. **Trans-ungesättigte** FS sind bezüglich der Ernährung besonders problematisch, da sie in kommerziell hergestellten Back- und Süßwaren (z. B. Kekse, Kuchen, Schokoladen) und in Margarinen vorhanden sind und somit häufig unkontrolliert konsumiert werden. Sie entstehen durch lebensmitteltechnische Hydrierung ungesättigter Fette, die deren Konsistenz erhöht und sie damit für die Verarbeitung in Lebensmitteln geeignet macht. Eine minimierte Aufnahme ist anzustreben, da sie besonders ungünstige Effekte auf die Lipoproteine haben (LDL-Cholesterin- und Lipoprotein-a-Anstieg, HDL-Cholesterinsenkung). **Mehrfach ungesättigte FS** sollten **höchstens 10 %** zur Gesamtenergie beitragen, da sie Angriffspunkt einer erhöhten Lipidoxidation sein können und den HDL-Spiegel senken. Die **Gesamtfettaufnahme sollte 35 %** der Energieaufnahme **nicht überschreiten**. Innerhalb dieser Grenze können **einfach ungesättigte FS 10–20 %** der Gesamtkalorien ausmachen.

Der Verzehr von 2–3 Portionen vorzugsweise fetten **Fischs** pro Woche und **pflanzlichen Nährmitteln, die Omega-3-FS enthalten** (z. B. Rapsöl, Sojaöl, Nüssen und einigen grünblättrigen Gemüsen), bewirken eine adäquate Aufnahme von Omega-3-FS. Täglich sollten aktuell **nicht mehr als 200 mg Cholesterin** aufgenommen werden.

KH-haltige Lebensmittel mit reichlich **Ballaststoffen** oder niedrigem glykämischen Index (GI) sind besonders zu empfehlen. Sie werden langsamer resorbiert und lassen deshalb den Blutzucker langsamer ansteigen. Die ballaststoffreichen KH haben einen niedrigeren GI als Glukose, die Referenzsubstanz.

Der GI ist definiert als die Fläche unter der Blutzuckerkurve, die nach Verzehr einer definierten Menge eines KH-haltigen Nahrungsmittels ermittelt wird. Einen Überblick über die GI ausgewählter Nahrungsmittel gibt Tab. 1.10. Der GI kann allerdings nur zur Orientierung bezüglich der Einordnung KH-haltiger Lebensmittel dienen. Er ist **schlecht reproduzierbar** und nur standardisiert, d. h. unter Zufuhr des Nahrungsmittels ohne Begleitnährmittel, gemessen worden. Im Alltag wird jedoch die Resorption der KH wesentlich durch die Zusammensetzung und Größe der Mahlzeit bestimmt. Der Zusatz von **Fett verzögert die Resorption**. Zusätzlich können Medikamente die Resorption beeinflussen, z. B. verzögern Antihistaminika, Neuroleptika, trizyklische Antidepressiva, Kalziumantagonisten oder Digitalis die Magenentleerung und somit die KH-Resorption.

Die **Ballaststoffaufnahme** sollte **bei 40 g/Tag oder über 14** g pro 1000 **kcal/Tag** liegen, dies kann durch täglichen Verzehr von mindestens 5 Portionen ballaststoffreichen Gemüses oder Obstes und mindestens 4 Portionen Hülsenfrüchten pro Woche erreicht werden.

Die Empfehlungen zur **Proteinaufnahme** gehen von 10–20 % der Gesamtenergie pro Tag aus, bei Typ-1-Diabetikern mit Nephropathie eher von

1

Tab. 1.10 Glykämischer Index ausgewählter Nahrungsmittel

Lebensmittel	Glykämischer Index (%)
Glukose	100
Cola-Getränk	97
Reis	77
Bier	74
Weißbrot	73
Graubrot	68
Knäckebrot	66
Spaghetti	64
Haushaltszucker	62
Nudeln	50
Kartoffeln	49
Vollkornbrot grob	42
Apfel	35
Müsli	30
Milch	29
Vollmilchschokolade	22
Fruchtzucker	21
Erdnüsse	12

10 % (0,8 g/kg Normalgewicht/Tag). In den meisten europäischen Ländern ist der Proteinkonsum generell zu hoch. Es gibt Hinweise dafür, dass zumindest bei insulinabhängigen Diabetikern die Nephropathie häufiger die Patienten mit einer Proteinaufnahme über 20 % trifft.

Eine **moderate Aufnahme (bis 50 g bei einer 2000-kcal-Kost)** von Haushaltszucker und anderen Mono- und Disacchariden kann akzeptiert werden. 10 % der Gesamtenergiezufuhr sollten jedoch nicht überschritten werden. In zahlreichen Studien ergab sich kein negativer Effekt von Haushaltszucker auf die Blutzuckeranstiege im Vergleich zu Mahlzeiten mit komplexeren KH. Problematisch können jedoch haushaltszuckerhaltige Nahrungsmittel bei übergewichtigen Typ-2-Diabetikern mit ihrer Tendenz zu starken postprandialen Blutzuckeranstiegen sein.

- **Vitamine und antioxidative Nährstoffe: Natürliche Quellen reichen aus**

Die Ernährungsempfehlungen für Diabetiker raten, die Aufnahme von Nährstoffen, die natürlicherweise reich an antioxidativen Substanzen wie Tocopherolen, Karotinoiden, Vitamin C und Flavonoiden sowie anderen wasser- und fettlöslichen Vitaminen sind, zu fördern. Das Gleichgewicht zwischen Pro- und Antioxidanzien ist bei Diabetikern gestört, gesteigerter oxidativer Stress erhöht aber das kardiovaskuläre Risiko. Die routinemäßige Einnahme von Vitamin E oder anderen Mikronährstoffen als Supplemente ist jedoch nicht gerechtfertigt. Eine vielfältige Nutzung von **Gemüse und frischen Früchten** reicht zur Deckung des Antioxidanzienbedarfs aus. Regelmäßiger Verzehr von Lebensmitteln mit rasch bioverfügbaren Folaten **(Zitrusfrüchte, Hülsenfrüchte)** ist für eine adäquate Folsäureversorgung und einen ausreichenden Homozysteinspiegel im Blut notwendig.

- **Kochsalzzufuhr auf unter 6 g/Tag begrenzen!**

Bei erhöhtem Blutdruck ist eine weitere Einschränkung zu erwägen. Bei zunehmender Nutzung von Fertiggerichten bzw. von Kantinen und Gaststätten ist die Umsetzung dieses Ziels erschwert. Auf jeden Fall sollte eine Zusalzung bei Tisch unterbleiben, ggf. können andere Gewürze den Geschmack verbessern.

- **Alkoholzufuhr begrenzen!**

Bei Diabetikern sind **bis 10 g Alkohol/Tag für Frauen** bzw. **bis 20 g für Männer** akzeptabel. Mit Insulin oder SH (Sulfonylharnstoff) behandelte Diabetiker haben ein erhöhtes Risiko für **alkoholinduzierte Hypoglykämien,** deshalb sollten sie Alkohol nur parallel zu KH-haltigen Mahlzeiten trinken. Problematisch ist, dass Alkohol aufgrund seiner hohen Energiedichte **eine quantitativ bedeutsame Energiequelle** sein kann. Außerdem werden **Blutdruck** und **Triglyzeridspiegel** gesteigert, die Lipogenese begünstigt. Andererseits kann mäßiger Alkoholkonsum das HDL-Cholesterin steigern, die Gerinnungsfähigkeit des Blutes herabsetzen, und die im Wein enthaltenen Antioxidanzien vermindern die Lipidoxidation.

1.5.3 Bei insulinbehandelten Diabetikern BE weiterhin hilfreich

Die Behandlung mit Insulin und bis zu einem gewissen Grad auch mit insulotropen Substanzen wie SH oder Gliniden erfordert nach wie vor eine Abstimmung zwischen der blutzuckersenkenden Potenz des Pharmakons und der KH-Aufnahme.

Bei der CT mit Mischinsulinen mittellanger ca. 12-stündiger-Wirkdauer in fester Dosis muss die KH-Menge und -Verteilung relativ starr eingehalten werden. Dagegen kann man bei **intensivierter** Insulintherapie die **KH**-Menge und -Verteilung **flexibel** gestalten, aber Ernährungswissen und praktische Erfahrung in der Bewertung von Wechselwirkungen zwischen Ernährung und Insulintherapie müssen entsprechend gut entwickelt sein. In der Praxis empfiehlt es sich aber auch bei Typ-1-Patienten in der Ersteinstellungsphase, zunächst ein Grundgerüst der Ernährung bedarfsgerecht vorzugeben, da noch Erfahrung in der flexiblen KH-Zufuhr fehlt.

Zur Schätzung des KH-Gehaltes der Nährstoffe ist nach wie vor die in Deutschland etablierte **BE (früher »Broteinheit«, heute »Berechnungseinheit«)** empfehlenswert (s. auch die noch gültige Stellungnahme zum praktischen Umgang mit KH-Austauscheinheiten, Ausschuss Ernährung der DDG 2000). Die Fiktion einer bis auf das Gramm genauen Messgröße wird jedoch nicht mehr aufrechterhalten, die Definition ist bewusst praktisch ausgerichtet, **10–12 g KH** sind 1 BE. Hiermit wurden die verschiedenen Definitionen in den ehemals zwei deutschen Staaten integriert. Im Alltag geht es eher um Schätzungen von KH-Mengen, der erfahrene Diabetiker arbeitet in der Regel nicht mit einer Lebensmittelwaage. Die BE bietet sich wegen ihrer Orientierung an gängigen Küchenmaßen und Lebensmittelportionen an:

Entsprechung von 1 BE (Berechnungseinheit)

- ½ normales Brötchen
- ½ Scheibe Mischbrot
- 2 Scheiben Knäckebrot
- 20 Salzstangen
- 1 hühnereigroße Kartoffel
- ca. 15 Pommes frites
- 1 Esslöffel ungekochter/2 Esslöffel gekochter Reis
- ¼ l Milch
- 1 kleiner Apfel
- 1 Dutzend Weintrauben (= einzelne Beeren)
- ½ Banane

Die individuelle Kostplanerstellung geht naturgemäß von theoretischen Überlegungen zum Kalorienbedarf und der Nährstoffrelation aus. Da diese nur einen ersten Anhalt geben und die individuelle Abstimmung im Therapieverlauf rasch erfolgen sollte, genügen einfache Regeln. Meist kann man bei der heute überwiegenden bewegungsarmen Lebensweise mit auch bei der Arbeit nur leichter körperlicher Belastung von einem **Energiebedarf von 30 kcal/kg Sollgewicht** ausgehen – mit einem Aufschlag von 25 % bei starker sportlicher Aktivität oder schwerer körperlicher Arbeit. Bei über 70-Jährigen fällt der Kalorienbedarf, er liegt dann bei Frauen nicht über 1700, bei Männern nicht über 1900 kcal. Mithilfe des 30-kcal-Richtwertes ist die Kalorienbedarfsschätzung einfach: Bei 70 kg Körpergewicht ergeben sich z. B. 30×70 = 2100 kcal, bei 80 kg 30×80 = 2400 kcal usw. Ebenso leicht lässt sich daraus die notwendige KH-Menge schätzen. Geht man von einem KH-Anteil von 50 % der **Gesamttageskalorien** aus, muss man diese nur **durch 100 teilen** und erhält angenähert den **KH-Anteil in BE.**

Beispiel: Berechnung (Schätzung)

Tagesbedarf 2400 kcal, d. h. 1200 kcal als KH (2400 kcal : **100** = 24 BE)

- da 4 kcal = 1 g KH, entspricht dies 300 g KH,
- da 12 g KH = 1 BE, entspricht dies 25 BE

Bei der ICT können die BE nach Wunsch über den Tag verteilt werden, Zwischenmahlzeiten sind nicht notwendig und können bei kurz wirkenden Insulinanaloga die Einstellung sogar erschweren; viele Menschen sind jedoch ein 2. Frühstück, z. B. am

◘ Tab. 1.11 Kalorienverbrauch bei einstündiger körperlicher Aktivität (kcal/h) in Abhängigkeit vom Körpergewicht

Aktivität	60kg	80kg	100kg
Hausarbeit	150	180	230
Gehen, 5 km/h	200	240	300
Gartenarbeit	250	300	380
Radfahren, 15 km/h, oder Schwimmen (langsam) oder Tennis	300	360	450

Arbeitsplatz oder in der Schule, gewöhnt, noch mehr eine Kaffeemahlzeit.

Bei CT sind Zwischenmahlzeiten notwendig, um dem unphysiologisch hohen Insulinspiegel zwischen den Hauptmahlzeiten durch den hohen Verzögerungsinsulinanteil der eingesetzten Mischinsuline genügend Substrat zu liefern. 18 BE z. B. würde man zunächst bei 2 Mischinsulininjektionen täglich folgendermaßen aufteilen: 4–2–4–2–4–2 BE.

▪ Schon mäßige körperliche Aktivität ist günstig für Herz und Gefäße

Zur adäquaten Ernährung gehört unverzichtbar auch ein mit ausreichender körperlicher Aktivität verbundener Lebensstil. Die Effektivität moderater Bewegung auch bezüglich der Verbesserung der Gesamtprognose ist belegt. Es ist nachgewiesen, dass sich regelmäßige körperliche Belastung **auch unterhalb des sportlichen Niveaus günstig** auf das kardiovaskuläre Risiko auswirkt, auch beim übergewichtigen Typ-2-Diabetiker. Der Beitrag zur negativen Energiebilanz ist sicherlich zweitrangig, **entscheidend ist die Verbesserung der Insulinsensitivität.** ◘ Tab. 1.11 zeigt den Kalorienverbrauch bei typischen Aktivitäten. Die Empfehlung, **täglich 30 min forciert spazieren** zu gehen, ist sicherlich auch von vielen älteren Diabetikern umzusetzen. Ebenfalls günstig sind Schwimmen, z. B. zweimal in der Woche eine halbe Stunde, und Radfahren. Praktisch gut umsetzbar ist auch der Rat, möglichst **viele Wege zu Fuß** zu erledigen. Bei vielen der sich meist im Rentenalter befindenden Patienten spielt der Zeitfaktor nicht mehr eine so große Rolle wie bei den Berufstätigen. Auch ist es meist möglich, **statt des Aufzugs die Treppe** zu benutzen, die TV-Fernbedienung sollte abgeschafft werden.

Sind intensivere Aktivitäten mit **sportlichem** Charakter geplant – hier sind besonders aerobes Ausdauertraining und Krafttraining empfehlenswert, muss hierfür vorab die Tauglichkeit ärztlich abgeklärt werden. Empfehlenswert ist eine Ergometrie zur Prüfung der individuellen Belastbarkeit und des Blutdruckverhaltens sowie zum Ausschluss einer belastungsinduzierten Koronarischämie.

Fazit für die Praxis

Die ICT ermöglicht eine weitgehende Flexibilisierung der Ernährung bezüglich der KH-Aufnahme, dies erfordert aber eine adäquate Schulung und selbständige Steuerung der Therapie durch den Diabetiker. Bei CT muss die Ernährung jedoch weiterhin relativ starren Regeln folgen. Bei Typ-2-Diabetes mit Übergewicht steht die Kalorienreduktion im Vordergrund, speziell die Absenkung der Fettzufuhr. Die praktische Umsetzung kann durch die Vermittlung einfacher Regeln für die Patienten erreicht werden, entscheidend und limitierend ist die Motivation.

Die allen Diabetikern heute empfohlene Nährstoffzusammensetzung entspricht den Leitlinien einer gesundheitserhaltenden Ernährung für die Allgemeinbevölkerung. KH mit reichlich Ballaststoffen sollten 45–60 % der Energiezufuhr ausmachen, die KH können je nach individuellen Präferenzen zugunsten der einfach ungesättigten Fettsäuren reduziert werden. Mehrfach ungesättigte Fettsäuren sollten maximal 10 % der Gesamtkalorien ausmachen, Proteine 10–20 %.

Eine adäquate körperliche Aktivität gehört zum Konzept einer umfassenden, über die reine Ernährungsumstellung hinausgehenden Lebensstilmodifikation.

1.6 Patientenschulung – die Basis der Diabetestherapie

R. Weitgasser, M. Pfohl

Die **Patientenschulung** stellt eine **wesentliche Grundlage für eine erfolgreiche Diabetestherapie** dar. Der Krankheitsverlauf ist geprägt vom Umgang des Patienten mit seiner Erkrankung. Schulungsmaßnahmen, welche den Patienten befähigen, sich aktiv mit dem Diabetes auseinander zu setzen, haben in den letzten Jahren der reinen Vermittlung von Wissen um die Erkrankung Platz gemacht.

1.6.1 Zielsetzung – eigenverantwortliche Stoffwechselführung

In den letzten 25 Jahren wurden hierfür Schulungsmodelle entwickelt, deren Effizienz und Effektivität gut belegt sind und die durchaus als Modell für den Umgang mit anderen chronischen Erkrankungen dienen können. Die Verbesserung bzw. der Erhalt von Lebensqualität im Sinne der Verhinderung akuter und chronischer Diabeteskomplikationen steht dabei im Mittelpunkt. Idealerweise berücksichtigen moderne Schulungskonzepte **kognitive, psychosomatische und affektive Lernziele** gleichermaßen. Auch die psychosoziale Verarbeitung der Erkrankung muss als integraler Bestandteil der Patientenschulung angesehen werden. Langfristige Verhaltensänderungen im Sinne einer Lebensstilmodifikation sind damit ebenso gemeint wie das **»Empowerment« zum Selbstmanagement des Diabetes.** Dies gilt nicht allein der Blutzuckereinstellung, sondern auch die Behandlung zusätzlicher vor allem kardiovaskulärer Risikofaktoren. Allgemeinmaßnahmen werden dabei als Voraussetzung vor dem Einsatz medikamentöser Maßnahmen betont. Die Definition von Zielen und individuelle Zielvereinbarungen (Blutzucker, HbA_{1c}, Blutdruck, Körpergewicht, Bewegung, Ernährung etc.) sind dabei wichtige Bestandteile im Behandlungsprozess, die in Disease-Management-Programme integriert werden können. **Strukturelle und personelle Voraussetzungen** zur ambulanten oder stationären Diabetesschulung sollten die Verfügbarkeit der notwendigen diagnostischen Verfahren, Schulungsräumlichkeiten mit entsprechender Technik- und Lehrmittelausstattung sowie als personelle Mindestausstattung einen Diabetologen, eine Diabetesberaterin und eine Diätologin beinhalten. Sinnvollerweise sollte die Gruppengröße maximal 10–12, besser aber nur 4–8 Patienten mit möglichst ähnlichen Voraussetzungen (Therapieform, Alter, kognitiver Status etc.) betragen. Das Beisein von Angehörigen bzw. Betreuern ist insbesondere bei der Schulung von Kindern und alten Patienten erwünscht.

> **Die Anforderungen und Zielsetzungen unterscheiden sich durchaus für Patienten mit Typ-1-Diabetes, Typ-2-Diabetes oder anderen Diabetesformen in Abhängigkeit von der Diabetesdauer, dem Allgemeinzustand, dem Vorhandensein von Folge- und Begleiterkrankungen etc.**

1.6.2 Diabetesschulung – wann?

Primär muss jedem Patienten sobald als möglich **nach Diagnosestellung eines Diabetes mellitus** die Teilnahme an einer strukturierten Diabetesschulung geboten werden. Bei Patienten mit Typ-1-Diabetes geschieht dies üblicherweise im Rahmen des Beginns einer Insulinbehandlung stationär an einer Krankenhausabteilung. Für Patienten mit Typ-2-Diabetes steht die Schulung am Beginn einer Betreuung in der Praxis, zunehmend häufig im Rahmen eines Disease-Management-Programms. Bei Feststellung eines Gestationsdiabetes ist eine Schulung, welche spezifisch Lebensstilmaßnahmen und die mehrmals tägliche Blutzuckermessung umfasst, nötig. Bei **Therapieänderung,** insbesondere einer **Umstellung von oraler Therapie auf eine Insulinbehandlung**, sollte erneut eine Diabetesschulung erfolgen. Intensive Schulungsmaßnahmen sind bei Initiierung einer Insulinpumpentherapie und bei Glukosesensorunterstützung mittels CGM (kontinuierliche Glukosemessung) Voraussetzung für eine komplikationslose optimierte Behandlung. Eine Empfehlung zum Inhalt und Umfang der Diabetesschulung für Typ-1- und Typ-2-Diabetes geben die nachfolgenden Übersichten in Anlehnung an die Behandlungsleitlinien der Deutschen und Österreichischen Diabetes Gesellschaften (Nationale VersorgungsLeitlinie Diabetes 2012, Weitgasser et al. 2012).

Inhalt und Umfang der Diabetesschulung für Typ-1-Diabetes (mindestens 10 Unterrichtseinheiten à 2×45 min)

- Kenntnisse über die Grundlagen der Erkrankung (Ursachen, Symptome, Verlauf, Prognose)

▼

- Kenntnisse und Fähigkeiten zur Behandlung (Insulinapplikation, Insulindosisanpassung)
- Erlernen von Selbstkontrollmaßnahmen (Blutzucker, Keton, Blutdruck)
- Prävention, Erkennung und Behandlung von akuten Komplikationen (Hypoglykämie, Hyperglykämie, Ketoazidose; Infekte)
- Prävention, Erkennung und Behandlung von diabetischen Folgeerkrankungen (Retinopathie, Nephropathie, sensomotorische und autonome Neuropathie, diabetischer Fuß)
- Prävention, Erkennung und Behandlung von zusätzlichen kardiovaskulären Risikofaktoren (Blutdruck, Blutfette, Rauchen, Übergewicht) und Komplikationen (Herzinfarkt, Schlaganfall, periphere Durchblutungsstörung)
- Kenntnisse zu einer gesunden Ernährung und entsprechenden Interaktion zwischen Ernährung und Insulintherapie (Grundlagen Ernährung und Diabetes, BE-Berechnung etc.)
- Kenntnisse zu körperlicher Aktivität, Sport und deren Auswirkungen auf die Erkrankung und die Insulintherapie
- Information zum Verhalten in besonderen Situationen (Krankheiten, Reisen etc.)
- Information zu Kontrazeption, Schwangerschaft, Vererbung
- Information zu regelmäßigen Vorsorge- und Kontrolluntersuchungen (Augen, Füße, Blutfette, HbA_{1c} etc.)
- Information zu sozialrechtlichen Aspekten (Beruf, Versicherung, Führerschein, Finanzausgleich etc.)

Zusatzschulung Typ 1:

- Basis-Bolus-Therapie
- Insulinpumpentherapie, Glukosesensoreinsatz
- Hypoglykämieschulung

Inhalt und Umfang der Diabetesschulung für Typ-2-Diabetes (davon mindestens 4 Unterrichtseinheiten à 2×45 min in Form einer Gruppenschulung)

- Kenntnisse über die Physiologie des Stoffwechsels
- Kenntnisse über die Grundlagen der Erkrankung (Ursachen, Symptome, Verlauf, Prognose) Beschreibung und Beurteilung von Therapiezielen
- Kenntnisse zu einer gesunden Ernährung in Abhängigkeit von BMI und Therapieform
- Kenntnisse zu körperlicher Aktivität und Sport
- Erlernen von Selbstkontrollmaßnahmen (Harnzucker, Blutzucker, Blutdruck)
- Kenntnisse und Fähigkeiten zur Behandlung (medikamentöse Therapie)
- Prävention, Erkennung und Behandlung von akuten Komplikationen (Hypoglykämie, Hyperglykämie; Infekte)
- Prävention, Erkennung und Behandlung von diabetischen Folgeerkrankungen (Retinopathie, Nephropathie, Neuropathie, diabetischer Fuß)
- Prävention, Erkennung und Behandlung von zusätzlichen kardiovaskulären Risikofaktoren (Blutdruck, Blutfette, Rauchen, Übergewicht) und Komplikationen (Herzinfarkt, Schlaganfall, periphere Durchblutungsstörung)
- Information zum Verhalten in besonderen Situationen (Krankheiten, Reisen etc.)
- Information zu regelmäßigen Vorsorge- und Kontrolluntersuchungen (Augen, Füße, Blutfette, HbA_{1c} etc.)
- Information zu sozialrechtlichen Aspekten (Beruf, Versicherung, Führerschein, Finanzausgleich etc.)
- Hilfestellung zur Krankheitsakzeptanz
- Unterstützung zum eigenverantwortlichen Umgang mit der Erkrankung

Zusatzschulung Typ 2:

- Insulintherapie
- Weitere Aspekte in Einzelberatung

Spezielle Schulungsprogramme für Patientinnen mit Gestationsdiabetes, für Patienten mit **eingeschränktem Visus, mit Hypoglykämieerkennungsstörung, betagte Patienten** u. Ä. sollten in Diabeteszentren zusätzlich angeboten werden.

1.6.3 Schulungsmodelle und deren Effektivität

Die in den deutschsprachigen Ländern meist verwendeten Schulungsprogramme beruhen auf dem Mitte der 1980er Jahre von der Universität Düsseldorf gemeinsam mit dem Krankenhaus München-Schwabing entwickelten **»Düsseldorfer Schulungsmodell«** um die Arbeitsgruppe von Prof. M. Berger sowie in der Schweiz in Genf in der Gruppe um Prof. J. Assal entwickelten Modell eines einwöchigen strukturierten Schulungs- und Behandlungsprogramms (Assal et al. 1985). Dabei wurden unterschiedliche Programme zum Typ 1 »Behandlungs- und Schulungsprogramm für Typ-1-Diabetiker« und Typ-2-Diabetes »Behandlungs- und Schulungsprogramm für Patienten, die nicht Insulin spritzen« sowie das »Behandlungs- und Schulungsprogramm für Patienten, die Insulin spritzen« inzwischen weiterentwickelt, um die in den Übersichten dargestellten Inhalte zu vermitteln. Als Programm, welches besonders auf das »Patienten-Empowerment« abzielt, sei das in Bad Mergentheim/Deutschland entwickelte **»MEDIAS 2«** (»Mehr Diabetes Selbstmanagement für Typ 2«) genannt. Als unterstützenden Leitfaden für den interaktiven Austausch in der Gruppe können zusätzlich visuelle Lehrmittel wie die **»Conversation Maps«** (»Gesprächslandkarten«) eingesetzt werden, welche lebensnahe Situationen bildlich darstellen und damit Situationen wie z. B. das Auftreten einer Hypoglykämie bei sportlicher Aktivität ohne Anpassung der Nahrung bzw. der Insulindosierung simulieren.

Die Ergebnisqualität der Schulung sollte durch Kontrolle der Zielparameter Körpergewicht, Blutdruck, Blutzucker und HbA_{1c} bei zumindest 3- bis 4-mal jährlichen ärztlichen Untersuchungen festgestellt werden. Für Patienten mit Typ-2-Diabetes erfolgt dies am besten im Rahmen der in Disease-Management-Programmen vorgegebenen Untersuchungsintervalle.

Neben der **strukturierten Gruppenschulung** benötigen allerdings viele Patienten eine **individuelle Schulung und Beratung**, die sich an den Lebensumständen (Beruf, Freizeit, Gewohnheiten, Fähigkeiten, Möglichkeiten etc.) orientiert, um eine möglichst gute Anpassung der geplanten Behandlung an diese Umstände zu erreichen, ohne die Behandlungsziele zu verfehlen. Darüber hinaus ist für die Betreuung von Patienten mit »Coping-Problemen« ein guter Informationsfluss und Austausch von edukativen, psychologischen und therapiebezogenen Behandlungsstrategien innerhalb des Diabetesteams notwendig. Da Verhaltensmodifikationen einer ständigen Beschäftigung mit den damit verbundenen Zielen bedürfen, ist die punktuelle Diabetesschulung als Teil eines stetigen Prozesses und wiederholt einsetzbares Mittel zur Verbesserung der Stoffwechsellage und besseren Krankheitsbewältigung zu betrachten.

Metaanalysen (Norris et al. 2002, Ellis et al. 2004, Tricco et al. 2012) sowie ein NICE-Report (NICE 2003) und ein Cochrane Review (Deakin et al. 2005) können als Referenzen zur **Effektivität der Diabetesschulung** herangezogen werden. Letzterer gibt signifikante Effekte einer strukturierten Diabetesschulung an: eine HbA_{1c}-Absenkung nach 12 Monaten um 0,8 %, eine Gewichtsreduktion um 1,6 kg, eine Reduktion des systolischen Blutdrucks um 2,6 mmHg, ein deutlicher messbarer Wissenszuwachs, jeweils im Vergleich zum Kontrollkollektiv. Programme, die das Selbstmanagement gegenüber einer reinen Wissensvermittlung betonen, schneiden dabei besser ab (Warsi et al. 2004, White 2012). Dies gilt ebenso für solche mit individualisierter Betreuung, Einbeziehung psychosozialer Komponenten, altersangepasste Programme sowie die längerfristige Betreuung in Form von Einzelberatungen oder Nachschulungen in Gruppen (Ofman et al. 2004, Sperl-Hillen et al. 2011). Ein aktueller Standard liegt dazu von der American Diabetes Association vor (Haas et al. 2013).

Fazit für die Praxis

Am Beginn jeder Diabetestherapie steht die Diabetesschulung, welche den Patienten befähigen soll, mit seiner chronischen Erkrankung bestmöglich umgehen zu lernen und Krankheitsfolgen zu verhindern.
▼

Neuere Schulungsmodelle ergänzen inhaltliches Wissen mit psychosomatischen und affektiven Lernzielen – das „Patienten-Empowerment« zum Selbstmanagement des Diabetes gewinnt dabei immer mehr an Bedeutung. Neben der strukturierten Gruppenschulung hilft die individualisierte Beratung mit Berücksichtigung der jeweiligen Lebensumstände und der gewählten Therapieform die gesteckten Behandlungsziele zu erreichen. Die Effektivität der Diabetesschulung ist in Metaanalysen und Reviews unbestritten nachweisbar und bestätigt damit deren Wert als wichtiger Bestandteil einer optimierten Diabetesbetreuung.

1.7 Psychologische Aspekte des Diabetes mellitus

B. Kulzer

Psychosoziale Faktoren sind für die Ätiologie, Therapie wie auch die Prognose des Diabetes relevant. Für Menschen mit Diabetes wie auch deren Familien und nähere Umgebung stellt der Umgang mit der Erkrankung eine lebenslange psychische Belastung dar. Probleme bei der Bewältigung des Diabetes und dessen Folgen sowie bei der Umsetzung der Therapieanforderungen im Alltag haben eine negative Wechselwirkung mit somatischen Parametern und der langfristigen Prognose des Diabetes. Bei Patienten, die längerfristig die Therapieziele der Diabetesbehandlung nicht erreichen, sind häufig Probleme des Selbstmanagements die Ursache. Die chronische Erkrankung Diabetes stellt einen Risikofaktor für eine reduzierte Lebensqualität, das Auftreten ernsthafter psychologischer Probleme wie auch psychischer Erkrankungen dar. Psychologische Aspekte sollten daher in die Diagnostik, Therapie und Schulung des Diabetes integriert sein. Die Behandlung des Diabetes sollte daher stets aus einer »biopsychosozialen Perspektive« und nach Möglichkeit interdisziplinär erfolgen (IDF Clinical Guidelines Task Force 2012).

1.7.1 Abhängigkeit der Prognose von der Einstellung und dem Verhalten des Patienten

Bei der Diabetestherapie kommt dem Patienten die entscheidende Rolle zu, da dieser die wesentlichen Therapiemaßnahmen des Diabetes in seinem persönlichen Alltag dauerhaft und selbstverantwortlich umsetzen muss. Die Prognose des Diabetes hängt daher zu einem großen Teil davon ab, inwieweit dies dem Betroffenen vor dem Hintergrund seines sozialen, kulturellen, familiären und beruflichen Umfeldes gelingt. Zudem stellt das Leben mit Diabetes eine zusätzliche Belastung dar und erfordert eine **lebenslange Anpassungsleistung,** die Krankheit und deren mögliche Folgen zu bewältigen, sich immer wieder zu den notwendigen Therapiemaßnahmen zu motivieren und den Diabetes bestmöglich **in das Leben zu integrieren.** Dies ist angesichts der Komplexität der erforderlichen Behandlungsmaßnahmen und der möglicherweise sehr gravierenden Konsequenzen des Diabetes für jeden Menschen eine schwierige Aufgabe, die ganz unterschiedlich bewältigt wird (Kulzer et al. 2013b, c).

Die zusammenfassenden Ergebnisse von Studien legen nahe, dass

- die Art und Weise der Krankheitsbewältigung eine entscheidende Variable für die Adaptation an die Erkrankung, die Lebensqualität und das subjektive Wohlbefinden darstellt,
- die Einstellung zur Erkrankung und das Ausmaß der Schulung bzw. Kenntnisse über den Diabetes und die Behandlungsmaßnahmen für die Prognose des Diabetes wesentlich sind,
- in der Regel im Verlauf der Erkrankung eine Reihe negativer Emotionen (z. B. Angst, Trauer, Hilflosigkeit) auftreten,
- die Umsetzung der mannigfachen Therapieanforderungen im Alltag bei vielen Menschen mit Diabetes zu Schwierigkeiten und Belastungen führen kann.
- Merkmale der Person (z. B. Lernbehinderung oder ein altersbedingter kognitiver Leistungsabbau) einen entscheidenden Einfluss auf den Therapie- und den Krankheitsverlauf haben können,

- soziale Faktoren wie z. B. soziale Schicht, Arbeitslosigkeit oder Ausmaß der sozialen Unterstützung wichtig sind,
- die Lebensqualität im Vergleich zu Menschen ohne Diabetes eingeschränkt ist – besonders wenn neben dem Diabetes noch andere außergewöhnliche Belastungen bestehen oder aufgrund des Diabetes bereits Folgeerkrankungen aufgetreten sind,
- psychische Probleme und Störungen bei Menschen mit Diabetes häufiger vorkommen und die Umsetzung der Diabetestherapie deutlich erschweren.

Es ist die Aufgabe des Diabetesteams, die Bedürfnisse, Möglichkeiten und Barrieren, die in der Person, ihren Lebensumständen oder der sozialen Einbettung liegen, bei der Therapieplanung mit zu berücksichtigen und konkrete Hilfestellungen bei Schwierigkeiten im Umgang mit der Erkrankung anzubieten.

1.7.2 Therapieziel: Selbstmanagement, Empowerment

Angesichts des zentralen Stellenwertes des Patienten für die Therapie des Diabetes fühlen sich moderne Behandlungskonzepte daher dem Selbstmanagement- oder Empowermentansatz verpflichtet. In diesem wird angestrebt, die individuellen Ziele des Patienten bezüglich seines Lebens und des Umgangs mit dem Diabetes ernst zu nehmen und ihn zu befähigen, möglichst eigenständig mit den krankheitsspezifischen Anforderungen und Problemen im Zusammenhang mit dem Diabetes zurechtzukommen. Die Etablierung von Selbstmanagementfähigkeiten und Empowerment wird daher mittlerweile in allen modernen Leitlinien oder Konsensempfehlungen als zentrale Behandlungsphilosophie und Ziel der Diabetestherapie beschrieben – (Bundesärztekammer [BÄK], Kassenärztliche Bundesvereinigung [KBV], und Arbeitsgemeinschaft der Wissenschaftlichen Medizinischen Fachgesellschaften [AWMF] 2012).

Moderne Schulungs- und Behandlungsprogramme zielen neben der Vermittlung von Wissen und Fertigkeiten im Umgang mit dem Diabetes auch auf eine nachhaltige Unterstützung bei der notwendigen Lebensstilmodifikation und Bewältigung der Erkrankung, der Reduktion motivationaler, kognitiver oder verhaltensbezogener Barrieren, die einer wirkungsvollen und dauerhaften Behandlung im Alltag entgegenstehen, dem Erhalt der Lebensqualität und einer Unterstützung bei Schwierigkeiten mit dem Diabetes im Alltag. Eine moderne Patientenschulung soll darüber hinaus einen präventiven Beitrag dazu leisten, diabetesbezogene Belastungen erfolgreich zu bewältigen und somit der Entstehung von gravierenden diabetesspezifischen Problemen oder sogar psychischen Störungen vorzubeugen (Kulzer 2013a).

1.7.3 Psychosoziale Interventionen zur Unterstützung von Diabetespatienten

Das Spektrum psychosozialer Interventionen reicht von den beschriebenen psychoedukativen Maßnahmen, Hilfen zur Lebensstiländerung über verhaltensmedizinische Ansätze (z. B. bei diabetesbezogenen Belastungen) bis hin zu störungsspezifischen therapeutische Maßnahmen bei komorbiden psychischen Störungen (z. B. Depression). Psychologische Faktoren spielen zudem bei der Prävention des Typ-2-Diabetes eine wichtige Rolle.

1.7.4 Psychologisches Assessment für die diabetologische Praxis: Fragebögen und Tests sind hilfreich

Da es oft nicht einfach ist, rasch im Gespräch mit dem Patienten mögliche Probleme im Umgang mit der Erkrankung zu identifizieren, erweist es sich in der Praxis als sinnvoll, einfache und ökonomisch auswertbare Fragebögen zur Patientenselbsteinschätzung in die Behandlung zu integrieren. Hierfür gibt es eine Reihe von reliablen und validen Fragebögen:

- **WHO-5-Fragebogen:** Sowohl in der Leitlinie der Internationalen Diabetes-Federation (IDF) wie auch der deutschen Leitlinie »Psychosoziales und Diabetes« (Kulzer 2013a, b) wird empfohlen, das Wohlbefinden von Diabetespatienten mithilfe des von der Weltgesundheitsorganisation entwickelten »WHO-5 Fragebogen« zu monitoren. Er besteht aus 5 positiv formulierten Fragen, die von dem Patienten auf einer Skala von 0–5 selbst beantwortet und ausgewertet werden können (Kulzer 2012).

- **PAID-Fragebogen**: Mit diesem 20 Items umfassenden Instrument können sowohl behandlungsrelevante diabetesspezifische Belastungen im Umgang mit der Erkrankung erfasst als auch Hinweise für das Vorliegen einer Depression gesammelt werden. Zur Auswertung werden die Antworten der einzelnen Fragen (Antwortskala 0–4) aufsummiert und mit 1,25 multipliziert. Ein erhöhter Score im PAID geht häufig mit der Diagnose ICD F54 (»Psychische Probleme im Zusammenhang mit einer körperlichen Erkrankung«) einher. Der PAID liegt auch als Kurzform mit lediglich 5 Items vor (Kulzer 2012).
- **Therapiezufriedenheit:** Die Zufriedenheit von Patienten mit der Therapie ist ein bedeutsamer »patient-reported-outcome« (PRO). Diese kann mit dem DTSQ-Fragebogen (Diabetes Treatment Satisfaction Questionnaire), der aus 8 Fragen besteht, gemessen werden. Für die Veränderungsmessung existiert auch eine Change-Variante des Fragebogens (DTSQc) (Bradley 1994).

Empfohlene Fragebögen zur Diagnostik psychischer Erkrankungen sind auch in den aktuellen psychosozialen Leitlinien zu finden (Kulzer et al. 2013b, c).

1.7.5 Therapeutische Hilfen zum besseren Umgang mit diabetesspezifischen Problemen und Belastungen

Mit dem Wissen um typische Belastungen oder Krisen im Zusammenhang mit Diabetes lassen sich im Rahmen der Behandlung psychologische Angebote integrieren, die Hilfestellungen für den besseren Umgang mit der Erkrankung bieten.

▪ Hilfe zur Krankheitsbewältigung

Angesichts unterschiedlicher Phasen der Krankheit, veränderter Lebensumstände oder dem Auftreten anderer kritischer Lebensereignisse kann die Krankheitsbewältigung als ein lebenslanger Prozess beschrieben werden. Typischerweise wird die Tatsache, lebenslang mit dieser chronischen Krankheit konfrontiert zu sein, von **Typ-1-Diabetikern** zu Beginn der Erkrankung in der Regel sehr krisenhaft erlebt, da dies eine Um- und Neuorientierung grundlegender Lebensgewohnheiten und -pläne notwendig macht. Während Hilfen zur Krankheitsakzeptanz hier sinnvoll sind, zielen therapeutische Bemühungen bei **Typ-2-Diabetikern** häufig darauf ab, ein Krankheitserleben und eine adäquate Behandlungsmotivation aufzubauen, da dies bei dieser Gruppe zu Beginn der Erkrankung häufig nicht sehr ausgeprägt ist, was die Adaptation an die Erkrankung erschwert. Das Auftreten von Folgeerkrankungen stellt oft die Bewältigung des Diabetes erneut auf den Prüfstand.

▪ Hilfen zur Lebensstiländerung

Die Therapie des Diabetes macht die Umsetzung komplexer Behandlungsmaßnahmen im Alltag des Patienten erforderlich, wobei diese teilweise nur schwer zu realisieren sind (z. B. Gewichtsreduktion, Ernährungsverhalten) oder auch belastend (z. B. Insulintherapie bei Typ-2-Diabetes) sein können. Angesichts der Verlagerung der Hauptverantwortung der Therapie auf den Patienten ist es schon aus ethischen Gründen dringend erforderlich, diesem Hilfestellungen bei der Durchführung der Therapiemaßnahmen und eine gezielte Unterstützung bei der Modifikation grundlegender Lebensgewohnheiten anzubieten. **Spezielle psychologische Programme** für Diabetiker existieren zur Gewichtsreduktion, Hypoglykämiewahrnehmung, Spritzenangst, Modifikation der Ernährung, Steigerung der körperlichen Bewegung, Fußpflege, Raucherentwöhnung und der Etablierung von Blutzuckerselbstkontrolle. Therapeutische Hilfestellungen zur Lebensstiländerung haben sich vor allem in der Prävention des Typ-2-Diabetes als effektiv erwiesen und sollten daher nach Möglichkeit bereits im Vorstadium des Diabetes angeboten werden (NICE 2011).

▪ Belastungen im Rahmen der Selbstbehandlung

Durch das Behandlungsregime des Diabetes wird vom Patienten die Durchführung von Therapiemaßnahmen verlangt, die einen spontanen Lebensvollzug behindern und ein gewisses Maß an Selbstdisziplin, Einschränkung der Spontaneität und Flexibilität, rationales Handeln und Verzichtbereitschaft erforderlich machen. Diese Einschränkungen im Tagesablauf, die in Abhängigkeit vom Diabetestyp, dem Alter und dem Schweregrad der Erkrankung variieren, werden oft als lästig oder auch belastend erlebt und können zu Problemen bei der Behandlung führen. In Einzel- oder Gruppengesprächen wird hierbei häufig ein für Menschen mit Diabetes typischer Konflikt bearbeitet, eine Balance zwischen dem richtigen Maß an Fürsorge für den Diabetes und einer angemessenen Lebensqualität bzw. bessere Strategien zur Durchführung der Selbstbehandlung im Alltag zu finden (Rubin u. Peyrot 2001).

▪▪ Umgang mit drohenden oder bereits eingetretenen Folgeerkrankungen

Die Angst vor Folgeerkrankungen wird in allen Untersuchungen zu krankheitsspezifischen Belastungen von Patienten wie auch Angehörigen von Menschen mit Diabetes als die größte Belastung in Zusammenhang mit Diabetes erlebt (Kovacs Burns et al. 2013; Nicolucci et al. 2013). Mit dem Risiko zu leben, Folgeschäden zu entwickeln, welche die Lebenserwartung reduzieren und massive Lebenseinschränkungen zur Folge haben können, stellt für viele Patienten eine Belastung dar und kann Zukunftsängste, depressive Verstimmungen bis hin zu massiven psychischen Problemen auslösen. Gruppengespräche über den Umgang mit diesen drohenden oder bereits eingetretenen Komplikationen sollten deshalb integraler Bestandteil aller Diabetesbehandlungsprogramme sein.

▪▪ Umgang mit Unterzuckerungen

Der Umgang mit der Akutkomplikation »Unterzuckerung« wird von insulinpflichtigen Diabetikern als weiteres bedeutsames Problem im Zusammenhang mit der Diabetestherapie erlebt. Die Belastung kann aufgrund häufiger Unterzuckerungen, der Unvorhersehbarkeit von Unterzuckerungen, der Möglichkeit des Kontrollverlustes, der Reaktionen Anderer oder Ängsten vor Unterzuckerung entstehen. Auch mögliche Folgen leichter oder schweren Unterzuckerungen können ebenso wie die Reaktionen des sozialen Umfeldes zu Angst und Vermeidungsverhalten führen. Auch der persönliche Umgang mit Unterzuckerungen sollte Inhalt von Gruppengesprächen im Rahmen jeder Diabetesschulung sein. Für eine differenziertere Auseinandersetzung mit Unterzuckerungsproblemen gibt es spezielle Therapieangebote für Patienten mit Wahrnehmungsproblemen, Symptomerkennungs- und Differenzierungsschwierigkeiten sowie Hypoglykämieängsten (Kulzer et al. 2013a, c).

1.7.6 Psychologische Hilfen bei Problemsituationen im Leben mit Diabetes

Da die Durchführung der Therapie sehr stark von der Motivation und der psychischen Verfassung des Patienten abhängt, erscheint es sinnvoll, psychologische Hilfen immer dann anzubieten, wenn im Verlauf der Therapie deutlich wird, dass Problemsituationen im Leben des Menschen mit Diabetes einen negativen Einfluss auf die Durchführung der Therapiemaßnahmen im Alltag und somit eine entscheidende Barriere für eine adäquate Stoffwechseleinstellung darstellen. Dies können außergewöhnliche **Belastungen im Alltag** (z. B. beruflicher Stress, Pflege von Angehörigen), **zwischenmenschliche Probleme** (z. B. Partnerschaftskonflikte, Einsamkeit), **persönliche Defizite** (z. B. soziale Kompetenzprobleme, mangelnde Lebensstruktur) oder auch **weitere gesundheitliche Probleme** (z. B. Pankreatitis, Krebserkrankung) sein. Stellen diese Problemsituationen ein wesentliches Hindernis für die notwendige Selbstbehandlung dar, sollten psychologische oder psychotherapeutische Hilfestellungen angeboten werden

Gleiches gilt für die Betreuung von besonderen Gruppen von Diabetikern, bei denen psychosoziale Angebote integrativer Bestandteil der Diabetestherapie sein sollten, da entwicklungspsychologische Prozesse (z. B. bei Kindern), der Vorrang anderer Interessensschwerpunkte im Leben (z. B. bei Jugendlichen), besondere Belastungen (z. B. Dialysepatienten) oder soziale Gründe (z. B. Randgruppen) die Diabetestherapie erschweren.

1.7.7 Psychotherapeutische Hilfen bei psychischen Problemen

Psychische Störungen (sowohl aktuelle als auch in der bisherigen Lebensgeschichte aufgetretene) erschweren die Selbstbehandlung des Diabetes und haben in der Regel einen negativen Einfluss auf die Durchführung der Therapiemaßnahmen im Alltag. Die am häufigsten vorkommenden psychischen Störungen bei Diabetikern sind Depressionen und Angststörungen. Ein bewährtes Vorgehen in der Praxis zur Diagnostik und Therapie von psychischen Störungen finden sich in der evidenzbasierten Leitlinie »Psychosoziales und Diabetes« (Kulzer et al. 2013b, Kulzer et al. 2013c).

■ Depressionen

In den aktuellen Leitlinien »Psychosoziales und Diabetes« wird bei Menschen mit Diabetes ein **routinemäßiges Depressions-Screening** empfohlen. Dies begründet sich darin, dass Diabetiker gegenüber der Normalbevölkerung ein etwa **doppelt so hohes Risiko** aufweisen, an einer Depression zu erkranken. Das Auftreten einer Depression ist für die Therapie und den weiteren Verlauf des Diabetes eine erschwerende Bedingung und **verschlechtert die Prognose** sowohl bezüglich des Auftretens von Folgekomplikationen wie auch der Lebenserwartung.

Patienten, die unter einer depressiven Störung leiden, konsultieren oftmals den Arzt wegen unspezifischer körperlicher Beschwerden und bagatellisieren die psychische Symptomatik. Schwäche, erhöhte Ermüdbarkeit, Apathie, Irritierbarkeit, Angst, sexuelle Probleme, Schlafstörungen, Appetitverlust und Gewichtsabnahme können – neben den charakteristischen Beschwerden – Symptome einer Depression sein. Bei diesen unspezifischen Beschwerden ist die **Depression differenzialdiagnostisch in Betracht zu ziehen.** Bei schweren Ketoazidosen oder Hypoglykämien sollte differenzialdiagnostisch geprüft werden, ob sie **Ausdruck eines Suizidversuchs** u. a. im Rahmen depressiver Störungen oder eines selbstschädigenden Verhaltens sind. Die bei der Behandlung der Depression bewährten **Therapieverfahren** – insbesondere die psychotherapeutische Basistherapie, die Fachpsychotherapie, die Psychopharmakotherapie und die Soziotherapie – sind auch bei Menschen mit Diabetes wirksam.

■ Angststörungen

Besteht bei Patienten mit Diabetes der Verdacht auf eine komorbide Angststörung, sollte eine fundierte Diagnostik und Differenzialdiagnostik mit dem Ziel erfolgen, einen möglichen funktionellen Beitrag diabetesspezifischer Faktoren abzuklären zu. Auch Angststörungen haben bei Menschen mit Diabetes einen negativen Einfluss auf die Lebensqualität, die Diabetestherapie und den Verlauf der Diabetes. Angststörungen können generell durch Psychotherapie wirksam behandelt werden. Eine Psychotherapie ist indiziert, wenn eine mittelgradige oder schwere Angststörung vorliegt oder im Rahmen der psychosomatischen Grundversorgung keine durchgreifende Besserung erreicht werden konnte. Psychopharmaka wie Serotonin-Wiederaufnahmehemmer bzw. Benzodiazepine (**Cave:** Suchtpotenzial – nur zeitlich limitierter Einsatz) können als Ergänzung zur Psychotherapie bei der Behandlung von Angststörungen bei Diabetikern eingesetzt werden.

■ Essstörungen

Essstörungen wie Anorexia nervosa (Magersucht) und die Bulimia nervosa (Ess-Brech-Sucht) scheinen bei Menschen mit Diabetes nicht deutlich häufiger vorzukommen als in der Normalbevölkerung. Allerdings ist die Komorbidität von Esssüchten und Diabetes mit einer extrem schlechten Prognose für die – meist weiblichen – Betroffenen verbunden. Wegen des erhöhten Mortalitätsrisikos, der gesundheitlichen Gefahren durch die Essstörung, der häufig anzutreffenden komorbiden depressiven Störung sowie der negativen Auswirkung auf die Diabetestherapie ist eine fachpsychotherapeutische Behandlung dieser Patienten dringend erforderlich. Eine psychotherapeutische Behandlung sollte insbesondere auch bei der Diagnose »Insulin-Purging«, dem absichtlichen Weglassen von Insulin mit dem Ziel einer Gewichtsreduktion, erwogen werden, da diese für Typ-1-Diabetiker charakteristische gegenregulatorische Maßnahme in der Regel mit einer schlechten Stoffwechseleinstellung einhergeht und nicht selten Ausdruck eines selbstschädigenden Verhaltens ist. Ein frühzeitiger Behandlungsbeginn und eine ausreichende Behandlungsdauer sind bei der Therapie von Essstörungen wichtig.

▪ Kognitive Defizite, Demenz

Im Vergleich zu Stoffwechselgesunden treten kognitive Einschränkungen bei Diabetespatienten gehäuft auf. Kognitive Defizite wie Gedächtnisbeeinträchtigung, Störungen der Exekutivfunktionen (d. h. Planen, Organisieren, Einhalten einer Reihenfolge), der Sprache (Aphasie), Motorik (Apraxie) bis hin zur Unfähigkeit, Gegenstände zu identifizieren bzw. wiederzuerkennen (Agnosie), können die Durchführung der Diabetestherapie im Alltag erschweren bzw. die Notwendigkeit der Übernahme von Therapieverantwortung durch Außenstehende bedingen. Ein kurzes Assessment bezüglich kognitiver und affektiver Störungen bei älteren Menschen ist empfehlenswert und sollte aufgrund der großen Zahl älterer Diabetiker in die klinische Routine integriert sein. In der Praxis sollten sowohl die Grenzen der Selbsttherapie bei einschränkenden kognitiven Beeinträchtigungen beachtet werden, aber gleichermaßen auch die Möglichkeiten älterer Menschen, im Alter selbstständig mit ihrer Therapie umzugehen, durch die Wahl angemessener Therapieziele und einfacher Therapieformen unterstützt werden.

▪ Indikation zur Psychotherapie

Eine Indikation zur Psychotherapie ist besonders dann gegeben, wenn aufgrund der Komorbidität von Diabetes und psychischen Erkrankungen das Erreichen der Ziele der Diabetestherapie – Vermeidung von Akut- und/oder Folgekomplikationen sowie der Erhalt einer befriedigenden Lebensqualität – erschwert wird. Eine Hilfestellung zur Suche von Psychotherapeuten, die auch Kenntnisse über das Krankheitsbild des Diabetes haben, bietet die Arbeitsgemeinschaft »Diabetes und Verhaltensmedizin« der Deutschen Diabetes-Gesellschaft an, die ein regelmäßig aktualisiertes Psychotherapeutenverzeichnis veröffentlicht (http://www.diabetes-psychologie.de), in dem geeignete Psychotherapeuten aufgeführt werden.

Fazit für die Praxis

Für den Erfolg der Diabetestherapie sind die persönliche Einstellung und das Verhalten des Patienten entscheidend. Ziel aller Bemühungen einer modernen Diabetestherapie muss es daher sein, dem Patienten Hilfestellungen anzubieten, damit er – selbstverantwortlich auf der Basis eigener Entscheidungen – bestmöglich mit seiner Erkrankung umgehen kann. Moderne Schulungs- und Behandlungsansätze sollten daher dem Selbstmanagement oder Empowerment-Ansatz verpflichtet sein und diesen umsetzen. Psychologische Konzepte sind vor allem bei der Veränderung von Lebensgewohnheiten, der Krankheitsbewältigung und dem Umgang mit krankheitsspezifischen Belastungen wichtig. Patienten, bei denen aufgrund von persönlichen Schwierigkeiten, psychischen Problemen oder bestimmten Konfliktsituationen im Leben die Umsetzung der Therapiemaßnahmen erschwert wird, sollte frühzeitig im Rahmen der Diabetestherapie eine psychologische oder psychotherapeutische Unterstützung angeboten werden. Dies gilt auch für Menschen, die aufgrund des Diabetes eine deutlich reduzierte Lebensqualität haben.

Literatur

Literatur zu Abschn. 1.1

Emerging Risk Factors Collaboration (2011) Diabetes mellitus, fasting glucose, and risk of cause-specific death. N Engl J Med 364(9): 829–841

Geiss LS, Pan L, Cadwell B, Gregg EW, Benjamin SM, Engelgau MM (2006) Changes in incidence of diabetes in U.S. adults, 1997–2003. Am J Prev Med 30(5): 371–377

Heidemann C, Du Y, Schubert I, Rathmann W, Scheidt-Nave C (2013) Prävalenz und zeitliche Entwicklung des bekannten Diabetes mellitus – Ergebnisse der Studie zur Gesundheit Erwachsener in Deutschland (DEGS1). Bundesgesundheitsbl 2013, 56: 668–677

International Diabetes Federation (2012) Diabetes Atlas, 5h edn. International Diabetes Federation 2012

Kerner W, Brückel J (2012) Definition, Klassifikation und Diagnostik des Diabetes mellitus. In: Praxisempfehlungen der Deutschen Diabetes-Gesellschaft. Diabetologie 7: S84–S87

Narayan KM, Boyle JP, Thompson TJ, Sorensen SW, Williamson DF (2003) Lifetime risk for diabetes mellitus in the United States. JAMA. 8, 290(14): 1884–1890

Patterson CC, Gyürüs E, Rosenbauer J, Cinek O, Neu A, Schober E, Parslow RC, Joner G, Svensson J, Castell C, Bingley PJ, Schoenle E, Jarosz-Chobot P, Urbonaité B, Rothe U, Krzisnik C, Ionescu-Tirgoviste C, Weets I,

Kocova M, Stipancic G, Samardzic M, de Beaufort CE, Green A, Dahlquist GG, Soltész G (2012) Trends in childhood type 1 diabetes incidence in Europe during 1989–2008: evidence of non-uniformity over time in rates of increase. Diabetologia. 55(8): 2142–2147

Literatur zu Abschn. 1.2

Fajans SS, Bell GI (2011) MODY: history, genetics, pathophysiology, and clinical decision making. Diabetes Care 34(8): 1878–1884

Herder C, Roden M (2011) Genetics of type 2 diabetes: pathophysiologic and clinical relevance. Eur J Clin Invest 41(6):679–692

Herrera BM, Keildson S, Lindgren CM (2011) Genetics and epigenetics of obesity. Maturitas 69(1): 41–49

Maeda S, Araki S, Babazono T, Toyoda M, Umezono T, Kawai K, Imanishi M, Uzu T, Watada H, Suzuki D, Kashiwagi A, Iwamoto Y, Kaku K, Kawamori R, Nakamura Y (2010) Replication study for the association between four Loci identified by a genome-wide association study on European American subjects with type 1 diabetes and susceptibility to diabetic nephropathy in Japanese subjects with type 2 diabetes. Diabetes 59(8): 2075–2079

Morahan G (2012) Insights into type 1 diabetes provided by genetic analyses. Curr Opin Endocrinol Diabetes Obes 19(4): 263–270

Temelkova-Kurktschiev T, Stefanov T (2012) Lifestyle and genetics in obesity and type 2 diabetes. Exp Clin Endocrinol Diabetes 120(1): 1–6

Literatur zu Abschn. 1.3

ADA (1997) American Diabetes Association. Expert Committee on the Diagnosis and Classification of Diabetes mellitus. Report of the Expert Committee on the diagnosis and classification of diabetes mellitus. Diabetes Care 20: 1183–1197

ADA (2009) American Diabetes Association. International Expert Committee report on the role of the A1C assay in the diagnosis of diabetes. Diabetes Care 32: 1327–1334

ADA (2013) American Diabetes Association. Diagnosis and classification of diabetes mellitus. Standards of medical care in diabetes. Diabetes Care 36: S67–S74

Kerner W, Brückel J (2011) Definition, Klassifikation und Diagnostik des Diabetes mellitus. In: Praxisempfehlungen der Deutschen Diabetes-Gesellschaft. Diabetologie 6 (Suppl 2): S107–S110

Literatur zu Abschn. 1.4

ACCORD Study Group (2008) Effects of intensive glucose lowering in type 2 diabetes. N Engl J Med 358: 2545–2559

ACCORD Study Group (2011) Long-term effects of intensive glucose lowering on cardiovascular outcomes. N Engl J Med 364: 818–828

ADVANCE Collaborative Group (2008) Intensive blood glucose control and vascular outcomes in patients with type 2 diabetes. N Engl J Med 358: 2560–2572

Barclay L (2007) Consensus statement issued on worldwide standardization of HbA_{1c} measurement. Diabetes Care 30: 2399–2400

Bennett CM, Guo M, Dharmage SC (2007) HbA_{1c} as a screening tool for detection of type 2 diabetes: a systematic review. Diabetic Medicine 24: 333–343

Duckworth W, Abraira C, Moritz T, Reda D, Emanuele N, Reaven PD, Zieve FJ, Marks J, Davis SN, Rodney Hayward, Stuart RH, Warren JD, Phar D, Goldman S, McCarren M, Vitek ME, Henderson WG, Huang GD for the VADT Investigators (2009) Glucose control and vascular complications in veterans with type 2 diabetes. N Engl J Med 360:129–139

Nathan DM, Kuenen J, Borg R, Zheng H, Schoenfeld D, Heine RJ (2008) A1c-Derived Average Glucose Study Group (2008) Translating the A1Cassay into estimated average glucose values. Diabetes Care 31:1473–1478

Rohlfing CL, Wiemeyer HM, Little RR, England JD, Tennill A, Goldstein DE (2002). Defining the relationship between plasma glucose and HbA_{1c}: analysis of glucose profiles and HbA_{1c} in the Diabetes Control and Complications Trial. Diabetes Care 25: 275–278

Wascher T (2012) Blutzuckerselbstkontrolle. Leitlinien für die Praxis, Österreichische Diabetes Gesellschaft. Wien Klin Wochenschr 124 (Supp .2):84–86

Literatur zu Abschn. 1.5

ADA (2014) American Diabetes Association. Nutrition therapy recommendations for the management of adults with Diabetes. Diabetes Care 31 (Suppl 1): S61–S75

Ausschuss Ernährung der Deutschen Diabetesgesellschaft (2000) Ernährungsempfehlungen für Diabetiker 2000. Ernährungs-Umschau 47: 182–186

Chantelau E (2000) Diät (?) bei Diabetes mellitus. In: Berger M (Hrsg) Diabetes mellitus. Urban & Fischer, München Jena

Toeller M (1993) Ergänzung zum Bericht des Ausschusses Ernährung, Diabetologie-Informationen 15: 109

Toeller M et al. (1996) Nutritional intake of 2868 IDDM-patients from 30 centers in Europe. Diabetologia 39: 929–939

Literatur zu Abschn. 1.6

Assal JP, Mühlhauser I, Pernet A, Gfeller R, Jörgens V, Berger M (1985) Patient education as the basis for diabetes care in clinical practice and research. Diabetologia 28: 602–613

Deakin T, McShane CE, Cade JE, Williams RD (2005) Group-based training for self-management strategies in people with type 2 diabetes mellitus. Cochrane Database Syst Rev 2:CD003417

Ellis SE, Speroff T, Dittus RS et al. (2004) Diabetes patient education: A meta-analysis and meta-regression. Patient Educ Couns 52: 97–105

Haas L, Maryniuk M, Beck J, Cox CE, Duker P, Edwards L, Fisher EB, Hanson L, Kent D, Kolb L, McLaughlin S, Orzeck E, Piette JD, Rhinehart AS, Rothman R, Sklaroff S, Tomky D, Youssef G, on behalf of the 2012 Standards Revision Task Force (2013) National standards for diabetes self-man-

agement education and support. Diabetes Care 36 (Suppl 1): S100–S108
Nationale VersorgungsLeitlinie Diabetes (2012) Strukturierte Schulungsprogramme – Langfassung. Version 1.0. 2012. http://www.versorgungsleitlinien.de/themen/diabetes2/dm2_schulung. Zugriff 8 Dez 2013
NICE (2003) Technology Appraisal 60. Guidance on the use of patient-education models for diabetes. London, National Institute for Clinical Excellence, 2003. http://www.nice.org.uk. Zugriff 8 Dez 2013
Norris SL, Nichols PJ, Caspersen CJ et al. (2002) The effectiveness of disease and case management for people with diabetes. A systematic review. Am J Prev Med 22:15–38
Ofman JJ, Badamgarav E, Henning JM et al. (2004) Does disease management improve clinical and economic outcomes in patients with chronic diseases? A systematic review. Am J Med 117: 182–192
Sperl-Hillen J, Beaton S, Fernandes O, Von Worley A, Vasquez-Benitez G, Parker E, Hanson A, Lavin-Tompkins J, Glasrud P, Davis H, Adams K, Parsons W, Spain CV (2011) Comparative effectiveness of patient education methods for type 2 diabetes: a randomised controlled trial. Arch Intern Med 171: 2001–2010
Tricco AC, Ivers NM, Grimshaw JM et al. (2012) Effectiveness of quality improvement strategies on the management of diabetes: a systematic review and meta-analysis. Lancet 379: 2252–2261
Warsi A, Wang PS, LaValley MP et al. (2004) Self-management education programs in chronic disease. A systematic review and methodological critique of the literature. Arch Intern Med 164: 1641–1649
Weitgasser R, Clodi M, Kacerovsky-Bielesz G et al. (2012) Diabetesschulung bei Erwachsenen mit Diabetes. Wien Klin Wochenschr 124 (Suppl 2): 87–90
White RD (2012) Patient empowerment and optimal glycemic control. Curr Med Res Opin 28(6): 979–989

Literatur zu Abschn. 1.7

Bradley C (1994) Diabetes Treatment Satisfaction Questionnaire (DTQS). In: Bradley C (ed) Handbook of Psychology and Diabetes. Harwood Academic Publishers, Amsterdam, pp 111–132
Bundesärztekammer (BÄK), Kassenärztliche Bundesvereinigung (KBV) und Arbeitsgemeinschaft der Wissenschaftlichen Medizinischen Fachgesellschaften (AWMF) (2012) Nationale VersorgungsLeitlinie Diabetes. Strukturierte Schulungsprogramme – Langfassung. http://www.versorgungsleitlinien.de/themen/diabetes2/dm2_schulung. Zugriff 8 Dez 2013
IDF Clinical Guidelines Task Force (2012) Global Guideline for Type 2 Diabetes. http://www.idf.org/sites/default/files/IDF-Guideline-for-Type-2-Diabetes.pdf. Zugriff 8 Dez 2013
Kovacs Burns K, Nicolucci A, Holt R I, Willaing I, Hermanns N, Kalra S et al. (2013) Diabetes Attitudes, Wishes and Needs second study (DAWN2): Cross-national benchmarking indicators for family members living with people with diabetes. Diabet Med 30: 778–788
Kulzer B (2012) Psychologisches Assessment. In: Haak T, Palitzsch K-D (eds) Diabetologie für die Praxis. Fallorientierte Darstellung – Diagnostik und Therapie. Thieme, Stuttgart, pp 291–294
Kulzer B, Haller N, Müller U A, Müller N, Landgraf R, Abholz H-H, Verlohren H-J, Rothe U, Müller U (2013a) National Disease Management Guidelines – Diabetes Nationale Disease Management Leitlinie – Diabetes. Diabetologie und Stoffwechsel 8: 107–131
Kulzer B, Albus C, Herpertz S, Kruse J, Lange K, Lederbogen F et al. (2013b) Psychosoziales und Diabetes (Teil 1). S2-Leitlinie Psychosoziales und Diabetes – Langfassung. Diabetologie Stoffwechsel 8: 198–242
Kulzer B, Albus C, Herpertz S, Kruse J, Lange K, Lederbogen F et al. (2013c) Psychosoziales und Diabetes (Teil 2). S2-Leitlinie Psychosoziales und Diabetes – Langfassung. Diabetologie Stoffwechsel 8: 292–324
NICE (2011) Preventing type 2 diabetes –- population and community interventions: NICE public health guidance 35. http://www.nice.org.uk/nicemedia/live/13472/54345/54345.pdf. Zugriff 8 Dez 2013
Nicolucci A, Kovacs Burns K, Holt RI, Comaschi M, Hermanns N, Ishii H et al. (2013) Diabetes Attitudes, Wishes and Needs second study (DAWN2): Cross-national benchmarking of diabetes-related psychosocial outcomes for people with diabetes. Diabet Med 30: 767–777
Rubin RR, Peyrot M (2001) Psychological issues and treatments for people with diabetes. J Clin Psychol 57: 457–478

Leitlinien, Betreuungs-programme, Versorgungs-forschung und Evaluation

M. Clodi, M. Ehren, A. Icks, H. H. Klein, R. Lehmann, U. Rothe, J. Schulze, R. Weitgasser

H. Schatz, A. F. H. Pfeiffer (Hrsg.), *Diabetologie kompakt*,
DOI 10.1007/978-3-642-41358-2_2, © Springer-Verlag Berlin Heidelberg 2014

2.1 Leitlinien der Deutschen Diabetes Gesellschaft (DDG)

H. H. Klein

Leitlinien sind systematisch entwickelte Feststellungen, um die Entscheidungen von Klinikern und Patienten über angemessene Gesundheitsversorgung für spezifische klinische Umstände zu unterstützen. Sie sind wichtige und effektive Instrumente der Qualitätsentwicklung im Gesundheitswesen, und ihr vorrangiges Ziel ist die Verbesserung der medizinischen Versorgung durch die Vermittlung von aktuellem Wissen. Von anderen Quellen aufbereiteten Wissens (Evidenzberichte, Systematic Reviews, Health Technology Assessments mit oder ohne Metaanalysen) unterscheiden sie sich durch die Formulierung von klaren Handlungsempfehlungen, in die auch eine klinische Wertung der Aussagekraft und Anwendbarkeit von Studienergebnissen eingeht (AWMF 2012).

Sie sind als »Handlungs- und Entscheidungskorridore« zu verstehen, von denen in begründeten Fällen abgewichen werden kann oder sogar muss (Ulsenheimer u. Biermann 2008). Die Anwendbarkeit einer Leitlinie oder einzelner Leitlinienempfehlungen muss in der individuellen Situation geprüft werden nach dem Prinzip der Indikationsstellung, Beratung, Präferenzermittlung und partizipativen Entscheidungsfindung (AWMF 2012). Einer »individualisierten Medizin« stehen sie somit bei korrekter Anwendung nicht entgegen.

Aufgrund ihrer Rolle als Steuerungsinstrumente im Gesundheitswesen sind die Ansprüche an die Qualität der Leitlinien, zumal bei Volkskrankheiten wie dem Diabetes mellitus, besonders hoch. Die Erstellung der Leitlinien, bei denen die DDG federführend ist, und der Leitlinien, an denen die DDG beteiligt ist (z. B. Nationale VersorgungsLeitlinien) erfolgt daher nach einem vorher geplanten und streng eingehaltenen Prozess, der schrittweise nach dem Regelwerk der Arbeitsgemeinschaft der Wissenschaftlichen Medizinischen Fachgesellschaften e.V. (AWMF 2012) abläuft. Dies beinhaltet u. a. die Definition von Suchbegriffen, Recherche, Auswahl und methodische Bewertung bereits vorhandener Leitlinien und deren Aufbereitung, die Recherche, Auswahl und methodische Bewertung von Literatur und deren Aufbereitung sowie eine strukturierte Konsensfindung. Aufgrund des medizinischen Fortschritts ist es unabdingbar, dass die Leitlinien regelmäßig auf ihre Aktualität hin überprüft und fortgeschrieben werden.

Leitlinien werden nach der sog. S-Klassifikation eingeteilt (◘ Tab. 2.1).

Für die Evidenzklassifizierung einzelner Aussagen in den Leitlinien werden Literaturbewertungen vorgenommen, z. B. nach dem Klassifizierungssystem des Oxford Center for Evidence based Medicine (CEBM 2009; ◘ Tab. 2.2) oder der Grading of Recommendations Assessment, Development and Evaluation Working Group (GRADE) (Guyatt et al. 2011; ◘ Tab. 2.3).

Basierend auf den Evidenzgraden werden Empfehlungsgrade angegeben. In der Regel bestimmt dabei der Evidenzgrad auch den Empfehlungsgrad, allerdings werden im Rahmen der Konsensfindung auch

- Konsistenz der Studienergebnisse
- Klinische Relevanz der Endpunkte und Effektstärken
- Nutzen-Risiko-Verhältnis
- Ethische, rechtliche, ökonomische Erwägungen
- Patientenpräferenzen
- Anwendbarkeit auf die Patientenzielgruppe und das deutsche Gesundheitssystem
- Umsetzbarkeit im Alltag/in verschiedenen Versorgungsbereichen

berücksichtigt, so dass es zu einem begründeten Auf- oder Abbewerten des Empfehlungsgrads (◘ Tab. 2.4) gegenüber der Evidenzklasse kommen kann (AWMF 2012).

Ein besonderes Anliegen des Programms für Nationale VersorgungsLeitlinien, einer gemeinsamen Initiative von Bundesärztekammer (BÄK), Kassenärztlicher Bundesvereinigung (KBV) und AWMF zur Qualitätsförderung in der Medizin ist es, Leitlinien zu entwickeln, die auf einem möglichst breiten Konsens beruhen (VersorgungsLeitlinien 2013a). Hier ist die DDG an mehreren Leitlinien beteiligt (◘ Tab. 2.5, ◘ Tab. 2.6). Kürzlich ist in diesem Kontext die Nationale VersorgungsLeitlinie Therapie des Typ-2-Diabetes« (VersorgungsLeitlinien 2013b) erschienen. Bei der

Tab. 2.1 S-Klassifikation von Leitlinien. (Quelle: AWMF 2012)

S3	Evidenz- und konsensbasierte Leitlinie	Repräsentatives Gremium, systematische Recherche, Auswahl, Bewertung der Literatur, strukturierte Konsensfindung
S2e	Evidenzbasierte Leitlinie	Systematische Recherche, Auswahl, Bewertung der Literatur
S2k	Konsensbasierte Leitlinie	Repräsentatives Gremium, strukturierte Konsensfindung
S1	Handlungsempfehlungen von Expertengruppen	Konsensfindung in einem informellen Verfahren

Tab. 2.2 Klassifizierungssystem des Oxfords Center for Evidence based Medicine. (Quelle: CEBM 2009)

Ia	Evidenz aufgrund von Metaanalysen randomisierter, kontrollierter Studien
Ib	Evidenz aufgrund mindestens einer randomisierten, kontrollierten Studie
IIa	Evidenz aufgrund mindestens einer gut angelegten, kontrollierten Studie ohne Randomisation
IIb	Evidenz aufgrund mindestens einer gut angelegten, nichtrandomisierten und nichtkontrollierten klinischen Studie, z. B. Kohortenstudie
III	Evidenz aufgrund gut angelegter, nichtexperimenteller, deskriptiver Studien, wie z. B. Vergleichsstudien, Korrelationsstudien und Fall-Kontroll-Studien
IV	Evidenz aufgrund von Berichten der Expertenausschüsse oder Expertenmeinungen und/oder klinischer Erfahrung anerkannter Autoritäten

Tab. 2.3 Klassifizierungssystem nach GRADE[a]. (Quelle: Guyatt et al. 2011)

Qualitätsstufe	Aktuelle Definition
Hoch	Wir sind sehr sicher, dass der wahre Effekt nahe bei dem Effektschätzer liegt.
Moderat	Wir haben mäßig viel Vertrauen in den Effektschätzer: Der wahre Effekt ist wahrscheinlich nahe bei dem Effektschätzer, aber es besteht die Möglichkeit, dass er relevant verschieden ist.
Niedrig	Unser Vertrauen in den Effektschätzer ist begrenzt: Der wahre Effekt kann durchaus relevant verschieden vom Effektschätzer sein.
Sehr niedrig	Wir haben nur sehr wenig Vertrauen in den Effektschätzer: Der wahre Effekt ist wahrscheinlich relevant verschieden vom Effektschätzer.

[a] Grading of Recommendations Assessment, Development and Evaluation Working Group.

Entstehung dieser Leitlinie hat sich an einigen Stellen gezeigt, dass die Beurteilung, welche Evidenz vorliegt, durchaus sehr diskrepant und folglich auch die Konsensbildung bezüglich der Therapieempfehlungen sehr schwierig sein kann. Es wurden daher in dieser Leitlinie partiell divergierende Empfehlungen der Arzneimittelkommission der deutschen Ärzteschaft (AkdÄ) sowie der Deutschen Gesellschaft für Allgemeinmedizin und Familienmedizin (DEGAM) einerseits und der DDG sowie der Deutschen Gesellschaft für Innere Medizin (DGIM) andererseits zur medikamentösen

2

Tab. 2.4 Einstufung von Leitlinienempfehlungen in Empfehlungsgrade (Grades of Recommendation). (Quelle: Bundesärztekammer [BÄK], Kassenärztliche Bundesvereinigung [KBV], Arbeitsgemeinschaft der Wissenschaftlichen Medizinischen Fachgesellschaften [AWMF] 2012)

Empfehlungsgrad	Beschreibung	Formulierung	Symbol
A	Starke Empfehlung	»Soll«	↑↑
		»Soll nicht«	↓↓
B	Empfehlung	»Sollte«	↑
		»Sollte nicht«	↓
0	Offen	»Kann«	↔

Tab. 2.5 Nationale VersorgungsLeitlinien unter Beteiligung der DDG. (Quelle: VersorgungsLeitlinien 2013a, b, AWMF 2013, DDG 2013a)

Titel der Leitlinie	Klasse	Erscheinungsdatum	Gültig bis
Nationale VersorgungsLeitlinie Therapie des Typ-2-Diabetes	S3	9/2013	8/2018
Nationale VersorgungsLeitlinie Diabetes Strukturierte Schulungsprogramme	S3	12/2012	11/2016
Nationale VersorgungsLeitlinie Nierenerkrankungen bei Diabetes im Erwachsenenalter	S3	9/2010	10/2015
Nationale VersorgungsLeitlinie Neuropathie bei Diabetes im Erwachsenenalter	S3	8/2011	7/2015
Nationale VersorgungsLeitlinie Prävention und Therapie von Netzhautkomplikationen (Typ 2)	S3	10/2006	Gültigkeit abgelaufen, Leitlinie wird zur Zeit überprüft
Nationale VersorgungsLeitlinie Präventions- und Behandlungsstrategien für Fußkomplikationen	S3	11/2006	Gültigkeit abgelaufen, Leitlinie wird zur Zeit überprüft
Nationale VersorgungsLeitlinie Chronische Herzinsuffizienz	S3	12/2009	12/2014

Therapie nebeneinander aufgeführt. Details hierzu ► Kap. 4.7.

Über die evidenzbasierten Leitlinien hinaus gibt es Kurzfassungen der meisten Leitlinien (VersorgungsLeitlinien 2013a, b, AWMF 2013, DDG 2013a), Praxisempfehlungen (VersorgungsLeitlinien 2013a, AWMF 2013, DDG 2013b) und Patientenleitlinien (DDG 2013c), einige Leitlinien sind inzwischen auch als »pocketguidelines« bzw. Apps erhältlich.

2.2 Leitlinien der Österreichischen Diabetes Gesellschaft

M. Clodi

Seit 2004 erstellt die Österreichische Diabetes Gesellschaft (ÖDG) in regelmäßigen Abständen aktualisierte Leitlinien für die Behandlung von an Diabetes mellitus erkrankten Patienten. Derzeit werden die Leitlinien alle 2–3 Jahre aktualisiert, die nun vorliegende Form wurde im Jahr 2012 überarbeitet

Tab. 2.6 Aktuelle evidenzbasierte Leitlinien der DDG/unter Beteiligung der DDG (Quelle: AWMF 2013, DDG 2013a)

Titel der Leitlinie	Klasse	Erscheinungsdatum	Gültig bis
Psychosoziales und Diabetes	S2	6/2013	4/2017
Diabetes und Schwangerschaft	S3	4/2008	Gültigkeit abgelaufen, Leitlinie wird zur Zeit überprüft
Gestationsdiabetes mellitus	S3	8/2011	8/2016
Therapie des Diabetes mellitus Typ 1	S3	9/2011	9/2014
Diagnostik, Therapie und Verlaufskontrolle des Diabetes mellitus im Kindes- und Jugendalter	S3	3/2009	3/2014
Ernährungsempfehlungen zur Behandlung und Prävention des Diabetes mellitus	S2	6/2010	6/2015
Therapie der Adipositas im Kindes- und Jugendalter	S3	1/2009	1/2014
Prävention und Therapie der Adipositas	S3	5/2007	Gültigkeit abgelaufen, in Überarbeitung
Körperliche Aktivität und Diabetes mellitus	S3	10/2008	10/2013
Diagnostik, Therapie und Verlaufskontrolle des Diabetes mellitus im Alter	S2	2004	Neuerstellung in 2014 geplant
Lokaltherapie chronischer Wunden bei Patienten mit den Risiken periphere arterielle Verschlusskrankheit, Diabetes mellitus, chronische venöse Insuffizienz	S3	6/2012	4/2016
Extrakranielle Karotisstenose; Diagnostik, Therapie und Nachsorge	S3	8/2012	8/2015
Betreuung von Neugeborenen diabetischer Mütter	S2k	5/2010	5/2015
Histopathologische Diagnose der nichtalkoholischen und alkoholischen Fettlebererkrankung	S2k	11/2009	11/2014
Parenterale Ernährung	S3	5/2007	4/2014
Ernährungstherapie zur Prävention und Therapie des Diabetes mellitus	S2	06/2010	06/2015
Ernährungsempfehlung zur Behandlung und Prävention des Diabetes mellitus – Empfehlungen zur Proteinzufuhr	S3	Angemeldet, geplante Fertigstellung 2014	
Down-Syndrom	S2k	Angemeldet, geplante Fertigstellung 2014	
Sekundärprävention des Schlaganfalls	S3	Angemeldet, geplante Fertigstellung 2014	
Diabetes und Parodontitis	S2k	Angemeldet, geplante Fertigstellung 2014	
Hausärztliche Risikoberatung zur kardiovaskulären Prävention	S3	Angemeldet, geplante Fertigstellung 2014	

und im Dezember herausgegeben. Zusätzlich zu den Leitlinien wurden in den letzten Jahren Positionspapiere zu wesentlichen Themen der Behandlung von an Diabetes mellitus erkrankten Patienten erstellt (s. nachfolgende Übersicht). Die aktualisierte Version der Leitlinien spiegelt den derzeit gültigen Wissensstand wieder und nimmt Rücksicht auf wesentliche Entwicklungen der letzten Jahre.

Titel der Positionspapiere der Österreichischen Diabetes Gesellschaft (herausgegeben im November 2012)

- Therapie der Hyperglykämie bei erwachsenen, kritisch kranken Patienten
- Operation und Diabetes mellitus
- Exokrine Pankreasinsuffizienz und Diabetes mellitus
- Psychische Erkrankungen und Diabetes mellitus
- Positionspapier des Insulinpumpenausschusses der ÖDG zur kontinuierlichen Glukosemessung

Da derzeit in Österreich keine systematisierte Erfassung der Diabetesprävalenz durchgeführt wird, kann die tatsächliche Prävalenz der Erkrankung nur grob auf Basis unterschiedlicher Datenquellen (Befragungsdaten, Abrechnungsdaten und Daten aus Vorsorgeuntersuchungen) hochgerechnet werden. Im Rahmen der Vorsorgeuntersuchungen der letzten Jahre konnte beispielsweise bei 6 % der untersuchten Menschen das Vorliegen eines Diabetes mellitus dokumentiert werden. Betrachtet man die Medikamentenversorgungsdaten, so wurde hochgerechnet etwa bei 4 % der Gesamtbevölkerung eine blutzuckersenkende Therapie verordnet. Gesamt kann derzeit von einer Prävalenz von etwa 8–9 % ausgegangen werden, wobei weitere 2–3 % der in Österreich lebenden Menschen an einem bisher nichtdiagnostiziertem Diabetes mellitus erkrankt sind.

Dementsprechend wird in der im Jahr 2012 veröffentlichten Version der Leitlinien erstmalig ein Diabetesscreening ab dem 45. Lebensjahr bzw. bei Vorliegen bestimmter Risikofaktoren bereits früher empfohlen. Zu diesen Risikofaktoren gehören neben den typischen Parametern des metabolischen Syndroms wie arterielle Hypertonie (140/90 mmHg oder antihypertensive Therapie) niedriges HDL-Cholesterin (Männer <35 mg/dl) oder hohe Triglyzeride (>250 mg/dl) auch ein vorangegangener Schwangerschaftsdiabetes und die Geburt eines Kindes >4,5 kg. Darüber hinaus sind auch kardiovaskuläre Erkrankungen, Acanthosis nigricans und die Zugehörigkeit zu bestimmten Hochrisikopopulationen (asiatische, afrikanische und lateinamerikanische Herkunft) in der Risikofaktorliste vertreten. Des Weiteren sollten auch das familiäre Risiko (Nachkommen oder Geschwister von an Diabetes mellitus Typ 2 erkrankten Patienten) und bei Frauen Schwangerschaftsdiabetes als potente Risikofaktoren für die Entwicklung eines Diabetes mellitus Typ 2 in Betracht gezogen werden.

Entsprechend den aktuellen Guidelines kann nun auch das HbA_{1c} für die Diagnose des Diabetes mellitus verwendet werden, wobei ein Wert ≥6,5 % als Grenzwert angenommen wurde.

Wird das HbA_{1c} für die Diagnosestellung des Diabetes mellitus herangezogen, so sollen ausschließlich Bestimmungsmethoden verwendet werden, welche nach dem neuen Standard der International Federation of Clinical Chemistry (IFCC) referenziert sind. Demnach sollen die so gemessenen Werte entsprechend dem IFCC-Standard in mmol/mol ausgegeben werden wobei nach folgender Formel umgerechnet werden kann (HbA_{1c} in Prozent = 0,09148×HbA_{1c} in mmol/mol + 2,152).

Liegt das HbA_{1c} ≥5,7 %, so kann man von einem Prädiabetes und damit einem deutlich erhöhten Diabetesrisiko ausgehen. Erwähnenswert ist weiter, dass ein HbA_{1c}-Wert ≤6,5 % das Vorliegen eines Diabetes mellitus nicht ausschließt. Bei hochgradigem Verdacht müssen weitere, diagnostische Maßnahmen wie die Durchführung eines oralen Glukosetoleranztests bzw. die Bestimmung der Nüchternglukose in Erwägung gezogen werden.

Das wichtigste Therapieziel stellt nach wie vor das Vermeiden von Akut- bzw. Spätkomplikationen dar. Entsprechend den Ergebnissen der Studien der letzten Jahre werden erstmalig individuell unterschiedliche HbA_{1c}-Zielwerte empfohlen, wobei auf Faktoren wie Diabetesdauer, Alter, Hypoglykämien und gefahrlose Erreichbarkeit des definierten Zieles Rücksicht genommen wird.

Aus heutiger Sicht legen zahlreiche, große prospektive Studien (UKPDS, ADVANCE, ACCORD und VADT) nahe, dass eine gute Blutzuckerkontrolle – erreicht durch intensivierte Therapiestrategien – möglichst unmittelbar nach Diagnosestellung angestrebt und ohne schwere Hypoglykämien und exzessive Gewichtszunahme aufrechterhalten werden sollte. Bei Patienten mit stattgehabtem kardiovaskulärem Ereignis oder längerer Diabetesdauer kann wahrscheinlich grundsätzlich ein höheres HbA_{1c} akzeptiert werden. Diese Interpretation wird weiter auch durch eine rezente Metaanalyse prospektiver Endpunktstudien unterstützt.

Basierend auf den neuen Leitlinien sollte der HbA_{1c}-Zielwert individuell mit dem Patienten vereinbart werden, wobei generell Werte zwischen 6,5 und 8,0 % empfohlen werden. Demnach sollte bei Patienten mit kurzer Diabetesdauer, langer Lebenserwartung und keiner relevanten kardiovaskulären Komorbidität ein HbA_{1c}-Wert zwischen 6,0 und 6,5 % angestrebt werden. Kann dieses Therapieziel nicht komplikationslos, und ohne große Gefahr für Hypoglykämien erreicht werden, so ist auch ein HbA_{1c}-Zielwert von 7 %, zumindest für die Reduktion von mikrovaskulären Spätkomplikationen, als ausreichend zu betrachten. Gerade Patienten mit mehreren, schweren Hypoglykämien, eingeschränkter Lebenserwartung, multiplen Spätkomplikationen oder anderen Komorbiditäten profitieren entsprechend der verfügbaren Datenlage kaum von einer strikten Blutzuckerkontrolle. In diesem Patientenkollektiv sind HbA_{1c}-Zielwerte bis zu 8 % als ausreichend zu bewerten, nötigenfalls bis 9,0 %.

Auch die empfohlenen Nüchtern- bzw. postprandialen Blutzuckerwerte wurden geringgradig modifiziert. Wie bisher stellen diese beiden Werte sekundäre Richtgrößen dar, den neuen Leitlinien gemäß sollte die Nüchternglukose unter 130 mg/dl (ideal <110 mg/dl) liegen bzw. die postprandiale Glukose (2 h nach einer Mahlzeit) <180 mg/dl sein.

Die modernen Antidiabetika ermöglichen darüber hinaus eine individuell maßgeschneiderte Therapie, welche ebenfalls in der vorliegenden Version der Leitlinien Berücksichtigung findet. Aktuell sind zahlreiche Kombinationstherapien, die individuell ausgewählt werden sollten, erlaubt, DPP-IV-Hemmer (Dipeptidylpeptidase-IV-Hemmer) sollten nicht in Kombination mit GLP(»glucagon-like-peptide«)-1-Rezeptoranaloga angewandt werden und SGLT(»sodium-glucose-transporter«)-2-Hemmer nicht gemeinsam mit Pioglitazon.

Derzeit wird die Kombination von maximal 3 unterschiedlichen (oralen) blutzuckersenkenden Medikamenten als sinnvoll erachtet, wobei je nach Bedarf und Wunsch des Patienten auch früher eine Insulintherapie begonnen werden kann. In den aktuellen, wie auch in den vergangenen Leitlinien, wird und wurde – der aktuellen Studienlage entsprechend – keine Empfehlung abgegeben, welche Medikation neben Metformin zu bevorzugen ist. Liegt zum Zeitpunkt der Diagnosestellung das HbA_{1c} unter 6,5 %, so wird nach wie vor die Lebensstilintervention empfohlen. Beträgt das HbA_{1c} zwischen 6,5 und 9 %, sollte entsprechend den Leitlinien eine Monotherapie mit Metformin initiiert werden. Liegt das HbA_{1c} zum Zeitpunkt der Diagnosestellung über 9 %, so empfiehlt die Österreichische Diabetes Gesellschaft eine orale Kombinationstherapie aus Metformin und einer weiteren individuell auszuwählenden Substanz.

Darüber hinaus wird auch auf die neue Medikamentenklasse der SGLT-2-Inhibitoren eingegangen, wobei das derzeit verfügbare Dapagliflozin in jeder Kombination eingesetzt werden kann.

Entsprechend der multifaktoriellen Diabetestherapie wurden auch die Therapieziele unter medikamentöser, lipidsenkender Therapie überarbeitet. Demnach sollte das LDL-Cholesterin entsprechend den aktuellen Empfehlungen unter einer lipidsenkenden Therapie <70 mg/dl (bzw. minus 50 % des Ausgangswertes), die Triglyzeride <150 mg/dl liegen, wobei das primäre Therapieziel nach wie vor das LDL-Cholesterin darstellt.

Basierend auf rezenten Daten wird von zu niedrigen Blutdruckwerten (<130–135/80 mmHg) aufgrund des erhöhten Risikos für kardiovaskuläre Ereignisse abgeraten. Bei Patienten, die gleichzeitig auch an einer chronischen Nierenerkrankung ohne Albuminurie leiden, werden derzeit Blutdruckzielwerte <140/90 mmHg empfohlen. Wird zusätzlich eine erhöhte Albuminausscheidung im Harn festgestellt, so sind Blutdruckzielwerte von 130/80 mmHg anzustreben. Analog zu den individuellen HbA_{1c}-Zielwerten werden auch individuelle Blutdruckzielwerte empfohlen, die von Faktoren wie Alter, Pulsdruck, bereits bekannte koronare Herzkrankheit und der diabetischen Retinopathie abhängen.

Diese Empfehlung beruht maßgeblich auf der Tatsache, dass differente Blutdruckzielwerte unterschiedliche Effekte auf Endorganschäden ausüben.

> **Während möglichst niedrige Blutdruckwerte z. B. 120/80 mmHg für die Schlaganfallprävention und für die Progression der diabetischen Nephropathie sehr günstig sind, werden kardiovaskuläre Ereignisse dadurch nicht gesenkt. Unter besonders niedrigen Blutdruckwerten (sowohl systolisch als auch diastolisch) wurden sogar signifikant vermehrt kardiovaskuläre Ereignisse beobachtet, so dass von niedrigeren Zielwerten als 130–135/80 prinzipiell abzuraten ist.**

Ab dem 40. Lebensjahr oder aber bei Vorliegen eines weiteren, kardiovaskulären Risikofaktors wird nach wie vor die Gabe eines Thrombozytenaggregationshemmers empfohlen.

Traditionsgemäß wurde die aktuelle Version der Leitlinien bei der Jahrestagung der Österreichischen Diabetes Gesellschaft in Salzburg im Rahmen von wissenschaftlichen Sitzungen vorgestellt und besprochen. Um die Leitlinien einer möglichst breiten Leserschaft zugänglich zu machen erfolgte die Publikation über die Homepage der Gesellschaft (http://www.oedg.org) bzw.in der Wiener Klinischen Wochenschrift (ÖDG 2012). Das vorliegende Dokument soll helfen, die aktuellen Erkenntnisse optimal und effektiv in die Praxis umzusetzen und damit die Diabetesbetreuungsqualität in Österreich deutlich zu verbessern.

2.3 Richtlinien der Schweizerischen Gesellschaft für Endokrinologie und Diabetologie

R. Lehmann

2.3.1 Warum neue Richtlinien und internationale Harmonisierung

Im Februar 2012 hat die Amerikanische (ADA) und die Europäische Diabetes Gesellschaft (EASD) ein Positionspapier zur Therapie des Typ-2-Diabetes publiziert (Inzucchi et al. 2012a,b; ◘ Abb. 2.1). Die Schweizerische Gesellschaft für Endokrinologie und Diabetologie (SGED) hat sich grundsätzlich hinter diese Empfehlungen gestellt, aber gleichzeitig einige **Begleitkommentare beigefügt**, welche Eigenheiten der Schweiz berücksichtigen sollen (Lehmann et al. 2013). Dieser Artikel orientiert sich in großen Teilen an dieser Publikation (s. auch http://www.sgedssed.ch).

2.3.2 Grundsätzlicher Wandel im Vergleich zu früheren Richtlinien

▪ Individualisierte Behandlungsstrategie und kein starres Stufenschema

Die Behandlungsstrategie soll **individuell** auf die Bedürfnisse des Patienten zugeschnitten sein und Rücksicht nehmen auf seine **Wünsche und krankheitsspezifischen Eigenheiten** (◘ Abb. 2.2). Metformin hat als einziges Medikament seinen festen Platz als Erstlinienmedikament. Falls Metformin (**nach langsamer Auftitrierung**) nicht ertragen wird oder **kontraindiziert** ist (geschätzte glomeruläre Filtrationsrate, eGFR <45 ml/min) kommen die 5 anderen Medikamentengruppen zum Einsatz (Sulfonylharnstoffe/Glinide, Glitazone, DPP-4 Hemmer, GLP-1-Rezeptoragonisten oder Insulin). Die α-Glukosidasehemmer sind nicht mehr vertreten, da sie in unseren Breitengraden keine sehr große Verbreitung mehr haben.

▪▪ Individuelles HbA_{1c}-Ziel von 6,0–8,0 %

Für jeden Patienten wird aufgrund der obigen Kriterien ein Ziel-HbA_{1c} bestimmt, das von (5,5) 6,0–8,0 % reichen kann (◘ Abb. 2.2).

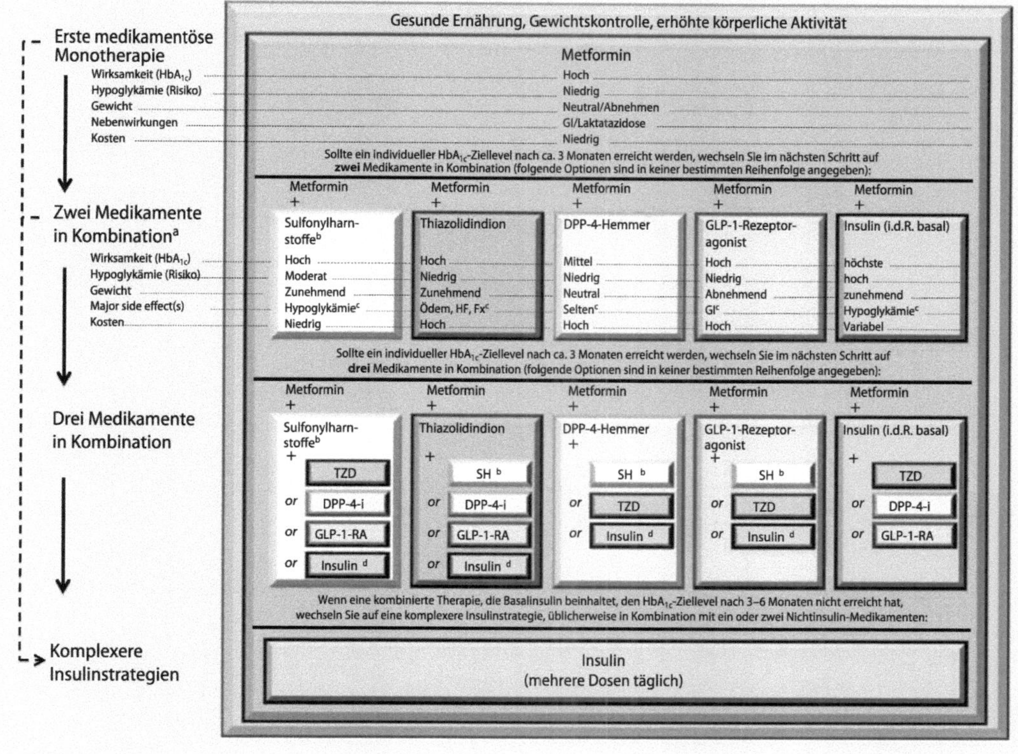

Abb. 2.1 Management der Hyperglykämie bei Typ-2-Diabetes. Position Statement der EASD/ADA 2012. (Adaptiert nach Inzucchi et al. 2012a). *TZD* Thiazolidindion, *SH* Sulfonylharnstoff, *DPP-4-i* DPP-4-Inhibitor, *GLP-1-RA* GLP-1-Rezeptoragonist

Aggressive Therapie junger, gesunder Patienten mit Typ-2-Diabetes

Es findet ein Wechsel der klassischen Strategie statt, indem junge, gesunde Patienten ohne Komplikationen aggressiv behandelt werden (Life-time-Risiko) und nicht ältere, multimorbide Patienten mit einem hohen kardiovaskulären Risiko, welche mit den gängigen Risikoabschätzungen immer das höchste Risiko haben.

Beurteilung aller Medikamente nach den 4 gleichen Kriterien

- Wirksamkeit
- Risiko für Hypoglykämien
- Nebenwirkungen
- Kosten

Hauptvorteil = viele verschiedene Therapien und Kombinationen möglich

Viele verschiedene Behandlungskombinationen sind möglich (Abb. 2.1), wobei für die Reihenfolge und die verschiedenen Kombinationen für die wenigsten Medikamente ausreichende Resultate aus randomisierten Studien vorliegen. Die Wahl der Medikamente beruht auf ihren positiven Wirkungen auf Gewicht und Komorbiditäten.

Gewichtsneutralität oder -verlust Die initiale Wahl der Medikamente und der folgenden 2- oder 3-fach-Kombinationen hängt von den individuellen Zielsetzungen ab. Wird ein Gewichtsverlust oder Verhinderung einer **Gewichtszunahme abgestrebt, empfehlen sich aufgrund des Wirkmechanismus Metformin, DPP-4-Hemmer und GLP-1-Rezeptoragonisten.**

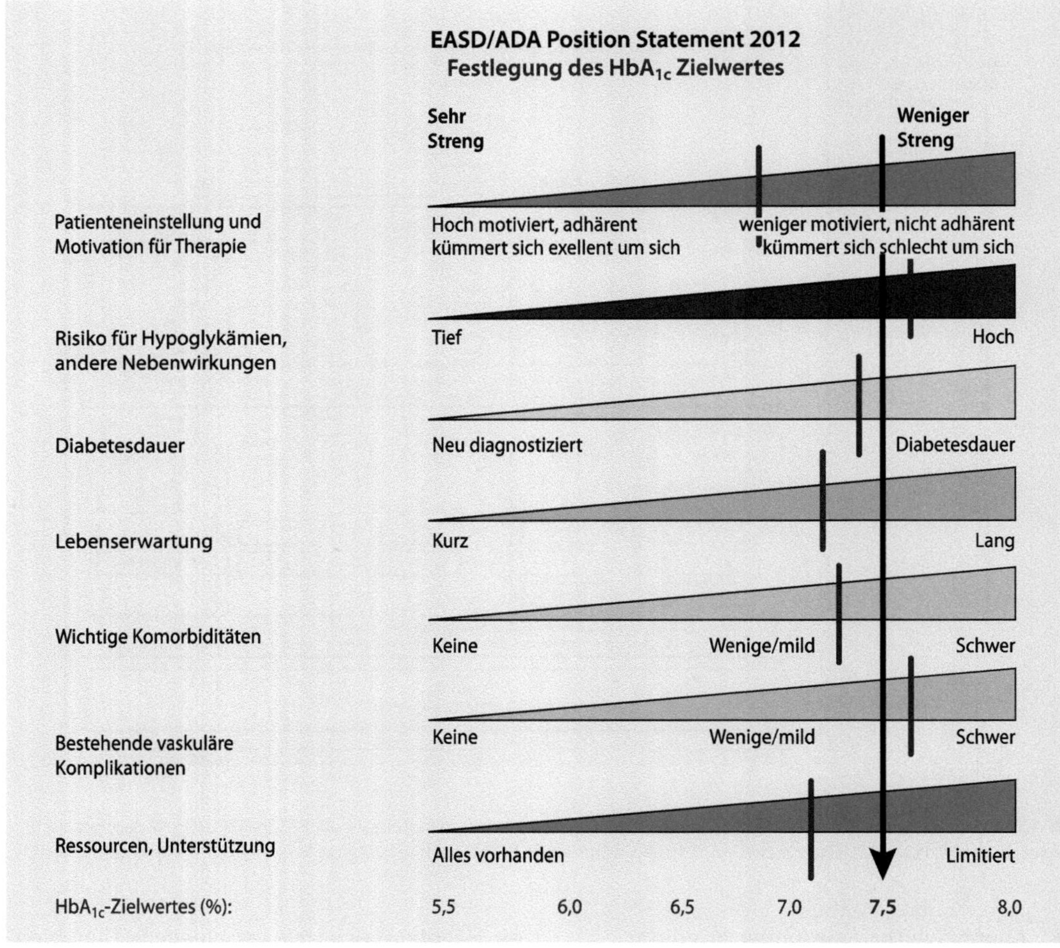

Abb. 2.2 Bestimmung des HbA_{1c}-Zielwertes bei einem 65-jährigen Mann mit einer 20-jährigen Diabetesdauer, mäßigen Motivation, mittleren Lebenserwartung, bestehenden koronaren Herzkrankheit, Retinopathie und Neuropathie, der alleine und selbstständig lebt. (Adaptiert nach Ismail-Beigi et al. 2011)

Wahl der Medikamente bei Komorbiditäten: koronare Herzkrankheit, Herzinsuffizienz, Niereninsuffizienz und Gefahr von Hypoglykämien Steht das **Vermeiden von Hypoglykämien im Vordergrund (bei koronarer Herzkrankheit, Niereninsuffizienz), bieten sich Metformin, DPP-4 Hemmer, GLP-1 Rezeptoragonisten und Pioglitazon** an. Größte Vorsicht ist bei langwirksamen Sulfonylharnstoffen (Glibenlcamid, Glimepirid) geboten, welche bei einer GFR<60 ml/min nicht mehr eingesetzt werden sollten. Bei Herzinsuffizienz ist Pioglitazon kontraindiziert, das nach dem Rückzug von Rosiglitazon vom Markt und wegen Spekulationen, ob ein erhöhtes Blasenkrebsrisiko mit diesem Medikament assoziiert sei, selten eingesetzt wird.

▪▪ Frühe Insulintherapie ist möglich

Eine Insulintherapie ist früh möglich und man hat die Insulintherapie eingeteilt in eine **einfache, nicht komplexe Strategie (Basalinsulin)** und **komplexere Strategien mit mehr Insulininjektionen**, welche **entweder einfach, aber nicht flexibel sind (Mischinsulin: wird in der Schweiz selten eingesetzt)**, oder aber **komplexer, aber flexibel (Basal**

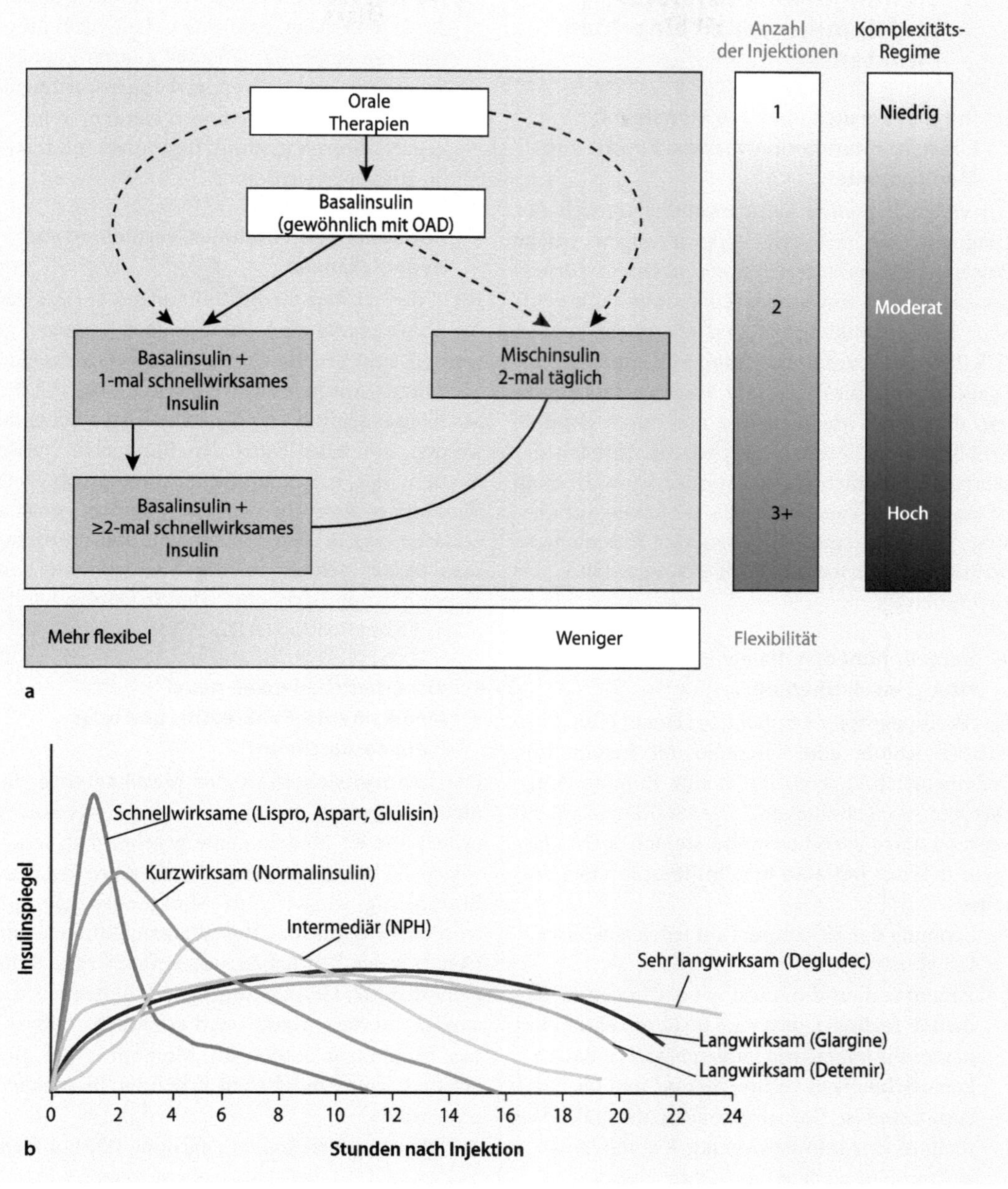

Abb. 2.3 **a** Insulintherapie; *OAD* orale Antidiabetika, **b** Wirkprofil verschiedener Insuline

Plus, Basis-Bolus; Abb. 2.3). Bei der Insulintherapie sind Insuline zu bevorzugen, die möglichst kleine intraindividuelle Konzentrationsschwankungen aufweisen und die nicht resuspendiert werden müssen (da dies von Patienten selten korrekt durchgeführt wird) und deshalb weniger Hypoglykämien verursachen.

2.3.3 Stellungnahme der SGED und Kommentar zu einzelnen Punkten

Initialer Versuch über 3–6 Monate mit Lifestyle-Intervention vor dem Einsatz von Medikamenten

Bei vielen Patienten kann unmittelbar nach der Diagnose mit Lifestyle-Veränderungen (mehr Bewegung, Kalorienrestriktion und einem Körpergewichtsverlust von einigen Kilogramm) eine deutliche HbA_{1c}-Senkung bis zu 2 % erreicht werden (UKPDS vor Randomisierung). Für Patienten mit Diabetes stellt dies eine sehr wichtige Motivation dar, dass ohne Medikamente nur durch gesunde Ernährung und erhöhte körperliche Aktivität der Blutzucker deutlich gesenkt werden kann. Deshalb ist ein initialer Versuch über 3–6 Monate mit Lifestyle-Veränderungen bei motivierten Patienten unbedingt zu befürworten, auch wenn das HbA_{1c} bis zu 9 % beträgt.

Bei sehr hohem initialem Blutzucker oder HbA_{1c}: Insulintherapie

Das Positionspapier empfiehlt bei einem HbA_{1c} von ≥10,5 % immer eine Therapie mit Insulin und bei einem HbA_{1c} ≥0 % initial eine Kombinationstherapie zu gebrauchen. Die SGED empfiehlt keine so starre Vorgehensweise, sondern sieht allgemein in einer **initialen Insulintherapie viele Vorteile**:

- Senkung des Blutzuckers auf jeden gewünschten Wert.
- Patient verliert die Angst vor der Injektion, indem er realisiert, dass eine Insulininjektion mit einer sehr feinen und kurzen Nadel praktisch keine Schmerzen verursacht und sehr leicht zu applizieren ist. Er realisiert auch, dass Diabetes mellitus eine schwerwiegende Krankheit darstellt und ist auch später leichter davon zu überzeugen, eine Insulintherapie zu beginnen, falls die gesetzten HbA_{1c}-Zielwerte nicht erreicht werden können.
- Eine initiale Insulintherapie schont β-Zellen und nach 2 Wochen Normoglykämie kann bei 50–60 % der Patienten eine medikamentöse Therapie (nach Absetzen der Insulintherapie) vermieden werden.
- Die Origin-Studie (ORIGIN Trial Investigators 2012) hat gezeigt, dass eine initiale Insulintherapie mit einem Basalinsulin (Glargin) sicher ist und nur wenige Hypoglykämien auftreten, welche noch weiter reduziert werden, wenn keine Sulfonylharnstoffe zusammen mit Insulin eingesetzt werden.

Autofahren und Diabetes: Vermeiden von Hypoglykämien

Da in der Schweiz die Bestimmungen in Bezug auf die Fahreignung und Fahrfähigkeit strenger geworden sind (vergleiche http://www.sgedssed.ch, Merkblatt Autofahren), Patienten, welche mit Medikamenten mit Hypoglykämierisiko behandelt werden, vor jeder Fahrt den Blutzucker messen müssen, der behandelnde Arzt verpflichtet ist, Merkblätter abzugeben oder dem Patient genau zu erklären, wie er sich zu verhalten hat, bevorzugt man in der Schweiz häufig Medikamente ohne Hypoglykämierisiko entweder in Monotherapie oder in Kombination (ADA 2013).

Sicherheitsbedenken neuer Medikamente: Pankreatitis und oder Pankreaskarzinom?

Die **Langzeitsicherheit der Medikamente darf nicht vergessen** werden, insbesondere, weil es immer wieder Medikamente gegeben hat, welche wegen Sicherheitsbedenken z. T. Jahre nach der Einführung wieder vom Markt zurückgezogen wurden (Troglitazon, Rosiglitazon, Rimonabant). Den Test der Zeit haben sicher Metformin, Sulfonylharnstoffe, Glinide und Insulin bestanden. Das einzige auf dem Markt noch erhältliche Glitazon, das Pioglitazon, steht im Moment unter dem Schatten eines möglichen erhöhten Blasenkarzinomrisikos.

Die neue Medikamentengruppe (DPP-4-Hemmer und GLP-1-RA) hat bisher zu keinen wesentlichen Sicherheitsbedenken geführt, wobei es aber Hinweise auf ein erhöhtes Pankreatitisrisiko gibt. Ob es sich hier um einen Bias oder um eine wirkliche Gefahr handelt, ist zum jetzigen Zeitpunkt nicht mit letzter Sicherheit zu beantworten, wird aber in den nächsten Monaten und Jahren durch die laufenden kardiovaskulären Endpunktstudien beantwortet werden können.

Fazit für die Praxis

Die neuen Richtlinien geben dem behandelnden Arzt viele Freiheiten der Therapiewahl und überlassen ihm die Entscheidung, was das individuelle Ziel-HbA_{1c} bei jedem Patienten sein soll.

Diese Richtlinien erfordern von den behandelnden Ärzten einen hohen Grad an Fachkenntnis der entsprechenden Studienlage, der einzelnen Medikamente und der entsprechenden Behandlungs- und Kombinationsschemen.

Diese Kompetenz kann am ehesten durch das kritische Bearbeiten von Patientenbeispielen unter Mithilfe eines Diabetologen/Endokrinologen erworben werden, sei es in einem Qualitätszirkel, im gegenseitigen Austausch oder durch den Besuch entsprechender Fortbildungen.

2.4 Betreuungsprogramme in Deutschland am Beispiel des Disease-Management-Programms (DMP)

J. Schulze, U. Rothe

Disease-Management ist eine Form von Managed Care und betrachtet die chronisch kranken Patienten als Entitäten über den gesamten Krankheitsverlauf und die verschiedenen Versorgungsebenen hinweg und soll der Erhöhung von Versorgungseffektivität und -effizienz dienen. Anfang der 1990er Jahre schien Disease-Management eine mögliche Antwort auf die Kosteninflation im amerikanischen Gesundheitswesen zu sein. Heute befindet sich Disease-Management in Amerika wieder auf dem Rückzug, denn nach anfänglich erlangten Einsparungen stiegen die Gesundheitskosten wieder an. Die deutschen Disease-Management-Programme (DMP) sind strukturierte Behandlungsprogramme in einem inhaltlich durch den Gesetzgeber zugewiesenen Rahmen, anders als international üblich: Der Gemeinsame Bundesausschuss (G-BA) legt die Inhalte bundesweit fest und das Bundesversicherungsamt (BVA) prüft im Rahmen eines eigenen Akkreditierungsprozesses die vertragliche Umsetzung (Van Lente 2013), worin die Wurzeln des bürokratischen und finanziellen Aufwandes der Programme zu suchen sind.

▪ Versorgungsmedizinischer und gesundheitsökonomischer Hintergrund

Qualität und Effizienz von Gesundheitssystemen werden in Zukunft in erster Linie danach zu beurteilen sein, wie die Versorgung chronisch Kranker ausgestaltet ist. Die Kritik im Gutachten des Sachverständigenrates 2001 richtete sich auf das institutionelle Geflecht der Akteure im Gesundheitswesen, das Fehlen integrativer Kooperationssysteme, das mangelhafte Management der Versorgung, die mangelhafte Patientenorientierung sowie die Dominanz der Akutmedizin (Schlette 2005). Die ungenügende Integration der Versorgungssektoren stellt ein Hauptrationalisierungspotenzial zur Vermeidung von Unter-, Über- und Fehlversorgung dar. Die Fragmentierung des Gesundheitssystems verursachte bisher nur schwer zu überwindende Barrieren für eine regionale Zusammenarbeit der an der Versorgung beteiligten Ärzte und Einrichtungen.

▪ Gesetzliche Grundlagen

Der Gesetzgeber griff die Empfehlungen des Sachverständigenrates auf und schuf 2002 mit einer Ergänzung des Sozialgesetzbuches V (SGB V) und mit dem Gesetz zur Reform des Risikostrukturausgleichs (RSA) in der gesetzlichen Krankenversicherung (GKV) die Voraussetzungen für die Entwicklung der DMP der GKV (Van Lente 2013). Das Bundesministerium für Gesundheit und Soziales (BMGS) wählte mit der 4. Änderungsverordnung zur RSA-Verordnung vom 1.7.2002 die Indikationen der Programme aus: Diabetes mellitus Typ 2 (Start 2003) und Typ 1 (2005), Brustkrebs, koronare Herzkrankheit, COPD und Asthma bronchiale (2004–2006).

▪ Umsetzung der DMP in Deutschland

Nach 10-jährigen überwiegend positiven Erfahrungen mit regionalen Strukturverträgen in der Diabetologie und positiven Evaluationsergebnissen (Rothe et al. 2008, Rothe 2010) wurden aufgrund des oben genannten Gutachtens 2003 die DMP der GKV in Deutschland mit einer ähnlichen Zielstellung wie in Amerika eingeführt.

Drei wichtige Kernelemente des Disease-Managements nach Hunter und Fairfield (1997) sind in den deutschen DMP nicht oder nur teilweise enthalten:

- Die aktuellen Nationalen VersorgungsLeitlinien bzw. allgemein anerkannte Praxisleitlinien für integrierte Versorgung als Wissensbasis
- Ein integriertes/sektorenübergreifendes Versorgungskonzept
- Ein praktikables internes Qualitätsmanagement in Qualitätszirkeln mit zeitnahen validen Feed-back-Berichten

In Deutschland übernimmt der Hausarzt die Koordination diagnostischer, therapeutischer und pflegerischer Maßnahmen im Disease-Management mit Hilfe einer geeigneten Praxis-Software, dabei sind Überweisungsregeln im Ansatz vorhanden, jedoch nicht konkret genug formuliert. Dies betrifft auch die Patientenschulungen, obwohl das Angebot erweitert wurde und jeder eingeschriebene Patient Anspruch darauf hat.

Die **10-Jahres-Bilanz der DMP und DRG** (Diagnosis Related Group) stellt sich aus der Sicht der verschiedenen Akteure im Gesundheitswesen unterschiedlich dar, da eine systematische Ex-ante-Evaluation fehlte. Bisherige Evaluationsergebnisse basieren leider überwiegend nicht auf den ärztlichen DMP-Dokumentationen, sondern auf zusätzlichen Studien oder Routinedaten der GKV. Nach zögerlicher Akzeptanz der bürokratielastigen Top-Down-Programme seitens der Ärzteschaft sind ca. 3,8 Mio. Patienten in das DMP Typ-2-Diabetes eingeschrieben. DMP hat dazu geführt, dass aus Sicht der GKV Behandlungskosten zeitweise gesenkt werden konnten, Verwaltungskosten aber stiegen. Die im Auftrag des AOK-Bundesverbandes durchgeführte ELSID-Studie beschrieb eine höhere Lebensqualität von DMP-Teilnehmern im Vergleich zu Nichtteilnehmern und eine gefühlte bessere Versorgungsqualität, die HbA_{1c}-Werte jedoch zeigten keinen Trend (Van Lente 2013). Die WIN-EG-Studie der Ersatzkassen (TK) kam zum Schluss, dass ein medizinischer oder ökonomischer Nutzen nicht erkennbar sei (Linder et al. 2013). Die differenten Bewertungen des DMP lassen keinen einheitlichen Schluss zu, jedoch die ärztliche Forderung nach einer dringend notwendigen Neugestaltung der Programme mit einer systematischen Evaluation. Bei Analyse der Entwicklung der Diabetesfallgruppen (DRG) im Krankenhaus in den letzten 10 Jahren lässt sich feststellen, dass trotz sinkender Verweildauern die Fallschwere der Patienten mit der Hauptdiagnose Diabetes erheblich zugenommen hat und so auch die Behandlungsintensität. Dies führte folgerichtig in 2011 zu einer eigenen Leistungsziffer für die »multimodale Komplexbehandlung bei Diabetes mellitus«. Zukünftige Evaluationen müssen also immer einen umfassenden sektorübergreifenden Fallbezug herstellen, wobei die Routinedaten der GKV sicher nur einen Teil der Versorgungsrealität abbilden können.

Notwendigkeit einer neuen Generation der DMP

Die neue Generation DMP sollte daher heißen: Chronic Care Management (CCM) in einem werteorientierten Gesundheitssystem (Rothe 2013). Auslöser für das neue Paradigma »CCM« ist die weltweite gesundheitspolitische Debatte, die derzeit aufgrund von Reglementierung und Verbürokratisierung stagniert. Drei Prinzipien zeichnen ein zukunftsfähiges werteorientiertes Gesundheitssystem (Porter u. Teisberg 2007, Gray 2013) aus:

Patientennutzen: Oberstes Ziel muss der Patientennutzen sein, ausgedrückt als verbesserter Versorgungs-Outcome pro investiertem Euro.

Versorgungsmanagement: Das Versorgungsmanagement sollte zukünftig als komplexes sektorübergreifendes »CCM« über die gesamte Patientenkarriere hinweg erfolgen – mit Praxisleitlinien für multimorbide Patienten und für integrierte Versorgung als Wissensbasis (Wagner et al. 1996; z. B. Praxisleitlinie »Metabolisch-Vaskuläres Syndrom«, Hanefeld et al. 2013).

Outcome-Messung: Die Outcome-Messung muss risikoadjustiert, mit Benchmarking in ärztlichen sektorenübergreifenden Qualitätszirkeln erfolgen. Outcome-orientierte Boni können Voraussetzung für einen kontinuierlichen Verbesserungsprozess sein (Rothe et al. 2008, Rothe 2010, Porter u. Teisberg 2007).

Fazit für die Praxis

Die ärztliche Führungsrolle ist essenziell und Voraussetzung für die Akzeptanz in der Versorgungsrealität. Die große Chance liegt darin, Erfahrungen, internationale und eigene, zu nutzen und weiterzuentwickeln, tragfähige nutzenbasierte, Patienten- und

▼

Outcome-orientierte Chronic-Care-Konzepte für eine komplexe Versorgung von Diabetespatienten zu entwickeln, umzusetzen und zu evaluieren. Ein abgestimmtes, ärztlich geleitetes, sektorenübergreifendes Diabetesbetreuungssystem mit gemeinsamen Zielen aller Akteure sowie eine werteorientierte Gesundheitsversorgung zum Nutzen des Patienten unter Berücksichtigung einer Priorisierung ist die einzige reale Chance, effektiv und effizient den Herausforderungen im Gesundheitswesen des 21. Jahrhunderts gerecht zu werden. Gigerenzer u. Gray (2011) fordern einen »Aufbruch in das Jahrhundert des Patienten«.

2.5 Betreuungsprogramme in Österreich

R. Weitgasser

Der Großteil der **Patienten mit Typ-2-Diabetes** wird in Österreich – wie in anderen Ländern auch – **von niedergelassenen Ärzten in der Praxis** behandelt. Im Gegensatz zu Deutschland gibt es nur einige wenige Fachärzte für Innere Medizin die eine Praxis mit Diabetesschwerpunkt betreiben, überwiegend sind es Ärzte für Allgemeinmedizin ohne diabetesspezifische Ausbildung, in deren Hand die Betreuung von Patienten mit Typ-2-Diabetes liegt.

Im Gegensatz zu Patienten mit Typ-2-Diabetes werden **Patienten mit Typ-1-Diabetes** oder anderen Diabetesformen in Österreich größtenteils **in Diabetesambulanzen behandelt** und dort regelmäßig betreut. Dies trifft auch auf die Betreuung von Kindern und Jugendlichen mit Diabetes zu.

2.5.1 Disease-Management-Programm Typ-2-Diabetes »Therapie aktiv«

Zur qualitativen Verbesserung und Standardisierung der Betreuung wurde ein Disease-Management-Programm (DMP) für Patienten mit Typ-2-Diabetes entwickelt, welches definitionsgemäß die Versorgung dieser Patienten systematisch, integriert, multiprofessionell und patientenorientiert organisiert (http://www.therapie-aktiv.at). Es handelt sich um ein Programm, das die freiwillige Teilnahme von Ärzten und Patienten voraussetzt. Regelmäßige vierteljährliche Untersuchungen und die dabei jeweilige gemeinsame Besprechung und Planung individueller Behandlungsziele sind dabei wichtiger Bestandteil des DMP. Inhaltlich orientiert sich das DMP größtenteils an den Leitlinien der Österreichischen Diabetes Gesellschaft. Die **DMP-Struktur** besteht aus 3 nacheinander geschalteten Behandlungsebenen:

- Ebene 1 = Betreuung im niedergelassenen Bereich
- Ebene 2 = Betreuung durch den Endokrinologen/Diabetologen oder eine spezialisierte Krankenhausambulanz
- Ebene 3 = Betreuung in einer diabetesspezialisierten Krankenhausabteilung oder einem Diabetes-Reha-Zentrum

In Umsetzung begriffen ist allerdings seit 2007 erst die Ebene 1. Niedergelassene Ärzte für Allgemeinmedizin oder Innere Medizin erhalten nach Absolvierung eines speziellen DMP-Schulungskurses von der Österreichischen Ärztekammer die Berechtigung aktiv am DMP teilzunehmen.

Die aktive Teilnahme der Patienten lässt eine verbesserte Umsetzung der Therapiemaßnahmen erwarten. Umsetzungsfähige Komponenten für das DMP wurden nach Auftrag des Hauptverbandes der Versicherungsträger erstellt. Die Bundesländer Niederösterreich, Oberösterreich, Salzburg, Steiermark, Wien und Vorarlberg nehmen zurzeit am DMP teil. In Tirol wurde bislang nur ein Pilotprojekt durchgeführt. Das Burgenland entwickelte bereits Jahre zuvor ein flächendeckendes Diabetes-Schulungsprogramm (s. unten), schloss sich aber bisher nicht dem DMP an. Das Bundesland Kärnten konnte sich ebenfalls bisher nicht zu einer Teilnahme entschließen. Bislang (Februar 2014) sind ca. 38.000 Patienten und 1050 Ärzte im Programm eingeschrieben.

Eine österreichweite Umsetzung wird sowohl vom Hauptverband der Versicherungsträger als auch der Österreichischen Diabetes Gesellschaft gefordert. Im Land Salzburg wurde das DMP als cluster-randomisierte Studie mit ca. 1500 Patienten mit Typ-2-Diabetes begonnen. Es zeigte sich nach einem Jahr nur ein geringer Effekt auf Stoffwechselzielparameter wie das HbA_{1c}, allerdings deutliche Verbesserungen der Prozessqualität: Patienten, welche im DMP betreut wurden, hatten signifikant mehr Diabetesschulungen, augenfachärztliche Untersuchungen, Fußuntersuchungen und HbA_{1c}-Untersuchungen als Personen, welche wie bisher betreut wurden (Sönnichsen et al. 2010). Als Problemfelder im DMP werden die fehlende Teilnahme ganzer Bundesländer (Burgenland, Kärnten und Tirol), die freiwillige Teilnahme, der administrative Aufwand in den Arztpraxen und die bisher fehlende Umsetzung der Ebene 2 und 3 angesehen.

2.5.2 Sonstige Betreuungsprogramme

Bei den Betreuungsprogrammen sind die Diabetesbetreuung Burgenland, der Aktivtreff Diabetes Salzburg und andere regionale Betreuungsprogramme zu nennen (Griebler et al. 2013).

- **Diabetesbetreuung Modell Burgenland**

Dieses Programm umfasst Grundschulungsseminare für schulungsberechtigte Ärzte, die Schulung von Patienten, die Diabetesaufklärung in Schulen, Ernährungs- und Gewichtsreduktionskurse und die Organisation von Selbsthilfegruppen. Bis Ende 2011 wurden Daten von ca. 1500 Diabetespatienten im Rahmen von Nachschulungen erhoben und evaluiert. Es zeigte sich, dass kontinuierliche Verbesserungen hinsichtlich Blutdruck, Cholesterin und Gewicht erzielt werden konnten.

- **Aktivtreff Diabetes Salzburg**

Für DMP-Patienten wurde ein Zusatzprogramm mit dem Namen »Aktivtreff Diabetes« entwickelt (http://www.aktivtreff.com). Es handelt sich dabei um ein »Peer-Support-Programm«, das in Salzburg seit 2011 als Studie und Pilotprojekt etabliert ist und vermehrt auf Bewegung und Informationsvermittlung setzt. In von Betroffenen geleiteten Kleingruppen soll dabei das Selbstmanagement der Patienten/Patientinnen, ihre Eigenverantwortlichkeit sowie notwendige Lebensstilmodifikationen gefördert werden. Zusätzlich will das Projekt die diabetesbezogenen Kosten der Versorgung reduzieren. Durch die von medizinischer Seite zwar begleitete, aber im Wesentlichen losgelöste Form eines durch Betroffene organisierten Betreuungsprogramms wird ein niederschwelliger Zugang zum Projekt gewährleistet. Die Patientinnen und Patienten nehmen aktiv mindestens 1-mal/Woche an einer Bewegungsgruppe teil und thematisieren in Gesprächsrunden die Bedeutung eines aktiven Lebensstils. Zudem werden Informationsabende von Ärzten, Diabetesberatern, Diätologen, Bewegungstrainern und Psychologen organisiert, die ebenfalls vor Ort stattfinden.

- **Sonstige regionale Programme**

Die Österreichische Diabetikervereinigung (ÖDV) listet auf ihrer Website http://www.diabetes.or.at jeweils aktuelle Informationen zu Schulungen, Vorträgen, Beratungsstellen, regionalen Selbsthilfegruppen und sonstigen Veranstaltungen für die einzelnen Bundesländer auf.

Auch die Diabetes Austria – Initiative Soforthilfe für Menschen mit Diabetes bieten auf ihrer Website http://www.diabetes-austria.com weiterführende Informationen zu Schulungsprogrammen, Seminaren etc. in den einzelnen Bundesländern an.

Fazit für die Praxis

Betreuungsprogramme in Österreich geben den mit Diabetespatienten befassten Ärzten ein Gerüst für eine strukturierte leitliniengerechte Behandlung. Erste Studiendaten dazu beschreiben die Verbesserung der Prozessqualität, in geringerem Maße auch der Stoffwechselzielparameter der Behandelten. Eine österreichweite Umsetzung eines Disease-Management-Programms wäre wünschenswert. Zusätzliche Modelle zur besseren Vermittlung und Wirksamkeit von Lebensstilmaßnahmen werden derzeit geprüft.

2.6 Betreuungsprogramme in der Schweiz

R. Lehmann

In der Schweiz spielt **DIAfit**, ein Schweizer Programm zur Förderung der körperlichen Aktivität eine besondere Rolle. Das DIAfit-Programm wendet sich an Patienten mit Diabetes Typ 2. Sein Ziel besteht darin, ihnen mit Unterstützung durch ein multidisziplinäres Fachteam die Aufnahme eines körperlichen Bewegungsprogramms zu ermöglichen und so zu einem gesunden Lebensstil zu verhelfen. Daneben existieren noch weitere Betreuungsprogramme wie das BASEL-Programm (**B**ehandlungsprogramm bei **A**dipositas mit den **S**chwerpunkten **E**rnährungsverhalten und **L**ebensstiländerung), welche meist an Universitätskliniken und größeren Spitälern angeboten werden (z.B. Universitätsspital Zürich, Basel, Kantonsspital Aarau).

Das DIAfit-Projekt wurde 2003 auf Initiative von Prof. H. Saner und Prof. P. Diem in Bern gestartet. Es existieren mittlerweile über 20 DIAfit-Zentren in der Schweiz (http://www.diafit.ch). In der französischsprachigen Schweiz werden Zentren seit 2010 aufgebaut. Im DIAfit-Programm findet sich ein spezielles, zeitlich begrenztes Rehabilitationsprogramm für Patienten mit Diabetes. Im Rahmen des intensiven Initialprogramms werden den Patienten 36 körperliche Trainingssitzungen angeboten (jeweils 2–3 Einheiten pro Woche), die neben Lektionen zum Erlernen des Umgangs mit der Krankheit im Alltag auch Ernährungs- und Diabetesberatung beinhalten.

Dieses Programm wird an zertifizierten DIAfit-Zentren abgehalten. Zu Beginn und am Ende des Programms finden klinische Beurteilungen des Patienten statt (Laborwerte, Motivation, körperliche Kondition). Sämtliche Kosten, die durch ärztliche Visiten, Laboruntersuchungen, Bewegungstraining und die Lektionen entstehen, werden von der obligatorischen Grundversicherung übernommen. Das Fitnesstraining kann und soll in einer DIAfit-Langzeitgruppe weitergeführt werden. In einem DIAfit-Zentrum tätig sind ein geschulter DIAfit-Arzt, ein geschulter DIAfit-Therapeut, der Physiotherapeut oder Sportlehrer ist, sowie ein lokales Diabetesteam.

Einzelheiten über das DIAfit-Programm können einem Artikel von Jarenda Puder et al. (2011) nachgelesen werden. Er ist aus dem Internet abrufbar.

2.7 Leitlinien der IDF und ADA/EASD

M. Ehren

Neben lokalen und nationalen Leitlinien (z.B. der Deutschen Diabetes Gesellschaft und der Österreichischen Diabetes Gesellschaft) existieren auch internationale Leitlinien zur Diagnostik und Therapie des Diabetes mellitus und seiner Folge- und Begleiterkrankungen.

2.7.1 IDF (International Diabetes Federation)

Die von der IDF erstmals 2005 veröffentlichte und 2012 aktualisierte globale Leitlinie zum Diabetes mellitus Typ 2 trägt der Tatsache Rechnung, dass in vielen Ländern weder ausreichende finanzielle Mittel noch Expertisen vorhanden sind, um nationale Leitlinien zu entwickeln und aktualisieren. Vor dem Hintergrund knapper ökonomischer und fachlicher Ressourcen, vor allem in Schwellen- und Entwicklungsländern, empfiehlt die Leitlinie ein daran angepasstes Vorgehen mit 3 verschiedenen Stufen (»levels of care«: »recommended care«, »limited care«, »comprehensive care«). In die aktualisierte Leitlinie sind die Ergebnisse neuerer Studien und neue Behandlungsoptionen eingegangen. Sie umfasst folgende Themen: Screening und Diagnostik, Schulung, psychologische Aspekte, Lifestyle-Intervention, Glukosekontrolle, Blutdruckkontrolle und -therapie, Kontrolle des kardiovaskulären Risikos, Diabetes beim alten Menschen, Diabetes im Krankenhaus sowie Diagnostik und Therapie von Folgeerkrankungen. Im Vergleich zu anderen Leitlinien findet sich in jedem Kapitel ein Abschnitt zur Implementierung, Evaluation und potenziellen Indikatoren (IDF 2012).

2.7.2 ADA/EASD (American Diabetes Association/European Association for the Study of Diabetes)

▪ ADA

Die Amerikanische Diabetes Gesellschaft veröffentlicht jährlich ein Update der Leitlinien zur Diagnostik und Therapie des Diabetes mellitus sowie der Folge- und Begleiterkrankungen. Diese sog. »Clinical Practise Recommendations« bestehen aus offiziellen ADA-Statements, die einem mehrstufigem Prozess bis zur Veröffentlichung unterliegen (ADA 2014).

▪ EASD

Auch wenn die EASD bislang keine eigenen Leitlinien oder formelle Statements veröffentlicht hat, sind in den vergangenen Jahren vermehrt andere

Tab. 2.7 Vergleich ausgewählter diabetesspezifischer Parameter aus den Leitlinien verschiedener nationaler und internationaler Gesellschaften

Parameter	DDG (2013)	ÖDG (2012)	SGED (2013)	NICE (2008)	ADA/EASD (2013)
Zielwerte T1DM	Individuell In der Regel HbA_{1c} <7,5 % (58mmol/l)	Bei Kindern und Jugendlichen: <7,0 %; niedrigsten möglichen HbA_{1c}-Wert anstreben, ohne dass es zu schweren Hypoglykämien kommt	Keine Leitlinie	HbA_{1c} <7,5 %, wenn ohne Hypoglykämien erreichbar	Generell HbA_{1c} ≤7,0 % Kinder: 0–6 Jahre <8,5 % 6–12 Jahre <8,0 % 13–19 Jahre <7,5 % Niedriger nur, wenn ohne Hypoglykämien erreichbar
Zielwerte T2DM	HbA_{1c}-Zielkorridor zur Primärprävention von Folgekomplikationen : 6,5–7,5 %	HbA_{1c}-Zielkorridor: 6,5–8,0 % HbA_{1c} 6,0–6,5 %: kurze Diabetesdauer, lange Lebenserwartung, keine signifikanten kardiovaskulären Erkrankungen. Bei Hypoglykämien: HbA_{1c} 7,0 %; HbA_{1c} bis 8,0 %, max. sogar 9,0 %: Schwere Hypoglykämien, reduzierte Lebenserwartung, multiple Komplikationen	HbA_{1c}-Zielkorridor: 6,0–8,0 %; Aggressive Therapie von jungen, ansonsten gesunden Patienten; weniger aggressive Therapie bei älteren, multimorbiden Patienten	Individuelle Zielkorridore; Generell ≤6,5 %	Generell HbA_{1c} <7,0 %; HbA_{1c} 6–6,5 %: kurze Diabetesdauer, keine signifikanten kardiovaskulären Erkrankungen, keine Hypoglykämien HbA_{1c} 7,5–8,0 % (bzw. noch höher): Schwere Hypoglykämien, kurze Lebensdauer, viele Komplikationen u./o. Komorbiditäten
Zielwerte hospitalisierter Patienten		Kritisch kranke Patienten: Insulintherapie bei Blutzucker ≥180 mg/dl; Ziel 140–180 mg/dl; Chirurgische Intensivpatienten, elektive Eingriffe: Blutzucker 110–140 mg/dl	Keine Leitlinie	ACS: in den ersten 48 h Blutzucker <11,0 mmol/l (198 mg/dl); Vermeidung von Hypoglykämien	Kritisch kranke Patienten: Blutzucker 140–180 mg/dl (7,8–10,0 mmol/l)
Blutdruckzielwerte; Therapieempfehlungen	Systolisch <140 mmHg Diastolisch <80 mmHg; Primär ACE-Hemmer, bei Unverträglichkeit: AT_1-Blocker Proteinurie >1g/Tag: <120/75 mmHg	Chronische Nierenerkrankung ohne Albuminurie: RR <140/90 mmHg; Albuminurie: RR-Ziel 130/80 mmHg	Keine Leitlinie	Generell <140/80 mmHg; Mikro-und/oder Makroangiopathie: <130/80 mmHg; Primär ACE-Hemmer, bei Unverträglichkeit AT_1-Blocker	Generell <140/80 mmHg; bei jüngeren Patienten systolisch <130 mmHg; ACE-Hemmer oder AT_1-Blocker

Tab. 2.7 (Fortsetzung)

Parameter	DDG (2013)	ÖDG (2012)	SGED (2013)	NICE (2008)	ADA/EASD (2013)
Lipid-Zielwerte	Primärprävention: LDL <100 mg/dl (<2,6 mmol/l)	LDL <70 mg/dl optimal, >50 % Reduktion ausreichend; Triglyzeride <150 mg/dl optimal, 150–200 mg/dl ausreichend	Keine Leitlinie	Gesamtcholesterin <4,0 mmol/l (155 mg/dl); LDL <2,0 mmol/l (77 mg/dl); HDL ≤1,4 mmol/l (54 mg/dl)	Generell: LDL <100 mg/dl, HDL >50 mg/dl, Triglyzeride <150 mg/dl; Bei kardiovaskulären Erkrankungen: LDL <70 mg/dl (1,8 mmol/l)
Einsatz von Metformin	Kontraindikation: Kreatinin-Clearance <60 ml/min	Kontraindikation: Kreatinin-Clearance <60 ml/min	Metformin einsetzbar bis zu einer Kreatinin-Clearance von 45 ml/min	Reduktion der Dosis, wenn Kreatinin-Clearance <45 ml/min; kein Einsatz, wenn Kreatinin-Clearance <30 ml/min	Metformin sicher bis zu einer Kreatinin-Clearance <30 ml/min

T1DM Typ-1-Diabetes mellitus; *T2DM* Typ-2-Diabetes mellitus; DDG Deutsche Diabetes Gesellschaft; ÖDG Österreichische Diabetes Gesellschaft; SGED Schweizerische Gesellschaft für Endokrinologie und Diabetologie; NICE National Institute for Health and Care Excellence (Großbritannien); ACS akutes Koronarsyndrom.

Organisationen wie ADA, IDF etc. an sie herangetreten, um ihre Expertise für bestimmte Themengebiete einzuholen. Aus diesem Grunde wurde 2009 das »EASD Panel for Overseeing Guidelines and Statements (POGS)« ins Leben gerufen, welches diese Aktivitäten strukturieren und steuern soll.

ADA/EASD

Eine gemeinsame Aktivität von ADA und EASD war die Erstellung eines Positionspapiers zur Therapie des Diabetes mellitus Typ 2. Die aktuelle Version (2012) legt unter Berücksichtigung der Ergebnisse aus 3 Therapiestudien (ACCORD, ADVANCE und VADT) einen besonderen Schwerpunkt auf einen patientenzentrierten Therapieansatz, der u. a. Diabetesdauer, Hypoglykämierisiko und Komorbiditäten einbezieht (Abb. 2.2). Des Weiteren werden die aktuellen Daten zur Effektivität und Sicherheit neuer Substanzklassen berücksichtigt (Inzucchi et al. 2012).

In Tab. 2.7 ist ein Vergleich ausgewählter diabetesspezifischer Parameter aus den Leitlinien verschiedener nationaler und internationaler Gesellschaften dargestellt.

2.8 Versorgungsforschung und Evaluation

A. Icks

Versorgungsforschung Interdisziplinarität, Rahmenbedingungen und Patientenorientierung

Evaluation Wirksamkeit unter Alltagsbedingungen

Was ist Versorgungsforschung (»health services research«)?

> Health Services Research is the multidisciplinary field of scientific investigation that studies how social factors, financing systems, organisational structures and processes, health technologies, and personal behaviours affect access to health care, the quality and costs of health care, and ultimately our health and well-being. Its research domains are individuals, families, organisations, institutions, communities, and populations. (Pfaff et al. 2011)

Versorgungsforschung hat das Ziel, Input über Throughput, Output und Outcome zu analysieren. Zentrale Aspekte sind die Interdisziplinarität, die Berücksichtigung von **Kontextfaktoren** (Rahmenbedingungen) und die **Patientenorientierung**. Bei der Evaluation werden eher patientenrelevante Outcomes wie Krankheitsereignisse oder Überleben betrachtet als Surrogatparameter, sowie »**patient reported outcomes**« wie Lebensqualität. Besondere Bedeutung hat die **Wirksamkeit unter Alltagsbedingungen**, nicht unter Bedingungen klassisch klinisch-evaluativer Studien, in denen oft nur selektierte Patientengruppen einbezogen werden und Interventionen wenig alltagsnah sind (»effectiveness versus efficacy«).

Versorgungsforschung hat in der Diabetologie eine lange Tradition. Die Bedeutung der **sozialen Lage** wurde frühzeitig erkannt. Eine standardisierte Diabetestherapie mit strukturierter Patientenschulung und umfangreiche Maßnahmen der **Qualitätssicherung** sind etabliert. Die Versorgungssituation von Patienten mit Diabetes wurde in populationsbasierten Studien untersucht (z.B. Icks 2006, Schunk 2011). Für nahezu alle in Leitlinien empfohlenen Behandlungen liegen Ergebnisse klinischer und gesundheitsökonomischer Evaluation vor (Li et al. 2010).

Im vorliegenden Beitrag wird der populationsbezogene **Outcome** beleuchtet. Hintergrund ist, dass sich durch Maßnahmen zur Verbesserung der Diabetesversorgung die Neuerkrankungsraten (Inzidenzen) der diabetesassoziierten Erkrankungen auf Bevölkerungsebene reduzieren – bereits 1989 Basis der **St. Vincent-Deklaration** (WHO 1989).

▪ Abnahme des Erblindungsrisikos von Diabetespatienten im Vergleich zur nicht-diabeteskranken Bevölkerung

In den 1990er Jahren erblindeten pro Jahr 60–80 von 100.000 Menschen mit Diabetes. Das altersbereinigte **Erblindungsrisiko** war rund 5-mal höher als in der nichtdiabetischen Bevölkerung (Trautner et al. 2001).

Im Jahr 2008 erblindeten von 100.000 Menschen mit bzw. ohne Diabetes 21 bzw. 9 Personen. Das alters- und geschlechtsadjustierte relative Risiko war in der diabetischen Population rund 2,5-fach höher als in der nichtdiabetischen (Icks 2010).

▪ Heute vermutlich auch weniger diabetesassoziierte Amputationen

In den 1990er Jahren erlitten von 100.000 rund 400–600 Personen in der diabetischen und zwischen 9 und 16 Personen in der nichtdiabetischen Population mindestens eine Amputation (Trautner 2001, Stiegler 1998). Altersadjustiert war das Amputationsrisiko in der diabetischen rund 22-fach höher als das in der nichtdiabetischen Population. In Leverkusen (NRW) nahm das Risiko für »Major Amputationen« zwischen 1990 und 2005 um 37 % ab (Trautner et al. 2007).

Basierend auf einer Analyse von Krankenkassendaten war das Amputationsrisiko in der diabetischen Population in den Jahren 2006 und 2007 9- bzw. 6-fach höher (Männer, Frauen) als in der nichtdiabetischen. Rund 85 % des individuellen Amputationsrisikos und 50 % des Amputationsrisikos in der Gesamtbevölkerung können dem Diabetes zugeschrieben werden. Möglicherweise liegt deutschlandweit eine Reduktion der Amputationsinzidenz in der diabetischen Population vor, wie sie sich in der regionalen Trendanalyse in Leverkusen fand (Icks 2010).

▪ Nierenersatztherapie bei Diabetespatienten

Rund 30–50 % der Menschen mit einer erstmaligen Nierenersatztherapie (RRT) wegen einer **terminalen Niereninsuffizienz** haben Diabetes. In den USA war das Risiko für eine RRT bei Männern mit Diabetes im Zeitraum 1975–1990 rund 13-fach höher als bei Männern ohne Diabetes (Brancati et al. 1997).

Im Kreis Mettmann erhielten im Zeitraum 2002–2008 von 100.000 Personen über 30 Jahren in der diabetischen Population pro Jahr 167, in der nichtdiabetischen Population 20 Patienten eine erstmalige Nierenersatztherapie. Alters- und geschlechtsadjustiert war das RRT-Risiko bei Vorliegen eines Diabetes etwa 8-fach höher als bei nichtdiabetischen Patienten. 88 % des Risikos beim Diabetesbetroffenen und 40 % des RRT-Risikos in der Gesamtbevölkerung können dem Diabetes zugeschrieben werden.

▪ Reduktion des kardiovaskulären Risikos bei Frauen mit Diabetes, bei Männern nicht

Nach Ergebnissen amerikanischer Studien war das Risiko von **Schlaganfällen** in der diabetischen gegenüber der nichtdiabetischen Bevölkerung um den Faktor 2–3 erhöht (Rodriguez et al. 2002).

Auf Basis von Krankenkassendaten (Jahre 2006 und 2007) wurden erstmals für Deutschland relative und attributable Risiken für Schlaganfall in der diabetischen und der nichtdiabetischen Population beschrieben. Das altersstandardisierte Risiko war in der diabetischen doppelt so hoch wie in der nichtdiabetischen Population. Fast 50 % des Schlaganfallrisikos eines individuellen Patienten und etwa 14 % des Risikos in der Gesamtbevölkerung können dem Diabetes zugeschrieben werden (Icks 2010).

In der Region Augsburg (MONICA-Studie) erlitten in den Jahren 1985–1994 pro Jahr von 100.000 Personen 915 und 442 (Männer und Frauen) in der diabetischen, und 193 und 60 in der nichtdiabetischen Bevölkerung einen **Herzinfarkt**. Altersadjustiert hatten Patienten mit Diabetes ein 4-fach (Männer) bzw. 6-fach (Frauen) höheres Herzinfarktrisiko als Patienten ohne Diabetes (Löwel et al. 1999).

Nach einer Analyse des Zeitraums 1985–2006 fand sich in der nichtdiabetischen Population sowohl bei Männern als auch bei Frauen eine signifikante Reduktion des Infarktrisikos (jeweils 27 %). Bei diabetischen Frauen fand sich ebenfalls eine signifikante Reduktion (34 %). Dagegen stieg bei diabetischen Männern das Risiko im Beobachtungszeitraum signifikant um 25 % an (Icks 2010).

▪ Schwangerschaftskomplikationen von Diabetespatientinnen signifikant reduziert

In einer Studie zu **Schwangerschaftsoutcomes** bei diabetischen und nichtdiabetischen Frauen 1988–1993 in Nordrhein war die perinatale Mortalität bei diabetischen Frauen mit etwa 1–4 % deutlich höher bei nichtdiabetischen (0,6–0,7 %). Die Frühgeborenen- und Makrosomieraten waren bei diabetischen deutlich höher als die bei nichtdiabetischen Frauen (von Kries et al. 1997).

Nach einer Analyse der Perinatalstatistik aus Bayern für den Zeitraum 1987–2007 sank das relative Risiko für schwere Geburtskomplikationen bei diabetischen gegenüber nichtdiabetischen Frauen in diesem Zeitraum signifikant, vor allem für Totgeburten: es war im Zeitraum 1987–1993 bei diabetischen im Vergleich zu nichtdiabetischen Frauen noch 5-fach höher, 2001–2007 knapp 3-fach erhöht (Beyerlein et al. 2010).

Fazit für die Praxis

Die Versorgungsforschung kann mit der Evaluation von relevanten Patienten-Outcomes auf Bevölkerungsebene dazu beitragen, Trends zu betrachten und die Versorgungssituation zu beschreiben. Schwerwiegende gesundheitliche Ereignisse sind bei Personen mit Diabetes auch heute noch deutlich höher als in der nichtdiabetischen Population. Allerdings scheint sich die Situation insgesamt verbessert zu haben. Hierzu mögen neben technischen Entwicklungen in der Diabetestherapie strukturierte Versorgungsmodelle und die Einführung von Disease Management-Programmen beigetragen haben. Ein kausaler Zusammenhang ist allerdings aufgrund fehlender Wirksamkeitsstudien nicht ableitbar. Die kontinuierliche Analyse von Inzidenzen und relativen Risiken der wichtigsten Spätschäden ist weiterhin erforderlich, um den Trend zu evaluieren.

Literatur

Literatur zu Abschn. 2.1

AWMF (2012) Arbeitsgemeinschaft der Wissenschaftlichen Medizinischen Fachgesellschaften – Ständige Kommission Leitlinien. AWMF-Regelwerk »Leitlinien«. http://www.awmf.org/leitlinien/awmf-regelwerk.html. Zugriff 8 Dez 2013

AWMF (2013) Arbeitsgemeinschaft der Wissenschaftlichen Medizinischen Fachgesellschaften. http://www.awmf.org/leitlinien/aktuelle-leitlinien.html. Zugriff 8 Dez 2013

Bundesärztekammer (BÄK), Kassenärztliche Bundesvereinigung (KBV), Arbeitsgemeinschaft der Wissenschaftlichen Medizinischen Fachgesellschaften (AWMF) (2012). Nationales Programm für VersorgungsLeitlinien. Methoden-Report, 4. Aufl. 2010. http://www.versorgungsleitlinien.de/methodik/pdf/nvl_methode_4.aufl.pdf, DOI: 10.6101/AZQ/000061. Zugriff 8 Dez 2013

CEBM (2009) Center for Evidence Based Medicine. Levels of Evidence. Oxford: CEBM. http://www.cebm.net/index.aspx?o=1025. Zugriff 8 Dez 2013

DDG (2013a) Deutsche Diabetes Gesellschaft. http://www.deutsche-diabetes-gesellschaft.de/leitlinien/evidenzbasierte-leitlinien.html. Zugriff 8 Dez 2013

DDG (2013b) Deutsche Diabetes Gesellschaft. http://www.deutsche-diabetes-gesellschaft.de/leitlinien/praxisempfehlungen.html. Zugriff 8 Dez 2013

DDG (2013c) Deutsche Diabetes Gesellschaft. http://www.deutsche-diabetes-gesellschaft.de/leitlinien/patientenleitlinien.html. Zugriff 8 Dez 2013

Guyatt G, Oxman AD, Akl EA, Kunz R, Vist G, Brozek J, Norris S, Falck-Ytter Y, Glasziou P, deBeer H, Jaeschke R, Rind D, Meerpohl J, Dahm P, Schuenemann HJ (2011) GRADE guidelines: 1. Introduction – GRADE evidence profiles and summary of findings tables. J Clin Epidemiol 64: 383–394

Kellerer M, Matthaei S (2012) Praxisempfehlungen der Deutschen Diabetes Gesellschaft. Diabetologie (Suppl 2) S83-S300

Landgraf R, Kellerer M, Fach E, Gallwitz B, Hamann A, Joost HG, Klein HH, Müller-Wieland D, Nauck MA, Reuter HM, Schreiber S, Siegel E, Matthaei S (2013) Praxisempfehlungen DDG/DGIM: Therapie des Typ 2-Diabetes. Diabetologie 8: 93–105

Ulsenheimer K, Biermann E (2008) Leitlinien – medico-legale Aspekte. Anästh Intensivmed 49:105–106

VersorgungsLeitlinien (2013a) http://www.versorgungsleitlinien.de. Zugriff 8 Dez 2013

VersorgungsLeitlinien (2013b) Bundesärztekammer (BÄK), Kassenärztliche Bundesvereinigung (KBV), Arbeitsgemeinschaft der Wissenschaftlichen Medizinischen Fachgesellschaften (AWMF) Nationale VersorgungsLeitlinie Therapie des Typ-2-Diabetes – Langfassung, Version 2. http://www.versorgungsleitlinien.de/themen/diabetes2/dm2_Therapie. Zugriff 11 Jan 2014

Literatur zu Abschn. 2.2

ÖDG (2012) Österreichische Diabetes Gesellschaft. ÖDG-Leitlinien 2012. Wiener Klin Wochenschr (Suppl 2). http://www.oedg.org/oedg_leitlinien.html. Zugriff 21 Dez 2013

Literatur zu Abschn. 2.3

ADA (2013) American Diabetes Association. Diabetes and driving. Diabetes Care 36: S80–-S85

Inzucchi SE, Bergenstal RM, Buse JB, Diamant M, Ferrannini E, Nauck M, Peters AL, Tsapas A, Wender R, Matthews DR (2012a) Management of hyperglycaemia in type 2 diabetes: a patient-centered approach. Position statement of the American Diabetes Association (ADA) and the European Association for the Study of Diabetes (EASD). Diabetologia 55(6): 1577–1596

Inzucchi SE, Bergenstal RM, Buse JB, Diamant M, Ferrannini E, Nauck M, Peters AL, Tsapas A, Wender R, Matthews DR (2012b) Management of hyperglycemia in type 2 diabetes: a patient-centered approach. Position statement of the American Diabetes Association (ADA) and the European Association for the Study of Diabetes (EASD). Diabetes Care 35: 1364–1379. http://care.diabetesjournals.org/content/35/6/1364.full.pdf. Zugriff 29 Dez 2013

Ismail-Beigi F, Moghissi E, Tiktin M, Hirsch IB, Inzucchi SE, Genuth S (2011) Individualizing glycemic targets in type 2 diabetes mellitus: implications of recent clinical trials. Ann Intern Med 154: 554–559

Lehmann R, Henzen C, Christ E (2013) Neue Richtlinien der SGED/SSED zur Therapie des Typ 2 Diabetes mellitus: Die Behandlungsstrategie folgt keinem starren Stufenschema. info@herz+gefäss (4): 21–26

ORIGIN Trial Investigators (2012) Basal insulin and cardiovascular and other outcomes in dysglycemia. N Engl J Med 367: 319–328

Literatur zu Abschn. 2.4

Gigerenzer G, Gray JAM (eds) (2011) Better doctors, better patients, better decisions. Envisioning Health Care 2020. MIT Press, Cambridge Massachusetts London

Gray JAM (2013) The Third Healthcare Revolution – Better Value Healthcare Programmes www.bvhc.co.uk. Zugriff 21 Dez 2013

Hanefeld M, Rothe U, Fischer S, Scholz G, Schulze J et al. (2013) für die Fachkommission Diabetes der SLÄK. Praxis-Leitlinie Metabolisch-Vaskuläres Syndrom, 2. Aufl. Institut für Medizinische Informatik und Biometrie der TU Dresden

Hunter DJ, Fairfield G (1997) Managed care: disease management. BMJ 315: 50–53

Linder R et al. (2013) 10 Jahre Diabetes-DMP – Ein medizinischer oder ökonomischer Nutzen ist nicht erkennbar (TKK-Studie). Diabetes aktuell 11: 124–126

Porter ME, Teisberg EO (2007) How physicians can change the future of health care. JAMA 297: 1103–1111

Rothe U (2010) Zur Effektivität und Effizienz integrierter Versorgung am Beispiel Diabetes – ein Beitrag zur Versorgungsforschung. Shaker, Aachen

Rothe U (2013) Die neue Generation der DMP – Chronic Care Management in einem werteorientierten Gesundheitssystem. Diabetes aktuell 11: 127–131

Rothe U, Muller G, Schwarz PE et al. (2008) Evaluation of a diabetes management system based on practice guidelines, integrated care, and continuous quality management in a Federal State of Germany: a population-based approach to health care research. Diabetes Care 31: 863–868

Sachverständigenrat (2001) für die Konzertierte Aktion im Gesundheitswesen. Gutachten 2001. Bedarfsgerechtigkeit und Wirtschaftlichkeit. Bd. III, Über, Unter- und Fehlversorgung, Berlin; pp 175–177

Schlette S, Knieps F, Amelung V (2005) Versorgungsmanagement für chronisch Kranke – Lösungsansätze aus den USA und aus Deutschland. Bertelsmann Stiftung, The Commonwealth Fund, Academy Health. KomPart, Bonn

Van Lente E (2013) DMP Diabetes – Stand und Perspektiven. Einordnung aus Sicht des AOK-Bundesverbandes. Diabetes aktuell 11: 105–110

Wagner EH, Austin BT, Von Korff M (1996) Organizing care for patients with chronic illness. Milbank Quaterly 74: 511–544

Literatur zu Abschn. 2.5

Griebler R, Geißler W; Winkler P (Hrsg) (2013) Österreichischer Diabetesbericht 2013. Bundesministerium für Gesundheit, Wien

Sönnichsen AC, Winkler H, Flamm M, Panisch S, Kowatsch P, Klima G, Fürthauer B, Weitgasser R (2010) The effectiveness of the Austrian disease management programme for type 2 diabetes: a cluster-randomised controlled trial. BMC Fam Pract 11: 86

Literatur zu Abschn. 2.6

Puder J, Grimm J-J, Hagon-Traub I, Ruiz J, Saner H et al. (2011) DIAfit, ein Schweizer Programm zur Förderung der körperlichen Aktivität bei Patienten mit Diabetes Typ 2 Schweiz Med Forum 27: 478–480. http://www.diafit.ch/de/images/DIAfit.pdf. Zugriff 21 Dez 2013

Literatur zu Abschn. 2.7

ADA (2014) Leitlinien der American Diabetes Association: http://professional.diabetes.org/ResourcesForProfessionals.aspx?cid=84160. Zugriff 2 Feb 2014

DDG (2011) Böhm BO, Dreyer M, Fritsche A, Füchtenbusch M, Gölz S, Martin S: Therapie des Typ-1-Diabetes. http://www.deutsche-diabetes-gesellschaft.de/leitlinien/evidenzbasierte-Leitlinien.html. Zugriff 2 Feb 2014

IDF (2012) International Diabetes Federation. Global Guideline for Type 2 Diabetes. http://www.idf.org/global-guideline-type-2-diabetes-2012. Zugriff 2 Feb 2014

Inzucchi SE, Bergenstal RM, Buse JB, Diamant M, Ferrannini E, Nauck M, Peters AL, Tsapas A, Wender R, Matthews DR (2012) Management of hyperglycemia in type 2 diabetes: a patient-centered approach. Position statement of the American Diabetes Association (ADA) and the European Association for the Study of Diabetes (EASD). Diabetes Care 35, 6: 1364–1379

Nice (2008) NICE-Leitlinie: National Collaborating Centre for Chronic Conditions. Type 2 diabetes: national clinical guideline for management in primary and secondary care (update). London: Royal College of Physicians. http://www.nice.org.uk/nicemedia/live/11983/40803/40803.pdf. Zugriff 2 Feb 2014

ÖDG (2012) Leitlinien der Österreichischen Diabetes Gesellschaft: http://www.oedg.org. Zugriff 2 Feb 2014

SGED (2013) Leitlinien/Richtlinien der Schweizerischen Gesellschaft für Endokrinologie und Diabetologie: http://www.sgedssed.ch. Zugriff 2 Feb 2014

Literatur zu Abschn. 2.8

Beyerlein A, von Kries R, Hummel M, Lack N, Schiessl B, Giani G, Icks A (2010) Improvement in pregnancy-related outcomes in the offspring of diabetic mothers in Bavaria, Germany, during 1987 to 2007. Diabetic Med 27(12): 1379–1384

Brancati FL, Whelton PK, Randall BL, Neaton JD, Stamler J, Klag MJ (1997) Risk of end-stage renal disease in diabetes mellitus: a prospective cohort study of men screened for MRFIT. Multiple Risk Factor Intervention Trial. JAMA 278 (23): 1069–1074

Icks A (2010) Diabetische Folgekrankheiten – Stand der Umsetzung der St. Vincent Ziele. In: Deutsche Diabetes-Stiftung (Hrsg) Diabetes in Deutschland – Fakten, Zahlen, Prävention. Lipp, München

Icks A, Rathmann W, Haastert B, Mielck A, Holle R, Löwel H, Giani G, Meisinger C on behalf of the KORA Study Group (2006) Versorgungsqualität und Ausmaß von Komplikationen an einer bevölkerungsbezogenen Stichprobe von Typ 2-Diabetespatienten – Der KORA Survey 2000. DMW 131: 73–78

Kries R von, Kimmerle R, Schmidt JE, Hachmeister A, Böhm O, Wolf HG (1997) Pregnancy outcomes in mothers with pregestational diabetes: a population-based study in North Rhine (Germany) from 1988 to 1993. Eur J Pediatrics 156: 963–967

Li R, Zhang P, Barker LE, Chowdhury FM, Zhang X (2010) Cost-effectiveness of interventions to prevent and control diabetes mellitus: a systematic review. Diabetes Care 33(8): 1872–1894

Löwel H, Stieber J, Koenig W, Thorand B, Hörmann A, Gostomzyk I et al. (1999) Das diabetesbedingte Herzinfarktrisiko in einer süddeutschen Bevölkerung: Ergebnisse der MONICA-Augsburg-Studien 1985–1994. Diabetes Stoffwechsel 8: 11–21

Pfaff H, Neugebauer EAM, Glaeske G, Schrappe M (Hrsg) (2011) Lehrbuch Versorgungsforschung: Systematik – Methodik – Anwendung. Schattauer, Stuttgart

Rodriguez BL, D'Agostino R, Abbott RD et al. (2002) Risk of hospitalized stroke in men enrolled in the Honolulu Heart Program and the Framingham Study: a comparison of incidence and risk factor effects. Stroke 33: 230–236

Schunk M, Stark R, Reitmeir P, Rathmann W, Meisinger C, Holle R (2011) Verbesserungen in der Versorgung von Patienten mit Typ 2 Diabetes? Gepoolte Analyse dreier bevölkerungsbasierter Studien (KORA) in der Region Augsburg zwischen 1999 und 2008. Bundesgesundheitsblatt 54: 1187–1196

Stiegler H, Standl E, Frank S, Mendler G (1998) Failure of reducing lower extremity amputations in diabetic patients: results of two subsequent population-based surveys 1990 and 1998 in Germany. Vasa 27 (1)

Trautner C, Haastert B, Giani G, Berger M (2001) Incidence of blindness in southern Germany between 1990 and 1998. Diabetologia 44: 147–150

Trautner C, Haastert B, Mauckner P, Gätcke LM, Giani G (2007) Reduced incidence of lower-limb amputations in the diabetic population of a German city, 1990–2005. Results of the Leverkusen Amputation Reduction Study (LARS). Diabetes Care 30: 2633–2637

WHO(1989) World Health Organization. Diabetes care and research in Europe. The Saint Vincent Declaration. World Health Organization, ICP/CLR 034

Typ-1-Diabetes

T. Danne, G. Freckmann, A. Kautzky-Willer, U. Lang, R. Lehmann, M. Pfohl, N. C. Schloot, P. M. Schumm-Draeger

H. Schatz, A. F. H. Pfeiffer (Hrsg.), *Diabetologie kompakt*,
DOI 10.1007/978-3-642-41358-2_3, © Springer-Verlag Berlin Heidelberg 2014

3.1 Immunpathogenese, Prädiktion, Immunintervention und Immunprävention

N. C. Schloot

3.1.1 Der Typ-1-Diabetes ist eine immunvermittelte chronische Erkrankung

Der Typ-1-Diabetes entsteht durch eine immunvermittelte Zerstörung der Insulin-produzierenden β-Zellen des Pankreas. Neben genetischen Faktoren spielen bisher nicht eindeutig identifizierte Umweltfaktoren für die Initiierung dieser Immunreaktion eine wesentliche Rolle (■ Abb. 3.1). Bei Diabetesdiagnose sind einige Inseln zerstört, andere scheinen unversehrt, wobei ein Jahr nach Diagnose fast alle Inseln insulindefizient sind (Eisenbarth 2012).

▪ Ursachen der immunvermittelten β-Zellzerstörung liegen in der Umwelt

Die Destruktion der β-Zellen erfolgt durch die selektive Infiltration der Langerhans-Inseln des Pankreas durch Immunzellen und deren Mediatoren (Insulitis). Während diabetesassoziierte Antikörper die Insulitis begleiten, führt die zellulären Immunität, gekennzeichnet durch autoreaktive T-Lymphozyten und die von ihnen ausgeschütteten Immunmediatoren wie z. B. Tumornekrosefaktor α, Interferon γ und Interleukin 1 die Zerstörung der β-Zellen herbei, wobei adaptive und natürliche Immunantwort in Wechselwirkung stehen.

Bei der genetischen Prädisposition spielen insbesondere Haupthistokompatibilitätsantigene (HLA) eine Rolle. Sie determinieren, welche Inselpeptide den spezifischen T-Zellen präsentiert und von den T-Zellrezeptoren erkannt werden (Eisenbarth 2012).

Da viele Normalpersonen Suszeptibiliätsgene aufweisen, ohne je an einem Diabetes zu erkranken und eineiige Zwillinge nur zu etwa 40 % beide an einem Typ-1-Diabetes erkranken, werden die Suszeptibilitätsgene als notwendig, aber nicht hinreichend für die Entwicklung eines Typ-1-Diabetes angesehen. Ist die Mutter an einem Typ-1-Diabetes erkrankt, ist das Risiko eines Kindes mit ca. 10 % bemessen. Ist der Vater betroffen, liegt das Risiko des Kindes, einen Typ-1-Diabetes zu entwickeln, bei etwa 5 %.

Die Inzidenz des Typ-1-Diabetes, vor allem im Kleinkindesalter, nimmt in den letzten 3 Dekaden jährlich um 3–4 % zu. Vermutlich beeinflussen Umweltfaktoren die Immunreaktion, was zur Inseldestruktion führt, diese triggert oder reguliert (Bluestone et al. 2010). Verschiedene Umweltfaktoren werden derzeit als mögliche Trigger untersucht. Hierzu gehören die Hygienehypothese, der Einfluss von (Entero-)Viren, von Vitamin D und Sonnenlicht, von verändertem Ernährungsverhalten und auch einer veränderten Mikrobiota.

> **Bisher ist für keinen Umweltfaktor gesichert, dass er die Entwicklung eines Typ-1-Diabetes auslöst, so dass gegenüber Patienten und Angehörigen keine Empfehlungen zum Lebensstil ausgegeben werden können.**

▪ Die Rolle der diabetesassoziierten Antikörper beim Typ-1-Diabetes

Diabetesassoziierte Antikörper sind als diagnostische Marker für die Differenzialdiagnose bei Erstmanifestation eine Diabetes sowie als Marker zur Risikobestimmung der heutige Goldstandard (■ Tab. 3.1). Sie spielen allerdings kaum eine Rolle in der Pathogenese der β-Zelldestruktion.

▪▪ Diabetesassoziierte Antikörper als Diagnosehilfe

Mithilfe der Antikörperbestimmungen (GADA, IA2A, IAA) und dem neueren Autoantikörper gegen Zinktransporter 8 (ZnT8A) erreicht die Detektionsrate einer Autoimmunität 98 % bei der Diagnose Typ-1-Diabetes. Da fast alle Personen, die mit subkutanem Insulin behandelt werden, im Laufe der Zeit Insulinantikörper entwickeln, die nicht von den Insulinautoantikörpern (IAA) zu unterscheiden sind, sollten IAA-Bestimmungen nur bei Insulin-naiven Personen vorgenommen werden.

> **In der klinischen Praxis wird als erster Suchtest die Bestimmung von Autoantikörpern gegen Glutamatdecarboxylase (GADA) und die Tyrosinphosphatase-IA-2 (IA2A) empfohlen, wenn die Differenzialdiagnose eines Typ-1-Diabetes ansteht (■ Tab. 3.1). Diese Testkombination hat den früher üblichen Nachweis von Inselzellantikörpern (ICA) als erstem Test aufgrund des einfacheren, biochemischen Testverfahrens ersetzt.**

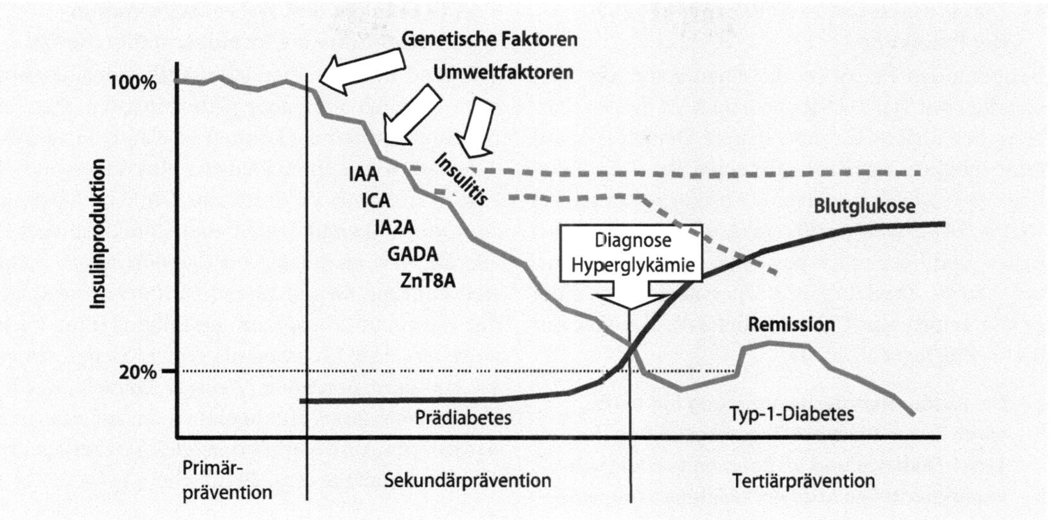

Abb. 3.1 Zeitlicher Verlauf der immunvermittelten β-Zellzerstörung mit begleitender Insulitis und Serokonversion im Stadium des Prädiabetes bis hin zum manifesten Typ-1-Diabetes

Tab. 3.1 Inselzellautoantikörper zur Risikobestimmung und Diagnostik des Typ-1-Diabetes (*T1DM*). (Quelle: Simon et al. 2012)

Parameter	Abkürzung	Funktion	Nachweisbarkeit und /klinische Bedeutung
Inselzell-antikörper	ICA	Antikörper gegen Inselzellantigene	80–90 % nachweisbar bei neu diagnostiziertemvTyp-1-Diabetes Heute kaum noch in Gebrauch
Glutamat-decarboxylase-Antikörper	GADA	Antikörper gegen das Enzym Glutamatde-carboxylase	70–80 % nachweisbar bei neu diagnostiziertem Typ-1-Diabetes Bei LADA-Patienten in >90 % positiv
Tyrosin-Phosphatase-Antikörper	IA2A	Antikörper gegen das Enzym Protein Tyro-sin-Phosphatase 2	60–70 % nachweisbar bei Kindern und Jugendlichen 2–5 % nachweisbar bei Verwandten ersten Grades mit Typ-1-Diabetes
Insulinauto-antikörper	IAA	Antikörper gegen Insulin und Proinsulin	In 60–80 % nachweisbar bei Kleinkindern In 40 % nachweisbar bei Erwachsenen mit Typ-1-Diabetes Vorherige Insulintherapie führt zu Bildung von Insulinan-tikörpern (IAK) und stört den Nachweis von IAA
Zinktransporter-8-Antikörper	ZnT8A	Antikörper gegen Zinktransporter	Nachweisbar bei 60–80 % bei Kindern und Jugendlichem mit neu entdecktem T1DM

■■ Diabetesassoziierte Antikörper in der Prädiktion

Bei gesunden Personen, die einen erstgradig Verwandten mit Typ-1-Diabetes haben, ist die Abschätzung des Risikos für eine spätere Diabeteserkrankung möglich. Das Risiko für einen Typ-1-Diabetes liegt bei 3-fach positivem Antikörperstatus bei 79,1 %, bei 2-fach positivem Antikörperstatus bei 61,6 % und bei einfach positivem Antikörperstatus bei 12,7 %. Inselautoantikörper-negative Kinder (93 %) zeigen ein Typ-1-Diabetes-Risiko von nur 0,4 % (Ziegler et al. 2013).

> **Die Autoantikörperbestimmung hat heute einen festen Platz bei Diagnosestellung des Typ-1-Diabetes und im Rahmen von klinisch-experimentellen Studien, bei denen präventive Ansätze bei Risikopersonen getestet werden. Außerhalb dieser Studien wird die Risikobestimmung aus Ermangelung effektiver präventiver Maßnahmen nicht empfohlen (Neu et al. 2012).**

■■ Diabetesassoziierte Antikörper bei Typ-2-Diabetes charakterisieren LADA

Neben den Patienten mit klassischem Typ-1-Diabetes, weisen etwa 10 % aller Patienten mit Typ-2-Diabetes positive diabetesassoziierte Antikörper, in über 90 % der Fälle GADA auf (Hawa et al. 2013). Wenn diese Patienten in den ersten 3–6 Monaten nach Diagnose konservativ oder medikamentös führbar sind und kein Insulin benötigen, werden sie als LADA (latenter autoimmuner Diabetes des Erwachsenen) bezeichnet. In den Leitlinien wird diese Form dem Typ-1-Diabetes zugeordnet, klinische imponiert sie jedoch wie ein Typ-2-Diabetes.

> **Da sich aktuell aus der Diagnose LADA keine Konsequenz für eine spezifische Therapie ableitet, kann die Bestimmung von diabetesassoziierten Antikörpern bei der großen Zahl von Typ-2-Diabetes-Patienten derzeit nicht empfohlen werden. Sie hilft jedoch im Einzelfall, eine Erklärung zu finden, wenn die Insulinbedürftigkeit besonders früh eintritt oder wenn der Patient mit oraler Diabetesmedikation schlecht einstellbar ist.**

■ Die zelluläre und systemische Immunantwort führe die Inseldestruktion herbei

Während diabetesassoziierte Antikörper diagnostisch hilfreich sind, aber pathogenetisch eher unbedeutend scheinen, können Inselantigen-reaktive T-Lymphozyten einen Diabetes übertragen und die Inseldestruktion verursachen. Die Charakterisierung der T-Lymphozyten und Zytokinspiegel ist allerdings vom Einsatz im diagnostischen Alltag weit entfernt. Grund hierzu ist die Schwierigkeit, die Zellen überhaupt im peripheren Blut nachzuweisen, dazu kommen die verschiedenen schwer zu standardisierenden Assays. Derzeit werden T-Zell-Workshops durchgeführt, die auf eine Standardisierung und damit breitere Einsetzbarkeit hinarbeiten (Mallone et al. 2011)

> **Die Charakterisierung der zellulären und systemischen Immunantwort ist vor allem für das Verständnis der Pathogenese und das Immunmonitoring von klinischen Interventionsstudien interessant, bei denen versucht wird, über eine Immunintervention die Progression der β-Zellzerstörung aufzuhalten.**

3.1.2 Prävention und Immunintervention bei Typ-1-Diabetes

Bisher sind Versuche, den Typ-1-Diabetes zu verhindern, die Zeit bis hin zur Diagnose hinauszuzögern oder den β-Zellverlust nach Diagnosestellung zu verhindern, gescheitert. Derzeit wird entweder versucht, bei genetischen Risikopersonen die Entwicklung von Autoantikörpern und damit die Progression bis hin zum Typ-1-Diabetes zu verhindern (Primärprävention), bei Autoantikörper-positiven Personen die Manifestation der Hyperglykämie zu verzögern (Sekundärprävention), oder den auch nach Typ-1-Diabetes-Manifestation voranschreitenden β-Zellverlust aufzuhalten (Tertiärprävention; ▫ Tab. 3.2).

■ Erste Erfolge in der Primärprävention, Versagen der Sekundärprävention

Ansätze zur primären Prävention des Typ-1-Diabetes sind dann realisierbar, wenn sie keine Gesundheitsgefährdung der gesunden Probanden bedeu-

Tab. 3.2 Ansatzpunkte einer Immunintervention bei Typ-1-Diabetes (*T1DM*) in der Primär-, Sekundär- und Tertiärprävention

Intervention	Behandlung	Ergebnis
Primärprävention		
TRIGR-Studie	Casein-Hydrolysat nach dem Stillen, Phase II	Serokonversion um 50 % vermindert T1DM-Ergebnisse 2017 erwartet
Pre-Point-Studie	Orales Insulin, Phase II	Studie läuft
Sekundärprävention		
ENDIT	Nikotinamid oral, Phase II/III	Kein Erfolg
DPT-1	Insulin (i.v., s.c., oral), Phase II/III	Kein Erfolg (außer orales Insulin in Post-hoc-Analyse)
INIT I	Lispro intranasal, Phase II	Kein Erfolg
INIT II	Lispro intranasal, Phase II	Studie läuft
Tertiärprävention		
Anti-T-Zellen	Anti-CD3 (Teplizumab, Oltelixizumab) i.v. Phase II und III	C-Peptid-Stabilisierung nur in Pilotstudien und Untergruppen
Anti-B-Lymphozyten	Rituximab i.v., Phase II	Transienter Erfolg
GAD-Vakzinierung	GAD65 Diamyd s.c., Phase II und III	C-Peptid-Stabilisierung nur in Pilotstudien und Untergruppen
DiaPep277-Behandlung	DiaPep277 s.c., Phase II und III	C-Peptid-Stabilisierung
Proinsulinplasmid-Impfung	BHT3021 i.m. Phase II	C-Peptid-Stabilisierung
Interleukin-1-Blockade	Anakinra (IL1RA) s.c., Canakinumab (aIL1) s.c., Phase II	Kein Erfolg
DIATOR-Studie	Atorvastatin, Phase II	C-Peptid-Stabilisierung nach 12 Monaten

ten. Ziel ist, das Auftreten von Autoimmunität und damit die Entwicklung eines Typ-1-Diabetes zu verhindern.

Erste Zwischenergebnisse zeigen bei der TRIGR-Studie, dass die Gabe von hypoallergener hydrolysierter Beikost im Säuglingsalter die Entwicklung von diabetesassoziierten Antikörpern um die Hälfte reduziert (Knip et al. 2010). In der Primärpräventionsstudie PrePoint und Point wird derzeit untersucht, ob Kinder mit HLA-Risikogenen von einer prophylaktischen, oral applizierten Insulingabe profitieren (http://www.diabetes-point.org).

Sind bereits diabetesassoziierte Antikörper nachweisbar, besteht ein deutlich erhöhtes Risiko einer Typ-1-Diabetes-Entwicklung. Studien mit Nikotinamid (ENDIT-Studie), Insulin i.v. und s.c. (DPT-1-Studie) oder Insulin Lispro intranasal (INIT I) konnten die Progression zum Typ-1-Diabetes gegenüber Plazebo nicht aufhalten (Schatz u. Bingley 2001). Derzeit wird in einer großen Folgestudie, INIT II, eine höhere intranasale Insulinmenge versucht (ClinicalTrials.gov identifier: NCT00336674).

▪ Immunintervention für die Tertiärprävention

Studien zur Tertiärprävention werden meist in den ersten Wochen bis Monaten nach Manifestation des Typ-1-Diabetes begonnen, mit dem Ziel, die verbliebene β-Zellfunktion aufrecht zu erhalten, was über eine Immunintervention versucht wird. Als Maß der körpereigenen Insulinproduktion wird dabei der Serumspiegel des C-Peptids vor und nach einer standardisierten Flüssigmahlzeit oder nach 1 mg Glukagon (6 min nach i.v.-Injektion) gemessen. Ein großer Vorteil der Tertiärprävention besteht darin, dass ausschließlich Erkrankte therapiert werden und der Therapieerfolg relativ leicht messbar ist. Der größte Nachteil ist die zum Zeitpunkt der Diagnose bereits ausgeprägte Inseldestruktion.

In der Vergangenheit wurde eine Vielzahl Tertiärpräventionsstudien durchgeführt (Staeva et al. 2013). Nur wenige Substanzen haben das Stadium der Phase-II/III-Studien beim Menschen erreicht. Hierzu gehört die antigenspezifische Therapie mit dem Hitzeschockproteinpeptid DiaPep277, mit GAD65 und mit dem Proinsulinplasmid BHT 30121. Nur die subkutane Behandlung mit DiaPep277 und die intramuskuläre BHT3012-Therapie zeigten eine signifikant verbesserte C-Peptid-Sekretion (Dagan et al. 2012; Roep et al. 2013). Auch die antientzündliche Therapie mit Atorvastatin (Martin et al. 2011) zeigte Teilerfolge. Die Ergebnisse der T-Zell-gerichteten Therapie mit Antikörpern, die an den T-Zell-Oberflächenmarker CD3 binden, erbrachten enttäuschende Phase-III-Ergebnisse (Staeva et al. 2013).

Die Therapie mit Stammzellen wird derzeit kontrovers diskutiert. Die bisherigen Studienergebnisse zum Transfer von autologem Nabelschnurblut schadeten nicht, konnten jedoch auch keine klinisch relevante Verbesserung erreichen (Haller et al. 2013). Eine aufsehenerregende, kleine Studie zur Stammzelltherapie aus Brasilien schaffte es, dass 70 % der behandelten Patienten vorübergehend ohne eine Insulintherapie auskamen. Das klinische Protokoll der autologen nichtmyeloablativen hämatopoetischen Stammzelltransplantation führte jedoch zu ausgeprägten, lebensbedrohlichen Nebenwirkungen, so dass weder in Europa noch in den USA mit solchen Studien gerechnet werden kann (Couri et al. 2009). Aktuell wird diskutiert, wie Kombinationstherapien z. B. aus β-zellregenerativen Therapien wie β-Trophin (Yi et al. 2013) oder auch Inkretinen in Kombination mit immunmodulierenden Ansätzen bessere Erfolge bei der Prävention und Immunintervention erzielen können.

Fazit für die Praxis

Die aktuelle Datenlage zu den verschiedenen Präventionsansätzen lässt es nicht zu, eine konkrete Therapieempfehlung zur Prävention auszusprechen. Angehörige und neudiagnostizierte Typ-1-Diabetes-Patienten sollten jedoch trotzdem informiert werden, dass es prinzipiell die Möglichkeit gibt, an den meist plazebokontrollierten Studien teilzunehmen.

3.2 Erstmanifestation, klinisches Bild und Therapie des Typ-1-Diabetes

M. Pfohl

3.2.1 Diabetes mellitus Typ 1 kann in jedem Lebensalter auftreten

Der früher als »juveniler Diabetes« bezeichnete Diabetes mellitus Typ 1 manifestiert sich zwar bevorzugt im Kindes- und Jugendalter, tritt aber letztlich in allen Altersgruppen auf und weist sogar einen kleineren Manifestationsgipfel in der 6. und 7. Lebensdekade auf. In aller Regel ist aber der Erkrankungsbeginn bei jüngeren Patienten rascher und geht mit einer schwereren klinischen Symptomatik einher als im höheren Lebensalter. Dies spiegelt wahrscheinlich den unterschiedlich schnellen Verlust an β-Zellkapazität wider. Insbesondere beim Typ-1-Diabetes des Erwachsenen, dem »Latent Autoimmune Diabetes of Adulthood« (LADA), entsteht die Hyperglykämie langsam und wird deshalb häufig über Jahre hinweg nicht richtig erkannt. Da natürlich Übergewicht und Adipositas keinen Schutz vor einem autoimmun vermittelten Diabetes bieten, muss auch bei primär als Typ-2-Diabetes klassifizierten Patienten bei früh einsetzenden Zeichen eines deutlichen Insulinmangels, vor allem bei ungewolltem Gewichtsverlust, an einen LADA gedacht werden.

3.2.2 Erstmanifestation – von milden Diabetessymptomen zum Manifestationskoma

Die für den Diabetes mellitus Typ 1 charakteristische Zerstörung der β-Zellen bedingt einen zunehmenden Insulinmangel mit einer sich daraus entwickelnden katabolen Stoffwechselentgleisung. Charakteristisch für den Diabetes mellitus Typ 1 sind Störungen im Kohlenhydrat-, Fett- und Eiweißstoffwechsel, die zu typischen metabolischen Veränderungen mit überlappender klinischer Symptomatik führen. Von Seiten des Kohlenhydratstoffwechsels besteht vor allem eine Hyperglykämie, die Serumosmolarität steigt, und die hyperglykämiebedingte Glukosurie führt zu einer osmotischen Diurese und zu Elektrolytstörungen. Klinisch äußert sich dies in den Diabetesleitsymptomen Polyurie und Polydipsie, häufig bestehen Visusstörungen, Dehydratation bis hin zur Exsikkose und Muskelkrämpfe. Im Fettstoffwechsel bewirkt der Insulinmangel einen Anstieg der freien Fettsäuren im Blut, eine Hyper- bzw. Dyslipidämie und sekundär eine zunehmende Produktion von Ketonkörpern, die wiederum zur Ketose und im weiteren Verlauf zur Ketoazidose führen kann. Die sich hieraus klinisch ergebenden Leitsymptome der Ketoazidose sind Appetitlosigkeit, Übelkeit und Erbrechen, zusätzlich kann ein Bild des »akuten Abdomens«, eine Pseudoperitonitis, bestehen. Im Proteinstoffwechsel resultiert aus dem Insulinmangel eine gesteigerte Proteolyse und eine katabole Stoffwechselsituation, die klinisch wiederum zu Muskelschwäche, Leistungsknick, Abgeschlagenheit und Infekthäufung führt.

Die genannte klinische Symptomatik – die mehr aus didaktischen Gründen so klar den einzelnen Anteilen der Stoffwechselstörung zugeschrieben wird – überlappt teilweise. Der für die Manifestation eines Typ-1-Diabetes typische Gewichtsverlust beispielsweise wird durch eine Kombination von Polyurie, Lipidmobilisation und Katabolismus bedingt. Das bei fehlendem Erkennen des Typ-1-Diabetes auftretende Erstmanifestationskoma wiederum entsteht durch eine Kombination aus zunehmender Serumosmolarität bei steigender Blutglukose mit fehlender Kompensation durch die Polydipsie sowie die zunehmende Ketoazidose.

▪ Die wichtigsten Leitsymptome: Polyurie, Polydipsie und Sehstörungen

Die bei der Erstmanifestation eines Typ-1-Diabetes am häufigsten vorkommenden Leitsymptome sind Polyurie und Polydipsie, Gewichtsabnahme, Muskelschwäche, Leistungsknick sowie Abgeschlagenheit und Infektneigung. Insbesondere bei Kindern und Jugendlichen finden sich die Symptome meist sehr ausgeprägt. Bei etwa der Hälfte aller Fälle treten Sehstörungen auf, die häufig auch zu ärztlichen Fehleinschätzungen führen. Als Folge des Blutglukoseanstiegs bilden sich an den brechenden Medien des Auges osmotische Gradienten aus, die zu Visusstörungen mit Kurzsichtigkeit, unscharfem Sehen und Fokussierungsproblemen führen. Es handelt sich jedoch dabei um transiente Refraktionsanomalien, die sich normalerweise nach Einleitung der Diabetestherapie innerhalb von wenigen Wochen vollkommen zurückbilden. Eine Korrektur mit Sehhilfen oder gar refraktionschirurgischen Maßnahmen ist in dieser Phase unsinnig. Zum Ausschluss anderer Ursachen der Sehstörungen sollte aber eine augenärztliche Untersuchung erfolgen. Bedarfsweise muss auf die passagere Einschränkung der Fahreignung hingewiesen werden.

In Ergänzung zu den genannten Leitsymptomen treten bei etwa einem Drittel der Patienten Infektionen auf, vor allem Hautinfektionen, Vaginalinfektionen oder eine Balanitis. Bei etwa 20 % der Patienten besteht eine gastrointestinale Symptomatik mit Übelkeit und Brechreiz selten auch abdominelle Schmerzen im Sinne einer Pseudoperitonitis diabetica. Das früher häufige Erstmanifestationskoma tritt heute seltener auf, da die typischen Diabetesleitsymptome Polyurie und Polydipsie sowohl in der Ärzteschaft als auch in der Allgemeinbevölkerung inzwischen wesentlich aufmerksamer wahrgenommen werden.

▪ Der klinische Zustand des Patienten bestimmt das Vorgehen

Bei klinischem Verdacht auf einen Diabetes mellitus Typ 1 sind eine Reihe von weiterführenden diagnostischen und therapeutischen Maßnahmen notwendig. Die Diagnose muss zunächst durch eine Plasmaglukosebestimmung gesichert werden. Bei pathologischen Plasmaglukosewerten ist neben der Bestimmung der Uringlukose die Ketonkörperbestimmung im Blut oder im Urin obligat. An essenziellen weiteren Laboruntersuchungen werden das HbA_{1c}, die Retentionswerte, Serumnatrium und -kalium sowie die Transaminasen gemessen, ferner müssen Blutbild, Lipidstatus und ein kompletter

Urinstatus erhoben werden. Zur sicheren Klassifizierung des Diabetes mellitus als Diabetes mellitus Typ 1 können die diabetesspezifischen Antikörper bestimmt werden. Klinisch erfolgt eine allgemeine körperliche Untersuchung unter besonderer Berücksichtigung der Haut und der sichtbaren Schleimhäute (Turgor!) und des neurologischen Status, ergänzt von einer Funduskopie des Auges oder einer augenärztlichen Untersuchung.

Erstevaluation bei Patienten mit Erstmanifestation eines Diabetes mellitus Typ 1

- Anamnese zu Diabetessymptomen
- Diabetesvorgeschichte? Familiäre Belastung?
- Klinische Untersuchung
- Labordiagnostik
- Festlegung der Initialbehandlung am Schweregrad der Stoffwechselentgleisung orientiert: ambulant – stationär - Intensivtherapie
- Klare Klassifikation des Diabetes (ggf. mit Antikörperbestimmung)
- Festlegung der Dauertherapie
- Nach Stabilisierung Schulung
- Organisation der Dauerbehandlung

Bei Ketoazidose ist eine stationäre Ersteinstellung notwendig

Die Entscheidung, ob eine Klinikeinweisung erforderlich ist, orientiert-sich am klinischen Allgemeinzustand des Patienten. Eine dringliche Indikation zu einer Klinikeinweisung besteht bei Beeinträchtigung des Allgemeinbefindens, deutlicher Exsikkose, Hypotonie, und in jedem Falle bei Hinweisen auf eine Ketonämie oder gar Ketoazidose. In dieser Situation ist auch eine Bestimmung des Säure-Basen-Status erforderlich. Zur Behandlung der diabetischen Ketoazidose wird auf ► Kap. 9.1 verwiesen. Patienten mit reiner Hyperglykämie ohne Exsikkose oder Ketose können bei entsprechend vorhandenen diabetologischen Strukturen und häuslicher Unterstützung des Patienten auch ambulant ersteingestellt werden. In diesen Fällen kann die Insulintherapie direkt mit einer Kombination aus Basalinsulin und prandialem Insulin begonnen werden. Bei Ausgangsblutzuckerwerten unter 250 mg/dl (13,9 mmol/l) sollte die tägliche Gesamtdosis zu Beginn bei 0,25–0,3 IU/kg KG festgelegt werden, bei Ausgangswerten über 250 mg/dl (13,9 mmol/l) sind 0,4 IU/kg KG als Startdosis sinnvoll. Der Insulinbedarf unterliegt aber deutlichen interindividuellen Schwankungen und kann erheblich variieren. Im Verlauf wird bei nachlassender Glukosetoxizität und zum Teil sich erholender β-Zellfunktion häufig eine passagere Insulindosisreduktion erforderlich. Je nach Motivation und Auffassungsgabe eines Patienten sollte die Insulintherapie von Anfang an als funktionelle intensivierte Therapie begonnen werden, bedarfsweise kann aber auch in den ersten Wochen eine intensivierte Insulintherapie mit Ernährungs- und Insulinplan sinnvoll sein (◘ Tab. 3.3).

3.2.3 Standardtherapie des Typ-1-Diabetes: Die intensivierte Insulintherapie

Patienten mit gesichertem Diabetes mellitus Typ 1 sind generell mit Insulin zu therapieren. Eine spezielle Diabetesdiät wird heute bei Diabetes mellitus Typ 1 nicht mehr angeraten; die Patienten sollten aber auf eine gesunde Mischkost achten und den Kohlenhydratanteil der Mahlzeiten gut einschätzen lernen. Die früher weit verbreitete konventionelle Insulintherapie mit der zweimaligen Applikation eines Mischinsulins mit 20–50 % Normalinsulinanteil und 80–50 % Anteil eines Langzeitinsulins wird heute nur noch in wenigen Ausnahmefällen eingesetzt werden: Diese Therapieform sieht keine Insulindosisanpassung durch den Patienten selbst vor, die Patienten müssen eine relativ strenge Diabetesdiät einhalten, und eine gute Diabeteseinstellung ist damit nur unter Schwierigkeiten zu erreichen. Die Standardtherapie für Patienten mit Diabetes mellitus Typ 1 ist heute die intensivierte konventionelle Insulintherapie (ICT, auch «Basis-Bolus-Prinzip« genannt) mit dem Ziel einer in der Regel normnahen Stoffwechseleinstellung (DDG 2011, 2012). Um eine intensivierte konventionelle Insulintherapie durchführen zu können, muss der Patient an einer entsprechenden Schulung teilnehmen und die Techniken der BZ(Blutzucker)-Selbstkontrolle und der Insulinapplikation zuverlässig beherrschen. Die

Tab. 3.3 Übersicht über die verschiedenen Behandlungsstrategien bei Diabetes mellitus Typ 1

Insulintherapie Charakteristika	Vorteile	Nachteile	Zielgruppe
Konventionelle Insulintherapie (»CT«)			
Kombinationsinsulin 2-mal täglich in fixer Dosis (gelegentlich 3-mal)	Einfach durchzuführen; keine engmaschige BZ-Kontrollen erforderlich	Mahlzeitenumfang und -zeitpunkt nicht variabel; ungeeignet für normnahe BZ-Einstellung	Patienten mit eingeschränkter Lebenserwartung
Intensivierte konventionelle Insulintherapie (»ICT«, Basis-Bolus-Prinzip) »Klassische ICT«			
Getrennte Applikation von Basalinsulin und Mahlzeiteninsulin nach aktuellem BZ-Wert und Insulinplan («Anpassungsschema«)	Relativ einfach durchzuführen; normnahe BZ-Einstellung möglich	Mahlzeitenumfang nicht variabel (fixe BE-Verteilung); mindestens 4 BZ-Messungen täglich	Patienten mit Ziel der normnahen BZ-Einstellung (ggf. als Initialtherapie)
Funktionelle Insulintherapie (»FIT«)			
Getrennte Applikation von Basalinsulin und Mahlzeiteninsulin; Mahlzeiteninsulin wird nach aktuellem BZ-Wert. BE-Menge und «BE-Faktor« errechnet. zusätzlich «Korrekturfaktor« bei erhöhtem BZ	Flexible Mahlzeiten; normnahe BZ-Einstellung möglich	Gute theoretische und praktische Fähigkeiten erforderlich; mindestens 4 BZ-Messungen täglich	Patienten mit Ziel der normnahen BZ-Einstellung
Insulinpumpentherapie (»CSII«)			
Kontinuierliche Infusion des basalen Insulinbedarfs nach programmiertem Bedarfsprofil; Mahlzeiteninsulin wie bei ICT oder funktioneller Insulintherapie als Bolus	Flexible Mahlzeiten; normnahe BZ-Einstellung auch bei Dawn-Phänomen möglich	Technisch und finanziell aufwendig; gute theoretische und praktische Fähigkeiten erforderlich; mindestens 4 BZ-Messungen täglich	Schwangere Diabetespatientinnen, Patienten mit Dawn-Phänomen oder rezidivierenden Hypoglykämien; Hypoglykämie-Wahrnehmungsstörungen; beginnende Nephropathie

BZ Blutzucker, *BE* Broteinheiten.

BZ-Selbstkontrolle ist ein wesentlicher Bestandteil der intensivierten Insulintherapie, da nur in Kenntnis des aktuellen BZ-Werts eine Insulindosisanpassung vorgenommen werden kann. Dabei wird versucht, die Insulinsubstitution weitgehend an den physiologischen Verhältnissen auszurichten.

Der basale Insulinbedarf – der beim Gesunden eine Größenordnung von ca. 1 IE Insulin/h hat – wird durch die 2- bis 3-mal tägliche Gabe eines Verzögerungsinsulins vom NPH(Neutrales-Protamin-Hagedorn)-Typ oder durch die 1- oder 2-mal tägliche Gabe eines lang wirkenden Insulinanalogons (Insulin Degludec, Detemir, Glargin) substituiert. Hierdurch lässt sich der basale Insulinbedarf des Patienten bei Nüchternheit decken. Zu den Mahlzeiten injizieren die Patienten dann eine passende Menge von Normalinsulin oder eines kurz wirksamen Insulinanalogons (Insulin Aspart, Glulisin, Lispro). Dieses sog. Bolusinsulin wird anhand des aktuellen Blutzuckers, des Zielblutzuckers und der geplanten Kohlenhydrataufnahme berechnet.

Bei gut geschulten Patienten lässt sich mit dieser differenzierten Insulinbehandlung tatsächlich eine nahezu normoglykämische Stoffwechseleinstellung erreichen. Dabei wird aber eine große Erfahrung vorausgesetzt, den Kohlenhydratgehalt einzelner Speisen im Alltag richtig abzuschätzen.

3

Insulintherapie sollte vorsichtig begonnen werden

Der Beginn einer Insulintherapie bei einem Patienten mit einem frisch diagnostizierten Diabetes mellitus Typ 1 erfordert – von der Situation einer Ketoazidose mit Bewusstseinsstörungen abgesehen – ein behutsames Heranführen an die Erkrankung und die erforderliche Insulintherapie. Die Insulintherapie stellt hier den Beginn einer lebenslang von dem Patienten selbst durchzuführenden Behandlung dar! Idealerweise wird dem Patienten die BZ-Selbstkontrolle rasch beigebracht, so dass er die Besserung seiner BZ-Werte nach der Insulinapplikation selbst verfolgen kann und damit eine »positive Rückkopplung« mit der Insulintherapie erfährt.

> **Die Insulintherapie ist vorsichtig mit einer niedrigen Insulindosis zu beginnen, in der Regel reichen auch bei Blutzuckerwerten über 300 mg/dl (16,7 mmol/l) 6 bis maximal 10 IE eines Normalinsulins als Erstgabe aus.**

Falls der Patient sich dazu in der Lage fühlt, sollte er bereits die erste Insulininjektion unter Anleitung selbst vornehmen. Um den Patienten nicht in der ersten Phase der Diabeteserkrankung mit Informationen zu überfordern, werden zunächst nur die Tatsache, dass er an einem Diabetes mellitus Typ 1 erkrankt ist, sowie das kurzfristige Therapieziel von Besserung des Allgemeinbefindens und Nachlassen der Symptomatik und die Möglichkeit von Hypoglykämien besprochen. Je nach Auffassungsgabe sind zusätzlich so früh wie möglich die BZ-Selbstkontrolle und die Insulininjektionstechnik zu besprechen. Diese Informationen versetzen den Patienten in die Lage, die Diabetesbehandlung zu verstehen und frühzeitig an den Therapiemaßnahmen mitzuwirken.

Der Insulintagesbedarf liegt bei normalgewichtigen Patienten mit frisch manifestiertem Typ-1-Diabetes in der Regel in einer Größenordnung von 0,3–0,5 (bis 0,7) IE/kg KG, die zunächst je zur Hälfte auf Normalinsulin und Verzögerungsinsulin aufgeteilt werden. Das Verzögerungsinsulin wird bei Verwendung von NPH-Insulin jeweils zur Hälfte morgens und vor der Nachtruhe appliziert, die langwirkenden Insulinanaloga meistens in einer einzigen Tagesdosis. Das prandiale Insulin wird im Verhältnis 40:30:30 auf die 3 Hauptmahlzeiten aufgeteilt. In den folgenden Tagen wird – je nach erreichten BZ-Werten – die Insulindosis weiter angepasst. Nach weitgehender Normalisierung der BZ-Werte sinkt bei den meisten Patienten mit frisch manifestiertem Diabetes mellitus Typ 1 der Insulinbedarf in den nächsten Wochen und Monaten aufgrund einer passageren Erholung der β-Zellfunktion wieder ab, so dass die Insulindosis vorübergehend auch wieder stark reduziert werden muss (sog. Honeymoon-Phase). Bei im weiteren Verlauf zunehmendem und schließlich weitgehendem Ausfall der endogenen Insulinproduktion kann davon ausgegangen werden, dass der Insulintagesbedarf eines normalgewichtigen Patienten zwischen 0,5 und 1,0 IE/kg KG liegt, im Mittel bei 0,65 IE/kg KG (◘ Tab. 3.4).

Ziel ist die Insulindosisanpassung durch den Patienten selbst

Nach dem Beginn der intensivierten Insulintherapie ist dem Patienten alsbald die Teilnahme an einer strukturierten Schulung für Typ-1-Diabetes-Patienten zu ermöglichen. In dieser Schulung erlernt der Patient die theoretischen und praktischen Grundlagen, um adäquat mit seiner Erkrankung umzugehen. Insbesondere erlernt der Patient die eigenständige Durchführung der funktionellen intensivierten Insulintherapie, die eine weitgehende Flexibilität der Ernährung und der Lebensführung ermöglicht. Voraussetzung hierfür ist, dass der Patient das Prinzip der physiologischen Insulinsubstitution versteht, die BZ-Selbstkontrolle zuverlässig beherrscht und den Einfluss von Ernährung und körperlicher Aktivität auf den Insulinbedarf abschätzen kann.

Der basale Insulinbedarf, der den Glukoseverbrauch, die Glykogenolyse und Glukoneogenese im Gleichgewicht hält, wird durch viele Faktoren moduliert. Hierzu gehören vor allem die Effekte von Stresshormonen, das Dawn-Phänomen (Dämmerungsphänomen), eine evtl. noch vorhandene endogene Insulinsekretion und körperliche Aktivität. Bei den Stresshormonen werden die Auswirkungen einer kurzzeitigen Ausschüttung von Adrenalin oder Kortisol häufig zu hoch eingeschätzt, kurzzeitige Adrenalinausschüttungen bewirken allenfalls geringe und nur kurz anhaltende

◘ Tab. 3.4 Algorithmen der Insulinsubstitution bei intensivierter konventioneller Insulintherapie (Durchschnittswerte, individuelle Anpassung notwendig)

Blutglukosezielwerte (BZ)	
Präprandial	80–120 mg/dl (4,5–6,7 mmol/l)
Postprandial	<140 mg/dl (<7,8 mmol/l)
Vor der Nachtruhe	100–130 mg/dl (5,6–7,2 mmol/l)
Prandialer Insulinbedarf pro BE (BE-Faktor)	
Morgens	1,0–3,0 IE
Mittags	0,5–1,5 IE
Abends	1,0–2,0 IE
Korrekturfaktor	
1 IE Normalinsulin senkt den BZ um	20–60 mg/dl (1,1–3,4 mmol/l)
10 g Kohlenhydrate heben den BZ um	20–60 mg/dl (1,1–3,4 mmol/l)
20 min Sport senken den BZ um	40–80 mg/dl (2,2–4,5 mmol/l)

Blutzuckeranstiege. Eine aus einer anderen Indikation heraus gleichzeitig durchgeführte Pharmakotherapie mit Kortikosteroiden hingegen führt zu einem deutlich erhöhten Insulinbedarf .Das Dawn-Phänomen bereitet in der Behandlung des Typ-1-Diabetes häufig Probleme. Der in den frühen Morgenstunden infolge des zirkadianen Rhythmus ansteigende basale Insulinbedarf interagiert hier ungünstig mit der nachlassenden Wirkung des am Vorabend applizierten basalen Insulins.

Körperliche Aktivität beschleunigt den Glukosetransport in die Muskelzellen und führt dadurch zu einer Reduktion des basalen Insulinbedarfs. Bei frisch manifestiertem Typ-1-Diabetes kann auch noch eine endogene Insulinrestsekretion erhalten sein, so dass der exogene Insulinbedarf verringert ist und möglicherweise in der Remissionsphase eine vorübergehende weitere Dosisreduktion der Insulintherapie erforderlich wird.

▪▪ Pharmakologische Eigenschaften der eingesetzten Insulinpräparate müssen berücksichtigt werden

Bei der Substitution des prandialen Insulinbedarfs (»Bolusinsulin«) spielen die pharmakodynamischen Eigenschaften der kurzwirksamen Insuline eine entscheidende Rolle. Das klassische Normalinsulin mit subkutaner Injektion zeichnet sich im Vergleich zum endogen sezernierten Insulin des Gesunden durch eine relativ unphysiologische Wirkungsweise mit einem Wirkungsbeginn nach ca. 30 min, einem Wirkmaximum nach 2 h und einer Wirkdauer von 4–6 h aus, so dass in der Regel eine Anpassung der Ernährung mit größeren Hauptmahlzeiten und kleineren Zwischenmahlzeiten erforderlich ist. Die rasch wirksamen Insulinanaloga (Insulin Aspart, Glulisin, Lispro) entsprechen mit einem Wirkungsbeginn nach ca. 15 min, einem Wirkmaximum nach 1 h und einer Wirkdauer von 2–3 h eher der physiologischen, Mahlzeiten-bezogenen Insulinsekretion, so dass damit Zwischenmahlzeiten bei den meisten Patienten nicht erforderlich sind.

Durch die kürzere Wirkdauer der rasch wirksamen Insulinanaloga besteht aber in der Kombination mit NPH-Insulin häufig gegen Abend ein Insulindefizit, weswegen teilweise eine dritte nachmittägliche NPH-Insulingabe erforderlich wird.

Der Einsatz von Normalinsulin oder von kurzfristigen Analoga sollte sich vor allem nach den Präferenzen und Lebensgewohnheiten des Patienten richten. Zur Korrektur des präprandial gemessenen Blutzuckers benötigen die meisten Patienten tagsüber für eine Blutzuckersenkung von ca. 30 mg/dl (1,6 mmol/l) zusätzlich 1 IE Normalinsulin oder kurz wirksames Analogon, vor dem Schlafengehen wird zumeist 1 IE pro 40–50 mg/dl (2,2–2,8 mmol/l) überhöhten Blutzuckers verwendet (»Korrekturfaktor«).

Zur Abdeckung des basalen Insulinbedarfs kann NPH-Insulin verwendet werden, dessen Wirkung ca. 2 h nach der Injektion beginnt, mit einem Wirkmaximum von 4–6 h und einer Wirkdauer von 8–12 h. Wesentlich länger in der Wirkung und damit für viele Patienten geeigneter ist das lang wirksame Insulinanalogon Glargin, das einen Wirkungsbeginn ca. 3–4 h nach der Injektion zeigt. Ein stärker ausgeprägtes Wirkmaximum von Insulin Glargin ist nicht erkennbar, die Wirkdauer liegt im Mittel bei etwa 30 h. Das Insulinanalogon Detemir hat eine etwas kürzere Wirkdauer als Glargin. Das extrem langwirkende Insulin Degludec ist in Deutschland zwar zugelassen, steht aber für die Therapie voraussichtlich erst ab Frühsommer 2014 zur Verfügung.

Bei Patienten ohne Diabetes-Folgeerkrankungen werden als Zielblutzucker 80–120 mg/dl (4,5–6,7 mmol/l) präprandial festgelegt. Bei präprandialen Hypoglykämien benötigen die Patienten zum Ausgleich von 30 mg/dl Blutzucker üblicherweise zusätzlich 10 g rasch resorbierbare Kohlenhydrate, die dann bei der Berechnung des prandialen Insulins nicht berücksichtigt werden darf. Postprandiale Hyperglykämien werden nicht mit einer zusätzlichen Insulingabe korrigiert, sondern nur bei wiederholtem Auftreten zur Korrektur des BE-Faktors herangezogen, vor allem bei Verwendung eines kurz wirkenden Insulinanalogons.

3.2.4 Die Insulinpumpentherapie imitiert die physiologische Basalinsulinsekretion

Bei vielen Patienten mit Diabetes mellitus Typ 1 lässt sich auch durch eine sorgfältig durchgeführte intensivierte Insulintherapie keine zufriedenstellende Diabeteseinstellung erzielen. Ursachen hierfür können häufige Hypoglykämien, teilweise mit Hypoglykämie-Wahrnehmungsstörungen, oder ein ausgeprägtes Dawn-Phänomen sein. In diesen Fällen besteht die Indikation zu einer Insulinpumpentherapie. Dieses Therapieverfahren ist seit mittlerweile über 30 Jahren gut etabliert und wird derzeit von etwa 55.000 Diabetespatienten in Deutschland angewendet. Indikationen zu einer Insulinpumpenbehandlung sind auch eine geplante oder bestehende Schwangerschaft bei Diabetes mellitus Typ 1, beginnende Diabetes-Folgeerkrankungen, eine Insulinresistenz und ein berufsbedingt unregelmäßiger Tagesablauf. Da sich eine mit der Insulinpumpentherapie vergleichbar gute Diabeteseinstellung unter einer intensivierten konventionellen Therapie nur mit multiplen Insulininjektionen erreichen lässt, sollte auch ein eventueller Patientenwunsch angemessen berücksichtigt werden. Für die Durchführung der Insulinpumpentherapie ist eine sorgfältige Schulung des Patienten notwendig. Der Hauptvorteil der Insulinpumpentherapie besteht in der optimierten basalen Insulinversorgung, die eine schärfere Trennung des basalen und prandialen Insulinbedarfs ermöglicht. Insbesondere die Möglichkeit der stufenweisen Basalratenanpassung, beispielsweise in den frühen Morgenstunden beim Dawn-Phänomen, ermöglicht eine nach heutigen Maßstäben optimale Diabeteseinstellung bei guter Flexibilität der Lebensführung. Bei sehr stark schwankenden BZ-Werten und vor allem bei Hypoglykämie-Wahrnehmungsstörungen kann die Insulinpumpentherapie mit einem kontinuierlichen Glukosemesssystem kombiniert werden – das Ziel ist dabei natürlich, eines Tages ein Closed-Loop-System zur Verfügung zu haben. In der täglichen Praxis ist dies immerhin schon so weit fortgeschritten, dass bei festgestellten Hypoglykämien eine automatische Unterbrechung der Insulin-Basalrate erfolgt.

Indikationen und Voraussetzungen einer Insulinpumpentherapie

Indikationen:

- Häufig unregelmäßiger Tagesablauf
- Zur Verbesserung der Lebensqualität
- Rezidivierende schwere Hypoglykämien trotz intensivierter Insulintherapie (auch mit Analoginsulinen)
- Geplante Schwangerschaft (Beginn präkonzeptionell)

Voraussetzungen:

- Beherrschung einer intensivierten Insulintherapie durch den Patienten
- Sicherstellung der Betreuung durch eine diabetologische Einrichtung mit Erfahrung in der Anwendung von Insulinpumpen
- Spezielles Training durch das Schulungsteam dieser Einrichtung
- Prüfung der ausreichenden Motivation und Zuverlässigkeit des Patienten durch die Mitarbeiter der Einrichtung

■ **Große Interventionsstudien zeigen den Nutzen der intensivierten Insulintherapie**

In mehreren großen Interventionsstudien, vor allem im Diabetes Control and Complications Trial (DCCT), wurde eindeutig belegt, dass sich durch eine normnahe Diabeteseinstellung mikroangiopathische Folgeerkrankungen vermeiden oder zumindest stark verzögern lassen (DCCT 1993, Tucker 2013). Die intensive Diabetestherapie über durchschnittlich 6,5 Jahre in der DCCT – definiert als Behandlung mit mindestens 3 Insulininjektionen täglich oder Insulinpumpentherapie – führte im Vergleich zur konventionellen Therapie im Beobachtungszeitraum zu einem um 54–76 % niedrigeren Auftreten einer diabetischen Retinopathie. Das Auftreten einer diabetischen Nephropathie war um 43 % (Mikroalbuminurie) bis 56 % (Albuminurie) verringert. Dabei wurde auch gezeigt, dass es keinen Schwellenwert des glykierten Hämoglobins für Diabetes-Folgeerkrankungen gibt, sondern dass eine möglichst normnahe Blutzuckereinstellung – allerdings unter Vermeidung von Hypoglykämien – angestrebt werden muss. Diese ist in der Regel nur unter einer intensivierten konventionellen Insulintherapie oder Insulinpumpentherapie zu erreichen. Die Grenzen werden hier vor allem durch das Risiko von Hypoglykämien gesetzt.

Fazit für die Praxis

- Der Typ-1-Diabetes kann in jedem Lebensalter auftreten
- Vor allem bei Kindern und Jugendlichen oft Beginn mit einem »Manifestationskoma«, aber auch milder Beginn möglich
- Polyurie, Polydipsie, Gewichtsverlust bei Heißhunger und Sehstörungen sind klassische Symptome
- Bei Ketoazidose stationäre Ersteinstellung nötig
- Standardbehandlung ist die intensivierte Insulintherapie (ICT oder Insulinpumpe). Vorsichtiger Beginn mit Insulin
- Selbstanpassung der Insulindosis durch den geschulten Patienten
- Nutzen der intensivierten Insulintherapie (ICT oder Pumpe) im DCCT (Diabetes Control and Complications Trial) für Reduzierung von Folgeerkrankungen belegt (DCCT 1993, Tucker 2013)

3.3 Besonderheiten des Diabetes bei Kindern und Jugendlichen

T. Danne

Der Diabetes mellitus ist die **häufigste Stoffwechselerkrankung im Kindesalter.** In **mehr als 90** % der Fälle liegt ein **Typ-1-Diabetes** vor. Nach aktuellen Schätzungen sind etwa 25.000 Kinder und Jugendliche in der Altersgruppe von 0–19 Jahren in Deutschland betroffen, was einer Prävalenz von etwa einem Kind auf 600 entspricht. Die Inzidenzrate steigt jährlich um 3–4 % an.

3.3.1 Diagnostik

Die typischen Symptome des Diabetes mellitus sind bei Kindern sehr häufig.

Diagnostisch wichtige Symptome

- Polyurie, Polydipsie, Gewichtsabnahme plus ein zu irgendeiner Tageszeit gemessener Blutzucker von >200 mg/dl (11,1 mmol/l) oder
- eine Nüchtern-Plasmaglukose von ≥126 mg/dl (7,0 mmol/l) nach einer Fastenperiode von >8 h oder
- eine Plasmaglukose von ≥200 mg/dl (11,1 mmol/l) des 2-h-Wertes einer oralen Glukosebelastung

Bei Kindern und Jugendlichen beruht die Diagnose in aller Regel auf den **typischen Symptomen und einem Blutzucker ≥200 mg/dl (≥11,1 mmol/l).** Da sich eine Ketoazidose besonders bei kleinen Kindern sehr rasch entwickeln kann, sollte bei Verdacht immer eine Einweisung in eine kinderdiabetologisch spezialisierte Einrichtung zur Abklärung erfolgen.

3.3.2 Nicht jeder Diabetes bei Kindern ist ein Typ-1-Diabetes!

Differenzialdiagnostisch zum Typ-1-Diabetes müssen besonders bei fehlenden diabetesassoziierten Antikörpern – Antikörper gegen Insulin (IAA),

3

Glutamatdecarboxylase (GADA), Tyrosinphosphatase-homologe Proteine (IA-2A), Zinktransporter 8 (ZnT8) bei Typ-1-Diabetes in über 90 % nachweisbar – die genetisch heterogene Gruppe der seltenen, früher als **MODY-Typ** (**M**aturity **O**nset **D**iabetes of the **Y**oung) autosomal-dominant vererbten monogenetische Diabetesformen (▶ Abschn. 1.2.4), verschiedene Insulinresistenzsyndrome sowie sekundäre Diabetesformen (Mukoviszidose, Hämosiderose, Pankreatitis, endogener oder Hyperkortizismus, Nebenwirkungen von Immunsuppressiva oder Zytostatika) sowie Syndrome wie Down, Klinefelter, Turner, Wolfram, Friedreich-Ataxie, myotonische Dystrophie, Prader-Labhart-Willi, Laurence-Moon, Bardet-Biedl, Porphyrie u. a. abgegrenzt werden. Daher können ggf. Funktionstests der Insulinsekretion oder molekularbiologische Untersuchungen des nukleären (MODY-Gene, Insulinrezeptor-Gen, Wolframin-Gen) oder des mitochondralen Genoms (mütterlich vererbter Diabetes mit Taubheit) indiziert sein.

Über die Zunahme des **Typ-2-Diabetes** bei Kindern und Jugendlichen wird zunehmend berichtet. Allerdings ist die Gesamtzahl klein: ungefähr **200 Neuerkrankungen pro Jahr** in der Gruppe der **5- bis 19-Jährigen.** Bei adipösen Jugendlichen mit Insulinresistenz (auf Acanthosis nigricans achten!) oder Hinweisen auf ein metabolisches Syndrom (Adipositas, Hypertonie, Dyslipidämie) und einer positiven Familienanamnese für Typ-2-Diabetes oder/und Zugehörigkeit zu einer ethnischen Gruppe mit erhöhtem Typ-2-Diabetes-Risiko (Migranten) sollte spätestens ab dem 10. Lebensjahr eine entsprechende Diabetesdiagnostik (HbA_{1c} oder oGTT alle 1–2 Jahre) veranlasst werden.

3.3.3 Therapieziele

Pädiatrische Therapieziele sind:

- Vermeidung akuter Stoffwechselentgleisungen: schwere Hypoglykämien, Ketoazidosen
- Normale psychosoziale Entwicklung
- Normale körperliche Entwicklung
- Reduktion von Folgeerkrankungen: normnahe Blutzucker- und HbA_{1c}-Werte (<7,5 %)
- Reduktion der Risikofaktoren: Hypertonie, Hyperlipidämie, Adipositas, Rauchen

3.3.4 Erstbehandlung mit Ketoazidose: Cave Hirnödem!

Aufgrund der Unspezifität des klinischen Erscheinungsbildes kommt es bei der Manifestation des Diabetes nicht selten zu Fehldiagnosen. Häufige Fehldiagnosen sind Pneumonie (Kussmaul-Atmung!), Harnwegsinfekt (Polyurie!) oder akutes Abdomen (Pseudoperitonitis!).

 **Leitsymptom einer diabetischen Ketoazidose in der Pädiatrie ist ein dehydriertes Kind mit abdomineller Symptomatik.**

Die diabetische Ketoazidose ist die **Hauptursache für die Morbidität und Mortalität** von Kindern mit Typ-1-Diabetes. Diese Mortalität ist ganz überwiegend auf das Auftreten eines **Hirnödems** zurückzuführen, das in 0,3–1 % aller Ketoazidoseepisoden auftritt. Die Ursachen für diese seltene, aber gefürchtete Komplikation sind nicht restlos geklärt.

Typische Laborbefunde einer Ketoazidose sind eine Hyperglykämie mit Blutglukosewerten >200 mg/dl (>11 mmol/l), einem venösen pH-Wert <7,3 und/oder einer Plasmabikarbonatkonzentration <15 mmol/l mit Glukosurie, Ketonurie und Ketonämie. In seltenen Fällen kann bei sehr jungen oder anbehandelten Kindern sowie bei schwangeren Adoleszenten eine Ketoazidose bei nahenormoglykämischen Blutglukosewerten gefunden werden.

▪ Flüssigkeitssubstitution

Bei ausgeprägtem Volumendefizit sollte als Akutmaßnahme zur **Kreislaufstabilisierung** der Ausgleich mit NaCl-0,9 %-Lösung in einer Dosis von 10–20 ml/kg KG über 1–2 h erfolgen. Im Anschluss wird das **Flüssigkeitsdefizit über einen Zeitraum von 36–48** h **ausgeglichen.** Besonders in den ersten 4–6 h dürfen nur plasmaisotone Elektrolytlösungen (NaCl 0,9 % oder Ringer-Lösung) verwendet werden. Auch im Anschluss daran sollten plasmaisotone Lösungen infundiert werden, mindestens ist eine NaCl-Konzentration von 0,45 % einzuhalten. Die Indikation zur **Bikarbonatbehandlung** wird sehr **restriktiv** gehandhabt, da ein **Hirnödem begünstigt** werden kann (paradoxe Liquorazidose).

▪ Kaliumsubstitution

Bei der diabetischen Ketoazidose besteht ein ausgeprägtes Defizit des Gesamtkaliums, **auch bei Serumkaliumwerten im Normbereich**. Durch Insulintherapie und Azidoseausgleich kommt es zu einer Rückverlagerung des Kaliums nach intrazellulär mit der Gefahr einer Hypokaliämie. Selbst bei Normokaliämie sollte die Kaliumsubstitution mit der Insulintherapie beginnen. Das Serumkalium ist zu Beginn der Therapie in 2- bis 4-stündigem Abstand zu messen.

▪ Insulin

Im Nebenschluss wird Normalinsulin in einer Dosierung von **0,1 IE/kg KG/h** infundiert, bei raschem Abfall des Blutzuckers 0,05 IE/kg KG/h. Insulin sollte stets gegeben werden. Trinkt der Patient und benötigt keine Infusionsbehandlung mehr, so wird Insulin subkutan injiziert.

▪ Komplikationen

Das **Hirnödem** tritt **typischerweise 4–12 h nach Therapiebeginn** auf. Symptome sind Auftreten von **Kopfschmerzen**, Verschlechterung des **neurologischen** Status (Unruhe, Irritabilität, Benommenheit, Inkontinenz, verlangsamte Pupillenreaktion, Hirnnervenausfälle), **Wiederauftreten von Erbrechen, Verlangsamung der Herzfrequenz oder Anstieg des Blutdrucks.** Daher sollten Antiemetika und Sedativa zurückhaltend eingesetzt werden.

Bereits bei Verdacht auf eine zerebrale Krise, also bei den ersten klinischen Symptomen, muss eine sofortige Therapie mit Mannitol eingeleitet werden. Dazu wird Mannitol 20 % in einer Menge von 0,5–1 g/kg KG innerhalb von 15–20 min i.v. verabreicht.

Als schwerste Komplikation kann eine **Herniation des Gehirns** auftreten. Auf eine **zurückhaltende Flüssigkeitszufuhr** sei hingewiesen, da tödliche Verläufe bei einer Flüssigkeitssubstitution von <4000 ml/m^2 pro 24 h nur selten mitgeteilt wurden.

3.3.5 Erstbehandlung ohne Ketoazidose

Liegt bei Erstmanifestation keine Azidose vor und erbricht der Patient nicht, so kann die Therapie **sofort** mit einer Mischung aus **Normal- und Basalinsulin** begonnen werden. Der Vorteil einer intravenösen Insulingabe liegt in der Möglichkeit der Ermittlung des Insulinbedarfs vor Beginn der subkutanen Therapie.

Die Insulintherapie sollte für jedes Kind individuell ausgerichtet werden. Behandlungsstandard bei pädiatrischen Patienten mit Typ-1-Diabetes ist die intensivierte Insulintherapie. Bei Kleinkindern wird diese zunehmend als Insulinpumpentherapie bereits ab Manifestation eingesetzt.

Mit der intensivierten Therapieform sollte begonnen werden, sobald die Ressourcen der Familie und des Kindes dies zulassen, in der Regel ab der Manifestation.

3.3.6 Insulintherapie nach der Erstbehandlung

Etwa 1–3 Wochen nach der Ersteinstellung sinkt häufig der Insulinbedarf. Es tritt eine **Remission** mit einem täglichen **Insulinbedarf unter 0,5 IE/kg KG** ein. Entsprechend schwankt der anfängliche Insulinbedarf von Patient zu Patient. Während der Remission sind aus psychologischen Gründen die Prinzipien der mahlzeitenbezogenen **Insulininjektionen beizubehalten,** auch wenn dies metabolisch unnötig sein sollte.

Bei Vollsubstitution beträgt der **Insulintagesbedarf** für Kinder 0,80–1,00 IE/kg KG. Bei Jugendlichen kann der Insulintagesbedarf wegen der hormonell bedingten Verminderung der Insulinsensitivität, vor allem durch Wachstumshormon, bis auf 1,5 IE/kg KG ansteigen, während er bei Kleinkindern meist unter 0,80 IE/kg KG liegt. Der tägliche **Basalinsulinbedarf** liegt bei Kindern wie bei Erwachsenen relativ konstant zwischen 0,30 und 0,35 IE/kg KG. Bei Kleinkindern ist der Basalinsulinbedarf niedriger (etwa 0,20 IE/kg KG), bei Jugendlichen kann er bis 0,40 IE/kg KG ansteigen. Üblicherweise wird zunächst NPH-Insulin eingesetzt, verteilt entsprechend der zirkadianen Rhythmik auf 1- bis 3-malige Gaben. Bei ausgeprägtem **Dawn-Phänomen** hat sich die spätabendliche Gabe von des langwirksamen Insulinanalogs Detemir (Levemir) bewährt.

Die mithilfe des Insulin-/KE(Kohlenhydrat-Einheit)-Quotienten berechnete **Prandialinsulindosis** liegt bei Kindern zwischen 0,50 und 0,70 IE/kg KG, bei Jugendlichen kann sie 0,80 IE/kg KG und mehr betragen. Die **Prandial-/Basal-Ratio** liegt bei Kindern und Jugendlichen daher **immer deutlich über 1,5** – nicht wie bei Erwachsenen um 1,0.

> **Bei einer »physiologischen« intensivierten Insulintherapie müssen Prandial- und Basalinsulin getrennt voneinander berechnet, injiziert und wirksam werden. Wenn bei einer 4-Injektionen-Therapie bei Kindern und Jugendlichen der Basalinsulinanteil mehr als 50 % beträgt bzw. die Prandial-/Basal-Ratio unter 1,0 liegt, wird keine intensivierte, sondern eine konventionelle Insulintherapie durchgeführt.**

Diese Diskrepanz ist durch den sehr unterschiedlichen **Kalorienbedarf,** bezogen auf das Körpergewicht, bedingt. Er beträgt bei Erwachsenen nur 25–35, **bei Kindern** dagegen **45–70 kcal/kg KG.**

Insulinanpassung

Zur Korrektur des Blutzuckers **nach der Remission** kann von folgenden empirisch ermittelten Zahlen ausgegangen werden:

- Körpergewicht 20–30 kg: 1 IE/100 mg/dl,
- Körpergewicht 40–50 kg: 1 IE/50 mg/dl,
- Körpergewicht >70 kg: 1 IE/30 mg/dl.

Außerdem sollte der Zirkadianrhythmus der Insulinwirkung berücksichtigt werden: Morgens benötigen Kinder relativ gesehen am meisten Prandialinsulin (in der Pubertät oft bis 2–3 IE pro KE), mittags oft halb so viel, mit einem abendlichen Bedarf, der zwischen dem vom Morgen und Mittag liegt.

Kurzwirksame Insulinanaloga

Die Insulinanaloga Humalog, Apidra bzw. NovoRapid bieten bei der häufig unvorhersehbaren Nahrungsaufnahme besonders von Kleinkindern durch die Möglichkeit postprandialer Injektion **Vorteile.** Daher haben die meisten pädiatrischen Patienten diese Insuline zumindest für einen gelegentlichen Einsatz vorrätig, auch wenn sie als Prandialinsulin Normalinsulin wegen der Möglichkeit, damit mehr als eine Mahlzeit abzudecken (Schulzeit!), verwenden.

Die **Indikationen** für kurzwirksame Insulinanaloga umfassen somit postprandiale Hyperglykämie, nächtliche Hypoglykämie (geringere Insulinspiegel zur Nacht bei Einsatz von kurzwirksamen Analoga zum Abendbrot), zur Vermeidung von Zwischenmahlzeiten, beim Naschen oder bei variabler bzw. unvorhersehbarer Nahrungsaufnahme (z. B. Kindergeburtstage) und die CSII.

Langwirksame Insulinanaloga

Bei unzureichender Basalinsulinsubstitution mit NPH-Insulin werden **auch in der Pädiatrie Insulin Detemir (Levemir) und Glargin (Lantus)** eingesetzt. Insulin Detemir wird 2-mal täglich verabreicht (morgens und abends, mittags und spät oder morgens und spät) oder mit NPH-Insulin kombiniert, wobei angesichts des individuell unterschiedlichen Ansprechens die Dosis bei einzelnen Patienten gegenüber NPH-Insulin deutlich gesteigert werden muss. Die Dosisfindung der langwirksamen Insuline orientiert sich am Nüchternblutzucker.

3.3.7 Insulinpumpentherapie – heute grundsätzlich in jeder Altersgruppe möglich!

Patientenauswahl

Seit dem Jahr 2000 werden immer mehr Kinder und Jugendliche mit einer Insulinpumpe (CSII, »continuous subcutaneous insulin infusion«) behandelt, gegenwärtig sind es über 40 % der Patienten. In den letzten Jahren hat sich die Pumpe ganz vorrangig bei der Behandlung sehr junger Patienten durchgesetzt: fast 80 % der unter 5-Jährigen haben CSII. Die Insulinpumpentherapie kann prinzipiell in **jeder Altersgruppe** zur Anwendung kommen. Während eine **Senkung des HbA_{1c} nicht durchgängig** gefunden wird, bestätigen sich häufig eine **Verminderung der Blutglukosevariabilität**, eine **geringere Rate schwerer Hypoglykämien** und eine höhere Therapiezufriedenheit durch CSII.

Mit illusionären Erwartungen an die CSII von Seiten des Patienten und der Familie muss schon vor Beginn der Pumpentherapie behutsam, aber sachlich relativierend umgegangen werden. Eine weitere sehr wichtige **Voraussetzung ist das Beherrschen der Grundlagen der intensivierten In-**

sulintherapie durch den Patienten bzw. bei jüngeren Kindern durch die Eltern. Ohne eine verlässliche regelmäßige Blutglukoseselbstkontrolle (auch nachts) und Protokollierung der Ergebnisse ist eine CSII nicht erfolgreich durchzuführen. Für die Beratung ist die Auslesbarkeit des Pumpenspeichers während der Sprechstunde zur Differenzierung von Problemen infolge zu seltener Bolusgabe und Dosierungs- bzw. Basalratenproblemen außerordentlich wichtig.

- **Berechnung von Basalrate und Bolusgabe altersabhängig**

Da Stoffwechselschwankungen bei Kindern besonders ausgeprägt sind, werden **bei der Insulinpumpentherapie** ganz überwiegend **schnell wirkende Insulinanaloga** verwendet. Bei Umstellung auf die CSII wird die Dosis der vorausgegangenen Injektionsbehandlung (ICT) beibehalten.

Wie bei der intensivierten konventionellen Therapie entfallen 30–40 %, selten bis zu 50 % der Insulintagesdosis auf die **Basalrate.** Die richtige Wahl der Basalratendosis erkennt man daran, dass jede Nahrungszufuhr (auch eine Zwischenmahlzeit!) einen Bolus erfordert. Die gesamte Basalrate wird entsprechend dem physiologischen zirkadianen Insulinbedarf in stündliche Basalraten aufgeteilt. Dabei ist die zirkadiane Verteilung der Basalrate über den Tag sehr stark vom Alter abhängig. Die **maximale Basalrate** ist bei den **präpubertären** Kindern in den späten Abendstunden (zwischen **21 Uhr und 24 Uhr)** zu finden. Dagegen ist sie bei den **pubertären** Kindern in der Zeit von **3–9 und 21–24 Uhr** am höchsten.

Die **Prandialinsulin-Boli** sind wie bei der Injektionsbehandlung von der Tageszeit und den vorgesehenen KE abhängig. Im Allgemeinen ist der Insulin-/KE-Quotient bei der ICT im Vergleich zur CSII frühmorgens deutlich größer, mittags vergleichbar und abends wieder größer. Bei **sehr jungen Kindern** ist es möglich, das Insulin generell **nach dem Essen** abzugeben, damit die richtige Prandialinsulindosis entsprechend der tatsächlich eingenommenen Kohlenhydratmenge herausgefunden werden kann. Da aber das **postprandiale »Vergessen«** der Insulingabe bei vielen pädiatrischen Patienten weit verbreitet ist, raten wir, in diesem Fall **einen Teil des Mahlzeitenbolus bereits vor** der Mahlzeit abzugeben, der dann je nach Verlauf der Mahlzeit ggf. ergänzt werden kann. Der von der Tageszeit abhängige Insulin-/KE-Quotient ist bis zu einer Kohlenhydrataufnahme von ca. 5 KE konstant. Bei höheren KE-Mengen ist der Bolus etwas niedriger als der mithilfe des vorgegebenen Insulin-/KE-Quotienten berechnete.

Die Größe des **Korrekturbolus** ist von der Insulinempfindlichkeit und der vorgesehenen Blutglukosesenkung abhängig, d. h. der Differenz zwischen aktuellem Blutglukosewert und Blutglukosezielwert. Als **Zielwert** wird tagsüber eine Blutglukosekonzentration von 100 mg/dl (5,6 mmol/l) und zur Nacht von 140 mg/dl (7,8 mmol/l) angestrebt. Die Verwendung von **Bolus-Kalkulatoren** ermöglicht auch jüngeren Kindern bei Eingabe bzw. Übertragung des Blutzuckers und der gewünschten Kohlehydratmenge, die Berechnung der Bolusinsulindosis unter Berücksichtigung des evtl. noch wirksamen Restinsulins der vorausgegangenen Korrektur- und Nahrungsbolusgabe.

> **Gut bewährt hat sich morgens ein Korrekturfaktor von ca. 50 (2,8), mittags von etwa 70 (3,9) und abends von etwa 60 (3,4). Das heißt, 1 IE Normalinsulin senkt den Blutglukosewert um 50 mg/dl (2,8 mmol/l) usw. Bei Säuglingen und Kleinkindern bis 4–6 Jahre liegen die Korrekturfaktoren sehr viel höher. Man kann von etwa 100–150 (5,6–8,4) über den ganzen Tag ausgehen.**

Das liegt daran, dass junge Kinder sehr viel insulinempfindlicher reagieren als Schulkinder, Jugendliche oder Erwachsene.

- **Katheter und Kanülen sorgfältig auswählen**

Für Kinder und Jugendliche sind in erster Linie **abkoppelbare Katheter** geeignet. Die Kanülenlängen sind von großer praktischer Bedeutung. Kinder haben im Vergleich zu Erwachsenen wesentlich weniger Unterhautfettgewebe. Die **Kanülenlänge** beträgt daher in den meisten Fällen **6 oder 8 mm.** In der Pädiatrie werden häufig Kunststoffkanülen verwendet, da Kinder oft Angst vor einer »Nadel im Bauch« haben. Allerdings scheinen bei Stahlkanülen die Katheterprobleme seltener zu sein. Der **Katheter darf nie um die Pumpe gewickelt** werden, wenn er zu lang ist. Empfehlenswert ist es, eine **Ent-**

lastungsschleife zu kleben, damit der Katheter nicht akzidentell herausgezogen werden kann. Bei der Verwendung der schlauchlosen **Insulin Patch-Pumpen**, die direkt auf die Haut geklebt werden, fallen diese Nachteile der Katheter weg. Allerdings gibt es in der Pädiatrie noch wenig Erfahrung mit dieser Pumpenform.

- **Sensorunterstützte Therapie (CGM)**

Die erste Generation der retrospektiv-arztgestützten kontinuierlichen Geräte zur kontinuierlichen subkutanen Glukosemessung zeigte keinen Benefit für die Stoffwechselkontrolle bei Kindern und Jugendlichen. Geräte mit Echtzeitanzeige (»**real-time**«) zur Therapieunterstützung bei ICT und Pumpentherapie dagegen führen bei kontinuierlicher Anwendung gegenüber der konventionellen Blutzuckerbestimmung zu einer signifikanten Verbesserung des HbA_{1c}-Wertes. Um eine Verbesserung der glykämischen Kontrolle zu erreichen, sollen die Geräte demzufolge kontinuierlich getragen werden. Bei der Beratung über den Einsatz der CGM sollte daher auf mögliche besondere **Probleme, die Sensoren regelmäßig zu tragen**, geachtet werden. Die sensorunterstützte Pumpentherapie bietet inzwischen auch die Möglichkeit der zusätzlichen Therapiesteuerung von **Pumpen mit einer temporären Insulinabschaltung bei drohender Hypoglykämie**. Dies hat in Studien zu einer signifikanten Reduktion von Unterzuckerungen geführt. Weil pädiatrische Patienten eine besonders vulnerable Patientenpopulation mit einem deutlich höheren Hypoglykämierisiko sind, erscheinen diese Technologien für pädiatrische Patienten besonders geeignet.

3.3.8 Diät: Das Kind soll satt werden

Die Ernährung von Kindern und Jugendlichen mit Diabetes unterscheidet sich nicht von der der Erwachsenen.

> **Der Kalorienbedarf lässt sich nach der Formel von P. White schätzen: 1000 kcal + 100 kcal pro Lebensalter (z. B. für 5-Jährige 1500 kcal/Tag).**

Entscheidend für die endgültige Diät ist das **Wohlbefinden des Kindes,** das **satt** werden sollte, und nicht eine Formel. Der im Verlauf eines gut geführten Diabetes nicht seltenen Gewichtszunahme ist vorzubeugen mit dem Ziel, den Body-Mass-Index in der Perzentile vor Erkrankungsbeginn zu halten.

3.3.9 Schulung von Kindern und Eltern getrennt mit unterschiedlichen Programmen

Die Erstbehandlung der Kinder und Jugendlichen mit Diabetes erfolgt in Deutschland in der Regel stationär. Während des stationären Aufenthaltes werden Patienten und Eltern mit unterschiedlichen Schulungsprogrammen getrennt unterrichtet. Evaluierte und zertifizierte Programme liegen vor (DDG-Leitlinien 2009). Diese Schulungsprogramme

- berücksichtigen die altersabhängige Auffassungsgabe,
- bevorzugen aktives Handeln gegenüber verbaler Unterrichtung,
- berücksichtigen das individuelle Tempo des Kindes,
- ziehen soziale Interaktion und Kommunikation dem frontalen Unterricht vor.

Folgeschulungen von Eltern, Kindern und Jugendlichen sind **im Abstand von 2–3 Jahren** anzustreben.

3.3.10 Spezielle Probleme bei Kindern und Jugendlichen

- **Psychosoziale Betreuung: Blutzuckerprotokollhefte werden nicht selten gefälscht**

Psychologische Schwierigkeiten treten häufig **in der Pubertät** auf. Das HbA_{1c} kann ansteigen. Jugendliche erwerben in den Entwicklungsjahren Unabhängigkeit und werden selbstständig. Sie versuchen, Grenzen des Machbaren durch Erfahrung zu finden. Entsprechend vernachlässigen Jugendliche häufig die Stoffwechselführung. **Protokollhefte können gute Werte vortäuschen.** Eine Diskrepanz zwischen eingetragenen Messwerten und inadäquat hohem HbA_{1c} weist auf solche Interaktionsprobleme hin. Einfühlsame Überzeugungsarbeit ist die einzige therapeutische Möglichkeit zur Überbrückung der pubertären Schwierigkeiten.

▪ Hypoglykämie öfters nach Mitternacht bei Sport am Nachmittag

Bei Kindern und Jugendlichen mit Diabetes tritt etwa die Hälfte der Unterzuckerungen nachts zwischen 24.00 und 3.00 Uhr auf, wobei häufig am Nachmittag oder Abend des Vortages intensiv Sport betrieben wurde. Die häufigsten Symptome, die bei Kindern und Jugendlichen auf eine Hypoglykämie hinweisen, zeigen sich bezüglich des Verhaltens: **Aggressivität, Konzentrationsschwäche, Streitlust, Verwirrtheit, Kopfschmerzen.**

Bei häufigen und unerklärlichen Hypoglykämien in der Pubertät ist an die Möglichkeit einer von den Jugendlichen durch Insulin selbst induzierten **Hypoglycaemia factitia** zu denken. Auf das Zusammentreffen eines Diabetes Typ 1 und einer immunologisch bedingten Nebennierenrindeninsuffizienz sei hingewiesen (s. unten).

▪ Dawn-Phänomen und Gegenregulation (Somogyi-Effekt)

Ein hoher Nüchternblutzucker kann auf dem **häufigen Dawn-Phänomen** oder dem **seltenen Somogyi-Effekt** beruhen. Das Dawn-Phänomen ist das Produkt eines relativen Insulinmangels in den Morgenstunden bei einer durch die nächtliche Wachstumshormonsekretion bedingten Insulinresistenz. Die höchsten Wachstumshormonkonzentrationen werden in der Pubertät erreicht. Die Therapie des hohen Nüchternblutzuckers besteht in einer späten (ca. 23.00 Uhr) Injektion eines Verzögerungsinsulins oder durch Umstellung des Basalinsulins auf Insulin Detemir oder Glargin abends, wobei die Insulinpumpentherapie durch die Möglichkeit einer stundengenauen Einstellung der Basalrate für viele jugendliche Patienten die besten Erfolge bietet.

Der gegenregulatorische Anstieg des Blutzuckers in den Morgenstunden nach nächtlichen Hypoglykämien, der Somogyi-Effekt, ist selten. Die Therapie besteht in der Reduktion des Abend- bzw. Spätinsulins.

▪ Folgeerkrankungen auch schon bei Kindern und Jugendlichen

Die Qualität der metabolischen Kontrolle von Beginn des Diabetes an bestimmt das Ausmaß der Folgeerkrankungen bei Kindern und Jugendlichen. Pubertät und Rauchen wurden neben der metabolischen Kontrolle als zusätzliche Risikofaktoren identifiziert. Bei präpubertären Kindern sollen **nach 5 Jahren** bzw. unabhängig von der Diabetesdauer **mit Beginn der Pubertät** jährliche Kontrollen des **Augenhintergrundes,** der **Albuminausscheidung,** des **Blutdrucks** und des **Lipidstatus** durchgeführt werden. Die Neuropathie stellt bei Kindern und Jugendlichen eine Rarität dar.

▪ Auf Hautveränderungen achten

Die **Lipohypertrophie** ist eine häufige lokale Komplikation der Insulintherapie bei Kindern. Die Injektionsstellen sollten regelmäßig inspiziert werden, damit Lipodystrophien als Ursache verminderter Insulinabsorption und Insulinwirkung identifiziert werden können. Die Therapie der Lipodystrophien besteht darin, dass konsequent auf andere Injektionsareale ausgewichen wird.

Bei Atrophien des Fettgewebes, die zu tiefen Mulden führen können, spricht man von Lipoatrophien. Eine Behandlung der **Lipoatrophie** ist nicht bekannt. Kutane Folgeerkrankungen wie z. B. **Rubeosis diabetica**, **Necrobiosis lipoidica** oder die **eingeschränkte Beweglichkeit** vorzugsweise der kleinen **Insulinödeme** können kurzfristig unter einer forcierten Insulinbehandlung mit rascher Normalisierung des Blutzuckers erscheinen (auch **Sehstörungen** durch Veränderung des Wassergehalts der Linse!). Sie sind transitorisch und bedürfen keiner besonderen Therapie.

▪ Immunologische Begleiterkrankungen ausschließen

Durch den Diabetes nicht erklärbare Symptome, z. B. Minderwuchs (bei Zöliakie, Hypothyreose), Hypoglykämien (durch Morbus Addison), müssen an eine immunologische Erkrankung im Rahmen einer Polyendokrinopathie denken lassen. Zu **regelmäßigen Antikörperuntersuchungen** wird im Zeitabstand von 1–2 Jahren geraten, da sich sowohl die Zöliakie wie auch die Autoimmunthyreoiditis häufig klinisch inapparent manifestieren.

▪ Neugeborenendiabetes: transient oder permanent

Ein Diabetes, der innerhalb des ersten Lebensmonats auftritt und länger als 14 Tage insulinpflichtig ist, wird als **Neugeborenendiabetes** bezeichnet. Da sich der klinische Phänotyp der bislang identifizierten genetischen Defekte aber auch bis zum 6. Lebensmonat manifestieren kann, wird die Definition erweitert. Die Häufigkeit liegt zwischen 1:400.000–1:500.000 Geburten. Man unterscheidet klinisch zwischen einer **permanenten (PNDM)** (ca. 45 %) und **transienten Verlaufsform (TNDM)** mit permanenter oder passagerer Remission. Der transiente Diabetes kann Jahre anhalten und dann verschwinden. In anderen Fällen tritt nach Jahren der Remission erneut ein Diabetes auf. Eine Unterscheidung von PNDM und TNDM allein aufgrund klinischer Merkmale ist nicht möglich.

Als Ursache der neonatalen Diabetesformen wurden in letzter Zeit verschiedene **genetische Defekte** identifiziert. Daher sollte in jedem Fall bald nach Diagnosestellung eine molekularbiologische Diagnostik, z.B. im ISPAD Centre for Rare Diabetes (http://www.ispad.org) veranlasst werden. Beim **TNDM** finden sich häufig Anomalien auf **Chromosom 6** (paternale Duplikationen, paternale Isodisomie und Methylierungsdefekte). Als Ursache **eines PNDM** sind **Glukokinasemutationen** (homozygoter MODY 2), IPEX-Syndrom, Pankreashypoplasie mit IPF-1-Mutation, Langerhanszellaplasie, Mutation im ATP-sensitiven Kaliumkanal (K_{ATP}) oder Wolcott-Rallison-Syndrom gefunden worden. Dabei ist die molekulargenetische Diagnostik auch bei jetzt deutlich älteren Patienten mit insulinpflichtigem PNDM oder TNDM erforderlich, da bei Vorliegen einer KCNJ11- oder ABCC8-Mutation eine erfolgreiche Behandlung mit teilweise sehr hohen Dosen von **Sulfonylharnstoffen und Absetzen der Insulinbehandlung** nach jahrelanger Substitution berichtet wurde. In Fällen von PNDM mit Entwicklungsverzögerung und Epilepsie (DEND-Syndrom) kam es durch Sulfonylharnstofftherapie auch zu einer Besserung der neurologischen Symptomatik.

> **Ziel der Therapie des neonatalen Diabetes ist die Vermeidung von Hypoglykämien und ein altersgerechtes Gedeihen ab Manifestation mit CSII.**

3.4 Diabetes mellitus und Schwangerschaft

A. Kautzky-Willer, U. Lang

3.4.1 Schwangerschaft bei Diabetes – immer noch ein hohes Risiko für Mutter und Kind

Das Zusammentreffen eines manifesten Diabetes mellitus mit einer Schwangerschaft bedeutet **für Mutter und Kind** eine Konstellation **hohen Risikos.** Diese Konstellation wird in den Perinatalerhebungen in Deutschland mit einer Häufigkeit von 0,98–1 % aller Schwangerschaften für 2011 und 2012 angegeben, d.h. 6386–6500 Schwangerschaften bei manifesten Diabetikerinnen pro Jahr in der Bundesrepublik Deutschland. Die perinatale Mortalität ist in der hessischen Erhebung von 1982–2004 von nahezu 5 % auf 1,8 % rückläufig, liegt jedoch noch immer weit über dem Wert von 0,5–0,6 % für die nichtdiabetische Population. Auch international ist die perinatale Mortalität bei diabetischen Schwangeren nach wie vor zumindest doppelt so hoch wie bei nichtdiabetischen Schwangeren, wobei das Risiko für Fehlbildungen (diabetische Embryopathie) stark vom mütterlichen HbA_{1c} zum Zeitpunkt der Konzeption und in der Frühschwangerschaft abhängt (■ Tab. 3.5; Jensen et al. 2009). In einer rezenten Metaanalyse war die Prävalenz fetaler und neonataler Komplikationen (Fehlbildungen, Mortalität, Frühgeburten, Makrosomie) bei Frauen mit Typ-1-Diabetes 2- bis 5-fach höher als bei nichtdiabetischen Frauen (Colstrup et al. 2013). Die Ziele der St.-Vincent-Deklaration sind somit trotz besserer medizinischer Überwachung nach wie vor weit verfehlt.

Der Gestationsdiabetes (GDM) nimmt eine eigene Kategorie in der Diabetesklassifikation ein. GDM betrifft ungefähr 5–10 % aller Schwangeren und wird mittels eines oralen Glukosetoleranztests (oGTT) in der 24.–28. Schwangerschaftswoche diagnostiziert (► Kap. 5.2). Die Zahlen in Deutschland für den GDM sind seit Einführung des generellen Screenings deutlich angestiegen, haben sich aber zuletzt in den Jahren 2011 und 2012 auf 4,3–4,4 % aller Schwangeren stabilisiert.

Wenn bereits vor der 20. Schwangerschaftswoche ein HbA_{1c}-Wert, ein Nüchternblutzucker

Tab. 3.5 Risiko für Fehlbildungen und perinatale Mortalität bei Diabetikerinnen in Abhängigkeit vom HbA_{1c} bei Konzeption

HbA_{1c} (%)[a]	Fehlbildungen (%)	RR (95 %iges KI)	Perinatale Mortalität (%)	RR (95 %iges KI)
>10,4	10,9	3,9 (1,8–7,8)	5,5	7,3 (2,5–19,8)
8,9–10,3	3,9	1,4 (0,6–3,1)	6,3	8,3 (4,2–15,9)
7,9–8,8	5,0	1,8 (0,9–1,3)	3,3	4,4 (2,0–9,4)
6,9–7,8	4,9	1,8 (1,0–2,9)	2,8	3,8 (1,9–7,3)
<6,9	3,9	1,4 (0,8–2,4)	2,1	2,8 (1,3–6,1)
Background	2,8	1,0	0,75	1,0

[a]Standardreferenz 5,4±1,0 (Mittelwerte ± 2 SD), *KI* Konfidenzintervall.

Tab. 3.6 Diagnose eines manifesten Diabetes in der Schwangerschaft: Glukose- oder HbA_{1c}-Bestimmungen vor der 20. Schwangerschaftswoche

Nüchternglukose	>126 mg/dl
HbA_{1c}	>6,5 %
Glukose postprandial/spontan	>200 mg/dl

oder eine Spontanglukosemessung ermittelt werden, die Werten eines manifesten Diabetes mellitus außerhalb der Schwangerschaft entsprechen, muss von einem bereits vor der Gravidität bestehenden, aber bisher unerkannten Diabetes ausgegangen werden (Tab. 3.6). Diese Frauen müssen wie alle Schwangeren mit vorbekanntem Diabetes mellitus intensiv betreut und überwacht werden.

Das schon lange bekannte Modell der Pedersen-Hypothese (Abb. 3.2) wurde durch die Ergebnisse der HAPO-Studie (Abb. 3.3: Zusammenhang zwischen mütterlichen Blutzuckerwerten im oGTT und kindlichen Komplikationen wie Makrosomie, fetale/neonatale Hyperinsulinämie und postpartale Hypoglykämie) zumindest für die diabetische Fetopathie bestätigt.

Bei der zunehmenden Gruppe von Schwangeren mit vorbestehendem Typ-2-Diabetes ist das HbA_{1c} perikonzeptionell zwar meist besser als bei Frauen mit Typ-1-Diabetes, durch das meist gleichzeitig vorliegende Übergewicht entsprechen die Komplikationsraten aber weitgehend denen der Frauen mit Typ-1-Diabetes (Feig u. Palda 2002, Handisurya et al. 2011).

- **Blutzucker zwischen 60 und 120 mg/dl halten!**

Ursache der **kindlichen Morbidität und Mortalität** ist die unzureichend eingestellte Stoffwechselsituation der Mutter, die über maternale Hyperglykämie zu fetalen Veränderungen führt (Pedersen-Hypothese; Abb. 3.2). Kern der Problematik ist die strikte und möglichst frühe Einstellung des maternalen Blutzuckerspiegels auf Werte, wie sie bei nichtdiabetischen Schwangeren gefunden werden. Dies entspricht einem Zielkorridor von Werten zwischen 60 und 120, höchstens 140 mg/dl (3,3 und 6,6 mmol/l, höchstens 7,7 mmol/l), der auch während der Geburt eingehalten werden soll.

- **Hohe kindliche Risiken bei ungenügender Glukoseeinstellung**

Die **fetale Anomalierate,** Zeichen einer ungenügenden Glukoseeinstellung prä- und perikonzeptionell, ist deutlich höher als bei den nichtdiabetischen Schwangeren. **Neonatale Morbidität** tritt bei Diabetikerkindern mit Frühgeburt, Atemnotsyndrom und postpartaler Stoffwechselstörung deutlich häufiger auf. Ursachen sind neben der **hohen Frühgeburtenrate** vor allem die **diabetische Fetopathie** mit ungenügender Organreife und Störungen wie postpartale Hypoglykämie, Hypokalzämie, Hypomagnesiämie, Polyzythämie und Hyperbilirubinämie. Ein weiteres gravierendes Problem stellt

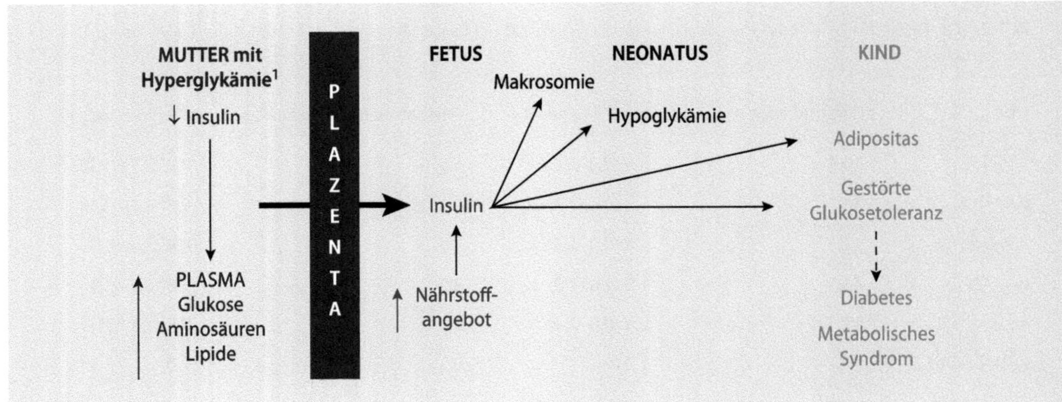

Abb. 3.2 Pedersen-Freinkel-Hypothese. [1]GDM (Gestationsdiabetes), Typ-1-DM (Diabetes mellitus), Typ-2-DM, MODY (Maturity Onset Diabetes oft he Young) etc. Während bei Typ-1-DM ein absoluter endogener Insulinmangel vorliegt, besteht bei GDM und Typ-2-DM ein relativer Insulinmangel: Die meist stark ausgeprägte Insulinresistenz kann selbst bei mütterlicher Hyperinsulinämie nicht ausreichend kompensiert werden, so dass erhöhte mütterliche Blutzuckerwerte resultieren. Bei GDM und Typ-2-DM spielen meist neben der Glykämie auch Übergewicht und weitere mit dem metabolischen Syndrom assoziierte mütterliche Risikofaktoren bei der fetalen Programmierung des Kindes eine Rolle

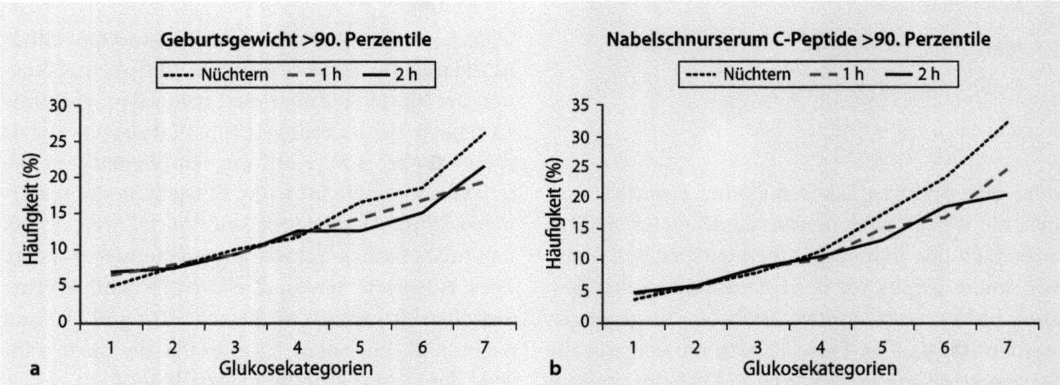

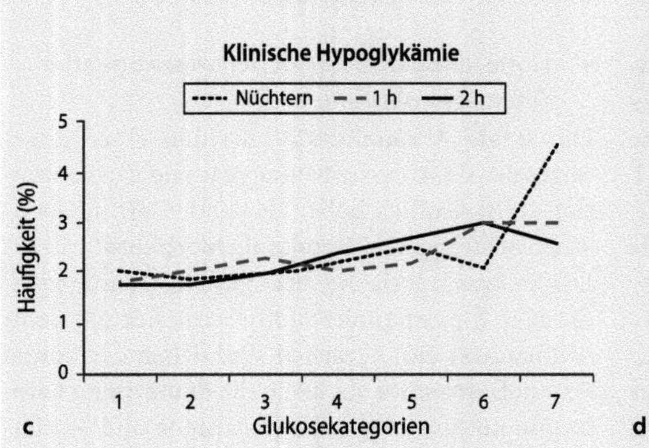

Glukose-kategorien	Glukose (mg/dl)		
	Nüchtern	1 h	2 h
1	<75	≤105	≤90
2	75–79	106–132	91–108
3	80–84	133–155	109–125
4	85–89	156–171	126–139
5	90–94	172–193	140–157
6	95–99	194–211	158–177
7	≥100	≥212	≥178

Abb. 3.3 Zusammenhang zwischen mütterlichen Blutzuckerwerten und kindlichen Komplikationen in der HAPO-Studie. (Adaptiert nach HAPO Study Cooperative Research Group 2008)

die – entgegen den üblichen Erwartungen eines makrosomen Kindes – bei Diabetikerinnen mit vorbestehenden Gefäßerkrankungen zu beobachtende **intrauterine Mangelentwicklung** dar. Diese Kinder sind intrauterin besonders und frühzeitig gefährdet.

- **Mütterliche Risiken: Gestose, Eklampsie, Plazentainsuffizienz u. a.**

Die diabetische Schwangere ist einem erhöhten Risiko von **Gestose und Eklampsie** ausgesetzt, die **Plazentainsuffizienz** wird deutlich häufiger diagnostiziert. Fetale Makrosomie führt zu **protrahierten Geburtsverläufen** und ebenso wie die intrauterine Bedrohung der Kinder durch Asphyxie zu einer **erhöhten Rate an abdominalen Schnittentbindungen.** Die diabetische Schwangere ist insbesondere im 1. Trimenon durch **hypoglykämische** Phasen gefährdet, im weiteren Verlauf können bei unzureichender Stoffwechseleinstellung auch **Ketoazidosen** auftreten.

Tab. 3.7 Offizielle Stellungnahmen zu Diabetes mellitus und Schwangerschaft

Stellungnahme	Referenz
Diabetes und Schwangerschaft. Evidenzbasierte Leitlinie der Deutschen Diabetes-Gesellschaft	Kleinwechter et al. 2009
Diabetes und Schwangerschaft. Praxisempfehlung der Deutschen Diabetes Gesellschaft	Kleinwechter et al. 2012
Betreuung von Neugeborenen diabetischer Mütter. Leitlinie der Gesellschaft für Neonatologie und Pädiatrische Intensivmedizin, der Deutschen Gesellschaft für Perinatale Medizin, der Deutschen Diabetes-Gesellschaft, Deutschen Gesellschaft für Kinder- und Jugendmedizin, und der Deutschen Gesellschaft für Gynäkologie und Geburtshilfe	AWMF 2010

3.4.2 Betreuung vor und in der Schwangerschaft durch Diabetologen und Geburtshelfer

Die Betreuung der schwangeren Diabetikerin muss **geburtshilfliche** und **diabetologische** Aspekte gleichermaßen im Auge haben (Tab. 3.7). Um das angestrebte Ziel, die Spontangeburt eines gesunden Kindes in Terminnähe, zu erreichen, ist die normoglykämische Diabeteseinstellung der Mutter von höchster Priorität. Vor den Mahlzeiten sollten die Blutzuckerwerte unter 90 mg/dl (5 mmol/l), 1 h postprandial unter 140 mg/dl (7,7 mmol/l) und 2 h postprandial unter 120 mg/dl (6,6 mmol/l) liegen. Der **mittlere Blutglukosewert** bei 6–8 Blutzuckerbestimmungen pro Tag sollte **unter 100 mg/dl (5,5 mmol/l)** sein. Insgesamt ist ein Zielkorridor zwischen 60 und 120 mg/dl (3,3–6,6 mmol/l) anzustreben.

- **Schon präkonzeptionelle »Optimierung« der Diabeteseinstellung**

Die Vermeidung fetaler Fehlbildungen und Anomalien ist durch intensive präkonzeptionelle Einstellung auf die oben genannten Grenzwerte in den Bereich der Normalbevölkerung zu bringen (Fuhrmann et al. 1983). Dies bedeutet, dass eine intensive Schulung mit Blutzuckerselbstmessung und intensivierter Insulintherapie bereits vor einer geplanten Schwangerschaft einsetzen sollte. Ist sie nicht unter diesen Vorbedingungen eingetreten, so sind unmittelbar nach Feststellung der Schwangerschaft eine intensive Schulung und Diabetesbehandlung mit dem Ziel der Einstellung auf die oben genannten Werte vorzunehmen. Geplante Schwangerschaft setzt auch eine sichere Kontrazeption (Minipille, Mikropille, Intrauterinpessar) voraus. Ebenso wichtig ist die **vorausschauende** Information der Patientinnen mit Diabetes mellitus durch alle Betreuenden (Hausärzte, Internisten, Diabetologen, Pädiater, Gynäkologen).

- **In der Schwangerschaft Insulintherapie!**

> **Generell soll die Einstellung auf die normoglykämischen Zielwerte bei manifesten Diabetikerinnen in der Schwangerschaft durch eine Insulintherapie erreicht werden. Die Anwendung oraler Antidiabetika ist weitgehend kontraindiziert.**

Randomisierte kontrollierte Untersuchungen über den Einsatz des Sulfonylharnstoffpräparates Glibenclamid und des Biguanids Metformin (beide Evidenzklasse Ib) zeigten allerdings keine wesentlichen Unterschiede zwischen der oralen Behandlung und einer Insulintherapie bei GDM.

Um die strikte Glukoseeinstellung zu gewährleisten, wird meist eine intensivierte Insulintherapie nach dem Basis-Bolus-Konzept notwendig sein. Ebenfalls kommen bei den sehr motivierten Patientinnen kontinuierliche Insulininfusionssysteme (Insulinpumpen) zum Einsatz. Die Insulinbehandlung muss individuell angepasst und auch an den Schwangerschaftsverlauf adaptiert werden. Meist sind zur Erreichung des oben genannten Zielkorridors 4–5 oder auch mehr Insulininjektionen erforderlich. Auch für die stoffwechselgesunde Schwangere bedeutet die Schwangerschaft eine Belastung der insulinproduzierenden Zellen des Pankreas. Glukose ist der wichtigste Energieträger des Fetus und wird über die Plazenta mittels einer erleichterten Diffusion zur Verfügung gestellt. Die fetalen Glukosekonzentrationen liegen etwa 30 % unter den mütterlichen Konzentrationen.

▪ Wechselnder Insulinbedarf im Schwangerschaftsverlauf

Eine Schwangere benötigt pro definierter Menge Glukose am Ende der Schwangerschaft wesentlich mehr Insulin als zu Beginn. Mit dem Eintreten einer Schwangerschaft bleibt der Insulinbedarf zunächst gleich oder ist sogar geringfügig reduziert, so dass im 1. Trimenon die Gefahr von Hypoglykämien am höchsten ist. Dann steigt der Insulinbedarf bis zur 36. Woche an und bleibt danach auf gleicher Höhe oder fällt geringfügig wieder ab. Dies bedeutet, dass die Insulindosen ständig anzupassen sind. Deshalb sollte der Arzt alle 1–2 Wochen konsultiert werden. Zur Stoffwechselkontrolle dient auch die kürzerfristige HbA_{1c}-Messung in 4- bis 6-wöchigen Abständen; deren Wert sollte im Normbereich stoffwechselgesunder Schwangerer liegen.

▪ Tägliches Blutzuckertagesprofil

Eine gute Stoffwechselkontrolle durch häufige Insulinapplikation ist nur möglich, wenn die schwangere Diabetikerin in die Selbstkontrolle der Blutzuckerwerte eingewiesen ist. Es sollten täglich 6–8 Bestimmungen erfolgen. Zweckmäßig ist ein Nüchternwert, dann jeweils 1 oder 2 h postprandiale Werte, Werte vor dem Mittag- und Abendessen und dem Zubettgehen. Die Schwangere muss ein Blutzucker- und Insulinprotokoll führen, die verwendeten Messgeräte sollten durch Abgleich mit konventioneller Labortechnik überprüft werden.

▪ Ernährung: Nicht unter 1500 kcal/Tag!

Während der gesamten Schwangerschaft ist auf einen ausreichenden Kaloriengehalt der Kost ohne eine Gewichtsreduktion zur Vermeidung von Ketonkörperproduktion zu achten. Die Patientin sollte etwa 30–35 kcal/kg des prägraviden Idealgewichtes pro Tag zu sich nehmen. Eine Verteilung auf mehrere Mahlzeiten ist sinnvoll. Bei adipösen Schwangeren sollten 1500 kcal/Tag nicht unterschritten werden, die Gewichtszunahme ungefähr 5 kg betragen (Institute of Medicine (US) and National Research Council (US) Commitee to Reexamine IOM Pregnancy Weight Guidelines 2009).

3.4.3 Schwere Retinopathie und Nephropathie erhöhen das Risiko

Im Rahmen der präkonzeptionellen Diabeteseinstellung bzw. unmittelbar nach Feststellung der Schwangerschaft ist eine **augenärztliche Untersuchung** des Fundus notwendig. Bei schwerer nichtproliferativer und bei proliferativer Retinopathie ist die Schwangere einem hohen Risiko der Progredienz ausgesetzt. Daher sollten augenärztliche Kontrollen ggf. in jedem Trimenon vorgenommen werden. Laserbehandlung in der Schwangerschaft ist möglich. Bei diabetischer Nephropathie müssen Eiweißausscheidung und Nierenfunktion kurzfristig (alle 14 Tage) überwacht werden. Diese Patientinnen haben ein erhöhtes Risiko für eine schwangerschaftsinduzierte Hypertonie (Pfropfgestose) und intrauterine Wachstumsrestriktion des Fetus.

Fortgeschrittene Nephropathie, schwere Retinopathie und ausgeprägte arterielle Verschlusskrankheit der Beckenarterien gelten als **relative Kontraindikationen** für eine Schwangerschaft bei Diabetikerinnen.

Bei Status nach Myokardinfarkt besteht ein deutlich höheres Mortalitätsrisiko, weswegen Diabetikerinnen mit KHK nur bei guter Linksventrikelfunktion, guter Blutdruckeinstellung und ohne Ischämiezeichen nach ausführlicher Abklärung und Beratung schwanger werden sollten. Diese Frauen müssen engmaschig kardiologisch überwacht werden.

3.4.4 Bei festgestellter Schwangerschaft sofort zum Frauenarzt

Die Patientin mit Diabetes mellitus sollte sich nach Möglichkeit bereits vor, spätestens unmittelbar nach Eintreten der Schwangerschaft beim Gynäkologen vorstellen. Es wird empfohlen, die geburtshilflichen Untersuchungen in 2-wöchigen, im 3. Trimenon in 1-wöchigen Abständen durchführen zu lassen, bei Komplikationen noch kurzfristiger mit großzügiger Indikation zur stationären Aufnahme. Die Betreuung und Entbindung einer schwangeren Diabetikerin sollte in Zusammenarbeit mit einem in der Betreuung dieser Risikoschwangerschaft erfahrenen Perinatalzentrum geschehen.

Bei den üblichen, den Mutterschaftsrichtlinien entsprechenden Untersuchungen ist besonders auf die Kontrolle des fetalen Wachstums sowie Zeichen einer Gestose (**Proteinurie, Blutdruckkontrolle**) zu achten. Wichtig ist eine frühe **sonografische** Untersuchung zur sicheren Festlegung des Gestationsalters. Zwischen der 16. und spätestens 22. Schwangerschaftswoche erfolgen gezielte Ultraschalluntersuchungen zum Ausschluss von Anomalien, danach **sonobiometrische Kontrollen** von kindlichem Wachstum und Fruchtwassermenge in 4-wöchigen, ab der 32. Woche in 2-wöchigen Abständen.

Kardiotokografie (CTG) und **Dopplersonografie** als Instrumente der fetalen Zustandsdiagnostik kommen ab der 24. Schwangerschaftswoche zum Einsatz. Die Häufigkeit dieser Untersuchungen ist dem individuellen Risiko der Stoffwechselsituation anzupassen. Bei fetaler Wachstumsrestriktion oder schwangerschaftsinduzierter Hypertonie geben der Kontraktionstest und die Dopplersonografie die Möglichkeit, chronische Mangelzustände und Zentralisation des Fetus zu erfassen.

- **Vaginale Entbindung zum Termin anstreben**

Eine Übertragung soll nach Möglichkeit vermieden werden. Bei komplikationsfreiem Verlauf der Schwangerschaft wird die vaginale Entbindung am Termin angestrebt. Die **Diabeteserkrankung der Mutter per se ist keine Indikation zu einer vorzeitigen Entbindung.** Allerdings können maternale Komplikationen und Hinweise in der fetalen Zustandsdiagnostik diese erforderlich machen.

Während der Geburt sollte die Blutzuckerkonzentration der Mutter nach Möglichkeit um 100 mg/dl (5,6 mmol/l) liegen. Bei gut eingestellten Patientinnen ist auch in dieser Situation die Selbstkontrolle und Einstellung des Blutzuckers möglich. Postpartal sollte aus dem Nabelschnurblut sowie 1 und 2 h nach der Geburt, ggf. auch häufiger, beim Neugeborenen der Blutzucker (bei <35 mg/dl Verlegung in die Neonatalogie) kontrolliert werden. Die weitere Überwachung und ggf. die Behandlung des Kindes der diabeteskranken Mutter sollte in erfahrene Hände gegeben werden. Auch aus diesem Grund ist die Entbindung in einem Perinatalzentrum mit integrierter pädiatrischer Versorgung von hoher Bedeutung (AWMF 2010).

- **Im Wochenbett sinkt der Insulinbedarf**

Nach der Geburt sinkt der Insulinbedarf der frisch Entbundenen meist deutlich ab, so dass eine entsprechende Anpassung nötig wird. Dies kann auch in der Stillperiode notwendig sein. Stillen ist nicht kontraindiziert, sondern sollte ausdrücklich gefördert werden. Auch in der Stillphase ist eine gute mütterliche Stoffwechseleinstellung erforderlich.

3.4.5 Genetische Beratung wichtig

Manifest diabetische Schwangere weisen meist einen Typ-1-Diabetes, wesentlich seltener einen Typ-2-Diabetes auf. Sowohl Typ-1- als auch Typ-2-Diabetes zeigen einen multifaktoriellen Erbgang und sind somit durch genetische und Umweltfaktoren beeinflusst. Die genetische Beratung kann anhand empirischer Erbprognoseziffern erfolgen. Bei **nur einem diabetischen Elternteil** beträgt das Lebenszeitrisiko für Kinder, selbst an einem Diabetes mellitus zu erkranken, **ca. 5 %**. Das Morbiditätsrisiko steigt auf **15–20 % an, wenn beide Eltern-**

teile Diabetiker sind. Ebenso stellt die Konstellation eines Elternteiles mit Diabetes sowie eines Geschwisterkindes mit Diabetes ein erhöhtes Erkrankungsrisiko in der Größenordnung von 10–15 % dar. Beim Typ-2-Diabetes scheint das intrauterine Milieu in Abhängigkeit von der metabolischen Einstellung der Mutter für die Erkrankungswahrscheinlichkeit der Kinder eine große Bedeutung zu haben.

Fazit für die Praxis

Die konsequente, möglichst schon präkonzeptionelle Betreuung und Beratung ermöglicht Diabetikerinnen heute, eine Schwangerschaft auszutragen und ein gesundes Kind zur Welt zu bringen. Diese Möglichkeit zu nutzen und das immer noch erhöhte Risiko weiter abzusenken, erfordert während und auch schon vor der Schwangerschaft die koordinierte Zusammenarbeit aller an der Betreuung von Diabetikerinnen beteiligten Therapeutinnen und Therapeuten sowie der Patientin und ihrer Familie. **Ein gesundes Kind rechtfertigt alle Anstrengungen.**

3.5 Insulin, Analoginsuline

P. M. Schumm-Draeger

3.5.1 Insulin – das einzige Hormon mit blutzuckersenkender Wirkung

Seit ca. 90 Jahren steht das Peptidhormon Insulin für die Therapie des Diabetes mellitus zur Verfügung. Vor dieser Zeit war jeder Patient ohne körpereigene Insulinsynthese kurzfristig zum Tode verurteilt.

Insulin, ein für alle Wirbeltiere lebenswichtiges Peptidhormon, wird in den β-Zellen der Langerhans-Inseln in der Bauchspeicheldrüse gebildet. Die Primärstruktur (Aminosäuresequenz) der Insuline von mehr als hundert verschiedenen Spezies wurde vollständig aufgeklärt. Dabei zeigte sich, dass Insuline verschiedener Tierarten identische Aminosäuresequenzen aufweisen können (z. B. Schwein, Pottwal, Hase, Hund). In der Regel sind Insuline von verschiedenen Spezies allerdings nicht identisch, sondern weisen Sequenzhomologien auf.

Die **Biosynthese des Insulins** (Steiner et al. 2009) in den β-Zellen erfolgt auf Basis der genetischen Information von nur einem Genlocus im Chromosom 11. Bei der Translation des genetischen Codes wird im endoplasmatischen Retikulum zunächst das Präproinsulin (110 Aminosäuren) gebildet, bestehend aus einer Signalsequenz (24 Aminosäuren), der B-Kette (30 Aminosäuren), gefolgt von 2 Aminosäuren, dem C-Peptid (31 Aminosäuren), 2 weiteren Aminosäuren und der A-Kette (21 Aminosäuren). Das gestreckte Präproinsulin-Molekül (◘ Abb. 3.4) wird ins endoplasmatische Retikulum transportiert, wo innerhalb von Sekunden die Spaltung zu Proinsulin (84 Aminosäuren) erfolgt. Dieses wird unter Ausbildung von 3 Disulfidbrücken (2 Brücken zwischen A- und B-Kette und eine innerhalb der A-Kette) gefaltet und dann in kleinen Vesikeln in den Golgi-Apparat überführt. Durch spezifische Proteasen (Prohormon Konvertase und Karboxypeptidase) werden das C-Peptid und die basischen Aminosäuren abgespalten, Insulin und C-Peptid freigesetzt und in den sekretorischen Granula des Zytoplasmas gespeichert. Bei Bedarf werden Insulin und C-Peptid durch Exozytose in äquimolaren Mengen freigesetzt und gelangen via Pfortader direkt in die Leber.

Die blutzuckersenkende Wirkung von Extrakten aus Bauchspeicheldrüsen von verschiedenen Spezies wurde schon vor den bahnbrechenden Arbeiten von Banting und Best 1922/23 demonstriert. Nach dem ersten therapeutisch erfolgreichen Einsatz wurde aber schnell klar, dass Insulin für die große Zahl von Diabetikern in größerer Menge (industriell) hergestellt werden musste (Bliss 2007). Entsprechend wurden bald die in Schlachthöfen als Abfall betrachteten Bauchspeicheldrüsen von Rindern und Schweinen extrahiert und als Ausgangsmaterial für die industrielle Herstellung von Insulin benutzt. Es war damals natürlich nicht bekannt, dass die so gewonnenen Hormonpräparate eine im Vergleich zum humanen Insulin unterschiedliche Aminosäuresequenz aufweisen und damit Analoge des Humaninsulins sind (◘ Abb. 3.5). Erst im Jahre 1955 veröffentlichte Fred Sanger die komplette Aminosäuresequenz von (Rinder-)Insulin, wofür er 1958 den Nobelpreis erhielt. Später wurde auch die Aminosäuresequenz des Humaninsulins entschlüsselt und dieses dann ab Mitte 1976 durch chemische Semisynthese sowie ab 1979 durch rDNA-Technologie in (größeren) Mengen her-

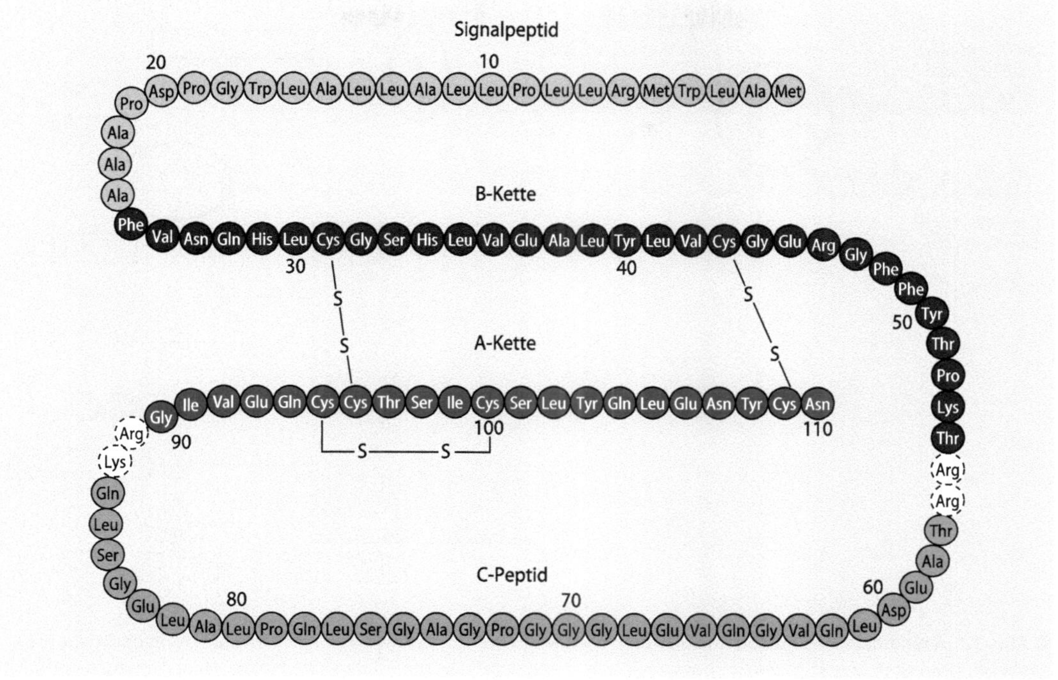

Abb. 3.4 Aminosäuresequenz von Präproinsulin. (Adaptiert nach Steiner et al. 2009)

gestellt und 1982/1983 in die Routinetherapie eingeführt.

- Die ersten 60 Jahre der Insulintherapie wurden mit Rinder- bzw. Schweine-Analoginsulinen durchgeführt.
- Ab 1983 steht Humaninsulin zur Verfügung.
- Seit 1996 sind (»patientenfreundlichere«) Analoginsulinpräparate mit spezifisch erwünschten Eigenschaften verfügbar.

Die Strukturen von therapeutisch eingesetzten Insulinen sind in Abb. 3.5 dargestellt.

Die in Deutschland erhältlichen Insulinpräparate sind in dem Beitrag von Schinner/Roden (► Abschn. 4.13) aufgelistet.

Die Wirkeffekte des Insulins im menschlichen oder tierischen Organismus werden durch seine Wechselwirkung mit den Insulinrezeptoren der Zellmembranen vermittelt. Insulin spielt eine zentrale Rolle in der Regulation des Kohlenhydrat-, Lipid- und Proteinstoffwechsels, zusätzlich werden die DNA-Synthese, die Apoptose und das Sättigungsgefühl moduliert.

Die Wechselwirkung von Insulinrezeptor und Insulinmolekül ist äußerst spezifisch, so dass schon geringe Veränderungen am Rezeptor- oder Insulinmolekül die Hormonwirkung unterbinden können. Dementsprechend erwies sich sowohl die Struktur des Rezeptors als auch des Insulins über die gesamte Evolution als äußerst stabil. Nur minimale Abweichungen (Sequenzhomologie der Insuline; Mutationen im Rezeptorbereich) wurden beobachtet.

Zahlreiche Versuche, eine kleinmolekulare Substanz mit Insulinwirkung zu entwickeln, haben bisher zu keinem therapeutisch verwendbaren Produkt geführt.

Die Versuche zur Optimierung der Insulintherapie über die vergangenen 90 Jahre waren durch 3 grundlegende Konzepte geprägt:

- Verbesserung der Qualität der Insulinpräparate durch Abtrennung von Verunreinigungen, bis zum sog. »monokomponenten Insulin«. Dadurch sollten durch Verunreinigungen be-

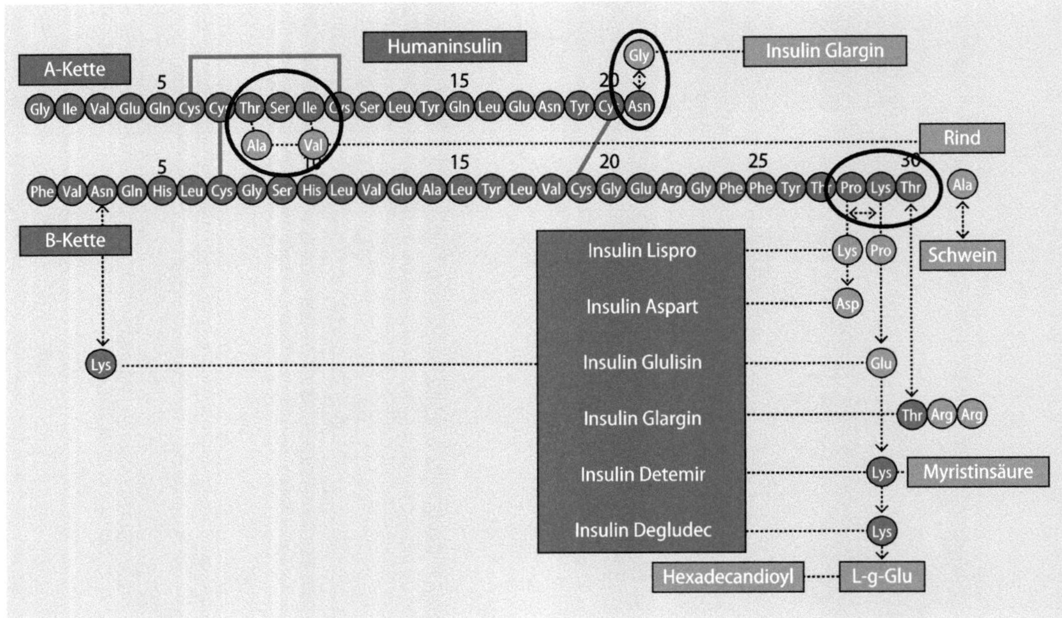

Abb. 3.5 Aminosäuresequenz von Humaninsulin und Insulinanaloga. Die hellen Linien markieren Disulfidbrücken, die dunkel eingekreisten Bereiche kennzeichnen Aminosäuresequenzen, die ohne Verlust der biologischen Wirkung modifiziert werden können (Ausnahme: Das durch Hinzufügen eines Fettsäurerestes chemisch modifizierte Insulin Detemir weist eine geringere biologische Aktivität auf und enthält demzufolge die 4-fache Menge an aktiver Substanz pro Einheit)

dingte Immunreaktionen und andere Nebenwirkungen vermieden oder reduziert werden.

- Bereitstellung von Präparaten, deren pharmakokinetische/pharmakodynamische Eigenschaften es erlauben, durch exogenes Insulin ein nahezu physiologisches Wirkprofil zu erreichen und damit den während des Tages stark wechselnden Insulinbedarf des Diabetikers zu kompensieren. Das Ziel ist, den Blutzucker möglichst eng im »gesunden Bereich« zu halten und zu hohe (Hyperglykämie) oder zu niedrige Blutglukosewerte (Hypoglykämie) zu vermeiden.
- Maßnahmen zur Verringerung des vom Patienten aufzubringenden Aufwandes und zur Annäherung/Angleichung der Lebensqualität des diabetischen Patienten an die eines Gesunden.

Insulin muss aufgrund seiner Peptidstruktur parenteral gegeben werden (mit Ausnahme von in Deutschland nicht verfügbaren experimentellen Applikationsmethoden: oral, inhalativ, perkutan), wobei sich die individuell erforderliche Dosierung des Insulins an Blutglukosezielwerten orientiert. Für jede Bestimmung der Blutglukose muss eine minimale Menge Blut des Patienten (invasiv) gewonnen werden.

Um die Zahl der Injektionen (mit Normalinsulin bis zu 8 Injektionen/Tag) und Glukosebestimmungen (heute bis 7 Bestimmungen/Tag) sowie den damit verbundenen Zeitaufwand zu verringern, wurde – mit zum Teil obskuren Zusätzen (z. B. Gummi arabicum) – versucht, die Wirkdauer der Insulinpräparate zu verlängern. Die Kombination von kurz- und langwirksamem Insulin in einer galenischen Zubereitung (Mischinsulin) verringert ebenfalls die Zahl der Injektionen.

> **In neuerer Zeit erlauben schnellwirksame Analoginsuline die Injektion direkt vor der Mahlzeit und langwirksame Analoginsuline mit Wirkdauern bis über 24 h die einmal tägliche Applikation.**

Außerdem ist die Variabilität des Wirkeffekts bei den »Designer-Analoginsulinen« geringer als bei konventionellen Präparaten.

Die genannten Maßnahmen haben insgesamt zu einer einfacheren, weniger zeitaufwendigen Therapie geführt und damit zu einer immensen Verbesserung der Lebensqualität der Patienten sowie wesentlichen Verringerung der »Nebenwirkungen« der Insulintherapie (allergische Reaktionen, Antikörperbildung, Hyper- und Hypoglykämien).

Diskussionen zur Wirksamkeit, Sicherheit und Notwendigkeit von Analoginsulinen

Bei der Umstellung von tierischen Analoginsulinen auf Humaninsulin gab es in Deutschland langwierige Diskussionen über die Frage, ob die gentechnologische Herstellung des Insulins nicht eine »immanente Gefahr« für den Patienten darstelle.

Weiter wurde diskutiert: Sind die Wirkprofile der Humanpräparate (Normal- und NPH-Insulin) identisch mit den entsprechenden tierischen Insulinpräparaten? Induziert Humaninsulin mehr Hypoglykämien als tierische Insuline? Ist eine gute Stoffwechseleinstellung mit Normal- und NPH-Humaninsulin schwieriger zu erreichen als mit den tierischen Insulinen oder Surfen-Insulin? Beeinträchtigt die Speziesdifferenz tierisch – human die Wahrnehmung von Hypoglykämien? Zu allen Themen gab es zahlreiche Publikationen kontroversen Inhalts.

Aus heutiger Sicht sind die damaligen Diskussionen schwer verständlich, da sich die »vermeintlich« schwerwiegenden Probleme über die Zeit nicht bestätigt haben. Die temporären Probleme könnten auch dadurch bedingt sein, dass im gleichen Zeitraum – zusätzlich zu den neuen Präparaten - ehrgeizigere Blutzuckerziele zu einer Intensivierung der Insulintherapie mit entsprechend erhöhtem Hypoglykämierisiko geführt haben.

Ab dem Jahre 1996 erfolgte die Umstellung von dem »physiologischen Humaninsulin« (»humaner geht's nicht«) **auf die »Designer-Insulinanaloga«.**

Hauptsächlicher Diskussionspunkt war hier: Wozu braucht der Patient teure Analoginsuline, wenn das physiologische Humaninsulin zu einem niedrigeren Preis verfügbar ist?

In diesem Zusammenhang wurde auf randomisierte klinische Studien verwiesen, die für die modernen Insulinanaloga im Vergleich zu Humaninsulin nur kleine (oder keine) Vorteile bei der Stoffwechseleinstellung (HbA_{1c}-Differenz) zeigen konnten.

> **Allerdings weisen die Insulinanaloga andere Vorteile auf: Signifikant erniedrigte Hypoglykämierate (insbesondere während der Nacht), signifikant geringerer Körpergewichtsanstieg (bis zur Gewichtsstabilität) und deutlich verbesserte Lebensqualität.**

Ausgelöst durch das Auftreten von Brustkrebs in einer Ratten-Toxizitätsstudie mit dem kurzwirksamen Analoginsulin (AspB10; Dideriksen et al. 1992) sowie In-vitro Untersuchungen zur Affinität und Mitogenität verschiedener Analoginsuline zum IGF1-Rezeptor (Kurtzhals et al. 2000) folgten ab 2000 lange Diskussionen über eine mögliche Karzinogenität von Analoginsulinen im Allgemeinen und Insulin Glargin im Speziellen. Folgerichtig wurde eine Datenbankauswertung zur Karzinogenität von Insulin Glargin durchgeführt und 2009 von Hemkens et al. publiziert. Die Autoren beschreiben ein erhöhtes Risiko für Brustkrebs bei höheren Insulin Glargin-Dosierungen. Ergebnisse von 3 weiteren Studien aus Skandinavien und Schottland waren widersprüchlich und konnten die Befunde von Hemkens et al. nicht bestätigen (Currie et al. 2009, Colhoun 2009, Jonasson et al. 2009).

International wurde die Auswertung der Studie von der wissenschaftlichen Öffentlichkeit und den Aufsichtsbehörden (European Medicines Agency, EMA, und Food and Drug Administration, FDA) als nicht adäquat und vorurteilsbehaftet zurückgewiesen und auf zukünftige Studienergebnisse verwiesen.

Ebenfalls 2009 wurden die Ergebnisse einer prospektiven, randomisierten Langzeitstudie über 5 Jahre Behandlungsdauer bei mehr als 1000 Patienten mit Typ-2-Diabetes – Insulin Glargin vs. NPH-Humaninsulin – publiziert mit dem Ergebnis: Kein Unterschied in der Häufigkeit von Tumoren zwischen den Therapiegruppen (Rosenstock et al. 2009).

Die Ergebnisse einer großen prospektiven, randomisierten Langzeitstudie (ORIGIN, Gerstein et al. 2012) bei über 12.500 Patienten mit Glukoseintoleranz oder frühem Typ-2-Diabetes mit einer mittleren Behandlungsdauer von 6,2 Jahren bestätigten die Befunde der ersten Langzeitstudie, d. h. es wurde unter Therapie mit Insulin Glargin im Vergleich zur oralen Therapie keine erhöhte Tumorinzidenz beobachtet.

Eindrucksvoll zeigen die Daten dieser Studie auch, dass bei gleichbleibender Tagesdosis von Insulin Glargin (ca. 0,4 IU/kg KG) trotz strenger Blutzuckerkontrolle (Nüchternblutzucker <95 mg/dl bzw. 5,3 mmol/l) nur ein minimales Hypoglykämierisiko sowie eine geringfügige (im Vergleich zur Normalbevölkerung im gleichen Zeitraum niedrigere) Gewichtszunahme beobachtet wird. Darüber hinaus wurde belegt, dass durch die Insulin Glargin-Therapie auch das kardiovaskuläre Risiko nicht erhöht wird. Das kardiovaskuläre Risiko ist sogar bei Hypoglykämie dann niedriger, wenn mit Insulin Glargin behandelt wird (Melbin et al. 2013).

Die für die Zulassung von Arzneimitteln verantwortlichen Behörden in Amerika (FDA) und Europa (EMA) haben aufgrund der vorliegenden Daten festgestellt, dass Insulin Glargin kein erhöhtes Tumorrisiko aufweist (EMA 2013).

Sicherheit von Insulinanaloga während der Schwangerschaft – Teratogenität

Das Risiko von Fehlbildungen ist bei Kindern von diabetischen Müttern (Typ 1 und 2) höher als in der Allgemeinbevölkerung.

Diabetes während der Schwangerschaft ist mit Insulin zu behandeln, um eine normnahe Stoffwechseleinstellung zu erreichen, Hypoglykämien sind zu vermeiden. Die höchste Sicherheit für Mutter und ungeborenes Kind sollte unbedingt gewährleistet sein.

Die Produktinformation der amerikanischen Behörde FDA zur Verwendung von Humaninsulin während der Schwangerschaft lautet:

> Studies show that endogenous insulin only crosses the placenta in minimal amounts. While there are no adequate and well-controlled studies in pregnant women, an extensive body of published literature demonstrates the maternal and fetal benefits of insulin treatment in patients with diabetes during pregnancy (FDA 2013, S. 4).

Die Produktinformation der europäischen Aufsichtsbehörde EMA (http://www.ema.europa.eu) erlaubt in der Schwangerschaft die Verwendung von

- Humaninsulin: »Für die Anwendung von Insulin zur Diabetesbehandlung bestehen während der Schwangerschaft keine Einschränkungen, da Insulin nicht plazentagängig ist.« (EMA Actrapid, Insuman)
- Insulin Aspart: »Insulin Aspart kann während der Schwangerschaft angewendet werden. Daten aus zwei randomisierten kontrollierten klinischen Studien (322 und 27 exponierte Schwangerschaften) lassen nicht auf Nebenwirkungen von Insulin Aspart auf die Schwangerschaft oder auf die Gesundheit des Fötus/Neugeborenen im Vergleich mit Humaninsulin schließen.« (EMA NovoRapid)
- Lispro: »Die Daten von einer großen Anzahl von Anwendungen während Schwangerschaften zeigen keine Nebenwirkungen von Insulin Lispro auf die Schwangerschaft oder auf die Gesundheit des Fötus/Neugeborenen.« (EMA Humalog)
- Glulisin »Bisher liegen keine oder nur sehr begrenzte Erfahrungen (weniger als 300 Schwangerschaftsausgänge) mit der Anwendung von Insulin Glulisin bei Schwangeren vor.« (EMA Apidra)
- Insulin Glargin: »Für Insulin Glargin liegen keine klinischen Daten über exponierte Schwangere aus kontrollierten klinischen Studien vor. Weitergehende Erfahrungen mit schwangeren Frauen (zwischen 300–1000 Schwangerschaftsausgänge), die Insulin Glargin während der Schwangerschaft erhalten haben, deuten weder auf schädliche Auswirkungen von Insulin Glargin auf die Schwangerschaft noch auf ein Fehlbildungsrisiko oder eine fetale/neonatale Toxizität von Insulin Glargin hin.« (EMA Lantus)
- Insulin Detemir: »Eine Behandlung mit Levemir kann während der Schwangerschaft in Betracht gezogen werden, aber jeglicher potentieller Nutzen muss gegen das möglicherweise erhöhte Risiko eines ungünstigen Schwangerschaftsausgangs abgewogen werden...« (EMA Levemir). Im Folgenden werden generelle In-

formationen für die Insulintherapie bei Schwangeren gegeben und die Ergebnisse einer randomisierten, kontrollierten Studie mit n = 310 Schwangeren dargestellt sowie 250 Schwangerschaftsausgänge nach der Markteinführung angesprochen.

Fazit zu Schwangerschaft und Insulintherapie: Ein wissenschaftlich fundierter Ausschluss eines Risikos für Schwangere und Fetus durch die Insulintherapie, in ausreichend großen randomisierten, kontrollierten Studien ist bisher für kein Insulin oder Insulinanalog erbracht worden. Vermutlich wird dies auch in Zukunft nicht möglich sein, da große, randomisierte klinische Endpunktstudien zum Ausschluss kleiner Risiken aus den verschiedensten Gründen nicht durchgeführt werden können (Lambert u. Holt 2013). Deshalb erhalten die Datenbanken der Behörden zu unerwünschten Folgen der Insulintherapie bei Schwangerschaft eine zentrale Bedeutung.

Fazit zu den Diskussionen bezüglich Humaninsulin und Insulinanaloga in Deutschland

Beim Übergang von Humaninsulin zu »Designer-Insulinanaloga« wurden nicht die lange bekannten Strukturen von Naturprodukten in eine als Arzneimittel geeignete galenische Formulierung gebracht, sondern neue, natürlich nicht vorkommende Peptide (New Chemical Entities) synthetisiert und in vitro, im Tierexperiment und klinischen Studien getestet, ob sie bessere Eigenschaften aufweisen als die natürlichen Insuline.

Insulinanaloga wurden und werden auch zukünftig entwickelt, um

- eine dem »gesunden Insulintagesprofil-ähnliche Insulinfreisetzung« zu erreichen,
- die Zahl der Injektionen zu verringern,
- die Gewichtszunahme zu reduzieren,
- die Stoffwechseleinstellung zu verbessern und Folgeerkrankungen zu vermeiden,
- die Anzahl und das Ausmaß der Blutzuckerexkursionen nach »zu hoch« oder »zu tief« zu reduzieren,
- die Anzahl der (zum Teil lebensgefährlichen) Hypoglykämien zu reduzieren. (Die größte »Barriere« einer effektiven Insulintherapie ist die Angst vor Hypoglykämien bei Patienten und Ärzten; Peyrot et al. 2012),
- die Lebensqualität der Patienten zu verbessern und soweit wie möglich der von gesunden Personen anzugleichen.

> **Insulinanaloga haben diese Erwartungen in der klinischen Anwendung zum großen Teil erfüllt. Die Sicherheit und Wirksamkeit der Insulinanaloga wurde in der langjährigen, weltweiten, breiten klinischen Anwendung eindrucksvoll bewiesen. Die Hypothese, dass ein bestimmtes Insulinanalog gegenüber anderen Antidiabetika ein zusätzlich erhöhtes Krebsrisiko aufweist, wurde durch retrospektive Datenbankauswertungen und prospektive randomisierte Studien widerlegt.**

»Biosimilar« Insulinanaloga stehen derzeit außerhalb Europa und den USA für die Therapie zur Verfügung. Es handelt sich dabei um Präparate, die nach Ablauf der Patentfristen für Originalpräparate von einem anderen Hersteller mit eigenen Produktions-und Zubereitungsverfahren hergestellt werden. Vermutlich werden Biosimilar-Insulinanaloga in absehbarer Zukunft auch in Deutschland auf den Markt kommen.

Noch nicht im Handel befindliche Insulinanaloga

Insulin Degludec (NovoNordisk) ist ein ultralangwirkendes Präparat mit einer Halbwertszeit von ca. 25 h und einer Wirkdauer bis zu 40 h zur Verwendung als Basalinsulin oder in Kombination mit Insulin Aspart als Mischinsulin. Die Verlängerung der Halbwertszeit und die lange Wirkdauer sind auf die Ausbildung von Polyhexameren im subkutanen Depot zurückzuführen, die nur langsam die biologisch aktiven Dimeren und Monomeren freisetzen.

Die Kombination mit Insulin Aspart als schnellwirksame Komponente ergibt ein Mischinsulin mit 2-phasigem Wirkprofil (Keating 2013).

Beide Zubereitungen wurden in Europa und einigen außereuropäischen Ländern von den Behörden zugelassen, allerdings nicht von der amerikanischen FDA, die vom Hersteller weitere Daten zur kardiovaskulären Sicherheit angefordert hat (Goldman-Levine et al. 2013, Zinman 2013).

Insulin Glargin U300 (Sanofi) ist eine höher konzentrierte Formulierung von Insulin Glargin, dem Wirkstoff des seit dem Jahre 2000 auf dem

Markt befindlichen Insulinpräparates (Lantus). Das Insulin Glargin U300 weist ein flacheres Wirkprofil auf als die U100-Formulierung mit geringerer Variabilität über den Tag und einer Wirkdauer über 36 h.

Das Entwicklungspräparat befindet sich in der späten Phase III der klinischen Entwicklung (Dahmen et al. 2013, Riddle et al. 2013).

Das Präparat LY2605541 (Eli Lilly) befindet sich ebenfalls in der späten Phase III der klinischen Entwicklung. Der aktive Wirkstoff Insulin Lispro wurde durch Pegylierung (kovalente Binding von Polyethylenglykol) chemisch so verändert, dass ein sehr großes Molekül mit außerordentlich hohem hydrodynamischen Widerstand entstand, das nur langsam vom subkutanen Depot absorbiert wird. Dadurch wir das Wirkprofil länger und flacher als das von Insulin Glargin U100 und könnte somit eine stabilere Blutzuckerkontrolle ermöglichen. Bedingt durch die Größe des Moleküls könnte es einen stärkeren Wirkeffekt in der Leber als in den peripheren Geweben aufweisen (Zinman 2013).

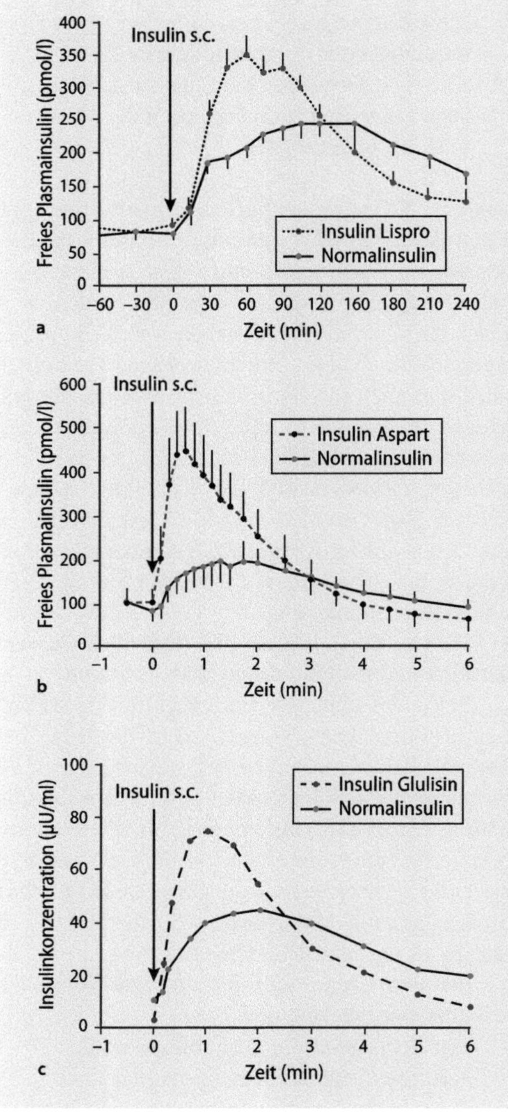

Abb. 3.6a–c Pharmakokinetik von Insulin Lispro (**a**), Aspart (**b**), und Glulisin (**c**) nach s.c.-Injektion im Vergleich zu humanem Normalinsulin. (Adaptiert nach Home 2012)

3.5.2 Praxisrelevante Charakteristika von schnellwirksamen Insulinanaloga im Vergleich zu Humaninsulin

Die pharmakokinetischen Eigenschaften der schnellwirksamen Insulinanaloga (Lispro, Aspart, Glulisin) unterscheiden sich praktisch nicht, sind aber deutlich verschieden zum Humaninsulin (Abb. 3.6).

Die pharmakodynamischen Eigenschaften der schnellwirksamen Insulinanaloga, dargestellt in den Produktinformationen (EMA; http://www.ema.europa.eu/ema/index.jsp?curl=/pages/Home_jsp&jsnena) der jeweiligen Handelspräparate, weisen auf zu erwartende klinische Vorteile hin (Abb. 3.7, Abb. 3.8).

Die pharmakokinetischen und pharmakodynamischen Befunde lassen Folgendes für die Therapie erwarten:

- Die 3 Präparate sind in ihrer Kinetik ähnlich (vergleichbar) – kein therapeutischer Unterschied.
- Der glukosesenkende Effekt tritt bei allen Präparaten im Vergleich zu Normalinsulin schneller ein (nach ca. 10–20 min), der maximale Effekt ist stärker ausgeprägt und hält 1–3 h nach der Injektion an, die Wirkungsdauer ist kürzer (3–5 h).
- Mit Gabe der Analoga direkt vor der Mahlzeit lässt sich die postprandiale Blutzuckeranstieg ähnlich begrenzen wie mit Normalinsulin, das 30 min vor der Mahlzeit gegeben wurde.

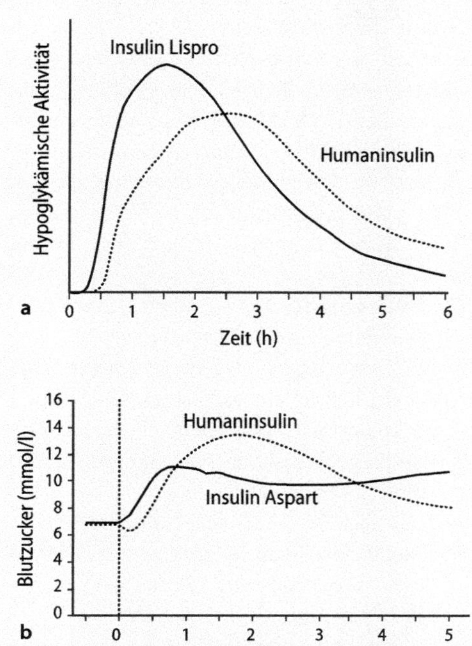

Abb. 3.7 **a** Relative Glukosemenge, die über die Zeit infundiert werden muss, um nach einer subkutanen Injektion von *Insulin Lispro* bzw. *Humaninsulin* den Blutglukosewert nahe dem Blutglukose-Ausgangswert zu halten (Clamp-Studie; Adaptiert nach EMA Humalog). **b** Blutzuckerverlauf bei Patienten mit Typ-1-Diabetes nach einer Einmalgabe von *Insulin Aspart* unmittelbar vor der Mahlzeit und löslichem *Humaninsulin* 30 min vor der Mahlzeit. (Adaptiert nach EMA NovoRapid)

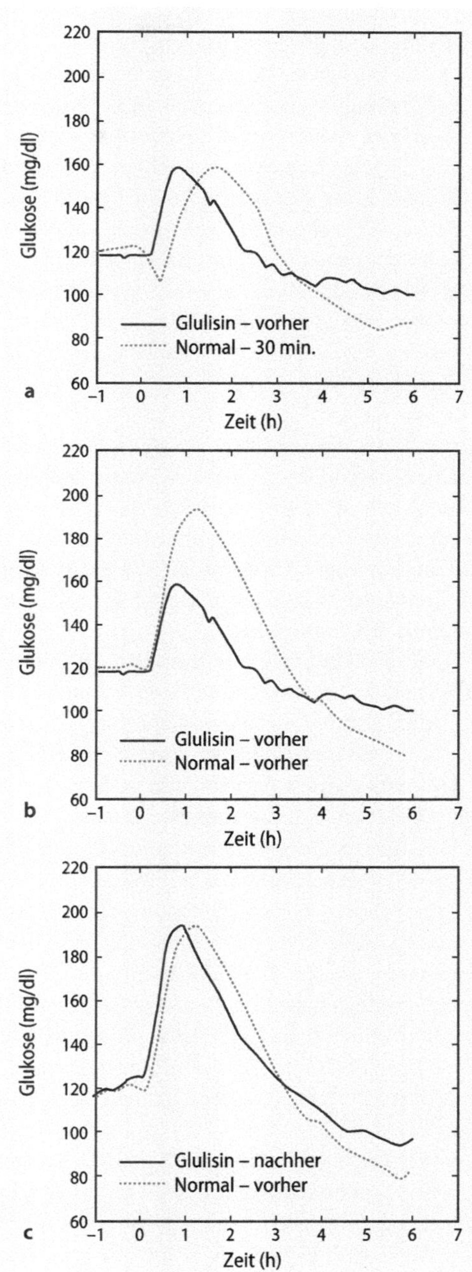

Abb. 3.8 Glukosesenkender Effekt von Glulisin: **a** Nach Gabe 2 min vor der Mahlzeit (*Glulisin – vorher*) im Vergleich zu *Normal*-Humaninsulin gegeben 30 min vor der Mahlzeit (*Normal – 30 min*), **b** *Normal*-Humaninsulin ebenfalls direkt vor der Mahlzeit (*Normal – vorher*) sowie **c** *Glulisin* gegeben 15 min nach der Mahlzeit (*Glulisin – nachher*). (Adaptiert nach EMA Apidra)

- Da die Wirkung der Analoga nach 10–20 min eintritt, könnte die Einhaltung eines (kleineren) Spritz-Ess-Abstandes auch bei kurzwirksamen Analoga den postprandialen Blutzuckeranstieg verringern.
- Die Gabe der Analoga 15 min nach der Mahlzeit erzielt (nahezu) denselben Blutglukoseeffekt wie direkt vor der Mahlzeit gegebenes Normalinsulin. Vermutlich aber nicht den gleichen Effekt, der bei Einhaltung eines Spritz-Ess-Abstandes für Normalinsulin hätte erzielt werden können. Trotzdem ist die Gabe während oder nach der Mahlzeit für bestimmte Patientengruppen von großer Bedeutung, insbesondere wenn die Größe der

  Mahlzeit vorher schlecht abzuschätzen ist (Kinder oder ältere Menschen).
- Da die Wirkdauer der Analoga kürzer als die von Normalinsulin ist, entfällt in der Regel der Zwang zu Zwischenmahlzeiten. Die Gefahr von Hypoglykämien zwischen den Mahlzeiten sollte sich verringern, ebenso die »prophylaktische« Nahrungsaufnahme und die damit »erzwungene« Gewichtszunahme. Bei längerem zeitlichem Abstand zwischen den Mahlzeiten und nicht ausreichender Basalinsulinversorgung sind unter Umständen zusätzliche Korrekturdosen erforderlich.

Dass sich die erwartenden Vorteile durch Insulinanaloga auch in der klinischen Praxis realisieren lassen, wurde in vielen randomisierten Studien, Beobachtungsstudien und retrospektiven Datenbankanalysen bestätigt. Strittig ist nur die Frage, inwieweit die beobachteten Vorteile auch klinisch (und ökonomisch) relevant sind.

Analoge Mischinsuline (biphasische Insuline) enthalten als schnellwirksame Komponenten gelöstes Insulin Lispro oder Insulin Aspart und als langwirksame Komponente den jeweils zugehörigen kristallinen Komplex aus Protamin und Lispro bzw. Aspart (Garber 2013, Ceriello et al. 2012).

Das Konzept der Mischinsuline verfolgt das Ziel, sowohl den mahlzeitenbedingten Insulinbedarf als auch den Bedarf an Basalinsulin mit einer Injektion abzudecken und damit die Zahl der Injektionen zu reduzieren. Die beiden Komponenten der Formulierungen liegen bei den verschiedenen Präparaten in einem fixen Verhältnis vor (schnell : lang z. B. 25:75, 30:70; 50:50) – bedingt durch den kristallinen Protaminkomplex handelt es sich um Suspensionen.

Von therapeutischer Bedeutung ist, dass die langwirksame Komponente in den analogen Mischinsulinen eine geringere Wirkdauer aufweist als das humane NPH-Insulin und die Wirkdauer zusätzlich durch die maximal mögliche prandiale Komponente begrenzt wird. Falls die Nüchternglukose dadurch nicht ausreichend kontrolliert werden kann, sollte eine zusätzliche Dosis an langwirksamem Insulin vor dem Schlafengehen in Erwägung gezogen werden.

Die Charakteristika der Mischinsuline und der unterschiedliche Insulinbedarf der Patienten limitieren den Einsatz von Mischinsulinen auf bestimmte Patienten:

- Patienten mit Typ-1-Diabetes sollten generell nicht mit Mischinsulinen behandelt werden, da ihr über den Tag stark variierender und von sehr vielen Faktoren beeinflusster Insulinbedarf nur mit individueller Dosierung von prandialem und basalem Insulin nach dem Basis-Bolus-Konzept angemessen abgedeckt werden kann.
- Für Patienten mit Typ-2-Diabetes können Mischinsuline eine Option sein, wenn
  - noch eine Insulinrestsekretion vorhanden ist, ein ausgeglichener stabiler Lebensstil praktiziert wird und andere Therapieoptionen nicht praktikabel oder unerwünscht sind,
  - ein Mischinsulin für den individuellen Patienten zwar nicht als optimal aber ausreichend angesehen wird (einfache Therapie ohne ehrgeizige Glykämieziele),
  - die komplexen Anforderungen einer Basis-Bolus-Therapie nicht gemeistert werden können.

> **Die langwirksamen Insulinanaloga Insulin Glargin und Insulin Detemir liegen beide als klare Lösungen vor. Damit werden Dosierungsfehler durch ungenügende Durchmischung von Suspensionen (Protamin-Insuline) vermieden.**

Dies stellt einen außerordentlichen Fortschritt im Vergleich zu den als Suspension vorliegenden NPH- oder Mischinsulinen dar, da eine homogene Durchmischung der Suspension von den Patienten häufig nicht erreicht wird und damit Fehldosierungen vorprogrammiert sind.

Die Wirkdauer beider Insulinpräparate ist länger als die von humanem NPH, so dass sie den Bedarf an basalem Insulin über den ganzen Tag abdecken sollten. Auf die Wiedergabe der in den Produktinformationen abgebildeten 24-h-Wirkprofile (Glukose-Clamp-Studien) wurde verzichtet, da die bei Typ-1-Patienten unter Fastenbedingungen erhaltenen Wirkdauern aus methodischen Gründen nur als »Hinweise« verstanden werden müssen. Die tatsächlich erforderliche Dosierung und die für eine ausreichende Versorgung mit Basalinsulin erforderliche Anzahl von Gaben pro Tag muss unter Therapiebedingung ermittelt und validiert werden. Der Dosierungsalgorithmus muss – wie immer bei der Insulintherapie – den individuellen Bedürfnissen der Patienten angepasst werden.

Auf Basis der vorliegenden klinischen Daten soll Insulin Glargin einmal täglich zu einer beliebigen Zeit gegeben werden (immer zur selben Zeit). Insulin Detemir soll in Kombination mit oralen Antidiabetika einmal täglich gegeben werden, in einem Basis-Bolus-Regime 1- bis 2-mal täglich, abhängig vom Insulinbedarf des Patienten. Die Dosis muss jeweils individuell für jeden Patienten ermittelt werden (EMA Lantus).

Mit beiden kommerziell verfügbaren langwirksamen Analoga lassen sich keine biphasischen Mischinsuline herstellen, und beide dürfen nicht mit kurzwirksamen Insulinen gemischt werden.

Therapieerfahrungen mit schnellwirksamen Insulinanaloga (Lispro, Aspart, Glulisin)

Aufgrund der pharmakokinetischen und pharmakodynamischen Daten sollten sich Lispro, Aspart und Glulisin in der Klinik als gleichartig wirksam und sicher erweisen. In einer Studie bei adipösen gesunden Probanden wurde jedoch beobachtet, dass Glulisin einen etwas schnelleren Wirkungseintritt hat als Lispro und Aspart (Becker et al. 2005).

Die Daten von randomisierten klinischen Studien bestätigen im Wesentlichen die durch die klinisch-pharmakologischen Studien geweckten Erwartungen (Home 2012): **Im Vergleich zum Humaninsulin signifikant niedrigere postprandiale Blutglukosewerte, niedrigeres Risiko von Hypoglykämien, insbesondere der schweren Hypoglykämien speziell während der Nacht.**

Bei einigen Studien in Kombination mit konventionellem Basalinsulin ist die Stoffwechselkontrolle gering verbessert.

Mit der Kombination von schnell- und langwirksamen Insulinanaloga werden sowohl HbA_{1c} als auch das Hypoglykämierisiko mit den Analoginsulinen im Vergleich zu humanem Normal-/NPH-Insulin stärker reduziert. Ein klinisch relevanter Unterschied zwischen den 3 schnellwirksamen Analoginsulinen wurde nicht beobachtet.

In den meisten Untersuchungen zur Therapiezufriedenheit schnitten die kurzwirksamen Insulinanaloga besser ab als Normalinsulin – vermutlich wegen des nicht erforderlichen Spritz-Ess-Abstandes.

> **Die höchste Therapiezufriedenheit und Lebensqualität sowie der beste Wirkeffekt wurde mit reinen Analog-Regimen erzielt (Home 2012).**

Therapieerfahrungen mit biphasischen Insulinanaloga (Lispro, Aspart) bei Patienten mit Typ-2-Diabetes

Analoge Mischinsuline sollen den mahlzeiteninduzierten Insulinbedarf und gleichzeitig den Bedarf an basalem Insulin mittels einer Injektion abdecken, d. h. bei 3 Hauptmahlzeiten 3 Injektionen pro Tag. Allerdings erhält die große Mehrheit der Patienten Mischinsuline nur 2-mal am Tag. Die Präparate können unmittelbar vor einer Mahlzeit oder auch unmittelbar nach einer Mahlzeit gegeben werden. In der Produktinformation für Insulin Aspart Mix 30:70 wird für den Beginn der Therapie eine 2-mal tägliche Gabe (morgens und abends) oder eine einmalige Gabe zur Abendmahlzeit empfohlen. Falls die 2-mal tägliche Verabreichung Hypoglykämien während des Tages zur Folge hat, kann die Dosis am Morgen in eine morgendliche Dosis und eine zur Mittagszeit aufgeteilt werden (EMA NovoMix).

Die Therapie mit Mischinsulinen stellt somit einen Kompromiss dar, um die ≥4 Injektionen/Tag der Basis-Bolus-Therapie zu vermeiden.

Die meisten internationalen Leitlinien (American Diabetes Association, ADA, European Association for the Study of Diabetes, EASD, und Deutsche Diabetes-Gesellschaft, DDG) bei Typ-2-Diabetes empfehlen für den Beginn der Insulintherapie Basalinsulin in Kombination mit zumindest einem oralen Antidiabetikum.

Nach vielen Jahren der Anwendung in der Routinetherapie gibt es zahlreiche randomisierte klinische Untersuchungen zur Überlegenheit von analogen Mischinsulinen im Vergleich zu humanen Mischinsulinen sowie zur Frage, ob eine 2-mal tägliche Injektion von Mischinsulin einer einmaligen Gabe von Basalinsulin (in Kombination mit einem insulinstimulierendem oralen Präparat) überlegen ist (Tibaldi 2011). Viele dieser Studien sind Ausdruck des Marketing-Wettbewerbes der Insulinhersteller (erkennbar am Studiendesign und Auswahl

3

Tab. 3.8 Ergebnisse nach einem Jahr Behandlungsdauer

Nach 52 Wochen	AspartMix30	Aspart	Insulin Detemir	AspartMix30/Aspart vs. Insulin detemir P-Wert
Anzahl Injektionen (initial)	2	3	1	–
Prozent der Patienten mit 2. Insulintyp (Anzahl Injektionen; 52 Wochen)	8,9 (3)	4,2 (4)	17,9 (4)	<0,001
HbA_{1c} (%)	7,3±0,9	7,2±0,9	7,6±1,0	<0,001
Hypoglykämien[a,b], Ereignisse/Patient/Jahr	Median (IA) 4,0 (1,0–11,8)	Median (IA) 8,7 (2,0–20)	Median (IA) 3,0 (0–4,9)	–
Δ Gewicht (kg)	+4,7±4,0	+5,7±4,6	+1,9±4,2	<0,001

[a] Minor-Symptome + BZ<56 mg/dl; [b] Fremdhilfe erforderlich; *IA* Interquartil-Abstand.

Tab. 3.9 Ergebnisse nach 3 Jahren Behandlungsdauer

Nach 3 Jahren	AspartMix30 Median (95 %iges KI)	Aspart Median (95 %iges KI)	Insulin Detemir Median (95 %iges KI)	AspartMix30/Aspart vs. Insulin Detemir P-Wert
Anzahl Injektionen (initial)	2	3	1	–
Prozent der Patienten mit 2. Insulintyp (Anzahl Injektionen; 3 Jahre)	67,7 (3)	73,6 (4)	81,6 (4)	<0,001/0,04
HbA_{1c} (%)	7,1 (6,9–7,3)	6,8 (6,6–7,0)	6,9 (6,6–7,1)	0,67/0,52
Hypoglykämien[a,b], Ereignisse/Patient/Jahr	3,0 (2,3–4,0)	5,7 (4,3–7,0)	1,7 (1,3–2,0)	<0,001
Δ Gewicht (kg)	+5,7±0,5	+6,4±0,5	+3,6±0,5	0,005/<0,001

[a] Minor-Symptome + BZ<56 mg/dl; [b] Fremdhilfe erforderlich; *KI* Konfidenzintervall.

der Patienten) und repräsentieren nur bedingt die klinische Realität (Halbron et al. 2007).

▪ Vergleich von Insulin-Regimen

Hier sollen beispielhaft die Ergebnisse einer Studie vorgestellt werden, die mögliche Insulin-Therapieregime eingehend untersucht hat.

In einer randomisierten, offenen klinischen Vergleichsstudie (Holman et al. 2007, 2009; 4T-Studie) wurden die 3 Therapiekonzepte für die Initiierung und Intensivierung der Therapie mit Analoginsulinen verglichen:

- 2-mal täglich Insulin Aspart Mix 30:70
- 3-mal täglich schnellwirksames Insulin Aspart
- 1-mal täglich Insulin Detemir vor dem Schlafengehen und – falls erforderlich – ein 2. Gabe vor dem Frühstück

Wenn nach 24 Wochen die Stoffwechseleinstellung nicht zufriedenstellend war (HbA_{1c} >10 % oder 2-mal >8 %), konnte in jeder Gruppe ein 2. Insulintyp (Mischinsulingruppe: + Aspart; prandiale Gruppe: + Insulin Detemir; Basalinsulingruppe: + Aspart) zur Intensivierung der Therapie gegeben werden. Die Gesamtstudiendauer waren 3 Jahre (◘ Tab. 3.8 und ◘ Tab. 3.9).

Zusammengefasst: Mit allen 3 Insulinregimen wurde im Mittel nach einem Jahr eine akzeptable Stoffwechseleinstellung erzielt. Allerdings waren die signifikant besseren HbA_{1c}-Werte des Misch- und reinen prandialen Insulins mit einer deutlich höheren Hypoglykämierate und einer größeren Gewichtszunahme verbunden (erkauft; ◘ Tab. 3.8).

Nach entsprechender zusätzlicher Gabe eines 2. Insulintyps (Therapieintensivierung) wurden nach 3 Jahren in allen 3 Gruppen ähnliche Therapieerfolge (HbA_{1c}-Werte) erzielt. Das nach einem Jahr erhaltene Muster von Hypoglykämierate und Gewichtsanstieg blieb auch nach 3 Jahren erhalten (◘ Tab. 3.9).

Fazit für die Praxis: Bei der Auswahl eines Therapiekonzepts oder Insulintyps für einen individuellen Patienten spielen neben dem kurz-/mittelfristigen Therapieerfolg (HbA_{1c}) noch eine Reihe von anderen Faktoren eine große Rolle: Vereinbarkeit von Lebensstil und Insulinwirkprofil (Flexibilität), Komplexität des Regimes, Zahl der Injektionen pro Tag, Zahl der erforderlichen Blutglukosebestimmungen pro Tag, Zahl der erwarteten (schweren) Hypoglykämien, Lebensqualität etc.

Im Endeffekt ist die Auswahl des Therapiekonzeptes eine individuelle Entscheidung, die Arzt und Patient (unter Abwägung aller Patientenbedürfnisse) gemeinsam treffen müssen. Unter der Voraussetzung einer guten Diabetesberatung durch den Arzt, guter Compliance des Patienten und zeitgerechter Therapieintensivierung kann letztlich mit jedem Initiierungskonzept langfristig eine gute Stoffwechselkontrolle erreicht werden.

Der Therapieeinstieg mit einem basalen Analoginsulin und späterer (einfacher) Intensivierung ist mit dem niedrigsten Hypoglykämierisiko und der geringsten Gewichtszunahme verbunden.

3.5.3 Therapieerfahrungen mit langwirksamen Insulinanaloga

Therapieerfahrungen mit langwirksamen Insulinanaloga liegen seit der klinischen Entwicklung von Insulin Glargin vor (ab ca. 1995).

Schon vor dieser Zeit wurde Typ-2-Diabetes mit intermediär wirksamem Insulin (tierisch oder human) in Kombination mit oralen Antidiabetika behandelt. Richtig populär wurde dieses Therapiekonzept allerdings erst, als mit dem flachen Wirkprofil von Insulin Glargin eine ausreichende basale Insulinversorgung über 24 h möglich wurde.

Dessen flaches Wirkprofil ermöglicht, durch eine einzige präprandiale Blutglukosemessung, die erforderliche Basalinsulindosis zu titrieren. Auf dieser Basis wurde dann das »Treat-to-Target-Konzept« (Basalinsulin in Kombination mit oralen Antidiabetika, ohne prandiales Insulin) mit Nüchternblutzucker-abhängiger Dosistitration etabliert. Die zugrunde liegende Studie (Riddle et al. 2003), ebenso wie weitere Studien (Garber 2013), zeigten, dass sowohl mit humanem NPH-Insulin wie auch mit Insulin Glargin ehrgeizige Nüchternblutzucker- bzw. HbA_{1c}-Werte erreicht werden können. Die wesentlichen Vorteile der Therapie mit Insulin Glargin waren in diesen Studien die deutlich niedrigere Hypoglykämierate insbesondere während der Nacht sowie der geringere Gewichtsanstieg.

Ein weiterer Vorteil des sehr flachen Insulinwirkprofils ist die sehr einfache und effektive, gleitende Intensivierung der »Basalinsulin-unterstützten oralen Therapie« durch schrittweise Zugabe von schnellwirksamem prandialem Insulin zu einer, 2 oder 3 Mahlzeiten (Davidson et al. 2011).

Die beim Typ-2-Diabetes gezeigten Vorteile: niedrigere gesamt- und nächtliche Hypoglykämierate sowie geringerer Gewichtsanstieg, werden auch bei Typ-1-Diabetes in der Basis-Bolus-Kombination von lang- und schnellwirksamen Insulinanaloga gesehen.

Fazit für die Praxis

- Die neuen kurz- und langwirksamen Insulinanaloga ermöglichen im Vergleich zu Humaninsulin bei Menschen mit Typ-1- und Typ-2-Diabetes die Verwirklichung von (ehrgeizigen) Therapiezielen mit deutlich verringertem Hypoglykämierisiko sowie geringerer Gewichtszunahme.
- Durch die frühzeitige Initiierung der Therapie mit Insulinanaloga (deren kardiovaskuläre Sicherheit, niedriges Hypoglykämie- und Krebsrisiko in

▼

Langzeitstudien bestätigt sind) sowie einer von Anfang an guten glykämischen Einstellung sollte es gelingen, die Manifestation der gefürchteten Folgeerkrankungen zu vermeiden oder zu verzögern und die Lebensqualität von Menschen mit Diabetes zu verbessern.

- Die Auswahl des jeweiligen Insulintherapie-Regimes muss immer individuelle Bedürfnisse und Möglichkeiten des einzelnen Patienten berücksichtigen.
- Die aktuelle Datenlage zeigt, dass mit Insulinanaloga sowohl im Basalinsulin- als auch mit Basis-Bolus-Therapieregime die höchst mögliche Sicherheit und beste Lebensqualität der Patienten gewährleistet ist.

3.6 Kontinuierliche Glukosemessung und künstliches Pankreas

G. Freckmann

3.6.1 Kontinuierliche Glukosemessung

Die **kontinuierliche Glukosemessung (CGM,** »continuous glucose monitoring«) mit minimalinvasiven **CGM-Systemen** ist seit einigen Jahren für die Diabetestherapie verfügbar. Es wurden verschiedene mikrodialysebasierte Systeme entwickelt und in Studien untersucht, von denen allerdings nur das GlucoDay-System Marktverfügbarkeit erreichte. Der Glucose-Sensor CGMS der Firma MiniMed war das erste nur retrospektiv auslesbare kommerziell erhältliche **Nadelsensorsystem**, der aktuelle Nachfolger ist das iPro-2-System. Verschiedene aktuell verfügbare CGM-Systeme (◘ Tab. 3.10) können den Gewebezuckerwert direkt anzeigen. Diese weisen einen MARD (»mean absolute relative difference«) von 11–16 % im Vergleich zu kapillaren Blutzuckerwerten auf. Mittlerweile gibt es auch Insulinpumpen, die mit einem Sensor gekoppelt sind (◘ Tab. 3.10).

▪ Funktion von CGM-Systemen mit Nadelsensor

Die Sensoren werden mit einer Setzhilfe ins **subkutane Fettgewebe** am Abdomen oder Oberarm platziert und verbleiben dort bis zu 7 Tage. Bei Nadelsensor-CGM-Systemen ist eine mit Enzym beschichtete Messelektrode an der Spitze einer flexiblen Sensornadel fixiert. Im Sensor wird der von der Sensorelektrode erzeugte Strom gemessen und das Signal per Funk an das separate Anzeigegerät/Insulinpumpe übertragen. Der gemessene Strom wird mit einem systemspezifischen Algorithmus, der mehrfach während der Sensorlaufzeit kapillare Blutglukosewerte zur Kalibration benötigt, in einen Glukosewert umgerechnet. Wegen technischer und physiologisch bedingter Verzögerungen können CGM-Systeme bei schnellen Glukoseänderungen einen bis ca. 15 min zum Blutglukosewert zeitverzögerten Gewebeglukosewert anzeigen

Die Kalibration sollte mit zuverlässigen Blutzuckermesswerten und nicht während schneller Glukoseänderungen durchgeführt werden. CGM-Systeme weisen bei schnellen Glukoseänderungen eine zeitverzögerte Änderung der Gewebeglukosewerte auf.

▪ Einsatz von CGM-Systemen

Heute wird das CGM zur Verlaufskontrolle (retrospektiv) und Therapieanpassung (»real-time«) vor allem des Typ-1-Diabetes eingesetzt. Durch die regelmäßige Nutzung eines CGM-Systems kann eine Senkung des HbA_{1c}-Wertes und eine Verringerung der Glukosevariabilität ohne Erhöhung der Hypoglykämierate erreicht werden. Eine der Insulinpumpen, die mit einem CGM-Sensor gekoppelt ist, bietet sogar die Möglichkeit, die Insulin-Basalrate bei niedrigen Gewebeglukosewerten für 2 h abzuschalten. Hierdurch kann die Ausprägung von Hypoglykämien verringert werden (Bergenstal et al. 2013). Indikationen für die Nutzung von CGM-Systemen sind häufige und schwere Hypoglykämien, unbefriedigende Stoffwechselkontrolle, Schwangerschaft und Notwendigkeit von 10 oder mehr Blutglukosemessungen pro Tag (Liebl et al. 2012).

Eine Therapieverbesserung durch CGM erfordert regelmäßiges Tragen der Sensoren sowie eine mehrfache Nutzung der Sensorwerte innerhalb eines Tages (◘ Abb. 3.9).

Tab. 3.10 CGM-Systeme/Insulinpumpen mit Sensor (Nadelsensoren mit Online-Anzeige, Stand 2013)

CGM-Systeme	Guardian REAL-Time (Enlite Sensor)	DEXCOM G4	FreeStyle Navigator II
Nutzungsdauer	6 Tage	7 Tage	5 Tage
Kurvenanzeige nach	2 h	2 h	1 h
Kalibrierung mit Blutzuckerwerten	2 h, 8 h, dann alle 12 h	2 h, dann alle 12 h	1 h, 2 h, 10 h, 24 h, 72 h
Anzeige von Messwerten	Alle 5 min	Alle 5 min	Jede Minute
Insulinpumpe mit gleichem Sensor	Paradigm Veo	Animas Vibe	–

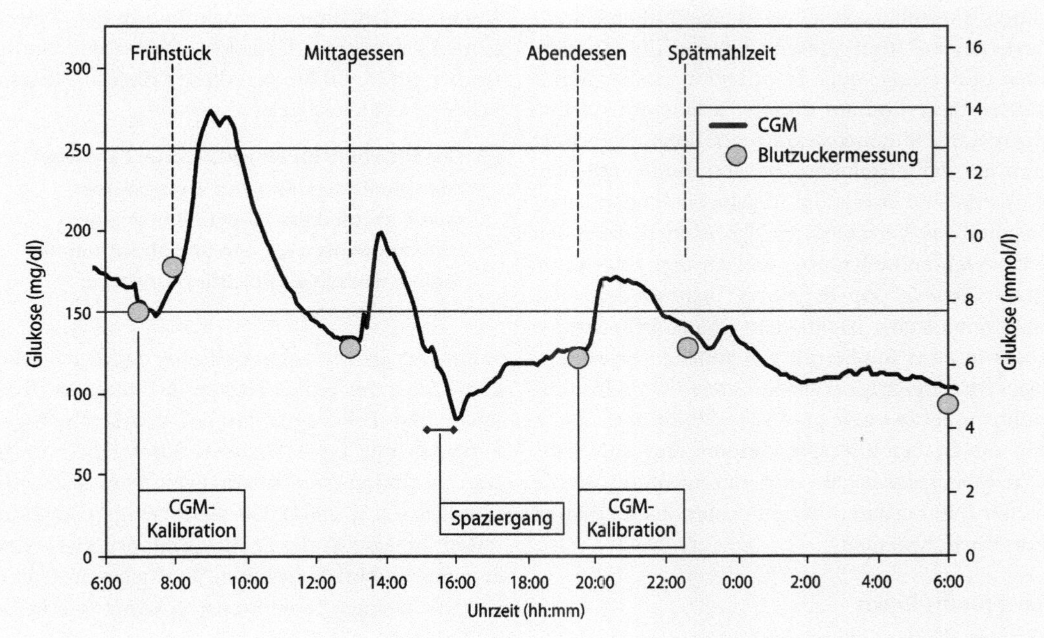

Abb. 3.9 Kontinuierliche Glukosemessung (CGM). Mit freundlicher Genehmigung des Instituts für Diabetes-Technologie, Ulm

3.6.2 Künstliches Pankreas

Ein »**künstliches Pankreas**« zur Blutglukoseregulation wurde Mitte der 1970er Jahre entwickelt. Der »Biostator« war als erstes kommerziell erhältliches »**Closed-Loop-System**« in der Lage, eine normnahe Blutglukoseeinstellung zu gewährleisten, und wird bis heute in Forschungseinrichtungen eingesetzt. Die intravenösen Zugänge, die Größe und die aufwendige Bedienung des »Biostators« ermöglichen jedoch nur eine stationäre Anwendung.

Ein vollständig implantierbares System mit einem Glukosesensor in der V. cava und einen im intraperitonealen Raum endenden Katheter wurde Anfang des Jahrtausends in Frankreich untersucht. Wegen Zeitverzögerungen bei der intravenösen

Glukosemessung und des Insulinwirkungsprofils konnte eine normnahe Stoffwechseleinstellung nur mit manuell abgerufenen Mahlzeitenboli erreicht werden.

■ Closed-Loop-Systeme mit subkutanem Zugang

Seit der Einführung **kurzwirkender Insulinanaloga** und **subkutaner Glukosesensoren** werden **Algorithmen für ein Closed-Loop-System** mit subkutanen Zugängen stetig weiterentwickelt. Algorithmen müssen die Zeitverzögerung der Gewebeglukosemessung sowie das Wirkungsprofil der subkutan applizierten Insulinanaloga berücksichtigen und es besteht nicht die Möglichkeit der Gegenregulation durch eine subkutane Glukosegabe. Neben Glukosewerten und Insulindosen benötigen die Algorithmen in der Regel auch Informationen über Mahlzeiten. Basierend auf diesen Parametern werden prospektive Blutglukosekonzentrationen berechnet und mit der Zielglukosekonzentration verglichen. Anschließend erfolgt die Abgabe einer adaptierten Insulindosis. Verschiedene Algorithmen, die in den letzten Jahren weiterentwickelt wurden, zeigen eine gute Closed-Loop-Regelung insbesondere der mahlzeitenfreien nächtlichen Phase. Dies konnte sogar in einer Studie mit Jugendlichen im Ferienlager im Vergleich zur sensorunterstützten Insulinpumpentherapie gezeigt werden (Philip et al. 2013). Für die Diabetestherapie könnten eine automatische Steuerung nachts und eine teilautomatische Steuerung tagsüber bereits einen wesentlichen Fortschritt bedeuten.

Fazit für die Praxis

Systeme, die mit subkutanen Zugängen arbeiten, könnten eine vollautomatische Regelung der Glukose besonders in der Nacht gewährleisten, tagsüber sind in der Regel Eingaben z. B. der Mahlzeiten notwendig.
Mit der Entwicklung von Boluskalkulatoren und CGM-Systemen zur sensorunterstützten Pumpentherapie sind zunehmend mehr Systeme verfügbar, die Bausteine auf dem Weg zum Closed Loop darstellen.

3.7 Gegenwart und Zukunft des β-Zellersatzes bei Diabetes mellitus

R. Lehmann

Der positive Entscheid des Schweizerischen Bundesamtes für Gesundheit (BAG) ab dem 1. Juli 2010 alle Arten von Insel- und Pankreastransplantation zu vergüten (http://www.admin.ch/ch/d/sr/832_112_31/app1.html), hat zu einer völlig neuen Situation bei der Beurteilung von Patienten mit Typ-1-Diabetes mit dialysepflichtiger Niereninsuffizienz oder schweren Hypoglykämien geführt. Eine Übersicht über Geschichte und Entwicklung der Inseltransplantation allgemein und in der Schweiz kann auch in einer Übersichtsarbeit (Lehmann u. Gerber 2011), auf die sich diese Arbeit im Wesentlichen bezieht, nachgelesen werden.

Der Entscheid für eine Insel-oder Pankreastransplantation hängt im Wesentlichen davon ab, ob diese Modalitäten in einem Land angeboten werden und ob sie von den Krankenkassen als Pflichtleistung übernommen werden.

Aufgrund großer amerikanischer Studien ist bekannt, dass der größte Nutzen in Bezug auf Überleben und Lebensqualität bei dialysepflichtigen Patienten mit Typ-1-Diabetes durch eine Nierentransplantation erreicht wird (Venstrom et al. 2003, Gruessner et al. 2004). Die gleichzeitige Transplantation von Inseln oder Pankreas mit der Niere führt zu einer wesentlich besseren Blutzuckereinstellung als eine alleinige Nierentransplantation (Gerber et al. 2008).

■ Gibt es überhaupt Situationen, in denen man sich bei einem dialysepflichtigen Patienten mit Typ-1-Diabetes mellitus für eine alleinige Nierentransplantation entscheiden würde?

Ja, aufgrund der rückläufigen Organspenden gibt es bei den häufigsten Blutgruppen (vor allem Blutgruppe 0) sehr lange Wartezeiten für eine Nierentransplantation. Im Jahre 2012 starben in der Schweiz 53 Menschen, weil es für sie kein Spenderorgan gab. Insgesamt standen 1165 Menschen auf der Warteliste, aber nur 96 Menschen haben ihre

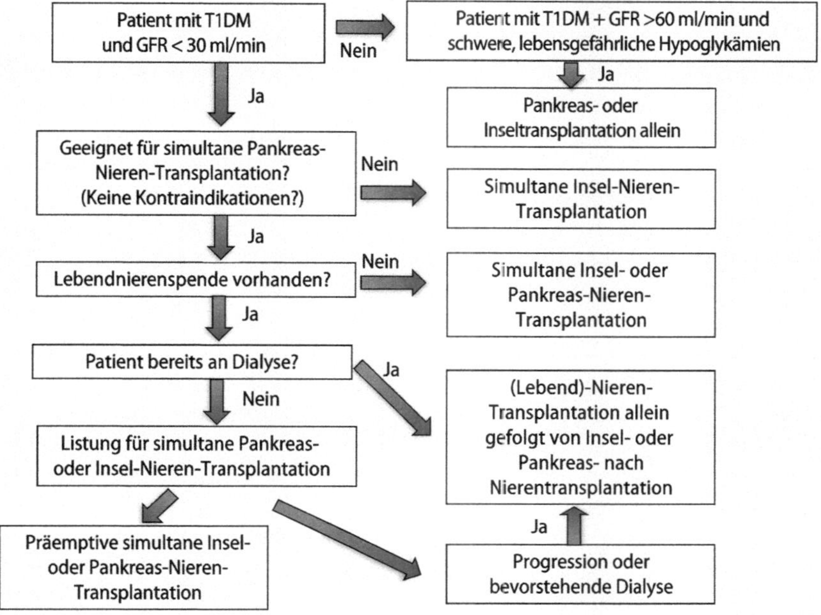

◘ Abb. 3.10 Flussdiagramm für Insel- oder Pankreastransplantation bei Typ-1-Diabetes mellitus und schwerer Niereninsuffizienz. *T1DM* Typ-1-Diabetes, *GFR* glomeruläre Filtrationsrate

Organe gespendet. Deshalb hat sich die Lebendspende zu einer sehr wichtigen Säule entwickelt und im UniversitätsSpital Zürich werden jährlich gleich viele Nieren von Lebendspendern und von hirntoten Organspendern transplantiert.

Dies führt zu einer relativ komplexen Ausgangslage, in der mehrere Szenarien möglich sind, welche im Flussdiagramm (◘ Abb. 3.10) dargestellt sind:

- Insel- oder Pankreastransplantation **allein** bei normaler Nierenfunktion (GFR>60 ml/min) und schweren, lebensbedrohlichen Hypoglykämien, welche nicht durch Insulinpumpe und kontinuierliche Glukosemessung (CGMS) vermieden werden können
- Simultane Insel- oder Pankreas-Nieren-Transplantation
- (Lebend) Nierentransplantation allein und Insulintherapie, gefolgt von
- Insel- oder Pankreastransplantation nach erfolgter Nierentransplantation.

3.7.1 Verschiedene Szenarien des Nieren- und β-Zellersatzes

▪ **Insel- oder Pankreastransplantation allein**

Die großen Fortschritte der Diabetesbehandlung der letzten Jahre verbesserten die Prognose der Patienten mit Typ-1-Diabetes mellitus wesentlich und die Prognose von Patienten, selbst mit sehr labilem Typ-1-Diabetes mellitus, ist heute wesentlich besser als diejenige anderer Krankheiten, welche durch eine Transplantation behandelt werden. Trotzdem sind Hypoglykämie-Wahrnehmungsstörungen und schwere, rezidivierende Hypoglykämien ein großes Problem bei einem nicht zu unterschätzenden Prozentsatz aller Patienten. Die Häufigkeit von schweren Hypoglykämien wird mit 1,3 Episoden pro Patientenjahr bei 37 % aller Patienten angegeben, wobei 5 % aller Patienten für über 50 % aller schweren Hypoglykämien verantwortlich waren (Pedersen-Bjergaard et al. 2004). Deshalb ist diese Indikation für eine kleine Gruppe von Patienten mit Typ-1-Diabetes vorbehalten, welche trotz intensivster Betreuung durch Diabetologen und/oder Psychiater/Psychologen unter Anwendung der besten Therapien (Insulinpumpentherapie und/oder kontinuierliche Blutzuckermessung) regelmäßig schwere Hypoglykämien erleiden. Bei schweren Hypoglykämien können Patienten diese nicht mehr alleine beheben und sind auf Fremdhilfe angewiesen (Grad II) oder sie werden bewusstlos aufgefunden (Grad III). Eine Kombination von Insulinpumpe und kontinuierlicher Blutzuckermessung verbessert zwar das HbA_{1c}, aber nicht immer die Rate von schweren Hypoglykämien.

Bei dieser Indikation müssen **die Risiken einer lebenslangen Immunsuppression** und des operativen Eingriffs gegen den potenziellen Nutzen (Vermeidung von lebensgefährlichen Hypoglykämien und Fortschreiten der mikro- und makrovaskulären Folgekomplikationen des Diabetes mellitus aufgrund einer schlechten Blutzuckerkontrolle) sorgfältig gegeneinander abgewogen werden.

Die Vermeidung von schweren Hypoglykämien und eine verbesserte Blutzuckereinstellung kann prinzipiell durch eine Insel- oder Pankreastransplantation erreicht werden. In Bezug auf die Insulinunabhängigkeit ist die alleinige Pankreastransplantation mit 5-Jahres-Resultaten von 50–70 % noch im Vorteil, wobei in ausgewählten Zentren, in denen speziell gute Donoren auf ideale Empfänger (geringes Gewicht, sehr gute Insulinsensitivität) in Bezug auf die Inseltransplantation abgestimmt werden, eine 5 Jahres-Insulinunabhängigkeit von 50 % erreicht werden konnte, was den Resultaten der alleinigen Pankreastransplantation entspricht (Bellin et al. 2012). Beim gegenwärtigen Organmangel in der Schweiz lässt sich dieses sehr selektive Vorgehen (Ablehnung vieler Pankreasspenden) nicht anwenden und die Insulinunabhängigkeit durch eine einzelne Inseltransplantation ist eher die Ausnahme als die Regel. Aber auch bei dieser Entscheidung müssen die potenziellen Komplikationen einer großen, komplizierten Operation (Pankreastransplantation) mit dem minimal invasiven Vorgehen der Inseltransplantation verglichen werden.

Zusammenfassend stellt die Indikation für eine Insel- oder Pankreastransplantation allein die Ausnahme dar und muss interdisziplinär (Diabetologen, Chirurgen, Psychiater/Psychologen) gestellt werden.

- **Simultane Insel- oder Pankreas-Nieren-Transplantation**

Patienten mit terminaler Niereninsuffizienz und Typ-1-Diabetes sind die besten Kandidaten für eine simultane Insel-Nieren- oder Pankreas-Nieren-Transplantation, weil die Vorteile einer Nierentransplantation bezüglich Lebensqualität und Mortalität klar belegt sind und die Patienten wegen der transplantierten Niere auf jeden Fall eine lebenslange Immunsuppression benötigen. Der Nutzen eines β-Zellersatzes in dieser Kombination besteht im Schutz der transplantierten Niere vor der Glukotoxizität des Diabetes mellitus, welcher zusätzlich durch die Immunsuppression (Hemmung der Insulinsekretion durch Calcineurininhibitioren (CNI) und vermehrte Insulinresistenz durch CNI und Steroide) verschlechtert wird (Gerber et al. 2008).

Falls kein Lebendspender für eine Niere zur Verfügung steht, sollten alle Patienten mit Typ-1-Diabetes und schwerer Niereninsuffizienz für eine kombinierte Transplantation in Betracht gezogen werden (◘ Abb. 3.10).

Die Frage, ob Inseln oder das ganze Pankreas transplantiert werden soll, hängt im Wesentlichen vom **perioperativen Risiko** ab und von der **Verfügbarkeit der beiden Methoden** ab. Patienten mit langjährigem Typ-1-Diabetes und einer schweren koronarer Herzkrankheit sind wegen den hohen perioperativen Risiken im Allgemeinen keine optimale Kandidaten für eine Pankreastransplantation. Revaskularisationsmaßnahmen sollten vor der Pankreastransplantation durchgeführt werden.

Die **Inseltransplantation ist ein minimal invasives Vorgehen**, welches in ◘ Abb. 3.11 kurz beschrieben wird. Die Komplikationen der Inseltransplantation sind sehr gering und beschränken sich im Allgemeinen auf Blutungen der Punktionsstelle bei der Pfortaderpunktion und in sehr seltenen Fällen auf eine partielle Pfortaderthrombose, wenn zu viel Gewebe infundiert wird oder kein Heparin verwendet wird. Demgegenüber führen die perioperativen Komplikationen bei 40 % der Patienten nach einer Pankreastransplantation zu Relaparatomien (Gerber et al. 2008). Dies ist im Wesentlichen darauf zurückzuführen, dass es sich bei der Pankreastransplantation um eine große Operation handelt und das **Pankreas ein »toxisches« Organ** ist, bei

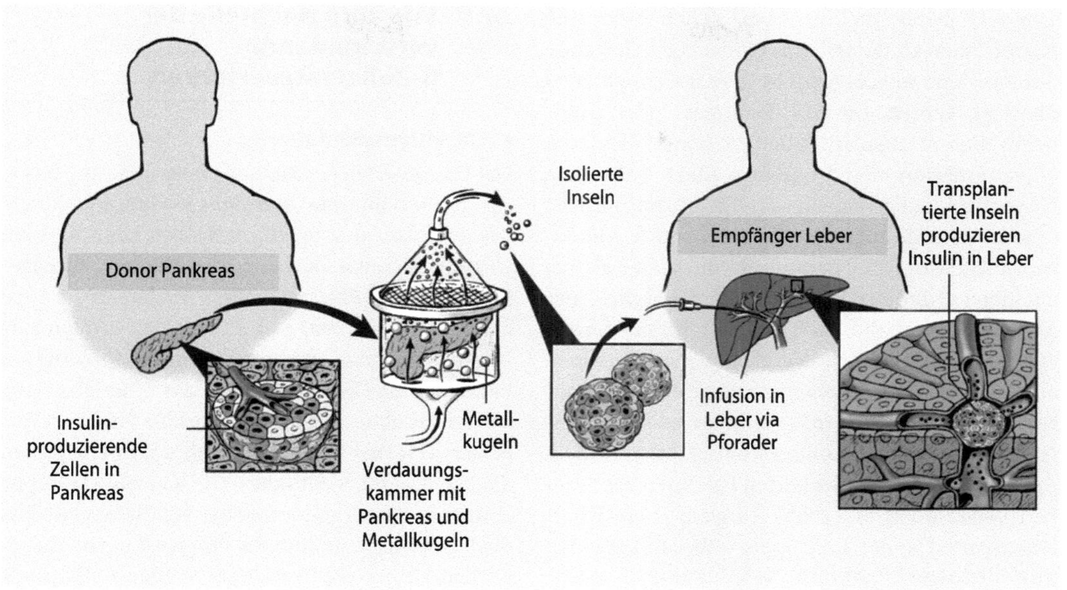

Abb. 3.11 Prinzip der Inseltransplantation: Nach Injektion eines Enzyms (Kollagenase) durch den Ductus pancreaticus wird das Organ bei einer Temperatur von 35°C kontinuierlich verdaut, wobei in regelmäßigen Abständen Proben entnommen werden, um den Verdauungszustand zu kontrollieren. Dieser Prozess garantiert das allmähliche Verdauen des Pankreas, wobei immer kleinere Zellaggregate entstehen, bis schließlich Inseln freigesetzt werden. Eine ständige Flüssigkeitszirkulation sorgt dafür, dass die Inseln durch ein Gitternetz aus der Verdauungskammer geschwemmt und in einem separaten Zylinder gesammelt werden, wobei diese Flüssigkeit sofort verdünnt und auf 4°C gekühlt wird, womit die enzymatische Verdauung gestoppt wird. Das Verdauungsprodukt, welches aus Pankreasinseln und exokrinem Gewebe besteht, wird anschließend durch einen kontinuierlichen Dichtegradienten in einer großen Zentrifuge gereinigt. Am Ende dieses Prozesses stehen gereinigte Inseln zur Verfügung, welche entweder direkt oder nach Kultur in die Pfortader der Leber infundiert werden (entweder durch transkutane Punktion der Pfortader durch den Radiologen oder durch direkte Infusion in eine Mesenterialvene nach erfolgter Nierentransplantation)

dem das kleinste Leck oder Fehler bei der Entnahme oder bei der Operation zu schweren Komplikationen führen kann. Überdies besteht eine ausgeprägte Thromboseneigung.

Nierentransplantation allein und Insulintherapie

Das 6-Jahres-Organüberleben einer Nierentransplantation allein ist mit 42 % deutlich kürzer als mit der simultanen Insel-Nieren- (86 %) und der Pankreas-Nieren-Transplantation (73 %; Fiorina et al. 2005). Ein Vergleich dieser Gruppen in Zürich zeigte auch eine wesentlich schlechtere Blutzuckerkontrolle gemessen am HbA_{1c} in der Gruppe mit Nierentransplantation allein (Gerber et al. 2008). Aus diesen Gründen wird bei uns diese Therapieform nur noch in Verbindung mit einer Lebendnierenspende und einer möglichst frühzeitigen Insel- oder Pankreas- nach Nierentransplantation angewandt (Abb. 3.10).

Insel- oder Pankreastransplantation nach Nierentransplantation

Die häufigste Situation für diese Transplantationsart ist heute die Lebendspende der Niere, bei der üblicherweise nach Reduktion der Prednisondosis auf ≤5 mg/Tag entweder Inseln oder möglichst bald nach Stabilisierung der Nierenfunktion ein Pankreas transplantiert wird. Dieses Vorgehen hat den Vorteil, dass bei einer Lebendnierenspende die Funktion und das Langzeitüberleben der Niere besser ist und dass der Patient nicht in der Urämie operiert werden muss. Eine Gruppe, die in der Schweiz immer kleiner wird, sind Patienten mit

Typ-1-Diabetes mellitus, bei denen nur eine Nierentransplantation mit einer Leichenspende durchgeführt wurde. Auch bei dieser Gruppe muss überlegt werden, ob eine Pankreas- oder Insel-nach-Nierentransplantation zu einer besseren Nierenfunktion oder Überleben führt. Sofern die Nierenfunktion genügend ist (GFR >40 ml/min), ist schon 3 Monate nach der Pankreas-nach-Nierentransplantation die Nierenfunktion besser als bei alleiniger Nierentransplantation. Bezüglich der Mortalität sind die vorhandenen Publikationen etwas widersprüchlich. Vergleicht man Personen auf der Warteliste für eine simultane Nieren-Pankreas-Transplantation mit Pankreas-nach-Nierentransplantation und Pankreastransplantation allein mit tatsächlich transplantierten Patienten beschrieben Venstrom et al. (2003) lediglich einen Überlebensvorteil in der 1. Gruppe, während Patienten mit alleiniger Pankreas- oder Pankreas-nach-Nierentransplantation eine höhere Mortalität als diejenigen auf der Warteliste aufwiesen. Gruessner kam nach nochmaliger Analyse und Korrektur der Daten zum Schluss, dass alle Gruppen von pankreastransplantierten Patienten einen Überlebensvorteil hatten und dass die Gruppe auf der Warteliste die höhere Mortalitätsrate hatte, wobei der Nutzen in der ersten Gruppe eindeutig am höchsten war (Gruessner et al. 2004).

Patienten, die eine simultane Nieren-Pankreas-Transplantation erhielten und einen frühen Pankreasverlust (<90 Tage nach Transplantation) bei erhaltener Nierenfunktion erlitten, wiesen ein reduziertes Überleben und eine zunehmend schlechtere Nierenfunktion auf. Dies legt nahe, dass eine erneute Pankreas- oder Inseltransplantation bei dieser Gruppe von Vorteil sein könnte. In Zürich haben wir diese Patienten mit einer Inseltransplantation mit guten Resultaten behandelt, da bei guter Nierenfunktion die Inseltransplantation ein minimal invasives Vorgehen darstellt, das von den Patienten gut toleriert wird. Allenfalls könnte bei Patienten mit fehlender koronarer Herzkrankheit und tiefen operativem Risiko auch hier nochmals eine Pankreastransplantation versucht werden.

Es konnte kürzlich gezeigt werden, dass die Funktion und das Überleben von Inseln bei der Insel-nach-Nierentransplantation deutlich besser ist als bei der Inseltransplantation allein.

3.7.2 Vor- und Nachteile der verschiedenen β-Zellersatzverfahren

▪ Inseltransplantation

Der Hauptvorteil der Methode besteht darin, dass es sich um **ein minimal invasives Verfahren** handelt, das ambulant durchgeführt werden kann und am Universitätsspital Zürich auch ambulant durchgeführt wird (◘ Abb. 3.11). Die Mailänder Gruppe konnte im Jahre 2003 zeigen, dass eine erfolgreiche Inseltransplantation bei nierentransplantierten Patienten mit Typ-1-Diabetes das Überleben, die kardiovaskuläre und die endotheliale Funktion verbessert (Fiorina et al. 2003) und das Fortschreiten der Neuropathie verhindert. Die Vancouver Gruppe konnte in einer randomisierten Studie zeigen, dass die Inseltransplantation die Progression von diabetischen Folgekomplikationen verzögert (Warnock et al. 2008). Zudem wurde klar, dass schon eine geringe endogene C-Peptid-Produktion die Entwicklung von diabetischen Spätkomplikationen verzögert und die Glukoselabilität und schwere Hypoglykämien erfolgreich vermieden werden (Ryan et al. 2002). Aufgrund verschiedener Probleme (Implantation in Leber, Revaskularisation, Hypoxie im Pfortaderbereich etc.; Lehmann et al. 2008) ist die Insulinunabhängigkeit bei der Inseltransplantation immer tiefer als bei der Pankreastransplantation, obwohl das HbA_{1c} nicht unterschiedlich ist. Deshalb sollte auch die Insulinunabhängigkeit nicht die Hauptindikation für eine Inseltransplantation sein und Patienten, die ein zu hohes operatives Risiko für eine Pankreastransplantation haben, können ohne Probleme eine praktisch komplikationslose Inseltransplantation erhalten. Wegen dem ausgeprägten Organmangel und der Abnahme der Funktion über die Zeit kam es zu einem **Paradigmenwechsel** (Lehman et al. 2008): Das **Hauptziel, das mit der Inseltransplantation verfolgt wird, ist nicht mehr unbedingt eine Insulinunabhängigkeit, sondern eine gute Blutzuckerkontrolle und Vermeidung von schweren Hypoglykämien.** Dieses Ziel kann bei 80–90 % aller Patienten, die eine Inseltransplantation erhielten, erfüllt werden, auch wenn geringe Dosen von Insulin injiziert werden müssen.

Heute tendiert man dazu, bei steigenden Blutzuckerwerten, auch wenn sie noch nicht im diabetischen Bereich liegen, nicht mit einer Insulintherapie zuzuwarten und meist genügt eine geringe (meist prandiale) Insulinmenge, um eine ausgezeichnete Blutzuckerkontrolle zu erreichen.

Pankreastransplantation

Der größte Hauptnachteil der Pankreastransplantation ist die **hohe Rate von Komplikationen (Thrombose, Lecks, Infektionen etc.)**, die je nach Zentrum und Anzahl der jährlich durchgeführten Pankreastransplantation zu einer Relaparotomierate von 15–40 % führt (in den meisten europäischen Zentren: 30–40 %). In einer eigenen Studie betrug die Relaparatomierate 40 % bei der simultanen Pankreas-Nieren-Transplantation und 0 % bei der Inseltransplantation (Gerber et al. 2008). Deshalb wird heute die Pankreastransplantation bei allen Patienten gewählt, die trotz optimaler Betreuung, Schulung und Gebrauch von Insulinpumpen und/oder kontinuierliches Glukosemonitoring nie eine gute Blutzuckerkontrolle erreichen konnten, weil das Nutzen-Risiko-Verhältnis hier am größten ist, sofern sie ein vertretbares Operationsrisiko aufweisen. In Zentren mit vielen Pankreastransplantationen konnte gezeigt werden, dass das Überleben des Pankreas bei simultaner Nieren-Pankreas-Transplantation praktisch identisch mit demjenigen der Niere ist (78 % nach 1 Jahr und 67 % nach 5 Jahren) mit einem Patientenüberleben von 89, 80 und 58 % nach 5, 10 und 20 Jahren. Dieses Transplantatüberleben konnte in den letzten Jahren auf ca. 85 % im ersten Jahr und einem Verlust von ca. jeweils 5 % in den Jahren 1–3, 3–5 und 5–10 verbessert werden.

> **Bei beiden β-Zellersatzverfahren ist der Erfolg von einem guten Spenderorgan (nicht zu alt, keine Ischämie oder Hypotonie etc.) und einer optimalen Organentnahme (guter Flush, sofortige und kontinuierliche Kühlung und kurze Ischämiezeit) abhängig.**

3.7.3 Zukunft des β-Zellersatzes

Im Prinzip gibt es verschiedene Möglichkeiten des β-Zellersatzes:

- Artifizielles Pankreas (Insulinpumpe und kontinuierliche Blutzuckermessung
- Immunisolation/Verkapslung menschlicher, besser von Xenoinseln
- Xenotransplantation
- Stammzellen/Gentherapie
- Regeneration von β-Zellen im menschlichen Pankreas

Artifizielles Pankreas Hier hat man in den letzten Jahren recht große Fortschritte erreicht. Ein Hauptproblem ist, dass bei der kontinuierlichen Blutzuckermessung (CGMS) interstitiell gemessen wird, was immer eine Verzögerung zur aktuellen Plasmaglukose bedeutet und dass man zwar den Nachtverlauf recht gut im Griff hat, aber bei plötzlichem Essen oder körperlicher Aktivität, Schwierigkeiten hat, den Blutzucker im Griff zu behalten. Wahrscheinlich braucht es ein zweites Hormon (Glukagon), um Hypoglykämien sicher vermeiden zu können. Eine Möglichkeit wäre auch ein bioartifizielles Pankreas zu verwenden, bei dem der Glukosesensor menschliche Inseln sind, deren Signal (Insulin, Glukagon) entsprechend verstärkt würden.

Immunisolation Bei der Immunisolation möchte man auf eine systemische Immunsuppression verzichten, indem man die Inseln verkapselt. Seit über 35 Jahren wird an diesem Prinzip gearbeitet, wobei allerdings der große Durchbruch bei einem Großtiermodell bisher ausgeblieben ist. Am attraktivsten wäre es z. B. Schweineinseln zu verkapseln, um so den Organmangel umgehen zu können. In Dresden hat B. Ludwig ein Makrosystem entwickelt, das subkutan eingepflanzt und mit Sauerstoff betankt wird, der eine Hypoxie der Schweineinseln verhindert.

Xenotransplantation Die Gal-KO-Schweine sind heute Routine geworden, um die hyperakute Abstoßung zu verhindern. Inzwischen hat man Schweine entwickelt, welche Gal-Knockout haben sowie eine hohe Expression von HCD46 und die zusätzlich 2 Genmodifikationen haben, um die Gerinnungsbildung zu hemmen (hTFPI und HCD39) und eine lokale Immunsuppression (pCTLA4Ig) zu erzeugen. Mit diesen Schweineinseln konnten bei Primaten deutlich bessere Ergebnisse erzielt werden. Aber auch bei der Xenotransplantation bleiben viele Fragen bezüglich der Sicherheit noch nicht beantwortet (endogene Retroviren etc.).

3

Stammzellen/Gentherapie Pluripotente epidermale, hämatopoetische, Pankreasinsel- und mesenchymale Stammzellpopulationen sind fähig, sich selber zu erneuern und sich zu differenzieren. Während der Embryogenese geht die Differenzierung zu verschiedenen Zellpopulationen über Stammzellen im duktalen Epithelium. Später im Leben behalten die azinären und duktalen Zellen eine beträchtliche proliferative Kapazität, welche Zellerneuerung und Wachstum ermöglichen. Vor einigen Jahren dachte man, dass die insulinproduzierenden Zellen keine mitotische Aktivität hätten. Es konnte jedoch gezeigt werden, dass auch diese Zellen das Potenzial haben sich zu erneuern.

Ein Beispiel der Gentherapie ist die Erzeugung neuer β-Zellen durch genetische Mutation von Nicht-β-Zellen z. B. Hepatozyten. Dies würde die Immunsuppression überflüssig machen. Allerdings muss ehrlicherweise gesagt werden, dass solche Zellen die gleichen Charakteristika wie β-Zellen haben müssten, nämlich eine glukoseabhängige Proinsulin-Gen-Transkription, proteolytische Prozessierung von Proinsulin und eine glukoseabhängige Insulinsekretion, was wiederum einen spezifischen Glukosetransporter (GLUT-1 oder GLUT-2) und Glukokinase (Hexokinase) notwendig machen würde. Die Leber verfügt nicht über spezifische Prohormonkonvertasen (PC1 und PC3) und es fehlt ihr auch ein regulierter endokriner Sekretionsmechanismus. Die Herstellung von β-Zellen aus anderen Zellen ist ein sehr kompliziertes Vorgehen.

Regeneration von β-Zellen im menschlichen Pankreas Was sowohl bei Stammzellen als auch bei der Regeneration von β-Zellen im menschlichen Pankreas notwendig wäre, wäre die Ausschaltung der Autoimmunität, da sobald wieder β-Zellen vorhanden sind, dieser Autoimmunprozess wieder in Gang gesetzt würde. Mit anderen Worten, damit Stammzelltherapie oder Regeneration möglich werden, muss der Autoimmunprozess gestoppt werden oder die neuen β-Zellen immunisoliert werden. Der Zeitrahmen für solche Entwicklungen lässt sich im Moment noch nicht abschätzen.

Zudem ist die Regenerationsrate von β-Zellen im menschlichen Pankreas sehr tief (1–3 %) pro Jahr. Falls diese Rate nicht deutlich gesteigert werden könnte, ist es kaum realistisch, die bei frisch entdeckten Patienten mit Typ-1-Diabetes noch vorhandenen β-Zellen von 5–20 % wieder auf 100 % zu regenerieren.

Fazit für die Praxis

- Jeder Patient mit einer chronischen dialysepflichtigen Niereninsuffizienz mit Typ-1-Diabetes sollte von einem Transplantationszentrum auf die Möglichkeit einer kombinierten Insel-Nieren-Transplantation oder Pankreas-Nieren-Transplantation aufmerksam gemacht werden und für eine kombinierte Transplantation abgeklärt werden. Bei ausgeprägtem Organmangel und langer Warteliste kann eine Nieren-Lebendspende gefolgt von einer Insel- oder Pankreas-Transplantation (Kadaverspende) in Betracht gezogen werden (◼ Abb. 3.10).
- Ob eine Insel- oder Pankreastransplantation in Frage kommt, hängt vom Ausmaß der Begleiterkrankungen, vor allem kardiovaskulärer Art, ab, die wiederum mit Diabetesdauer, Alter und Qualität der Blutzuckereinstellung zusammenhängen, und von der Bereitschaft, schwere Komplikationen in Kauf zu nehmen. Wichtig ist, dass notwendige Revaskularisationen vor einer Transplantation durchgeführt werden und die Patienten sorgfältig aufgrund des biologischen Alters ausgewählt werden.
- Falls beide Optionen in Frage kommen, sollte der Patient nach sorgfältiger Aufklärung durch das Transplantationszentrum und Abwägen der Vor- und Nachteile die Wahl für die eine oder andere Optionen haben. Die 2 Zentren in der Schweiz, welche Insel- und Pankreas-Transplantationen anbieten, sind die Unversitätsspitäler Genf und Zürich. In Deutschland wird die Inseltransplantation in Dresden durchgeführt
- Patienten, die für eine Inseltransplantation in Frage kommen, müssen vor Aufnahme auf die Transplantationsliste bereit sein, regelmäßig Blutzuckerselbstmessungen durchzuführen und eine Insulinpumpe zu tragen.
- Patienten, die eine kombinierte Insel-Nieren- oder Pankreas-Nieren-Transplantation erhalten haben, sollten neben den obligatorischen nephrologischen Kontrollen in regelmäßigen Abständen (3- bis 6-monatlich) von einem Diabetologen

▼

betreut werden. Dies geschieht mit Vorteil am Transplantationszentrum selbst oder durch Diabetologen, die mit dieser Therapieform vertraut sind.

- Alle Formen der Insel- und Pankreastransplantation sind ab dem 1.7.2010 in der Schweiz Pflichtleistungen der Krankenkassen. In Deutschland muss die Entschädigung für die Inseltransplantation mit den einzelnen Kassen abgerechnet werden.

Literatur

Literatur zu Abschn. 3.1

Bluestone JA, Herold K, Eisenbarth G (2010) Genetics, pathogenesis and clinical interventions in type 1 diabetes. Nature 464:1293–300

Couri CE, Oliveira MC, Stracieri AB, Moraes DA, Pieroni F, Barros GM, Madeira MI, Malmegrim KC, Foss-Freitas MC, Simões BP, Martinez EZ, Foss MC, Burt RK, Voltarelli JC (2009) C-peptide levels and insulin independence following autologous nonmyeloablative hematopoietic stem cell transplantation in newly diagnosed type 1 diabetes mellitus. JAMA 301: 1573–1579

Dagan SA, Ziegler AG, Pozzilli PG, Linn T, Schernthaner G, Bonnici F, Elias D, Eren R, Cohen IR, Raz I and Group S (2012) Recent Data from DIA-AID 1, a Global Phase III Clinical Study in Newly Diagnosed Type 1 Diabetes Patients. Diabetes 61 (Suppl 1): 292-OR

Eisenbarth GS (2012) Prediction of Type 1A Diabetes. In: Eisenbarth GS (ed) The natural history of the prediabetic period. Type 1 diabetes: cellular, molecular and clinical immunology. Online edition version 3.0. http://www.ucdenver.edu/academics/colleges/medicalschool/centers/BarbaraDavis/OnlineBooks/Pages/Type1Diabetes.aspx. Zugriff 21 Dez 2013

Haller MJ, Wasserfall CH, Hulme MA, Cintron M, Brusko TM, McGrail KM, Wingard JR, Theriaque DW, Shuster JJ, Ferguson RJ, Kozuch M, Clare-Salzler M, Atkinson MA, Schatz DA (2013) Autologous umbilical cord blood infusion followed by oral docosahexaenoic acid and vitamin D supplementation for C-peptide preservation in children with type 1 diabetes. Biol Blood Marrow Transplant 19: 1126–1129

Hawa MI, Kolb H, Schloot N, Beyan H, Paschou SA, Buzzetti R, Mauricio D, De Leiva A, Yderstraede K, Beck-Neilsen H, Tuomilehto J, Sarti C, Thivolet C, Hadden D, Hunter S, Schernthaner G, Scherbaum WA, Williams R, Brophy S, Pozzilli P, Leslie RD; Action LADA consortium (2013) Adult-onset autoimmune diabetes in Europe is prevalent with a broad clinical phenotype: Action LADA 7. Diabetes Care 36: 908–913

Knip M, Virtanen SM, Seppä K, Ilonen J, Savilahti E, Vaarala O, Reunanen A, Teramo K, Hämäläinen AM, Paronen J, Dosch HM, Hakulinen T, Akerblom HK; Finnish TRIGR Study Group (2010) Dietary intervention in infancy and later signs of beta-cell autoimmunity. N Engl J Med 363: 1900–1908

Mallone R, Mannering SI, Brooks-Worrell BM, Durinovic-Belló I, Cilio CM, Wong FS, Schloot NC; T-Cell Workshop Committee, Immunology of Diabetes Society (2011) Isolation and preservation of peripheral blood mononuclear cells for analysis of islet antigen-reactive T cell responses: position statement of the T-Cell Workshop Committee of the Immunology of Diabetes Society. Clin Exp Immunol 163: 33–49

Martin S, Herder C, Schloot NC, Koenig W, Heise T, Heinemann L, Kolb H; DIATOR Study Group (2011) Residual beta cell function in newly diagnosed type 1 diabetes after treatment with atorvastatin: the Randomized DIATOR Trial. PLoS One 6: e17554

Neu A, Beyer P, Bürger-Büsing J, Danne T, Etspüler J, Heidtmann B, Holl RW, Karges B, Kiess W, Knerr I, Kordonouri O, Lange K, Lepler R, Marg W, Näke A, Petersen M, Podeswik A, Stachow R, Sengbusch S von, Wagner V, Ziegler R, Holterhus PM (2012) Therapie und Verlaufskontrolle des Diabetes mellitus im Kindes- und Jugendalter. Praxisempfehlungen der Deutschen Diabetes Gesellschaft. Diabetologie 7: S152–S162

Roep BO, Solvason N, Gottlieb PA, Abreu JR, Harrison LC, Eisenbarth GS, Yu L, Leviten M, Hagopian WA, Buse JB, Herrath M von, Quan J, King RS, Robinson WH, Utz PJ, Garren H; BHT-3021 Investigators, Steinman L (2013) Plasmid-encoded proinsulin preserves C-peptide while specifically reducing proinsulin-specific CD8+ T cells in type 1 diabetes. Sci Transl Med 5: 191ra82

Schatz DA, Bingley PJ (2001) Update on major trials for the prevention of type 1 diabetes mellitus: the American Diabetes Prevention Trial (DPT-1) and the European Nicotinamide Diabetes Intervention Trial (ENDIT). J Pediatr Endocrinol Metab (Suppl 1): 619–622

Simon MC, Pham MN, Schloot NC (2012) Biomarker und Typ-1-Diabetes. Diabetologe 8(1): 11–17

Staeva TP, Chatenoud L, Insel R, Atkinson MA (2013) Recent lessons learned from prevention and recent-onset type 1 diabetes immunotherapy trials. Diabetes 62: 9–17

Yi P, Park JS, Melton DA (2013) Betatrophin: a hormone that controls pancreatic β cell proliferation. Cell 153: 747–758

Ziegler AG, Rewers M, Simell O, Simell T, Lempainen J, Steck A, Winkler C, Ilonen J, Veijola R, Knip M, Bonifacio E, Eisenbarth GS (2013) Seroconversion to multiple islet autoantibodies and risk of progression to diabetes in children. JAMA 309: 2473–2479

Literatur zu Abschn. 3.2

DDG (2012) Deutsche Diabetes-Gesellschaft. Praxisempfehlungen der DDG. Diabetes Stoffwechsel 7 (Suppl 2)

DDG (2011) Deutsche Diabetes-Gesellschaft. S3-Leitlinie und Addendum zur S3-Leitlinie Therapie des Typ-1-Diabetes, Version 1.0; September 2011. http://www.Deutsche-Diabetes-Gesellschaft.de/Leitlinien/evidenzbasierte-leitlinien.html. Zugriff 29 Dez 2013

DCCT (1993) Diabetes Control and Complications Trial Research Group. The effect of intensive treatment of diabetes on the development and progression of long-term complications in insulin-dependent diabetes mellitus. New Engl J Med 329: 683–689

Tucker ME (2013) New DCCT data: HbA1c matters today, tomorrow, and 20 years on. Medscape June 23, 2013. http://www.medscape.com/viewarticle/806768. Zugriff 29 Dez 2013

3

Literatur zu Abschn. 3.3

DDG, AGPD (2009) Deutsche Diabetes-Gesellschaft. Leitlinie von diabetesDE und AGPD, Arbeitsgemeinschaft Pädiatrische Diabetologie. Haak T, Kellerer M (Hrsg) Diagnostik, Therapie und Verlaufskontrolle des Diabetes mellitus im Kindes- und Jugendalter. http://www.diabetes-kinder.de/modularx/include/module/dateimanager/data/leitlinie-kinderdiabetologie-2009.pdf. Zugriff 29 Dez 2013

Hanas R, Donaghue K, Klingensmith G, Swift PG (2009) ISPAD Clinical Practice Consensus Guidelines. Pediatr Diabetes Supplement. Vollständige Version: http://www.ispad.org/content/ispad-clinical-practice-consensus-guidelines-2009-compendium. Zugriff 29 Dez 2013

Hürter P, Jastram H-U, Regling B, Toeller M, Lange K, Weber B, Burger W, Haller R (2005) Diabetes bei Kindern: ein Behandlungs- und Schulungsprogramm. Diabetes-Buch für Kinder, 3. Aufl. Kirchheim, Mainz

Hürter P, Kordonouri O, Lange K, Danne T (2007) Kompendium pädiatrische Diabetologie. Springer, Berlin Heidelberg, New York

Lange K, Burger W, Holl R, Hürter P, Saßmann H, von Schütz W, Danne T (2009) Diabetes bei Jugendlichen: ein Schulungsprogramm. 2. Aufl. Kirchheim, Mainz

Literatur zu Abschn. 3.4

AWMF (2010) Arbeitsgemeinschaft der Wissenschaftlichen Medizinischen Fachgesellschaften. Betreuung von Neugeborenen diabetischer Mütter. Leitlinie der Gesellschaft für Neonatologie und Pädiatrische Intensivmedizin, der Deutschen Gesellschaft für Perinatale Medizin, der Deutschen Diabetes-Gesellschaft, Deutschen Gesellschaft für Kinder- und Jugendmedizin, und der Deutschen Gesellschaft für Gynäkologie und Geburtshilfe. http://www.awmf.org/uploads/tx_szleitlinien/024-006_S2k_IDA_Betreuung_von_Neugeborenen_diabetischer_Muetter_05-2010_05-2015_01.pdf. Zugriff 28 Okt 2013

Colstrup M, Mathiesen ER, Damm P, Jensen DM, Ringholm L (2013) Pregnancy in women with type 1 diabetes: Have the goals of St. Vincent declaration been met concerning foetal and neonatal complications? J Matern Fetal Neonatal Med 26(17): 1682–1686

Feig DS, Palda VA (2002) Type 2 diabetes in pregnancy: a growing concern. Lancet 11; 359(9318): 1690–1692

Fuhrmann K, Reiher H, Semmler K, Fischer F, Fischer M. Glockner E (1983) Prevention of congenital malformations in infants of insulin-dependent diabetic mothers. Diabetes Care 6(3): 219–223

Handisurya A, Bancher-Todesca D, Schober E, Klein K, Tobler K, Schneider B, Pollak A, Husslein P, Luger A, Kautzky-Willer A (2012) Risk factor profile and pregnancy outcome in women with type 1 and type 2 diabetes mellitus. J Womens Health (Larchmt) 20(2): 263–271

HAPO Study Cooperative Research Group, Metzger BE, Lowe LP, Dyer AR, Trimble ER, Chaovarindr U, Coustan DR, Hadden DR, McCance DR, Hod M, McIntyre HD, Oats JJ, Persson B, Rogers MS, Sacks DA (2008) Hyperglycemia and adverse pregnancy outcomes. N Engl J Med 358(19): 1991–2002

Institute of Medicine (US) and National Research Council (US) Committee to Reexamine IOM Pregnancy Weight Guidelines. Weight Gain During Pregnancy: Reexamining the Guidelines. Washington (DC): National Academies Press 2009 http://www.ncbi.nlm.nih.gov/pubmed/20669500. Zugriff 28 Okt 2013

Jensen DM, Korsholm L, Ovesen P, Beck-Nielsen H, Moelsted-Pedersen L, Westergaard JG, Moeller M, Damm P (2009) Peri-conceptional A1C and risk of serious adverse pregnancy outcome in 933 women with type 1 diabetes. Diabetes Care 32(6): 1046–1048

Kleinwechter H, Bührer C, Hunger-Battefeld W, Kainer F, Kautzky-Willer A, Pawlowski B, Reiher H, Schäfer-Graf U, Sorger M (2012 a) Diabetes und Schwangerschaft. Evidenzbasierte Leitlinie der Deutschen Diabetes-Gesellschaft 2008. http://www.deutsche-diabetes-gesellschaft.de/fileadmin/Redakteur/Leitlinien/Evidenzbasierte_Leitlinien/EBL_Schwangerschaft_2008.pdf. Zugriff 28 Okt 2013

Kleinwechter H, Schäfer-Graf U, Bührer C, Hösli I, Kainer F, Kautzky-Willer A, Pawlowski B, Schunck K, Somville T, Sorger M (2012 b) Diabetes und Schwangerschaft. Diabetol Stoffwechs. 2012;7(S2): S185–S190

Literatur zu Abschn. 3.5

Becker RH, Frick AD, Burger F et al. (2005) Insulin glulisine, a new rapid-acting insulin analogue, displays a rapid time-action profile in obese non-diabetic subjects. Exp Clin Endocrinol Diabetes 113: 435–443

Bliss M (2007) The Discovery of Insulin, 25th edn. University of Chicago Press

Ceriello A et al. (2012) Insulin Lispro protamine suspension in the treatment of patients with type 1 and type diabetes mellitus: a systematic review of published data. Expert Opin. Pharmacother 13(2): 255–281

Colhoun HM, SDRN Epidemiology Group (2009) Use of insulin glargine and cancer incidence in Scotland: a study from the Scottish Diabetes Resaerch Network Epidemiology Group. Diabetologia 52: 1755–1765

Currie CJ, Poole CD, Gale EA et al. (2009) The influence of glucose-lowering therapies on cancer risk in type 2 diabetes. Diabetologia 52: 1766–1777

Dahmen R, Bergmann K, Lehmann A, Tillner J, Jax T, Heise T, Becker RHA (2013) New insulin glargine U300 formulation evens and prolongs steady state PK and PD profiles during euglycemic clamp in patients with type 1 diabetes (T1DM). Diabetes 62 (Suppl 1): 920 P

Davidson MB, Raskin P, Tanenberg R et al. (2011) A stepwise approach to insulin therapy in patients with type 2 diabetes mellitus and basal insulin treatment failure. Endocrine Practice 17(3): 395–403

Dideriksen LH, Jorgensen LN, Drejer K (1992) Carcinogenic effect on female rats after 12 months administration of the insulin analogue B10 Asp. Diabetes 41: 143A

EMA (2013) European Medicines Agency. Outcome of review of new safety data on insulin glargine. EMA/329790/2013. http://www.ema.europa.eu/docs/en_GB/document_library/Medicine_QA/2013/05/WC500143823.pdf Zugriff 31 Jan 2014

EMA (Actrapid) http://www.ema.europa.eu/docs/de_DE/document_library/EPAR_-_Product_Information/human/000424/WC500021658.pdf. Zugriff 31 Jan 2014

EMA (Apidra) http://www.ema.europa.eu/docs/de_DE/document_library/EPAR_-_Product_Information/human/000557/WC500025250.pdf

EMA (Humalog) http://www.ema.europa.eu/docs/de_DE/document_library/EPAR_-_Product_Information/human/000088/WC500050332.pdf. Zugriff 31 Jan 2014

EMA (Insuman) http://www.ema.europa.eu/docs/de_DE/document_library/EPAR_-_Product_Information/human/000201/WC500033784.pdf. Zugriff 31 Jan 2014

EMA (Lantus) http://www.ema.europa.eu/docs/de_DE/document_library/EPAR_-_Product_Information/human/000284/WC500036082.pdf. Zugriff 31 Jan 2014

EMA (Levemir) http://www.ema.europa.eu/docs/de_DE/document_library/EPAR_-_Product_Information/human/000528/WC500036662.pdf. Zugriff 31 Jan 2014

EMA (NovoMix) http://www.ema.europa.eu/docs/de_DE/document_library/EPAR_-_Product_Information/human/000308/WC500029441.pdf. Zugriff 31 Jan 2014

EMA (NovoRapid) http://www.ema.europa.eu/docs/de_DE/document_library/EPAR_-_Product_Information/human/000258/WC500030372.pdf. Zugriff 31 Jan 2014

FDA (2013) U.S. FDA. Food and Drug Administration. Information for the physician. Humulin R. Reference ID 3273556. http://www.accessdata.fda.gov/drugsatfda_docs/label/2013/018780s132lbl.pdf. Zugriff 31 Jan 2014

Garber AJ (2013) Methods to enhance delivery of prandial insulin and basal-prandial insulin. Diabetes Obesity Metabolism 15 (Suppl 1): 11–17

Garber AJ (2013) Will the next generation of basal insulins offer clinical advantages? Diabetes Obesity Metabolism doi;10.1111/dom12291

Gerstein HC et al. (2012) Basal insulin and cardiovascular and other outcomes in dysglycemia. N Engl J Med 367(4): 319–328

Goldman-Levine JD, Patel DK, Schnee DM (2009) Insulin Degludec: A Novel Basal Insulin Analogue. New Drug Developments 47: 269–277

Halbron M et al. (2007) Insulintherapy for type 2 diabetes: Premixed or basal-prandial? Diabetes Metab 33: 316–320

Hemkens LG, Grouven U, Bender R et al. (2009) Risk of malignancies in patients with diabetes treated with human insulin or insulin analogues: a cohort study. Diabetologia 52: 1732–1744

Holman RR, Thorne KI, Farmer AJ et al. for the 4-T Study Group (2007) Addition of biphasic, prandial, or basal insulin to oral therapy in type 2 diabetes. N Engl J Med 357: 1716–1730

Holman RR, Farmer AJ, Davies MJ et al., 4-T Study Group (2009) Three-year efficacy of complex insulin regimens in type 2 diabetes. N Engl J Med 361: 1736–1747

Home PD (2012) The pharmacokinetics and pharmacodynamics of rapid-acting insulin analogues and their clinical consequences. Diabetes Obesity Metabolism 14: 780–788

Jonasson JM, Ljung R, Talbäck M et al. (2009) Insulin glargine use and short-term indicence of malignancies – a population-based follow-up study in Sweden. Diabetologia 52: 1745–1754

Keating GM (2013) Insulin degludec and insulin degludec/insulin aspart: a review of their use in the management of diabetes mellitus. Drugs 73: 575–593

Kurtzhals P, Schäffer L, Sørensen A et al. (2000) Correlations of receptor binding and metabolic and mitogenic potencies of insulin analogs designed for clinical use. Diabetes 49: 999–1005

Lambert K, Holt RIG (2013) The use of insulin analogues in pregnancy. Diabetes Obesity Metabolism 15: 888–900

Melbin LG et al., The ORIGIN Trial Investigators (2013) Does hypoglycaemia increase the risk
of cardiovascular events? A report from the ORIGIN Trial. European Heart J doi:10.1093/euroheart/eht332

Peyrot M, Barnett A, Meneghini L, Schumm-Draeger P (2012) Factors associated with injection omission/non-adherence in the Global Attitudes of Patients and Physicians in Insulin Therapy (GAPP) Study. Diabetes Obesity Metabolism 14: 1081–1087

Riddle MC , Rosenstock J, Gerich J et al., the Insulin Glargine 4002 Study Investigators (2003) The treat-to-target trial: randomized addition of glargine or human NPH insulin to oral therapy of type 2 diabetes patients. Diabetes Care 26: 3080–3086

Riddle MC, Bolli GM, Ziemen M, Muehlen-Bartmer I, Bizet F, Home PD (2013) New insulin glargine formulation: glucose control and hypoglycemia in people with type 2 diabetes using basal and mealtime insulin. Diabetes 62 (Suppl 1): 43-LB

Rosenstock J, Fonseca V, McGill JB et al. (2009) Similar risk of malignancy with insulin glargine and neutral protamine Hagedorn (NPH) insulin in patients with type 2 diabetes: findings from a 5 year randomised, open-label study. Diabetologia 52: 1971–1973

Steiner DF, Park S-Y, Støy J, Philipson LH, Bell GI (2009) A brief perspective on insulin production. Diabetes Obesity Metabolism 11 (Suppl 4): 189–196

Tibaldi JM (2011) Intensifying insulin therapy in type 2 diabetes mellitus: dosing options for insulin analogue premixes. Clin Ther 33(11): 1630–1642

Zinman B (2013) Newer insulin analogs: advances in basal insulin replacement. Diabetes Obesity Metabolism 15(Suppl 1): 6–10

Literatur zu Abschn. 3.6

Bergenstal R, Klonoff D, Garg S, Bode B, Meredith M, Slover R, Ahmann A, Welsh J, Lee S, Kaufmann F (2013) Threshold-based insulin-pump interruption for reduction of hypoglycemia. N Engl J Med 369: 224–232

Liebl A, Henrichs H, Heinemann L, Freckmann G, Biermann E, Thomas A (2012) Evidenz und Konsens für den klinischen Einsatz von CGM. Diabetes, Stoffwechsel Herz 21: 32–47

Philip M, Battelino T, Atlas E, Kordonouri O, Bratina N, Miller S, Biester T, Stefanija M, Muller I, Nimri R, Danne T (2013) Nocturnal glucose control with an artificial pancreas at a diabetes camp. N Engl J Med 368: 824–833

Literatur zu Abschn. 3.7

Bellin MD, Barton FB, Heitman A, Harmon JV, Kandaswamy R, Balamurugan AN, Sutherland DER, Alejandro R, Hering BJ (2012) Potent Induction Immunotherapy promotes long-term insulin independence after islet transplantation in type 1 diabetes. Am J Transplant 12: 1576–1583

Fiorina P, Folli F, Bertuzzi F, Maffi P, Finzi G, Venturini M, Socci C, Davalli AM, Orsenigo E, Falqui L, Uccella S, La Rosa S, Usellini L, Properzi G, Di Carlo V, Del Maschio A, Capella C, Secchi A (2003) Long-term beneficial effect of islet transplantation on diabetic macro-/microangiopathy in type 1 diabetic kidney-transplanted patients. Diabetes Care 26: 1129–1136

Fiorina P, Venturini M, Folli F, Losio C, Maffi P, Placidi C, La Rosa S, Orsenigo E, Socci C, Capella C, Del Maschio A, Secchi A (2005) Natural history of kidney graft survival, hypertrophy, and vascular function in end-stage renal disease type 1 diabetic kidney-transplanted patients: beneficial impact of pancreas and successful islet cotransplantation. Diabetes Care 28: 1303–1310

Gerber PA, Pavlicek V, Demartines N, Zuellig R, Pfammatter T, Wüthrich R, Weber M, Spinas GA, Lehmann R (2008) Simultaneous islet–kidney vs pancreas–kidney transplantation in type 1 diabetes mellitus: a 5 year single centre follow-up. Diabetologia 51: 110–119

Gruessner RW, Sutherland DE, Gruessner AC (2004) Mortality assessment for pancreas transplants. Am J Transplant 4: 2018–2026

Lehmann R, Gerber PA (2011) Der nierenkranke Patient mit Typ 1 Diabetes mellitus: Nierentransplantation allein oder mit Insel- oder Pankreastransplantation? (End-stage nephropathy in type 1 diabetes mellitus: kidney transplantation alone or combined with islet or pancreas transplantation?). Therapeutische Umschau 68: 699–706

Lehmann R, Spinas GA, Moritz W, Weber M (2008) Has time come for new goals in human islet transplantation? Am J Transplant 8: 1096–1100

Pedersen-Bjergaard U, Pramming S, Heller SR, Wallace TM, Rasmussen AK, Jorgensen HV, Matthews DR, Hougaard P, Thorsteinsson B (2004) Severe hypoglycaemia in 1076 adult patients with type 1 diabetes: influence of risk markers and selection. Diabetes Metabolism Res Rev 20: 479–486

Ryan EA, Lakey JR, Paty BW, Imes S, Korbutt GS, Kneteman NM, Bigam D, Rajotte RV, Shapiro AM (2002) Successful islet transplantation: continued insulin reserve provides long-term glycemic control. Diabetes 51: 2148–2157

Venstrom JM, McBride MA, Rother KI, Hirshberg B, Orchard TJ, Harlan DM (2003) Survival after pancreas transplantation in patients with diabetes and preserved kidney function. JAMA 290: 2817–2823

Warnock GL, Thompson DM, Meloche RM, Shapiro RJ, Ao Z, Keown P, Johnson JD, Verchere CB, Partovi N, Begg IS, Fung M, Kozak SE, Tong SO, Alghofaili KM, Harris C (2008) A multi-year analysis of islet transplantation compared with intensive medical therapy on progression of complications in type 1 diabetes. Transplantation 86: 1762–1766

Typ-2-Diabetes

H. P. T. Ammon, A. Burchard, H. Drexel, M. Füchtenbusch, H.-U.Häring, H. Hauner, H.-G. Joost, S. Matthaei, M. Merkel, D. Müller-Wieland, M. Pfohl, M. Roden, I. Rustenbeck, C. Säly, H. Schatz, E. Schifferdecker, S. Schinner, P. Schwarz, J. Szendrödi, A. Vonbank, T. Wascher, A. Zeyfang

H. Schatz, A. F. H. Pfeiffer (Hrsg.), *Diabetologie kompakt*,
DOI 10.1007/978-3-642-41358-2_4, © Springer-Verlag Berlin Heidelberg 2014

4.1 Pathogenese des Diabetes mellitus Typ 2

M. Pfohl

4.1.1 Insulinresistenz, β-Zellversagen und Hyperglykämie

Der Diabetes mellitus Typ 2 ist durch eine Kombination von gestörter Insulinsekretion, Insulinresistenz und Hyperglykämie gekennzeichnet. Die Prävalenz dieser Stoffwechselstörung steigt in Abhängigkeit von Übergewicht und Adipositas stark an. Hierbei bestehen große individuelle Unterschiede; bei einzelnen Patienten können das Ausmaß der Insulinresistenz und des relativen Insulinmangels sehr unterschiedlich ausgeprägt sein. Während aber bei Menschen ohne Diabetes mellitus eine nachlassende Insulinsensitivität durch eine deutliche Steigerung der Insulinausschüttung kompensiert werden kann, besteht bei einer gestörten Glukosetoleranz nur noch ein eingeschränkter Ausgleichsmechanismus. Hier tritt neben der gestörten Insulinsensitivität eine zunehmende Störung der frühen Insulinsekretion auf. Während bei Nichtdiabetikern auf einen Glukosereiz hin zunächst eine rasche, nur kurz anhaltende Insulinfreisetzung erfolgt, ist diese rasche Insulinausschüttung bei Menschen mit frühem Typ-2-Diabetes eingeschränkt, in den späteren Phasen des Typ-2-Diabetes nahezu vollständig aufgehoben. Dieser Verlust der frühen Insulinsekretion wird durch eine viszerale Adipositas stark begünstigt. In manchen Populationen ist hingegen der Verlust der frühen Insulinsekretion bereits vor der Entwicklung einer viszeralen Adipositas und der Insulinresistenz nachweisbar, so dass die exakte zeitliche Abfolge dieser Veränderungen noch unklar ist. Bei Menschen mit manifestem Diabetes mellitus Typ 2 ist dieser Kompensationsmechanismus weitgehend ausgefallen. Bei steigenden Blutzuckerwerten entsteht eine weitere Beeinträchtigung der pankreatischen β-Zellfunktion, zusätzlich können erhöhte Blutzuckerwerte auch die Insulinresistenz weiter triggern (Stumvoll 2005).

4.1.2 Diabetes mellitus Typ 2 – eine komplexe Interaktion von genetischen und Umweltfaktoren

Der Diabetes mellitus Typ 2 wird heute als eine überwiegend polygenetische Erkrankung mit einer komplexen Interaktion mit Umweltfaktoren angesehen. Monogenetische Ursachen des Typ-2-Diabetes betreffen nur einen sehr kleinen Teil der Patienten. Der genetische Einfluss auf die Entwicklung eines Typ-2-Diabetes ist durch viele Beobachtungen belegt: Verschiedene Populationen weisen bei ähnlichen Lebensbedingungen sehr unterschiedliche Diabeteshäufigkeiten auf, so sind z. B. Amerikaner afrikanischer und mittelamerikanischer Abstammung sowie Pima-Indianer 2- bis 6-mal so häufig von einem Diabetes mellitus Typ 2 betroffen wie Amerikaner europäischer Abstammung. Der Typ-2-Diabetes weist eine deutliche familiäre Häufung auf: Bei monozygoten Zwillingspaaren liegt die Koinzidenz des Diabetes mellitus Typ 2 bei 90 %. Das Risiko für einen erstgradigen Verwandten eines Patienten mit Typ-2-Diabetes, ebenfalls einen Diabetes zu entwickeln, ist 5- bis 10-mal höher als das einer nach Alter und Gewicht gematchten Kontrollperson. Untersuchungen an Nachkommen von Patienten mit Typ-2-Diabetes weisen darauf hin, dass neben der eingeschränkten Insulinsekretionskapazität auch die Insulinresistenz genetisch bedingt ist. Im Vergleich zu Nachkommen von Nichtdiabetikern besteht bei genetisch vorbelasteten Personen eine deutliche mitochondriale Dysfunktion mit einer massiven Störung des intramyozellulären Fettsäurestoffwechsels. In den letzten Jahren wurden durch genomweite Assoziationsstudien mehr als 65 Genvarianten identifiziert, die das Typ-2-Diabetesrisiko um 10–30 % erhöhen. Ein Screening auf genetische Risikofaktoren für Typ-2-Diabetes wird aber heute noch nicht für sinnvoll gehalten (Lyssenko u. Laakso 2013). Einen Überblick über die Rolle verschiedener genetischer Faktoren für die Entwicklung des Typ-2-Diabetes gibt ► Kap. 1.2.

■ Nicht die Gene haben sich verändert, sondern unser Lebensstil

Für die drastische Zunahme des Diabetes mellitus Typ 2 in den letzten Jahrzehnten sind jedoch vor allem stark veränderte Lebensgewohnheiten ursprünglich in den Industrienationen, inzwischen aber auch in den Schwellenländern verantwortlich. Die berufliche und private körperliche Aktivität der Menschen ist im Vergleich zu früheren Generationen drastisch rückläufig. Schätzungen der durchschnittlichen Energieaufnahme und des Energieverbrauchs in westlichen Industrienationen haben gezeigt, dass zwar auch die Energieaufnahme etwas angestiegen ist, dass aber vor allem die stark rückläufige körperliche Aktivität mit verringertem Energieverbrauch für die in den letzten Jahrzehnten beobachtete durchschnittliche Gewichtszunahme der Bevölkerung und die steigende Häufigkeit des Diabetes mellitus Typ 2 verantwortlich ist. Als weitere wesentliche Risikofaktoren für Adipositas und Diabetes mellitus Typ 2 werden vermehrtes Fernsehen, verkürzte Schlafdauer sowie die vermehrte Aufnahme energetisch konzentrierter Nahrungsmittel angesehen (Hu et al. 2003).

▪ **Wird der Typ-2-Diabetes fetal programmiert?**

Neben den oben genannten Risikofaktoren familiäre Belastung, fettreiche Kost, und Bewegungsmangel wurde inzwischen die intrauterine Entwicklung als pathogenetisch bedeutsamer Faktor für die Entwicklung der Insulinresistenz und des Diabetes mellitus Typ 2 identifiziert. Die Theorie des »thrifty genotype« ging ursprünglich davon aus, dass die Insulinresistenz in Zeiten von Nahrungsmangel einen Überlebensvorteil bietet, bei einem Nahrungsüberschuss jedoch zur Entwicklung von Adipositas und Diabetes mellitus Typ 2 führt. Der »thrifty phenotype« hingegen wird wahrscheinlich durch eine Mangelernährung während der Fetalzeit und in der frühen Kindheit hervorgerufen und führt dann in der Erwachsenenphase zu Insulinresistenz, Glukoseintoleranz und Typ-2-Diabetes. In mehreren Studien ließ sich eine Beziehung zwischen niedrigem Geburtsgewicht und späterem Auftreten eines Diabetes mellitus Typ 2 nachweisen. Menschen, die bei der Geburt sehr schlank sind, später aber deutlich zunehmen, haben dabei das höchste Risiko für eine spätere Insulinresistenz und einen Diabetes mellitus Typ 2. Auch frühgeborene Kinder weisen ein deutlich erhöhtes Risiko für Typ-2-Diabetes auf. Möglicherweise beruht das darauf, dass in beiden Fällen in der kritischen Phase der Entwicklung des endokrinen Pankreas nur ein relativ geringer Insulinbedarf besteht. Hiergegen spricht allerdings die Beobachtung, dass die Kinder von Müttern mit Typ-1-Diabetes im späteren Leben ebenfalls ein erhöhtes Risiko für eine eingeschränkte Glukosetoleranz haben. Insgesamt ergibt sich damit eine U-förmige Verteilungskurve für das Risiko eines Typ-2-Diabetes in Abhängigkeit vom Geburtsgewicht: Kinder mit einem sehr niedrigen und mit einem sehr hohen Geburtsgewicht weisen dabei das höchste Risiko auf (Harder et al. 2007).

▪ **Das β-Zellversagen hat viele Ursachen**

Nicht modifizierbare Ursachen des progredienten Verlusts an β-Zellkapazität sind zunehmendes Lebensalter und genetische Faktoren. Die eher mechanistische Annahme, dass eine kontinuierliche »Überforderung« der β-Zellen durch die Insulinresistenz von Leber und Muskulatur schließlich zur »Erschöpfung« der β-Zellen führt, kann allenfalls teilweise als Erklärung dienen. Es spricht vieles dafür, dass gerade die Mechanismen, die zur Insulinresistenz führen, auch die β-Zellen direkt beeinträchtigen. So beeinträchtigen erhöhte freie Fettsäuren im Plasma bei entsprechender genetischer Prädisposition sowohl die frühe als auch die späte Phase der Insulinsekretion. Es wird davon ausgegangen, dass auch die Ablagerung von Lipiden im Pankreas zu einer reduzierten β-Zellkapazität führt (»Lipotoxizität«). Aber auch bereits leichte, länger anhaltende Erhöhungen der Plasmaglukose führen zu einer deutlichen Beeinträchtigung der frühen und der späten Insulinsekretion – im Tierversuch reichen hierfür bereits Erhöhungen der durchschnittlichen Plasmaglukose um 16 mg/dl (0,9 mmol/l) aus.

Da die relativ kontinuierliche Synthese von Proinsulin mit effizienter Spaltung von Proinsulin zu Insulin und C-Peptid ein wichtiger Bestandteil der Insulinproduktion ist, spricht der bei Typ-2-Diabetes-Patienten zum Teil massiv erhöhte Anteil des Proinsulins letztlich doch wieder für eine Folge der andauernden Stimulation der Insulinsekretion. Übergewicht und Adipositas alleine scheinen auf diese vermehrte Proinsulinausschüttung keinen wesentlichen Effekt zu haben, so dass es sich hier um ein reines Kennzeichen des Typ-2-Diabetes handelt. Die Verarbeitung von Proinsulin zu Insulin in der β-Zelle ist dabei deutlich gestört, möglicherweise steht bei bestehendem Typ-2-Diabetes auch nicht genügend Zeit für die Reifung der Insulingranula zur Verfügung. Auch das Insel-Amyloid-Polypeptid Amylin spielt in der Pathogenese des Typ-2-Diabetes eine Rolle: Amylin wird in den sekretorischen Granula der pankreatischen β-Zellen gespeichert und gemeinsam mit Insulin sezerniert. Bei Typ-2-Diabetes ist die Amylinkonzentration im Pankreas deutlich erhöht, dies reduziert die Glukoseaufnahme und die endogene Insulinsekretion.

4.1.3 Insulinresistenz – ein facettenreiches Problem

Bei Menschen mit Diabetes mellitus Typ 2 besteht eine deutliche Insulinresistenz von Leber und Muskulatur. Bei körperlicher Inaktivität und im Nüchternzustand verbraucht das menschliche Gehirn etwa 50 % der hepatisch und in geringerem Ausmaß renal synthetisierten Glukose. Die hepatische Glukoseproduktion unter Nüchternbedingungen liegt bei Normalpersonen bei etwa 2,0 mg/kg KG (Körpergewicht)/min, bei Menschen mit Typ-2-Diabetes bei etwa 2,5 mg/kg KG/min – dies entspricht einer Differenz der nächtlichen Glukoneogenese von 25–30 g Glukose. Das Ausmaß der hepatischen Insulinresistenz wird daran deutlich, dass diese erhöhte hepatische Glukoseproduktion bei gleichzeitig um den Faktor 2,5–3,0 erhöhten Insulinkonzentrationen im Plasma stattfindet. Eine wichtige Rolle spielt dabei das Fetuin A, das bei Leberverfettung erhöht ist und die Phosphorylierung der Insulinrezeptor-Tyrosinkinase inhibiert. Neben der eigentlichen Insulinresistenz sind aber noch weitere Faktoren beteiligt: so sind bei frühem Typ-2-Diabetes die zirkulierenden Glukagonspiegel erhöht, gleichzeitig ist die Sensitivität der Leber gegenüber Glukagon erhöht. Zusätzlich spielen metabolische Faktoren eine wichtige Rolle: die bei Typ-2-Diabetes erhöhten freien Fettsäuren bewirken eine erhöhte Expression und Aktivität der die Glukoneogenese limitierenden Enzyme Phosphoenolpyruvat-Carboxykinase und der Pyruvatcarboxylase, und die Hyperglykämie scheint wiederum die Expression und Aktivität der Glukose-6-Phosphatase zu erhöhen, also des »Rate-limiting-Enzyms« des hepatischen Glukoseeffluxes. Auch die Muskulatur von Menschen mit Typ-2-Diabetes weist eine ausgeprägte Insulinresistenz auf. In euglykämischen Insulin-Clamp-Studien mit femoral-arterieller und -venöser Kanülierung wurde gezeigt, dass die insulinstimulierte Glukoseaufnahme bei Menschen mit Typ-2-Diabetes im Vergleich zu Nichtdiabetikern um etwa 50 % reduziert ist. Dies lässt sich ursächlich auf multiple intramyozelluläre Defekte der Insulinwirkung mit verringertem Glukosetransport und eingeschränkter Glukosephosphorylierung in Kombination mit einer reduzierten Gykogensynthese und Glukoseoxidation zurückführen (Stefan u. Häring 2013).

▪ Insulinsignaltransduktion und Insulinverarbeitung sind bei Typ-2-Diabetes gestört

Die Hauptursache für die verringerte Insulinwirkung liegt in einer gestörten Insulinsignaltransduktion. Diese ist ein komplexer Vorgang: Das Insulin bindet an den Insulinrezeptor, aktiviert diesen durch eine Phosphorylierung der β-Kette des Rezeptors und ermöglicht dadurch die Translokation von Insulinrezeptorsubstrat-1 (IRS-1) an die Zellmembran sowie dessen Interaktion mit dem Insulinrezeptor mit wiederum der Phosphorylierung von IRS-1. Hierdurch werden die PI-3-Kinase (Phosphatidylinositol-3-Kinase) und Akt (auch Proteinkinase B genannt) aktiviert, wodurch der Glukosetransport in die Zelle und multiple intrazelluläre Stoffwechselvorgänge induziert werden. Dieser gesamte Vorgang ist bereits bei noch nicht nachweislich erkrankten Nachkommen von Menschen mit Typ-2-Diabetes gestört, ebenso bei adipösen Menschen mit noch normaler Glukosetoleranz. Die Insulinaktivierung der »Mitogen-activated-protein-kinase(MAP-Kinase)-Kaskade, die intrazelluläre Inflammations- und Proliferationsabläufe induziert, ist hingegen nicht beeinträchtigt (Harder et al. 2007).

4.1.4 Zentrale Rolle des Fettgewebes in der Entstehung des Typ-2-Diabetes

Die Mechanismen, über die Übergewicht und Adipositas zur Insulinresistenz führen, sind derzeit noch teilweise spekulativ. Eine wesentliche Rolle spielen die bei Adipositas erhöhten freien Fettsäuren, die sowohl die Insulinsekretion aus den β-Zellen als auch die Glukoseaufnahme im peripheren Gewebe hemmen. Auch die Fettverteilung spielt eine wesentliche Rolle. Die Bedeutung vor allem des viszeralen Fettgewebes für die Entwicklung eines Typ-2-Diabetes ist seit vielen Jahren bekannt. Dies wird zumindest teilweise über erhöhte Entzündungsmarker vermittelt, wie Interleukin-6, C-reaktives Protein und Plasminogen-activator-Inhibitor-1 (PAI-1).

Zusätzlich spielen von den Adipozyten sezernierte Faktoren eine entscheidende Rolle, die die inflammatorische Aktivität stimulieren und damit zur Insulinresistenz beitragen. Im Vordergrund stehen hier Tumornekrosefaktor α (TNF-α), PAI-1, Resistin und retinolbindendes Protein 4. Interessant ist dabei auch die Interaktion mit Fettsäuren, wie beispielhaft für das Fetuin A gezeigt wurde (Stefan u. Häring 2013). Als Gegenspieler dieser adipozytenvermittelten Insulinresistenz wird Adiponektin angesehen, das ebenfalls von den Adipozyten sezerniert wird, aber bei zunehmender Adipositas herunter reguliert wird. Dies trägt ebenfalls zur zunehmenden Insulinresistenz bei (DeFronzo 2009).

4.1.5 Störung der enteroinsulinären Achse

Die Hormonantworten des Darms auf Nahrungsaufnahme – insbesondere GLP-1 (Glukagon-like Peptid 1) und GIP (»gastric inhibitory polypeptide«) – spielen in der Regulation des Glukosestoffwechsels eine wichtige Rolle.

Bei Typ-2-Diabetes ist die GLP-1-Sekretion aus den L-Zellen des distalen Dünndarms eingeschränkt. Die GIP-Sekretion aus den K-Zellen der proximalen Dünndarmanteile ist hingegen erhöht, wobei aber eine Resistenz gegen die Stimulation der Insulinsekretion durch GIP besteht. Die reduzierte postprandiale GLP-1-Ausschüttung führt durch die damit fehlende Glukagonsuppression zu einer paradoxen Glukagonsekretion und verhindert damit die physiologische postprandiale Suppression des hepatischen Glukose-Outputs (Cervera et al. 2008). Aber auch die basale Glukagonsekretion ist bei Typ-2-Diabetes erhöht und trägt zu einem erhöhten hepatischen Glukose-Output auch im Nüchternzustand bei – und damit zu den erhöhten morgendlichen Blutzuckerwerten bei Menschen mit Typ-2-Diabetes.

4.1.6 Steigerung der renalen Glukosereabsorption bei Hyperglykämie

Unter physiologischen Bedingungen filtrieren die menschlichen Nieren täglich etwa 160 g Glukose in den Primärharn. Diese Glukose wird zu 90 % über den Sodium-Glukose-Transporter 2 (SGLT-2) im proximalen Tubulus reabsorbiert, die restlichen 10 % Glukose im weiteren Verlauf des proximalen Tubulus über den SGLT-1. In Tiermodellen konnte gezeigt werden, dass die maximale renale Reabsorption von Glukose bei Typ-2-Diabetes deutlich erhöht ist. Letztlich trägt dieser Mechanismus, der physiologisch zur Rückgewinnung der für den Metabolismus essenziellen Glukose sinnvoll ist, bei erhöhten Blutglukosekonzentrationen zur Unterhaltung der Hyperglykämie bei.

4.1.7 Selbst das zentrale Nervensystem scheint insulinresistent zu sein

Die Begünstigung der Entwicklung eines Diabetes mellitus Typ 2 durch Übergewicht und Adipositas ist bestens belegt. Unter physiologischen Bedingungen bewirkt Insulin bei Nagetieren eine kräftige Appetithemmung. Die bei Adipositas und Insulinresistenz bestehende Hyperinsulinämie müsste demnach zu einer verringerten Nahrungsaufnahme führen. Da jedoch bei adipösen, insulinresistenten Personen die Nahrungsaufnahme eher erhöht bleibt, scheint es möglich, dass die Insulinresistenz auch im zentralen Nervensystem eine Rolle spielt. Mit Hilfe funktioneller Kernspintomografie konnte gezeigt werden, dass bei adipösen Menschen mit Insulinresistenz und normaler Glukosetoleranz die beiden entscheidenden hypothalamischen Hirnareale für die Appetitregulation, die ventromedialen und paraventrikulären Nuclei, nach Glukoseaufnahme trotz höherer Insulinkonzentrationen im Vergleich zu schlanken Personen deutlich schwä-

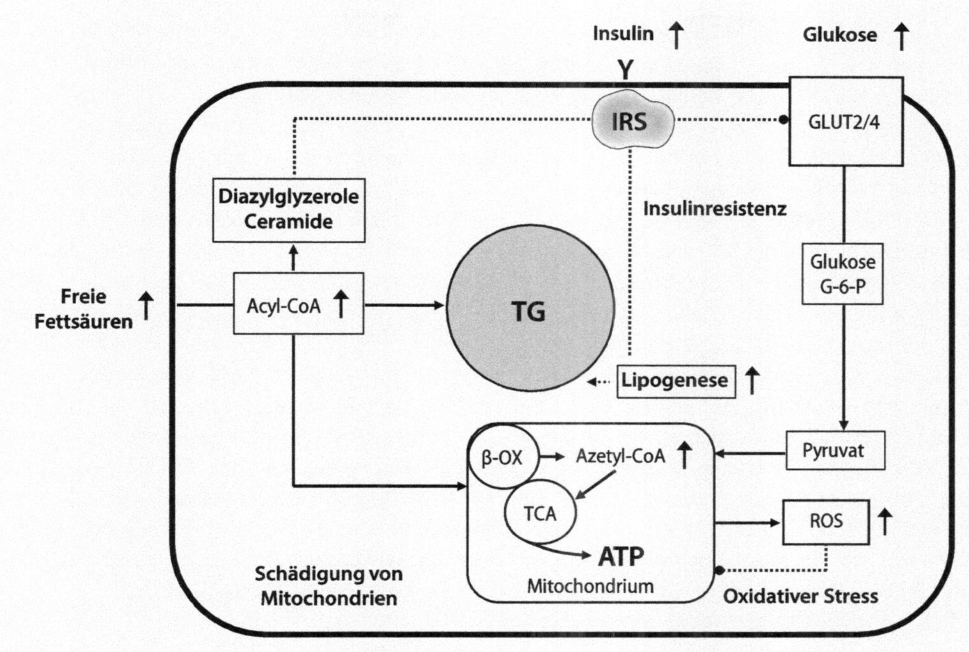

Abb. 4.1 Wechselwirkungen zwischen Fetten, Insulinwirkung und Mitochondrienfunktion in Skelettmuskel und Leber. Hyperglykämie und Hyperlipidämie steigern die mitochondriale Oxidation (β-OX, *TCA*-Zyklus), Phosphorylierung sowie die Bildung freier Sauerstoffradikale (*ROS*), die wiederum die Funktion der Zelle und der Mitochondrien schädigen. Intrazellulär werden Triglyzeride (*TG*) angehäuft und Lipidmetabolite (*Diazylglyzerole, Ceramide*) hemmen Insulinsignalübertragung und Glukosetransport (*GLUT*) und -phosphorylierung zu Glukose-6-phosphat (*G-6-P*) nehmen ab. In der Leber fördert die Hyperinsulinämie zusätzlich die Fettsynthese und -speicherung (Lipogenese, Fettleberentstehung). *Punktierte Linien* zeigen die positive (*Pfeilspitze*) oder hemmende (Kreisfläche) Wirkung, *durchgezogene Linien* den Weg von Metaboliten

cher und verzögert inhibiert wurden (Matsuda et al. 1999). Unklar bleibt aber, ob diese verzögerte Reaktion eine Ursache oder eine Folge der Insulinresistenz und der Gewichtszunahme ist.

4.2 Die Rolle der Mitochondrien bei Diabetes mellitus

J. Szendrödi, M. Roden

Mitochondrien - die zentrale Drehscheibe des Energiestoffwechsels

Mitochondrien arbeiten als Kraftwerke der Zelle, die durch Substratoxidation Energie in Form von Adenosintriphosphat (ATP) bereitstellen (oxidative Phosphorylierung; Abb. 4.1). Sie spielen aber auch eine wichtige Rolle bei der Proliferation, Schädigung (Apoptose) und Signalübertragung. Glukoseabbau (Glykolyse) und mitochondrialer Fettsäureabbau (β-Oxidation) münden im Trikarbonsäurezyklus (TCA-Zyklus). Die freigesetzte Energie wird über die Atmungskette (Komplex 1–4) übertragen und zur ATP-Synthese, der zellulären Energiewährung verwendet (Patti u. Corvera 2010). Die Analyse von Gewebeproben ermöglicht die Bestimmung von Mitochondriengehalt, Enzymaktivitäten und Ex-vivo-Respiration. Zur indirekten Beurteilung der Mitochondrienfunktion kann der Gesamtkörpersauerstoffverbrauch in Ruhe (indirekte Kalorimetrie) und unter Belastung (Spiroergometrie) erfasst werden. Die Abhängigkeit der Resultate von der Motivierbarkeit und kardiorespiratorischen Kapazität der Patienten limitiert aber die Aussagekraft dieser Methoden. Die In-vivo-Hochfeld-Magnetresonanzspektroskopie erlaubt die nichtinvasive direkte Messung der ATP-Synthese, der maximalen oxidativen Kapazität so wie der ektopen Triglyzeridspeicherung in Muskel und Leber (Szendroedi et al. 2011).

■ Genetisch bedingte Störungen der Mitochondrien können die Insulinsekretion und -wirkung hemmen

Bestimmte mitochondriale Mutationen (Mitochondriopathien) führen primär zur Abnahme der Insulinsekretion (mitochondrialer Diabetes), können aber auch die muskuläre ATP-Synthese vermindern. Erstmals wurde eine Korrelation zwischen verminderter ATP-Synthese, gesteigerter ektoper Fettspeicherung und Insulinresistenz bei älteren Menschen beschrieben (Peteren et al. 2003). Aber auch junge insulinresistente erstgradige Nachkommen von Typ-2-Diabetes-Patienten weisen während Fastens und Hyperinsulinämie geringere muskuläre ATP-Syntheseraten sowie vermehrte Fettspeicherung auf, was auf eine angeborene Abnahme des muskulären Mitochondriengehaltes zurückgeführt wird (Szendroedi et al. 2011).

■ Manifester Typ-2-Diabetes ist durch verminderte Adaption der Substratoxidation der Muskulatur gekennzeichnet

Hyperkalorische Ernährung und Bewegungsarmut erhöhen die Verfügbarkeit von zirkulierenden freien Fettsäuren und ektop gespeicherten Triglyzeriden, die negativ mit der Insulinsensitivität korrelieren und als Prädiktoren des Typ-2-Diabetes gelten. Mitochondrien wirken der Lipidspeicherung durch gesteigerte Lipidoxidation entgegen, können aber dabei selbst geschädigt werden (■ Abb. 4.1). Die Folgen sind die Überproduktion von reaktiven Sauerstoffspezies (ROS) und die Anhäufung von Lipidmetaboliten (Diazylglyzerole, Ceramide), die durch Hemmung der Insulinsignalübertragung die Insulinresistenz induzieren (Szendroedi et al. 2011). Patienten mit Typ-2-Diabetes haben typischerweise eine geringere Fähigkeit, unter Insulinstimulation von Fett- auf Glukoseverbrennung umzustellen (metabolische Inflexibilität). Während die basale Mitochondrienaktivität unverändert sein kann, ist dann die Stimulierbarkeit der ATP-Synthese herabgesetzt (reduzierte mitochondriale Fitness).

■ Lebensstilinterventionen weisen auf unterschiedliche Regulation von muskulärer Mitochondrienfunktion und Insulinsensitivität hin

Bei erstgradigen Nachkommen von Typ-2-Diabetes-Patienten bewirkt körperliches Training bereits eine Zunahme der muskulären ATP-Synthese, die durch die Genvarianten eines Proteins der Atmungskette beeinflusst wird, ohne Verbesserung der Insulinsensitivität (Kacerovsky-Bielesz et al. 2012). Die Zunahme der mitochondrialen Aktivität könnte daher der Verbesserung der Insulinsensitivität vorausgehen; alternativ könnten diese Veränderungen unabhängig voneinander auftreten. So kann eine Diätintervention ohne körperliches Training die Insulinsensitivität auch ohne Zunahme der Mitochondrienfunktion steigern. Die derzeit vorliegenden Interventionsstudien weisen daher darauf hin, dass die Insulinsensitivität auch unabhängig von der oxidativen Kapazität reguliert wird.

■ Assoziation der Fettleber mit Veränderungen des hepatischen Energiestoffwechsels

Neben dem Skelettmuskel kann Fett exzessiv in der Leber gespeichert werden. Die Fettleber (Steatose) ist mit Insulinresistenz assoziiert und Ausgangspunkt der nichtalkoholischen Fettlebererkrankungen (NAFLD). Präklinische Studien weisen auf gesteigerte Lipidoxidationsraten mit nachfolgender Schädigung der Mitochondrien der Leber hin. Analog zum Skelettmuskel sollen die ROS-Bildung, hypoxischer Stress mit mutagener Schädigung sowie Lipidmetabolite dafür verantwortlich sein (■ Abb. 4.1). Patienten mit Typ-2-Diabetes weisen niedrigere hepatische ATP-Konzentrationen, häufig auch herabgesetzte Aktivitäten der Atmungskette, und bei NAFLD auch strukturelle mitochondriale Veränderungen auf (Szendroedi et al. 2011).

■ Hyperglykämie und Hyperlipidämie bewirken oxidativen Stress mit Schädigung von β-Zellen und anderen Geweben

In β-Zellen bewirkt die Aufnahme von Glukose und Fettsäuren einen raschen und starken Anstieg der Oxidationsraten mit ROS-Produktion (Patti u. Corvera 2010). Der Mangel an antioxidativen Abwehrmechanismen macht β-Zellen besonders anfällig für oxidativen Stress und Apoptose. Daher wirken Hyperglykämie und Hyperlipidämie zwar kurzfristig stimulierend, chronisch jedoch hemmend auf die Insulinsekretion. Hyperglykämie schädigt unter Beteiligung der mitochondrialen Oxidation die Endothelzellen und führt so zur Entwicklung diabetischer Komplikationen wie Retinopathie, Neuropathie, Nephropathie, aber auch kardiovaskulärer Erkrankungen. Zumindest experimentell sind diese Prozesse durch Steigerung antioxidativer Abwehrmechanismen und Senkung der ROS-Bildung hemmbar (Brownlee 2001).

▪ Die Mitochondrienfunktion stellt einen Therapieansatz fürTyp-2-Diabetes dar

Metformin verbessert die Insulinsensitivität und senkt die Leber-Glukoseproduktion durch Hemmung des mitochondrialen Komplex 1, wodurch die hepatische ATP-Konzentration sinkt und die AMP-aktivierten Proteinkinase (AMPK) aktiviert wird. AMPK vermittelt ebenso die positiven Effekte von körperlichem Training auf die Insulinsensitivität. Neue Ansätze zur Verbesserung der Mitochondrienfunktion und Insulinsensitivität stellen direkte Aktivatoren der AMPK und Antioxidanzien dar, deren Wirksamkeit bei Diabetes aber noch zu prüfen ist. Resveratrol, ein Flavonoid aus Weintrauben und Beerenfrüchten, verbessert ebenso den oxidativen Stoffwechsel und die Insulinsensitivität und soll auch bei Spätfolgen des Diabetes wirksam sein (Timmers et al. 2011).

Fazit für die Praxis

- Bei mitochondrialem Diabetes bewirken mitochondriale Mutationen vor allem Störungen der Insulinsekretion.
- Bei Patienten mit Typ-2-Diabetes sind häufig Veränderungen von Mitochondrienfunktion und -gehalt in Muskel und Leber nachweisbar.
- Die gestörte Anpassung der Mitochondrienfunktion an Insulin- und Substratkonzentrationen (metabolische Inflexibilität) ist typisch für Insulinresistenz.
- Mitochondrien sind auch am Verlauf des Diabetes und seinen Folgen beteiligt (oxidativer Stress).
- Metformin wirkt über Hemmung des mitochondrialen Komplex 1 und ist somit Vorbild für die Entwicklung neuer Therapiekonzepte bei Typ-2-Diabetes.

4.3 Postprandiale Hyperglykämie, subklinische Inflammation und endotheliale Dysfunktion

T. C. Wascher

4.3.1 Einfluss der postprandialen Hyperglykämie auf oGGT- und HbA_{1c}-Wert

▪ Hochgradige Korrelation der postprandialen Hyperglykämie mit den Werten im oralen Glukosetoleranztest

Ein **geringer Anstieg** des Blutzuckers nach einer Mahlzeit stellt ein physiologisches Phänomen dar, das die zeitliche Limitierung von Regelmechanismen in dynamischen Systemen widerspiegelt. Eine ausgeprägtere, überschießende postprandiale Hyperglykämie (im Folgenden einfach »postprandiale Hyperglykämie«) entsteht, wenn mehrere homöostatische Mechanismen, welche die Glukosefluktuationen im Blut minimieren, gestört sind. Dadurch kommt es zu einer verzögerten Wiederherstellung der Normoglykämie nach einer Mahlzeit. Diagnostische Korrelate dazu sind die mittels oralem Glukosetoleranztest (oGGT) gestellten Diagnosen der **gestörten Glukosetoleranz** und des **»isoliert postprandialen« Diabetes mellitus** sowie natürlich der klinisch **manifeste Diabetes.** Nicht nur bei manifestem Diabetes, sondern bereits bei Patienten mit gestörter Glukosetoleranz findet sich nach einer Mahlzeit eine reduzierte insulinmediierte Suppression der hepatischen Glukoneogenese, eine reduzierte periphere Glukoseaufnahme sowie eine gestörte Unterdrückung der Lipolyse. Verantwortlich dafür ist in erster Linie eine **Reduktion der postprandialen Insulinsekretion**, die vor allem die erste Phase betrifft. Das Ausmaß dieses Defektes beträgt bereits bei gestörter Glukosetoleranz etwa 75 % der regulären dynamischen β-Zellfunktion. Die **Insulinresistenz** in Leber, Muskel und Fettgewebe trägt – in zweiter Linie – zur postprandialen Hyperglykämie bei.

In vielen der im Folgenden besprochenen Studien wurde ein oraler Glukosetoleranztest zur exakten Quantifizierung der Glukosetoleranz eingesetzt. Die so erhobenen Messwerte müssen eigentlich als »Post-Belastungs-Hyperglykämie« bezeichnet

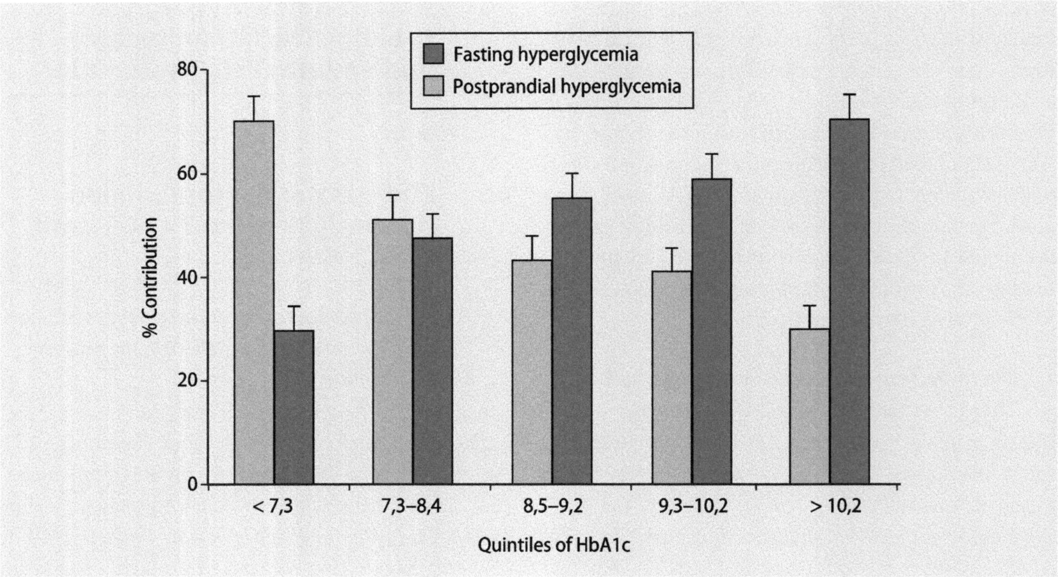

Abb. 4.2 Relativer Beitrag der postprandialen und Nüchternhyperglykämie zum Gesamtausmaß der Blutzuckererhöhung. (Adaptiert nach Monnier et al. 2003)

werden. Werden allerdings in einer Population die Messwerte im Rahmen eines Glukosetoleranztests mit jenen nach einer Testmahlzeit verglichen, so findet sich eine äußerst hohe Korrelation von 0,97. Damit stellen mittels Glukosetoleranztest erhobene Messwerte eine valide experimentelle Beschreibung der postprandialen Alltagssituation dar.

- **Die postprandiale Hyperglykämie trägt zum HbA_{1c}-Wert bei, umso mehr, je besser der Patient eingestellt ist**

Das HbA_{1c} ist der Goldstandard zur Beurteilung und zum Monitoring der glykämischen Kontrolle. Die Trägheit der chemischen Reaktionen, die zur Bildung des HbA_{1c} führen verhindert, dass Fluktuationen der Glykämie aus diesem Messparameter abgelesen werden können. Sehr wohl aber tragen die postprandialen Glukosekonzentrationen zum HbA_{1c} bei. Die besten Korrelationen zu einem einzelnen Blutglukosewert finden sich zwischen Werten, die nach dem Mittagessen gemessen werden und dem HbA_{1c}. Der Anteil der postprandialen Glykämie (im Vergleich zum Nüchternblutzucker) an der pathologischen Erhöhung des HbA_{1c} beim Typ-2-Diabetiker ist umso größer, je besser der Patient eingestellt ist, und beträgt bei einem HbA_{1c} von unter 7 % mehr als 70 % (Monnier et al. 2003; Abb. 4.2).

4.3.2 Postprandiale Hyperglykämie als vaskulärer Risikofaktor

Eine große Zahl von epidemiologischen Studien identifiziert die postprandiale Glukosekonzentration im Blut klar als **Risikofaktor für Atherosklerose**-bedingte Gefäßkrankheiten (als Auswahl Tab. 4.1). Eine rezente Metaanalyse von 29 Studien mit 194.678 Personen zeigt dies sowohl für den Nüchternblutzucker wie auch für den postprandialen Blutzucker, **ohne dass dabei ein Schwellenwert** identifiziert werden konnte (Levitan et al. 2004). Damit muss die Blutglukose als kontinuierlicher Risikofaktor, bereits im nichtdiabetischen Bereich – vergleichbar dem Blutdruck oder dem LDL(»low density lipoprotein«)-Cholesterin – angesehen werden. Das Verdienst der DECODE-Studie, die eine Zusammenfassung von Daten aus mehreren europäischen epidemiologischen Studien darstellt, ist aufgezeigt zu haben, dass der 2-h-Blutzucker im

Tab. 4.1 Evidenz für einen Zusammenhang zwischen postprandialer Hyperglykämie und koronarer Herzkrankheit (*KHK*) bzw. Mortalität, absteigend geordnet nach dem Jahr der Veröffentlichung

Studie	Resultat	Quelle
Framingham Offspring Study	2-h-Glukose besser als HbA_{1c} als Prädiktor für kardiovaskuläre Ereignisse	Meigs et al. 2002
DECODE Study	2-h-Glukose ist unabhängig vom Nüchternwert mit Mortalität assoziiert	Decode Study Group 1999
Shaw et al.	Isolierte Post-Belastungs Hyperglykämie verdoppelt die Mortalität	Shaw et al. 1999
Hoorn Study	2-h-Glukose besser als HbA_{1c} als Prädiktor für Mortalität	de Vegt et al. 1999
Whitehall, Paris Prospective, Helsinki Policmen studies	2-h-Glukose als Prädiktor für Mortalität (gesamt und KHK)	Balkau et al. 1998
Rancho Bernardo Study	2-h-Glukose verdoppelt das Risiko für KHK-Mortalität und KHK bei älteren Menschen	Barrett-Connor u. Ferrara 1998
Diabetes Intervention Study	Postprandialer Blutzucker aber nicht Nüchternblutzucker ist mit KHK assoziiert	Hanefeld et al. 1996
Islington Diabetes Survey	2-h-Glukose besser als HbA_{1c} als Prädiktor für KHK	Jackson et al. 1992
Honululu Heart Programm	1-h-Glukose als Prädiktor für KHK	Donahue et al. 1987

Rahmen eines oralen Glukosebelastungstests einen besseren Risikoprädiktor darstellt als der Nüchternblutzucker (DECODE Study Group 1999). Dies gilt insbesondere für Personen ohne bereits bekannten Diabetes mellitus sowohl für die kardiovaskuläre Morbidität wie auch die Gesamtmortalität. Bereits Patienten mit gestörter Glukosetoleranz haben ein höheres Ausmaß an **subklinischer Atherosklerose**, quantifiziert durch die **Intima-Media-Dicke** der A. carotis, eine dem Diabetiker ähnliche Morphologie der Koronararterien bei manifester koronarer Herzkrankheit und eine deutlich schlechtere Prognose nach einem akuten Myokardinfarkt verglichen mit Personen normaler Glukosetoleranz. Vergleicht man bei Nichtdiabetikern das Risiko bei gestörter Glukosetoleranz (IGT) und **gestörtem Nüchternblutzucker** (IFG) so zeigt sich, dass IFG das geringere Risiko trägt und vor allem isoliert, d. h. bei normaler Glukosetoleranz, sehr selten ist. So waren im Rahmen des Euro Heart Survey of Diabetes nur 3% der Untersuchten in dieser Kategorie des isoliert erhöhten Nüchternblutzuckers. Bei Patienten mit manifestem Typ-2-Diabetes findet sich, unabhängig vom HbA_{1c} eine Assoziation der Intima-Media-Dicke der Karotis mit dem Ausmaß der täglichen Blutzuckerschwankungen (= postprandiale Hyperglykämie).

4.3.3 Pathogenese der Atherosklerose und der akuten Atherothrombose – klassische und neue Risikofaktoren

Die Akzeptanz der Hypothese, dass die akute postprandiale Erhöhung der Blutglukose einen pathologisch relevanten Beitrag zur Atherogenese wie auch zu akuten atherothrombotischen Komplikationen (Myokardinfarkt oder akutes Koronarsyndrom) leistet, verlangt nach plausiblen Links zwischen akuter Hyperglykämie und kardiovaskulären Risikofaktoren. Dabei müssen die beiden oben angeführten Prozesse, nämlich die Atherogenese, also die Entstehung atherosklerotischer Plaques per se, einerseits und die akute Atherothrombose andererseits getrennt betrachtet werden. Was die **Atherogenese** anbelangt so sind alle Zustände, die mit einer postprandialen Hyperglykämie einhergehen, eng mit **Insulinresistenz** und dem klinischen Bild des metabolischen Syndroms assoziiert. Damit findet sich bei diesen Personen eine höhere Prävalenz **klassischer** Risikofaktoren wie etwa Hypertonie oder erniedrigtes HDL(»high density lipoprotein«)-Cholesterin. Es findet sich damit aber auch eine höhere Prävalenz **neuer Risikofaktoren** wie etwa der **subklinischen Inflammation** (s. unten) oder **Small-dense-LDL-Partikel**. Die Interaktion zwischen diesen Risikofaktoren und der postprandialen Hyperglykämie ist zurzeit nicht ausreichend untersucht. Daher kann das Ausmaß der postprandialen Hyperglykämie als eigenständiger, unabhängiger Risikofaktor derzeit nicht exakt quantifiziert werden.

Solubles ICAM-1 (»intracellular adhesion molecule 1«) kann die frühen Stadien der Atherogenese mediieren und wird bei Patienten mit Gefäßkrankheiten in erhöhten Konzentrationen gefunden. Eine akute Hyperglykämie ist in der Lage – bei Gesunden wie auch bei Diabetikern – die Konzentration an solublem ICAM-1 zu erhöhen. Ebenso kann eine akute Hyperglykämie die Konzentrationen der **inflammatorischen Zytokine** Interleukin-6, Interleukin-18 oder TNF-α steigern. Sowohl beim metabolischen Syndrom wie auch bei Diabetes findet sich eine **vasodilatatorische endotheliale Dysfunktion** (s. unten), die in erster Linie auf einer reduzierten Bildung oder Bioverfügbarkeit von Stickstoffmonoxid (»nitric oxide«, NO) basiert. Akute Änderungen der Blutglukose führen zu einer transienten endothelialen Dysfunktion, deren Ausmaß und Dauer von normaler über gestörte Glukosetoleranz zum manifesten Diabetes zunimmt.

Die postprandiale Hyperglykämie ist bei Gesunden wie auch bei Diabetikern mit einer Aktivierung der plasmatischen Gerinnung und der Thrombozyten assoziiert. Dadurch trägt jede akute Änderung der Blutglukose dazu bei, ein »prothrombotisches« Milieu zu schaffen, welches das Auftreten einer **akuten Atherothrombose** fördert. Überzeugende experimentelle Evidenz identifiziert oxidativen Stress, also die gesteigerte Bildung reaktiver Sauerstoffspezies und eine daraus resultierende Aktivierung des nukleären Transkriptionsfaktors NF-κB als zentralen zellulären Mechanismus, der die Effekte der akuten Hyperglykämie mediiert.

▪ Interventionsstudien zur postprandialen Hyperglykämie sprechen für eine pathogenetische Rolle der postprandialen Hyperglykämie

Die oben angesprochene, durch akute Hyperglykämie hervorgerufene, endotheliale Dysfunktion kann bei Diabetikern wie auch bei Personen mit gestörter Glukosetoleranz durch die spezifisch auf die postprandiale Hyperglykämie wirkende Acarbose aber auch durch Insulin und Insulin-Sekretagoga reduziert bzw. verhindert werden. Ebenso zeigen klinisch-experimentelle Studien, dass die postprandiale Aktivierung der plasmatischen Gerinnung wie auch der oxidative Stress durch Reduktion des Glukoseanstieges verhindert werden können.

> **Bei Personen mit gestörter Glukosetoleranz kann durch die Behandlung mit Acarbose die Zunahme der Intima-Media-Dicke der A. carotis über die Zeit reduziert werden.**

Die STOP-NIDDM-Studie hat in einem Kollektiv mit gestörter Glukosetoleranz primär den Effekt einer Behandlung mit Acarbose auf die Neumanifestation eines Diabetes untersucht. Sekundär wurde die Inzidenz präspezifizierter kardiovaskulärer Endpunkte untersucht. Dabei wurde eine Reduktion des kombinierten Endpunktes um 49 % durch die Behandlung mit Acarbose beobachtet (Chiasson et al. 2003). Zwei Aspekte verdienen bei dieser Beobachtung besondere Beachtung:

- Der beobachtete Unterschied bei diesem kombinierten Endpunkt wird zum überwiegenden Teil durch eine Reduktion der akuten Myokardinfarkte um 91 % determiniert.
- Die Kaplan-Mayer-Kurven für das Auftreten des Myokardinfarktes trennen sich bereits nach ungefähr 3 Monaten. Das deutet darauf hin, dass eher funktionelle als strukturelle Veränderungen im Gefäßsystem für den beobachteten Effekt verantwortlich sind.

Beide Punkte unterstützen die weiter oben formulierte Hypothese, dass die **akute Hyperglykämie** das Auftreten **atherothrombotischer Ereignisse fördert**. Für den manifesten Diabetes kommen vergleichbare Hinweise aus einer Metaanalyse von 7 Studien mit Acarbose, in der ebenso eine Reduktion kardiovaskulärer Ereignisse, neuerlich primär bedingt durch eine Verminderung der akuten Myokardinfarkte um 66 %, beobachtet wurde (Hanefeld et al. 2004). Die dargestellte Evidenz für den Beitrag der akuten Hyperglykämie zur Atherogenese und akuten Atherothrombose ist äußerst konsistent. Bei manifestem Typ-2-Diabetes und akutem Myokardinfarkt wurde in der HEART2D-Studie untersucht, ob eine Reduktion der postprandialen Hyperglykämie mit prandialem Insulin einer Therapie mit einem Basalinsulin im Hinblick auf weitere kardiovaskuläre Ereignisse überlegen ist. Ein Unterschied in der Gesamtpopulation konnte dabei nicht gefunden werden (Raz et al. 2009). Sehr wohl jedoch zeigte sich, dass bei älteren Patienten (>67 Jahre) die Reduktion der postprandialen Hyperglykämie mit einer Reduktion von Ereignissen vergesellschaftet war. Die gesamte Studie muss jedoch mit dem Caveat gesehen werden, dass in allen großen Interventionsstudien der letzten Jahre (ACCORD, ADVANCE, VADT) Patienten mit manifester koronarer Herzkrankheit grundsätzlich nicht mehr von einer intensiven antihyperglykämischen Intervention profitierten. Der Zusammenhang und die mögliche Interaktion zwischen postprandialer Hyperglykämie und **postprandialer Hyperlipidämie** im Hinblick auf vaskuläre Komplikationen des Diabetes ist ein weiterer Aspekt des postprandialen Stoffwechsels der zurzeit **noch nicht ausreichend untersucht** ist.

4.3.4 Subklinische Inflammation und metabolisches Syndrom

▪ Erfassung der subklinischen Inflammation im Rahmen der Atheroskleroseentstehung durch Messung des hochsensitiven CRP

Entzündliche Prozesse entstehen im Gefäßsystem als »Response to Injury« und spielen in allen Stadien der Atherogenese wie auch der akuten Atherothrombose eine Rolle. Allerdings finden diese Prozesse nicht nur lokal statt, sondern führen über die Freisetzung von Messenger-Zytokinen auch zu systemischen und damit relativ einfach messbaren Veränderungen der Entzündungsaktivität. Diese wird, um sie von den High-grade-Entzündungen wie etwa chronisch-entzündlichen Erkrankungen oder Infektionen zu unterscheiden, oft auch als subklinische Entzündung bezeichnet. Als robuster, in vielen Studien belegter Beteiligter an dieser subklinischen Entzündung hat sich das C-reaktive Protein (CRP), ein in der Leber synthetisiertes Akute-Phase-Protein erwiesen. CRP ist ein phylogenetisch hoch konserviertes Protein, dessen Hauptaufgaben im Rahmen akuter Entzündungen in der Host Defence und der Innate Immune Response liegen dürften (Black et al. 2004). Direkte proatherogene Effekte des CRP in der Gefäßwand wurden jedoch rezent beschrieben.

Erhöhte Entzündungsaktivität findet sich bei **klinisch manifester Atherosklerose** in Abhängigkeit vom Ausmaß der Gefäßerkrankung und bei akuten Atherothrombosen (Willerson u. Ridker 2004).

> **Eine erhöhte Entzündungsaktivität kann in primärpräventiven Situationen bei Abwesenheit manifester Gefäßerkrankungen beobachtet werden, insbesondere in Assoziation mit Insulinresistenz, dem metabolischen Syndrom, Diabetes, postprandialer Hyperglykämie bzw. auch als eigenständiger kardiovaskulärer Risikomarker.**

In der Women´s Health Study etwa erwies sich die **Kombination aus CRP-Konzentration und der Cholesterin/HDL-Cholesterin-Ratio** als **bester Prädiktor** zukünftiger kardiovaskulärer Ereignisse. Post-hoc-Analysen von Interventionsstudien mit Statinen legen nahe, dass erhöhte CRP-Konzentrationen unabhängig von Behandlung und Cholesterinwerten, prädiktiv für vaskuläre Ereignisse sind.

Beachtenswert ist die wechselseitige Interaktion zwischen subklinischer Inflammation und metabolischem Syndrom. Prospektive Studien zeigen, dass die Beiträge, die das metabolische Syndrom einerseits und erhöhtes CRP andererseits zum kardiovaskulären Risiko leisten, additiv sind. Andererseits steigt das CRP mit zunehmender Ausprägung und Schwere des metabolischen Syndroms. Diese Interaktionen erfordern eine nähere Betrachtung der möglichen pathophysiologischen Gemeinsamkeiten dieser Prozesse.

▪ Zusammenhang zwischen Inflammation, Insulinresistenz und metabolischem Syndrom

Es existiert ein enger Zusammenhang zwischen dem Energiestoffwechsel und dem Immunsystem, wobei eine Balance zwischen Malnutrition und Immunsuppression einerseits und Überernährung und Entzündungsreaktion andererseits besteht. Ein besonderes Link zwischen Stoffwechsel, Entzündung und Immunsystem resultiert aus der Tatsache, dass Makrophagen

- eine ganz ähnliche Genexpression wie Adipozyten zeigen und
- bei Adipositas im Fettgewebe in hohem Ausmaß mit Adipozyten kolokalisieren und dort proinflammatorissche Zytokine freisetzen (Wellen u. Hotamisligil 2005).

Auf zellulärer Ebene können nun Entzündungsreaktionen, die über proinflammatorische Kinasen mediiert werden, auf zweierlei Art und Weise getriggert werden. Einerseits können extrazelluläre proinflammatorische Zytokine oder Lipide, meist rezeptormediiert, diese Aktivierung erreichen. Andererseits kann das metabolische Überangebot von Glukose und Triglyzeriden (bzw. freien Fettsäuren) auf mitochondrialer Ebene zu oxidativem Stress durch exzessive Bildung freier Sauerstoffradikale und auf Ebene des endoplasmatischen Retikulums zu einer Stressreaktion, vermittelt durch gesteigerte Proteinbiosynthese, führen. Einer der Effekte der Aktivierung von JNK (Jun-N-terminal-Kinase) und IKK (IκB-Kinase) ist u. a. eine Post-Rezeptor-Hemmung der Insulinwirkung, was zu einem positiven Feedback-Mechanismus zwischen Insulinresistenz und Inflammation führt. Eine bemerkenswerte neue Erkenntnis ist, dass offenbar auch das C-Peptid vaskuläre inflammatorische Effekte haben kann. Einerseits findet sich das C-Peptid in Plaques und andererseits ist es in der Lage, chemotaktisch auf Monozyten zu wirken (Marx et al. 2004, Walcher et al. 2004).

▪ Zusammenhang zwischen Inflammation und dem Neuauftreten von Diabetes/Hyperglykämie

Nicht nur Insulinresistenz und das metabolische Syndrom sind mit erhöhter Entzündungsaktivität vergesellschaftet. In der IRAS-Studie (Insulin Resistance Atherosclerosis Study), einer prospektiven epidemiologischen Untersuchung, war durch Faktorenanalyse zu zeigen, dass die **Entzündungsaktivität ein signifikanter Prädiktor** für das **Neuauftreten von Typ-2-Diabetes** ist. Die CRP-Konzentration ist auch beim Diabetiker ein Prädiktor für das kardiovaskuläre Risiko. HbA_{1c} und Nüchternblutzucker sind sowohl bei Diabetikern wie auch bei Nichtdiabetikern positiv mit dem CRP assoziiert. Beim Nichtdiabetiker scheint jedoch die Assoziation des postprandialen bzw. Post-Belastungs-Blutzuckers mit dem CRP stärker zu sein als jene des Nüchternblutzuckers (Festa et al. 2002).

▪ Ist das CRP ein Ziel für therapeutische Interventionen?

Im eigentlichen Sinn ist der Begriff **Risikofaktor** nur dann zutreffend, wenn durch spezifische Interventionen gezeigt wurde, dass seine Reduktion mit einer Reduktion des untersuchten Risikos einhergeht. Im kardiovaskulären Bereich ist das etwa für das Cholesterin oder den Blutdruck zutreffend. Zurzeit existiert keine Interventionsstudie für das CRP, die seinen Stellenwert als Risikofaktor bestätigen würde. Dies beruht nicht zuletzt auf der Tatsache, dass für die subklinische Inflammation derzeit keine spezifische Intervention existiert. Das **CRP** muss daher eigentlich als **Risikomarker** bezeichnet werden. Allerdings wurden für einige medikamentöse Interventionen, die das Atheroskleroserisiko reduzieren gezeigt, dass sie mit einer Reduktion des CRP einhergehen. Dies gilt etwa für Statine, ACE(»angiotensin converting enzyme«)-Hemmer, AT_1(Angiotensin-II-Rezeptor-Typ 1)-Blocker oder Glitazone. In manchen Untersuchungen war die therapieinduzierte Reduktion des CRP ein Prädiktor für das Ausmaß des Therapieerfolges.

4.3.5 Endotheliale Dysfunktion – Verlust regulatorischer Funktionen für das »antiatherosklerotische Gefäßmilieu«

Die Bedeutung der vielfältigen Funktionen des Gefäßendothels für die vaskuläre Physiologie und Pathophysiologie wurde in den letzten Jahren überzeugend etabliert. Das Endothel spielt eine zentrale Rolle in der Regulation von Gefäßtonus, transvaskulärer Migration von Leukozyten, Proliferation glatter Gefäßmuskelzellen oder der Balance zwischen pro- und antithrombotischen Prozessen. Generell ist die Aufgabe des Endothels die Aufrechterhaltung eines »antiatherosklerotischen Milieus«. Eine endotheliale Dysfunktion kann definiert werden als teilweiser oder kompletter Verlust einer oder mehrerer dieser regulatorischen Funktionen. Das erklärt auch, warum es schwierig ist, eine universelle Definition der endothelialen Dysfunktion, die etwa biomechanisch oder serumchemisch definiert werden kann, zu erhalten. Dementsprechend gibt es auch keinen Test, der als Goldstandard für die Überprüfung der Endothelfunktion dienen könnte.

Stickstoffmonoxid (NO) – das zentrale Molekül für die Endothelfunktion

Stickstoffmonoxid wird in Endothelzellen von der konstitutiven Form der NO-Synthase (NOS III) durch Konversion der Aminosäure L-Arginin in L-Citrullin synthetisiert. Es ist der **stärkste lokale Vasodilatator** und mediiert die sog. endothelabhängige Vasodilatation der Gefäße, unabhängig von der Funktion der glatten Gefäßmuskulatur. NO mediiert aber auch **antiinflammatorische, antiaggregatorische** und **antiproliferative** Funktionen in Gefäßen, Thrombozyten und Monozyten. Damit kommt einer reduzierten Synthese oder Bioverfügbarkeit von NO als Ausdruck der endothelialen Dysfunktion eine wichtige Rolle in der Förderung der Atherogenese zu. Konsequent wurden invasive und nichtinvasive, ultraschallgestützte Verfahren entwickelt, um die vasodilatatorische endotheliale Dysfunktion zu untersuchen und zu quantifizieren. Diese **endotheliale Dysfunktion findet sich als früheste Manifestation der Atherosklerose**, noch bevor sich morphologische Veränderungen der Gefäßwand nachweisen lassen. Sie ist abhängig von Zahl und Ausprägung klassischer kardiovaskulärer Risikofaktoren und ist durch deren Behandlung, zumindest teilweise, reversibel. Die endotheliale Dysfunktion ist prädiktiv für zukünftige kardiovaskuläre Ereignisse, und eine therapieinduzierte Verbesserung der endothelialen Dysfunktion könnte ein Indikator für eine verbesserte Prognose sein (Landmesser et al. 2004).

Endotheliale Dysfunktion bei Hyperglykämie, Insulinresistenz und Inflammation

Von der normalen über die gestörte Glukosetoleranz zum manifesten Diabetes nimmt die vasodilatorische Endothelfunktion kontinuierlich ab. Zusätzlich, wie oben angesprochen, führt eine akute Änderung der Blutglukose zu einer transienten weiteren endothelialen Dysfunktion, deren Ausmaß und Dauer von der zugrunde liegenden Glukosepathologie abhängt. Insulinresistenz, direkt quantifiziert mit z. B. dem Glukose-Clamp ist positiv mit endothelialer Dysfunktion assoziiert, und Personen mit subklinischer Inflammation zeigen auch eine endotheliale Dysfunktion. Da Insulinresistenz, Hyperglykämie und Inflammation sich wechselseitig beeinflussen, ist ein unabhängiger Einfluss dieser einzelnen Determinanten auf die Endothelfunktion jedoch nur schwer exakt darzustellen. Abb. 4.3 versucht die komplexen Interaktionen grafisch aufzulösen.

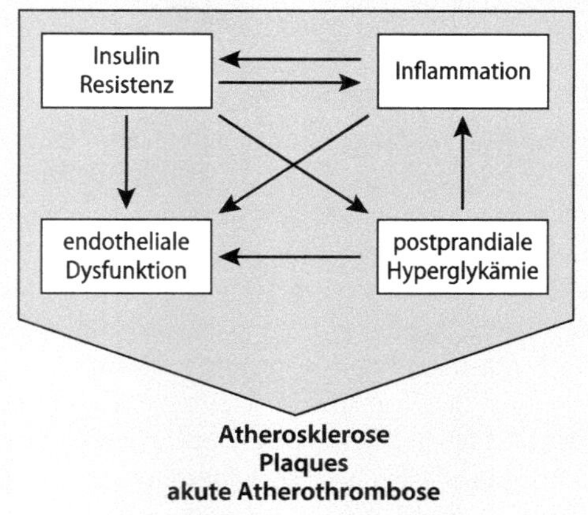

Abb. 4.3 Interaktionen und Wechselwirkungen zwischen Insulinresistenz, Inflammation, postprandialer Hyperglykämie und endothelialer Dysfunktion in ihren Auswirkungen auf die Atherosklerose

Zentrale Rolle von NO, freien Fettsäuren und Insulin

Für die Zusammenhänge zwischen endothelialer Dysfunktion, Hyperglykämie, Insulinresistenz und Inflammation spielen NO, freie Fettsäuren und Insulin eine wichtige Rolle.

NO ist ein hochreaktives Molekül, das leicht mit freien Sauerstoffradikalen reagiert und dadurch biologisch inaktiviert wird. Ist der Reaktionspartner dabei ein Superoxid-Anion, so entsteht durch die Reaktion toxisches Peroxinitrit, das selbst wiederum die Endothelfunktion beeinflussen kann. Akute Hyperglykämie führt experimentell zu Veränderungen im Gefäßsystem, die durch Antioxidanzien verhindert werden können und damit offenbar durch Radikale vermittelt sind. Zusätzlich führt die Hyperglykämie zu einer gesteigerten mitochondrialen Produktion von Superoxid-Anionen. Freie Fettsäuren induzieren in erhöhter Konzentration nicht nur Insulinresistenz, sondern verursachen eine endotheliale Dysfunktion. Außerdem resultiert die Insulinresistenz auf vaskulärer Ebene aus einer Imbalance der beiden primären Signaltransduktionswege von Insulin: Während der Tyrosinkinase-Pathway, der u. a. die NO-Synthase stimuliert, inhibiert wird, überwiegt der MAP-Kinase-Pathway, der die möglichen proatherogenen Effekte von Insulin mediiert. CRP selbst wie auch inflammatorische Zytokine können die NO-Synthase inhibieren oder die Bioverfügbarkeit von NO reduzieren. Mechanistisch kommt wiederum ein erhöhter oxidativer Stress in Frage.

Oraler Glukosetoleranztest bei Menschen mit erhöhtem Risiko für eine Kohlenhydratstoffwechselstörung

Nichtdiabetische Risikopopulationen, in denen zur weiteren Abklärung ein oraler Glukosetoleranztest durchgeführt werden sollte:

- Gestörter Nüchternblutzucker (IFG; >100 mg/dl im venösen Plasma)
- Metabolisches Syndrom (nach NCEP-III)
- Morbide Adipositas (BMI >30 kg/m^2)
- Postgestationsdiabetes oder Geburt eines makrosomen Kindes
- Polyzystisches Ovarsyndrom
- Klinisch manifeste Atherosklerose

Ziel ist einerseits eine adäquate Risikoprädiktion und andererseits gezielte Prävention des Fortschreitens dieser Stoffwechselstörung durch Lebensstilintervention und ggf. medikamentöse Therapie sowie die Diagnose von bis dato nicht bekanntem Diabetes mellitus.

Fazit für die Praxis

Aus dem aktuellen Wissen ergeben sich einige **klinische Konsequenzen** in der Betreuung der Patienten:

- Beim manifesten Diabetiker muss der **postprandiale Blutzucker** gemessen werden. Am besten geeignet dazu wäre, quasi als Goldstandard, eine strukturierte Blutzuckerselbstmessung der Patienten im Verein mit einem Ernährungsprotokoll. Als Messzeitpunkt bietet sich neben den Nüchternwerten vor den Hauptmahlzeiten ein Zeitpunkt **zwischen 90 und 120 min** nach der jeweiligen Mahlzeit an. Dann werden beim Diabetiker die höchsten postprandialen Blutzuckerwerte erreicht. Eingedenk der immer niedrigeren Zielwerte für das HbA_{1c} muss dann auch jener postprandiale Blutzucker ein Ziel der Therapie werden.
- Bei Menschen ohne vorbekannten Diabetes mit **erhöhtem Risiko** für eine Kohlenhydratstoffwechselstörung ist eine sinnvolle Diagnostik meist nur mittels **oralem Glukosetoleranztest** möglich.

4.4 Übergewicht und metabolisches Syndrom

H. Hauner

4.4.1 Ein Netzwerk kardiovaskulärer Risikofaktoren

Unter dem Begriff des metabolischen Syndroms wird das gemeinsame Auftreten von **Adipositas, Dyslipoproteinämie, gestörter Glukosetoleranz/Diabetes mellitus Typ 2 und arterieller Hypertonie** verstanden. In diesem Kontext finden sich oft weitere Auffälligkeiten wie Hyperurikämie oder Störungen der Fibrinolyse (z. B. erhöhte Konzentrationen von Plasminogenaktivator-Inhibitor-1 = PAI-1). Es handelt sich damit um ein Netzwerk kardiovaskulärer Risikofaktoren, das in einem hohen Maße arteriosklerotische Komplikationen begünstigt. Das NCEP ATP III (National Cholesterol Education Program Adult Treatment Panel III) hat eine Definition vorgeschlagen, die sich international durchgesetzt hat (Tab. 4.2). Danach liegt ein meta-

Tab. 4.2 Aktuelle Definitionen des metabolischen Syndroms

NCEP ATP III 2001	AHA/NHLBI 2005	IDF 2005
Kriterien	**Kriterien**	**Kriterien**
1. Erhöhter Taillenumfang: >102 cm bei Männern 88 cm bei Frauen	1. Erhöhter Taillenumfang: ≥102 cm bei Männern ≥88 cm bei Frauen	1. Erhöhter Taillenumfang: ≥94 cm bei Männern ≥80 cm bei Frauen oder BMI ≥30 kg/m^2
2. Hypertriglyzeridämie: >150 mg/dl	2. Erhöhte Triglyzeride: ≥150 mg/dl (1,7 mmol/l) oder medikamentöse Behandlung einer Hypertriglyzeridämie	2. Erhöhte Triglyzeride: ≥150 mg/dl (1,7 mmol/l) oder spezifische Behandlung dieser Störung
3. Niedriges HDL-Cholesterin: <40 mg/dl bei Männern (1,09 mmol/l) <50 mg/dl bei Frauen (1,29 mmol/l)	3. Erniedrigtes HDL-Cholesterin: <40 mg/dl bei Männern (1,09 mmol/l) <50 mg/dl bei Frauen (1,29 mmol/l) oder medikamentöse Behandlung eines erniedrigten HDL-Cholesterins	3. Erniedrigtes HDL-Cholesterin: <40 mg/dl bei Männern (1,09 mmol/l) <50 mg/dl bei Frauen (1,29 mmol/l) oder spezifische Behandlung dieser Störung
4. Erhöhter Blutdruck: >130/85 mmHg	4. Erhöhter Blutdruck: ≥130 mmHg systolisch oder ≥85 mmHg diastolisch oder medikamentöse Therapie einer Hypertonie	4. Erhöhter Blutdruck: ≥130 mmHg systolisch oder ≥85 mmHg diastolisch oder spezifische Behandlung einer Hypertonie
5. Erhöhte Nüchternblutglukose: ≥110 mg/dl	5. Erhöhte Nüchternblutglukose: ≥100 mg/dl (5,6 mmol/l) oder medikamentöse Therapie einer Hyperglykämie	5. Erhöhte Nüchternblutglukose: ≥100 mg/dl (5,6 mmol/l) oder früher diagnostizierter Diabetes
Definition	**Definition**	**Definition**
3 der 5 Kriterien sind erfüllt	3 der 5 Kriterien sind erfüllt	Kriterium 1 und 2 weitere der übrigen Kriterien sind erfüllt

NCEP ATP III National Cholesterol Education Program Adult Treatment Panel III, AHA/NHLBI American Heart Association/National Heart, Lung, and Blood Institute, *IDF* International Diabetes Federation.

bolisches Syndrom dann vor, wenn 3 oder mehr von 5 einfachen Kriterien erfüllt sind (NCEP 2001). Diese Kriterien wurden kürzlich revidiert (Grundy et al. 2005). Eine Expertengruppe der International Diabetes Federation (IDF) hat ebenfalls eine revidierte Definition des metabolischen Syndroms vorgeschlagen (Alberti et al. 2005; Tab. 4.2).

Inwieweit es sich um ein eigenständiges Syndrom handelt, ist aber umstritten. Zu viele Fragen sind nach Ansicht vieler Experten noch unzureichend geklärt (Kahn et al. 2005). 2009 gab es gemeinsame Aktivitäten verschiedener Organisationen mit dem Ziel einer Harmonisierung der Definition. Bis auf die Festlegung des Taillenumfangs konnte Einigkeit erzielt werden. Der Taillenumfang wurde aber als nützlicher Screening-Parameter bezeichnet (Alberti et al. 2009)

Je nach Definition entwickeln 25–40 % der Bevölkerung bei uns im Laufe des Lebens die oben genannten Kriterien für ein metabolisches Syndrom.

4.4.2 Typ-2-Diabetes und koronare Herzkrankheit oft erst als späte Manifestationen

In den letzten Jahren wurde klar herausgearbeitet, dass viele Menschen mit Typ-2-Diabetes nicht nur durch eine stammbetonte Adipositas, sondern auch durch das gleichzeitige Vorliegen von Hypertonie und/oder Fettstoffwechselstörungen gekennzeichnet sind. Viele Menschen, bei denen primär eine Hypertonie oder eine Fettstoffwechselstörung diagnostiziert wurde, entwickeln zu einem späteren Zeitpunkt eine Glukosetoleranzstörung. Der **zeitliche Ablauf** der Entwicklung der einzelnen Komponenten des metabolischen Syndroms scheint somit **variabel** zu sein. Typ-2-Diabetes und koronare Herzkrankheit sind häufig späte Manifestationen.

Zum Zeitpunkt der Diabeteserkennung finden sich bei bis zu 50 % der Patienten bereits Hinweise für eine koronare Herzkrankheit.

4.4.3 Polygenetische Vererbung und Umweltfaktoren

Da sich eine auffällige familiäre Häufung findet, ist davon auszugehen, dass eine starke genetische Prädisposition zugrunde liegt. Vermutlich handelt es sich um ein komplexes polygenetisches Syndrom, das auch für die **Heterogenität** des klinischen Erscheinungsbildes mitverantwortlich sein dürfte.

Letztlich entscheidet aber die Lebensweise über die Manifestation des metabolischen Syndroms. Vor allem überkalorische, fettreiche Ernährung, Bewegungsmangel und Adipositas als deren langfristige Konsequenz begünstigen und fördern das Auftreten der charakteristischen Störungen. Der Adipositas kommt dabei oft die entscheidende Schrittmacherfunktion zu. Besonders deutlich ist dieser Zusammenhang bei Vorliegen eines **stammbetonten, abdominalen Fettverteilungsmusters.**

4.4.4 Insulinresistenz im Zentrum

Im Mittelpunkt der Pathophysiologie des metabolischen Syndroms wird die Insulinresistenz gesehen. Bei allen Einzelkomponenten finden sich Hinweise für eine **Insulinresistenz** und eine **kompensatorische Hyperinsulinämie.** Eine Insulinresistenz kann auch unmittelbar durch eine fettreiche, hyperkalorische Ernährung und durch Bewegungsmangel ausgelöst bzw. verstärkt werden. Die verantwortlichen molekularen Defekte sind bislang nicht ausreichend aufgeklärt.

◘ Abb. 4.4 zeigt wesentliche Pathomechanismen der Stoffwechselstörungen bei Adipositas. Bei Vermehrung der Körperfettmasse, insbesondere in den viszeralen Depots, kommt es infolge der hohen Lipolyseaktivität zur **vermehrten Freisetzung von freien Fettsäuren** aus dem Fettgewebe. Das hohe Angebot freier Fettsäuren steigert die hepatische VLDL-Synthese und -Sekretion, der Fettsäureumsatz ist insgesamt erhöht. Erhöhte Fettsäurekonzentrationen vermindern auch die hepatische Insulin-Clearance und verschlechtern die Glukoseverwertung in der Skelettmuskulatur. Je mehr Fettsäuren zur Verfügung stehen, desto stärker werden diese von den Muskelzellen zur Energiegewinnung genutzt, zu Lasten der Glukoseverbrennung (»Randle-Zyklus«). Gleichzeitig steigert die **erhöhte Freisetzung von Glyzerin,** aber auch von Laktat aus den vergrößerten Fettdepots die Glukoseneubildung in der Leber. Diese Mechanismen begünstigen in der Summe eine **Störung der Glukosetoleranz.** Bei Insulinresistenz findet sich außerdem ein verlangsamter Katabolismus der triglyzeridreichen Partikel, hauptsächlich infolge einer verminderten Synthese und Aktivierung des Schlüsselenzyms Lipoproteinlipase. Damit **steigen die Serumtriglyzeride** an, das **HDL-Cholesterin fällt** ab. Während das Gesamtcholesterin beim metabolischen Syndrom nur geringgradig erhöht ist, kommt es zur **vermehrten Bildung kleiner, dichter LDL-Partikel,** die als besonders atherogen gelten.

Als weiterer Mechanismus der Insulinresistenz wird derzeit die gesteigerte Expression des **Tumornekrosefaktors** α (TNF-α) und anderer Zytokine im Fettgewebe diskutiert, wobei die Rolle dieser Sekretionsprodukte bei der Insulinresistenz des Menschen im Detail noch ungeklärt ist. Vor allem TNF-α hat ausgeprägte katabole Effekte im Glukose- und Lipidstoffwechsel und interferiert mit der Insulinsignalübertragung (Hube u. Hauner 1999). Eine weitere Schlüsselrolle dürfte daneben das Sekretionsprodukt **Adiponectin** spielen, dessen Synthese bei Adipositas vermindert ist. Niedrige Adiponectinspiegel werden ebenfalls mit Insulinresistenz und metabolischen Störungen in Verbindung gebracht (Stefan u. Stumvoll 2002).

4.4.5 Stammbetonte Adipositas als klinisches Leitsymptom

Augenfälliges Leitsymptom für das metabolische Syndrom ist die stammbetonte Adipositas, die be-

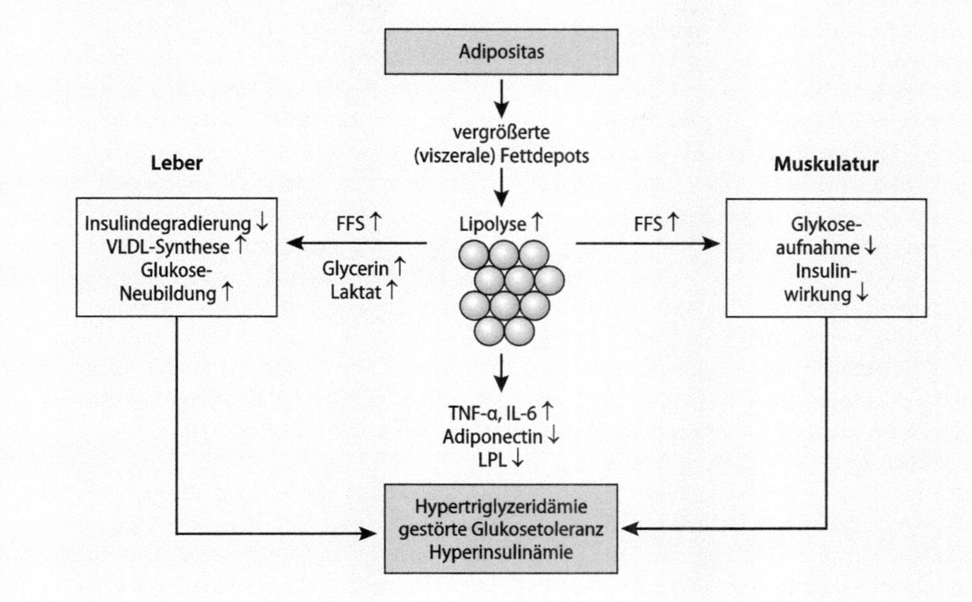

Abb. 4.4 Vereinfachtes Schema der Induktion von Stoffwechselstörungen durch Adipositas

reits visuell einfach diagnostiziert werden kann. Ein erhöhter Taillenumfang kann sich auch bei Normalgewicht finden und ist dann ebenfalls als Risikoindikator zu werten. Bei betroffenen Personen ist stets nach dem Vorliegen der anderen Störungen des Syndroms zu fahnden. Selbstverständlich muss bei der Familienanamnese gezielt nach Adipositas, Typ-2-Diabetes, Hypertonie, Fettstoffwechselstörungen und kardiovaskulären Komplikationen gefragt werden, da sich hieraus das individuelle Risiko abschätzen lässt. Das diagnostische Vorgehen umfasst die in Tab. 4.3 genannten Parameter.

Tab. 4.3 Diagnostische Maßnahmen bei der Abklärung des metabolischen Syndroms

Anthropometrie	– Body-Mass-Index (BMI) – Taillenumfang – Blutdruck in Ruhe – 24-h-Blutdruckmessung[a]
Labordiagnostik	– Nüchternblutglukose, oGTT[a], HbA_{1c}[a] – Cholesterin, HDL-Cholesterin, LDL-Cholesterin, Triglyzeride – Harnsäure – TSH basal[*], Androgene[a]
Apparative Diagnostik	– Oberbauchsonografie – EKG, Belastungs-EKG[a] – Angiologische Untersuchungen[a]

[a] Fakultativ bzw. bei Bedarf.

4.4.6 Lebensweise ändern – zunächst keine Medikamente

Da das metabolische Syndrom in erster Linie Ergebnis ungünstiger Lebensgewohnheiten ist, muss in der Behandlung die Änderung der Lebensweise im Vordergrund stehen. Dauerhafte Verhaltensänderungen setzen eine hohe Motivation auf Patientenseite voraus und stellen hohe Anforderungen an das Therapeutenteam. Grundsätzlich richtet sich die Behandlung nach der Ausprägung der einzelnen Symptome, wobei jedes Symptom als behandlungsbedürftig anzusehen ist. Es ist darauf zu achten, dass die Therapie eines Symptoms nicht zur Verschlechterung eines anderen führt.

4

> **Die Ersttherapie sollte sich zunächst ausschließlich auf nichtmedikamentöse Maßnahmen stützen. Um Patienten mit metabolischem Syndrom in die Lage zu versetzen, ihre Lebensweise zu ändern und das Management ihrer Risikofaktoren im Alltag selbstständig zu übernehmen, ist die Teilnahme an einem geeigneten evaluierten Schulungsprogramm unerlässlich.**

Die nichtmedikamentöse Therapie besteht im Wesentlichen aus einer **mäßig hypokalorischen,** vor allem **fettreduzierten** Ernährung und einer **Steigerung der körperlichen Aktivität.** Verhaltensmodifikationstraining und Entspannungstherapie sind sinnvolle Ergänzungen. Die praktischen Empfehlungen müssen auf die individuellen Erfordernisse, aber auch die Möglichkeiten und Wünsche des einzelnen Patienten abgestimmt sein. Sofern medizinisch vertretbar, sollten diese Maßnahmen **über einen 6-monatigen** Zeitraum konsequent propagiert werden, **bevor zusätzlich Medikamente** eingesetzt werden. Einzelne Empfehlungen sind in der nachfolgenden Übersicht aufgeführt.

Nichtmedikamentöse Behandlungsmaßnahmen beim metabolischen Syndrom

- Hypokalorische, insbesondere fettarme Kost (Energiedefizit ca. 500 kcal/Tag) mit dem Ziel, ein erhöhtes Körpergewicht um 5–10 % zu senken
- Kohlenhydrate und einfach ungesättigte Fettsäuren 60–70 % der Gesamtenergieaufnahme, mit Bevorzugung komplexer Kohlenhydrate, ballaststoffreich
- Reduktion gesättigter Fette (vor allem tierische Fette) <10 %
- Einschränkung der Kochsalzaufnahme (3–6 g/Tag)
- Steigerung der körperlichen Aktivität:
  - Steigerung der Alltagsaktivität (Treppensteigen, Gehen, Fahrradfahren), täglich
  - Sportprogramme unter Anleitung (Schwimmen, Gymnastik), mehrmals pro Woche
- Stressmanagement, z. B. autogenes Training, Entspannungsübungen

Im Mittelpunkt der Therapiebemühungen sollte die Gewichtsreduktion stehen, da sie rasch zu einer nachhaltigen Verbesserung aller metabolischen Störungen führt. Als Therapieziel genügt dabei zunächst eine **Gewichtsreduktion von 5–10 %** des Ausgangsgewichts. Bei einem BMI $\geq$35 kg/m^2 ist in der Regel eine stärkere Gewichtsabnahme wünschenswert. Daneben haben aber auch die Änderung der Nährstoffzusammensetzung und die Steigerung der körperlichen Aktivität eigenständige günstige Effekte auf die metabolischen Störungen.

4.4.7 Strenge Indikationsstellung für Medikamente

Die Indikation zur Pharmakotherapie ist grundsätzlich streng zu stellen, da sie in der Regel über lange Zeiträume durchgeführt werden muss und von unerwünschten Wirkungen begleitet sein kann. Es handelt sich dabei um eine **symptomorientierte, adjuvante Therapie,** die die nichtmedikamentösen Maßnahmen als Grundlage der Behandlung ergänzt.

Adipositas

Zur adjuvanten medikamentösen Therapie der Adipositas steht derzeit in Deutschlnad nur ein Medikament zur Verfügung:

Orlistat (Xenical) ist ein spezifischer Lipaseinhibitor, der im Dünndarm die enzymatische Aufspaltung der Nahrungstriglyzeride stört. Als Konsequenz werden ca. 30 % der Nahrungsfette unverdaut über den Darm ausgeschieden und gehen damit als Energiesubstrat verloren. Orlistat wird in Kapseln von 120 mg zu den Hauptmahlzeiten eingenommen. In einer Dosierung von 60 mg ist Orlistat auch als OTC(»over the counter«)-Präparat rezeptfrei erhältlich. Die mittlere zusätzliche Gewichtssenkung liegt bei etwa 3 kg. An unerwünschten Nebenwirkungen treten vor allem Steatorrhö, Diarrhö und Flatulenz bei wenigstens jedem 2. Patienten sowie ein Abfall der Serumkonzentrationen fettlöslicher Vitamine bei bis zu 15 % der Patienten auf.

> **Orlistat sollte erst dann erwogen werden, wenn die nichtmedikamentösen Maßnahmen zu keiner ausreichenden Gewichtssenkung**

▼

geführt haben. Da das Ansprechen auf beide Medikamente individuell unterschiedlich sein kann, sollte in den ersten 1–2 Monaten zunächst die Wirksamkeit geprüft und erst dann über einen längeren, maximal 2-jährigen Einsatz entschieden werden. Studien über 2 bzw. 4 Jahre bestätigen die langfristige Wirksamkeit und Sicherheit von Orlistat.

▪ Diabetes mellitus

Mittel der Wahl beim adipösen Patienten mit Typ-2-Diabetes ist **Metformin** (Glucophage, Mescorit, Siofor u. a.), da es nahezu alle Komponenten des metabolischen Syndroms günstig beeinflusst. In der britischen Diabetesstudie UKPDS konnte außerdem gezeigt werden, dass eine Monotherapie mit Metformin bei adipösen Typ-2-Diabetikern das kardiovaskuläre Komplikationsrisiko um etwa ein Drittel senkt und damit die Lebenserwartung erhöht (UKPDS 1998). Metformin reduziert hauptsächlich die hepatische Glukoseproduktion, verbessert aber auch die Insulinwirkung an den Zielorganen. Wegen zusätzlicher günstiger Wirkungen auf Dyslipidämie, Blutdruck, Körpergewicht und Fibrinolyse gilt Metformin heute als Mittel der Wahl in der Therapie des metabolischen Syndroms.

Als Alternativen bei Kontraindikationen für eine Metformintherapie stehen Gliptine (z. B. Sitagliptin, Vildagliptin, Saxagliptin), SGLT-2-Hemmer (z. B. Dapagliflozin) und α-Glukosidasehemmer (z. B. Acarbose, Miglitol) zur Verfügung, die gewichtsneutral sind oder – im Falle der SGLT-2-Hemmer – das Gewicht um 2–3 kg senken. Bei nicht ausreichender Blutzuckersenkung sind auch Kombinationen von Metformin mit einem Gliptin möglich. Daneben können auch GLP-1-Mimetika (z. B. Exenatid, Liraglutid u. a.) eingesetzt werden, die ebenfalls eine zusätzliche Gewichtssenkung in der Größenordnung von etwa 3 kg bewirken.

Sulfonylharnstoffe und Glinide sind dagegen weniger geeignet. Der Einsatz des PPAR(»peroxisome proliferator-activated receptor«)-γ-Agonisten Pioglitazon wird wegen Nebenwirkungen kritisch betrachtet.

Bei Insulinnotwendigkeit ist die Einmalgabe von Verzögerungsinsulin beim Zubettgehen mit Metformin tagsüber ein bewährtes Konzept. Als weitere Strategie zeichnet sich ab, kleine Dosen raschwirksamen Insulins präprandial zu verabreichen, um das Gewichtsproblem nicht zu verschärfen.

▪ Dyslipoproteinämie

Zur Behandlung einer Dyslipoproteinämie im Rahmen des metabolischen Syndroms werden nach Ausschöpfen nichtmedikamentöser Maßnahmen bevorzugt CSE-Hemmer (Cholesterol-Synthese-Enzymhemmer, »Statine«), Fibrate und Nikotinsäurepräparate eingesetzt. Wichtigstes Ziel ist dabei die Senkung des LDL-Cholesterins auf unter 100 mg/dl, die sich mit Hilfe eines CSE-Hemmers in der Regel gut erreichen lässt. Stehen Störungen des Triglyzeridstoffwechsels im Vordergrund, sind Fibrate oder Nikotinsäurepräparate vorzuziehen. Fibrate (z. B. Bezafibrat, Fenofibrat) senken erhöhte Triglyzeride gut, Nikotinsäurepräparate heben vor allem niedriges HDL-Cholesterin an. Je nach Situation können CSE-Hemmer auch mit Fibraten kombiniert werden, dabei ist das erhöhte Risiko einer Myositis streng zu beachten.

Für Fibrate und Nikotinsäurepräparate gibt es im Gegensatz zu CSE-Hemmern keine überzeugenden Daten aus kardiovaskulären Endpunktstudien.

Bei nur geringgradig erhöhten Cholesterinwerten kommt als Alternative zur medikamentösen Therapie auch die Verwendung von **Phytosterin- oder Phytostanol-angereicherten Lebensmitteln** (z. B. Margarine, Joghurt) infrage, womit das LDL-Cholesterin um 6–15 % gesenkt werden kann.

Fischölpräparate sind gut geeignet, um deutlich erhöhte Triglyzeride rasch zu senken.

▪ Hypertonie

Therapieziel ist heute die Senkung des Blutdrucks auf Werte unter 130/85 mmHg, zumindest aber unter 140/90 mmHg. Bei der Auswahl der Antihypertensiva müssen besonders die metabolischen Effekte der einzelnen Substanzen berücksichtigt werden. **ACE-Hemmer und AT_1-Rezeptorblocker** besitzen hier viele Vorteile und sind derzeit die bevorzugten Antihypertensiva. Daneben können auch **Diuretika** (bei zusätzlicher Herzinsuffizienz), **β-Blocker** (bei manifester KHK), **Kalziumantagonisten** (bei Kombinationsbedarf) eingesetzt werden. Häufig ist die Kombination verschiedener Antihypertensiva erforderlich, in der Regel ein ACE-Hemmer oder AT_1-Rezeptorblocker und ein niedrig dosiertes Diuretikum (z. B. Hydrochlorothiazid). Die Reduktion der Hypertonie führt, wie neuere Studien eindrucksvoll beweisen, auch bei Diabetikern zu einer Senkung der kardiovaskulären Morbidität und Mortalität.

- **Thrombozytenaggregationshemmer**

Der Nutzen von Thrombozytenaggregationshemmern wie **Acetylsalicylsäure** in niedriger Dosierung ist in der Sekundärprävention kardiovaskulärer Komplikationen zur Standardtherapie geworden. Der Wert solcher Substanzen in der Primärprävention ist dagegen weniger gut untersucht, setzt sich aber in der Behandlung von Hochrisikopersonen immer stärker durch. Deshalb sollten Patienten mit metabolischem Syndrom auch über diese Präventionsmöglichkeit informiert werden. Kontraindikationen müssen selbstverständlich sorgfältig beachtet werden. Als medikamentöse Alternative kommt **Clopidogrel** infrage.

4.4.8 Strengere Behandlungsziele – häufig mehrere Medikamente nötig

Die Multimorbidität der Patienten mit metabolischem Syndrom erfordert eine **multiple** medikamentöse Intervention, unter Berücksichtigung der strengen **Behandlungsziele.** Damit sind hohe Anforderungen an die Compliance des Patienten gestellt, worauf der betreuende Arzt immer zu achten hat. Dies lässt sich nur durch ein optimales, auf die individuelle Situation zugeschnittenes Betreuungskonzept sicherstellen. Dieses Problem einschließlich der hohen Kosten und Risiken einer Polypharmakotherapie begründet außerdem die Notwendigkeit, alle nichtmedikamentösen Behandlungsmöglichkeiten auszuschöpfen und insbesondere eine Gewichtssenkung zu erreichen.

- **Bariatrische Chirurgie**

Bei Versagen der konservativen Therapieoptionen stellen adipositaschirurgische Verfahren bei Patienten mit einem BMI $\geq 35\,kg/m^2$ mit erheblichen Komorbitditäten eine sehr effektive Alternative dar. Solche Eingriffe sollten nur in spezialisierten Zentren mit interdisziplinärer Betreuung erfolgen. Die am häufigsten eingesetzten Verfahren sind derzeit die Sleeve-Gastrektomie (»Schlauchmagen«, vor allem bei BMI $<50\,kg/m^2$) und der Magen-Bypass (vor allem bei BMI $>50\,kg/m^2$), letzterer ist eine Kombination aus Magenverkleinerung und Verringerung der intestinalen Resorptionsfläche.

Beide laparoskopisch durchführbare Verfahren ermöglichen eine ausgezeichnete und langfristige Gewichtssenkung um etwa 20–50 kg, bei vertretbar niedrigem Risiko. Damit ist eine deutliche Besserung aller Begleit- und Folgekrankheiten zu erwarten (Sjöstrom et al. 2007). Bei 80–95 % der erfolgreich operierten Patienten kommt es zur »Remission« des metabolischen Syndroms (Giuliano et al. 2008), die aber nicht dauerhaft und nicht als »Heilung« fehlinterpretiert werden darf.

4.4.9 Eine besondere Herausforderung für den Arzt

Die Behandlung und Langzeitführung von Patienten mit metabolischem Syndrom stellen eine besondere Herausforderung für jeden praktisch tätigen Arzt dar. Nur mit hoher fachlicher Kompetenz und Erfahrung lassen sich die einzelnen Therapieziele erreichen, zumal eine Vielzahl von Gesichtspunkten zu berücksichtigen ist. Die Kunst des Betreuungsteams besteht darin, ein für den Patienten alltagstaugliches und akzeptables Behandlungskonzept zu entwickeln und nach Bedarf immer wieder neu anzupassen.

Fazit für die Praxis

Das Konzept des metabolischen Syndroms umfasst das gleichzeitige Vorkommen von abdomineller Adipositas, Dyslipoproteinämie, Glukoseintoleranz/Diabetes mellitus Typ 2 und Hypertonie. Da dieses gefährliche Netzwerk kardiovaskulärer Risikofaktoren vor allem durch die moderne Lebensweise (fettreiche, überkalorische Ernährung, Bewegungsmangel) gefördert wird, müssen nichtmedikamentöse Behandlungsmaßnahmen, die auf einen gesunden Lebensstil einschließlich einer Gewichtsreduktion zielen, im Vordergrund stehen. Zur Erreichung der Therapieziele sind zusätzliche Medikamente häufig unverzichtbar. Die bariatrische Chirurgie ist eine sehr wirksame Alternative für Patienten mit schwerer Adipositas und Komorbiditäten.

Tab. 4.4 Zusammenfassung bisher bekannter primärer Diabetespräventionsstudien[a]

Intervention	Lebensstil	Met	Lebensstil/Met	Acarbose	TZD	Orlistat	Absolut	NNT
Studie[a]								
Da Qing	47 %							
DPS	58 %						22 %	8
DPP	58 %	31 %					17 %	6,9
							8 %[b]	
TRIPOD					58 %		31 %	
STOP-NIDDM							7 %	
XENDOS						45 %	9 %	
Chinese Study	43 %	77 %		88 %				
Japanische Studie	75 %							
DREAM					60 %		14,4	7,1
IDPP	31 %	29 %	28 %					
ACT NOW					72 %			

[a] Tuomilehto et al. 2001, Buchanan 2007, Knowler et al. 2002, Chiasson et al. 2002, Pan et al. 1997, Lindstrom et al. 2003, Torgerson et al. 2004, Ramachandran et al. 2006, Bosch et al. 2006, Snitker et al. 2004, Wenying et al. 2001, Kosaka et al. 2005, DeFronzo RA et al. 2011.
[b] Metforminarm.
Met Metformin; *TZD* Thiazolidindione (Rosiglitazone); *NNT* »number needed to treat«.

4.5 Prävention des Diabetes mellitus Typ 2

P. E. H. Schwarz

Eine der großen Herausforderungen in der Diabetologie unserer Zeit ist die Umsetzung effektiver Strategien zur Prävention des Typ-2-Diabetes. Mehrere internationale Studien belegen mit hoher Evidenz, dass die Prävention des Diabetes mellitus mit einer Lebensstilintervention bei Risikopersonen möglich und erfolgreich durchführbar ist. Als Ziele in der Prävention des Diabetes sehen wir auf physiologischer Ebene die Reduktion der viszeralen Adipositas, auf struktureller Ebene die Implementation des Präventionsmanagers und auf konzeptueller Ebene die Realisierung von Maßnahmen zur primären Prävention des Diabetes in der täglichen Praxis. Das IMAGE(Development and Implementation of a European Guideline and Training Standards for Diabetes prevention)-Toolkit zur Diabetesprävention (► Abschn. 4.5.1) enthält praktische Beispiele und Arbeitsblätter. In der Praxis geht die Prävention des Diabetes gleichzeitig mit einer ebenso wirksamen Prävention anderer chronischer Krankheiten einher, die in hohem Maße mit einer Adipositas assoziiert sind (DAK 2007, Gruhl et al. 2008).

4.5.1 Evidenz in der Prävention des Diabetes mellitus Typ 2

▪ Lebensstilmaßnahmen zur Prävention des Typ-2-Diabetes

Die Ergebnisse der in Tab. 4.4 genannten Studien zeigen, dass durch Lebensstilintervention in einem Frühstadium der Erkrankung bei bis zu 75 % der Betroffenen der Ausbruch des Diabetes, sowie durch frühe medikamentöse Intervention für etwa ein

Viertel der Risikopersonen der Diabetes erfolgreich verhindert bzw. hinausgezögert werden konnte.

Als Ergebnis dieser Studien wurden Zielwerte, insbesondere zur Lebensstilintervention, formuliert, deren Umsetzung entscheidend für eine Verhinderung bzw. Verzögerung des Diabetes ist (Tuomilehto et al. 2001). Diese umfassen:

- Gewichtsreduktion um 5–7 %
- 150 min körperliche Aktivität pro Woche
- 15 g faserhaltige Ballaststoffe pro 1000 kcal Nahrungsaufnahme
- Maximal 30 % Fettanteil in der täglichen Nahrung
- Maximal 10 % gesättigter Fettsäurenanteil in der täglichen Nahrung

Interessant hierbei ist, dass retrospektiv die Umsetzung einer der Zielwerte fast keinen präventiven Effekt hatte, allerdings mit der kontinuierlichen Umsetzung jedes weiteren Zielwertes der Effekt in der Prävention des Diabetes stieg und bei kontinuierlicher Umsetzung von allen 5 Zielwerten über die Studiendauer eine fast 100 %ige Prävention des Diabetes erreicht wurde (Schwarz u. Peltonen 2007). Diese Daten sind für die Praxis der Diabetologie von erheblicher Bedeutung, da sie nicht nur die lange vermutete Wirksamkeit einer Gewichtsreduktion belegen, sondern auch quantitative Aussagen zum Vergleich der Interventionen erlauben. Danach ist eine Gewichtsreduktion, verbunden mit körperlicher Aktivität, die wirksamste Intervention (Warburton et al. 2006, Schwarz et al. 2007).

▪ EU-Projekt IMAGE

Das Projekt mit dem Akronym IMAGE (Development and Implementation of a European Guideline and Training Standard for Diabetes Prevention) ist die erste Initiative, die europäische Standards für eine konsequente Steuerung der Primärprävention von Diabetes mellitus Typ 2 entwickelt (Schwarz et al. 2007). Wesentliche Ziele des Projektes waren die Entwicklung einer europäisch einheitlichen Strategie für Qualitätsmanagement von präventiven Interventionsmaßnahmen im Diabetessektor, die Erstellung einer evidenzbasierten europäischen Leitlinie und Praxisleitlinie zur Diabetesprävention und die Entwicklung eines Curriculums für Präventionsmanager.

In vielen Arbeitsgruppen und Plenarsitzungen haben sich mittlerweile über 100 Experten aus der europäischen Union und den angrenzenden Länder zu den eben genannten Bausteinen Gedanken gemacht (Paulweber et al. 2010, Lindström et al. 2010).

▪ Ein Toolkit für die Prävention von Typ 2 Diabetes in Europa (Lindström et al. 2010)

Das IMAGE-Toolkit zur Diabetesprävention stellt praktische Informationen für alle, die im Gesundheitswesen oder in Präventionsaktivitäten für Erwachsene aktiv sind, zur Verfügung. Dies umschließt alle, die in der Gesundheitspflege arbeiten, Ärzte, Bewegungsexperten, Diätassistenten, Krankenschwestern und auch andere, die planen Diabetespräventionsinitiativen durchzuführen oder bereits durchführen, z. B. Lehrer oder die Privatwirtschaft. Das IMAGE-Toolkit beinhaltet auch nützliche Informationen für lokale, nationale und europäische Politiker und Entscheidungsträger in der Gesundheitspolitik und ist in verschiedene Schwerpunktsektionen unterteilt.

Budgetaufstellung und Finanzierung eines Präventionsprogramms Das Toolkit zeigt verschiedene Kostenpunkte, die es bei einer Umsetzung eines Präventionsprogramms zu beachten gilt. Die Finanzierung von Projekten hängt jedoch stark von den örtlichen Gegebenheiten ab. Dem Toolkit ist eine Checkliste »Wie beginne ich« beigefügt. Des Weiteren umfasst es Unterlagen für Budgetkalkulation der Programmkosten.

Risikopersonen erkennen Diabetesrisikofaktoren werden aufgeteilt in beeinflussbare Risikofaktoren, z. B. Bewegungsmangel und ungesunde Ernährung, in nichtbeeinflussbare Risikofaktoren, z. B. Alter und familiärer Hintergrund, und in Umweltrisikofaktoren, z. B. Umwelt, die geringe körperliche Betätigung und ungesunde Ernährung unterstützt. Als praktische Elemente dienen eine Übersicht von geeigneten »Werkzeugen« sowie ein Beispiel eines Diabetesrisikofragebogens, dem finnischen FINDRISC. Auch wird in dem Toolkit kurz beschrieben, was Sie bei ethnischen Minderheiten/Immigranten und Personen mit einem geringen Einkommen besonders beachten sollten. Diese beiden Gruppen haben häufig ein erhöhtes Diabetesrisiko.

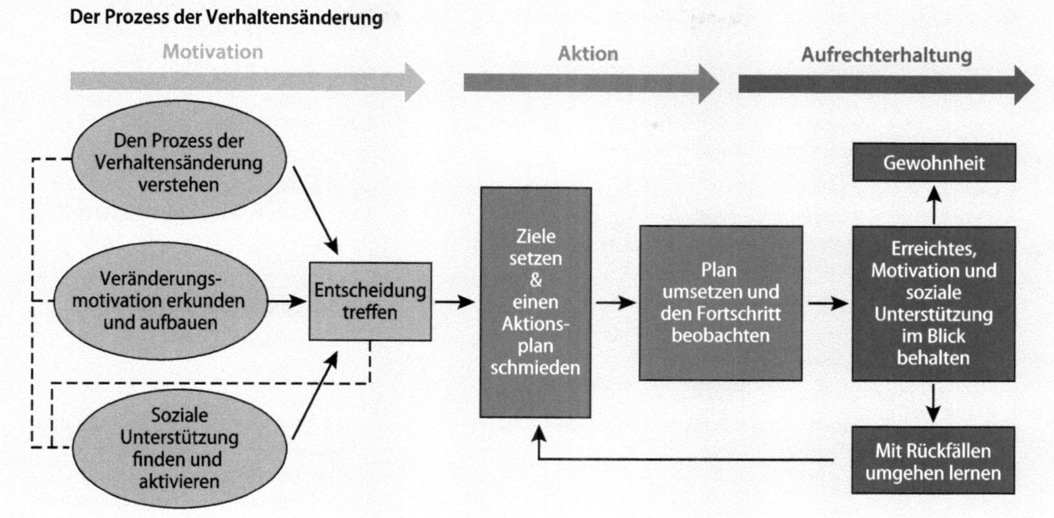

Abb. 4.5 Behaviour-Change-Modell. (Adaptiert nach Greaves et al. 2011)

Änderung des Lebensstils (Verhalten – Bewegung – Ernährung) Diese Elemente eines effektiven Lebensstilinterventionsprogramms bilden das Kernstück des Toolkits. Ein Prozessmodell, um **Verhaltensänderungen** zu bewirken, wird in seinen Phasen (Motivation, Umsetzung und Beibehaltung) vorgestellt und beschrieben (Abb. 4.5). Die Verantwortung für eine Verhaltensänderung liegt bei jedem selbst, schließt aber die Unterstützung des Betreuers ein. Der Fokus eines Schulungsprogramms liegt darauf, den Einzelnen in seiner/ihrer Kompetenz und Motivation zu bestärken. Es sollte stets die Entscheidung des Einzelnen sein, sein/ihr Verhalten zu ändern. Inwieweit der Teilnehmer unterstützt werden muss, hängt sehr stark vom Teilnehmer selbst ab. Das Toolkit beschreibt weiterhin, wie eine effektive Kommunikation gewährleistet werden kann.

Bewegung ist ein Schlüsselfaktor in der Diabetesprävention. Das Toolkit beschreibt, warum Bewegung so wichtig ist und wie man den Teilnehmer ermutigen kann sein/ihr Bewegungslevel zu erhöhen. Das F.I.T.T.-Prinzip (Häufigkeit, Intensität, Zeit, Art der Bewegung) zeigt auf, wie Trainingserfolge durch eine Kombination von Ausdauer und Krafttraining erreicht werden können (Tab. 4.5).

Eine ausgewogene, nahrhafte und schmackhafte **Ernährung** ist der Grundstein zu einer guten Gesundheit. Dieser Teil beschreibt die Ziele der Nahrungsaufnahme, z. B. viel Obst, Gemüse und Hülsenfrüchte, Vollkornprodukte, wenig Zucker, und Ziele langfristiger Nahrungsaufnahme, z. B. Ballaststoffe: 25–35 g/Tag, Salz: <6 g/Tag, gesamter Fettanteil an der Gesamtnahrungsaufnahme: 25–30 %. Das Tellermodell visualisiert die Aufteilung von Obst und Gemüse versus Reis, Nudeln und Kartoffeln versus Fisch, Fleisch, Eier, Hülsenfrüchten und Nüssen. Dieses Modell verdeutlicht, dass ca. 50 % der Ernährung auf Obst und Gemüse basieren sollten. Das ISS-CLEVER-Prinzip gibt praktische Tipps für die Berater, was bei einer Ernährungsberatung beachtet werden sollte. Weiterhin sind in dem Toolkit ein Aktionsplan (Wie erreiche und halte ich meine Ziele?), ein Bewegungstagebuch (Wann tue ich was? Wie lange?) und ein Ernährungstagebuch (Was habe ich wann gegessen und getrunken?) vorgestellt.

Evaluation Das Toolkit schließt mit einer Übersicht ab, wie das Interventionsprogramm evaluiert und die Qualität sichergestellt werden kann. Es wird gegenübergestellt, welche Werte Sie messen sollten, damit die Qualität des Programms kontrolliert werden kann.

Tab. 4.5 F.I.T.T.-Regel: Parameter zur Leistungssteuerung

F.I.T.T.	Ausdauertraining	Krafttraining
Frequenz Wie oft?	Mindestens 3-mal/Woche, max. 2 Tage Pause zwischen den Trainingseinheiten	2- bis 3-mal/Woche
Intensität Wie stark?	a) Leicht bis mittel, z. B. schnelles Gehen – 5–6 km/h: Leicht beschleunigte Atmung b) Stark, z. B. Joggen – 8–10 km/h: Beschleunigte Atmung und Schwitzen	Leicht bis mittel (bis zur leichten muskulären Erschöpfung)
Zeit Wie lange?	a) Leicht bis mittel: 45–60 min (insgesamt >150 min/Woche) b) Stark: 30–40 min (insgesamt >90 min/Woche)	1–3 Sätze mit 8–15 Wiederholungen
Typ Welche Art?	Gehen, Joggen, Schwimmen, Skifahren, Wandern, Fahrradfahren usw.	Etwa 8 verschiedene Kräftigungsübungen zur Beanspruchung der Hauptmuskeln (z. B. mit Fitnessgeräten, Gymnastikbändern oder mit dem Körpergewicht)

F.I.T.T. »frequency, intensity, time, type«.

Elemente in der Prävention – dem Diabetes davonlaufen

Einiges haben wir in den letzten 2 Jahren im Hinblick auf Bewegung und Diabetesprävention gelernt. Eine lange Zeit hat die Bewegung ein Schattendasein hinter der Ernährung geführt. Wir wissen aber, dass die Bewegung einen bedeutsameren Anteil hat (Brawley et al. 2003). Pathophysiologisch macht das Sinn (Trenell et al. 2008, Schwarz et al. 2012). Durch mehr Bewegung baut man mehr Muskelmasse auf und diese Muskelmasse ist direktes Zielgewebe der Insulinwirkung. Sie verbessert eine bestehende Insulinresistenz und nimmt vermehrt Glukose auf, was sich beides direkt positiv auf eine Verhinderung eines Diabetes auswirkt (Trenell et al. 2008). Von Thomas Yates in England wurde im Rahmen der PREPARE-Studie untersucht, wie viele Schritte notwendig sind, um effektiv Diabetes zu verhindern. Im Rahmen des Programms »Walking away from Diabetes« wurde eine größere Gruppe von Probanden über 2 Jahre verfolgt (Yates et al. 2011a)Type 2/prevention & control/ *psychology</keyword><keyword>Female</keyword> <keyword>Follow-Up Studies</keyword> <keyword>Glucose Intolerance/complications/ physiopathology/*psychology</keyword> <keyword>Health Knowledge, Attitudes, Practice</keyword><keyword>*Health Promotion</keyword> <keyword>Humans</keyword> <keyword> Male</keyword><keyword>Middle Aged</keyword> <keyword>Motor Activity</keyword> <keyword>Obesity/complications/physiopathology/*psychology</keyword> <keyword> *Patient Education as Topic</keyword> <keyword> Prediabetic State/*psychology</keyword> <keyword> Waist Circumference</keyword> <keyword>Walking</keyword></keywords> <dates> <year>2011</year><pub-dates><date> Oct</date> </pub-dates></dates><accession-num> 21672008</accession-num><urls><related-urls> <url>http://www.ncbi.nlm.nih.gov/entrez/query.fcgi?cmd=Retrieve&db=PubMed&dopt=Citation&list_uids=21672008 </url></related-urls></urls></record></Cite></EndNote>. Es zeigte sich, dass 1000 Schritte zusätzlich am Tag über 1 Jahr den postprandialen Glukosespiegel um 1,8 mmol/l (35 mg/dl) und über 2 Jahre um 1,5 mmol/l (29 mg/dl) senken können (Yates et al. 2011b). Das sind tolle Ergebnisse, wissen wir doch, dass das regelmäßige Tragen eines Schrittzählers über einen Zeitraum von 3 Monaten dazu führen kann, dass Probanden 1500–2000 Schritte pro Tag mehr laufen. Das direkte Feedback vom Schrittzähler führt dazu, dass die Probanden intrinsisch motiviert sind und häufig – ohne es bewusst wahrzunehmen – mehr Schritte machen als ohne den Schrittzähler. Allerdings liegt die durchschnittliche Schrittzahl bei Deutschen unterhalb von 3000 Schritten pro Tag. Empfohlen für einen aktiven Lebensstil sind 10.000 Schritte täglich (Lindstrom et al. 2010). Auch wenn unser inaktiver Alltag von diesem Ziel weit entfernt ist, kann das Tragen eines Schrittzählers ein niedrigschwelliges effektives Interventionsinstrument sein, um Menschen zu mehr Bewegung anzuhalten und die diskrete Steigerung des Bewegungsalltags kann sich effektiv auf eine Verhinderung eines Diabetes auswirken.

Damit eröffnet sich eine neue Chance für die Entwicklung von Interventionsprogrammen, die einen Schrittzähler einsetzen und Menschen somit stimulieren »ihrem Diabetes davonzulaufen«. Eine nachhaltige Lebensstiländerung, die dazu führt, dass ich täglich 1000 mehr Schritte laufe und mehr Ballaststoffe zu mir nehme, hilft nachweislich mein Risiko für einen Typ-2-Diabetes zu senken (◘ Tab. 4.6, Schwarz et al. 2012, Buchanan 2007).

◘ **Tab. 4.6** Kategorien körperlicher Aktivität, basierend auf der täglichen Schrittzahl. (Quelle: Tudor-Locke u. Bassett 2004, Schwarz et al. 2012)

Kategorie	Schrittzahl
Inaktiver Lebensstil	<5.000
Wenig aktiver Lebensstil	5.000–7.499
Moderate Aktivität (entspricht einer täglichen Aktivität von etwa 30 min mit moderater Intensität)	7.500–9.999
Hohe körperliche Aktivität (entspricht einer täglichen Aktivität von etwa 45 min mit moderater Intensität)	10.000–12.499
Sehr hohe körperliche Aktivität (entspricht einer täglichen Aktivität von mehr als 45 min mit moderater Intensität)	>12.500

4.6 Klinik und Therapie des Diabetes mellitus Typ 2

E. Schifferdecker

4.6.1 Klinik des Typ-2-Diabetes

▪ Der Typ-2-Diabetes verläuft oft lange symptomlos

Der Typ-2-Diabetes entwickelt sich meist symptomarm bis symptomlos, so dass die Diagnose oft verzögert und damit die Entwicklung von Folgeerkrankungen begünstigt wird. Etwa 75 % der Typ-2-Diabetiker werden bei Screening-Untersuchungen erstmalig auffällig. Durch eine zunehmend intensivere Diagnostik in Praxis und Klinik steigen zwar die Chancen einer frühzeitigen Diagnose, ein systematisches Screening erfolgt jedoch bisher nicht. Es kommt so immer noch vor, dass der Diabetes zuerst vom Augenarzt oder Neurologen aufgrund einer Retino- bzw. einer Polyneuropathie vermutet oder erst im Rahmen eines Herzinfarktes festgestellt wird.

Häufig war anamnestisch schon eine passagere Blutzuckererhöhung im Rahmen akuter Erkrankungen oder bei Immobilisation sowie unter Steroidtherapie aufgefallen, oder es bestand ein Gestationsdiabetes.

Sind Symptome fassbar, handelt es sich um die klassischen Hyperglykämiefolgen wie Polyurie mit vermehrtem Durst, Muskelschwäche, Neigung zu insbesondere Haut- und Schleimhautinfektionen. Die subjektiven Symptome werden bei älteren Patienten oft als altersbedingt abgetan. Ketoazidotische Entgleisungen sind sehr selten, jedoch können bei betagten Patienten gefährliche Exsikkosen auftreten.

▪ Übergewicht als Leitsymptom

80–90 % der Typ-2-Diabetiker sind übergewichtig. Oft waren auch die Eltern schon übergewichtig und Diabetiker. Entscheidend ist das **Körpergewicht zum Manifestationszeitpunkt**, da sich im weiteren Verlauf besonders bei Betagten und bei konsumierenden Erkrankungen das Körpergewicht durchaus »normalisiert« haben kann. Wenn das Körpergewicht bei Diagnosestellung **normal** ist, besteht immer der **Verdacht, dass es sich um einen sog. LADA-Diabetes** handelt (**L**ate-onset **A**utoimmune **D**iabetes of the **A**dult; ► Kap. 1.2). Diese Patienten sind wie klassische Typ-1-Diabetiker zu behandeln. Bei Diagnosestellung kann die Bestimmung vor allem der GAD(Glutamatdecarboxylase)-II-Antikörper eine Klärung bringen, später nimmt deren Prävalenz ab.

Bezüglich der Diagnosekriterien und -sicherung wird auf ▶ Kap. 1.3 verwiesen.

4.6.2 Therapie des Typ-2-Diabetes

■ Individuelles Therapieziel wird vom Lebensalter mitbestimmt

Grundlage der Therapiemaßnahmen ist die Festlegung des Therapieziels, das für jeden Patienten individuell definiert und mit ihm vereinbart werden muss.

> **Als Minimalziel gilt die Prophylaxe eines diabetischen Komas und die Verhinderung diabetischer Fußkomplikationen durch lokale Maßnahmen wie regelmäßige Fußinspektion, qualifizierte Fußpflege und adäquate Schuhversorgung.**

In Abwägung der Therapierisiken sollte auch die **Behebung diabetesbedingter Symptome** und der Erhalt der körperlichen Leistungsfähigkeit angestrebt werden. Das **Maximalziel** der Verhinderung von Folgeerkrankungen durch normoglykämische Stoffwechseleinstellung ist nicht bei allen Patienten realisierbar und auch nicht immer notwendig. Bei Manifestation nach dem 70. Lebensjahr ist z. B. die Entwicklung zumindest mikroangiopathischer Folgeerkrankungen nicht mehr in der verbleibenden Lebensspanne zu erwarten. Entscheidend ist auch die Risikokonstellation insgesamt, vor allem bezüglich einer Koronarerkrankung, das biologische Alter des Patienten sowie die Motivation und intellektuelle Leistungsfähigkeit.

■ Erste Maßnahme: Reduktion von Übergewicht

Bei den meist übergewichtigen Patienten ist eine Ernährungsumstellung mit dem Ziel einer Gewichtsreduktion, flankiert durch gesteigerte körperliche Aktivität (▶ Kap. 1.5), die Grundlage jeder Therapie. Hierbei ist es wichtig, das Ziel nicht zu hoch zu stecken. Der Patient sollte lernen, dass schon einige kg an Gewicht weniger die Insulinresistenz mindern und damit den Stoffwechsel deutlich bessern kann, insbesondere bei zusätzlich verstärkter körperlicher Aktivität.

> **Das Maximalziel ist eine Senkung des Gewichts unter einen Body-Mass-Index von 25 kg/m². BMI = Körpergewicht (kg)/Körpergröße² (m²). Für die Praxis genügt eine Orientierung am Normalgewicht nach Broca: Normalgewicht (kg) = Größe (cm) –100**

Für die Umsetzung dieser Maßnahmen kann man einen Zeitraum von 3–6 Monaten einplanen, wenn bei adäquater Motivation Aussicht besteht, einen guten Effekt zu erreichen. Stoffwechselentgleisungen sind in diesem Zeitraum beim übergewichtigen Typ-2-Diabetiker nicht zu erwarten, er verfügt über ausreichende Insulinreserven. Eine intensive Einzelberatung und Gruppenschulung ist erforderlich, verhaltenstherapeutische Ansätze verbessern die Effektivität.

■■ 1000 kcal pro Tag weniger = 1 kg Gewichtsabnahme pro Woche

Am meisten erprobt und risikolos ist eine **kaloriendefinierte Reduktionskost**, jedoch ohne ganz exakte Kalorienberechnung. Als Faustregel kann man bei leichter körperlicher Aktivität von einem **mittleren Kalorienbedarf von 30 Kalorien pro Kilogramm Sollgewicht** pro Tag ausgehen, bei 80 kg wären das 2400 kcal. Nach dem 65. Lebensjahr nimmt der Bedarf ab, für eine ausgeglichene Energiebilanz reichen 1900 kcal bei Männern bzw. 1700 kcal bei Frauen aus.

Bei jüngeren Patienten sollte ein **Energiedefizit von 1000 kcal/Tag** angestrebt werden, zumindest aber von 500 kcal. Pro Monat würde dann ein Defizit von ca. 30.000 bzw. 15.000 kcal entstehen, d. h. es könnten rund 4 kg bzw. 2 kg Fettgewebe abgebaut werden, d. h. 1 kg (bzw. 0,5 kg) pro Woche, da 1 kg Fettgewebe ca. 7000 kcal speichert. In einem halben Jahr wäre so eine Gewichtsabnahme von immerhin rund 20 (bzw. 10) kg möglich. Weniger als 1000 kcal/Tag sollten unter ambulanten Bedingungen nicht gegessen werden. Bei unzureichendem Effekt dieses »Basisprogramms« kommt eine adjuvante medikamentöse Therapie (heute mit **Sibutramin (Reductil)** oder **Orlistat (Xenical)**, ▶ Kap. 4.3) in Frage, die bei Diabetikern **3–6 kg zusätzliche Gewichtsabnahme** bringen kann.

Schulung zur Ernährung wichtig

Im Rahmen der Ernährungsberatung ist das Führen von Ernährungsprotokollen über einige Tage zu empfehlen, um exakte Angaben zu Ernährungsgewohnheiten und Kalorienmenge zu erhalten. In der Einzel- und Gruppenschulung hat sich die Einteilung in wasser-, magere eiweiß- und stärke- sowie fettreiche Nahrungsmittel bewährt.

- **Wasserreiche** Lebensmittel (z. B. Kaffee, Tee, mit Süßstoff gesüßte Getränke, Salate, Pilze, Gemüse außer Mais und Hülsenfrüchten) enthalten (fast) keine Kalorien, sind daher sehr hilfreich beim Abnehmen und unbegrenzt konsumierbar.
- **Magere eiweißreiche** Lebensmittel wie mageres Fleisch, magerer Aufschnitt, Fische, stärkereiche Lebensmittel (z. B. Brot, Reis, Kartoffeln, Hülsenfrüchte) sowie Obst und Milch sind zum Abnehmen geeignet, ihr Verzehr sollte halbiert werden (»**FdH!**«).
- **Fett**- und **zuckerreiche** Lebensmittel wie Öle, Butter, Sahne, Nüsse, fettes Fleisch, fetter Käse bzw. Traubenzucker, Haushaltszucker, Kuchen, Schokolade, Konfitüre sind zum Abnehmen ungeeignet und sollten gemieden werden.

Darauf baut das **Schulungsprogramm für nicht mit Insulin behandelte Typ-2-Diabetiker** des Zentralinstituts der Kassenärztlichen Vereinigung auf. Es wird zusammen mit entsprechenden Qualifikationsmaßnahmen für ihre Arzthelferinnen den Ärzten ohne spezielle diabetologische Weiterbildung angeboten. Alle neuentdeckten Typ-2-Diabetiker müssen zumindest an einem solchen Programm teilnehmen!

Das Schulungsprogramm nutzt Lebensmittelkarten, die die 100-kcal-Portionen zeigen, so dass die Patienten sich aus diesen Komponenten eine 1000-kcal-Tageskost zusammenstellen können. Besonders anschaulich werden dabei die großen Mengen der wasser- und stärkereichen Lebensmittel, die verzehrt werden können (◘ Tab. 4.7).

◘ Tab. 4.7 Mengen von Lebensmitteln, die 100 kcal entsprechen

Schlangengurken	ca. 1000 g (2 Stück)
Tomaten	ca. 500 g (6–8 Stück)
Kartoffeln	ca. 180 g (2–3 Stück)
Quark, 10 % Fett	ca. 120 g
Seelachsfilet	ca. 120 g
Hähnchenfleisch	ca. 90 g
Vollkornbrot	ca. 50 g (1 Scheibe)
Brötchen	ca. 40 g (1 Stück)
Salami	ca. 20 g (1 Scheibe)
Schokolade	ca. 20 g (3–4 Stückchen)
Butter	ca. 15 g (1 Teelöffel)
Öl	ca. 10 g (2 Teelöffel)
Bier	ca. 200 ml (1 kleines Glas)
Wein	ca. 125 ml (1 kleines Glas)

Unnötig ist für die diätetisch behandelten Patienten die Einführung der BE (Broteinheit, Berechnungseinheit, ► Kap. 1.5). Sie ist der Therapie mit β-zytotropen Substanzen und Insulin vorbehalten, die eine Abstimmung zwischen Medikation und Kohlenhydrataufnahme erfordert. Maximal auszuschöpfen sind die Möglichkeiten einer Fettreduktion, vor allem auch der **fettsparenden Zubereitung**.

Ein alternatives von der DDG anerkanntes Programm ist »Mehr Diabetes-Selbstmanagement Typ 2« (Kulzer u. Hermanns 2001).

Welche Medikamente?

Wenn die Möglichkeiten der skizzierten Basistherapie ausgeschöpft und die definierten Therapieziele nicht erreicht worden sind, ist eine Pharmakotherapie unumgänglich. Bei der Auswahl des Therapieprinzips ist die britische UKPD-Studie (1998 a,b) nach wie vor richtungsweisend.

Das für die Gesamtstrategie der Typ-2-Therapie wichtigste Ergebnis der UKPDS war der Nachweis, dass wie beim Typ-1- auch beim Typ-2-Diabetes eine Stoffwechsel**verbesserung** Auftreten und Zunahme von **Folgeerkrankungen reduzieren** kann.

Dabei war **keines der eingesetzten Pharmaka** gegenüber den anderen **generell überlegen.** Enttäuschend war aber, dass sich sowohl in der Kontrollgruppe als auch in der »intensiv« behandelten Gruppe – hier nach anfänglicher Verbesserung gegenüber den Kontrollen – unabhängig von der

Therapieform eine allmähliche Verschlechterung über die Jahre mit parallel ansteigendem Verlauf des HbA_{1c} ergab.

In der UKPDS wurden 4209 Patienten mit neu entdecktem Diabetes mellitus Typ 2 nach 3 Monaten Therapie mit Diät allein für eine »konventionelle« und eine »intensive« Therapie sowie 342 übergewichtige Patienten für eine Therapie mit **Metformin** randomisiert. Für »**konventionelle**« und »**intensive**« Therapie galt als Ziel ein **Nüchternblutzucker unter 270 (15)** bzw. **unter 110 mg/dl (6 mmol/l).** In der »konventionellen« Gruppe wurde erst bei Überschreiten des Zielwertes von 270 mg/dl zusätzlich medikamentös mit Sulfonylharnstoffen (SH) oder Insulin weiterbehandelt. In der »intensiven« Therapiegruppe erfolgte sofort die Zuteilung in eine **SH- oder Insulingruppe**. Wenn das Therapieziel der »intensiven« Therapie nicht erreicht wurde, konnten die Patienten der SH-Gruppe zusätzlich Metformin erhalten oder auf Insulin umgestellt werden.

Die Auswertung erfolgte als Intention-to-treat-Analyse, d. h. nach der ursprünglichen Therapiezuteilung zu Beginn der Studie. Bei »intensiver« Therapie lag das HbA_{1c} über 10 Jahre **im Mittel** bei 7,0 %, bei »konventioneller« Therapie dagegen bei 7,9 %. In beiden Gruppen stieg das HbA_{1c} im Zeitraum der Verlaufsbeobachtung jedoch kontinuierlich und mit gleicher Steigung an, überraschend auch unter Insulintherapie, so dass das HbA_{1c} zum **Ende** des Beobachtungszeitraums in der »intensiv« behandelten Gruppe bei 7,8 %, in der »konventionell« behandelten bei 8,7 % lag. Unter »intensiver« Therapie fand sich eine mittlere Gewichtszunahme von 5 kg, unter »konventioneller« von 2,5 kg. Unter intensiver Therapie ergab sich eine signifikante Reduktion aller diabetesbezogenen Endpunkte um 12 % sowie mikrovaskulärer Komplikationen um 25 % bei signifikant niedrigerem Progressionsrisiko von Retino-, Nephro- und Neuropathie. Eine allerdings nicht signifikante Reduktion makrovaskulärer Ereignisse (Myokardinfarkte, zerebrale Insulte) war erkennbar. Gesamtmortalität und diabetesbedingte Todesfälle wurden nicht signifikant reduziert. Auch in der 10-Jahres-Nachuntersuchung blieb eine Reduktion diabetesbezogener Endpunkte um 9 % in der Interventionsgruppe erhalten, wenn auch nicht mehr signifikant, obwohl sie sich bezüglich der Blutzuckerlage an die Vergleichsgruppe anglich. Im Langzeitverlauf war aber die Myokardinfarktreduktion weiterhin signifikant ($p = 0{,}01$; Holman et al. 2008).

Zwischen der Therapie mit Insulin, Chlorpropamid oder Glibenclamid ergaben sich keine wesentlichen Unterschiede. Die Behandlung mit **SH und Insulin** barg ein **höheres Hypoglykämierisiko** gegenüber der Diätbehandlung (unter Diät 0,7 % schwere Hypoglykämien/Jahr, unter SH 1,4 %, unter Insulin 1,8 %).

Von den gesondert analysierten Übergewichtigen wurden 1293 intensiv behandelt, hiervon wiederum 951 mit Insulin oder SH, 342 mit Metformin. Im HbA_{1c} unterschied sich Metformin nicht von den anderen Pharmaka, es führte mit ca. 2 kg zu einem ebenso starken Gewichtsanstieg wie in der konventionell behandelten Gruppe, dies entspricht der statistischen Gewichtszunahme in dieser Altersgruppe der Gesamtbevölkerung. Unter Insulin stieg das Körpergewicht bei den Übergewichtigen um 5 kg an, unter SH um 3–4 kg. Unter Metformin wurden die wenigsten Hypoglykämien beobachtet, Mortalität und Herzinfarktrate wurden signifikant gesenkt. Dies lässt den Schluss zu, dass Metformin bei übergewichtigen Typ-2-Diabetikern die Einstiegstherapie der Wahl ist.

In der Subgruppe der übergewichtigen Patienten, die frühzeitig zusätzlich zu SH Metformin erhielten, ergab sich allerdings eine erhöhte Letalität durch diabetesspezifische Ursachen. Dies galt jedoch nicht für die Gesamtgruppe aller über- und normgewichtigen mit SH oder Insulin behandelten Patienten, die wegen unzureichender Einstellung zusätzlich Metformin erhielten. Auch in der Langzeitanalyse über 15 Jahre war der Unterschied in der Letalität nicht mehr signifikant.

Drei neuere, allerdings kurzzeitigere Interventionsstudien mit Einbeziehung auch neuerer Therapieprinzipien relativieren die UKPDS-Befunde etwas, indem sie keine statistisch signifikante Reduktion in den primären kardiovaskulären Endpunkten durch eine intensivere Stoffwechselkontrolle zeigten – s. ACCORD-, ADVANCE- (Patel et al. 2008) und VADT-Studie (Turnbull et al. 2009). In der ACCORD-Studie (Gerstein et al. 2008) mit ihrer intensiven antidiabetischen Multimedikation einschließlich Insulin zum Erreichen eines HbA_{1c}-

Zielwertes von <6 % kam es in der intensiv behandelten Gruppe sogar zu einer um 22 % erhöhten Mortalität sowie zu häufigen schweren Hypoglykämien, so dass die Studie nach 3 Jahren vorzeitig abgebrochen wurde.

▪ Praktisches Vorgehen

Zur medikamentösen antihyperglykämischen Therapie von Typ-2-Diabetikern gibt die Nationale VersorgungsLeitlinie »Therapie des Diabetes mellitus Typ 2« von 2013 aktuelle Empfehlungen, die allerdings Unterschiede in den Therapiealgorithmen der DDG und der DEGAM festschreibt (▣ Abb. 4.6). Auch die Vorgaben der im Detail unterschiedlichen regionalen Disease-Management-Programme (DMP) entsprechen eher der DEGAM-Sicht und sehen generell nur Metformin, Glibenclamid und Human- oder Schweineinsulin als bewiesen nützlich und sicher an, sie fordern eine Begründung bei Einsatz anderer Präparate.

▪▪ Übergewichtige Typ-2-Diabetiker

Metformin In der Regel wird bei übergewichtigen (BMI 25–27 kg/m^2) Typ-2-Diabetikern medikamentös mit Metformin begonnen, das aufgrund der Hemmung der Glukoseproduktion in der Leber, Verzögerung der Glukoseaufnahme über den Darm und Verbesserung des Glukosetransports durch die Zellmembranen peripherer Gewebe pathophysiologisch sinnvoll gerade bei bestehendem Hyperinsulinismus ist. Von den Kontraindikationen ist insbesondere die Niereninsuffizienz zu beachten, um die an sich seltene Laktatazidose zu vermeiden, ansonsten:

- Schwere Lebererkrankungen, Herzinsuffizienz
- Asthma bronchiale, chronisch-obstruktive Lungenerkrankung
- Schwere arterielle Verschlusskrankheit
- Reduktionsdiät mit <1000 kcal/Tag
- Alkoholkrankheit
- Hohes biologisches Alter

Vor allem bei akuten Erkrankungen (Infektionen, akute kardiale Dekompensationen, Schockzustände) darf nicht vergessen werden, das Metformin sofort abzusetzen. Das gilt auch vor geplanten operativen Eingriffen oder Röntgenuntersuchungen mit Kontrastmitteln (24 h vorher absetzen!).

Man sollte abends mit 500 mg zur Mahlzeit beginnen und nach 1 Woche eine Morgendosis hinzufügen, bei Verträglichkeit dann nach einer weiteren Woche auf 2×1000 mg steigern. Eine Dosierung über 2000 mg/Tag ist nicht sinnvoll (Garber 1997, ▣ Abb. 4.9). Eine HbA_{1c}-Senkung um ca. 1 % ist möglich. Hypoglykämien sind nicht zu erwarten, durch einen mäßigen appetitmindernden Effekt wird die Gewichtsreduktion unterstützt.

Sulfonylharnstoffe (SH) Reicht Metformin nicht aus, wird es nicht vertragen oder bestehen Kontraindikationen, wurden bisher breit SH eingesetzt. Die aktuellen Leitlinien empfehlen dieses Vorgehen bei Übergewichtigen nicht mehr, insbesondere nicht die Kombinationstherapie speziell mit Glibenclamid wegen des oben genannten Anstiegs der diabetesbezogenen Todesfälle in der UKPDS und in einer schwedischen Studie (Olsson et al. 2000). Dem stehen allerdings die Daten einer Untersuchung an über 12.000 Typ-2-Diabetikern über 5 Jahre entgegen, wo sich mit Metformin sowohl allein als auch kombiniert mit SH eine signifikant niedrigere Gesamt- und auch kardiovaskuläre Mortalität ergeben hatte als mit SH allein (Johnson et al. 2002). SH werden sowohl als Mono- als auch als Kombinationstherapie einen gewissen Stellenwert bei Übergewichtigen behalten. Heute wird überwiegend **Glibenclamid** , ein SH der 2. Generation mit Tagesdosen im mg-Bereich, einer biologischen Halbwertszeit von ca. 8 h und einer hypoglykämischen Wirkung bis 24 h, verschrieben. Diese Eigenschaften bringen ein nicht unerhebliches Hypoglykämierisiko mit sich, vor allem muss mit protrahierten Hypoglykämien gerechnet werden. Dies wird dann meist unterschätzt, eine mindestens 24-stündige Überwachung mit parenteraler Glukosezufuhr ist unbedingt notwendig. Die Therapie beginnt man mit 1,75 oder 3,5 mg morgens vor dem Essen, steigert bei Bedarf auf maximal 3×3,5 mg täglich.

Gliquidon (Glurenorm) spielt durch seine überwiegend extrarenale Elimination eine Sonderrolle, die es bei Niereninsuffizienz geeignet erscheinen ließ. Heute empfiehlt sich in dieser Situation eher die Insulintherapie mit kurzwirkenden Insulinen.

Das neuere **Glimepirid** hat inzwischen einen großen Marktanteil gewonnen, als vorteilhaft werden die Einmalgabe morgens, ein geringeres Gewichtszunahme- und Hypoglykämierisiko sowie ein möglicher extrapankreatischer Effekt diskutiert.

α-Glukosidasehemmer Bei geringerer Hyperglykämie kann ein Versuch mit Acarbose unternommen werden. Ein Abfall des HbA_{1c} um etwa 0,9 % ist unter Monotherapie erreichbar. Vorteilhaft ist der aus pathophysiologischer Sicht sinnvolle Wirkmechanismus der Resorptionsverzögerung für Kohlenhydrate, der den übermäßigen postprandialen Blutzuckeranstieg durch die »Insulinsekretionsstarre« der Inselzellen vermindern kann (► Kap. 4.1). Schwerwiegende Nebenwirkungen und Hypoglykämien sind nicht zu befürchten, die Abbruchrate ist jedoch aufgrund subjektiv unangenehmer Nebenwirkungen (Flatulenz, Meteorismus, Diarrhö) mit etwa 25 % anzusetzen. Sie kann durch einschleichende Therapie gesenkt werden (z. B. beginnend zunächst nur morgens mit 50 mg Acarbose mit dem ersten Bissen, dann schrittweise in wöchentlichen Abständen um 50 mg steigernd bis zu 3×100 mg zu den Hauptmahlzeiten.

Glinide Als Alternative zu den Sulfonylharnstoffen kommen Repaglinid (Novonorm) und Nateglinid (Starlix) infrage. Diese rasch und kurz β-zytotrop wirkenden Substanzen sind pharmakologisch als »SH-Analoga« zu bezeichnen. Die Tabletten sind vor jeder Mahlzeit einzunehmen. Die mahlzeitenbezogene Gabe senkt die Hypoglykämiegefahr vor allem nachts. Gerade bei älteren Patienten, die oft Mahlzeiten auslassen und dann auch die Tablette nicht einnehmen, erhöht sich dadurch die Sicherheit. Das Konzept der schnellen, mahlzeitenbezogenen Stimulation der Insulinsekretion ist an sich pathophysiologisch sinnvoll. Langzeiterfahrungen, vor allem auch bezüglich harter Endpunkte, liegen nicht vor (► Kap. 4.9).

Glitazone Die sog. Insulin-Sensitizer vom Typ der Thiazolidindione steigern die Insulinwirkung über die PPAR-γ-Stimulation. Das HbA_{1c} wird im Mittel um 1 % gesenkt, auch der Fettstoffwechsel wird günstig beeinflusst mit Verbesserung des LDL-/HDL-Quotienten und Verminderung der LDL-Partikeldichte. **Rosiglitazon** wurde allerdings 2010 vom Markt genommen wegen eines ungünstigen Nutzen-Schaden-Verhältnisses, das einzig verbliebene **Pioglitazon** (Actos) kann nur noch in begründeten Ausnahmefällen zu Lasten der GKV verordnet werden, es ist mit einem erhöhten Risiko für Blasenkarzinome belastet. Zu beachten ist ihre verzögert einsetzende, dann aber lang anhaltende Wirkung (► Kap. 4.10). Die PROactive-Studie wies innerhalb von 3 Jahren unter Pioglitazon zusätzlich zur Standardtherapie bei Typ-2-Diabetikern mit KHK oder manifestierter anderer Makroangiopathie eine signifikante Reduktion der Endpunkte Sterblichkeit, Herzinfarkt und Schlaganfall von 13,7 % unter Plazebo auf 11,5 % nach.

DPP-4-Inhibitoren Als relativ neues Therapieprinzip hemmen die Substanzen Sitagliptin, Vildagliptin und Saxagliptin das Enzym Dipeptidyl-Peptidase 4 und erhöhen damit die endogene Konzentration von GLP-1 (Glukagon-like Peptid 1), das die Insulinsekretion glukoseabhängig stimuliert und die Glukagonausschüttung hemmt. Vorteile sind das fehlende Hypoglykämierisiko, die Gewichtsneutralität und die einmal tägliche Einnahme. Sie können bei Kontraindikationen gegen Metformin alternativ eingesetzt werden oder in Kombination mit allen anderen oralen Antidiabetika, Sitagliptin auch mit Insulin.

GLP-1-Analoga Mit Exenatide oder Liraglutid werden langwirkende die Insulinsekretion stimulierende und die Glukagonsekretion postprandial hemmende GLP-1-Analoga subkutan appliziert, die zusätzlich die Magenentleerung verzögern. Sie können mit Metformin oder SH kombiniert werden, meist ergibt sich eine leichte Gewichtsreduktion. Exenatide gibt es neuerdings auch in einer Depotpräparation, die nur einmal in der Woche injiziert werden muss.

SGLT-2-Hemmer Mit Dapagliflozin ist jetzt der erste SGLT-2(Sodium-Glukose-Transporter-2)-Hemmer verfügbar, der die Glukoserückresorption aus dem proximalen Nierentubulus hemmt. Eine HbA_{1c}-Senkung von 0,5–0,8 % ist zu erwarten, durch die gesteigerte Glukoseausscheidung im Urin sind als hauptsächliche Nebenwirkungen Harnwegs- und Genitalinfektionen zu beachten. Der Stellenwert dieser Substanz im Gesamtkonzept der Typ-2-

Therapie ist noch nicht zu beurteilen, grundsätzlich sollte sie mit allen anderen Therapieprinzipien kombinierbar sein.

Kombinationen oraler Antidiabetika Kombinationen oraler Antidiabetika sind grundsätzlich möglich und sinnvoll, z. B. Metformin mit DPP-4-Inhibitoren oder β-zytotropen Substanzen wie SH oder Glinide (diese beiden aber nicht zusammen!) Früher war die Kombination von Metformin und SH etabliert, Metformin durfte in Deutschland 1976–1993 nur in dieser Form verordnet werden. Auf die Problematik dieser Kombination wurde bereits in ► Kap. 4.9 hingewiesen. Die Gabe von Metformin zusammen mit Gliniden ist theoretisch sinnvoll. Die UKPDS hat gezeigt, dass Acarbose zusätzlich zu SH oder Metformin effektiv sein kann.

▪ ▪ Rechtzeitig Insulin geben!

Vor allen Dingen bei jüngeren, auch bei übergewichtigen Typ-2-Diabetikern empfiehlt es sich, den Einsatz von **Insulin nicht zu lange hinauszuzögern** (► Kap. 4.13). Insulin sollte schon eingesetzt werden, bevor die Maximaldosen der oralen Antidiabetika erreicht werden. Erfahrungsgemäß wird die Insulinisierung umso schwieriger, je weniger an Restsekretion die Stoffwechselstabilisierung unterstützen kann. Grundsätzlich kann bei Typ-2-Diabetikern Insulin auch primär bei Versagen nichtpharmakologischer Maßnahmen eingesetzt werden, wenn die Patienten jünger und motiviert sind.

Bei vorbestehender oraler Medikation hat eine Kombinationstherapie mit Insulin – überwiegend mit Metformin – zumindest zu Beginn praktische Vorteile. Man kann ambulant, wie bisher zumeist üblich, z. B. ein Mischinsulin – in der Regel 30 % Normalinsulin oder kurzwirkendes Insulinanalogon +70 % NPH(Neutrales-Protamin-Hagedorn)-Insulin – morgens zunächst in niedriger, dann in angepasst steigender Dosierung hinzugeben. Der Patient hat so genügend Zeit, die Insulininjektion zu erlernen, die Hypoglykämiegefahr ist gering. Die Kombination mit allen verfügbaren oralen Antidiabetika ist denkbar. Bei einer Einstiegsdosierung von 6–10 IE Insulin morgens und Dosisanpassung in Zweierschritten alle 2–3 Tage ist die ambulante Einstellung risikolos. Die morgendliche SH-Dosis kann sofort reduziert werden. Sollte eine Insulingabe am Morgen ausreichen, würde man zumindest die abendliche SH-Dosis belassen. Zusätzliches Metformin kann unverändert weiter verabreicht werden. SH sind dann nicht mehr sehr sinnvoll, wenn eine 2. Injektion von Mischinsulin am Abend notwendig wird, d. h. ab einem Tagesbedarf von etwa 20 IE. Bei übergewichtigen Typ-2-Diabetikern hat sich die Kombination von Metformin tagsüber mit NPH-Insulin zur Nacht bewährt, die Gewichtszunahme ist darunter geringer als bei anderen Therapieregimen mit Insulin (Yki-Järvinen et al. 1999). Derzeit wird für die Kombinationstherapie mit oralen Antidiabetika als Basalinsulin zunehmend das langwirkende Insulinanalog Glargin eingesetzt, welches nicht nur zur Nacht, sondern auch zu einem anderen Tageszeitpunkt, selbst morgens, injiziert werden kann.

An Bedeutung beim Typ-2-Diabetiker gewonnen hat auch die **mahlzeitenbezogene Gabe von Normalinsulin** bzw. raschwirkenden Insulinanaloga. Auch hier kann man zunächst mit einer Kombinationstherapie beginnen und sukzessive die in der Regel niedrig dosierten mahlzeitenbezogenen Bolusgaben aufstocken (z. B. Beginn mit 3-mal 3 oder 4 IE zu den Hauptmahlzeiten). Eine Dosisanpassung nach Blutzuckerselbstkontrolle im Sinne einer **intensiviert-konventionellen Insulintherapie (ICT)** ist bei den jüngeren Patienten anzustreben. Dabei wird dann oft die zusätzliche Gabe von Verzögerungsinsulin als Bedtime-Insulin oder selten auch zusätzlich tagsüber erforderlich. Neben dem als Verzögerungsinsulin eingesetzten NPH-Insulin werden zunehmend langwirkende Insulinanaloga verwendet. Bei mangelnder Motivation oder Fertigkeit älterer Patienten, die mit 2-maliger Injektion eines Mischinsulins nicht stabil einzustellen sind, kann auch die Gabe von Normalinsulin, raschwirkenden Insulinanaloga oder ggf. Mischinsulin mit hohem Normalinsulinanteil (50 %) 3-mal täglich zu den Hauptmahlzeiten in fester Dosis eine Verbesserung bringen. Heute werden bei Neueinstellungen praktisch nur noch »Pens« als Injektionshilfen eingesetzt, die Einmalspritzen spielen keine Rolle mehr.

▪ ▪ Normalgewichtige Typ-2-Diabetiker

Diese Diabetesform ist selten, ein Teil wird sich bei intensiver Diagnostik (GAD-II-Antikörper!) als LADA, also als Sonderform eines Typ-1-Diabetes

(► Abschn. 4.6.1) erweisen und sollte primär mit Insulin behandelt werden, auch wenn eine orale Therapie für die ersten 1–3 Jahre möglich wäre. Auch bei GAD-II-negativen Patienten ist ein LADA nicht sicher auszuschließen.

Bei den übrigen Patienten ist ein Therapieversuch mit SH möglich. Glinide könnten sich als besonders vorteilhaft erweisen. Mit diesen, die Insulinsekretion stimulierenden Substanzen wird man aber zeitlich relativ rasch an Grenzen stoßen, da bei dieser Patientengruppe eine Insulinresistenz meist nicht im Vordergrund steht und somit oft schon ein recht weit fortgeschrittener Insulinmangel vorliegt.

Generell gilt aber für den normalgewichtigen Typ-2-Diabetiker, dass meist der Einstieg mit Insulin vorzuziehen ist, sobald eine medikamentöse Therapie notwendig wird.

▪▪ Selbstkontrolle auch beim Typ-2-Diabetes

Jeder Diabetiker sollte grundsätzlich zur Stoffwechselselbstkontrolle hingeführt werden. Solange keine Stimulatoren der Insulinsekretion oder Insulin eingesetzt werden und somit keine Hypoglykämiegefahr besteht, ist eine Blutzuckermessung nicht erforderlich. Die Harnzuckerselbstkontrolle wäre eine einfache Alternative, wird aber praktisch kaum noch eingesetzt. Gerade nach der Diagnosestellung kann die Harnzuckerselbstkontrolle aber die notwendige Ernährungsumstellung unterstützen. Vor allem die übergewichtigen Patienten können den Effekt der Reduktionskost relativ rasch an dem Rückgang bzw. dem Verschwinden der Glukoseausscheidung ablesen und sich so selbst Erfolgserlebnisse schaffen.

Jeder insulinspritzende Typ-2-Diabetiker sollte die Blutzuckerselbstkontrolle erlernen, wenn sie auch bei konventioneller Insulintherapie ohne Dosisanpassung nicht unbedingt vor jeder Injektion durchgeführt werden muss. Die European Diabetes Policy Group empfiehlt Typ-2-Diabetikern mit Insulintherapie 1–4 Messungen/Tag je nach Bedarf. Messungen präprandial und 1–2 h nach den Mahlzeiten sind sinnvoll.

Bei intensivierter Therapie mit regelmäßiger Anpassung der Insulindosis gehört die Blutzuckermessung zu jedem Injektionszeitpunkt zum Programm, heute mit Blutzuckermessgeräten wegen des größeren Komforts mit kürzeren Messzeiten, der weitgehenden Unabhängigkeit von Sehbeeinträchtigungen und dem Bedürfnis nach (pseudo-) exakt ablesbaren Zahlenwerten.

Fazit für die Praxis

Um den Typ-2-Diabetes frühzeitig zu diagnostizieren, muss meist gezielt danach gesucht werden. Die Erkrankung ist stark mit Übergewicht assoziiert. Das Therapieziel muss individualisiert werden und ist wesentlich vom Manifestationsalter abhängig. An erster Stelle steht die Gewichtsreduktion, begleitet von gesteigerter körperlicher Aktivität. Nach frühestens 3 Monaten sollte bei mangelnder Wirksamkeit eine medikamentöse Therapie begonnen werden. Bei den übergewichtigen Patienten ist Metformin das Mittel der ersten Wahl, bei Kontraindikation oder Unverträglichkeit von Metformin können auch Glitazone gegeben werden. Auch ein α-Gluckosidasehemmer ist möglich. Bei normalgewichtigen Patienten ist ein Sulfonylharnstoff oder ein Glinid sinnvoll. In der nächsten Stufe kommen Kombinationen oraler Antidiabetika zum Zuge. Die Insulingabe, zusammen mit oralen Antidiabetika oder allein, sollte vor allem bei den normalgewichtigen Patienten nicht zu lange hinausgezögert werden. Hierbei steht heute eine Fülle von Varianten auch für Typ-2-Diabetiker zur Verfügung.

4.7 Nationale VersorgungsLeitlinie zur Therapie des Typ-2-Diabetes

H. Schatz

Am 26. August 2013 wurde die Nationale VersorgungsLeitlinie »Therapie des Typ-2-Diabetes«, Langfassung, 1. Auflage, Version 1, August 2013 verabschiedet (ÄZQ 2013). An ihr wirkten viele Fachgesellschaften und Institutionen mit, u. a. die Deutsche Diabetes Gesellschaft (DDG) und die Deutsche Gesellschaft für Innere Medizin (DGIM). Die DDG/DGIM einerseits und die Deutsche Gesellschaft für Allgemeinmedizin (DEGAM) mit der Arzneimittelkommission der Deutschen Ärzteschaft (AkdÄ) andererseits vertraten unterschiedliche Auffassungen. Die DEGAM und AkdÄ orientierten sich an den Kriterien einer »evidenzbasierten Medizin«, während der Vorschlag der DDG und

DGIM für eine »individualisierte Medizin« eintrat: Die Besonderheiten des oft multimorbiden Patienten und auch seine Präferenzen sollten berücksichtigt werden, z. B. ob bei ungenügender Wirksamkeit von Metformin eine 2. Tablettenart eingenommen oder Insulin gespritzt werden solle. Schließlich wurde eine Fassung verabschiedet und publiziert, in der beide Aspekte berücksichtigt wurden und es dem Arzt freigestellt wird, auszuwählen. Die Version der DDG entspricht der heutigen Auffassung, dass eine geplante Therapieform mit allen ihren Vor- und Nachteilen mit dem Patienten besprochen werden soll und die Entscheidung gemeinsam zu treffen ist. Deshalb führen DDG/DGIM auf der zweiten und dritten Stufe des Therapieschemas (◘ Abb. 4.6) die Substanzen in durchgehend alphabetischer Reihenfolge an. An einigen Stellen hat sich die DEGAM/AkdÄ in Abänderung ihres ursprünglichen Vorschlags diesem Vorgehen angeschlossen. Weitere Erläuterungen s. Bundesärztekammer et al. 2013.

In der Nationalen VersorgungsLeitlinie (NVL) wird die schließlich verabschiedete Fassung folgendermaßen kommentiert:

> » Aufgrund unterschiedlicher Konzepte der Experten der die Inhalte der NVL verantwortenden Organisationen – inklusive unterschiedlicher Interpretation und unterschiedlicher klinischer Gewichtung der berücksichtigten Evidenz – konnte bei einzelnen Schritten der Pharmakotherapie des Typ-2-Diabetes keine Einigung erreicht werden. DDG und DGIM empfehlen ab Stufe 2 des Therapiealgorithmus ein in einigen Punkten vom gemeinsamen Vorschlag der AkdÄ und der DEGAM abweichendes therapeutisches Vorgehen. Die diesbezüglichen Divergenzen der DDG/DGIM und der DEGAM/AkdÄ sind transparent in einem Algorithmus getrennt (farblich sichtbar) dargestellt und kommentiert.
>
> Der Dissens spiegelt die Komplexität einer noch unzureichend untersuchten Krankheit und deren Behandlung wider. Es besteht in diesem Sinne auch die gemeinsame Überzeugung, dass Nationale VersorgungsLeitlinien nicht nur Einigkeit, sondern auch Divergenzen transparent formulieren sollten. Dies hilft auch ▼ im nationalen Interesse der Politik, der Ärzteschaft, Kostenträgern und den betroffenen Patienten Problemfelder und Forschungsbedarf aufzuzeigen. (http://www.versorgungsleitlinien.de/themen/diabetes2/dm2_therapie/pdf/NVL-DM2-Ther-lang-2.pdf, S. 46).

4.8 Diabetes im höheren Lebensalter

A. Zeyfang

Nach WHO beginnt das »höhere Lebensalter« mit dem Eintritt in die Rente – also heute zwischen 62 und 67 Jahren. Bei der zunehmenden Lebenserwartung und der oft hohen biologischen Fitness in dieser Altersgruppe sind andere Definitionen nötig.

Der geriatrische Patient ist definiert durch **Multimorbidität** und ein biologisch hohes Lebensalter (70 Jahre oder älter) oder durch ein Alter über 80 Jahre, da dann häufiger alterstypische **Funktionseinschränkungen** vorliegen und es schnell zu Komplikationen und Exazerbationen kommen kann (Schulz et al. 2008). Für die Erkennung von Ressourcen und Defiziten älterer Menschen ist ein »geriatrisches Assessment« zur Erfassung der Selbsthilfefähigkeit, der Ernährung, des Sozialstatus, der Mobilität, der Kognition und spezieller geriatrischer Syndrome, wie Schluckstörungen, Schmerzen oder Sprachstörungen, hilfreich. Diese geriatrischen Syndrome zeigen eine deutliche Wechselwirkung mit der Stoffwechselqualität bei Diabetes mellitus.

4.8.1 Geriatrisches Basisassessment

Die Feststellung von Ressourcen und Defiziten gelingt nicht immer durch Blickdiagnose. Oft werden Einschränkungen vom Älteren selbst, aber auch vom Arzt nicht wahrgenommen. Hier haben sich die diagnostischen Instrumente des »geriatrischen Assessments« als schnell und zuverlässig einsetzbare Testverfahren erwiesen (Download: AAA-Geriatrie, Püllen et al. 2010).

Der Barthel-Index stellt die **Alltagsaktivitäten** (ADL, »activities of daily living«) dar. Der Test um-

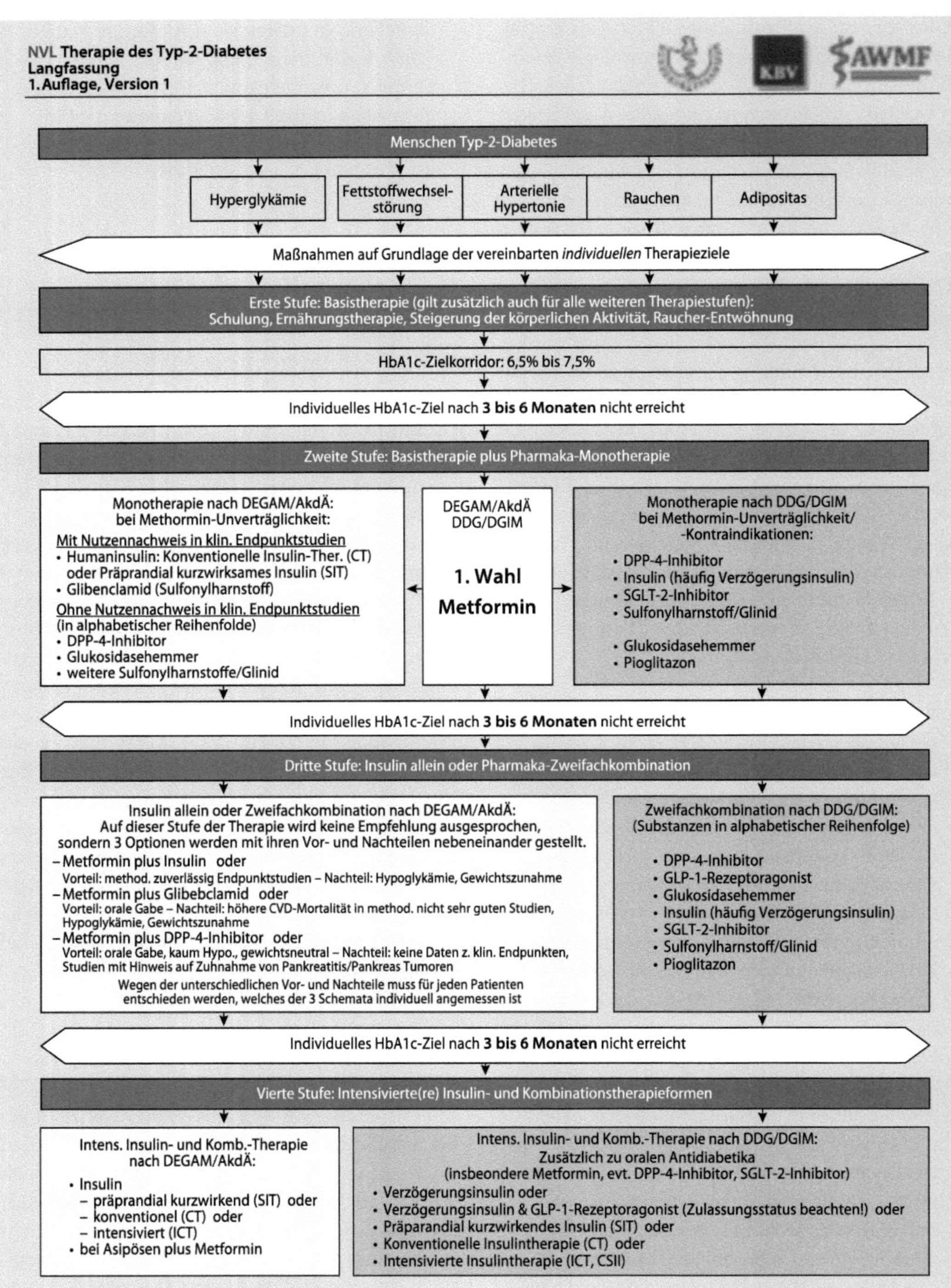

Abb. 4.6 Algorithmen zur Therapie des Typ-2-Diabetes mit den Versionen von DDG/DGIM und DEGAM/AkdÄ. *DPP-4* Dipeptidyl-Peptidase 4, *GLP-1* Glukagon-like Peptid 1, *SGLT-2* Sodium-Glukose-Transporter 2, *CSII* kontinuierliche subkutane Insulininfusion, *CVD* kardiovaskuläre Erkrankung. (Adaptiert nach Bundesärztekammer et al. 2013)

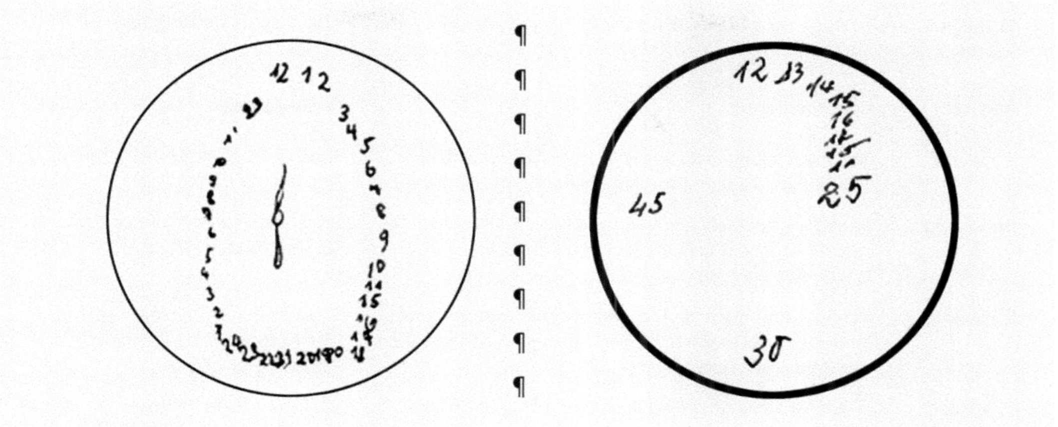

Abb. 4.7 Zwei Ergebnisse des Uhrentests – links noch relativ erkennbares Ziffernblatt bei leichter kognitiver Beeinträchtigung, rechts mittelschwere Demenz

fasst 10 Items in einem Bereich von 0 (vollständig pflegebedürftig) bis 100 (völlig selbstständig) und ist sensitiv für Verrichtungen wie Nahrungsaufnahme, Hygiene, Fortbewegung, Wasserlassen und Kleiderwechsel.

Zur Beurteilung von **Kraft und Gleichgewicht** (Sturzgefahr bei Polyneuropathie) gibt es den modifizierten Romberg-Test sowie den Timed-Up-and-Go-Test. Dabei steht der Patient von einem Stuhl auf, legt eine Wegstrecke von 3 m zurück unter Messung der dafür notwendigen Zeit.

Kognitive Defizite spielen mit zunehmendem Alter eine immer größere Rolle und interferieren stark mit der Diabetesbehandlung. Das international am häufigsten verwendete Screening-Instrument dafür ist die Mini-Mental State Examination (MMSE) nach Folstein, die 30 Fragen zur zeitlichen und örtlichen Orientierung, zum Kurzzeitgedächtnis, zum Benennen, Lesen, Schreiben sowie zu konstruktiven Fähigkeiten enthält. Bei weniger als 24 Punkten bestehen deutliche kognitive Einschränkungen.

Ein sehr praktikables Instrument zur Feststellung von kognitiven Störungen stellt der **Uhrenergänzungstest** dar. Man bittet den Probanden in einen Kreis von 10 cm Durchmesser ein Zifferblatt zu zeichnen, Uhrzeit 10 nach 11 Uhr. Hierdurch werden visuell räumliche Organisation und abstraktes Denken geprüft und dies unabhängig vom Alter, Sprache, Kultur und Bildung der Probanden.

In Abb. 4.7 finden sich zwei Beispiele für offensichtliche kognitive Probleme im »Uhrentest«.

Zur Beurteilung einer möglichen **Depression** wird häufig die Geriatric Depression Scale (GDS) nach Yesavage genutzt. Als Screening kann auch die Testfrage »Fühlen Sie sich häufig traurig oder niedergeschlagen?« gestellt werden. Wird diese bejaht, sollten ggf. weitere diagnostische und therapeutische Schritte vorgenommen werden.

Mittels des **Geldzähltests** nach Nikolaus werden manuelle Fähigkeiten, Denkvermögen, Umgang mit Zahlen und Nahvisus überprüft – also alles, was für die Insulininjektion benötigt wird. Der Proband wird gebeten, aus einer präparierten Geldbörse sämtliches Geld herauszunehmen und den Betrag zusammenzuzählen. Die Zeit bis zur korrekten Nennung der Summe wird gestoppt: 70 s und mehr weisen auf eine erhebliche Hilfsbedürftigkeit hin. In einer eigenen Studie (Zeyfang et al. 2012a) lag bei 45 s die Grenze, bei der ältere Diabetiker mit der Selbstinjektion noch zu Recht kommen.

Tab. 4.8 zeigt wichtige Untersuchungen des geriatrischen Assessments und ihre Bedeutung für die Diabetesbehandlung (Zeyfang 2005).

Oft werden geriatrische Syndrome wie Hirnleistungsstörung oder Mobilitätsstörungen mit Sturzgefahr ohne entsprechende Untersuchungen nicht erkannt oder ihre Bedeutung wird nicht richtig eingeschätzt.

Tab. 4.8 Testverfahren des geriatrischen Assessments und ihre Bedeutung für die Diabetesbehandlung. (Quelle: Zeyfang 2005)

Bereich	Besonderheiten	Testverfahren
Schulung	Testung der Kognition, Spezielles Kurrikulum/Medien erforderlich, Schulung von Angehörigen/Pflegekräften	Visus, Gehör, MMSE (nach Folstein), AKT, DemTect, GDS
Bewegung	Bewegungstherapie erschwert, realistische Empfehlungen (Spazierengehen) sinnvoll, Effekte auf Knochen, Sturz/Frakturen, Kognition	Timed Up & Go, 5-chair-rise, Semi-Tandem/Tandem-Stand
Ernährung	Häufig Malnutrition im Alter, übliche Ernährungsempfehlungen (Vollkorn, Abnehmen) nicht sinnvoll, alltagsrealistische Empfehlungen nötig	Gebisszustand, Schluckendoskopie, Mini-Nutritional Assessment, Subjective Risk Score
Pharmakotherapie	Multimedikation und Anfälligkeit für iatrogene Schädigung beachten, Kognition und Depression sind Determinanten der Compliance, Insulin wenn nötig einsetzen	Überprüfung der Fähigkeit zur Medikamenteneinnahme, Geldzähltest

MMSE Mini-Mental State Examination, *AKT* Alters-Konzentrations-Test, *DemTect* Demenz-Detektions-Test, *GDS* Geriatric Depression Scale.

In Hinblick auf die Therapieplanung und zur Klärung von Therapiezielen hat sich die **Einteilung nach funktionellen Gesichtspunkten** sehr bewährt. Je nach Ausmaß der funktionellen Defizite, Begleiterkrankungen und der individuellen Kompensationsmöglichkeiten unterscheidet man ältere Menschen mit Diabetes und

- Gutem funktionellen Status (Go-Go)
- Eingeschränktem funktionellen Status (Slow-Go)
- Extrem eingeschränkten funktionellen Status (No-Go)

4.8.2 Behandlungsziele im höheren Lebensalter

Die Behandlungsziele sind immer **individuell**. Die Behandlung des alten Menschen mit Diabetes mellitus zielt vorrangig auf Verbesserung des Befindens, **Erhöhung der Lebensqualität** und Verlängerung der behinderungsfreien Lebenszeit hin (Zeyfang et al. 2012b).

> **Geriatrische Syndrome sind entscheidend für die Lebensqualität.**

Die Lebensqualität, aber auch Pflegebedürftigkeit und Kostenintensität geriatrischer Patienten ist sehr eng mit dem Vorliegen geriatrischer Syndrome wie Inkontinenz, Instabilität, Immobilität oder intellektuellem Abbau verknüpft. Die Einschränkungen durch geriatrische Syndrome wiegen für den Betroffenen subjektiv schwerer als die von den diabetesassoziierten Folge- und Begleiterkrankungen (Laiteerapong et al. 2011).

Es gibt Evidenz für starke **wechselseitige Beziehungen zwischen geriatrischen Syndromen und Diabetes** betreffend vor allem die Bereiche Kontinenz, Mobilität und Vorliegen von demenziellen sowie affektiven Störungen. Ein wichtiges Therapieziel ist deshalb die Verbesserung geriatrischer Syndrome durch verbesserte Diabeteseinstellung. Hierdurch kann oft eine direkt spürbare Verbesserung der Lebenssituation bewirkt werden, was sich motivierend für die Diabetesbehandlung Älterer auswirkt. Beispielsweise ist das Auftreten von rezidivierenden Harnwegsinfekten und Harninkontinenz durch Behebung einer Hyperglykämie mit Glukosurie sehr rasch spürbar.

Begleit- und Folgeerkrankungen des Diabetes mellitus im Alter

Im höheren Lebensalter findet sich häufig bereits eine erhebliche kardiovaskuläre Folge- und Begleitmorbidität. Koronare Herzkrankheit, Herzinsuffizienz, eine begleitende Niereninsuffizienz, die Folgen eines Schlaganfalls und vieles andere mehr beeinflussen die Vorgehensweisen und Zielsetzungen beim älteren Menschen mit Diabetes. Eine bessere Blutdruckbehandlung führt sehr rasch zu einer Senkung der kardiovaskulären Morbidität und Mortalität. Auch für über 80-Jährige konnte eine Blutdruckeinstellung in den Bereich unter 150/80 mmHg signifikant die Morbidität und Mortalität senken (Inzucchi et al. 2012). Die mikrovaskulären Folgeerkrankungen sind nur durch eine relativ stringente Diabetesbehandlung auf längere Sicht zu reduzieren.

4.8.3 Allgemeine Therapieempfehlungen

Säulen der Diabetestherapie sind auch im höheren Lebensalter Schulung, Bewegung, Ernährung und Pharmakotherapie. Damit kann man auch beim älteren Menschen individuelle Behandlungskonzepte zusammenstellen. Als fünftes Element kommt das »**Können und Wollen**« des Patienten hinzu. Die Schulung hat hier eine immens wichtige Rolle, um Motivation und Empowerment für den Älteren zu vermitteln (Braun et al. 2008, 2009).

Schulungsmaßnahmen für geriatrische Patienten müssen sich an deren besonderen Bedürfnissen und kognitiven Fähigkeiten ausrichten. Hier sind neu entwickelte Schulungsprogramme wie SGS (Strukturierte Geriatrische Schulung) erfolgreich (Roumie et al. 2012). Mit »SGS« steht seit 2007 eine von der Deutschen Diabetes Gesellschaft (DDG) akkreditierte und vom Bundesversicherungsamt für das DMP-Diabetes anerkannte strukturierte Schulung für Ältere – auch mit türkischem Migrationshintergrund – zur Verfügung.

In der Versorgung institutionalisierter Patienten (Pflegeheimbewohner) gibt es Verbesserungsbedarf; hier wurden mit FoDIAl (Fortbildung Diabetes in der Altenpflege; http://wwww.fodial.de) und DPFK (Diabetes-Pflege-Fachkraft; http://www.iigm.de/akademie/fort-weiterbildungen/diabetes-pflegefachkraft-dpfk/) ebenfalls spezifische Schulungsprogramme für Pflegekräfte entwickelt.

Bewegungstherapie ist für geriatrische Patienten schwerer durchführbar, sollte jedoch so weit wie irgend möglich durchgeführt werden. Bereits moderate Bewegung ist nicht nur bezüglich Stoffwechselwirkung, sondern auch in Hinblick auf Herz-Kreislauf-Erkrankungen, Knochendichte, aber auch Sturzneigung und Demenzrisiko von Nutzen.

Die **Ernährungsempfehlungen** müssen sich auf Besonderheiten des geriatrischen Patienten beziehen. Der Zustand des Kauapparates, aber vor allem das häufige Vorliegen von Fehl- und Mangelernährung müssen in Betracht gezogen werden. Je nach Studienkollektiv leiden zwischen 16 und 61 % geriatrischer Patienten unter Malnutrition. Bei Älteren mit Demenz oder nach Schlaganfall spielen Schluckstörungen eine wichtige Rolle. Hochkalorische, proteinreiche Supplemente sind zusammen mit körperlichem Training bei Gebrechlichkeit (»frailty«) sinnvoll.

▪ Besonderheiten zu oralen Antidiabetika (OAD)

Dem primären Einsatz von Metformin bei übergewichtigen Patienten bzw. Glibenclamid bei Normal- oder Untergewicht steht das häufige Vorliegen einer Nierenfunktionsstörung bei geriatrischen Patienten entgegen, eine Berechnung der **Kreatinin-Clearance, Cl (Krea), mittels der Cockroft-Gault-Formel** (Cockfoft u. Gault 1976) oder mit der der MDRD-Formel (Levey et al. 2000) sollte erfolgen.

> **Cockroft-Gault-Formel**
> **Männer:**
> **Cl (Krea) = (140–Alter(Jahre))×Gewicht(kg)/(0,82×Kreatinin(µmol/l) = ml/min**
> **Frauen: Cl (Krea) = Cl (Krea) Mann×0,85 = ml/min**

Metformin Unter Metformin (Glucophage, Mediabet, Siofor u.a.) besteht kein Hypoglykämierisiko und aufgrund pleiotroper Effekte ergibt sich eine günstige Wirkung auf makrovaskuläre Erkrankungen. Die Kontraindikationen sind zu beachten – auch sind die meist multimorbiden Patienten darüber zu informieren, dass bei Phasen ungenügender Nahrungsaufnahme, vor geplanten Operationen oder Kontrastmittelgabe sowie sicherheitshalber bei schwereren intermittierenden Allgemeinerkrankungen mit Metformin pausiert werden sollte.

Glibencamid Für das bei Normal- bzw. Untergewicht zuvorderst empfohlene Glibenclamid (Euglucon, Maninil) gibt es auch Besonderheiten beim geriatrischen Patienten. Durch die stark β-trope Wirkung besteht im Alter eine ausgeprägte Hypoglykämiegefahr, vor allem bei Therapiebeginn. Durch die prävalent renale Elimination von Glibenclamid und Metaboliten besteht eine Kumulationsgefahr bei eingeschränkter Nierenfunktion.

Glimepirid Der langwirksame Sulfonylharnstoff Glimepirid (Amaryl) hat den Vorteil der Einmalgabe.

Repaglinid Repaglinid (Novonorm) ist auch bei Niereninsuffizienz einsetzbar und kann bei kognitiv unbeeinträchtigten Patienten auch bei wechselndem Essverhalten angepasst verabreicht werden. Sulfonylharnstoffe sind aufgrund des Hypoglykämierisikos und der möglicherweise ungünstigen kardiovaskulären Wirkung insgesamt nicht primär empfehlenswert (Budnitz et al. 2011).

Glitazone Glitazone (Actos) bieten den Vorteil des fehlenden Hypoglykämierisikos in Monotherapie, von Nachteil ist die häufige Flüssgkeitsretention, welche den Einsatz im Alter aufgrund der Kontraindikation Herzinsuffizienz ab NYHA I stark limitiert.

Acarbose Acarbose (Glucobay), ebenfalls ohne Hypoglykämierisiko, führt häufig zu Nebenwirkungen.

Gliptine Für die Gliptine (DPP-4-Hemmer) Sitagliptin, Vildagliptin und Saxagliptin (Januvia, Xelevia, Galvus, Onglyza) gibt es inzwischen auch Studien an älteren Patienten. Diese neue Wirkstoffgruppe ist insgesamt wegen des geringen Hypoglykämierisikos und der Möglichkeit zum Einsatz bei Niereninsuffizienz für Ältere sehr interessant (Laiteerapong et al. 2011).

Dapagliflozin Dapagliflozin (Forxiga) erhöht die Zuckerausscheidung über den Urin und wirkt so blutzuckersenkend ohne Unterzuckerungsgefahr. Allerdings scheint es häufiger Probleme durch die erhöhten Zuckerkonzentrationen im Urogenitaltrakt zu geben. Auch eine gewisse Exsikkosegefahr bei hohen Blutzuckern ist zu bedenken.

▪ Insulintherapie beim geriatrischen Patienten mit Diabetes

Der Beginn einer Insulintherapie im Alter sollte idealerweise im Rahmen eines strukturierten Behandlungs- und Schulungsprogrammes erfolgen. Bisherige Studien zeigen keine Verschlechterung der Lebensqualität durch den Beginn einer Insulintherapie (Sinclair et al. 2012).

> **Eine Insulintherapie soll bei fehlender Erreichung des individuellen (Glukose-)-Therapiezieles begonnen werden, in der Regel stets bei einem HbA_{1c}>8% nach Ausschöpfung von anderen Maßnahmen.**

Argumente für den frühen Beginn einer Insulintherapie sind das Vorliegen einer Niereninsuffizienz, eine Polypharmakotherapie mit verschiedenen OAD, sowie die zunehmende Malnutrition bei kataboler Stoffwechsellage (Frailty). Dem **praktischen Üben und Überprüfen des Pen-Handlings** kommt eine große Bedeutung zu.

Mit dem Geldzähltest lässt sich die Fähigkeit zur sicheren, selbständigen Insulininjektion gut abschätzen (Zeyfang et al. 2012a). Insulintherapie ist eine der Hauptursachen für notfallmäßige Inanspruchnahme von Krankenhausbehandlung Älterer (Budnitz et al. 2011).

Für die **Strategien der Insulintherapie** gelten prinzipiell die gleichen Grundlagen wie für den jüngeren Patienten. Am verbreitetesten ist in Deutschland nach wie vor die **konventionelle Insulintherapie** mit 2-maliger Gabe von Mischinsulin. Auf korrektes Handling – vor allem durch Mischen – ist zu achten.

Vor allem zu Beginn einer Insulintherapie kann bei vorliegendem metabolischem Syndrom und unzureichender Wirkung der OAD der Start mit einem **Bed-Time-Insulin** sinnvoll sein. Es besteht sowohl die Möglichkeit zur Beibehaltung der oralen Therapie (B.O.T. = basal unterstützte orale Therapie) als auch bei Insulinresistenz zur Insulinmonotherapie. Ein Vorteil bei langwirksamen **Analoginsulinen** besteht in der von der Tageszeit unabhängigen Einsatzmöglichkeit, z. B. auch morgens. Sowohl Insulin Glargin (Lantus) als auch Detemir (Levemir) können im Rahmen einer komplexen medizinisch-sozialen Gesamtplanung sinnvoll zum Einsatz kommen. Möglicherweise bietet Insulin Degludec (Tresiba) zukünftig durch weitere Flexibilität bezüglich des Injektionszeitpunkts Vorteile.

Die **supplementäre Insulintherapie** (S.I.T.) kann auch im Alter eingesetzt werden; möglich ist auch eine Kombinationstherapie mit oralen Antidiabetika. Der Einsatz von kurzwirksamen Analoginsulinen im hohen Alter ist aufgrund des Hypoglykämierisikos nicht standardmäßig sinnvoll. Bei bestimmten Indikationen, z. B. bei der **postprandialen Applikation** je nach tatsächlich gegessener Essensmenge, jedoch sehr hilfreich. Mit dieser Strategie können u. a. **demente oder essgestörte** Patienten in Pflegeheimen erfolgreich behandelt werden.

Fazit für die Praxis

- Wechselwirkungen zwischen Diabetes und den sog. geriatrischen Syndromen (z. B. Demenz, Stürze, Gebrechlichkeit) sind häufig und haben Auswirkungen auf Lebensqualität und Krankheitskosten.
- Therapieziele sind individuell und berücksichtigen vorwiegend funktionelle Aspekte. Spezielle Schulungsprogramme für geriatrische Patienten mit Diabetes wie SGS (Strukturierte Geriatrische Schulung) sowie Programme für Altenpflegekräfte (FoDiAl) oder Pflegekräfte allgemein (DPFK) sollten zum Einsatz kommen.
- Bei der Therapie mit OAD ist insbesondere die renale Clearance zu berücksichtigen. Das Vermeiden von Hypoglykämien hat im Alter einen hohen Stellenwert.
- Eine neue Möglichkeit zur Abschätzung der Fähigkeit zur sicheren Insulin-Selbstinjektion bietet der Geldzähltest.

4.9 Metformin, Sulfonylharnstoffe, Glinide und α-Glukosidasehemmer

S. Matthaei, M. Füchtenbusch, H.-U. Häring

4.9.1 Metformin

▪ Chemische Struktur und Wirkmechanismus

Die Strukturformeln der **Biguanide Metformin, Buformin** und **Phenformin**, die 1957 für die Therapie des Diabetes mellitus Typ 2 zugelassen wurden, sind in ◘ Abb. 4.8 dargestellt. Aufgrund des gehäuften Auftretens von Laktatazidosen wurden Ende der 1970er Jahre Buformin und Phenformin vom deutschen Markt genommen. Metformin verblieb als Kombinationstherapeutikum und ist seit 1995 in Deutschland wieder zur Monotherapie zugelassen, in den USA erfolgte die Zulassung ebenfalls 1995.

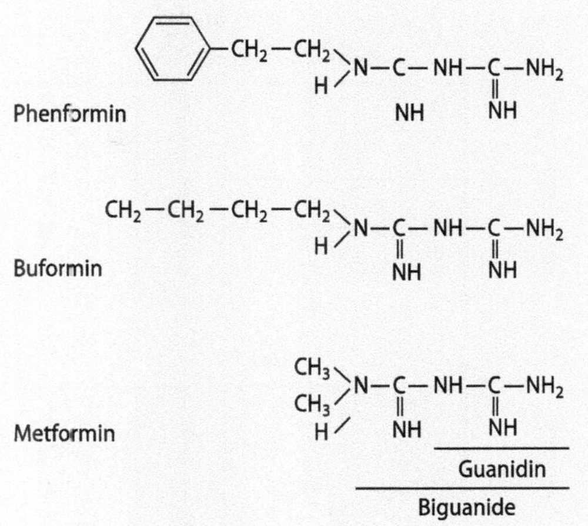

Die antihyperglykämische Wirkung von Metformin besteht in einer Hemmung der endogenen Glukoseproduktion (Stumvoll et al. 1995) sowie in einer Steigerung der Aufnahme von Glukose in die Skelettmuskulatur und in das Fettgewebe (Matthaei et al. 1991, Matthaei u. Hamann 1993). Da beim Typ-2-Diabetes sowohl eine gesteigerte endogene Glukoseproduktion als auch eine verminderte Glukoseaufnahme in die peripheren Insulinzielgewebe vorliegt, greift eine Metformintherapie damit pathophysiologisch sinnvoll in diese beiden defekten Mechanismen ein.

◘ **Abb. 4.8** Strukturformeln der Biguanide Metformin, Buformin und Phenformin

▪ Antihyperglykämische Wirksamkeit

◘ Abb. 4.9 zeigt die Dosis-Wirkungs-Beziehung zwischen der Metformin-Tagesdosis und dem Effekt auf die Nüchtern-Plasmaglukosespiegel und den HbA_{1c}. Diesen Ergebnissen nach ist eine Metformin-Tagesdosis von >2 g mit einer wieder abnehmenden antihyperglykämischen Wirkung assoziiert. Die nicht selten verwendete Dosierung

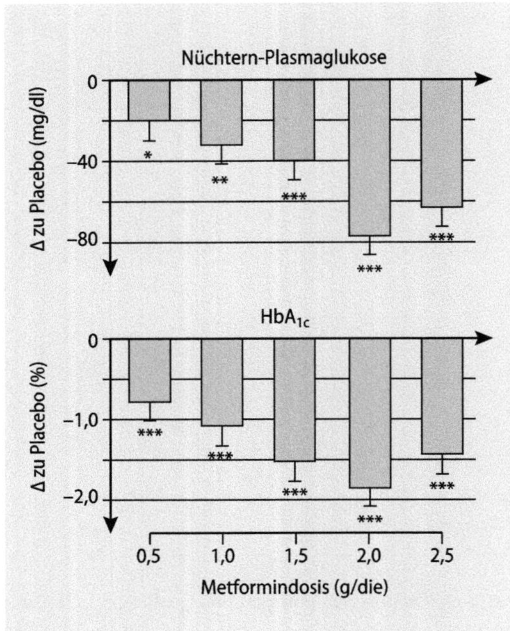

Abb. 4.9 Dosis-Wirkungs-Beziehung zwischen der Metformin-Tagesdosis und dem Effekt auf die Nüchtern-Plasmaglukosespiegel und den HbA_{1c}-Wert. (Adaptiert nach Garber et al. 1997)

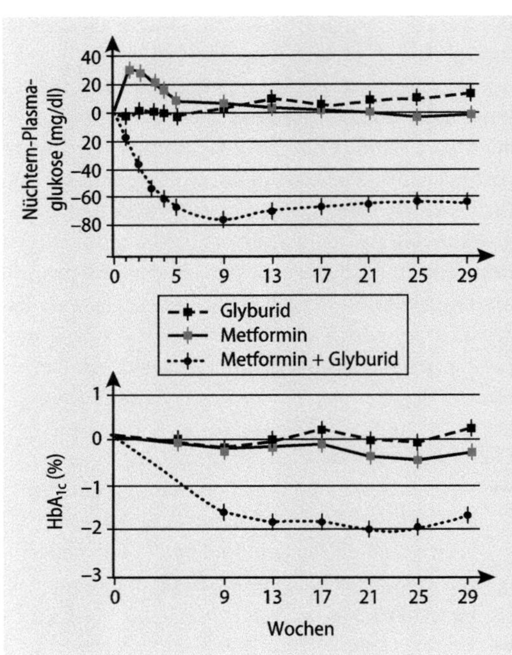

Abb. 4.10 Effekt einer Metformintherapie über 29 Wochen. (Adaptiert nach DeFronzo et al. 1995)

von 3-mal 850 mg Metformin/Tag ist, zumindest nach diesen Daten, in der Regel nicht sinnvoll.

Monotherapie bei diätetisch vorbehandelten Typ-2-Diabetikern

Eine Zusammenfassung der Studien, in denen Metformin bei Typ-2-Diabetikern eingesetzt wurde und bei denen eine Ernährungstherapie allein nicht mehr zum Erreichen des Therapiezieles ausreichte, ergab eine durchschnittliche HbA_{1c}-Senkung von 1,3 % (0,8–2,0; Cusi u. DeFronzo 1998; Abb. 4.10). Auch für die zunehmende Zahl von Kindern und Jugendlichen mit Typ-2-Diabetes ist in der Europäischen Union seit April 2004 ein Metforminpräparat (Glucophage) ab dem 10. Lebensjahr zugelassen.

Kombinationstherapie mit anderen antihyperglykämisch wirksamen Substanzen

Metformin ist während sämtlicher Phasen der chronisch progredienten Erkrankung des Typ-2-Diabetes prinzipiell mit allen anderen verfügbaren antihyperglykämisch wirksamen Substanzen kombinierbar, eine gute Verträglichkeit und Fehlen von Kontraindikationen vorausgesetzt.

Kombinationstherapie mit oralen Antidiabetika

Wenn das individuelle HbA_{1c}-Therapieziel unter einer Metformin-Monotherapie nicht mehr erreicht wird, besteht die Option der Kombinationstherapie mit einem zweiten oralen Antidiabetikum, um das Therapieziel unter Vermeidung von Hypoglykämien und Gewichtszunahme wieder zu erreichen.

Bei der Wahl des Kombinationspartners sollten solche oralen Antidiabetika bevorzugt werden, die kein intrinsisches Hypoglykämierisiko besitzen und keine Gewichtszunahme bewirken, z. B. DPP-4-Inhibitoren (► Abschn. 4.11), SGLT-2-Inhibitoren (► Abschn. 4.12), oder α-Glukosidasehemmer (s. unten). Die zu erwartende zusätzliche HbA_{1c}-Absenkung liegt im Mittel im Bereich von 0,5–1 %, in Abhängigkeit vom Ausgangs-HbA_{1c}.

Bei Kombination mit einem Sulfonylharnstoff, der zu einer unkontrollierten, nichtglukoseabhängigen Steigerung der Insulinsekretion führt, steigt das Hypoglykämierisiko deutlich. So konnte in direkten Vergleichsstudien mit DPP-4-Inhibitoren bzw. SGLT-2-Inhibitoren gezeigt werden, dass das Hypoglykämierisiko unter der Sulfonylharnstofftherapie um den Faktor 5–10 ansteigt. Darüber hinaus ist eine Sulfonylharnstofftherapie im direkten Vergleich zu DPP-4-Inhibitoren bzw. SGLT-2-Inhibitoren mit einer signifikanten Gewichtszunahme von etwa 3–5 kg KG assoziiert.

Die Hinweise aus Metaanalysen auf eine erhöhte kardiovaskuläre und Gesamtmortalität unter Sulfonylharnstoffen, sollten bei der Wahl des Kombinationspartners für Metformin berücksichtigt werden.

▪▪ Kombinationstherapie mit GLP-1 Rezeptoragonisten

Bei Vorliegen einer Adipositas ist die Kombinationstherapie mit einem GLP-1-Rezeptoragonisten (Exenatide, Exenatide LAR, Liraglutid, Lixisenatid; ► Abschn. 4.11) eine sinnvolle Therapieoption. Neben einer zusätzlichen HbA_{1c} Reduktion um durchschnittlich etwa 1 % ist diese Therapie mit einer Gewichtsreduktion von im Mittel ca. 3 kg KG assoziiert.

▪▪ Kombinationstherapie mit Insulin

Auch bei Patienten, die zur glykämischen Kontrolle eine Insulintherapie benötigen, ist die Fortsetzung der Metformintherapie sinnvoll – das Fehlen von Kontraindikationen vorausgesetzt. Unter dieser Kombinationstherapie kommt es neben der HbA_{1c}-Senkung auch zu einem günstigen Effekt auf die Gewichtsentwicklung. Darüber hinaus ist eine Reduktion der Insulindosis um durchschnittlich 25 % möglich (◘ Tab. 4.13). Die Überlegenheit einer Kombinationstherapie Insulin/Metformin gegenüber anderen Therapieoptionen bei Initiierung einer Insulintherapie konnte z. B. in der FINFAT-Studie gezeigt werden.

Diese Studie untersuchte die Frage nach der optimalen Initiierung einer Insulintherapie bei Typ-2-Diabetikern, die unter alleiniger oraler Therapie das Therapieziel nicht mehr erreichten (Yki-Järvinen et al. 1999). Jeweils etwa 20 Typ-2-Diabetiker mit sekundärem Sulfonylharnstoffversagen wurden in folgende 4 Therapiearme randomisiert:

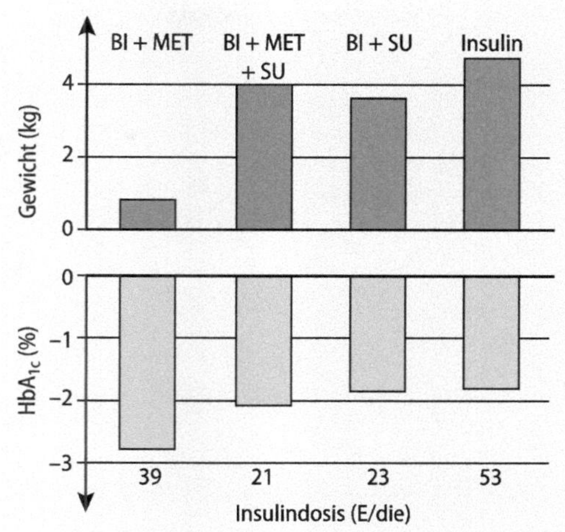

◘ **Abb. 4.11** Die FINFAT-Studie: Vergleich des Effektes einer einjährigen Therapie. (Adaptiert nach Yki-Järvinen et al. 1999)

- NPH-Insulin zur Nacht und Metformin am Tage,
- NPH-Insulin zur Nacht und Metformin + Sulfonylharnstoff am Tage,
- NPH-Insulin und Sulfonylharnstoff am Tage,
- NPH-Insulin zur Nacht und am Tage.

Die in ◘ Abb. 4.11 dargestellten Ergebnisse zeigen, dass die Gruppe, die NPH-Insulin zur Nacht und Metformin am Tage erhielt, die besten Ergebnisse hinsichtlich HbA_{1c}-Senkung und Gewichtsverlauf aufwies.

▪ Effekt von Metformin auf Lipidparameter und Fibrinolyse

Über den antihyperglykämischen Effekt hinaus hat Metformin einen günstigen Einfluss auf die Lipidparameter (Senkung der Triglyzeride um 10–20 %, Erhöhung des HDL-Cholesterins) sowie auf den Plasminogenaktivator-Inhibitor 1 (PAI-1), einen Inhibitor der Fibrinolyse, der häufig bei Patienten mit KHK erhöht ist und durch Metformin reduziert wird. Darüber hinaus wurde von einer metformininduzierten Hemmung der Thrombozytenaggregation berichtet. Insgesamt könnten diese **zusätzlichen antiatherogenen und antithrombotischen Wirkungen** von Metformin die verminderte In-

4

Tab. 4.9 Metformin: Kontraindikationen und Indikationen für das vorübergehende Absetzen

Kontraindikationen	Indikationen für vorübergehendes Absetzen
- Niereninsuffizienz - Kreatininclearance <60 ml/min - Herzinsuffizienz (NYHA III + IV) - Chronische Lebererkrankung, Transaminasen >3-fach erhöht - Schwangerschaft, Stillzeit - Alkoholkrankheit - Respiratorische Insuffizienz	- Gabe von i.v.-Kontrastmitteln - Operation - Jede »schwere Erkrankung« - Kalorienzufuhr unter 1.000 kcal/Tag (Fastenkuren)

NYHA Klassifikation der New York Heart Association.

Tab. 4.10 Vor- und Nachteile einer Metformintherapie

Vorteile	Nachteile
- Pathogenetisch orientiert - Keine Hypoglykämien - Keine Gewichtszunahme - Senkung der Triglyzeride, HDL ↑ - Senkung des Plasminogenaktivator-Inhibitors	- Bei ca. 5 % Absetzen wegen persistierender gastrointestinaler Nebenwirkungen - Gefahr der Laktatazidose bei Nichtbeachtung von Kontraindikationen, insbesondere Niereninsuffizienz

zidenz von kardiovaskulären Ereignissen in der UKPD-Studie erklären (UKPDS 1998).

▪ Nebenwirkungen und Kontraindikationen von Metformin

Etwa 20 % der mit Metformin behandelten Patienten klagen über gastrointestinale Beschwerden (Übelkeit, Diarrhö), bei etwa 5 % muss die Substanz wegen Persistenz der Beschwerden abgesetzt werden. Daher ist bei Metformin eine einschleichende Dosierung sinnvoll: Beginn mit 500 mg 0–0–1, nach 7 Tagen Steigerung auf 1–0–1. Bei guter Verträglichkeit nach weiteren 7 Tagen Erhöhung auf 1 g (1–0–1). Eine sehr seltene Nebenwirkung der Metformintherapie ist die Vitamin-B_{12}-defiziente megaloblastäre Anämie, die nach langjähriger Therapie bei etwa 10 % der Patienten auftritt. Die Laktatazidose stellt eine sehr seltene (ca. 4/100.000 Behandlungsjahre), aber potenziell letale (Mortalität ca. 50 %) Nebenwirkung der Metformintherapie dar. Zwischen 1959 und 1977 wurden insgesamt 330 Fälle von **biguanidinduzierter Laktatazidose** publiziert, von denen 85 % durch Phenformin, 10 % durch Buformin und 5 % durch Metformin verursacht wurden (Luft et al. 1978). Um die auch unter Metformin beschriebenen Laktatazidosen zu vermeiden, sollten die in Tab. 4.9 aufgeführten Kontraindikationen zum Einsatz von Metformin unbedingt beachtet werden. Bei Beachtung der oben genannten Kontraindikationen ist das Risiko einer Laktatazidose unter einer Metformintherapie im Vergleich zu Patienten, die nicht mit Metformin behandelt werden, nicht erhöht, wie eine Cochrane-Metaanalyse von 347 Studien mit insgesamt ca. 125.000 Patientenjahren zeigte (Salpeter et al. 2010).

▪ Empfehlungen zum klinischen Einsatz von Metformin

Metformin ist das Mittel der Wahl bei Patienten mit Typ-2-Diabetes, bei denen das Therapieziel mit nichtpharmakologischen Maßnahmen (Ernährung, Bewegung) allein nicht erreicht wird (UKPDS 1998, Häring et al. 2003). Bei guter Verträglichkeit und Fehlen von Kontraindikationen sollte Metformin in allen Phasen der chronisch progredienten Erkrankung des Typ-2-Diabetes Bestandteil der Therapie sein (Tab. 4.10).

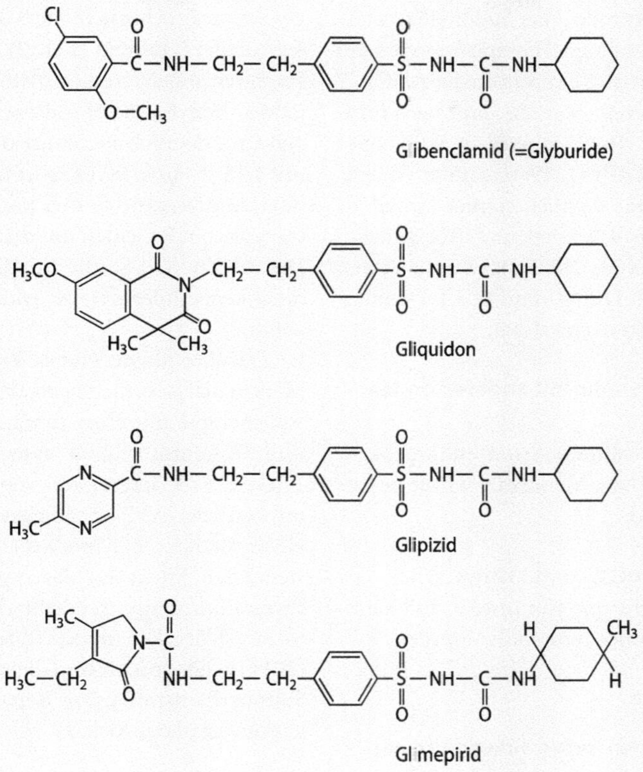

Glibenclamid (=Glyburide)

Gliquidon

Glipizid

Glimepirid

■ **Abb. 4.12** Strukturformeln von Sulfonylharnstoffen

4.9.2 Sulfonylharnstoffe

▪ Chemische Struktur und Wirkmechanismus

Die Strukturformeln einiger zurzeit verwendeter Sulfonylharnstoffe sind in ■ Abb. 4.12 dargestellt. Die Sulfonylharnstoffpräparate werden dem Zeitpunkt ihrer Markteinführung nach in Substanzen der **1. Generation** (z. B. **Carbutamid** [1955], **Tolbutamid** [1956]), der **2. Generation** (z. B. **Glibenclamid** [1969]) sowie der **3. Generation (Glimepirid** [1995], **Gliclazid**) unterteilt. Sulfonylharnstoffe bewirken eine Blutzuckersenkung durch nichtglukoseabhängige Stimulation der Insulinsekretion der pankreatischen β-Zelle. Während ein extrapankreatischer Effekt (Verbesserung der Insulinwirkung in peripheren Insulinzielgeweben) bei den Substanzen der 2. Generation von keiner klinischen Relevanz ist, mehren sich die Hinweise, dass Glimepirid eine extrapankreatische Wirkung aufweist. So konnte im Tiermodell gezeigt werden, dass Glimepirid im Vergleich zu Glibenclamid eine gleich starke Blutzuckersenkung bewirkt, die jedoch mit einer signifikant niedrigeren Insulinsekretionssteigerung assoziiert ist (Müller et al. 1995). Diese indirekten Hinweise auf einen extrapankreatischen Effekt von Glimepirid werden von Clamp-Studien gestützt, die nach i. v.-Gabe von Glimepirid eine Verbesserung der Insulinwirkung bei konstanter Glykämie und Insulinämie zeigten (Overkamp et al. 2002).

▪ Antihyperglykämische Wirksamkeit

Die antihyperglykämische Wirksamkeit einer Sulfonylharnstofftherapie während des ersten Jahres nach Therapiebeginn ist in diversen Studien gut belegt und resultiert in einer Senkung des HbA_{1c}-Wertes von durchschnittlich 1–1,5 %. Studien haben jedoch gezeigt, dass die Nachhaltigkeit der glykämischen Kontrolle unter Sulfonylharnstoffen im Vergleich zu anderen Therapieoptionen am geringsten ausgeprägt ist. So konnte in der ADOPT-Studie über 5 Jahre gezeigt werden, dass, nach initialer Absenkung des HbA_{1c}-Wertes zu Studienbeginn, der Anstieg des HbA_{1c}-Wertes unter Glibenclamid mit 0,28 %/Jahr deutlich stärker ausfiel als unter Metformin (0,14 %/Jahr) und Rosiglitazon (0,07 %/Jahr; Kahn et al. 2006). Auch in direkten Vergleichsstudien mit DPP-4- und SGLT-2-Inhibitoren war dieser Effekt nachweisbar.

▪▪ Kombinationstherapie mit anderen oralen Antidiabetika

Auf die Kombinationstherapie von Sulfonylharnstoffen mit Acarbose bzw. Metformin wurde bereits eingegangen (s. oben).

▪▪ Kombinationstherapie mit Insulin

Eine Kombinationstherapie von Insulin und Sulfonylharnstoffen kann nicht empfohlen werden.

▪ Nebenwirkungen

> **Neben sehr seltenen Nebenwirkungen einer Sulfonylharnstofftherapie (u. a. allergische Reaktionen, gastrointestinale Beschwerden, hämolytische Anämie, Thrombozytopenie, Agranulozytose) kommt der sulfonylharnstoffinduzierten Hypoglykämie, die teilweise einen schweren, selten auch eine letalen Verlauf zeigen, eine klinisch relevante Bedeutung zu.**

Die UKPDS zeigte, dass 18 % der mit Glibenclamid und 37 % der mit Insulin behandelten Typ-2-Diabetiker pro Jahr mindestens eine Hypoglykämie aufwiesen, im Vergleich zu <2 % der Patienten, die mit Ernährungstherapie oder Metformin behandelt wurden. Dabei ist die Mortalität einer sulfonylharnstoffinduzierten Hypoglykämie nicht zu vernachlässigen, sie ist vergleichbar mit der Mortalität einer metformininduzierten Laktatazidose (Campbell 1985). Zwei Studien ergaben, dass das Hypoglykämierisiko bei Glimepiridtherapie niedriger war als unter Glibenclamid (Dills et al. 1996, Holstein et al. 2001). Eine weitere Studie zeigt jedoch, dass sich der Verlauf der glimepiridinduzierten Hypoglykämie nicht signifikant von der glibenclamidinduzierten Hypoglykämie hinsichtlich Schwere und Dauer unterscheidet (Holstein et al. 2003). Insbesondere bei Patienten mit Niereninsuffizienz steigt das Risiko jeder sulfonylharnstoffinduzierten schweren Hypoglykämie deutlich an. In direkten Vergleichsstudien mit DPP-4- bzw. SGLT-2-Inhibitoren war das Hypoglykämierisiko bei den mit Sulfonylharnstoffen therapierten Patienten um den Faktor 5–10 erhöht. Die ADVANCE-Studie mit Gliclazid ergab allerdings kein erhöhtes Hypoglykämierisiko (Patel et al. 2008).

Darüber hinaus gibt es deutliche Hinweise aus Metaananalysen, die zeigen, dass eine Sulfonylharnstofftherapie mit einer erhöhten kardiovaskulären und Gesamtmortalität assoziiert ist. Ob dieser Effekt auf die Interaktion von Sulfonylharnstoffen mit kardialen ATP-abhängigen Kaliumkanälen und einem damit möglicherweise im Zusammenhang stehenden Effekt auf das myokardiale »Ischemic Preconditioning« in Verbindung steht, ist noch nicht geklärt. Die Metaanalyse von Schramm et al. (2011) zeigte jedoch für Gliclazid und auch für das Sulfonylharnstoffanalog Repaglinid kein erhöhtes kardiovaskuläres Risiko.

▪ Empfehlungen zum klinischen Einsatz von Sulfonylharnstoffen

Vor dem Hintergrund der in ◘ Tab. 4.11 dargestellten erheblichen Nachteilen, die mit einer Sulfonylharnstofftherapie assoziiert sind, sollte der Einsatz bei Patienten mit Typ-2-Diabetes überdacht werden und die potenziellen Risiken mit dem Patienten besprochen werden. Falls die Entscheidung gemeinsam mit dem Patienten zugunsten einer Sulfonylharnstofftherapie ausfällt, sollte bevorzugt Gliclazid (Diamicron) eingesetzt werden, welches in der ADVANCE-Studie (Patel et al. 2008) eingesetzt wurde und in Metaanalysen (Schramm et al. 2011) nicht mit dem erhöhten kardiovaskulären Sicherheitsrisiko assoziiert war wie andere Sulfonylharnstoffpräparate. Andererseits stehen mit den DPP-4- und SGLT-2-Inhibitoren therapeutische Alternativen zur Verfügung, die nicht mit einem intrinsischen Hypoglykämierisiko assoziiert sind und die einen günstigeren Effekt auf das Körpergewicht zeigen.

Tab. 4.11 Vor- und Nachteile einer Sulfonylharnstofftherapie

Vorteile	Nachteile
Ausgeprägte Blutzuckersenkung während des ersten Jahres nach Therapiebeginn	– Risiko für Hypoglykämien, mit teilweise schwerem, selten letalem Verlauf, durch unkontrollierte, nichtglukoseabhängige Stimulation der Insulinsekretion. Nicht mit Gliclazid (ADVANCE-Studie, Patel et al. 2008, s. Text) – Gewichtszunahme. Nicht mit Gliclazid (ADVANCE-Studie, Patel et al. 2008, s. Text) – Schlechte Nachhaltigkeit der antihyperglykämischen Wirkung – Metaanalysen: Hinweis für gesteigerte kardiovaskuläre und Gesamtmortalität, nicht für Gliclazid und Repaglinid (Schramm et al. 2011)

4.9.3 Glinide

▪ Chemische Struktur und Wirkmechanismus

Das kurz wirksame, insulinotrope Carbamoylmethyl-Benzoesäure-(CMBA-)Derivat Repaglinid (Novonorm, zugelassen in Deutschland seit 1999) und das D-Phenylalanin-Derivat Nateglinid (Starlix, zugelassen seit 2001) werden unter dem Begriff Glinide zusammengefasst (◘ Abb. 4.13). Aus pharmakologischer Sicht können sie auch als »Sulfonylharnstoffanaloga« bezeichnet werden, da sie über die Sulfonylharnstoff-Rezeptorkonfiguration in der β-Zellmembran wirken (◘ Abb. 4.14). Man geht von zwei distinkten Bindungsstellen am Sulfonylharnstoffrezeptor (SUR) aus, wobei eine spezifisch für den SUR-1 ist, an den hauptsächlich Sulfonylharnstoffgruppen binden, und die andere Bindungsstelle sowohl am SUR-1 als auch am SUR-2 vorkommt und vornehmlich meglitinidähnliche Moleküle bindet. Während der SUR-1 in β-Zellen, α-Zellen und GLP-1-sezernierenden L-Zellen identifiziert wurde, findet sich der SUR-2 hauptsächlich in Skelett- und Herzmuskel-(SURZA) sowie in glatten Muskelzellen (SURZB) (Gribble u. Reimann 2003). Repaglinid bindet wie Glibenclamid und Glimepirid neben dem SUR-1 auch an SUR-2, Nateglinid dagegen wie Gliclazid in therapeutischen Dosen ausschließlich an SUR-1 (Hansen et al. 2002). Die kurzen Halbwertszeiten von Repaglinid (1 h) und Nateglinid (1,4 h) führen nach einem initial schnellen Anstieg der Insulinplasmakonzentration zu einem raschen Abfall der Insulinspiegel, die ihre Ausgangskonzentration nach 2–4 h erreichen. Repaglinid wird in der Leber metabolisiert und hauptsächlich über die Galle ausgeschieden. Nateglinid wird zu über 90 % resorbiert und ebenso in der Leber metabolisiert.

▪ Antihyperglykämische Wirksamkeit

Repaglinid und Nateglinid besitzen eine den Sulfonylhamstoffen, Biguaniden, und PPAR-y-Liganden vergleichbare, dosisabhängige blutzuckersenkende Wirkung mit einer Reduktion der HbA_{1c}-Werte um 0,5–1,5 %. Das Ausmaß der erzielbaren HbA_{1c}-Senkung hängt dabei von der Ausgangshöhe bei Therapiebeginn ab. In einer Head-to-head-Studie fand sich für die Monotherapie mit Repaglinid eine etwas stärkere Absenkung des HbA_{1c} und des Nüchtern-Blutzuckers im Vergleich zu Nateglinid (Rosenstock et al. 2004). Die Kombinationsbehandlung von sowohl Repaglinid als auch Nateglinid mit Metformin führt zu einer weiteren deutlichen Absenkung des HbA_{1c} von 0,5–1,0 % im Vergleich zur alleinigen Therapie mit Metformin, ähnlich wie bei den Sulfonylharnstoffen. Repaglinid ist sowohl für die Monotherapie als auch für die Kombination mit Metformin zugelassen. Für Nateglinid liegt in Deutschland eine Zulassung für die Kombination mit Metformin vor. Nateglinid und Repaglinid sollen nach den Fachinformationen 1–30 min vor jeder Hauptmahlzeit, d. h. in der Regel 3-mal täglich eingenommen werden. Allgemein gilt mit niedrigen Wirkstärken zu beginnen. Für Repaglinid liegen die verfügbaren Dosierungen bei 0,5, 1 und 2 mg, für Nateglinid die Wirkstärken 60 und 120 mg vor.

Im Jahr 2010 hatte der Gemeinsame Bundesausschuss zunächst beschlossen, die Glinide aufgrund eines behaupteten Fehlens eines günstigen Nutzen-Risiko-Profils von der Verordnungsfähigkeit zulasten der GKV auszuschließen. Das Gesundheitsministerium wies diesen Beschluss im Jahr 2011 jedoch mit dem Hinweis zurück, dass es nicht begründbar sei, dass nur für die Glinide, nicht jedoch für die Sulfonylharnstoffe, dieses Bewertungsproze-

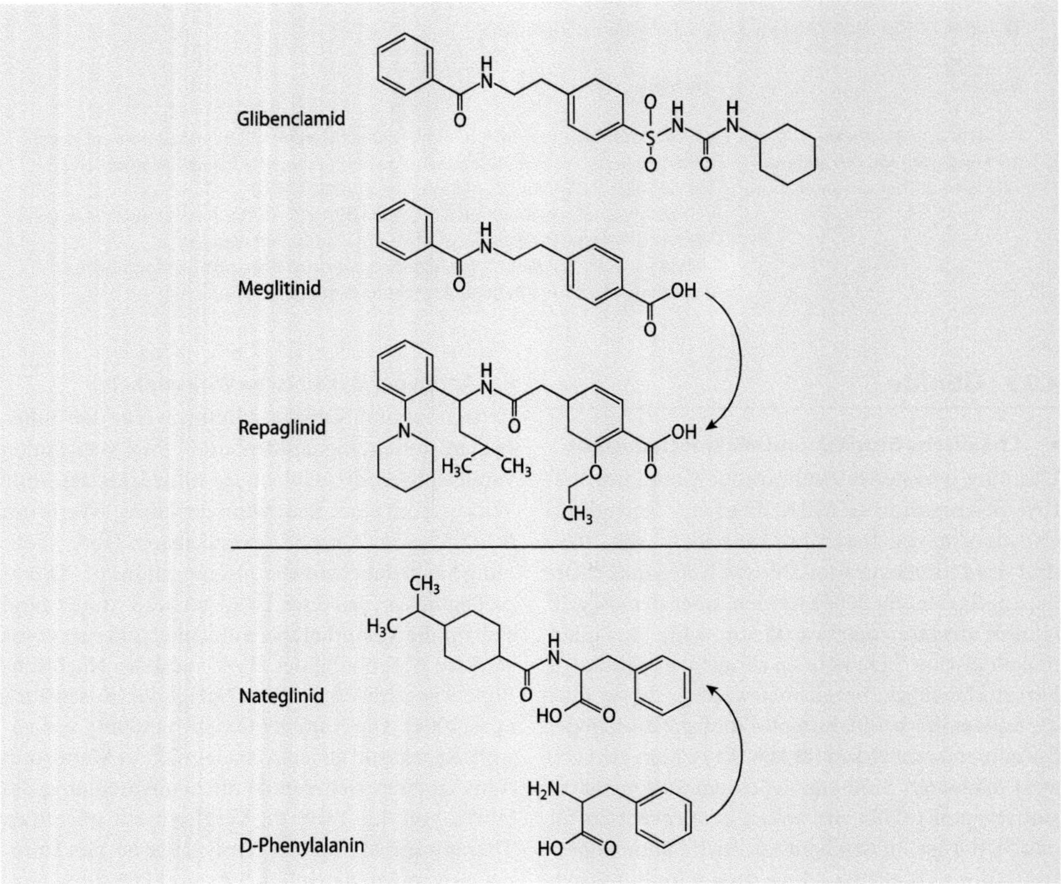

Abb. 4.13 chemische struktur von Gliniden. Repaglinid und Nateglinid sind neue insulintrope Substanzen ohne Sulfonylharnstoffkonfiguration (diese ist bei Glibenclamid *grau* unterlegt). Meteglinid, ein Benzoesäurederivat, stellt die »linke« Seitenkette des Glibenclamids dar, ist ebenfalls insulinotrop, ohne selbst die Sulfonylharnstoffkonfiguration zu besitzen. Repaglinid ist davon abgeleitet und somit ein Derivat der Benzoesäure. Nateglinid ist ein Derivat des D-Phenylalanins

dere durchgeführt worden sei mit dem Ergebnis, dass Glinide weiterhin allgemein verordnungsfähig sind. Bislang gibt es keine kardiovaskulären Endpunktstudien bei Patienten mit Typ-2-Diabetes unter einer Therapie mit Gliniden. Lediglich die NAVIGATOR-Studie (Navigator Study Group 2010) untersuchte den Effekt von Nateglinid auf kardiovaskuläre Endpunkte über 5 Jahre bei Menschen mit einer gestörten Glukosetoleranz und einem hohen kardiovaskulären Risiko bzw. einer etablierten kardiovaskulären Erkrankung. Es konnte zwar kein protektiver, aber immerhin ein neutraler kardiovaskulärer Effekt gezeigt werden.

- **Nebenwirkungen**

Der Vorteil der Glinide gegenüber den Sulfonylharnstoffen besteht insbesondere in der Flexibilisierung der Mahlzeiten und damit im Gewinn von Lebensqualität. Auch wenn in mehreren Studien von kurzer Dauer, meist 12–20 Monate, gezeigt werden konnte, dass es unter Gliniden im Vergleich zu Sulfonylharnstoffen bei Auslassen einer Mahlzeit seltener zu Hypoglykämien kommt, gibt es explizit keine Langzeitdaten, die für den therapeutischen Gebrauch einen Vorteil der Glinide gegenüber den Sulfonylharnstoffen zeigen. Somit gelten analog zu den bei den Sulfonylharnstoffen diskutierten

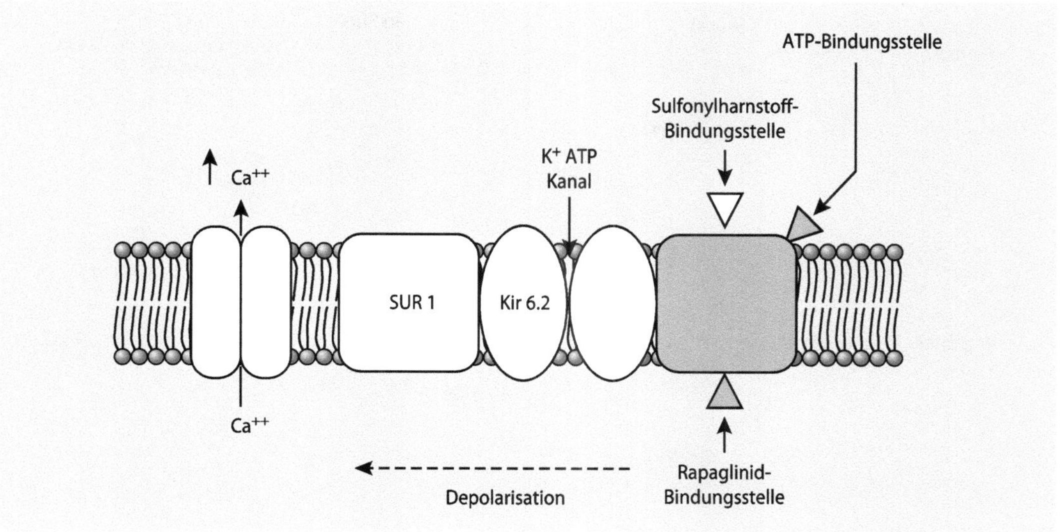

Abb. 4.14 Bindungsstellen für Sulfonylharnstoffe und Glinide (»Sulfonylharnstoffanaloga«) an die β-Zelle. Glibenclamid bewirkt den Schluss des Kaliumkanals über Bindung an den Sulfonylharnstoffrezeptor SUR-1 der β-Zellmembran. Repaglinid und Nateglinid binden ebenfalls an den Sulfonylharnstoffrezeptor. Eine weitere Bindungsstelle besteht für ATP. Die SUR-1-Untereinheit reguliert den Öffnungszustand des Kaliumkanals. (Adaptiert nach Lebovitz 1999)

Nebenwirkungen (s. oben) auch für die Glinide die potenziell schwerwiegenden Konsequenzen einer Hypoglykämie.

Repaglinid zeigte bei gleichzeitiger Anwendung mit Substanzen, welche die Cytochrom-P450-3A4-Aktivität nur mäßig beeinflussen, wie Digoxin, Warfarin, Cimetidin und Theophyilin, keine pharmakokinetischen Wechselwirkungen.

Die gleichzeitige Gabe von Gemfibrozil und Repaglinid erhöht den Plasma-Repaglinid-Spiegel um das bis zu 30-Fache und kann deshalb zu lebensbedrohlichen Hypoglykämien führen (Niemi et al. 2003, Rote-Hand-Brief 2003).

Gemfibrozil inhibiert dabei die Elimination von Repaglinid – wahrscheinlich über die Blockierung des CYP2C8-Wegs, nicht über die Cytochrom-CYP3A4-Schiene. Die gleichzeitige Gabe von Gemfibrozil, Itraconazol über 3 Tage und eine Einmalgabe von 30 mg Nateglinid am 3. Tag bei gesunden Probanden erhöhte die Plasmakonzentration von Nateglinid um 47 %, führte aber zu keinen Änderungen der Blutglukoseprofile (Niemi et al. 2005). Substanzen, die den Abbauweg über eine Inhibition der CYP3A4 blockieren, wie z. B. Clarithromycin oder Itraconazol, erhöhten ebenfalls die Plasmaspiegel von Repaglinid, weswegen diese Kombination ebenso gefährlich ist.

Empfehlungen zum klinischen Einsatz von Gliniden

Sollte im Sinne der individualiserten Therapie trotz des Hypoglykämierisikos in Absprache mit dem Patienten eine Behandlung mit einem Glinid gewählt werden, so kommt für die Monotherapie nur Repaglinid und in Kombination mit Metformin entweder Repaglinid oder Nateglinid in Frage. Glinide können einen Vorteil gegenüber Sulfonylharnstoffen bieten bei Patienten, die eine Flexibilisierung der Mahlzeiten wünschen. Ebenso ist ihr Einsatz bei Patienten mit Niereninsuffizienz möglich. Repaglinid ist kontraindiziert bei mittelschwerer und schwerer Leberinsuffizienz. Bei schwerer Niereninsuffizienz sollte die Dosis von Repaglinid ggf. reduziert werden, auch wenn sich bei insgesamt über 1200 Patienten mit mäßiger Niereninsuffizienz (Kreatinin bis 1,6 mg/dl) selbst bei normaler Dosierung von Repaglinid keine Häufung von Hypoglykämien zeigten. Hasslacher et al. fanden in einer

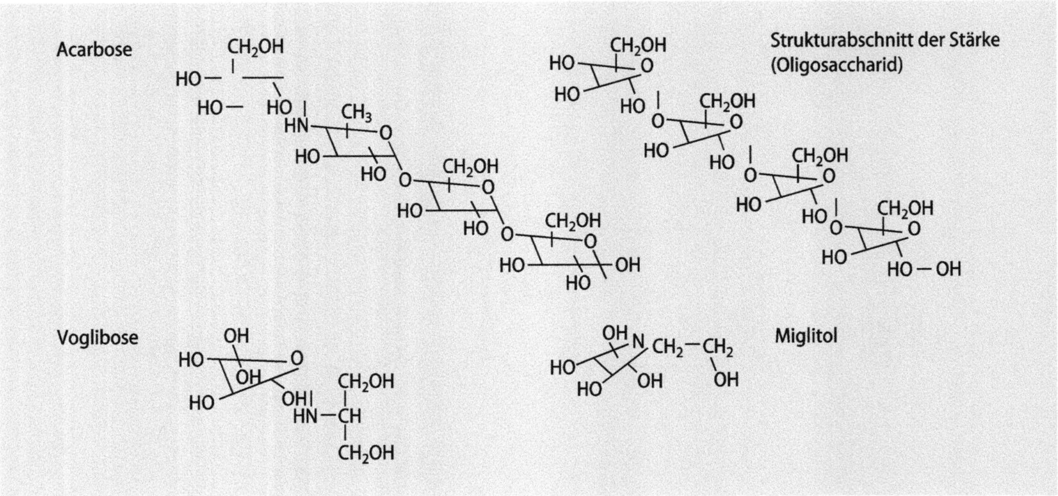

Acarbose

Strukturabschnitt der Stärke (Oligosaccharid)

Voglibose

Miglitol

◻ **Abb. 4.15** Strukturformeln der α-Glukosidasehemmer

Studie bei Typ-2-Diabetikern mit Niereninsuffizienz selbst bei Patienten mit schwerster Niereninsuffizienz keine Häufung von Hypoglykämien auch unter üblicher Dosierung mit Repaglinid (Hasslacher 2003). Nateglinid kann bei mittelschwerer Niereninsuffizienz (Kreatinin-Clearance 15–50 ml/min/1,73 m^2) und bei leichter bis mittelschwerer Leberinsuffizienz eingesetzt werden. Es gilt weiterhin die Empfehlung der Fachinformation zu Starlix, wonach eine Dosisanpassung bei schwerer bis terminaler Niereninsuffizienz „erforderlich sein« könnte. In der Schwangerschaft und Stillzeit dürfen die Glinide, wie auch alle anderen oralen Antidiabetika, nicht gegeben werden.

4.9.4 α-Glukosidasehemmer

▪ Chemische Struktur und Wirkmechanismus

Die chemische Struktur der 3 weltweit zugelassenen α-Glukosidasehemmer **Acarbose, Miglitol** und **Voglibose** ist in ◻ Abb. 4.15 dargestellt. Da die überwiegende Mehrzahl der Grundlagen- und klinischen Studien mit Acarbose durchgeführt wurden, wird im Folgenden v. a. auf diesen α-Glukosidasehemmer eingegangen. Acarbose ist ein Pseudotetrasaccharid (Ersatz von Maltose durch Pseudomaltose), das die Aufnahme von Disacchariden und komplexen Kohlenhydraten im Dünndarm durch die reversible Hemmung der α-Glukosidasen (Glukoamylase, Saccharase, Maltase, Isomaltose, Trehalose) hemmt (Fölsch u. Lembcke 1991).

▪ Antihyperglykämische Wirksamkeit

▪▪ Monotherapie bei diätetisch vorbehandelten Typ-2-Diabetikern

Eine Metaanalyse der plazebokontrollierten Studien zum Effekt von Acarbose auf die Glykämie bei Patienten mit Diabetes mellitus Typ 2, die zuvor nur diätetisch behandelt wurden, zeigte, dass Acarbose (300 mg mittlere Tagesdosis) eine mittlere Reduktion des postprandialen Blutzuckers von 54 mg/dl, des Nüchternblutzuckers von 24 mg/dl sowie des HbA_{1c} von 0,9 % bewirkte (◻ Tab. 4.12, Lebovitz 1998).

▪▪ Kombinationstherapie mit Metformin, Sulfonylharnstoffen und Insulin

◻ Tab. 4.12 zeigt den Effekt einer zusätzlichen Acarbosetherapie bei Typ-2-Diabetikern, die mit Metformin, Sulfonylharnstoffen oder Insulin vorbehandelt und darunter ungenügend eingestellt waren (Lebovitz 1998). Wie aufgrund des unterschiedlichen Wirkmechanismus zu erwarten, bewirkt die zusätzliche Gabe von Acarbose bei jeder der untersuchten Kombinationstherapien eine Reduktion des HbA_{1c} zwischen 0,54 % (Kombination mit Insulin) und 0,85 % (Kombination mit Sulfonylharnstoffen). Wie die Ergebnisse des Acarbose-

Tab. 4.12 Effekt von Acarbose auf die Glykämie von Typ-2-Diabetikern, die mit Metformin, Sulfonylharnstoffen oder Insulin vorbehandelt waren. (Quelle: Lebovitz 1998)

Antidiabetikum	Zahl der Studien	Patienten Gesamtzahl	Acarbose-Dosis (mg/Tag	HbA_{1c}	Effekt auf Nüchtern-Blutzucker mg/dl(mmol/l)	Effekt auf postprandialen Blutzucker mg/dl(mmol/l)
Metformin	2	148	150–600	−0,73 %	−13 (−0,72)	−63 (−3,5)
Sulfonylharnstoffe	4	232	150–600	−0,85 %	−22 (−1,22)	−50 (−2,8)
Insulin	3	175	150–900	−0,54 %	−16 (−0,89)	−47 (−2,6)

Tab. 4.13 Potenzial zur Insulindosisreduktion von nichtinsulinotropen oralen Antidiabetika. (Quelle: Buse 2000, Standl et al. 1999)

Substanz	Insulindosisreduktion
Glitazone	11–57 %
Metformin	15–32 %
Acarbose	8–27 %

Arms der UKPD-Studie zeigten, ist dieser Effekt, der sich in der UKPD-Studie in einer Verbesserung des HbA_{1c} um 0,5 % ausdrückte, über 3 Jahre stabil nachweisbar gewesen. Dieser HbA_{1c}-senkende Effekt war bei den 39 % der Patienten nachweisbar, die auch noch nach 3 Jahren Acarbose einnahmen (Holman et al. 1999). Darüber hinaus haben Studien gezeigt, dass die Ergänzung der Therapie von insulinpflichtigen Typ-2-Diabetikern mit Acarbose zu einer Insulindosisreduktion von 8–27 % führt, ein Effekt, der vor allem bei den adipösen Typ-2-Diabetikern hinsichtlich des Therapiezieles Gewichtsreduktion erwünscht ist (Tab. 4.13).

Einsatz von Acarbose in Typ-2-Diabetes-Präventionsstudien

Tab. 4.14 zeigt eine Zusammenfassung der Studien zur Prävention des Typ-2-Diabetes. Bei diesen Studien wurde der Effekt von einer Lebensstiländerung (fettreduzierte und fettmodifizierte Kost sowie Steigerung der körperlichen Aktivität) bzw. der Einsatz von Pharmaka (Acarbose, Metformin, Sulfonylharnstoff) bei Patienten mit eingeschränkter Glukosetoleranz auf die Konversionsrate zum Typ-2-Diabetes-mellitus untersucht. Ohne therapeutische Intervention beträgt diese Konversionsrate etwa 5–10 % pro Jahr. Die Ergebnisse dieser Studien zeigen, dass das Risiko einer Konversion zum Typ-2-Diabetes durch eine Lebensstiländerung um 58 % (Tuomilehto et al. 2001 [DPS], Knowler et al. 2002 (DPP]), durch Acarbose um 36 % (Chiasson et al. 2002 [STOP-NIDDM]), durch Metformin um 31 % (Knowler et al. 2002 [DPP]) und durch Troglitazon um 56 % (Buchanan et al. 2002) gesenkt werden konnte. Die STOP-NIDDM-Studie zeigte darüber hinaus, dass die Behandlung mit Acarbose zu einer Reduktion von Myokardinfarkten führte (sekundärer Endpunkt der Studie; Chiasson et al. 2003). Zurzeit läuft in China eine kardiovaskuläre Endpunktstudie (ACE-Studie) zum Effekt von Acarbose auf kardiovaskuläre Ereignisse, die Ergebnisse werden voraussichtlich in 2014 veröffentlicht.

Nebenwirkungen von Acarbose

Aufgrund der niedrigen systemischen Aufnahme von Acarbose (0,5–1,7 %) sind **systemische Nebenwirkungen äußerst selten**. Es sind nur vereinzelte Fälle von Transaminasenerhöhungen publiziert, die nach Absetzen von Acarbose jeweils reversibel waren. Deutlich häufiger sind gastrointestinale Nebenwirkungen (Flatulenz, Meteorismus), die als Folge der Medikamentenwirkung (gesteigertes Kohlenhydratangebot in den distalen Darmabschnitten) auftreten. Die Frequenz dieser für die Compliance abträglichen Nebenwirkungen kann durch eine einschleichende Dosierung deutlich gesenkt werden (Tab. 4.15). So betrug die Abbruch-

Tab. 4.14 Prävention des Diabetes mellitus Typ 2 (Zusammenfassung der Studien)

Studie	Intervention	Risikoreduktion (%)	NNT (n) (3 Jahre)
DPS (Finnland, n = 522)	Lebensstil	58	6,9
DPP (USA, n = 3234)	Lebensstil	58	6,9
DPP (USA, n = 3234)	Metformin	31	13,9
STOP-NIDDM (Europa, Kanada, n = 1429)	Acarbose	36	11
TRIPOD (USA, n = 236)	Trogiitazon	56	–

NNT Numbers needed to treat, *DPS* Diabetes Prevention Study, *DPP* Diabetes Prevention Program, *STOP-NIDDM* Study To Prevent Non-Insulin-Dependent Diabetes Mellitus, *TRIPOD* Trogiitazon In the Prevention Of Diabetes.

Tab. 4.15 Vor- und Nachteile einer Acarbosetherapie

Vorteile	Nachteile
- Keine ernsten Nebenwirkungen - Keine Hypoglykämien - Keine Gewichtszunahme	Häufig gastrointestinale Nebenwirkungen

rate unter diesem Schema in einer 2-jährigen Studie nur 7,5 % (Mertes 1998), eine vergleichbar niedrige Abbruchrate wurde in der STOP-NIDDM-Studie erreicht (Chiasson et al. 1998). Die Daten des Acarbose-Arms der UKPD-Studie zeigen dagegen, dass die Abbruchrate deutlich höher liegt, wenn nicht einschleichend dosiert wird.

▪ mpfehlungen zum klinischen Einsatz von Acarbose

Die postprandiale Hyperglykämie ist eines der Hauptcharakteristika der Kohlenhydrat-Stoffwechselstörung bei Patienten mit eingeschränkter Glukosetoleranz und Typ-2-Diabetes in der frühen, hauptsächlich von der Insulinresistenz geprägten Phase der Erkrankung. Deshalb ist der Einsatz von Acarbose bei diesem Patientenkollektiv pathophysiologisch sinnvoll. In dieser Phase der Erkrankung bewirkt eine Acarbosetherapie die Reduktion des HbA_{1c}-Wertes um etwa 1 % (Lebovitz 1998). Mit dem Fortschreiten der Erkrankung, das häufig mit einer zunehmenden Insulinsekretionsdefizienz assoziiert ist, nimmt die antihyperglykämische Potenz der Acarbose ab und bewegt sich in diesem Stadium im Bereich einer HbA_{1c}-Reduktion um 0,5 % (Holman et al. 1999).

Kontraindikationen Als Kontraindikationen für den Einsatz von Acarbose gelten chronisch entzündliche Darmerkrankungen, Hernien, der Roemheld-Symptomenkomplex sowie eine schwere Niereninsuffizienz mit einer Kreatinin-Clearance von <25 ml/min.

4.10 Glitazone und Glitazare

M. Füchtenbusch

Nachdem Rosiglitazon 2010 in der EU wegen des erhöhten Herzinfarktrisikos vom Markt genommen wurde und 2011 auch für Pioglitazon ein ungünstiges Benefit-Risiko-Verhältnis (Herzinsuffizienz, Frakturrisiko, Blasenkarzinome, Makulaödem?) seitens des Gemeinsamen Bundesausschusses (GBA) in Deutschland konstatiert wurde, mit nachfolgendem Verordnungsausschluss zulasten der Gesetzlichen Krankenversicherung (GKV), spielt die Gruppe der Glitazone in Deutschland heute nur mehr eine untergeordnete Rolle im klinisch-therapeutischen Umfeld.

Im Sinne der personalisierten bzw. individualisierten Diabetesbehandlung ist Pioglitazon als Therapiemodus in der Add-on-Therapie zu Metformin im 2012 publizierten EASD/ADA Position Statement (Inzucchi et al. 2012) nach wie vor wählbar.

Ebenso kann der Einsatz von Pioglitazon bei Patienten mit ausgeprägter Insulinresistenz, schlechter glykämischer Kontrolle trotz hoher Insulindosen, bei welchen eine inkretinbasierte Therapie und konservative Maßnahmen wie eine drastische Einschränkung der Kohlenhydratzufuhr erfolglos bleiben, als Therapieoption erwogen werden (begründete Einzelfallentscheidung). Diese Aspekte werden im Folgenden diskutiert.

▪ Die Dekade der Glitazone (2000–2010): Vom Markterfolg zur Marktrücknahme von Rosiglitazon in der EU und zum Verordnungsausschluss von Pioglitazon in Deutschland

Die in der EU seit dem Jahr 2000 verfügbaren Glitazone Rosiglitazon und Pioglitazon sowie die in den Folgejahren eingeführten Kombinationspräparate mit Metformin gehörten bereits nach nur wenigen Jahren weltweit zu den umsatzstärksten Medikamenten. Beide Präparate wurden vornehmlich als zweites orales Antidiabetikum in Kombination mit Metformin eingesetzt.

▪▪ Rosiglitazon

Im Mai 2007 wurde erstmals von Steven Nissen eine Metaanalyse über 42 Studien vorgelegt, in welcher gezeigt wurde, dass Rosiglitazon das Herzinfarktrisiko um 43 % steigert (Nissen u. Wolski 2007). Der Hersteller von Rosiglitazon stellte daraufhin im gleichen Jahr eine nicht publizierte Interimsanalyse aus der RECORD-Studie zur Verfügung, die kein erhöhtes kardiovaskuläres Risiko mit der Ausnahme eines gesteigerten Risikos für die Entwicklung einer Herzinsuffizienz zeigte, so dass sich die FDA zunächst entschloss, Rosiglitazon lediglich mit einem Warnhinweis zu belegen. Als dann im Jahr 2010 die aktualisierte Metaanalyse von Nissen (Nissen u. Wolski 2010) unter Einbeziehung der RECORD-Daten das erhöhte Herzinfarktrisiko unter Rosiglitazon bestätigte (OR: 1,28; 1,02–1,63) und eine weitere retrospektive Arbeit über Rezepteinlösungen von Diabetespatienten berichtete, dass Rosiglitazon im Vergleich zu Pioglitazon das Risiko von Todesfällen um 14 % und das von Schlaganfällen um 27 % erhöhte (Graham et al. 2010), ging alles ganz schnell: Nach der Entscheidung der European Medicines Agency (EMA), Rosiglitazon vom Markt zu nehmen, erfolgte im Herbst 2010 auch die Marktrücknahme von Rosiglitazon in Deutschland.

▪▪ Pioglitazon

Im Gegensatz zu Rosiglitazon ist die Diskussion über das Benefit-Risiko-Verhältnis von Pioglitazon komplexer und die Bewertungen der nationalen und europäischen Arzneimittelbehörden hierzu unterscheiden sich nicht nur in den Details. So geht das Committee for Medicinial Products for Human Use (CHMP) der EMA auch 2012 noch davon aus, dass für Pioglitazon ein günstiges Risiko-Nutzen-Verhältnis («favourable benefit to risk balance«) für den Einsatz von Pioglitazon nach sorgfältiger Abwägung der Indikationen und Kontraindikationen besteht (u. a. niedergelegt in den Zulassungsentscheidungen für die generischen Nachfolgepräparate von Pioglitazon), während der GBA nach dem Abschlussbericht des IQWIG (Institut für Qualität und Wirtschaftlichkeit im Gesundheitswesen) beschloss, ab April 2011 wegen eines ungünstigen Nutzen-Risiko-Verhältnisses Pioglitazon von der Verordnung zulasten der GKV generell (mit der Ausnahme begründeter Einzelfälle) auszuschließen. Der klinische Nutzen von Pioglitazon liegt zum einem in einer dauerhaften Senkung der Plasmaglukose und zum anderen im Nachweis einer Reduktion eines zusammengesetzten kardiovaskulären Endpunkts (Sterblichkeit, nichttödliche Herzinfarkte und Schlaganfälle) aus der PROACTIVE-Studie (Dormandy et al. 2005). Neben den von Anfang an bekannten Nachteilen von Pioglitazon wie der Entwicklung einer Herzinsuffizienz und Ödemen und einer Gewichtszunahme zeigten sich in den Folgejahren weitere negative Effekte wie ein erhöhtes Frakturrisiko sowie ein erhöhtes Risiko für Blasenkarzinome (s. jeweils Details weiter unten).

▪ Neue Daten zum Spektrum der Nebenwirkungen von Pioglitazon

▪▪ Frakturrisiko und Knochendichte

Die ersten Hinweise auf ein erhöhtes Frakturrisiko fanden sich im ADOPT-Trial, in welchem Rosiglitazon mit Metformin und Glibenclamid bei glukoseintoleranten Patienten über im Mittel 4 Jahre verglichen wurde: Das Frakturrisiko nach dieser Zeit lag für Rosiglitazon mit 15 % doppelt so hoch wie für Metformin (7 %) bzw. Glibenclamid (7 %; Kahn et al. 2006). Auch Observationsstudien mit großen Fallzahlen wie die der UK General Practice Research Database (GPRD) zeigten für die Therapie mit Thiazolidindionen ein um das 4,5-fache erhöhte Risiko für Hüftfrakturen, für Humerusfrakturen eine OR von 2,1 sowie für Unterarmfrakturen von 2,9 (Meier et al. 2008). Die Dauer und die kumulative Dosis korrelierten dabei mit dem Ausmaß des Frakturrisikos. Die umfangreichste Metaanalyse zur Frage der Frakturhäufigkeiten unter Glitazonen aus dem Jahr 2009 untersuchte 10 RCT (»randomized controlled trials«) mit 13.715 Patienten sowie 2 Observationsstudien mit >30.000 Patienten: Während die Frakturraten bei Frauen um das 2,2-Fache (95 % CI, 1,65–3,0) erhöht waren, ergab sich kein erhöhtes Frakturrisiko bei Männern (OR: 1,00, 95 % CI, 0,73–1,39; Loke et al. 2009).

Neuere Daten aus verschiedenen RCT zeigen, dass Pioglitazon die Knochendichte verringert, sowohl bei Männern als auch bei Frauen. Im ACT-NOW-Trial, welches Pioglitazon über knapp 3 Jahre bei adipösen Patienten mit gestörter Glukosetoleranz mit Plazebo verglich, kam es unter Pioglitazon zu einer signifikanten Abnahme der Knochendichte in mehreren Körperregionen, so z. B. in der thorakalen Wirbelsäule und den Rippen bei Frauen sowie in der lumbalen Wirbelsäule und in den Röhrenknochen der Beine bei Männern (Bray et al. 2013).

▪▪ Pioglitazon und Blasenkarzinome

Mehrere aktuelle Studien belegen uniform ein erhöhtes Risiko für Blasenkarzinome unter der Behandlung mit Pioglitazon. Sowohl die FDA als auch die EMA hatten bereits seit 2008 Warnhinweise in die Fachinformationen mit aufgenommen, unklar blieb aber zunächst, wie hoch das Risiko wirklich ist. Die letzte verfügbare Metaanalyse von Bosetti et al. (2013), die 3 Fall-Kontroll- und 14 Kohortenstudien evaluierte, zeigte für Pioglitazon ein um 20 % erhöhtes relatives Risiko, nicht jedoch für Rosiglitazon. Dabei stieg das relative Risiko für eine Behandlung mit Pioglitazon weiter an auf 42 % bei einer Behandlungsdauer >2 Jahre und auf 64 % bei entprechend höheren kumulativen Dosen.

▪ Metabolische Effekte der Glitazone

PPAR-γ-Liganden aktivieren den Peroxisomen-Proliferator-aktivierten Rezeptor-γ-Komplex (PPARγ) im Zellkern der Zielzellen und interagieren als Komplex mit dem sog. RXR (»retinoic acid receptor«, ◘ Abb. 4.16, ◘ Abb. 4.17). Dieser Komplex wirkt nach Bindung an die Desoxyribonucleinsäure (DNS) als Transkriptionsfaktor und stimuliert die Expression insbesondere des Glukosetransporter GLUT-4 und die Lipoproteinlipase sowie auch die Differenzierung von Fettzellen, d. h. die Umwandlung von Präadipozyten zu Adipozyten.

Pioglitazon besitzt eine dosisabhängige blutzuckersenkende Wirkung mit einer Reduktion der HbA_{1c}-Werte zwischen 0,5 und 1,5 % in Abhängigkeit von der Ausgangshöhe bei Therapiebeginn. Der volle therapeutische Effekt tritt erst nach etwa 8–12 Wochen ein.

Die stoffwechselaktiven Metabolite des Pioglitazons wirken bis zu 24 h, weswegen eine Einmalgabe von Pioglitazon ausreichend ist. Die durchschnittliche Gewichtszunahme nach 26 Wochen beträgt für Pioglitazon knapp 3 kg. Die Zunahme des Körpergewichts über 26 Wochen beträgt für Pioglitazon in der Kombination mit Sulfonylharnstoffen sowie mit Metformin etwa 2 kg, zusammen mit Insulin jedoch bis zu 5,4 kg.

▪ Effekte der Glitazone auf kardiovaskuläre Risikofaktoren und Marker diabetischer Komplikationen

PPARγ-Liganden haben neben der Blutzuckersenkung günstige Effekte auf die diabetische Dyslipidämie, die Blutdrucksenkung, die Reduktion der Mikroalbuminurie sowie eine verbesserte Fibrinolyse. In mehreren Studien wurden die Triglyzeridspiegel unter PPARγ-Liganden dosisabhängig um bis zu 80 mg/dl (0,91 mmol/l) verringert. Pioglitazon reduzierte auch die Mikroalbuminurie bei Patienten mit Typ-2-Diabetes in einer über 2 Jahre laufenden Open-label-Studie. Darüber hinaus reduzierte Pioglitazon (45 mg/Tag über 26 Wochen) sowohl bei normotensiven als auch bei hypertensiven Patienten den systolischen Blutdruck um 3–5 mmHg.

▪ Duale PPAR-γ- und PPAR-α-Liganden: Neue Entwicklungen (Aleglitazar)

Der PPAR α stellt einen Transkriptionsfaktor und Schlüsselregulator im Lipidstoffwechsel dar, der durch verschiedene Fettsäuren und Eicosanoide

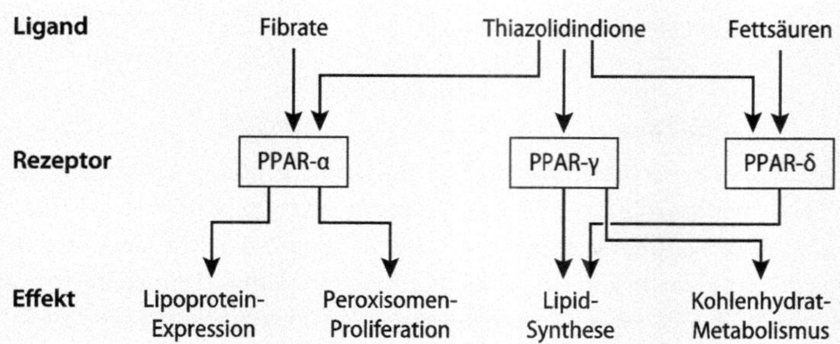

Abb. 4.16 Liganden und Stoffwechseleffekte der PPAR-Rezeptoren. Die Zellkernrezeptoren *PPAR* (Peroxisomen-Proliferator-aktivierter Rezeptor α, γ, δ) binden freie Fettsäuren als natürliche Liganden sowie Fibrate und Thiazolidinedione, wodurch der Kohlenhydrat- und Fettstoffwechsel beeinflusst wird

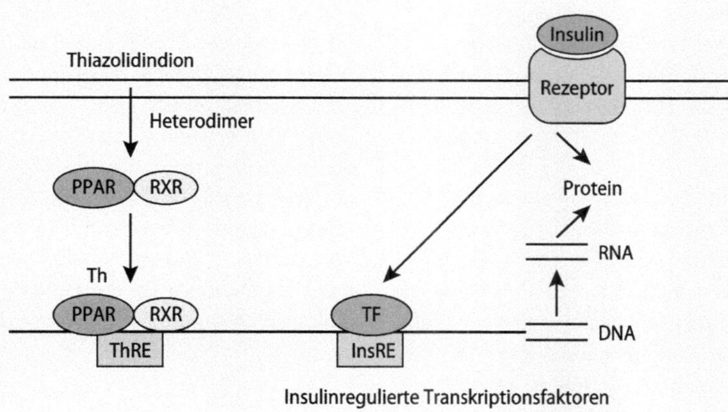

Abb. 4.17 Wirkmechanismus der Thiazolidindione (*PPARγ-Liganden*). Thiazolidinedione (*Th*) stimulieren über Bindung an einen PPARγ- Retinoic-acid-Rezeptor(*RXR*)-Komplex die Expression verschiedener, insulinregulierter Transkriptionsfaktoren (*TF*). Sie verstärken das Insulinsignal in den insulinresistenten Zellen. *RE* »responsive element«, *Ins* Insulin

aktiviert werden kann. Sowohl Thiazolidindione als auch Fibrate senken Triglyzerid- und Cholesterinspiegel über die Aktivierung distinkter Transkriptionsfaktoren der PPAR-Familie. Dabei stellen Fibrate neben endogenen Liganden wie z. B. Leukotriene pharmakologische PPAR-α-Aktivatoren dar, die selektiv die Lipoproteinlipase (LPL) mRNA in der Leber stimulieren und die Expression des Apolipoproteins (Apo) C-III in der Leber hemmen.

Aleglitazar Die Entwicklung aller dualer PPAR-γ- und PPAR-α-Liganden der letzten 10 Jahre wurde wegen erheblicher Nebenwirkungen eingestellt: Muraglitazar wegen kardiovaskulärer Nebenwirkungen, Ragaglitazar wegen eines beobachteten Tumorwachstums bei Nagern, sowie Tesaglitazar wegen einer deutlich reduzierten glomerulären Filtrationsrate (GFR). Aleglitazar wurde dagegen weiterentwickelt und befand sich in Studienphase III. Im Juli 2013 teilte Roche mit, dass die weitere Entwicklung von Aleglitazar beendet worden sei, ohne die Gründe für diese Entscheidung näher zu erläutern. Möglicherweise war als Hauptproblem die Abnahme der Nierenfunktion unter Aleglitazar zu sehen.

Fazit für die Praxis

Für welchen Patienten könnte der Einsatz von Pioglitazon ein günstiges Risiko-Nutzen-Verhältnis bedeuten?

- Pioglitazon kann in Deutschland im Rahmen einer begründeten Einzelfallentscheidung auch bei GKV-versicherten Patienten mit Typ-2-Diabetes nach wie vor eingesetzt werden, und zwar als Monotherapie bei Metforminunverträglichkeit oder bei Patienten mit einer GFR <60 ml/min, bei welcher Metformin kontraindiziert ist. Ebenso ist eine Kombinationstherapie mit anderen oralen Antidiabetika möglich, mit Ausnahme der Kombination mit Dapagliflozin wegen des potenziell erhöhten Risikos für Blasenkarzinome. Auch in der Kombination mit Insulin kann Pioglitazon eingesetzt werden.
- Die Kontraindikationen umfassen alle Stadien der Herzinsuffizienz (NYHA 1–4), Leberinsuffizienz, eine diabetische Ketoazidose sowie ein bestehendes oder in der Vorgeschichte aufgetretenes Blasenkarzinom.
- Insbesondere insulinresistente Patienten mit Typ-2-Diabetes, die trotz einer hohen Insulindosis – erkennbar an einer Dosis von >1 E/kg KG – nur eine unzureichende glykämische Kontrolle erreichen, unabhängig davon, welche anderen oralen Antidiabetika als Komedikation gegeben werden, können von Pioglitazon profitieren. Sinnvoll erscheint ein empirisches Vorgehen über 3–5 Monate, welches die glykämische Wirksamkeit von Pioglitazon (Responder?) ebenso überprüft wie die Entwicklung von Nebenwirkungen (Ödeme, Herzinsuffizienz). Bei Männern mit Typ-2-Diabetes muss im Vergleich zu Frauen nicht von einem erhöhten Risiko für Frakturen ausgegangen werden – dies stellt einen Vorteil bezüglich des Nebenwirkungsprofils dar. Ebenso scheint Pioglitazon die Rate von ischämischen Apoplexrezidiven zu reduzieren, so dass für die Gruppe von Patienten mit einem ischämischen Schlaganfall ein Vorteil zu erwarten ist. Schließlich kann auch eine zeitliche Begrenzung des Einsatzes von Pioglitazon auf <2 Jahre erwogen werden, da für diesen Zeitraum nicht mit einem erhöhten Risiko für Blasenkarzinome gerechnet werden muss.

4.11 GLP-1-basierte Therapien

M. Merkel, D. Müller-Wieland

Das zunehmende Verständnis von Physiologie und Pathophysiologie des Inkretinsystems in den letzten beiden Jahrzehnten ermöglichte die Entwicklung völlig neuartiger Medikamente zur Behandlung des Diabetes mellitus Typ 2. Therapeutische Interventionen an diesem System sind effektiv und potenziell unabhängig von der Wirkung herkömmlicher Antidiabetika. Die Vorteile inkretinbasierter Pharmaka – gerade im Vergleich zu vielen herkömmlichen oralen Antidiabetika – sind fehlende Hypoglykämieentwicklung sowie Gewichtsneutralität bzw. sogar Gewichtsreduktion. Das erste Inkretinanalogon Exenatide wurde 2005 in den USA und 2006 in Europa zugelassen; es folgte 2007 der erste DPP-4(Dipeptidyl-Peptidase-4)-Hemmer Sitagliptin. Obwohl sich gerade DPP-4-Hemmer als sehr gut verträglich erwiesen haben, ist die klinische Langzeiterfahrung und die Kenntnis von möglichen langfristigen Komplikationen dieser Medikamentengruppen noch begrenzt. Dieses Kapitel erläutert die aktuellen pharmakologischen Interventionsmöglichkeiten am Inkretinsystem vor ihrem physiologischen und pathophysiologischen Hintergrund.

4.11.1 Physiologie des Inkretinsystems

Bereits Anfang des 20. Jahrhunderts wurde von Bayliss und Starling postuliert, dass es mit hoher Wahrscheinlichkeit einen Signalweg von der intestinalen Mukosa zum endokrinen Pankreas gibt, der die postprandiale Blutzuckerkontrolle optimiert. Für die zunächst nicht identifizierten Mediatoren dieses physiologischen Mechanismus setzte sich der Begriff »Inkretine« durch. Der klassische Nachweis einer »Inkretin-Wirkung« wurde durch McIntyre und Elrick in den 1960er Jahren geführt, indem gezeigt wurde, dass eine orale Glukosebelastung zu einer 50–70 % stärkeren Insulinantwort führt als intravenöse Glukosegabe mit gleichem Plasmaglukoseverlauf. Physiologische und pathophysiologische Untersuchungen des Inkretinsystems bei Patienten mit Diabetes mellitus Typ 2 in den letzten

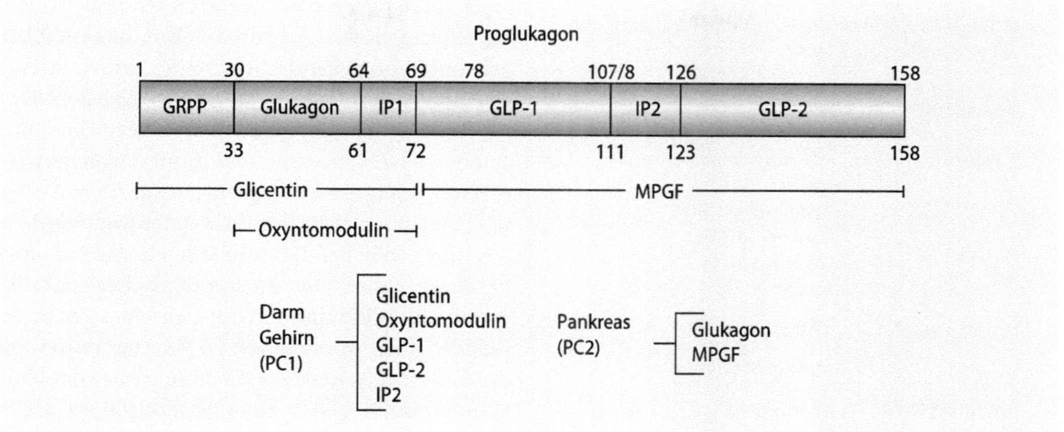

Abb. 4.18 Struktur von Proglukagon und die daraus entstehenden Peptide. Das Proglukagon-Gen wird in vielen Geweben exprimiert; das Proglukagon-Protein wird anschließend gewebeabhängig durch spezifische Proteasen gespalten. In Darm und Gehirn entstehen neben anderen Spaltprodukten GLP-1 und GLP-2; in den pankreatischen α-Zellen Glukagon. Zahlen geben Aminosäurepositionen vom N-Terminus aus an. (Mit freundlicher Genehmigung adaptiert nach Drucker 2005)

Jahrzehnten durch Nauck und Creutzfeldt bildeten schließlich die Grundlage für therapeutische Interventionen am Inkretinsystem.

Derzeit sind zwei Inkretine im engeren Sinne von Bedeutung; GIP (zunächst als Gastric Inhibitory Peptide und später als Glucose-dependent Insulinotropic Polypeptid umbenannt) und GLP-1 (Glukagon-like Peptid 1). Ersteres wurde bei physiologischen Studien an Hunden 1975 identifiziert, das zweite im Rahmen der Klonierung und Sequenzierung der Proglukagon-Genes 1983.

▪ Glucose-dependent Insulinotropic Polypeptid (GIP)

GIP ist ein starker Aktivator der glukoseabhängigen Insulinsekretion. Es wird aus den K-Zellen des proximalen Dünndarms nach Fett- und Glukoseaufnahme sezerniert. Inaktiviert durch DPP-4 (Dipeptidyl-Peptidase 4), hat es eine Halbwertzeit von 5–7 min. In den pankreatischen β-Zellen verstärkt es die Insulinsynthese und wirkt antiapoptotisch. Experimentelle Daten weisen auch auf Effekte in ZNS, Fettgewebe und Knochen hin. Im Gegensatz zu GLP-1 verzögert GIP nicht die Magenentleerung und hemmt auch nicht die postprandiale Glukagonsekretion. Da es bei Patienten mit Diabetes normal (oder sogar verstärkt) sezerniert wird, aber in seiner hyperinsulinämischen physiologischen Funktion im Gegensatz zu GLP-1 dann eher abgeschwächt ist, spielt GIP als therapeutisches Target derzeit keine Rolle (Nauck 2009).

▪ Glukagon-like Peptide 1 (GLP-1)

Das Proglukagon-Gen wird vor allem von intestinalen L-Zellen (distales Jejunum, Ileum und Kolon), aber auch von pankreatischen α-Zellen und Hirnstamm- bzw. Hypothalamusneuronen exprimiert. Zunächst entsteht ein Proglukagon-Prekursor-Protein, das gewebsspezifisch zu verschiedenen reifen Proteinen prozessiert wird. In den α-Zellen entsteht durch die Prohormon-Convertase-2 Glukagon; in intestinalen und neuralen Zellen (z. T. auch in den α-Zellen) durch Prohormon-Convertase-1/3 GLP-1 und GLP-2 (Abb. 4.18). Sezerniert werden dann insbesondere zwei biologisch aktive Formen, das GLP-1(7-36), die Hauptform, und das GLP-1(7-37). Bereits wenige Minuten nach Nahrungsaufnahme sind die GLP-1-Plasmaspiegel deutlich erhöht – wohl eher infolge neuronaler regulatorische Effekte als durch einen direkten Kontakt der distaler liegenden L-Zellen mit der Nahrung. Wie GIP wird GLP-1 durch DPP-4 inaktiviert; die Halbwertszeit liegt hierbei unter 2 min. Durch einen hohen First-pass-Leber-Effekt erreichen nicht einmal 50 % des sezernierten GLP-1 die systemische Zirkulation (Baggio u. Drucker 2007, Nauck 2009).

Tab. 4.16 Wichtige physiologische Wirkungen von GLP-1. (Quelle: Nauck 2009)

Organ/Zelle	Effekt
β-Zellen	↑↑ Glukoseabhängige Insulinsekretion ↑ Glukosesensitivität ↑ Insulinproduktion ↑ Differenzierung ↓ Apoptose
Hypothalamus	↑ Sättigungsgefühl
α-Zellen	↓ Glukagonsekretion
Antrum/Pylorus (direkt oder indirekt)	↓↓ Entleerung ↑ Wandspannung
Kardiomyozyten	↓ Apoptose, Zellprotektion
Gefäßwand	↑ Endothelfunktion, Vasodilatation
Niere	↑ Diurese, Natriurese

Die physiologische Wirkung von GLP-1 erfolgt über einen spezifischen, G-Protein gekoppelten, heterodimeren Transmembranrezeptor, GLP-1R, der in vielen Geweben und Zelltypen (pankreatische α-, β- und δ-Zellen, Kardiomyozyten, Hypophyse, Hypothalamus; auch Lunge, Niere, Magenwand, Darm, Haut, Schilddrüse, exokrines Pankreas und Knochen), aber bisher nicht sicher in Skelettmuskel- und Fettgewebe identifiziert werden konnte. Die wichtigsten physiologischen und therapeutischen Ziele für die Diabetestherapie sind Inselzellen, Hypothalamus und Magenwand.

GLP-1 stimuliert die Insulinsekretion aus den β-Zellen bei erhaltener Glukoseabhängigkeit und induziert hier sowohl Genexpressionals auch Biosynthese von Insulin. In vitro kann GLP-1 die Inselzelldifferenzierung fördern und ihre Apoptose verhindern. Ein weiterer Effekt ist die dosisabhängige Verlangsamung der Magenentleerung – am ehesten über eine vagale Transmission. Der physiologische Sinn dieser Wirkung könnte sowohl in der Verhinderung eines zu raschen postprandialen Blutzuckeranstieges als auch postprandialer Diarrhöen sein. Es entsteht ein Sättigungsgefühl, das vermutlich eine Folge der erhöhten gastrischen Wandspannung und auch einer direkten hypothalamischen Wirkung von GLP-1 ist. Nicht zuletzt reduziert GLP-1 die Glukagonsekretion aus α-Zellen, ohne hierbei den antihypoglykämischen Schutz durch dieses Hormon zu vermindern (Tab. 4.16, Nauck 2009).

Der GLP-1R im Hypothalamus beeinflusst das autonome Nervensystem und damit möglicherweise Blutdruck und Herzfrequenz; in Kardiomyozyten wird eine positive Beeinflussung der Kontraktilität postuliert. Wie bei den Inselzellen konnte in vitro für diese Zellen eine antiapoptotische, GLP-1R-vermittelte Wirkung von GLP-1 gezeigt werden. In Gefäßwänden wurde durch GLP-1 eine Besserung der Endotheldysfunktion direkt und über das NO-System einschließlich einer Vasodilatation nachgewiesen. Dieser Mechanismus könnte die unten beschriebene Blutdrucksenkung und auch einen positiven Effekt auf das Myokardüberleben nach Ischämie mit bedingen (Anagnostis et al. 2011).

Dipeptidyl-Peptidase 4 (DPP-4)

Die DPP-4 ist ein dimeres, transmembranes, 766 Aminosäuren langes Glykoprotein, das ubiquitär auf verschiedenen Zelltypen einschließlich Monozyten und Lymphozyten (hier als CD26 bzw. Adenosin-Deaminase-Complexing-Protein-2 systematisiert) nachweisbar ist. Als Dipeptidase gehört sie zu einer großen Gruppe ähnlicher Peptidasen (gemeinsam z. B. mit DPP-2, DPP-8, DPP-9 und dem fibroblastenaktivierenden Protein) und spaltet Peptide nach einem Alanin oder Prolin in Position 2 N-terminal. Im Falle des GLP-1 entsteht bei der Inaktivierung das nicht insulinotrope GLP-1(9-36), das unter Umständen eine GLP-1-antagonistische Wirkung haben könnte. Zu den in vitro identifizierten Substraten der DPP-4 gehören neben GLP-1 und GIP auch Neuropeptid Y, SDF-1 sowie andere Mediatoren, Zytokine und Chemokine. Diese breite Funktion der DPP-4 lässt bei Hemmung eine Reihe pleiotroper Effekte – positiv oder negativ – erwarten (Jose u. Inzucchi 2012).

4.11.2 Pathophysiologie des Inkretinsystems

Bei Patienten mit Diabetes mellitus Typ 2 ist die Funktion des Inkretinsystems vermindert. Dies drückt sich insbesondere in einer insuffizienten In-

Tab. 4.17 Vergleich therapeutischer Interventionen am Inkretinsystem zu ausgewählten Parametern (nicht alle Angaben sind durch Vergleichsstudien belegt)

	GLP-1-Analoga/GLP-1R-Agonisten	DPP-4-Hemmer
Substanzen z. B.	Exenatide, Liraglutide, Lixisenatide, Albiglutide, Dulaglutide	Sitagliptin, Vildagliptin, Saxagliptin, Linagliptin, Alogliptin
HbA_{1c}-Senkung	+(+)	+
Gewichtsreduktion	++	–
Verzögerung der Magenentleerung	+	–
Appetitreduktion	+	–(?)
Blutdrucksenkung	+	–
Übelkeit	++	–
Herzfrequenzerhöhung	+	–
Akute Pankreatitis	(+)	?
Administration	s.c.	oral
Aktivierung der Inkretinwirkung (ca.)	15- bis 30-fach	3- bis 5-fach

sulinausschüttung (wobei hier noch weitere pathophysiologische Mechanismen eine Rolle spielen) als auch in einer verminderten postprandialen Reduktion der Glukagonsekretion aus. Während in einigen Studien reduzierte GLP-1-Spiegel bei Diabetes mellitus bzw. eine Downregulation von GLP-1-Rezeptoren in Inselzellen berichtet wurden, konnten andere Autoren dies nicht bestätigen. Eine GLP-1-Resistenz bei Diabetes mellitus ist – im Gegensatz zu GIP – ebenfalls nicht zweifelsfrei nachgewiesen. Möglicherweise entsteht die normale Inkretinwirkung nur im Zusammenspiel der beiden Inkretine, die bei Diabetes mellitus Typ 2 komplex gestört ist (Nauck 2009).

4.11.3 Therapeutische Interventionen am Inkretinsystem

Der wesentliche Unterschied zwischen GLP-1-Analoga bzw. GLP-1R-Agonisten und DPP-4-Hemmern ist, dass die Wirkung letzterer durch die Höhe der endogenen Inkretinspiegel limitiert ist, erstere hingegen theoretisch in beliebiger Höhe in pharmakologischen Dosen gegeben werden könnten. Ein weiterer wesentlicher Unterschied ist, dass die Plasmaspiegel der Inkretinmimetika der jeweiligen Galenik entspricht und somit wenigstens eine bestimmte Zeit kontinuierlich erhöht ist, während nach DPP-4-Hemmer-Gabe eine Modulation der Inkretine vorhanden bleibt. Nicht zuletzt ist die periphere Plasmakonzentration und damit die Wirkung der GLP-1-Analoga bzw. GLP-1R-Agonisten nach subkutaner Injektion vergleichsweise höher als die im portalen System, während bei DPP-4-Inhibition ein GLP-1-Effekt infolge seiner physiologischen Sekretion vor allem viszeral zu erwarten ist (Nisal et al. 2012). Einen Vergleich therapeutischer Interventionen am Inkretinsystem zu ausgewählten Parametern zeigt Tab. 4.17.

GLP-1-Analoga bzw. GLP-1R-Agonisten

Der erste zugelassene GLP-1R-Agonist ist Exenatide (Lilly; FDA 2005; EMA 2006; derzeit von AstraZeneca und BMS vermarktet; Tab. 4.18). Dieses einem Speichelprotein aus Heloderma suspectum (Exendin-4) analoge, 39 Aminosäuren lange Peptid weist eine 53 %ige Homologie zu GLP-1 auf und bindet effektiv an den GLP-1R. Es wird nicht durch DPP-4 metabolisiert und hat daher nach subkutaner Injektion einen maximalen Wirkspiegel nach 2 h und fällt dann mit einer Halbwertszeit von 2 h

Tab. 4.18 GLP-1-Analoga bzw. GLP-1R-Agonisten. Byetta, Bydureon, Victoza sowie Lyxumia sind in Deutschland zur Kombinationstherapie mit oralen Antidiabetika bei Patienten mit Diabetes mellitus Typ 2 zugelassen; zum Teil auch in Kombination mit einem Basalinsulin. Bis auf die wöchentlich zu verabreichenden Präparationen sollte einschleichend dosiert werden (Einzelheiten s. aktuelle Fachinformationen)

Substanz (Handelsname; Zulassung EMA)	Protein	Dosierung	Niereninsuffizienz (GFR in ml/min)	Endpunktstudie[a] (erwartet)
Exenatide BID (Byetta 2006)	Rekombinantes Speichelprotein aus Helodermasuspectum	5–10 µg 2-mal täglich	>50 ml/min: keine DANI <30 ml/min: kontraindiziert	–
Exenatide QW (Bydureon 2011)	Exenatide-Mikrosphären	2 mg wöchentlich	>50 ml/min: keine DANI <50 ml/min: kontraindiziert	EXSCEL (2018)
Liraglutide (Victoza 2009)	GLP-1-Analogon (s. Text)	0,6–1,2 (–1,8) mg 1-mal täglich	>60 ml/min: keine DANI <30 ml/min: kontraindiziert	LEADER (2016)
Lixisenatide (Lyxumia 2013)	Modifiziertes Exenatide (s. Text)	10–20 µg 1-mal täglich	>50 ml/min: keine DANI <30 ml/min: kontraindiziert	ELIXA (nach 2015)
Albiglutide (Eperzan 2014)	GLP-1-Dimer an Albumin	30–50 mg wöchentlich	Festlegung steht aus	–

BID 2-mal täglich, *QW* wöchentlich, *DANI* Dosisanpassung bei Niereninsuffizienz
[a] http://www.clinicaltrials.gov; März 2014.

ab; die Elimination ist vor allem renal. Aus diesem Grund muss es 2-mal täglich injiziert werden (Exenatide BID).

Um die 2-mal tägliche Injektion zu umgehen, wurde eine Verzögerungsgalenik entwickelt, bei der 2 mg Exenatide in Mikrosphären gebunden wurden. Dieses Exenatide QW muss nur noch wöchentlich subkutan injiziert werden. Es wurde 2011 in Europa zugelassen.

Liraglutide (NovoNordisk 2009) ist ein langwirksames, synthetisches GLP-1-Analog. Es ist zu 97 % homolog zu GLP-1 und unterscheidet sich von diesem lediglich durch eine zusätzliche γ-Glutamat-Gruppe an Position 26, an die ein Palmitoylrest gebunden ist, und den Ersatz von Arginin 36 durch Lysin. Die Fettsäure erlaubt eine Bindung an Albumin, wodurch die DPP-4-Inaktivierung von Liraglutide blockiert wird. Gleichzeitig führt die Albuminbindung zu einer subkutanen Aggregation am Injektionsort mit einer langsameren Resorption und einer Halbwertzeit von 12–14 h. Liraglutide muss daher nur 1-mal täglich injiziert werden. Die Metabolisierung erfolgt vermutlich vollständig und ohne signifikante Metabolite durch DPP-4 und neutrale Endopeptidase.

Lixisenatide (Sanofi; Zulassung 2/2013) ist ein dem Exenatide ähnlicher GLP-1-Rezeptoragonist mit zusätzlichen 6 Lysinresten C-terminal und Entfernung eines Prolinrestes. Es wird einmal täglich injiziert. Ein Kombinationspräparat mit Insulin Glargin ist vorgesehen.

Albiglutide (GSK) ist ein GLP-1-Analog, das als GLP-1-Dimer mit Albumin fusioniert wurde und einmal wöchentlich injiziert werden soll; es wurde im Januar 2014 von der EMA positiv bewertet. Dulaglutide (Lilly) ist ebenfalls ein langwirksames GLP-1-Analog, das zum Schutz vor Degradation mit einem Fc-Antikörperfragment von IgG4 assoziiert ist; Phase-III-Daten wurden im Juni 2013 vorgestellt. Die Entwicklung von Taspoglutide (Roche/Ipsen) wurde Ende 2010 wegen unerwarteter Hypersensitivitätsreaktionen eingestellt.

▪▪ Therapeutische Wirkung

GLP-1-Analoga und GLP-1R-Agonisten werden bei übergewichtigen Patienten mit Diabetes mellitus Typ 2, meist in Kombination mit anderen Antidiabetika – insbesondere Metformin – eingesetzt. Eine Zulassung zur therapeutischen Anwendung für die alleinige Gewichtsreduktion besteht nicht. Die wichtigsten erwünschten Wirkungen sind -Senkung des HbA_{1C} (Ausgangs-HbA_{1c}-abhängig meist etwas mehr als 1 %, in einzelnen Studien um bis zu 1,9 %) und eine Abnahme des Körpergewichts. Die bessere glykämische Kontrolle wird durch eine Modulation der Insulinausschüttung mit stärkerer 1. Phase und (in einigen Untersuchungen) reduzierter 2. Phase erreicht. Gleichzeitig wird die physiologische postprandiale Reduktion des Glukagonspiegels wieder hergestellt. Die Verzögerung der Magenentleerung mit daraus resultierendem geringerem postprandialem Blutzuckeranstieg mag ebenfalls eine Rolle bei der HbA_{1c}-Reduktion spielen. Alle Substanzen wirken alleine und in Kombination mit Metformin, Insulin, Glitazonen oder Sulfonylharnstoffen; der Effekt lässt auch im Verlaufe mehrerer Jahre nicht nach. Exenatide QW und Liraglutide scheinen hier etwas stärker als Exenatide BID zu wirken.

Die erreichbare Gewichtsreduktion beträgt in 6 Monaten durchschnittlich 2–4 kg und scheint ebenfalls bei den länger wirkenden Substanzen etwas stärker als bei Exenatide BID zu sein. Im Vergleich zu gewichtserhöhenden Antidiabetika (Insulin, Sulfonylharnstoffe) ist der Gewichtsunterschied naturgemäß größer. Der Gewichtsverlust ist dosisabhängig und abhängig vom Ausgangs-BMI; nach Absetzen der Pharmaka kommt es erwartungsgemäß zum Rebound. Computertomografisch konnte gezeigt werden, dass insbesondere viszerales Fett reduziert wird. Auf Grundlage von In-vitro-Daten wird postuliert, dass GLP-1-Analoga und GLP-1R-Agonisten einen β-Zellschutz vermitteln und damit den Progress des Diabetes verzögern könnten; die klinische Bestätigung hierfür steht aber noch aus.

▪▪ Unerwünschte Wirkungen

Die häufigsten (>10 %) klinisch beobachteten unerwünschten Wirkungen sind Übelkeit, Erbrechen, Kopfschmerz und Diarrhöen. Gerade zu Beginn der Therapie klagen bis zu 50 % der Patienten über eine gastrointestinale Symptomatik – vor allem Übelkeit; diese ist dosisabhängig und klingt im Verlauf der ersten Therapiewochen ab. Besonders häufig ist sie bei den kürzer wirkenden Medikamenten; bei Exenatide QW berichten aber immer noch über 10 % der behandelten Patienten davon. Seltener sind Appetitminderung, eine oft erwünschte Nebenwirkung sowie Reaktionen an der Injektionsstelle, Schwindel und andere gastrointestinale Beschwerden. Eine Hypersensivitätssymptomatik oder eine akute Pankreatitis wurde bei weniger als 1:1000 der behandelten Patienten beschrieben. Eine Diskussion potenziell schwerwiegender Nebenwirkungen wie schwere Pankreatitis und mögliche Onkogenität wird in ► Abschn. 4.11.4 geführt. Hypoglykämien werden von dieser Substanzgruppe nicht eigenständig verursacht.

Kontraindikationen für GLP-1-Analoga und GLP-1R-Agonisten sind vor allem Niereninsuffizienz, schwere gastrointestinale Erkrankungen, akute Pankreatitis bzw. eine durchgemachte Pankreatitis (◘ Tab. 4.18).

▪▪ Wirkung auf das kardiovaskuläre System

In Anbetracht der erzielten Gewichtsabnahme durch GLP-1-Analoga bzw. GLP-1R-Agonisten sind positive Effekte auf kardiovaskuläre Risikofaktoren nicht unerwartet: Sie senken den systolischen, aber nicht den diastolischen Blutdruck, um 3–6 mmHg. Als Mechanismus werden eine verstärkte Natriurese und eine Besserung der Endothelfunktion angenommen. Weiterhin erhöhen sie die Herzfrequenz um durchschnittlich bis zu 4 Schlägen/min. Mechanismus und klinische Bedeutung dieses Effektes sind allerdings noch nicht geklärt. Für Liraglutide wurde auch eine Reduktion von BNP (»brain natriuretic peptide«) und hsCRP (hochsensitives C-reaktives Protein) beschrieben. Am ehesten als Folge von Gewichtsreduktion und besserer glykämischer Stoffwechsellage sind leichte Besserungen des Lipidprofil (etwas niedrigere LDL-C- und Triglyzeridspiegel) zu werten.

Die Identifikation von GLP-1R im kardiovaskulären System hat Spekulationen über eine direkte Wirkung von GLP-1-Analoga bzw. GLP-1R-Agonisten – möglicherweise im Sinne einer Kardioprotektion – ausgelöst: Eine große retrospektive Studie

Tab. 4.19 Derzeit in der EU zugelassene DPP-4-Hemmer (Handelsnamen nur für Monopräparate). In Deutschland bestehen Kombinationsmöglichkeiten mit Metformin, Sulfonylharnstoffen, Glitazonen und Insulin; alle Substanzen sind auch zur Monotherapie und außer Saxagliptin bei terminaler Niereninsuffizienz zugelassen (Stand März 2014). Linagliptin ist in Deutschland nicht erhältlich

Substanz (Zulassung)	Handelsname	Zulassung	Dosierung (mg)	Niereninsuffizienz (GFR in ml/min)	Endpunktstudie[a] (Ergebnisse)
Sitagliptin (2007)	Januvia Xelevia	FDA EMA	100	>50 ml/min: Keine DANI 30–50 ml/min: 1×50 mg <30 ml/min: 1×25 mg	TECOS (erw. 2014)
Vildagliptin (2008)	Galvus Jalva	EMA Lateinamerika	2-mal 50	>50 ml/min: Keine DANI <50 ml/min: 1×50 mg	–
Saxagliptin (2009)	Onglyza	FDA EMA	5	>50 ml/min: Keine DANI 15–50 ml/min: 1×2,5 mg <15 ml/min: Keine Zulassung	SAVOR-Timi53 (2013)
Linagliptin (2011)	Trajenta	FDA EMA	5	Keine DANI	CAROLINA (erw. 2018)
Alogliptin (2013)	Vipidia	FDA EMA	25	Keine DANI	EXAMINE (2013)

DANI Dosisanpassung bei Niereninsuffizienz, [a]http://www.clinicaltrials.gov; März 2014.

fand weniger kardiovaskuläre Ereignisse und Hospitalisationen bei Patienten, die mit Exenatide therapiert wurden, als bei Kontrollpatienten (Best et al. 2011). In einer anderen Untersuchung konnte z. B. durch periinterventionelle Gabe die Infarktgröße bei STEMI (»ST-elevation myocardial infarction«) reduziert werden; Besserung der Kontraktilität wurde auch in kleineren humanen Studien beschrieben. Eine Veränderung der QT-Zeit durch GLP-1-Analoga und GLP-1R-Agonisten findet sich nicht (Anagnostis et al. 2011, Mundil et al. 2012).

Da die entsprechenden Endpunktstudien noch ausstehen, ist die kardiovaskuläre Sicherheit von GLP-1-Analoga bzw. GLP-1R-Agonisten noch nicht endgültig beurteilbar. Gepoolte Daten aus Phase-II- und -III-Studien lassen einen kardiovaskulären Benefit durch Reduktion von MACE (Major Adverse Cardiovascular Events) um bis zu 30 % vermuten. Für Exenatide QW (EXSCEL), Liraglutide (LEADER) und Lixisenatide (ELIXA) werden derzeit Endpunktstudien zum kardiovaskulären Outcome durchgeführt, deren Ergebnisse aber erst in mehreren Jahren zu erwarten sind.

▪ DPP-4-Hemmer

Inhibition des DPP 4 führt zu einer Erhöhung von GLP-1 und GIP auf mehr als das doppelte mit dem Resultat einer verstärkten und verlängerten Wirkung endogener Inkretine. Im Gegensatz zu den GLP-1-Analoga bzw. GLP-1R-Agonisten wurde durch DPP-4-Hemmer allerdings keine Verlangsamung der Magenentleerung und keine Gewichtsreduktion beschrieben. Der große Vorteil der DPP-4-Hemmer liegt in der Möglichkeit der oralen Administration und der hervorragenden Verträglichkeit.

DPP-4-Hemmer sind Cyanopyrrolidine, die an DPP 4 binden und diese kompetitiv inhibieren. Sie unterscheiden sich deutlich in molekularer Wirkstärke (IC50) und Spezifität für DPP 4 (Tab. 4.19), wobei die klinische Relevanz dieser Unterschiede nicht klar ist. Sitagliptin (MSD, EMA-Zulassung 2007), Saxagliptin (BMS/AstraZeneca 2009) und Vildagliptin (Novartis 2008; nicht in den USA zugelassen) werden hepatisch metabolisiert und renal eliminiert. Linagliptin (2011, Boehringer Ingelheim; derzeit in Deutschland nicht erhältlich), wird über nicht renale Mechanismen ohne wesentlichen Metabolismus eliminiert und muss daher bei

Niereninsuffizienz nicht reduziert werden. Die meisten DPP-4-Hemmer sind als Einzelstoffe und als Fixkombination mit Metformin erhältlich.

▪▪ Therapeutische Wirkung

DPP-4-Hemmer werden zur oralen Therapie bei Diabetes mellitus Typ 2 und in der Regel als Zweitlinientherapie in Kombination mit Metformin, alleine bei Metforminunverträglichkeit oder im Rahmen einer basal unterstützten oralen Therapie (BOT) eingesetzt. Die Verwendung im Rahmen einer oralen Dreifachkombination ist ebenfalls zugelassen; Sitagliptin und Vildagliptin können auch bei terminaler Niereninsuffizienz gegeben werden. DPP-4-Hemmer senken den HbA_{1c} um 0,5–1 %, wie bei allen Antidiabetika in Abhängigkeit vom Ausgangswert. Ihre antihyperglykämische Wirkung ist etwas schwächer als die der GLP-1-Analoga bzw. GLP-1R-Agonisten. Im Gegensatz zu anderen Antidiabetika wie z. B. Sulfonylharnstoffe und Insulin, führen sie – alleine gegeben – nicht zur Gewichtszunahme oder zu Hypoglykämien. Antihyperglykämische-Wirkung, Sicherheit und Nebenwirkungen der DPP-4-Hemmer sind, wenn sie gemäß ihrer jeweiligen Wirkstärke zwischen 5 mg (Saxagliptin, Linagliptin) und 100 mg (Vildagliptin, Sitagliptin) dosiert werden, nicht signifikant unterschiedlich. Lediglich Vildagliptin muss 2-mal täglich gegeben werden. Alogliptin (Takeda, Nesina) ist zurzeit nur in Japan erhältlich und wurde 2013 auch in Europa/USA zugelassen. Wie für GLP-1-Analoga bzw. GLP-1R-Agonisten wird aufgrund von In-vitro-Daten ein β-Zellschutz durch DPP-4-Inhibitoren vermutet, ohne dass bisher ein klinischer Nachweis vorliegt.

▪▪ Unerwünschte Wirkungen

Unerwünschte Wirkungen der DDP-4-Hemmer sind insgesamt selten. Am häufigsten treten Nasopharyngitis, obere Atemwegsinfektionen (bis zu 10 %), Harnwegsinfektionen und Kopfschmerz auf; wobei ein Kausalzusammenhang im Einzelfall nicht zu belegen ist. Extrem selten werden Urtikaria, angioneurotische Ödeme und andere Hypersensitivitätssyndrome beschrieben; diese Nebenwirkungen waren aber mitunter schwer. Gastrointestinale Symptome – wie bei GLP-1-Analoga bzw. GLP-1R-Agonisten häufig – traten nicht regelmäßig auf. Laborchemisch kann es zu einem leichten Anstieg der neutrophilen Granulozyten (um 200/μl) kommen. Hypoglykämien werden von DPP-4-Hemmern nicht eigenständig verursacht. Eine Diskussion bezüglich akuter Pankreatitis und potenzieller Onkogenität wird unten geführt.

Bis auf Überempfindlichkeit, schwere Leberfunktionsstörungen und akute Pankreatitis bestehen keine generellen Kontraindikationen für DPP-4-Hemmer. Vildagliptin ist bei Leberfunktionsstörungen (ab Transaminasen oberhalb des 3-fachen Normwertes) kontraindiziert; diese Laborwerte müssen regelmäßig kontrolliert werden.

▪▪ Wirkung auf das kardiovaskuläre System

Gemessen an den supraphysiologischen Dosen der GLP-1-Analoga bzw. GLP-1R-Agonisten stellt sich die Frage, inwieweit auch für DPP-4-Hemmer eine direkte oder indirekte Kardioprotektion zu erwarten ist. In kleineren klinischen Untersuchungen wurde eine Besserung der linksventrikulären Funktion und Reduktion des Infarktareals durch Sitagliptin bei Patienten mit ischämischer Kardiomyopathie nachgewiesen. Alternativ könnten durch Inhibition von DPP-4 andere protektive Signalweg verstärkt werden, z. B. durch den Stroma Cell Derived Factor (SDF)-1, durch den vermehrt endotheliale Progenitor-Zellen aus dem Knochenmark bereitgestellt werden könnte. Alternativ könnten DPP-4-Hemmer direkt Entzündungsmediatoren wie MCP-1 hemmen. Unter klinischen Gesichtspunkten sind diese Vermutungen allerdings derzeit noch hochspekulativ.

Im Gegensatz zu GLP-1-Analoga bzw. GLP-1R-Agonisten konnten bisher keine konsistenten Effekte von DPP-4-Hemmern auf kardiovaskuläre Risikofaktoren jenseits der Blutzuckerkontrolle nachgewiesen werden. Insbesondere bezüglich der Beeinflussung von Blutdruck und Lipidprofil gibt es keine vielversprechenden Daten.

Für Saxagliptin und für Alogliptin wurden im Herbst 2013 Studien zu kardiovaskulären Endpunkten publiziert. Therapie mit Saxagliptin (SAVOR-TIMI 53; 16.500 Patienten mit Typ-2-Diabetes und KHK bzw. KHK-Risiko) führte bei einer HbA_{1c}-Senkung von 0,2 % in einer mittleren Beobachtungszeit von 2,1 Jahren nicht zu vermehrten kardiovaskulären Endpunkten (kardiovaskulärer Tod, Herzinfarkt, Schlaganfall). Allerdings traten in der Verum-Gruppe etwas häufiger Hospitalisierungen wegen Herzinsuffizienz auf (Scirica et al. 2013). Für Alogliptin (EXAMINE) zeigte sich ein ähnlich günstiges Ergebnis (5400 Patienten, 18 Monate mittlere Beobachtungszeit, HbA_{1c}-Senkung 0,4 %) sogar ohne vermehrte Herzinsuffizienz (White et al. 2013). Beide Studien beweisen die Nichtunterlegenheit (»non-inferiority«) der jeweiligen DPP-4-Hemmer; für den Nachweis einer eventuellen Überlegenheit der Substanzen (also zum Beleg eines eventuellen kardioprotektiven Effektes) waren sie weder geeignet noch in ihrer Beobachtungszeit lang genug. Für Sitagliptin (TECOS) und Linagliptin (Carolina) laufen derzeit entsprechende Studien (◘ Tab. 4.19). Verschiedene Metaanalysen von einzelnen DPP-4-Hemmern oder mit Kombination von Studien unterschiedlicher Substanzen, insbesondere aus gepoolten Phase-III-Daten, bieten ebenfalls keinen Hinweis auf Erhöhung des kardiovaskulären Risikos; sie lassen sogar einen Trend zur Kardioprotektion vermuten.

4.11.4 Mögliche langfristige unerwünschte Wirkungen von therapeutischen Interventionen am Inkretinsystem

Die pathophysiologische und klinische Sinnhaftigkeit therapeutischer Interventionen am Inkretinsystem zur Therapie von Patienten mit Diabetes ist offensichtlich. Dennoch muss an dieser Stelle darauf eingegangen werden, dass die positiven Effekte von Pharmaka gerade zu Beginn ihrer Nutzung eher hoch bewertet werden; längerfristige Komplikationen werden mitunter erst durch breite Anwendung evident. Jüngstes Beispiel dafür ist Rosiglitazon, für das erst nach jahrelanger praktischer Nutzung ein erhöhtes Risiko für kardiovaskuläre Ereignisse nachgewiesen werden konnte, infolgedessen die Substanz nicht nur vom Markt genommen, sondern durch die FDA regelhaft die Durchführung kardiovaskulärer Endpunktstudien gefordert wird. Andererseits können Komplikationen von der Grunderkrankung als Nebenwirkung eingesetzter Medikamente gedeutet werden – im Falle von Diabetes trifft dies insbesondere in Bezug auf akute Pankreatitiden und Neoplasien zu. Die Diskussionen um Glargin in den letzten Jahren zeigt, wie haltlos Spekulationen zum onkogenen Potenzial neuer Substanzen unter Umständen sein können. Gleichzeitig ist aber eine Gewichtung eines möglicherweise geringen, langfristigen onkogenen Potenzials gegenüber einem unmittelbaren klinischen Benefit und Überlebensvorteil durch Stoffwechseleinstellung schwierig (Nauck 2013).

Der übliche Zeitumfang von Endpunktstudien und erst recht die meist unterjährige Dauer von Zulassungsstudien reicht für eine Beantwortung solcher Fragen nicht aus. Aus diesem Grund gibt es in Deutschland, Europa und in den USA Reporting-Systeme, bei denen Nebenwirkungen von Medikamenten durch die behandelnden Ärzte gemeldet werden. Diese Meldungen werden allerdings von fachlichen und politischen Diskussionen beeinflusst, so dass leicht ein «reporting bias« entsteht, bei dem Nebenwirkungen verstärkt von Pharmaka gemeldet werden, bei denen diese auch erwartet werden.

Die Frage ist also, ob therapeutische Interventionen am Inkretinsystem akute Pankreatitiden oder Tumoren verursachen.

Sowohl tierexperimentell als auch bei Patienten mit therapeutischen Interventionen am Inkretinsystem wurden akute Pankreatitiden beobachtet. Dies führte bereits 2007 zu einer Warnmitteilung des FDA; in deren Folge wurden diese als Nebenwirkungen inkretinbasierter Therapien vermehrt gemeldet. Andererseits haben Patienten mit Diabetes **per se** eine erhöhte Wahrscheinlichkeit akuter Pankreatitiden. Dem starken Signal aus z. B. FAERS (FDA Adverse Events Reporting System) stehen Analysen von Versicherungsdatenbanken gegenüber, die wenn überhaupt, ein leicht erhöhtes – eventuell verdoppeltes – Risiko für akute Pankreatitiden durch inkreatinbasierte Therapie erwarten lassen. In jedem Fall ist das Signal für ein erhöhtes Pankreatitisrisiko durch DPP-4-Hemmer deutlich geringer als bei Anwendung von GLP-1-Analoga bzw. GLP-1R-Agonisten. Bei letzteren ist aufgrund der aktuellen Datenlage eine Aufklärung der Patienten bezüglich Symptome und Risiko akuter Pankreatitiden sinnvoll.

Auch in eigenen, unabhängigen Untersuchungen von der FDA und der EMA lässt sich derzeit kein kausaler Zusammenhang zwischen inkretinbasierten Therapien und Pankreasschädigungen nachweisen (Egan et al. 2014). Allerdings sind sich beide Zulassungsbehörden einig, dass hier eine weitere Beobachtung notwendig ist.

Insbesondere Daten aus der Arbeitsgruppe von P.C. Butler weisen bezüglich inkretinbasierter Therapieformen immer wieder auf potenzielle pathogene Mechanismen, präneoplastische Läsionen und Risikokonstellationen hin. So fand Butler vergrößerte Bauchspeicheldrüsen mit vermehrten pankreatischen intraepithelialen Neoplasien und Inselzelladenomen bei einigen verstorbenen Patienten unter inkretinbasierten Therapieformen (Butler et al. 2013). Diese Daten sind derzeit noch nicht mehr als Einzelfallberichte, verlangen aber wegen der Möglichkeit schwerwiegender klinischer Konsequenzen dennoch eine aufmerksame Wertung. Präneoplastische Läsionen und molekulare Mechanismen sind kein Nachweis einer onkogenen Potenz, aber es besteht ein potenzielles Risiko für pankreatische Neoplasien durch inkretinbasierte Therapien (Nauck 2013). Bisher liegen keine klinischen Berichte über die mögliche Entstehung eines Pankreastumors durch inkretinbasierte Therapie vor; allerdings ist dies aufgrund des langsamen Wachstums dieser Tumoren in diesem überblickbaren Zeitraum auch nicht zu erwarten.

In Nager-Studien wurden Hyperplasien der thyreoidalen C-Zellen durch GLP-1-Analoga bzw. GLP-1R-Agonisten gefunden; es stellt sich also die Frage, ob ein erhöhtes Risiko für medulläre Schilddrüsenkarzinome durch Inkretine besteht. Andererseits haben humane C-Zellen im Gegensatz zu denen von Nagern kaum GLP-1R. Es bleibt – wie bei den pankreatischen Neoplasien – das längerfristige Risiko für diese sehr seltene Tumorform abzuwarten.

Fazit für die Praxis

Wie bei allen therapeutischen Interventionen sind Nutzen und Risiko gegeneinander abzuwägen. Pharmakologische Interventionen am Inkretinsystem sind in Bezug auf die diabetische Stoffwechsellage sicher, insbesondere ohne hypoglykämisches Risiko und Gewichtszunahme sowie kardiovaskulär sicher. Derzeit gibt es auf Grundlagen der vorliegenden Daten keinen Anlass, auf diesen klinischen Nutzen zu verzichten. Dennoch sind weiterführende Studien, Beobachtungen und ergebnisoffene wissenschaftlich Diskussionen obligat.

4.12 SGLT-2-Inhibitoren (Gliflozine)

A. Vonbank, C. H. Säly, H. Drexel

4.12.1 SGLT-2-Inhibitoren – eine neue orale antidiabetische Therapiemöglichkeit

Die SGLT-2(»sodium dependent glucose transporter«)-2-Inhibitoren (Gliflozine) stellen eine neue Substanzklasse in der oralen antidiabetischen Therapie dar.

Die Nieren filtrieren pro Tag ca. 180 l Plasma. Darin sind gut 160 g Glukose. Eine Rückresorption erfolgt über die SGL-Transportproteine. Evolutionsbiologisch war dieser Mechanismus wahrscheinlich ein elegantes System, die Energie im Körper zu speichern. SGLT-2-Inhibitoren hemmen die Reabsorption der Glukose in der Niere, was zu einer vermehrten Glukoseausscheidung über den Harn führt und in der Folge den Blutglukosespiegel senkt. Mit der Glukose geht natürlich auch Brennwert verloren.

Aktuell sind mehrere Präparate dieser Substanzklasse in verschiedensten Stadien der Entwicklung bzw. Zulassung: Dapagliflozin – Zulassung bereits in der Europäischen Union (EU), nicht jedoch in den USA, Canagliflozin – Zulassung in den USA, in der EU beantragt, Topogliflozin (Phase-III-Studien), Ipragliflozin (Phase-III-Studien). Empagliflozin (Phase-III-Studien), Luseogliflozin (Phase III) und Remogliflozin (Phase III), weitere werden folgen.

4.12.2 SGLT-2-Inhibitoren hemmen den renalen, natriumabhängigen Glukosetransporter

SGLT ist die Abkürzung für 2 Transportproteine im proximalen Tubulus der Niere, welche für die Rückresorption von Glukose verantwortlich sind. Die glomerulär filtrierte Glukose wird im proximalen Tubulus normalerweise komplett aus dem Primärharn resorbiert, so dass der Urin physiologischerweise glukosefrei ist.

SGLT-1: Sind für die Rückresorption von ca. 10 % der Glukose verantwortlich. Es erfolgt ein

Transport von 2 Natriummolekülen mit 1 Glukosemolekül. Sie befinden sich im spätproximalen Tubulus. SGLT-1 hat eine hohe Affinität, aber nur eine geringe Kapazität für Glukose und Natrium.

SGLT-2: Haben einen wesentlich höheren Anteil an der Glukoserückresorption und eine deutlich geringere Glukose- und Natriumaffinität als SGLT-1-Proteine (die Hypoglykämiegefahr wird dadurch verringert). Sie befinden sich in den frühproximalen Abschnitten des Tubulus. Glukose wird im Verhältnis 1:1 mit Natrium transportiert (1:1 Stöchiometrie).

Die in die Tubuluszelle aufgenommene Glukose gelangt dann mittels zweier Glukosetransporter – GLUT2 in den frühproximalen Abschnitten und GLUT1 in den nachfolgenden Abschnitten – ins Blut (Hardman u. Dubrey 2011).

Die Substanzklasse der SGLT-2-Inhibitoren hemmt diese renalen, natriumabhängigen Glukosetransporter. Vorbild für die Entwicklung dieser Substanzklasse war ein von der Natur gegebenes Modell, die familiäre renale Glukosurie (FRG). Bei dieser Erkrankung liegt ein Defekt des SGLT-2-Transporters aufgrund von Mutationen im SGLT-2-Gen vor. Es kommt zur Glukosurie. Der SGLT-1-Transporter ist dabei mit seiner geringen Kapazität nicht in der Lage, die gesamte Glukosemenge zu transportieren. Allerdings reicht die Kapazität des SGLT-1 aus, um genügend Glukose zurückzugewinnen, damit die Patienten nicht hypoglykämisch werden. Es handelt sich dabei um eine benigne Erkrankung (Abdul-Ghani et al. 2012).

Diese Substanzklasse der selektiven SGLT-2-Inhibitoren bietet daher einen neuen, fundamentalen Ansatz der Behandlung des Diabetes mellitus. Die Entdeckung der antidiabetischen Eigenschaften der SGLT-2-Inhibitoren geht auf ein natürlich vorkommendes Phenolglykosid, das Phlorizin zurück, welches sich zum Beispiel in der Rinde des Apfelbaums findet.

Der Wirkmechanismus ist von Insulin unabhängig. Diese Substanzklasse weist kein inhärentes Hypoglykämierisiko auf.

Klinische Daten deuten bisher daraufhin, dass SGLT-2-Inhibitoren bei nierengesunden Patienten sicher zu jedem Zeitpunkt des Diabetes mellitus Typ 2 eingesetzt werden können (Washburn 2012).

4.12.3 Verfügbare Substanzen

Dapagliflozin Mit Dapagliflozin (Forxiga) kam Ende 2012 der erste SGLT-2-Inhibitor auf den Markt. Eine Zulassung erfolgte für Patienten mit Diabetes mellitus Typ 2, entweder als Monotherapie, oder als Add-on-Therapeutikum in Kombination mit anderen Antidiabetika, inklusive Insulin. Es handelt sich dabei, im Gegensatz zur früher entwickelten Substanzen um keine Prodrug, das Medikament muss also nicht erst metabolisch aktiviert werden. Es weist eine 1200-fache Selektivität für SGLT-2 auf. Dapagliflozin wirkt sowohl auf die Nüchtern-Glukose als auch auf die postprandiale Glukose (Abdul-Ghani et al. 2012).

Dapagliflozin wirkt unabhängig von Alter, Geschlecht, Ethnizität, BMI, Diabetesdauer und β-Zellfunktion.

Dosierung von Forxiga: In der 1. Woche 5 mg, dann 10 mg 1-mal täglich. Wegen des Hämatokritanstiegs bzw. der Hypovolämie sollen Patienten im 1. Monat nach Therapiebeginn etwa ½ l mehr trinken.

Dapagliflozin senkte in Studien den HbA_{1c} um 0,6–0,8 %. Die stärkste Wirkung zeigte sich bei hohen HbA_{1c}-Ausgangswerten (bis 2,7 % HbA_{1c}-Senkung bei Ausgangs HbA_{1c} von 10,1–12 %), wie dies als Grundregel auch bei anderen Antidiabetika beobachtet wird (Ferrannini 2010).

Die Gewichtsabnahme über 2 Jahre betrug 2–3 kg gegenüber der Plazebogruppe, gegenüber der Gruppe mit Sulfonylharnstoffen 3–5 kg. Es zeigte sich ein täglicher Glukoseverlust von 50–60 g/Tag bzw. ein täglicher Energieverlust von 2 00–240 kcal/Tag, was einem Gewichtsverlust von ca. 1 kg Körpergewicht/Monat entspricht (Abdul-Ghani et al. 2012).

Der systolische Blutdruck konnte um bis zu 4 mmHg gesenkt werden, verantwortlich ist hier wahrscheinliche eine RAAS(Renin-Angiotensin-Aldosteron-System)-Hemmung. Der gesteigerte Glukose-Load bei Diabetes bewirkt eine erhöhte Glukose- und Natriumreabsorption durch die SGLT-2-Transporter im proximalen Tubulus. Es wird dabei das RAAS-System aktiviert, was zu einem erhöhten intraglomerulären Druck führt. Durch die Inhibierung des Natriumtransports im proximalen Tubulus und durch das dadurch erhöhte Natrium am juxtaglomerulären Apparat werden die Renin- und Angiotensinsekretion unterdrückt, was zu einer Reduktion des glomerulären Drucks und Hyperfiltration führt (Abdul-Ghani et al. 2012).

Im Gegensatz dazu zeigte sich allerdings ein Anstieg des Hämatokrits, eine Häufung urogenitaler Infekte und eine nicht signifikante, aber numerisch gegebene Karzinomhäufung. Vor allem urogenitale Infektionen wurden dabei unter Dapagliflozin häufiger als unter Plazebo berichtet (4,3 bzw. 3,7 %). Die meisten Infektionen waren leicht bis moderat und führten selten zum Abbruch der Behandlung mit Dapagliflozin, und die Personen sprachen auf eine Erstbehandlung mit einer Standardtherapie an. Diese Infektionen waren bei Frauen häufiger, und bei Personen mit einer entsprechenden Vorgeschichte war eine wiederkehrende Infektion wahrscheinlicher (Abdul-Ghani et al. 2012).

Die Raten für Hypovolämie und Hypotonie (als Zeichen für Exsikkose) waren in beiden Gruppen (Dapagliflozin vs. Plazebo) ähnlich.

Die Wirksamkeit von Dapagliflozin ist von der Nierenfunktion abhängig. Je weniger Glukose filtriert wird, desto weniger kann auch an der tubulären Rückresorption gebunden werden. Die Wirksamkeit ist daher bei Patienten mit moderater Nierenfunktionsstörung reduziert und bleibt wahrscheinlich bei Patienten mit schwerer Nierenfunktionsstörung aus (Abdul-Ghani et al. 2012). Die Anwendung von Dapagliflozin bei Patienten mit moderater bis schwerer Nierenfunktionsstörung (GFR <60 ml/min) wird aktuell nicht empfohlen.

Canagliflozin Canagliflozin (Invokana) ist seit November 2013 in der EU zugelassen. Canagliflozin senkte in Studien den HbA_{1c} um 0,7–0,9 %. Eine Gewichtsreduktion zwischen 2–3 kg über 52 Wochen wird beschrieben. Rosenstock et al. (2012) konnte eine Hypoglykämierate von 0,6 % in der Canagliflozingruppe gegenüber 2 % in der Plazebogruppe zeigen. Ebenfalls war auch mit Canagliflozin eine Blutdrucksenkung von 1,5 mmHg möglich (Stenlof 2013). In den USA wurde es vorerst wegen vermehrter Schlaganfälle insbesondere im 1. Monat der Therapie nicht zugelassen.

Fazit für die Praxis

- Mit der Entwicklung der SGLT-2-Inhibitoren steht eine neue interessante Substanzklasse zur Behandlung des Diabetes mellitus zur Verfügung.
- Vorteile von SGLT-2-Inhibitoren sind sicherlich der insulinunabhängige Wirkmechanismus durch selektive Glukosewiederaufnahmehemmung in den Nieren, die bessere Blutglukosesenkung und Gewichtsreduktion und das deutlich geringere Hypoglykämierisiko im Vergleich zu Sulfonylharnstoffen. Als zusätzlicher Vorteil zeigte sich eine Blutdrucksenkung. SGLT-2-Inhibitoren sind gut mit anderen antihypertensiven Substanzen (Wirkmechanismen) kombinierbar.
- Im ersten Therapiemonat sollten die Patienten etwa ½ l mehr trinken
- Zu den häufigsten unerwünschten Nebenwirkungen gehören urogenitale Infektionen (Vulvovaginitis, Balanitis) und Harnwegsinfektionen.
- Laufende Langzeitstudien müssen in den nächsten Jahren aber noch den Stellenwert von SGLT-2-Inhibitoren zeigen und die Therapiesicherheit in der Diabetesbehandlung beweisen.

4.13 Insulintherapie bei Typ-2 Diabetes

S. Schinner, M. Roden

Insulinresistenz und β-Zellversagen bilden die Grundlage des Typ-2 Diabetes

Beim Typ-2 Diabetes besteht überwiegend eine Insulinresistenz sowie ein relativer Insulinmangel. Dieser ist häufig initial durch Verlust der prandialen Insulinsekretion und in der Folge durch unzureichende basale Insulinsekretion mit gesteigerter hepatischer Glukoseproduktion gekennzeichnet. Dieser Defekt lässt sich auch durch optimale Anwendung aktueller Konzepte der Insulintherapie derzeit noch nicht normalisieren (Krssak et al. 2004).

Intravenös verabreichtes Insulin hat eine Halbwertszeit von ca. 5 min. Der wesentliche Schritt, der die Geschwindigkeit des Wirkeintritts und die Wirkdauer von Insulinpräparaten bestimmt, ist die Resorption aus dem Fettgewebe nach subkutaner Applikation. Hierbei existieren interindividuelle

4

Tab. 4.20 Pharmakokinetik verschiedener Insuline (Handelsnamen in Klammern)

Insulin	Wirkeintritt	Wirkdauer	Wirkmaximum
Normalinsulin (Actrapid) (Berlininsulin H normal) (Huminsulin normal) (Insulin B Braun Rapid) (Insuman Rapid)	30 min	5–7 h	2 h
NPH-Insulin (Berlininsulin H basal) (Huminsulin basal) (Insulin B Braun basal) (Insuman basal) (Protaphane)	60–120 min	12–16 h	4–6 h
Kurzwirksame Insulinanaloga Glulisin (Apidra) Lispro (Humalog) Aspart (NovoRapid)	10–20 min	2–5 h	1 h
Langwirksame Insulinanaloga			
Glargin (Lantus)	60–120 min	20–30 h	Flache Kurve
Detemir (Levemir)	60–120 min	16–20 h	Flache Kurve
Degludec (Tresiba)	60–120 min	>40 h	Flache Kurve
Mischinsuline – Normalinsulin/NPH-Insulin (Actaphane 30 bzw. 50) (Berlininsulin H 30/70) (Huminsulin Profil III) (Insulin B Braun Comb 30/70) (Insuman Comb 15, 25, 50) (Mixtard 30)	30–60 min	12–16 h	4–6 h
Mischinsuline – mit Insulinanaloga (Humalog Mix 25, 50) (Liprolog Mix 25, 50) (NovoMix30)	10–20 min	12–16 h	4–6 h
(Ryzodeg)		>40 h	

Unterschiede. Insulin wird in IE (Internationalen Einheiten) dosiert und in der Regel in einer Konzentration von 100 IE/ml hergestellt (selten 40 IE/ml). Auch bezüglich der blutglukosesenkenden Wirkung einer definierten Insulindosis existieren erhebliche interindividuelle Unterschiede, wobei im Unterschied zu Typ-1-Diabetes auf die Insulinresistenz zu achten ist. Adipöse Patienten beispielsweise benötigen sowohl bezogen auf ihr Gewicht als auch aufgrund ihrer meist ausgeprägten Insulinresistenz höhere Insulindosen als schlanke Patienten, um eine vergleichbare Blutglukosesenkung zu erzielen.

Es werden heute entweder Normalinsulin (verwendete Synonyme sind Altinsulin oder Regulärinsulin) oder Insulinanaloga verwendet. Letztere unterscheiden sich vom Normalinsulin hinsichtlich ihrer Aminosäuresequenz mit dem Ziel, ihre Pharmakokinetik zu verändern. Auch Normalinsulin kann galenisch so aufbereitet werden, dass seine Resorption verlangsamt wird (Neutral-Protamin-Hagedorn- oder NPH-Insulin). Es gibt kurzwirksame Insulinanaloga, die schneller und kürzer wirken als Normalinsulin und langwirksame Insulinanaloga, die länger wirken als NPH-Normalinsulin (◘ Tab. 4.20). Weiterhin stehen Mischinsuline, welche kurz- und langwirksame Insuline in unterschiedlichen Anteilen enthalten, zur Verfügung.

Insulinanaloga unterscheiden sich von Normalinsulinen in der Pharmakokinetik

Die **kurzwirksamen** Insulinanaloga Glulisin, Lispro und Aspart (◘ Tab. 4.20) wirken schneller und kürzer als Normalinsulin, so dass kein Spritz-Ess-Abstand nötig ist. Zudem sind die postprandialen Blutglukoseexkursionen weniger stark ausgeprägt und die Hypoglykämierate ist verringert (Home 2012).

Basierend auf pathophysiologischen und epidemiologischen retrospektiven Untersuchungen (DECODE Study Group 1999) gibt es eine wissenschaftliche Diskussion darüber, ob postprandiale Blutglukosespitzen ein vom HbA_{1c} unabhängiger Risikofaktor für kardiovaskuläre Ereignisse sind. In prospektiven Interventionsstudien wurde dies aber bislang nicht gezeigt (Raz et al. 2009), so dass die Verbesserung der postprandialen Glykämie verglichen mit jener des HbA_{1c} kein primäres Therapieziel darstellt.

Die **langwirksamen** Insulinanaloga Glargin, Detemir und Degludec zeigen ein flacheres und längeres Wirkprofil als NPH-Insulin (◘ Tab. 4.20). Für Glargin und Degludec resultieren daraus eine einmal tägliche Gabe, für Detemir 1–2 tägliche Gaben.

NPH-Insulin hat sein Wirkmaximum nach ca. 4 h, so dass nach einer abendlichen Gabe um ca. 22.00 Uhr nächtliche Hypoglykämien zwischen 2.00 und 3.00 Uhr auftreten können. Dies kann eine Limitation für die optimale abendliche Dosierung darstellen. Die langwirksamen Insulinanaloga führen aufgrund ihres flacheren Wirkprofils seltener zu nächtlichen Hypoglykämien als NPH-Insulin.

Glargin war das erste verfügbare langwirksame Insulinanalogon. Kontroverse In-vitro- und Register-Studien führten in den vergangenen Jahren zu einer Diskussion, ob durch Insulinanaloga, insbesondere durch Insulin Glargin, ein erhöhtes Tumorrisiko entsteht. Eine rezente prospektive Studie zeigte nun bei Patienten unter Insulin Glargin verglichen mit einer Kontrollgruppe über einen Zeitraum von 6,2 Jahren keine erhöhte Tumorinzidenz (Gerstein et al. 2012). Auf Basis von 2 Kohortenstudien mit 175.000 bzw. 140.000 Patienten, die das Auftreten von Mammakarzinomen, kolorektalen Karzinomen und Prostatakarzinomen bei Patienten unter Therapie mit unterschiedlichen Insulinen untersuchten sowie einer Fall-Kontroll-Studie zum Mammakarzinom bei Diabetikerinnen, sieht die European Medicines Agency (EMA 2013) kein erhöhtes Krebsrisiko durch Insulin Glargin. Andererseits ist zu bedenken, dass Patienten mit Adipositas und/oder Diabetes mellitus Typ 2 **per se** ein erhöhtes Tumorrisiko besitzen (Esposito et al. 2012), dessen Ursache nicht gänzlich aufgeklärt ist. Diese Patienten sollten sich jedenfalls Vorsorgeprogrammen unterziehen.

Für Insulin Detemir ist eine etwas geringere Gewichtszunahme beschrieben als für Insulin Glargin, während etwas häufiger Lokalreaktionen an der Injektionsstelle auftreten.

Das neueste Präparat ist Insulin Degludec, das als Monopräparat und als Mischinsulin (Insulin Degludec/Insulin Aspart) in Europa zugelassen ist. Das ultralangwirksame Insulin Degludec (Wirkdauer >40 h) zeigte in Studien weniger Hypoglykämien als Insulin Glargin (Garber 2013). In den USA haben die Zulassungsbehörden allerdings noch Daten zur kardiovaskulären Sicherheit gefordert.

Die HbA_{1c}-Zielwerte bei Typ-2-Diabetes sind individualisiert festzulegen

Prospektive Interventionsstudien zeigten, dass eine Senkung des HbA_{1c} zu einer Verbesserung mikrovaskulärer und makrovaskulärer Endpunkte bei Patienten mit Typ-2-Diabetes führt (UKPDS. Holman et al. 2008, ADVANCE-Studie 2008). Zum anderen ergab die ACCORD-Studie (2008) bei einem Teil der Patienten, die auf einen HbA_{1c}-Zielwert von <6,0 % hin behandelt wurden, eine Übersterblichkeit. Gefährdet waren vor allem Patienten mit hohem kardiovaskulärem Risiko, schlechtem Therapieansprechen und häufigen Hypoglykämien. Es bestand eine positive Korrelation zwischen der Häufigkeit von Hypoglykämien und der Mortalität. Ob diese Beziehung kausal ist, ist nicht geklärt (Gerstein et al. 2008). Die durch das Studienprotokoll bedingte strikte HbA_{1c}-Senkung und die Mehrfachkombinationstherapie könnten dazu beigetragen haben und sollten nicht der klinischen Praxis entsprechen. Dennoch unterstützte diese Studie die Empfehlungen von **individualisierten Zielbereichen** für den HbA_{1c}-Wert. In Abhängigkeit von Lebensalter, Diabetes-Krankheitsdauer, kardiovaskulären und anderen Vorerkrankungen sowie Nebenwirkungen (v.a. Hypoglykämien) unter der Therapie ist ein HbA_{1c}-Zielwert im Korridor von 6,0–8,0 % anzustreben (Inzucchi et al. 2012).

▪ Die Insulintherapie beim Typ-2-Diabetes wird in der Regel nach oralen Antidiabetika begonnen

Der wesentliche Vorteil einer Insulintherapie ist die Möglichkeit, die Dosis so zu titrieren, dass eine effektive HbA_{1c}-Senkung erzielt werden kann. Insulin wirkt auch und besonders im späten Krankheitsstadium, wenn keine ausreichende β-Zellfunktion mehr vorhanden ist. Zu den Nachteilen einer Insulintherapie gehören die Gefahr von Hypoglykämien sowie die Gewichtszunahme. Im Rahmen der Stufentherapie des Typ-2-Diabetes wird Insulin in der Regel eingesetzt, wenn der HbA_{1c}-Zielwert durch eine Lebensstilintervention und Kombinationstherapie aus oralen Antidiabetika (OAD) bzw. GLP-1-Rezeptoragonisten (GLP-1-RA) nicht erreicht wird (Inzucchi et al. 2012).

▪▪ Vorteile einer frühen Insulintherapie?

Eine große prospektive klinische Studie bei Patienten mit hohem kardiovaskulärem Risiko und »Prädiabetes«, definiert als gestörte Nüchternglukose oder gestörte Glukosetoleranz, oder Diabetes mellitus Typ 2 untersuchte die Fragestellung der möglichen Vorteile einer frühen Insulintherapie. Die Studie zeigte keinen signifikanten Unterschied bezüglich makrovaskulärer Endpunkte (Herzinfarkt, Apoplex, kardiovaskulärer Tod) zwischen der Gruppe mit frühzeitigem Einsatz von Basalinsulin (Insulin Glargin) verglichen mit einer Standardtherapie (in der Regel OAD). Zwar verringerte der frühzeitige Einsatz des langwirksamen Insulinanalogons die Progression vom »Prädiabetes« zum Diabetes, führte aber gleichzeitig zu mehr Hypoglykämien und Gewichtszunahme (Gerstein et al. 2012).

Besonders bei sehr hohem HbA_{1c}-Wert lassen aktuelle Leitlinien den frühen Einsatz von Insulin bereits als zweiten Schritt nach Metformin zu, gegenwärtig wird aber die Insulinbehandlung erst nach Versagen einer OAD-Kombinationstherapie empfohlen (Inzucchi et al. 2012).

▪ Es stehen verschiedene Konzepte der Insulintherapie zur Verfügung, die an den Patienten angepasst werden

Konventionelle Insulintherapie Bei der konventionellen Insulintherapie wird ein Mischinsulin morgens und abends gegeben. Es wird ca. 2/3 der Gesamtdosis des Insulins morgens und 1/3 abends gegeben. Eine Schulung im Hinblick auf eine prospektive individuelle Abdeckung von Mahlzeiten (Broteinheiten) ist nicht nötig. Allerdings ist es bei dieser Therapie notwendig, dass regelmäßige und gleichförmige Tagesabläufe und Mahlzeiten bestehen. Probleme entstehen vor allem, wenn Mahlzeiten ausgelassen werden oder sich die körperliche Aktivität wesentlich verändert.

Intensivierte (funktionelle) Insulintherapie Bei der intensivierten Insulintherapie wird ein Basalinsulin 1- oder 2-mal täglich verabreicht und zusätzlich prandiales Insulin (Basis-Bolus-Konzept). Der Patient wird intensiv geschult, um die Insulindosen flexibel anzupassen. Er muss dabei die Blutglukosewerte (nüchtern, prä- und postprandial) messen und die bevorstehenden Mahlzeiten hinsichtlich der Broteinheiten (BE) einschätzen. Zudem muss er lernen, auf Blutzuckerentgleisungen (hyperglykämisch und hypoglykämisch) adäquat zu reagieren, inklusive einer Anpassung der Insulindosis (► Kap. 3.5).

»Basalunterstützte orale Therapie« (B.O.T.) Bei unzureichender HbA_{1c}-Kontrolle unter oraler Therapie kann zur OAD-Therapie ein Basalinsulin hinzugefügt werde. Man spricht dann von einer »basalunterstützten oralen Therapie« (B.O.T.).

»Supplementäre Insulintherapie« (S.I.T.) Wird hingegen zur OAD-Therapie ein prandiales Insulinkonzept hinzugefügt, nennt man dies »supplementäre Insulintherapie«.

Basalinsuline wirken vor allem auf den Nüchternblutzucker, kurzwirksames Mahlzeiteninsulin vor allem auf die postprandialen Blutzuckerwerte. Bei sehr hohen HbA_{1c}-Werten trägt der Nüchternblutglukosewert den größten Anteil zum HbA_{1c}-

Wert bei; bei nahe normalem HbA_{1c}-Wert trägt der postprandiale Blutzucker mehr zum HbA_{1c}-Wert bei (Monnier et al. 2003).

Heute sind die Konzepte der Insulintherapie flexibler geworden, so dass es fließende Übergänge zwischen einer rein basalorientierten Insulintherapie bis zur intensivierten Insulintherapie gibt. Zudem wird Insulin in Kombination mit OAD/GLP-1-RA eingesetzt. Der Verlauf des Diabetes mellitus Typ 2 ist progredient; entsprechend kann sich auch die Strategie der Insulintherapie mit zunehmender Krankheitsdauer verändern.

▪▪ Mit welchem Insulinkonzept soll man beginnen? Basalinsulin oder prandiales Insulin?

Diese Frage wurde in der APOLLO-Studie (Bretzel et al. 2008) sehr stringent am Vergleich von einer 1-mal täglichen Gabe von Basalinsulin (Glargin) versus einer 3-mal täglichen prandialen Gabe des kurzwirksamen Insulinanalogons Lispro untersucht. Es wurden Patienten mit Typ-2-Diabetes nach Versagen der oralen Therapie (HbA_{1c} 8,7 %) untersucht. Bei vergleichbarer Verbesserung der HbA_{1c}-Werte zeigten sich in der Gruppe mit dem Basalinsulin weniger Hypoglykämien als mit dem prandialen Insulinschema. Dabei waren mit dem Basalinsulin weniger Injektionen und weniger Blutzuckermessungen nötig. Es wurde ein einfaches Dosierungsschema verwendet, das auch in der praktischen Arbeit als Vorlage dienen kann:

Das Basalinsulin (in diesem Fall Glargin) wurde mit 10 IE 1-mal täglich begonnen (empfohlen 0,1-0,2 IE/kg KG). Die Dosis wurde nach dem Nüchternblutzucker titriert (Bretzel et al. 2008).

Zu einem ähnlichen Ergebnis kommt die 4-T-Studie, die neben einem Schema mit Basalinsulin und prandialem Insulin auch die Gabe eines Mischinsulins 2-mal täglich bei Patienten nach Versagen der oralen Therapie einschloss.

Der Beginn mit einem Basalinsulin (hier Insulin Detemir) zeigte am wenigsten Hypoglykämien und Gewichtszunahme. Die HbA_{1c}-Verbesserung war zwischen den Gruppen vergleichbar mit einem leichten Vorteil für die Patienten, die mit Basalinsulin begonnen hatten. Zu beachten ist aber auch, dass in der Gruppe mit dem Basalinsulin erst nach 3 Jahren eine vergleichbare HbA_{1c}-Senkung erreicht wurde, nachdem Dosisanpassungen vorgenommen wurden (Holman et al. 2009; Roden 2009). Diese Studie zeigte allerdings auch, dass im Verlauf der Jahre die Insulintherapie bei der Mehrzahl der Patienten erweitert wurde. Die Anpassung der Therapie an die fortschreitende Verschlechterung der Blutzuckerwerte führte dazu, dass nach 3 Jahren die meisten Patienten mit einer Therapie aus basalem plus prandialem Insulin behandelt wurden. Dies wird in der täglichen Praxis nicht anders sein und dazu führen, dass man die Insulintherapie fortdauernd an die Blutzuckereinstellung anpassen muss.

Man wird nach OAD-Versagen bei den meisten Patienten also mit einem Basalinsulin beginnen (◘ Abb. 4.19). Wenn trotz guter Nüchternblutzucker Werte der HbA_{1c}-Wert nicht im Zielbereich ist, wird prandiales Insulin hinzugefügt. Dies kann zunächst als 1-mal tägliche Gabe zu der Mahlzeit mit der größten Kohlenhydratmenge bzw. den größten postprandialen Blutzuckerexkursionen erfolgen. Im Verlauf erfolgen dann häufig mehrere prandiale Insulingaben. Alternativ kann auf eine konventionelle Therapie mit einem Mischinsulin umgestellt werden, wenn das Basalinsulin allein nicht ausreicht (◘ Abb. 4.19).

In der täglichen Praxis wird die Auswahl des Konzepts der Insulintherapie auch stark von der Fähigkeit des Patienten abhängen, diese aktiv mitzugestalten.

▪ Insulin ist ein Kombinationspartner für OAD bzw. GLP-1-RA

▪▪ Welche Kombinationen sind sinnvoll?

Prinzipiell sollte bei Typ-2-Diabetikern **Metformin** fortgeführt werden, wenn eine Insulintherapie begonnen wird, sofern keine Kontraindikationen gegen Metformin bestehen. Metformin verbessert die Insulinsensitivität und verringert die Gewichtszunahme unter Insulin.

Bei Anwendung komplexer Insulinschemata inklusive eines prandialen Insulins, sollten **Sullfonylharnstoffe oder Glinide** abgesetzt werden (Inzucchi et al. 2012).

Glitazone bieten sich unter pathophysiologischen Gesichtspunkten für eine Kombinationstherapie mit Insulin an, spielen aber inzwischen aufgrund des Nebenwirkungsprofils keine nennenswerte Rolle mehr (► Abschn. 4.10). Eine Kombination von Insulin mit **GLP-1-basierten Therapien** ist unter pathophysiologischen Gesichtspunk-

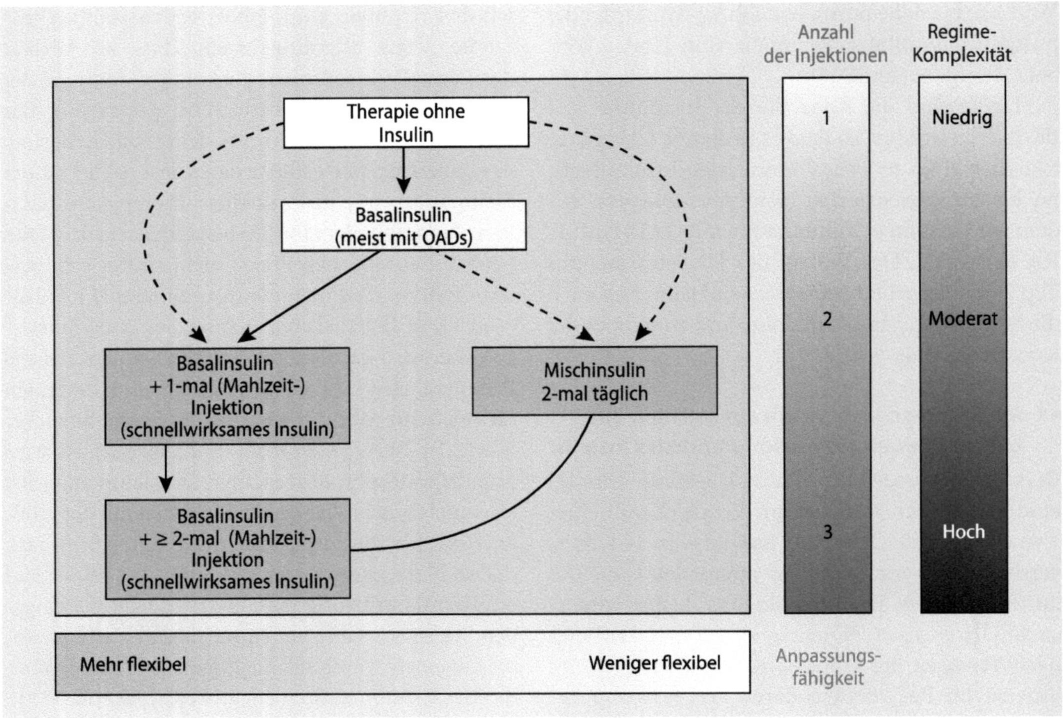

Abb. 4.19 Schema der schrittweisen Erweiterung der Insulintherapie beim Diabetes mellitus Typ 2 (Erläuterung s. Text). (Adaptiert nach Inzucchi et al. 2012)

ten ebenfalls sinnvoll. In klinischen Studien vermindern sowohl DPPIV-Inhibitoren als auch GLP-1-RA den Insulinbedarf zur Erreichung eines gegebenen HbA_{1c}-Zielwertes, was sich in weniger Hypoglykämien niederschlägt. GLP-1-RA wirken zudem der Gewichtszunahme unter Insulin entgegen. Dem stehen die gastrointestinalen Nebenwirkungen GLP-1-basierter Therapien entgegen.

Neuerdings ist auch der **SGLT-2-Inhibitor** Dapagliflozin zur Diabetestherapie zugelassen, auch zur Kombination mit Insulin. Diese Kombination hat unter pathophysiologischen Gesichtspunkten den Vorteil, dass zwei unterschiedliche Mechanismen der Blutzuckersenkung bedient werden.

Fazit für die Praxis

- Die Therapieziele (inklusive dem HbA_{1c}-Zielwert) müssen für den Patienten in Abhängigkeit von Alter, Vorerkrankungen und Therapieansprechen individuell definiert werden.
- Für die Insulintherapie stehen Normalinsulin und dessen langwirksame Form NPH-Insulin sowie kurz- und langwirksame Insulinanaloga zur Verfügung.
- Die Indikation zur Insulintherapie besteht bei Versagen der Kombinationstherapie aus OAD bzw. GLP-1-Rezeptoragonist. Bei sehr hohem HbA_{1c} kann Insulin auch früher eingesetzt werden.
- Der Beginn einer Insulintherapie mit einem Basalinsulin führt zu weniger Hypoglykämien als der Beginn mit einer prandialen Insulintherapie oder einem Mischinsulin.
- Die Therapie mit einem Basalinsulin kann im Verlauf schrittweise um prandiales Insulin erweitert werden oder auf ein Mischinsulin umgesetzt werden.
- Es bieten sich vielfältige Kombinationsmöglichkeiten einer Insulintherapie mit OAD bzw. GLP-1-RA an.

4.14 Wechselwirkungen von Antidiabetika mit anderen Arzneistoffen

H.-G. Joost

4.14.1 Allgemeine Mechanismen von Arzneimittelwechselwirkungen

■ Pharmakokinetische Interaktionen

Resorption und Verteilung Die Resorption von Arzneistoffen kann durch Substanzen, die die Magenentleerung verlangsamen (**Anticholinergica, Opioide**) verzögert werden. Adsorbenzien (**Aktivkohle**), Ionenaustauscherharze (**Colestyramin**) sowie Antazida (**Aluminiumhydroxid**) und **Sucralfat** verringernden den resorbierten Anteil anderer Stoffe.

Metabolismus Geschwindigkeitsbestimmender Schritt des Arzneimittelabbaus ist oft die Oxidation durch Isoenzyme des Cytochroms P450 in der Leber. Hier sind vielfache Wechselwirkungen möglich, da Arzneistoffe die Enzyme sowohl induzieren (Beispiele: **Phenytoin, Rifampicin, Carbamazepin**) als auch kompetitiv hemmen können (**Ketoconazol, Gemfibrozil**). Bekannteste Beispiele sind die Hemmung der Wirkung von **Verapamil** durch den CYP3A4-Induktor **Rifampicin** sowie die Wirkungsverstärkung der Statine **Simvastatin** und **Atorvastatin** durch den CYP3A4-Inhibitor **Gemfibrozil** (Gefahr der Rhabdomyolyse). Auch Naturstoffe beeinflussen das Cytochromsystem: **Johanniskrautpräparate** sind sehr starke Induktoren von CYP3A4 und können deshalb z. B. die Wirkung von **Ciclosporin** abschwächen, während die im **Grapefruitsaft** enthaltenen Furanocoumarine potente Hemmstoffe des Enzyms sind.

Elimination Interaktionen durch Beeinträchtigung der renalen Elimination sind von Substanzen bekannt, die tubulär rückresorbiert oder sezerniert werden. Hier konkurrieren organische und anorganische Kationen und Anionen um ihr jeweiliges Transportersystem. Bekannteste Beispiele mit klinischer Relevanz sind die Hemmung der renalen Elimination von **Penicillin** durch das Urikosurikum **Probenecid** sowie die Hemmung der Elimination von **Lithium** durch einen Natriummangel.

■ Pharmakodynamische Interaktionen

Pharmakodynamische Interaktionen sind zu erwarten, wenn Wirkstoffe in dieselben physiologischen Regulationssysteme oder dieselben zellulären Mechanismen, Rezeptoren, Enzymsysteme und Transmitter eingreifen. Derartige Interaktionen sind oft erwünscht wie die additive Wirkung verschiedener blutzuckersenkender Substanzen, stellen aber auch eine potenzielle Gefährdung dar. Bekannteste Beispiele für sehr gefährliche Interaktionen sind die Kombination von **Sildenafil** und **organische Nitroverbindungen**, die eine sehr starken Blutdruckabfall auslösen kann, sowie die Kombination von Hemmstoffen der Monoaminoxidase (**Moclobemid**) und der Serotoninwiederaufnahme (**Fluvoxamin**), die zum Serotoninsyndrom führt (Flush, Hyperthermie, Blutdruckanstieg, Krämpfe).

4.14.2 Substanzen, die die blutzuckersenkende Wirkung von Antidiabetika verstärken

Die wichtigste Komplikation der blutzuckersenkenden Therapie ist die Hypoglykämie. Hypoglykämien entstehen meistens durch Dosierungsfehler und unzureichende oder unregelmäßige Nahrungsaufnahme. Interaktionen mit anderen Wirkstoffen sind seltener, stellen aber eine nicht zu unterschätzende potenzielle Gefahr dar.

> **Alkohol hemmt die Glukoneogenese und damit die Glukoseabgabe aus der Leber. Damit kann die Wirkung aller blutzuckersenkenden Substanzen einschließlich der der Insuline verstärkt werden. Die Wirkung ist dosisabhängig, bei Alkoholismus mit unregelmäßiger Nahrungsaufnahme ist die Hypoglykämiegefahr besonders groß.**

β-Blocker hemmen die Glykogenolyse und damit ebenso die Glukoseabgabe aus der Leber. Da die Sympathikusblockade zudem die Symptomatik (Tremor, Schwitzen) einer Hypoglykämie unterdrückt, galten sie bei Diabetes mellitus lange Zeit als kontraindiziert. Kontrollierte Studien zeigten jedoch keine Erhöhung der Hypoglykämiehäufigkeit durch β-Blocker.

Die Gefahr der (unerkannten) Hypoglykämien durch β-Blocker sollte bei Indikationsstellung und Therapiekontrolle bedacht werden.

Acetylsalicylsäure (ASS) in höherer Dosierung hemmt die Glukoneogenese und kann deshalb die hypoglykämische Wirkung anderer Antidiabetika verstärken. Da eine hochdosierte ASS-Therapie, wie sie früher bei rheumatischen Erkrankungen durchgeführt wurde, wegen der schlechten Verträglichkeit der Salizylate obsolet geworden ist, ist diese Interaktion klinisch eher unbedeutend.

4.14.3 Substanzen, die die blutzuckersenkende Wirkung von Antidiabetika abschwächen

Die blutzuckersenkende Wirkung von Insulin und anderen Antidiabetika wird durch mehrere Hormone und Arzneistoffe beeinträchtigt. Der Insulinbedarf wird vor allem durch **Glukokortikoide** sowie **Somatotropin** (STH) und sein Analogon **Octreotid**, die Gegenspieler des Insulins im Glukosestoffwechsel sind, erhöht.

Klinische Interventionsstudien haben gezeigt, dass **Hydrochlorothiazid** die Symptome des metabolischen Syndroms verschlechtert (Hepatosteatose, Lipidprofil) und die Insulinempfindlichkeit senkt, dadurch wird die Wirkung von Insulin und anderen Antidiabetika abgeschwächt. HIV-Protease-Hemmstoffe (z. B. **Indinavir**) verursachen eine viszerale Adipositas und Hypertriglyzeridämie, wodurch sie die Insulinwirkung abschwächen und die diabetische Stoffwechsellage verschlechtern.

Neuroleptika (insbesondere **Clozapin, Olanzapin**) wirken appetitsteigernd, verursachen oder erschweren Adipositas und schwächen dadurch die Wirkung von Insulin ab.

Das selten eingesetzte Antihypertensivum **Diazoxid** erhöht den Blutzucker, indem es die Insulinsekretion durch Offenhalten des ATP-abhängigen Kaliumkanals in der β-Zelle hemmt. Von allen Arzneistoffen, die die blutzuckersenkende Wirkung von Antidiabetika abschwächen, ist Diazoxid die wirksamste Substanz. Sie wird deshalb zur Behandlung des Insulinoms eingesetzt.

4.14.4 Spezielle Interaktionen

Metformin Metformin wird nahezu vollständig renal eliminiert und dabei nicht nur durch glomeruläre Filtration, sondern auch zum Teil durch tubuläre Sekretion ausgeschieden. Letzteres wird durch die organischen Kationentransporter (hOCT1-3) und das Multidrug-and-toxin-extrusion-Protein 1 (MATE 1) katalysiert. Für Hemmstoffe dieser Transporter (z. B. **Cimetidin, Cephalexin, Pyrimethamin**) wurde bei gesunden Versuchspersonen gezeigt, dass sie die Clearance von Metformin beeinträchtigen. Die klinische Bedeutung dieser Interaktion ist unklar; die Möglichkeit einer Wirkungsverstärkung sollte aber bei jeder Mehrfachtherapie unter Metformin bedacht werden. Eine Polypharmakotherapie sollte deshalb bereits bei leicht eingeschränkter Nierenfunktion vermieden werden.

Röntgenkontrastmittel können die Metforminelimination hemmen und dadurch eine Laktatazidose auslösen. Metformin sollte daher 48 h vor der Kontrastmittelgabe abgesetzt und erst 48 h nach der Gabe wieder gegeben werden. Diese Komplikation tritt nach einer Analyse der Fallberichte nur bei Patienten mit bereits eingeschränkter Nierenfunktion auf, bei Nierengesunden scheint die Kombination von Metformin mit Röntgenkontrastmitteln sicher zu sein. Ob andere Substanzen, die die Nierenfunktion einschränken können (z. B. nichtsteroidale Antiphlogistika, Aminoglykoside), eine durch Metformin verursachte Laktatazidose präzipitieren können, ist unbekannt und wird sich wegen der niedrigen Fallzahlen nicht klären lassen. Diese Möglichkeit sollte aber insbesondere bei Patienten mit eingeschränkter Nierenfunktion bedacht werden.

Alkohol bewirkt eine Hemmung der Glukoneogenese und verstärkt deshalb die Primärwirkung von Metformin auf die Glukoseabgabe aus der Leber, so dass es nach übermäßigem Alkoholkonsum zu Hypoglykämien kommen kann. Durch die Hemmung der Glukoneogenese erhöht die Kombination von Metformin und Alkohol das Laktatazidoserisiko. Metformin ist bei Alkoholabusus kontraindiziert.

Sulfonylharnstoffderivate Hemmstoffe des CYP2A9, das die Sulfonylharnstoffderivate **Glibenclamid**, **Glimepirid** und **Glipizid** inaktiviert, verlängern deren Wirkungsdauer und können schwere Hypoglykämien auslösen.

> **Häufigste Ursache schwerer Hypoglykämien (notfallmäßige Krankenhauseinweisung) ist die Komedikation von Sulfonylharnstoffderivaten mit Cotrimoxazol.**

Das Hypoglykämierisiko wird zudem durch die Pharmaka **Clarithromycin**, **Fluconazol** und **Levofloxazin** erhöht.

Repaglinid Repaglinid wird durch die Enzymsysteme CYP2C8 und CYP3A4 inaktiviert, Hemmstoffe dieser Enzyme können den Abbau von Repaglinid hemmen. Klinisch relevant ist die Interaktion mit **Gemfibrozil**, das die Eliminationshalbwertszeit des Repaglinid von 1,3 h auf 3,7 h verlängert; diese Kombination ist kontraindiziert. Auch für andere CYP3A4-Substrate (**Ciclosporin**, **Thelitromycin**, **Itraconazol**) wurde gezeigt, dass sie den Repaglinidabbau hemmen, allerdings deutlich schwächer als **Gemfibrozil**. Der CYP-Induktor **Rifampicin** beschleunigt die Elimination von Repaglinid.

DPP-4-Inhibitoren Die DPP-4-Inhibitoren **Sitagliptin** und **Saxagliptin** werden durch das CYP3A4-Enzymsystem abgebaut, ihre Serumspiegel können deshalb durch Hemmstoffe von CYP3A4 erhöht werden. Es wird deshalb empfohlen, die Saxagliptin-Tagesdosis zu reduzieren, wenn der DPP-4-Hemmstoff mit einem starken CYP3A4-Inhibitor (z. B. **Gemfibrozil**, **Ketoconazol**, **Erythromycin**) kombiniert werden muss. Es ist nicht gesichert, dass Sitagliptin und Saxagliptin selbst eine klinisch relevante Hemmung des Abbaus anderer Substanzen wie z. B. von Statinen verursachen. Allerdings liegen zwei Fallbeschreibungen vor, die einen Zusammenhang zwischen einer statininduzierten Rhabdomyolyse und der Applikation von Sitagliptin berichten. Sollten unter der Kombination Statin-DPP-4-Inhibitor Muskelschmerzen und CPK-Erhöhung auftreten, muss an die Möglichkeit einer Wechselwirkung am CYP3A4 gedacht werden.

Pioglitazon Pioglitazon bewirkt eine schwache Hemmung der Thrombozytenaggregation, die aber den Effekt von **Aspirin** verstärkt. Die Kombination von Pioglitazon mit nichtsteroidalen Antiphlogistika gilt als kontraindiziert, da diese durch Natriumretention die unter dem Glitazon häufig auftretende Ödembildung verstärken können.

Pioglitazon wird überwiegend durch CYP2C8 inaktiviert. Der CYP2C8-Inhibitor **Gemfibrozil** erhöht die Eliminationshalbwertszeit von Pioglitazon deshalb von 8,3 auf 22,7 h, während Itraconazol keine signifikante Hemmung der Elimination verursachte.

SGLT-2-Inhibitoren Bislang sind keine klinisch relevanten Interaktionen dieser jüngsten Gruppe von oralen Antidiabetika mit anderen Arzneistoffen beschrieben worden. Potenzielle pharmakokinetische Interaktionen von **Dapagliflozin** mit anderen Antidiabetika (Metformin, Pioglitazon, Glimepirid, Sitagliptin) sowie mit anderen Wirkstoffen (Simvastatin, Valsartan, Warfarin, Digoxin) wurden geprüft und ausgeschlossen.

GLP-1-Analoga GLP-1-Analoga (**Exenatide**, **Liraglutide**, **Lixisenatide**, **Albiglutide**) hemmen die Magenentleerung und können daher die Resorption anderer oral verabreichter Substanzen verzögern. Dieser Effekt scheint jedoch gering zu sein, wie die Messung der Aufnahmekinetik von Paracetamol in gesunden Probanden zeigte. Er könnte aber klinisch relevant sein, wenn hohe Spitzenkonzentrationen oder ein schneller Wirkungseintritt benötigt werden.

4.15 Antihyperglykämische Medikamente für Typ-1- und Typ-2-Diabetes in Entwicklung

H. Schatz

Viele Neuerungen in der Diabetestherapie

In den letzten Jahren kam eine Vielzahl von Medikamenten sowohl für den Typ-1- als auch Typ-2-Diabetes auf den Markt, und in nächster Zeit wird sich dies wohl fortsetzen. Das ist an sich erfreulich. Der renommierte Diabetologe David Nathan aus Boston kommentierte dies im April 2013 folgendermaßen:

> I do remain generally concerned regarding this flooding of the market with diabetes drugs that really are not substantially better, and in some ways worse, than the older, less expensive, generic drugs that are available. (Tucker 2013)

In diesem Sinne startete Mitte 2013 auch die GRADE-Studie, die bis zum Jahre 2020 die Vor- und Nachteile der in den USA am meisten verwendeten

Antidiabetika Glimepirid, Sitagliptin, Exenatid und Glargin-Insulin als Add-on-Medikamente bei ungenügendem Erfolg einer initialen Metforminbehandlung überprüfen soll (Schatz 2013a).

▪ Noch länger wirkende neue Insulinanaloga – bisher keine sehr großen Vorteile. Noch kürzer wirkende Insuline – für Pumpe günstig

▪▪ Langwirkende Insulinanaloga

Degludec-Insulin (Firma Novo Nordisk) Vom Humaninsulinmolekül wird an Position 30 der B-Kette Phenylalanin abgespalten und eine C16-Fettsäurekette angehängt. Im Subkutangewebe diffundiert Phenol ab und es entstehen große, kettenartige Multihexamere. Dadurch wird die Wirkdauer bis zu 42 h verlängert, bei einer Halbwertszeit von 25 h. In Japan und der Europäischen Union ist Degludec als Monopräparat (Tresiba) und als biphasisches Mischinsulin mit Aspart-Insulin (Ryzodec) zugelassen. In Deutschland ist es ab 1. Mai 2014 verfügbar. Die amerikanische FDA hat es wegen kardiovaskulärer Sicherheitsbedenken noch nicht approbiert und neue Studien dazu gefordert. Mit Degludec wurde im Vergleich zu Glargin keine bessere Blutzuckereinstellung und kein Unterschied im Gewichtsverhalten gesehen, wohl aber ein gleichmäßigeres Profil und weniger nächtliche, schwere und bestätigte Hypoglykämien (Schatz 2013b).

Langwirkendes pegyliertes Humaninsulin (LY 26055141, Firma Lilly) Durch Kopplung von Lispro-Insulin (wie in Humalog) an Polyäthylenglykol (PEG) erhält man eine stark verlängerte Wirkung. Im Vergleich zu Glargin errechnet sich eine weniger ausgeprägte Tagesvariabilität und ein geringer Vorteil beim Gewicht, nicht aber bei den Hypoglykämien. Es kam jedoch zu signifikanten Transaminasenanstiegen innerhalb des Normbereichs (Schatz 2013b).

Glargin-Biosimilar-Präparate stehen vor der Tür (von Lilly/Boehringer Ingelheim und von Merck & Co zusammen mit einer indischen Firma).

Toujeo®, ein U300-Glargin von Sanofi wirkt länger als U100-Glargin mit weniger nächtlichen Hypoglykämien.

Höher konzentrierte Insuline Als Folge der Zunahme der Adipositas steigen die benötigten Insulindosen. In den USA ist als U500 das Humulin® (Lilly) erhältlich, Degludec U200 (Tresibo®) in der Europäischen Union, und Glargin soll als U300 ausgeboten werden (Toujeo® siehe oben).

▪▪ Ultrakurzwirkende Insuline

FIAsp-Insulin (Novo Nordisk). Dieses ultraschnell wirkende Aspart-Insulin in spezieller Zubereitung befindet sich in Phase III.

Zinkfreies Insulin (VIAject, Linjeta, Firma Biodel) Lässt man bei der Insulinherstellung Zink weg, so bilden sich anstelle eines Hexamers drei Dimere, die dann rascher resorbiert werden können. Die Dimere kann man durch Zitronensäure stabilisieren, was aber die Hautverträglichkeit beeinträchtigt. Daher hat die Firma die Entwicklung beendet und arbeitet zurzeit an 2 besser hautverträglichen Präparaten, BIOD 123 und BIOD 125 (Schatz 2013b).

Hyaluronidase-Insulin (Firma Halozyme) Resorptionsbeschleunigung erzielt man auch durch Gewebsauflockerung mit zugesetzter gentechnologisch gewonnener Hyaluronidase. In Entwicklung sind 2 Hyaluronidase-Insuline mit Lispro- und Aspart-Insulin (Schatz 2013b).

▪ Nadelfreie Insulinzufuhr: kein großer Vorteil gegenüber Pens – möglicherweise aber Nachteile

Inhalatives Insulin Die ersten Versuche stammen schon aus dem Jahre 1924/1925. Seit der Jahrhundertwende wurde intensiv von mindestens 8 Firmenkooperationen an inhalativem Insulin gearbeitet. Von 2006–2007 war **Exubera®** von Pfizer auch bei uns auf dem Markt, die Produktion wurde aber weltweit wegen zu geringer Akzeptanz durch Patienten und Ärzte eingestellt. Schon länger bemühte sich die Firma MannKind um eine FDA-Zulassung für ihr **Technosphere-Insulin** (Afrezza®), bei dem das Insulin in Pulverform an Fumaratkügelchen gekoppelt ist. Probleme bereiteten die exakte Dosierung mit dem kleinen Inhalator, der etwa die Größe eines etwas dickeren und kürzeren Insulin-Pens hat. Ende Juni 2014 wurde es von der FDA sowohl für den Typ-2- als auch den Typ-1-Diabetes zugelassen.

Bukkales Insulin (Ora-Lyn, Firma Generex) Über die Schleimhaut der Mundhöhle wird Oral-Lyn resorbiert, wobei besonders große Probleme mit der exakten und reproduzierbaren Dosierung bestehen. Das Präparat war und soll wohl bald wieder in Indien zugelassen sein, es ist auch im Libanon, in Ecuador und Kanada auf dem Markt.

Orale Insuline Seit Jahrzehnten wurde versucht, Insulin über den Magen-Darm-Trakt zuzuführen. In letzter Zeit wurden einige Erfolge erzielt, wobei ebenfalls das Problem der exakten und konstanten Dosierung besteht. Es sind kurzwirkende und intermediär wirkende Präparate in Entwicklung:

- Kurzwirkende Präparate: **IN-105 der Firma BIOCON** ist am weitesten fortgeschritten, in Phase III.
- Intermediär wirkende Präparate: **HDV-Insulin der Firma Diasome**: Dieses orale Präparat zählt zu den »Smart Insulins« (s. unten).

Transdermale Insuline U-Strip Insulin Patch von Transdermal Specialities.

»Smart Insulins« – Insuline mit gezielter Wirkung. Liegt hier die Zukunft?

Diese Insuline sollen entweder nur bei erhöhtem Blutzucker oder vornehmlich in der Leber wirksam werden.

Borat-Technologie (BIOD 620, Firma BIODEL, Kooperation Merck & Co/Smart Cells Inc.): Man überzieht das Insulinmolekül mit einem »Borat-Sensor«, der sich nur bei erhöhtem Blutzucker löst.

Liposomenkoppelung des Insulins (HDV-Insulin, Firma Diasome) Dieses HDV(»hepatic-directed vesicles«)-Insulin wird oral zugeführt und soll bevorzugt in der Leber wirken, somit vorwiegend den Glukosestoffwechsel normalisieren und weniger auf das Fettgewebe wirken (»senkt den Blutzucker und macht nicht dick«).

Inkretinbasierte Therapien und Pankreatitis/Pankreaskarzinom: EMA und FDA geben Entwarnung

Glukagon-like Pepid-1(GLP-1)-Analoga (Schatz 2011, 2013c)

Exendin-4-verwandte Substanzen Neben dem **Exenatide** (2-mal täglich als Byetta oder 1-mal wöchentlich als Bydureon s.c.) steht heute der Exendin-4-Abkömmling **Lixisenatid** (Lyxumia®, Sanofi, 1-mal täglich) zur Verfügung (EMA-Approbation 4. Februar 2013). **CJC-1134-PC** von ConjuChem, ein an Humanalbumin gekoppeltes Human Exendin-4, braucht nur 1-mal wöchentlich gespritzt zu werden.

Human-GLP-1-Basis Erstes derartiges Präparat war das **Liraglutid** (Victoza®, Novo Nordisk, 1-mal täglich). Für die 1-mal wöchentliche Gabe koppelt GSK das GLP-1 an Humanalbumin (**Albiglutid**, Eperzan®, EMA-Zulassung März 2014), ebenso macht es ConjuChem (**CJC-1134-PC**), während Lilly an ein Fc-Fragment des Immunglobulins IgG4 koppelt (**Dulaglutide**, LY2189265, FDA-Zulassung 2014 erwartet, Dosis 1,5 mg). Novo Nordisk entwickelt **Semaglutide** ebenfalls für die 1-mal wöchentliche Injektion.

Dipeptidylpeptidase-4(DPP-4)-Hemmer (Schatz 2011, 2013d)

Auf dem deutschen Markt befinden sich **Sitagliptin und Saxagliptin**, nicht aber das zugelassene **Linagliptin**. Vildagliptin wird seit Sommer 2014 in Deutschland nicht mehr vertrieben. Die FDA hat am 25. 1. 2013 **Alogliptin** approbiert (Nesina, kombiniert mit Metformin: Kazano, mit Pioglitazon: Oseni). Von der EMA wurde es ebenfalls im September 2013 zugelassen. Weitere Substanzen in der Pipeline: **Dutogliptin** (GSK), **Melogliptin** (Glenmark, Mumbai) **und andere**. Die DPP-4-Hemmer drängen die Sulfonylharnstoffe zurück, wenn diese auch bei richtigem Einsatz, insbesondere das Gliclazid (Viberti 2002), immer noch eine effektive, preiswerte Therapieoption darstellen.

GLP-1-Analogon + Insulin als Kombinationspräparat Fixdosis-Präparat **IDegLira**. Mit einem Pen werden Liraglutid und Degludec in einem fixen Mischungsverhältnis injiziert. Das HbA_{1c} sinkt gut ab, ohne vermehrte Hypoglykämien und ohne Gewichtszunahme. Ende Juli 2014 wurde die Kombination von 100 E/ml Degludec und 3,6 mg/ml Liragutid mit dem Handelsnamen Xultophy vom Beratergremium der EMA zur Zulassung empfohlen. Sanofi entwickelt ebenfalls eine Kombination aus Lixisenatid und Glargin, diese soll auch in verschiedenen Mischungsverhältnissen angeboten werden.

Inkretinbasierte Therapien und Pankreatitis, Pankreaskarzinom Seit etwa 2008 erscheinen Berichte über Pankreatitiden unter Inkretin-Mimetika. Die Packungsbeilagen enthalten entsprechende Warnhinweise. Im Frühjahr 2013 wurden aufgrund neuer Befunde (Singh et al. 2013, Butler et al. 2013) von FDA, EMA und der ADA/EASD Untersuchungen eingeleitet. Im Sommer 2013 haben EMA und FDA, basierend auf den zurzeit vorliegenden Daten eine Entwarnung für ein erhöhtes Pankreaskarzinomrisiko unter Inkretinen gegeben (Nainggolan 2013, Brooks 2013). Freilich sind zur definitiven Klärung Langzeitstudien erforderlich. Im Februar 2014 publizierten FDA und EMA die Resultate eigener Untersuchungen an sehr großen Patientenzahlen. Die Schlussfolgerung lautete: »The FDA and the EMA have not reached a final conclusion….both agencies continue to investigate this safety signal« (Egan et al. 2014).

■ Kardiale Sicherheit der DPP-4-Hemmer: Cave Herzinsuffizienz

Auf dem Europäischen Kardiologenkongress in Amsterdam 2013 wurden die kardiovaskulären Sicherheitsstudien SAVOR-TIMI53 mit Saxagliptin und EXAMINE mit Alogliptin vorgestellt. Viele hatten sich einen kardialen Vorteil durch die DPP-4-Hemmer erhofft, was in beiden Studien aber nicht gezeigt werden konnte. Die Firmen warben daraufhin mit der »kardialen Sicherheit« ihrer Substanzen. Diese scheint zurzeit aber nicht gegeben: Unter Saxagliptin war es zu mehr Hospitalisierungen gekommen und beim EASD-Kongress in Barcelona 2013 wurde die Herzinsuffizienz als Ursache dieser signifikant vermehrten Hospitalisierungen unter Saxagliptin und in einer nachträglichen Analyse auch tendenziell unter Alogliptin ausführlich besprochen. Mit Vildagliptin hatten sich ebenfalls Nachteile bei den endsystolischen und enddiastolischen Volumina unter dem DPP-4-Hemmer gezeigt. Überhaupt wurde die Herzinsuffizienz bei Diabetespatienten sogar für wichtiger als die koronare Herzkrankheit oder der Schlaganfall herausgestellt und bemängelt, dass die FDA in den von ihr seit 2008 geforderten kardialen Sicherheitsstudien die Herzinsuffizienz überhaupt nicht als einen Parameter auflistet. Einige Referenten (Fisher, Sattar) rieten zur Zurückhaltung mit DPP-4-Hemmern bei herzinsuffizienten Diabetespatienten (Schatz 2013d). Im Februar 2014 hat die FDA alle Daten der Herstellerfirmen von Saxagliptin zur Überprüfung des Herzinsuffizienzrisikos unter diesem DPP-4-Hemmer angefordert (Schatz 2014). Im Frühsommer 2014 geriet auch Sitegliptin in diesen Verdacht.

GLP-1-Analoga zur Behandlung der Adipositas? GLP-1-Analoga, vielfach bezogen über das Internet, werden schon heute gerne zur Übergewichtsbekämpfung »off-label« eingesetzt. Liraglutid wurde bereits vor längerer Zeit in höherer bis hoher Dosierung erfolgreich bei Adipositas getestet (Astrup et al. 2009) und Novo Nordisk hat bei FDA und EMA die Zulassung für die 3 mg-Dosierung zur Adipositasbehandlung beantragt.

■ Neue Galenik für Metformin, den »Goldstandard« bei Typ-2-Diabetes: auch bei Niereninsuffizienz?

NewMet (Elcelyx Therapeutics) besitzt eine verzögerte Wirkstofffreisetzung. Da der Haupteffekt von Metformin nicht über die Blutspiegel, sondern in den unteren Darmabschnitten stattfinden soll, könnten die Serumspiegel viel niedriger gehalten werden – etwa bei 45–68 %, so dass die Verträglichkeit dann viel besser ist und auch eine eingeschränkte Nierenfunktion viel weniger Probleme bereiten könnte.

■ Wenig Neues bei den PPAR-Agonisten

Seit 2010 erscheinen Berichte über **neue Glitazone** wie Rivoglitazon, das »PPAR-sparing thiazolidindione« MSDC-0160 und Balaglitazon DRF 2593. Von den **Glitazaren**, das sind kombinierte PPAR-α-/γ-Agonisten, die Glukose und Lipide senken sollen, wurden viele wegen Nebenwirkungen gestoppt (Tesa-, Raga-, Nana-, Far- und Muraglitazar). Im Juli 2013 wurden auch alle Versuche mit Aleglitazar von Roche eingestellt. Die Firma InteKrin hat einen selektiven **PPAR-Modulator** (SPPARM) INT 131 in Entwicklung, der nur minimale Nebenwirkungen haben soll.

■ SGLT-2-Hemmer: Vorteilhaft bezüglich Gewicht und fehlender Hypoglykämie, aber noch Sicherheitsbedenken

Von der EMA wurde der Hemmer des Natrium/Sodium-Glukose-Transporters-2 (SGLT-2) **Dapagliflozin** (Forxiga) am 14. November 2012 zugelassen, von der FDA jedoch wegen Sicherheitsbedenken (Blasen- und Brustkrebs) noch nicht. Hingegen hat die FDA am 29. März 2013 **Canagliflozin** (Invokana) lizensiert, trotz möglicherweise – besonders im ersten Anwendungsmonat durch Dehydratation? – gehäufter Schlaganfälle. Auch in der Europäischen Union ist Canagliflozin mittlerweise zugelassen. Am 25. Mai 2014 wurde Empagliflozin (Jardiance®, Boehringer Ingelheim/Lilly) zugelassen. ASP 1941 (Kotobuki, Astellas), Remigliflozin und Sergliflozin (GSK), Ipragliflozin (Astellas), Luseogliflozin (Taisho), Tofogliflozin (Kowa/Chugai) u. a. befinden sich noch in Entwicklung. Lexicon arbeitet an LX 4211, einem dualen SGLT-1/2-Inhibitor.

▪ Tripel-Therapie bei neumanifestiertem Typ-2-Diabetes?

Auf dem ADA-Kongress 2013 wurde eine sofortige Dreifach-Kombinationstherapie mit Metformin, Pioglitazon und einem GLP-1-Analog als Ersttherapie bei Manifestation vorgestellt. Es bleibt abzuwarten, ob damit bessere Langzeitergebnisse erzielt werden als mit der bisherigen Stufentherapie.

▪ 11-β-Hydroxysteroid-Dehydrogenase-Hemmer

Diese erwiesen sich als klinisch zu schwach wirksam und führten zu einem kompensatorischen Anstieg von ACTH (adrenokortikotropem Hormon) und DHEAS (Dehydroepiandrosteron-Sulfat). Fast alle Entwicklungen wurden eingestellt, Lilly und wohl noch einige andere Firmen arbeiten weiter daran.

▪ Glukokinaseaktivatoren

Um diese einst vielgepriesene Gruppe ist es still geworden, bei den großen Internationalen Diabeteskongressen war zuletzt kaum ein Beitrag dazu zu finden.

▪ Glukagonrezeptorantagonisten

Zurzeit befindet sich LY 2409021 von Lilly in Phase II. Dosisabhängig beobachtete man jedoch Transaminasenanstiege.

Weitere Therapieprinzipien: Zwei Agonisten der G-Protein-gekoppelten Rezeptoren 119 und 40 aussichtsreich

▪ Agonisten der G-Protein-gekoppelten Rezeptoren 119 und 40

Die β-Zellen und Darmzellen besitzen den G-Protein-gekoppelten **Rezeptor 119**, dessen Aktivierung über einen cAMP-Anstieg in der β-Zelle zur Insulinsekretion führt. Sanofi (MBX-2982), GSK (GSK-1299263) und Astellas (AS 1269574) entwickeln solche Präparate, die oral gegeben werden können und sowohl die Insulinsekretion direkt steigern können als auch die GLP-1-Freisetzung. Man hofft auf eine stärkere Wirkung als durch GLP-1-Analoga und möglicherweise geringere Nebenwirkungen.

Die β-Zellen können auch über einen G-Protein gekoppelten **Rezeptor-40-**/Freie-Fettsäuren-Agonisten wie TAK 875 (Takeda) zur Insulinsekretion angeregt werden. TAK wirkt gleich stark wie Glimepirid, führt aber nicht zu einer Hypoglykämie. Die Weiterentwicklung des Präparates wurde jedoch wegen Leberschädigungen im Frühjahr 2014 eingestellt.

▪ In Zukunft auch Antisense-Technologie?

Antisense-Drugs für Diabetes und Adipositas Die Firma ISIS arbeitet an zu injizierenden Antisense-Oligonukleotiden, welche für einige Wochen SGLT-2, den Glukagonrezeptor, den Glukokortikoidrezeptor oder die Protein-Tyrosin-Phosphatase-1 β ausschalten bzw. inaktivieren können.

Fazit für die Praxis

- Die neuen **Langzeitinsuline** bringen einen gewissen klinischen Nutzen, **ultrakurze** Insuline dürften insbesondere für die Insulinpumpen vorteilhaft sein.
- Die Injektion wird weiterhin die vorrangige, zuverlässig dosierbare Applikationsweise bleiben.
- **Smart-Insuline** sind vielversprechend.
- **Inkretinbasierten** Therapien dürften trotz noch nicht ausgeräumter Langzeit-Sicherheitsbedenken weiter an Bedeutung gewinnen. DPP-4-Hemmer werden wohl die **Sulfonylharnstoffe** weitgehend verdrängen. Diese stellen aber immer noch eine preiswerte Option dar, insbesondere das Gliclazid. In jüngerer Zeit gibt es jedoch zunehmend Daten zur Verschlechterung einer Herzinsuffizienz durch DPP-4-Hemmer.
- **Metformin** wird der Goldstandard beim Typ-2-Diabetes bleiben, als erste Tablettenart und als Kombinationspartner.
- **SGLT-2-Hemmer:** Diese sind gut wirksam. Es bleibt aber abzuwarten, wie sie sich in der Langzeitanwendung bewähren werden.

4.16 Zimt und andere pflanzliche Produkte in der Diabetestherapie

I. Rustenbeck, H. P. T. Ammon

Zimt Zurzeit (März 2014) sind in der »Pub-med-Datenbank« 132 wissenschaftliche Publikationen zum Thema Zimt und Diabetes aufgeführt, was das weiterhin starke Interesse belegt, seit die antidiabetische Wirkung von Zimt vor knapp 10 Jahren in die (fach)öffentliche Wahrnehmung gelangt ist. Ausgehend von In-vitro-Befunden, dass Fraktionen aus kommerziell erhältlichem Zimt (gemahlene Rinde von Cinnamomum verum bzw. C. cassia) die Wirkung von Insulin verstärken, war in Pakistan eine randomisierte kontrollierte Studie (RCT) durchgeführt worden, in der Zimt als Antidiabetikum eingesetzt wurde. In dieser Studie erhielten Patienten, die auf Therapie mit dem Sulfonylharnstoff Glibenclamid unzureichend angesprochen hatten, zusätzlich 1, 3 oder 6 g Zimt pro Tag bzw. jeweils die entsprechende Anzahl von Plazebokapseln. Nach 6 Wochen waren bei allen Dosierungen Nüchternglukose, Triglyzeride, LDL- und Gesamt-Cholesterin gegenüber der jeweiligen Plazebogruppe signifikant vermindert. Angesichts der großen Publizität dieser Studie sind die seither publizierten Ergebnisse wenig eindrücklich. In einem systematischen Review der Cochrane Collaboration von 2012 (Leach u. Kumar 2012) wird geschlussfolgert, dass die bisherigen Daten bezüglich des Effekts auf die Nüchternglukose nicht eindeutig seien, ebenso auch hinsichtlich von HbA_{1c}-Wert, postprandialer Glukose oder Insulin im Serum. Bei den in der Studie verwendeten Dosierungen, auf die auch die im Internet erhältlichen Präparate Bezug nehmen, kann eine toxikologische Unbedenklichkeit nicht ohne Weiteres vorausgesetzt werden.

Fazit: Obwohl eine blutzuckersenkende Wirkung von wasserlöslichen Inhaltsstoffen des Zimts aufgrund experimenteller Daten durchaus wahrscheinlich ist, müssen für den Nachweis der therapeutischen Effektivität als Antidiabetikum wesentlich umfangreichere und längerfristige klinische Studien vorgelegt werden.

Verschiedene pflanzliche Zubereitungen Aus der ayurvedischen Medizin sind mehr als 40 Pflanzen mit wahrscheinlicher antidiabetischer Wirkung bekannt. Am ehesten sind blutzuckersenkende Wirkungen von Gymnema sylvestre, Coccinia indica und Trigonella foenum-graecum (Fenugreek, Bockshornklee) belegt, z. T. sogar mit RCTs, jedoch nur geringen Umfangs. Momordica charantia (Bittermelone, Karolla) ist ein in tropischen Regionen häufig verwendetes Gemüse, dem traditionell eine antidiabetische Wirkung zugeschrieben wird. Experimentell als auch klinisch wurde wiederholt eine blutzuckersenkende Wirkung beschrieben, wobei eine Hemmung der α-Glukosidase ebenso als Wirkprinzip postuliert wurde wie eine Verminderung der Insulinresistenz. In 2 RCTs, in denen die Wirkung gegen Plazebo getestet wurde, konnte jedoch kein signifikanter Effekt nachgewiesen werden. Über das Internet sind verschiedenste Zubereitungen (Tabletten, Kapseln, Tee) dieser Pflanzen frei erhältlich.

Fazit: Insgesamt sind in dieser Gruppe durchaus interessante Substanzen vertreten, jedoch erschwert die Vielfalt der verwendeten Zubereitungen eine Beurteilung der Wirksamkeit und Unbedenklichkeit ebenso wie die Hypothesenbildung bezüglich der Wirkmechanismen (Yeh et al. 2003).

Extrakt aus dem Harz von Weihrauchbäumen Alkoholische Extrakte des Harzes des Weihrauchbaumes (z. B. Boswellia serrata) besitzen eine entzündungshemmende Wirkung. Kürzlich wurde an 2 Tiermodellen mit Autoimmundiabetes (»Multiple Low Dose-Streptozotocin-Diabetes«) und der NOD-Maus gezeigt, dass durch einen Extrakt aus dem Harz von Weihrauchbäumen 2 seiner Inhaltsstoffe wie Acetyl-11-keto-β-Boswelliasäure (AKBA) und 11-keto-β-Boswelliasäure (KBA) die Entwicklung eines Diabetes verhindert werden konnte. Es kam weder zur Infiltration von Lymphozyten in den Langerhans-Inseln noch zum Blutzuckeranstieg, noch zu einem Anstieg proinflammatorischer Zytokine wie IL-1, IL-2, IL-6, TNF-α und INF-γ (Ammon u. Shehata 2011).

Fazit: Da es bisher nicht möglich ist, den Entzündungsvorgang bei Autoimmundiabetes (Typ-1-DM und LADA) dauerhaft zu hemmen, erscheinen diese Effekte der Boswelliasäuren vielversprechend. Therapeutische Empfehlungen sind aus dieser Datenlage noch nicht abzuleiten.

Kaffee und Alkohol Ein großer Teil der deutschsprachigen Bevölkerung ist 2 pharmakologisch wirksamen Substanzgemischen pflanzlichen Ursprungs, nämlich Kaffee und alkoholischen Getränken, in effektiver Dosierung chronisch exponiert. Die epidemiologische Datenlage ist insofern weitaus besser als für die bisher besprochenen Naturstoffgemische.

Die Evidenz für die 2002 erstmals berichtete inverse Assoziation zwischen chronischem Kaffeekonsum und Inzidenz von Typ-2-Diabetes ist mittlerweile weitgehend konsolidiert. Die inverse Assoziation ist robust, sie gilt unabhängig von geografischem Ort, Population und Geschlecht. Dieser Befund ist insofern paradox, als seit längerem bekannt ist, dass akute Kaffee- und Koffeinzufuhr die Glukosetoleranz beeinträchtigt. Es konnte jedoch gezeigt werden, dass bei chronischem Kaffeekonsum die orale Glukosetoleranz verbessert ist. Zudem enthält Kaffee weitere relevante Inhaltsstoffe, so ist die Chlorogensäure eine der hauptsächlichen mit der Nahrung zugeführten Antioxidanzien. Dadurch erklärt sich, dass in den meisten Studien auch entkoffeinierter Kaffee mit einer geringeren Inzidenz von Typ-2-Diabetes assoziiert ist, wenngleich die Effektstärke häufig geringer ist (Loopstra-Masters et al. 2011).

Fazit: Kaffeekonsum fördert nicht die Diabetesentstehung, vielmehr ist die Inzidenz bei chronischem Konsum sogar vermindert. Die Aufklärung der Wirkmechanismen könnte zu neuen Therapeutika führen.

Mäßiger Alkoholkonsum (≤30 g/Tag) ist mit einer ca. 30 %igen Reduktion der Diabetesinzidenz assoziiert, zudem ist die kardiovaskuläre Mortalität von Typ-2-Diabetes-Patienten vermindert. Im Gegensatz zum Kaffeekonsum ist die Dosis-Wirkungs-Beziehung allerdings nicht linear, sondern J-förmig, d. h. bei stärkerem Konsum vermindert sich die protektive Wirkung und kehrt sich schließlich um.

Fazit: Eine therapeutische Perspektive ist unwahrscheinlich.

Fazit für die Praxis

Insgesamt gibt es bisher keine hinreichende Evidenz, die einen therapeutischen Einsatz von Zimt und anderen Naturstoffgemischen rechtfertigt. Die Risiken der Selbstmedikation scheinen jedoch gering.

4.17 Vitamin D und Diabetes

H. Schatz

In der letzten Zeit erschienen zahlreiche Artikel über einen möglichen Zusammenhang zwischen Vitamin D und Diabetes, sowohl vom Typ 1 als auch Typ 2. Es handelte sich dabei zumeist um experimentelle Untersuchungen oder epidemiologische und Observationsstudien, in denen sich Assoziationen fanden. Die bisher vorliegenden Interventionsstudien erfolgten nur an einer relativ kleinen Zahl von Diabetespatienten (Autier et al. 2014). Ergebnisse prospektiver, randomisierter, plazebokontrollierter Doppelblinddstudien an einer genügend großen Zahl von Diabetespatienten oder Probanden liegen zurzeit nicht vor. Solche sind jedoch im Zeitalter der evidenzbasierten Medizin zu fordern. Nach wie vor hat daher die Pressemitteilung der Deutschen Gesellschaft für Endokrinologie Gültigkeit, die im Folgenden abgedruckt wird (www.endokrinologie.net, Pressemitteilung vom 25. Januar 2012):

» **Wirkung einer Vitamin-D-Gabe nur bei bestimmten Personengruppen und Patienten gesichert**

Altdorf, Januar 2012 – Ein positiver Effekt einer Vitamin D-Gabe ist heute nur in bestimmten Fällen gesichert: Zur Vorbeugung von Rachitis bei Säuglingen, für Menschen mit einer die Knochen erweichenden Osteomalazie, bei chronischer Niereninsuffizienz, Nebenschilddrüsenschwäche und zur Vorbeugung bei älteren Menschen, die Osteoporose- und sturzgefährdet sind – insbesondere bei Heimbewohnern. Zusammen mit Kalzium gehört Vitamin D zudem zur Basistherapie von Osteoporose. Darauf weist die Deutsche Gesellschaft für Endokrinologie (DGE) jetzt erneut hin, und bezieht sich damit auf neuere Publikationen und eine aktuelle Stellungnahme der Deutschen Gesellschaft für Ernährung, die diese Auffassung unterstützen. Für Krankheitsbilder wie Krebs, Herzkreislaufleiden, Diabetes, Multiple Sklerose, Immun- und Infektionskrankheiten liegen dagegen nicht genügend valide

▼

Daten aus großen Interventionsstudien zur Vitamin D-Gabe vor. Somit entbehrt diese hier einer evidenzbasierten Grundlage, so der Pressesprecher der Deutschen Gesellschaft für Endokrinologie, Professor Dr. med. Helmut Schatz aus Bochum. Bereits im Februar 2010 hatte die Fachgesellschaft in einer Pressemitteilung zu einem »bewussten Umgang mit Vitamin D-Präparaten« geraten.
Vitamin D bildet der Körper unter Einfluss von Sonnenlicht zum überwiegenden Teil selbst, ein kleinerer Teil stammt aus der Nahrung. Anschließend wandeln Leber und Niere es in zwei Schritten zum aktiven Vitamin D3-Hormon, dem »Calcitriol« um. Ob ein Mensch ausreichend mit Vitamin D versorgt ist, beurteilen Endokrinologen durch Messung des 25(OH)-Vitamin D, des Calcidiols. International gilt ein Spiegel von über 30 Nanogramm pro Milliliter (ng/ml) als optimal, 20 bis 29 ng/ml werden als ausreichend angesehen. Von 10 bis 19 ng/ml spricht man von einer »Insuffizienz« und unter 10 ng/ml einer »Defizienz«, einem schweren Mangel. Verschiedene Experten und Gremien befürworten auch höhere Werte: Die amerikanische Endocrine Society bezeichnet Werte unter 20 ng/ml bereits als »Deficiency« (Holick et al. 2011).
»Über die klinische Bedeutung eines alleinigen, als insuffizient oder auch ausreichend eingestuften Vitamin D-Wertes ohne zusätzliche Risikofaktoren zum Beispiel für eine Osteoporose, wird heftig diskutiert«, betont Professor Schatz. Die 25(OH)-Vitamin-D-Messwerte würden zwar immer noch von der Bestimmungsmethodik abhängen, heute stimmen aber die verschiedenen Messverfahren vergleichsweise gut überein. Im mittleren Referenzbereich seien jedoch die Abweichungen vielfach noch beträchtlich (Binkley et al. 2011). Eine Bestimmung des 25(OH)-Vitamin-D koste in Großbritannien ungefähr 20 britische Pfund, in Deutschland sind es 18,40 Euro. Nach einem Kommentar in der Zeitschrift LANCET (Sattar et al.) vom 14. Januar 2012 seien generelle Vitamin D-Bestimmungen «costly, confusing, and without credibility« (Sattar et al. 2012).

▼

Zur Frage einer über die muskuloskeletale Wirkung hinausgehenden, »pleiotropen« Wirksamkeit von Vitamin D verweist dieser Kommentar im LANCET (Sattar et al. 2012) unter anderem auf eine Publikation in der amerikanischen Zeitschrift JAMA (Shapes et al. 2011). Danach liege keine Evidenz für ein vermindertes Risiko von Herzkreislauferkrankungen oder Diabetes durch Vitamin D vor. Eine Metaanalyse vom Dezember 2011 ergab keine einheitlichen, robusten Daten für ein Krebs schützende Wirkung von Vitamin D (Mei Chung et al. 2011). In einer randomisierten, placebokontrollierten Studie an über 5000 älteren Personen bewirkten 800 Einheiten Vitamin D pro Tag keinen Schutz vor Herz-Gefäßtod, Krebserkrankung oder Krebstod (Avenell et al. 2011). Eine Cochrane-Analyse von 2011 ergab keinen Effekt von Vitamin D auf einen Herz-Kreislauf-Tod, die Krebssterblichkeit nahm darin insgesamt nicht signifikant ab. Hingegen errechneten die Forscher eine signifikante Zunahme einer Hyperkalzämie, also von erhöhten Kalziumspiegeln unter den rezeptpflichtigen aktiven Formen von Vitamin D Alphacalcidiol und Calcitriol (Bjelakovic et al. 2011).
Zurzeit laufen zwei große Studien zur Wirksamkeit einer Vitamin D-Zufuhr an, geplant an je 20 000 Personen in den USA und in Großbritannien: In der amerikanischen VITAL-Studie werden täglich 2000 Einheiten Vitamin D gegeben, in der britischen VIDAL-Studie monatlich 100 000 Einheiten, was 3200 E /Tag entspricht. Ergebnisse sind frühestens 2016 zu erwarten. Die Deutsche Gesellschaft für Ernährung hat in ihrer Stellungnahme zu »Vitamin D und Prävention ausgewählter chronischer Krankheiten« den derzeitigen Stand der Evidenzen aus den bisher vorliegenden Studien für oder gegen eine Wirksamkeit übersichtlich in Tabelle 5.1 aufgelistet (Linseisen et al. 2012). Zusammenfassend betont Professor Schatz, dass Vitamin D eine Hormon-Vorstufe darstellt, wofür derzeit wichtige medizinische Indikationen gesichert sind. »Bevor man aber Vitamin D ohne ausreichende Evidenzen aus Interventions-

▼

studien zur Vorbeugung von Erkrankungen außerhalb des muskuloskeletalen Bereichs breit bei großen Bevölkerungsgruppen einsetzt, bleibt abzuwarten, ob sich die zahlreichen Hinweise aus Assoziations-, Observations- und epidemiologischen Studien sowie kleineren randomisierten, prospektiven Untersuchungsreihen bestätigen werden oder nicht«, so der Endokrinologe. Gleiches gelte für Reihenuntersuchungen in der Bevölkerung auf den 25(OH)Vitamin-D-Spiegel. Diese Screenings sollten laut DGE derzeit nur gezielt bei bestimmten Altersgruppen und Risikopopulationen vorgenommen werden.

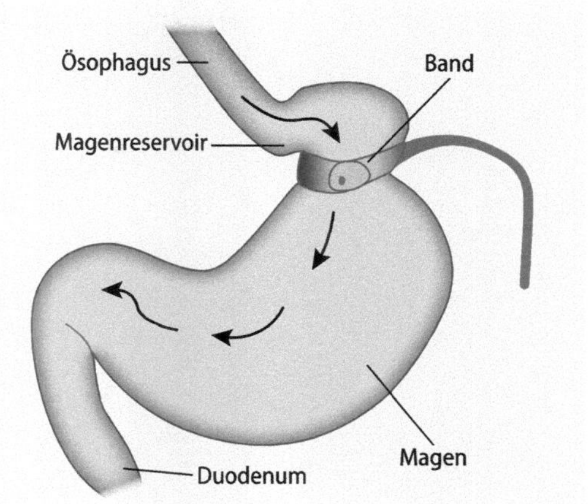

Abb. 4.20 Laparoscopic adjustable Gastric Banding (LAGB)

4.18 Bariatrische Operationen

A. Burchard, D. Müller-Wieland

Bariatrische Operationen wurden in den 1950er Jahren zur Therapie der morbiden Adipositas eingeführt. Nach anfänglichen Nebenwirkungen konnten in den folgenden Jahrzehnten die bis heute angewandten Verfahren entwickelt werden. Im Verlauf der Anwendung dieser Operationen wurden neben der erwarteten Gewichtsreduktion unerwartete metabolische Effekte beobachtet. Es stellte sich bei vielen Patienten, die zuvor an einem Diabetes mellitus Typ 2 erkrankt waren, eine Verbesserung der Stoffwechsellage ein, die zum Teil eine Beendigung einer antihyperglykämen Therapie möglich machte. Nach anfänglicher Euphorie stellen sich in der aktuellen Diskussion einige kritische Beobachtungen ein, so dass wir aktuell ein ausgewogeneres Bild dieser invasiven metabolischen Therapien zeichnen können.

Nach derzeitigen Empfehlungen sind bariatrische bzw. metabolische Eingriffe indiziert bei
- BMI >40 kg/m² oder
- **BMI >35 kg/m² und Komorbiditäten wie einem Diabetes mellitus Typ 2.**

Bei einem BMI unter 35 kg/m² und dem Vorliegen eines Diabetes mellitus Typ 2 sind derartige Eingriffe erwägenswert, wenn konservative Optionen erfolglos ausgeschöpft sind. Patienten, die hierfür in Frage kommen, sollten streng ausgewählt und in Studien eingeschlossen werden (Runkel et al. 2011).

Im Jahr 2011 wurden in Deutschland ca. 4400 bariatrische Operationen durchgeführt, was einer Verdoppelung seit 2008 entspricht.

Einteilung der bariatrischen Operationen

Die Einteilung erfolgt in restriktive, malabsorptive und kombinierte Verfahren.

Die ursprünglichen bariatrischen Operationen waren als jejunokolische Bypässe durchgeführt worden. Diese wurden aufgrund erheblicher Nebenwirkungen wie unstillbaren Durchfällen und Leberzirrhosen verlassen.

Die aktuellen Verfahren lassen sich einteilen in restriktive, also volumenverkleinernde, malabsorptive und kombinierte Verfahren. Daneben haben sich endoskopische, elektrostimulierende und nichtresezierende Techniken entwickelt.

Restriktive Operationen Hierzu gehören die weit verbreiteten Banding-Operationen wie z. B. das Laparoscopic adjustable Gastric Banding (LAGB; Abb. 4.20), und die Sleeve Gastrectomy. Das Wirkprinzip stellt hier eine Verkleinerung des Magenvolumens, im Regelfall auf 100 –200 ml, dar.

Malabsorptive Operationen Bei diesen Eingriffen kommt es durch einen Kurzschluss des proximalen Dünndarms zu einer Malabsorption der Nahrungs-

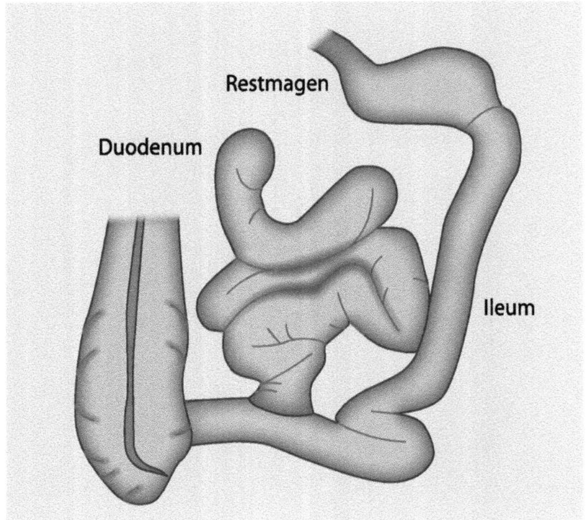

Abb. 4.21 Biliopankreatische Diversion ohne duodenalen Switch

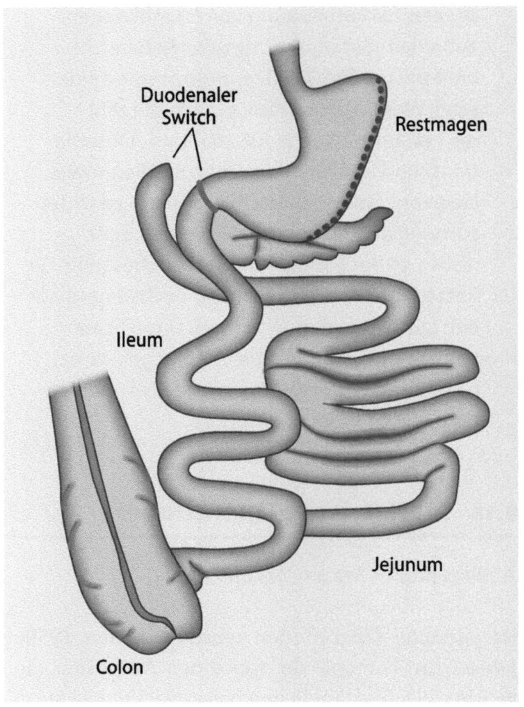

Abb. 4.22 Biliopankreatische Diversion mit duodenalem Switch

bestandteile. Hierzu zählt im Wesentlichen die biliopankreatische Diversion ohne (Abb. 4.21) oder mit duodenalem Switch (Abb. 4.22).

Kombinierte Verfahren Hier wird eine Kombination der restriktiven und malabsorptiven Effekte erzielt. Hauptvertreter dieser Verfahren ist der Roux-en-Y-Magen-Bypass (RYGB; Abb. 4.23).

Nichtresezierende Verfahren Als Vertreter dieser Technik wird die laparoskopische Ileumtransposition durchgeführt. Hierbei wird ein 10–20 cm langes Ileumsegment inklusive Mesenterium vor das proximale Jejunum transferiert.

Endoskopische Verfahren Parallel zu den Operationen wurden endoskopische Verfahren zur Gewichtsreduktion entwickelt. Hier werden im Wesentlichen restriktiv wirkende Mechanismen angewendet, wie z. B. der Magenballon oder Naht- bzw. Plikationstechniken. Mit einem in das Duodenum eingebrachten Kunststoffschlauch, dem EndoBarrier, steht auch eine malabsorptive Technik zur Verfügung.

Elektrostimulation Hierbei werden Elektrodenpaare von außen auf dem Magen fixiert und mit einem Schrittmacheraggregat verbunden. Der Magen wird zu Beginn der Nahrungsaufnahme

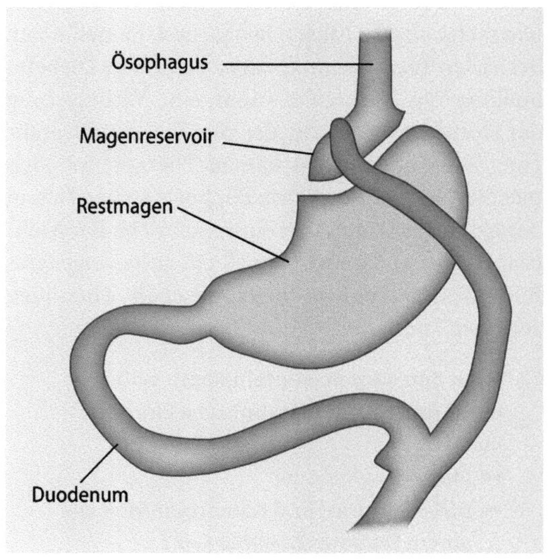

Abb. 4.23 Roux-en-Y-Magen-Bypass (RYGB)

stimuliert. Hierbei wird im Wesentlichen ein Sättigungsgefühl induziert.

In Deutschland sind ca. 45 % aller bariatrischen Eingriffe Bypass-Operationen, während diese in anderen Ländern wie Großbritannien, den USA und den skandinavischen Ländern in der weit überwiegenden Zahl der Fälle durchgeführt werden.

▪ Wirkmechanismus

Neben einer Beeinflussung der gastrointestinalen Hormone entfalten die Operationen ihre Wirkung über veränderte intestinoneuronale Reflexbögen, eine veränderte Substratsensorik und eine postoperative Hyperinsulinämie.

Der Wirkmechanismus der metabolischen Operationsverfahren ist nicht komplett verstanden. Neben den unmittelbaren Effekten einer früheren Sättigung, einer Malabsorption und eines Gewichtsverlustes scheinen noch weitere, zum Teil kurz nach der Operation einsetzende Mechanismen eine Rolle zu spielen.

▪▪ Gastrointestinale Hormone

In verschiedenen Studien konnte gezeigt werden, dass sich nach bariatrischen Eingriffen die Spiegel verschiedener gastrointestinaler Hormone verändern. So ist die GLP-1-Sekretion auf einen Mahlzeitenstimulus hin postoperativ signifikant stärker im Vergleich zu nichtoperierten Patienten mit einem Diabetes mellitus Typ 2 (Laferre et al. 2007). Auch der Inkretineffekt, also die verstärkte Insulinausschüttung nach oraler im Gegensatz zur intravenösen Glukosegabe, fällt bei operierten Patienten stärker aus und gleicht hier in der Reaktion nichtdiabetischer Kontrollen.

In anderen Arbeiten wurde gezeigt, dass die Sekretion des Ghrelins deutlich abnimmt (Thaler u. Cummings 2009). Dieser Effekt ist besonders deutlich bei Patienten zu beobachten, die mit einem RYGB oder einem Sleeve operiert wurden, bei denen also die für die Ghrelin-Sekretion verantwortlichen Magenabschnitte reseziert wurden. Durch die Ghrelinhemmung fallen die appetitsteigernden, kontrainsulinären und motilitätshemmenden Effekte dieses Hormons unmittelbar postoperativ fort.

Die sog. Vorderdarm-Hypothese postuliert das Vorhandensein eines im Duodenum und proximalen Jejunum lokalisierten, antiinsulinären und inkretinhemmenden Faktors, der nach operativer Umgehung dieser Abschnitte nicht mehr wirken kann (Leroy et al. 2005). Dieses »diabetogene Signal« ist noch nicht identifiziert. Neuere Arbeiten rücken es in die Nähe vom GIP (Moran-Atkin et al. 2013).

▪▪ Postoperative Hyperinsulinämie

Es wurden Patienten identifiziert, bei denen es postoperativ zu hyperinsulinämischen Hypoglykämien, vereinzelt sogar mit schwerer Symptomatik, kam. Die Ursache dieses Phänomens ist noch unklar. Es tritt in der Regel wesentlich später nach der Operation auf als die oben genannten Effekte und scheint somit nicht schon präoperativ vorhanden zu sein im Sinne einer reaktiven Hypertrophie der Inseln, der die Insulinresistenz als Gegengewicht abhandenkommt. Vielmehr wird ein direkter Einfluss der Operationseffekte auf Trophik oder Funktion der Inselzellen über die Zeit hinweg angenommen.

Neben den genannten Mechanismen werden noch Einflüsse der veränderten intestinoneuronalen Reflexbögen (»Ileal Brake«) und Substratsensorik diskutiert. In wie weit sich die beschriebenen Effekte über die Zeit abschwächen und die beobachteten Diabetes- und Adipositasrezidive bedingen, wird untersucht.

Die bariatrischen Operationen haben günstige Effekte auf Mortalität, Diabeteseinstellung und Gewicht. Diese Effekte lassen sich derzeit nicht in jedem Fall über längere Zeit aufrecht erhalten.

Als Verfahren zur Gewichtsreduktion sind die operativen Eingriffe mittlerweile etabliert. Vor allem die malabsorptiven und kombinierten Verfahren können eine deutliche Gewichtsabnahme und metabolische Effekte induzieren. Wenn möglich sollte diesen, dabei insbesondere dem Magen-Bypass, der Vorzug gegeben werden.

▪ Gewicht

Während die restriktiven Eingriffe den BMI durchschnittlich um 10–13 kg/m^2 reduzieren können, liegt der Verlust bei den Operationen mit malabsorptiver Komponente bei 16–18 kg/m^2, allen voran die biliopankreatische Diversion. Der überwiegende Teil des Gewichtsverlustes tritt innerhalb des ersten postoperativen Jahres ein. Danach stellt sich in den meisten Fällen ein stabiles Körpergewicht ein, welches zum Teil nach bis zu 20 Jahren immer noch bis zu 18 % unter dem Ausgangsgewicht liegt. Die endoskopischen Verfahren erreichen in vergleichsweise kleinen Serien eine BMI-Reduktion um ca. 5,5 kg/m^2.

Am ausgeprägtesten sind die gewichtsreduzierenden Effekte bei Patienten mit einem präoperativ bestehenden Diabetes mellitus Typ 2.

Bei erneuter erheblicher Gewichtszunahme können in einigen Fällen Revisionsoperationen durchgeführt werden. Die Indikation und das Vorgehen in solchen Fällen werden kontrovers diskutiert.

■ Diabetes mellitus Typ 2

Bei vielen bariatrisch operierten Patienten lässt sich eine Verbesserung des diabetischen Stoffwechsels, bei einigen sogar eine komplette Diabetesremission beobachten. In einer Metaanalyse von Buchwald et al. (2004) fand sich in 78 % der Fälle eine Diabetesremission, also die Unabhängigkeit von einer antidiabetischen Medikation. Zwei Jahre nach der Operation blieben 62 % der Patienten anhaltend ohne Therapie. Der HbA_{1c} konnte um absolut 2,1 % reduziert werden. Es fanden sich analog zur Gewichtsreduktion die ausgeprägtesten Effekte nach den maldigestiven Operationen. Tendenziell ähnliche, etwas bessere Kurzzeitergebnisse zeigt eine aktuelle Metaanalyse von Chang et al. (2013).

Zu ähnlichen Ergebnissen kommen aktuelle Arbeiten, die nach einer initialen Diabetesremission ein Rezidiv über die Zeit von 5 Jahren bei bis zu einem Drittel der Patienten beschreiben (Aterburn et al. 2013). Eine dauerhafte Diabetesheilung scheint also nicht in jedem Fall möglich zu sein.

Demgegenüber lassen sich mit aktuellen Lifestyle Interventions-Programmen Remissionsraten über 4 Jahre in gerade einmal 7,3 % der Fälle erzielen.

Bariatrische Operationen bieten präventive Effekte in Hinblick auf das Auftreten eines Diabetes mellitus Typ 2. So fand sich in einer über 15 Jahre durchgeführten Vergleichsstudie eine Number-needed-to-treat von 4,6 über 10 Jahre zur Vermeidung eines Diabetesfalles (Carlsson et al. 2012).

Die überwiegende Zahl der Untersuchungen ist bei morbid adipösen Patienten durchgeführt worden mit durchschnittlichen BMI zwischen 42 und 48 kg/m^2. Untersuchungen an moderat adipösen Patienten finden sich weniger. Zum gegenwärtigen Zeitpunkt lässt sich auch hier eine Verbesserung der diabetischen Stoffwechselsituation in kurzer Zeit feststellen. Beobachtungen über 2 Jahre hinaus finden sich allerdings nicht.

Unklar ist, welche Patienten in Hinblick auf die Entwicklung einer Remission eines Diabetes mellitus Typ 2 von einer Operation profitieren. Verschiedene Untersuchungen legen weniger anthropometrische Parameter wie den BMI als eher stoffwechselassoziierte Werte wie die präoperative Insulinresistenz, Insulinspiegel oder den Nüchtern-BZ nahe. In Anbetracht der Folgen und Konsequenzen der in der Regel nichtreversiblen Eingriffe scheint umgekehrt eine Definition der Patienten, die von einem Eingriff nicht profitieren werden, ebenso wichtig.

■ Mortalität

Bariatrische Operationen können die Gesamtmortalität der Patienten reduzieren. In der Auswertung der SOS-Studie (Sjöström 2013) fand sich ein Überlebensvorteil der operierten Patienten. Es konnte das Auftreten maligner Erkrankungen bei Frauen signifikant reduziert werden. Auch tödliche kardiovaskuläre Ereignisse wurden im Vergleich zu konservativ behandelten Patienten weniger beobachtet. Vor allem dieser Effekt war umso ausgeprägter, je insulinresistenter der Patient vor der Operation war.

■ Komplikationen

In Zentren ist die Komplikationsrate nach bariatrischen Eingriffen gering. Die Mortalität liegt bei ca. 0,31 % in 30 Tagen (Chang et al. 2013) und ist direkt abhängig unter anderem von der Erfahrung des Chirurgen. Frühe Komplikationen umfassen vor allem pulmonale Probleme, Wundinfekte und Übelkeit. Revisionsoperationen innerhalb der ersten 90 Tage werden bei ca. 6–7 % der Patienten notwendig. Zunehmend in den Fokus der Aufmerksamkeit rücken Langzeitkomplikationen wie Strikturen und Ulzerationen. Diese treten in bis zu 20 % der Fälle auf. Neben konservativen und endoskopischen Therapieoptionen werden in einigen Fällen erneute operative Eingriffe bis hin zur Reversion des ursprünglichen Eingriffs notwendig.

■ Kosten

Es gibt nur wenige Untersuchungen zur Kosteneffektivität bariatrischer Operationen im Vergleich zur konservativen Therapie. Hierbei finden sich erhebliche quantitative Unterschiede zwischen den zugrunde liegenden Gesundheitssystemen. Übereinstimmend lässt sich jedoch eine Kosteneffektivität der bariatrischen Operationen feststellen. Diese ist umso ausgeprägter, je länger die Patienten in einer Diabetesremission gehalten werden können.

■ Nachbetreuung

Patienten nach einer metabolischen Operation sollten postoperativ in Hinblick auf verschiedene Operationsfolgen weiter medizinisch betreut werden.

Flüssigkeitszufuhr Vor allem nach den restriktiven Verfahren kommt es aufgrund des kleinen Magenvolumens zu Dehydratationen. Die Patienten sollten angehalten werden, auf eine über den Tag kontinuierliche Flüssigkeitsaufnahme zu achten. Die Flüssigkeit sollte vor allem zwischen den Mahlzeiten getrunken werden.

Vitaminsubstitution Bariatrisch operierte Patienten sollten eine Multivitaminsubstitution durchführen. Symptomatische Hypovitaminosen treten trotz messbarer Unterversorgung selten auf. Nach malabsorptiven Operationen sollten zur verbesserten Resorption Pankreasenzyme substituiert werden.

Vitamin D/Kalzium Bei adipösen Patienten besteht oft präoperativ ein gestörter Kalzium- und Vitamin-D-Stoffwechsel. Darüber hinaus sind postoperativ häufig ein sekundärer Hyperparathyreoidismus und eine Verminderung der Knochendichte zu beobachten. Um dem vorzubeugen, ist eine Kalzium- und Vitamin-D-Substitution angezeigt. Kalzium wird hierbei mit 2 g, Vitamin D mit 1000 IE pro Tag, jeweils verteilt auf mehrere Dosen, eingenommen. Das Monitoring sollte erfolgen mit halbjährlichen Messungen des Parathormons, der alkalischen Phosphatase und des Vitamin D.

Eisen Ein Eisenmangel ist vor allem bei prämenopausalen Frauen postoperativ häufig zu beobachten. Eine orale, oderparenterale Substitution sollte mit 200 mg pro Tag erfolgen. Bei dennoch niedrigen Eisenspeichern sollte unbedingt eine Diagnostik zum Ausschluss lokaler postoperativer Komplikationen wie Ulzerationen erfolgen.

Ernährung Die Patienten sollten nicht nur beraten werden in Hinblick auf eine gesunde, kalorienreduzierte Ernährung, sondern auch auf die besonderen postoperativen Erfordernisse. Vor allem das stark reduzierte Magenvolumen von teilweise weniger als 100 ml, verlangt besondere Beachtung. Neben mehreren kleinen Portionen, sollte anfangs auf eine fett- und kohlenhydratarme Zusammensetzung geachtet werden. Die Proteinzufuhr sollte in dieser Zeit erhöht werden, um den Abbau von Muskelmasse zu verhindern. Die Patienten sollten auf die Symptome eines Dumping-Syndroms hingewiesen werden, welches nicht selten durch das kompensatorische Essen hinter einer erneuten Gewichtszunahme steckt. Spät-postoperatives Erbrechen und Bauchschmerzen sollten bis zum Beweis des Gegenteils als Hinweis auf Komplikationen wie Strikturen oder Ulzera betrachtet werden. Operierte Patienten sollten NSAR meiden.

Fazit für die Praxis

Bariatrische bzw. metabolische Operationen stellen für eine gut definierte Patientengruppe eine sichere und effektive Therapieoption dar. Das Versprechen einer universellen Diabetesheilung lässt sich nach längerfristig angelegten Beobachtungen nicht halten. Gründliche Indikationsstellung und fachkundige Nachbetreuung sind unbedingt einzuhalten.

Literatur

Literatur zu Abschn. 4.1

Cervera A, Wajcberg E, Sriwijitkamol A et al. (2008) Mechanisms of action of exenatide to reduce postprandial hyperglycemia in type 2 diabetes. Am J Physiol Endocrinol Metab 294: E846–E852

DeFronzo RA (2009) Banting lecture: from the triumvirate to the ominous octet: a new paradigm for the treatment of type 2 diabetes mellitus. Diabetes 58: 773–795

Harder T, Rodekamp E, Schellong K et al. (2007) Birth weight and subsequent risk of type 2 diabetes: a meta-analysis. Am J Epidemiol 165: 849

Hu FB, Li TY, Colditz GA, Willett WC, Manson JE (2003) Television watching and other sedentary behaviors in relation to risk of obesity and type 2 diabetes mellitus in women. JAMA 289: 1785–1791

Lyssenko V, Laakso M (2013) Genetic screening for the risk of type 2 diabetes. Diabetes Care 36 S2: S120–S126

Matsuda M, Liu Y, Mahankali S, Pu Y et al. (1999) Altered hypothalamic function in response to glucose ingestion in obese humans. Diabetes 48: 1801–1806

Stefan N, Häring HU (2013) Circulating fetuin-A and free fatty acids interact to predict insulin resistance in humans. Nat Med 19: 394–395

Stumvoll M, Goldstein BJ, van Haeften TW (2005) Type 2 diabetes: principles of pathogenesis and therapy. Lancet 365: 1333

Literatur **zu Abschn. 4.2**

Brownlee M (2001) Biochemistry and molecular cell biology of diabetic complications. Nature 414(6865): 813–820

Kacerovsky-Bielesz G, Kacerovsky M et al. (2012) A single nucleotide polymorphism associates with the response of muscle ATP synthesis to long-term exercise training in relatives of type 2 diabetic humans. Diabetes Care 35(2): 350–357

Patti ME, Corvera S (2010) The role of mitochondria in the pathogenesis of type 2 diabetes. Endocr Rev 31(3): 364–395

Petersen KF, Befroy D et al. (2003) Mitochondrial dysfunction in the elderly: possible role in insulin resistance. Science 300(5622):1140–1142

Szendroedi J, Phielix E et al. (2011) The role of mitochondria in insulin resistance and type 2 diabetes mellitus. Nat Rev Endocrinol 8(2): 92–103

Timmers S, Konings E et al. (2011) Calorie restriction-like effects of 30 days of resveratrol supplementation on energy metabolism and metabolic profile in obese humans. Cell Metab 14(5): 612–622

Literatur zu Abschn. 4.3

Balkau B, Shipley M, Jarrett RJ, Pyörälä K, Pyörälä M, Forhan A, Eschwège E (1998) High blood glucose concentration is a risk factor for mortality in middle-aged nondiabetic men. 20-year follow-up in the Whitehall Study, the Paris Prospective Study, and the Helsinki Policemen Study. Diabetes Care 21(3): 360–367

Barrett-Connor E, Ferrara A (1998) Isolated postchallenge hyperglycemia and the risk of fatal cardiovascular disease in older women and men. The Rancho Bernardo Study. Diabetes Care 21(8): 1236–1239

Black S, Kushner I, Samols D(2004) C-reactive Protein. J Biol Chem 279(47): 48487–48490

Chiasson JL, Josse RG, Gomis R, Hanefeld M, Karasik A, Laakso M; STOP-NIDDM Trial Research Group (2003) Acarbose treatment and the risk of cardiovascular disease and hypertension in patients with impaired glucose tolerance: the STOP-NIDDM trial. JAMA. 290(4): 486–494

De Vegt F, Dekker JM, Ruhé HG, Stehouwer CD, Nijpels G, Bouter LM, Heine RJ (1999) Hyperglycaemia is associated with all-cause and cardiovascular mortality in the Hoorn population: the Hoorn Study. Diabetologia 42(8): 926–931

DECODE Study Group (1999) Glucose tolerance and mortality: comparison of WHO and American Diabetes Association diagnostic criteria. The DECODE Study Group. European Diabetes Epidemiology Group. Diabetes Epidemiology: Collaborative analysis Of Diagnostic criteria in Europe. Lancet 354(9179): 617–621

Donahue RP, Abbott RD, Reed DM, Yano K (1987) Postchallenge glucose concentration and coronary heart disease in men of Japanese ancestry. Honolulu Heart Program. Diabetes 36(6): 689–692

Festa A, D'Agostino R Jr, Tracy RP, Haffner SM (2002) C-reactive protein is more strongly related to post-glucose load glucose than to fasting glucose in non-diabetic subjects; the Insulin Resistance Atherosclerosis Study. Diabet Med 19(11): 939–943

Hanefeld M, Fischer S, Julius U, Schulze J, Schwanebeck U, Schmechel H, Ziegelasch HJ, Lindner J (1996) Risk factors for myocardial infarction and death in newly detected NIDDM: the Diabetes Intervention Study, 11-year follow-up. Diabetologia 39(12): 1577–1583

Hanefeld M, Cagatay M, Petrowitsch T, Neuser D, Petzinna D, Rupp M (2004) Acarbose reduces the risk for myocardial infarction in type 2 diabetic patients: meta-analysis of seven long-term studies. Eur Heart J 25(1): 10–16

Jackson CA, Yudkin JS, Forrest RD (1992) A comparison of the relationships of the glucose tolerance test and the glycated haemoglobin assay with diabetic vascular disease in the community. The Islington Diabetes Survey. Diabetes Res Clin Pract 17(2): 111–123

Landmesser U, Hornig B, Drexler H (2004) Endothelial function: a critical determinant in atherosclerosis? Circulation109 (21 Suppl 1): II27–33

Levitan EB, Song Y, Ford ES, Liu S (2004) Is nondiabetic hyperglycemia a risk factor for cardiovascular disease ? A meta-analysis of prospective studies. Arch Int Med 164(19): 2147–2155

Marx N, Walcher D, Raichle C, Aleksic M, Bach H, Grub M, Hombach V, Libby P, Zieske A, Homma S, Strong J (2004) C-peptide colocalizes with macrophages in early arteriosclerotic lesions of diabetic subjects and induces monocyte chemotaxis in vitro. Arterioscler Thromb Vasc Biol 24(3): 540–545

Meigs JB, Nathan DM, D'Agostino RB Sr, Wilson PW (2002) Fasting and postchallenge glycemia and cardiovascular disease risk: the Framingham Offspring Study. Diabetes Care 25(10): 1845–1850

Monnier L, Lapinski H, Colette C (2003) Contributions of fasting and postprandial plasma glucose increments to the overall diurnal hyperglycemia of type 2 diabetic patients: variations with increasing levels of HbA(1c). Diabetes Care 26(3): 881–885

Raz I, Wilson PWF, Strojek K, Kowalska I, Bozikov V, Gitt AK, Jermendy G, Campaigne BN, Kerr L, Milicevic Z, Jacober SJ (2009) Effects of prandial versus fasting glycemia on cardiovascular outcomes in type-2 diabetes: The HEART2D trial. Diab Care 32(3): 381–386

Shaw JE1, Hodge AM, de Courten M, Chitson P, Zimmet PZ (1999) Isolated post-challenge hyperglycaemia confirmed as a risk factor for mortality. Diabetologia 42(9): 1050–1054

Walcher D, Aleksic M, Jerg V, Hombach V, Zieske A, Homma S, Strong J, Marx N (2004) C-peptide induces chemotaxis of human CD4-positive cells: involvement of pertussis toxin-sensitive G-proteins and phosphoinositide 3-kinase. Diabetes 53(7): 1664–1670

Wellen KE, Hotamisligil GS (2005) Inflammation, stress, and diabetes. J Clin Invest 115(5): 1111–1119

Willerson JT, Ridker PM (2004) Inflammation as a cardiovascular risk factor. Circulation 109(21 Suppl 1): II2–10

Literatur zu Abschn. 4.4

Alberti KG, Zimmet P, Shaw J, IDF Epidemiology Task Force Consensus Group (2005) The metabolic syndrome – a new worldwide definition. Lancetr 366(9491): 1059–1062

Alberti KG, Eckel RH, Grundy SM et al. (2009) Harmonizing the metabolic syndrome. a joint interim statement of the International Diabetes Federation Task Force on Epidemiology and Prevention; National Heart, Lung, and Blood Institute; American Heart Association; World Heart Federation; International Atherosclerosis Society; and International Association for the Study of Obesity. Circulation 120(06): 1640–1645

Giugliano D, Ceriello A, Esposito K (2008) Are there specific treatments for the metabolic syndrome? Am J Clin Nutr 87(1): 8–11

Grundy SM, Cleeman JI, Daniels SR et al. (2005) Diagnosis and management of the metabolic syndrome: an American Heart Association/National Heart, Lung, and Blood Institute Scientific Statement. Circulation 112(17): 2735–2752

Hube F, Hauner H (1999) The role of TNF-alpha in human adipose tissue: prevention of weight gain at the expense of insulin resistance? Horm Metab Res 31 (12): 626–631

Kahn R, Buse J, Ferrannini E, Stern M (2005) The metabolic syndrome: time for a critical appraisal. Joint statement from the American Diabetes Association and the European Association for the Study of Diabetes. Diabetologia 48(9): 1684–1699.

NCEP (2001) Expert panel on detection, evaluation, and treatment of high blood pressure in adults. Executive summary of the third report of the National Cholesterol Education Program (NCEP) expert panel on detection, evaluation, and treatment of high blood pressure in adults (Adult Treatment Panel III). JAMA 285: 533–535

Sjöstrom L, Narbro K, SjöstromCD et al. (2007) Effects of bariatric surgery on mortality in Swedish obese subjects. N Engl J Med 357(8): 745–752

Stefan N, Stumvoll M (2002) Adiponectin – ist role in metabolism and beyond. Horm Metab Res 34(9): 469–474

UKPDS (1998) UK Prospective Diabetes Study Group: Effect of intensive blood-glucose control with metformin on complications in overweight patients with type 2 diabetes (UKPDS 34). Lancet 352: 854–865

Literatur zu Abschn. 4.5

Bosch J et al. (2006) Effect of ramipril on the incidence of diabetes. N Engl J Med 355(15): 1551–1562

Brawley LR, Rejeski WJ, King AC (2003) Promoting physical activity for older adults: the challenges for changing behavior. Am J Prev Med 25 (Suppl 2): 172–183

Buchanan TA (2007) (How) can we prevent type 2 diabetes? Diabetes 56(6): 1502–1507

Chiasson JL et al. (2002) Acarbose for prevention of type 2 diabetes mellitus: the STOP-NIDDM randomised trial. Lancet 359(9323): 2072–2077

DAK (2007) Abschlussbericht der Projektgruppe Diabetesprävention zum Modellprojekt der DAK zur Diabetesprävention in Sachsen. Zentralinstitut für die kassenärztliche Versorgung in der Bundesrepublik Deutschland, Berlin

DeFronzo RA et al. (2011) Pioglitazone for diabetes prevention in impaired glucose tolerance. N Engl J Med 364(12): 1104–1115

Greaves CJ, Sheppard KE, Abraham C, Hardeman W, Roden M, Evans PH, Schwarz P, The IMAGE Study Group Peter. Schwarz@uniklinikum-dresden.de (2011) Systematic review of reviews of intervention components associated with increased effectiveness in dietary and physical activity interventions. BMC Public Health 11: 119. doi:10.1186/1471-2458-11-119

Gruhl U et al. (2008) Prävention vor Kuration. Gesundheit 2010 – unsere Chance. Deutsche Diabetes Stiftung, München, p 74

Knowler WC et al. (2002) Reduction in the incidence of type 2 diabetes with lifestyle intervention or metformin. N Engl J Med 346(6): 393–403

Kosaka K, Noda M Kuzuya T (2005) Prevention of type 2 diabetes by lifestyle intervention: a Japanese trial in IGT males. Diabetes Res Clin Pract 67(2): 152–162

Lindstrom J et al. (2003) Prevention of diabetes mellitus in subjects with impaired glucose tolerance in the finnish diabetes prevention study: results from a randomized clinical trial. J Am Soc Nephrol 14 (7 Suppl 2): S108–113

Lindstrom J et al. (2010) Take action to prevent diabetes – the IMAGE toolkit for the prevention of type 2 diabetes in Europe. Horm Metab Res 42 (Suppl 1): S37–S55

Pan XR et al. (1997) Effects of diet and exercise in preventing NIDDM in people with impaired glucose tolerance. The Da Qing IGT and Diabetes Study. Diabetes Care 20(4): 537–544

Paulweber B et al. (2010) A European evidence-based guideline for the prevention of type 2 diabetes. Horm Metab Res 42(Suppl 1): S3–S36

Ramachandran A et al. (2006) The Indian Diabetes Prevention Programme shows that lifestyle modification and metformin prevent type 2 diabetes in Asian Indian subjects with impaired glucose tolerance (IDPP-1). Diabetologia 49(2): 289–297

Schwarz PE, Peltonen M (2007) Prevention of type 2 diabetes – lessons we have learnt for implementation. Horm Metab Res 39(9): 636–641

4

Schwarz PE et al. (2007) The European perspective on diabetes prevention: development and Implementation of A European Guideline and training standards for diabetes prevention (IMAGE). Diab Vasc Dis Res 4(4): 353–357

Schwarz PE et al. (2012) Nonpharmacological interventions for the prevention of type 2 diabetes mellitus. Nat Rev Endocrinol 8(6): 363–373

Snitker S et al. (2004) Changes in insulin sensitivity in response to troglitazone do not differ between subjects with and without the common, functional Pro12Ala peroxisome proliferator-activated receptor-gamma2 gene variant: results from the Troglitazone in Prevention of Diabetes (TRIPOD) study. Diabetes Care 27(6): 1365–1368

Torgerson JS et al. (2004) XENical in the prevention of diabetes in obese subjects (XENDOS) study: a randomized study of orlistat as an adjunct to lifestyle changes for the prevention of type 2 diabetes in obese patients. Diabetes Care 27(1): 155–11

Trenell MI et al. (2008) Increased daily walking improves lipid oxidation without changes in mitochondrial function in type 2 diabetes. Diabetes Care, 2008 31(8): 1644–1649

Tudor-Locke CD, R Basset R Jr (2004) How many steps/day are enough? Preliminary pedometer indices for public health. Sports Med 34(1): 1–8

Tuomilehto J et al. (2001) Prevention of type 2 diabetes mellitus by changes in lifestyle among subjects with impaired glucose tolerance. N Engl J Med 344(18): 1343–1350

Warburton DE, Nicol CW, Bredin SS (2006) Health benefits of physical activity: the evidence. CMAJ 174(6): 801–809

Wenying Y et al. (2001) The preventive effect of acarbose and metformin on the progression to diabetes mellitus in the IGT population: a 3-year multicenter prospective study. Chin J Endocrinol Metab 17: 131–136

Yates T et al. (2011a) The Pre-diabetes Risk Education and Physical Activity Recommendation and Encouragement (PREPARE) programme study: are improvements in glucose regulation sustained at 2 years? Diabet Med 28(10): 1268–1271

Yates T et al. (2011b) Stand up for your health: Is it time to rethink the physical activity paradigm? Diabetes Res Clin Pract 93(2): 292–294

Literatur zu Abschn. 4.6

Berger M et al. (1994) Behandlungs- und Schulungsprogramm für Typ-2-Diabetiker, die nicht Insulin spritzen. Deutscher Ärzte-Verlag, Köln

European Diabetes Policy Group (2000) European Diabetes Policy Group 1998–1999, International Diabetes Federation. Europäische Region: Leitfaden zu Typ-2-Diabetes mellitus. Diabetes Stoffw 9: 104–136

Füchtenbusch M, Standl E, Schatz H (2000) Clinical effficacy of new thiazolidinediones and glinides in the treatment of type 2 diabetes mellitus. Exp Clin Endocrinol Diabetes 108: 151–163

Garber AJ, Duncan TG, Goodman AM, Mills DJ, Rohlf JL (1997) Efficacy of metformin in type II diabetes: results of a double-blind, placebo-controlled, dose-response trial. Am J Med 103(6): 491–497

Gerstein HC, Miller ME, Byington RP et al. (2008) Action to Control Cardiovascular Risk in Diabetes Study Group. Effects of intensive glucose lowering in type 2 diabetes. N Engl J Med 358(24): 2545–2559

Holman RR, Paul SK, Bethel MA, Matthews DR, Neil HA (2008) 10-year follow-up of intensive glucose control in type 2 diabetes. N Engl J Med 359(15): 1577–1589

Johnson JA, Majumdar SR, Simpson SH, Toth EL (2002) Decreased mortality associated with the use of metformin compared with sulfonylurea monotherapy in type 2 diabetes. Diabetes Care 25(12): 2244–2248

Kulzer B, Hermanns N (2001) Mehr Diabetes-Selbstmanagement Typ 2: Ein neues Schulungs- und Behandlungsprogramm für Menschen mit nicht-insulinpflichtigem Typ-2-Diabetes. MEDIAS 2 Basis. Kirchheim, Mainz

Olsson J, Lindberg G, Gottsäter M, Lindwall K, Sjöstrand Å, Tisell A, Melander A (2000) Increased mortality in Type II diabetic patients using sulphonylurea and metformin in combination: a population-based observational study. Diabetologia 43(5): 558–560

Patel A, MacMahon S, Chalmers J et al. (2008) ADVANCE Collaborative Group. Intensive blood glucose control and vascular outcomes in patients with type 2 diabetes. N Engl J Med 358(24): 2560–2572

Turnbull FM, Abraira C, Anderson RJ et al. (2009) Intensive glucose control and macrovascular outcomes in type 2 diabetes. Diabetologia 52(11): 2288–2298

UKPDS (1998a) UK Prospective Diabetes Study Group: Intensive blood-glucose control with sulfonylureas or insulin compared with conventional treatment and risk of complications in patients with type 2 diabetes (UKPDS 33). Lancet 352: 837–853

UKPDS (1998b) UK Prospective Diabetes Study Group: Effect of intensive blood-glucose control with metformin on complications in overweight patients with type 2 diabetes (UKPDS 34). Lancet 352: 854–865

Yki-Järvinen H, Ryysy L, Nikkilä K, Tulokas T, Vanamo R, Heikkilä M (1999) Comparison of bedtime insulin regimens in patients with type 2 diabetes mellitus. A randomized, controlled trial. Ann Intern Med 130(5): 389–396

Literatur zu Abschn. 4.7

Bundesärztekammer (BÄK), Kassenärztliche Bundesvereinigung (KBV), Arbeitsgemeinschaften der Wissenschaftlichen Medizinischen Fachgesellschaften (AWMF). Nationale VersorgungsLeitlinie Therapie des Typ-2-Diabetes – Langfassung, 1. Auflage. Version 2. 2013, zuletzt geändert: September 2013, S 46–50. http://www.versorgungsleitlinien.de/themen/diabetes2/dm2_therapie/pdf/NVL-DM2-Ther-lang-2.pdf. Zugriff 26 Jan 2014 DOI: 10.6101/AZQ/000170

DDG (2013) Deutsche Diabetes-Gesellschaft. Nationale VersorgungsLeitlinie. Therapie des Typ-2-Diabetes. 1. Aufl., Version 1, August 2013, AWMF-Register: Nr.: nvl-001g. http://www.deutsche-diabetes-gesellschaft.de/fileadmin/Redakteur/Leitlinien/Evidenzbasierte_Leitlinien/NVL-DM2-Ther-lang_Endversion_270813.pdf. Zugriff 26 Jan 2014

Literatur zu Abschn. 4.8

Braun A et al. (2008) Effects of metabolic control, patient education and initiation of insulin therapy on the quality of life of patients with type 2 diabetes mellitus. Patient Educ Couns 73(1): 50–59

Braun AK, Kubiak T, Kuntsche J, Meier-Höfig M, Müller UA, Feucht I, Zeyfang A (2009) SGS: a structured treatment and teaching programme for older patients with diabetes mellitus--a prospective randomised controlled multicentre trial. Age Ageing 38(4): 390–396

Budnitz DS, Lovegrove MC, Shehab N, Richards CL (2011) Emergency hospitalizations for adverse drug events in older Americans. N Engl J Med 365(21): 2002–2012

Cockcroft DW, Gault MH (1976) Prediction of creatinine clearance from serum creatinine. Nephron 16: 31–41

Inzucchi SE, Bergenstal RM, Buse JB et al. (2012) Management of hyperglycaemia in type 2 diabetes: a patient-centered approach. Position statement of the American Diabetes Association (ADA) and the European Association for the Study of Diabetes (EASD). Diabetologia 55(6): 1577–1596

Laiteerapong N, Karter AJ, Liu JY, Moffet HH, Sudore R, Schillinger D, John PJ, Huang ES (2011) Correlates of quality of life in older adults with diabetes – The Diabetes and Aging Study. Diabetes Care . 34 (8): 1749–1753

Levey AS, Greene T, Kusek JW, Beck GL (2000) A simplified equation to predict glomerular filtration rate from serum creatinine. J Am Soc Nephrol 11: 155A

Püllen R, Harhoff H-J, Nikolaus T, Oster P, Pfisterer M, Wernecke J, Zeyfang A (2010) Agaplesion Assessment Assistent Geriatrie. http://www.bethesda-stuttgart.de/Klinik-fuer-Innere-M.867.0.html (Downloads – AAA Geriatrie). Zugriff 26 Jan 2014

Roumie CL, Hung AM, Greevy RA et al. (2012) Comparative effectiveness of sulfonylurea and metformin monotherapy on cardiovascular events in type 2 diabetes. Ann Intern Med 157(9): 601–610

Schulz RJ, Kurtal H, Steinhagen-Thiessen E (2008) Rehabilitative Versorgung alter Menschen. In: Kuhlmey, Adelheid; Schaeffer, Doris (Hrsg) Alter, Gesundheit und Krankheit. Handbuch Gesundheitswissenschaften, 1. Aufl. Huber, Bern, S 1–21

Sinclair A, Morley JE, Rodriguez-Mañas L et al. (2012) Diabetes mellitus in older people: position statement on behalf of the International Association of Gerontology and Geriatrics (IAGG), the European Diabetes Working Party for Older People (EDWPOP), and the International Task Force of Experts in Diabetes. JAMDA 13 (6): 497–502

Zeyfang A (2005) Specific aspects of diabetes management in the elderly. MMW Fortschr Med 147(7): 37, 39–40

Zeyfang A, Bahrmann A, Wernecke J (2012b) Diabetes mellitus im Alter. Praxisleitlinie der Deutschen Diabetesgesellschaft. Diabetologie 7: S163–S169. http://www.deutsche-diabetes-gesellschaft.de/fileadmin/Redakteur/Leitlinien/Praxisleitlinien/2012/DuS_S2-12_Praxisempfehlungen_Zeyfang-etal_S163-169.pdf. Zugriff 26 Jan 2014

Zeyfang A, Berndt S, Aurnhammer G, Nikolaus T, Oster P, Bahrmann A (2012a) A short easy test can detect ability for autonomous insulin injection by the elderly with diabetes mellitus. J Am Med Dir Assoc 13(1): 81e 15–18

Weiterführende Internet-Links

http://www.deutsche-diabetes-gesellschaft.de/fileadmin/Redakteur/Leitlinien/Praxisleitlinien/Diabetes_mellitus_im_Alter_12.pdf. Zugriff 26 Jan 2014

http://www.diabetes-im-alter.de/. Zugriff 26 Jan 2014

http://www.diabetesstiftung.de/dial.0.html. Zugriff 26 Jan 2014

Literatur zu Abschn. 4.9

Buchanan TA, Xiang AH, Peters RK et al. (2002) Preservation of pancreatic ß-cell function and prevention of type 2 diabetes by pharmacological treatment of insulin resistance in high-risk Hispanic women. Diabetes. 51: 2796–2803

Buse J (2000) Combining insulin and oral agents. Am J Med 108 (Suppl 6A): 23–32

Campbell IW (1985) Metformin an the sulphonylureas: the comparative risk. Horm Metab Rex 15 (Suppl): 105–111

Chiasson JL, Gomis R, Hanefeld M, Josse RG, Karasik A, Laakso M (1998) The STOP-NIDDm Trial: an international study on the efficacy of an alpha-glucosidase inhibitor to prevent type 2 diabetes in a population with impaired glucose toleranz: rationale, design, and preliminary screening data of the study to Prevent Non-Insulin-Dependent Diabetes Mellitus. Diabetes Care 21: 1720–1725

Chiasson JL, Josse RG, Gomis R, Hanefeld M, Karasik A, Laakso M; STOP-NIDDM Trail Research Group (2002) Acarbose for prevention ot type 2 diabetes mellitus: the STOP-NIDDM randomized trial. Lancet 359: 2072–2077

Chiasson JL, Josse RG, Gomis R, Hanefeld M, Karasik A, Laakso M (2003) Acarbose treatment and the risk of cardiovascular disease and hypertension in patients with impaired glucose toleranz: the STOP-NIDDM trial. J AM Med Ass 290: 486–494

Cusi K, DeFronzo RA (1998) Metformin: a review of its metabolic effects. Diabetes Rev 6: 89–131

DeFronzo RA, Goofman AM and the Multicenter Metformin Study Group (1995) Efficacy of metformin in NIDDM patients poorly controlled an diet alone or diet plus sulfonylurea. N Engl J Med 333: 541–549

Dills DG, Schneider J and the Glimepirid/Glyburide Research Group (1996) Clinical evulation of glimepiride versus glyburide in NIDDM in a double-blind comparative study. Horm Metab Res 28: 426–429

Fölsch UR, Lembcke B (1991) Inhibition der intestinalen Alpha-Glukosidase in der Therapie des Diabetes mellitus. Internist 32: 699–707

Garber AJ, Dunacan TG, Goodman AM, Mills DJ, Rohlf JL (1997) Efficacy of metformin in type II diabetes: result of a double-blind, place-controlled, dose response trial. Am J Med 103: 491–497

Gribble FM, Reimann F (2003) Differential selectivity of insulin secretagogues. Mechanisms, clinical implications, and drug interactions. Diabetes Complications17 (Suppl 2): 11–15

Hansen JB (2006) Towards selective Kir6,2/SUR1 potassium channel openers, medicinal chemistry and therapeutic perspectives. Curr Med Chem13: 61–376

Hansen AM, Christensen IT, Hansen JB et al. (2002) Differential interactions of nateglinide and repaglinide on the human beta-cell sulphonylurea receptor 1. Diabetes 51(9): 2789–2795

Häring HU, Joost HG, Laube H, Matthaei S, MeissnerHP, Panten U, Schernthaner G (2003) Antihyperglykämische Therapie des Diabetes mellitus Typ 2. Evidenzbasierte Diabetes-Leitlinien DDG. Diabetes Stoffwechsel 12 (suppl 2): 13–31

Hasslacher C (2003) Safety and efficacy of repaglinide in type 2 diabetic patients with and without impaired renal function. Diabetes Care 26(3): 886–891

Holman RR, Cull CA, Turner RC (1999) A randomized double – blind trial of acarbose in type 2 diabetes shows improved glycaemic control over 3 years. Diabetes Care 22: 960–964

Holstein A, Plaschke A, Egberts EH (2001) Lower incidence of severe hypoglycemia in patients with type 2 diabetes treated glimepride versus glibenclamid. Diabetes Metab Res Rev 17: 467–473

Holstein A, Plaschke A, Hammer C, Egberts EH (2003) Characteristics and time course of severe glimepiride – versus glibenclamide-induced hypoglycemia. Eur J Clin Pharmacol 59(2): 91–97

Kahn SE, Haffner SM, Heise MA, Herman WH, Holmann RR, Jones NP, Kravitz BG, Lachin JM, O´Neill MC, Zinman B, Viberti G; ADOPT Study Group (2006) Glycemic durability of rosiglitazone, metformin, or glyburide monotherapy. N Engl J Med 355(23): 2427–2743

Knowler WC, Barrett-Conner, E Fowler SE, Hamman RF, Lachin JM, Walker, EA, Nathan DM, for the Diabetes Prevention Program Research Group. (2002) Reduction in the incidence of type 2 diabetes with lifestyle intervention or metformin. N Engl J Med 346: 393–403

Lebovitz H (1999) Effects of oral antihyperglycemic agents in modifying macrovascular risk factors in type 2 diabetes. Review. Diabetes Care 22 (Suppl 3): C41–44

Luft D, Schmülling RM, Eggstein M (1978) Lactic acidose in biguanide-treated diabetics: a review of 330 cases. Diabetologia : 75–87

Matthaei S, Hamann A, Klein HH et al. (1991) Association of metformin´s effect to increase insulinstimulated glucose transport with potentiation of insulin-induced translocation of glucose transports form intracellular pool to plasma membrane in rat adipocyte. Diabetes 40: 850–857

Matthaei S, Hamann A (1993) Molekulare Mechanismen der antihyperglykämischen Wirkung von Metformin. Diabetes und Stoffwechsel 2: 307–314

Matthaei S, Stumvoll M, Kellerer M, Häring HU (2000) Pathophysiology and pharmacological treatment of insulin resistance. Edocrine Rev 21: 585–618

Mertes G (1998) Efficacy and safety of acarbose in the treatment of type 2 diabetes: data from a 2-year surveillance study. Diabetes Res Clin Pr 40: 63–70

Müller G, Satoh Y, Geisen K (1995) Extrapanceratic effects of sulfonylureas – a comparison between glimepiride and conventional sulfonylureas. Diabetes Res Clin Pract 28 (Suppl): 115–137

Navigator Studie Group, Holmann RR et.al. (2010) Effect of nateglinide on the incidence of diabetes and cardiovascular events. Engl J Med 362(16): 1463–1476

Niemi M, Backman JT, Neuvonen M, Neuvonen PJ et al. (2003) Effects of gemfibrozil, itraconazole, and their combination on the pharmacokinetics and pharmacodynamics of repaglinide: potentially hazardous interaction between gemfibrozil and repaglinide. Diabetologia 46(3): 347–351

Niemi M, Backman JT, Juntti-Patinen L, Neuvonen M, Neuvonen PJ (2005) Coadministration of gemfibrozil and itraconazole has only a minor effect on the pharmacokinetics of the CYP2C9 and CYP3A4 substrate nateglinide. Br J Clin Pharmacol 60: 208–217

Overkamp D, Volk A, Maerker E, Heide PE, Wahl HG, Rett, K, Häring, HU (2002) Acute effect of glimepride on insulin-stimulated glucose metabolism in glucose-tolerant insulin-resistant offspring of patients with type 2 diabetes. Diabetes Care 25: 2065–2073

Patel A, MacMahon S, Chalmers J, Neal B, Billiot L, Woodward M, Marre M, Cooper M, Glasziou P, Grobbee D, Hamet P, Harrap S, Heller S, Liu L, Mancia G, Mogensen CE, Pan C, Puulter N, Rodgers A, Williams B, Bompoint S, de Galan BE, Joshi R, Travert F; ADVANCE Collaborative Group (2008) Intensive blood glucose control and vascular outcomes in patients with type 2 diabetes. N Engl J Med 358(24): 2560–2572

Rosenstock J, Hassman DR, Madder RD, Brazinsky SA, Farrell J, Khutoryansky N, Hale PM; Repaglinide Versus Nateglinide Comparison Study Group (2004) Repaglinide versus nateglinide monotherapy: a randomized, multicenter study. Diabetes Care 27(6):1265–1270

Rote Hand Brief (2003) Kontraindikation zur gleichzeitigen Anwendung von Repaglinid (Handelsname NovoNorm®) und Gemfibrozil. 19-05-2003. http://www.akdae.de/Arzneimittelsicherheit/RHB/Archiv/2003/90_20030519.pdf. Zugriff 10 März 2014

Salpeter SR, Greyber E, Pasternak GA, Salpeter EE (2010) Risk of fatal and nonfatal lactic acidosis with metformin use type 2 diabetes mellitus. Cochrane Database Syst Rev 4: CD002967. Doi; 10.1002/14651858.CD002967.pub4

Schramm TK et al. (2011) Mortality and cardiovascular risk associated with different insulin secretagogues compared with metformin in type 2 diabetes with or without a previous myocardial infarction. A nationwide study. Eur Heart J DOI: 10.1093/eurheartj/ehr077

Standl E, Baumgartl HJ, Füchtenbusch M, Stemplinger J (1999) Effect of acarbose on additional insulin therapy in type 2 diabetic patients with late failure of sulphonylurea therapy. Diab Obes Metab 1: 215–220

Stumvoll M, Nurjhab N, Perriello G, Dailey G, Gerich JE (1995) Metabolic effects of metformin in noninsulin-dependent diabetes mellitus. N Engl J Med 333: 550–554

Tuomilehto J, Lindstrom J, Eriksson JG et. al. (2001) Prevention of type 2 diabetes mellitus by changes in lifestyle among subjects with impaired glucose tolerance. N Engl J Med 344: 1343–1350

UKPDS (1998) UK Prospective Diabetes Study Group. Effect of intensive blood-glucose control with metformin on complications in overweight patients with type 2 diabetes (UKPDS 34). Lancet 352: 584–865

Yki-Järvinen H, Ryysy L, Nikkilä K, Tulokas T, Vanamo R, Heikkila M (1999) Comparison of bedtime insulin regimens in patients with type 2 diabetes mellitus. A randomized, controlled trial. Ann Intern Med 130: 389–396

Literatur zu Abschn. 4.10

Bosetti C, Rosato V, Buniato D et al. (2013) Cancer risk for patients using thiazolidinediones for type 2 diabetes: a meta-analysis. Oncologist 18: 148–156

Bray GA et al. (2013) Effect of pioglitazone on body composition and bone density in subjects with prediabetes in the ACT NOW trial. Diabetes Obes Metab 15(10): 913–917

Dormandy JA et al. on behalf of the PROactive Investigators (2005) Secondary prevention of macrovascular events in patients with type 2 diabetes in the PROactive Study (PROspective pioglitAzone Clinical Trial In macroVascular Events): a randomized controlled trial. Lancet 366: 1279–1289

Graham DJ, Ouellet-Hellstrom R, MaCurdy TE, Ali F, Sholley C, Worrall C, Kelman JA (2010) Risk of acute myocardial infarction, stroke, heart failure, and death in elderly Medicare patients treated with rosiglitazone or pioglitazone. JAMA 304: 411–418

Inzucchi SE, Bergenstal RM, Buse JB et al. (2012) Management of hyperglycemia in type 2 diabetes: a patient-centered approach: position statement of the American Diabetes Association (ADA) and the European Association fort he Study of Diabetes (EASD). Diabetes Care 35: 1364–1379

Kahn SE, Haffner SM, Heise MA, Herman WH, Holman RR, Jones NP, Kravitz BG, Lachin JM, O'Neill MC, Zinman B, Viberti G; ADOPT Study Group (2006) Glycemic durability of rosiglitazone, metformin, or glyburide monotherapy. N Engl J Med 355: 2427

Loke YK, Singh S, Furberg CD (2009) Long-term use of thiazolidinediones an d fractures in type 2 diabetes: a meta-analysis. CMJA 180: 32–39

Meier C, Kraenzlin ME, Bodmer M, Jick SS, Jick H, Meier CR (2008) Use of thiazolidinediones and fracture risk. Arch Intern Med 168: 820

Nissen SE, Wolski K (2007) Effect of rosiglitazone on the risk of myocardial infarction and death from cardiovascular causes. N Engl J Med 356: 2457–2471

Nissen SE, Wolski K (2010) Rosiglitazone revisited: an updated meta-analysis of risk for myocardial infarction and cardiovascular mortality. Arch Intern Med 170: 1191–1201

Literatur zu Abschn. 4.11

Anagnostis P, Athyros VG, Adamidou F et al. (2011) Glucagon-like peptide-1-based therapies and cardiovascular disease: looking beyond glycaemic control. Diabetes Obes Metab 13: 302–312

Baggio LL, Drucker DJ (2007) Biology of incretins: GLP-1 and GIP. Gastroenterology 132: 2131–2157

Best JH, Hoogwerf BJ, Herman WH et al. (2011) Risk of cardiovascular disease events in patients with type 2 diabetes prescribed the glucagon-like peptide 1 (GLP-1) receptor agonist exenatide twice daily or other glucose-lowering therapies: a retrospective analysis of the LifeLink database. Diabetes Care 34: 90–95

Butler PC, Elashoff M, Elashoff R et al. (2013) A critical analysis of the clinical use of Incretin-based therapies: Are the GLP-1 therapies safe? Diabetes Care 36: 2118–2125

Drucker DJ (2005) Biologic actions and therapeutic potential of the proglucagon-derived peptides. Nat Clin Pract Endocrinol Metab 1: 22–3. doi:10.1038/ncpendmet0017

Egan AG et al. (2014) Pancreatic safety of incretin-based drugs – FDA and EMA assessment. New Engl J Med 370: 794–797

Jose T, Inzucchi SE (2012) Cardiovascular effects of the DPP-4 inhibitors. Diab Vasc Dis Res 9: 109–116

Mundil D, Cameron-Vendrig A, Husain M (2012) GLP-1 receptor agonists: a clinical perspective on cardiovascular effects. Diab Vasc Dis Res 9: 95–108

Nauck MA (2009) Unraveling the science of incretin biology. Eur J Intern Med 20 Suppl 2: S303–308

Nauck MA (2013) A critical analysis of the clinical use of incretin-based therapies: the benefits by far outweigh the potential risks. Diabetes Care 36: 2125–2132

Nisal K, Kela R, Khunti K et al. (2012) Comparison of efficacy between incretin-based therapies for type 2 diabetes mellitus. BMC Med 10: 152

Scirica BM, Bhatt DL, Braunwald E et al. (2013) Saxagliptin and cardiovascular outcomes in patients with type 2 diabetes mellitus. N Engl J Med 369(14): 1317–1326

White WB Cannon CP, Heller SR et al. (2013) Alogliptin after acute coronary syndrome in patients with type 2 diabetes. N Engl J Med 2013 369(14): 1327–1335

Literatur zu Abschn. 4.12

Abdul-Ghani MA, Norton L, DeFronzo RA(2012) Efficacy and safety of SGLT2 inhibitors in the treatment of type 2 diabetes mellitus. Curr Diab Rep 12(3): 230–238

Ferrannini E, Ramos SJ, Salsali A, Tang W, List JF (2010) Dapagliflozin monotherapy in type 2 diabetic patients with inadequate glycemic control by diet and exercise: a randomized, double-blind, placebo-controlled, phase 3 trial. Diabetes Care 33(10): 2217–2224

Hardman TC, Dubrey SW (2011) Development and potential role of type-2 sodium-glucose transporter inhibitors for management of type 2 diabetes. Diabetes Ther 2(3): 133–145

Rosenstock J, Aggarwal N, Polidori D et al. (2012) Dose-ranging effects of canagliflozin, a sodium-glucose cotransporter 2 inhibitor, as add-on to metformin in subjects with type 2 diabetes. Diabetes Care 35(6): 1232–1238

Stenlof K, Cefalu WT, Kim KA et al. (2013) Efficacy and safety of canagliflozin monotherapy in subjects with type 2 diabetes mellitus inadequately controlled with diet and exercise. Diabetes Obes Metab 15(4): 372–382

Washburn WN (2012) Sodium glucose co-transporter 2 (SGLT2) inhibitors: novel antidiabetic agents. Expert Opin Ther Pat 22(5): 483–494

Literatur zu Abschn. 4.13

ACCORD (2008) Action to Control Cardiovascular Risk in Diabetes Study Group. Effects of intensive glucose l owering in type 2 diabetes. N Engl J Med.358(24): 2545–2559

ADVANCE (2008) The ADVANCE Collaborative Group. Intensive blood glucose control and vascular outcomes in patients with type 2 diabetes. N Engl J Med 358: 2560–2572

Bretzel RG, Nuber U, Landgraf W, Owens DR, Bradley C, Linn T (2008) Once-daily basal insulin glargine versus thrice-daily prandial insulin lispro in people with type 2 diabetes on oral hypoglycaemic agents (APOLLO): an open randomised controlled trial. Lancet 371: 1073–1084

DECODE Study Group (1999) Glucose tolerance and mortality: comparison of WHO and American Diabetes Association diagnostic criteria. The DECODE study group. European Diabetes Epidemiology Group. Diabetes Epidemiology: Collaborative analysis Of Diagnostic criteria in Europe. Lancet 354: 617–621

EMA (2013) European Medicines Agency. Outcome of review of new safety data on insulin glargine Data from population-based studies and the scientific literature do not indicate an increased risk of cancer. http://www.ema.europa.eu/docs/en_GB/document_library/Medicine_QA/2013/05/WC500143823.pdf. Zugriff 16 Feb 2014

Esposito K, Chiodini P, Colao A, Lenzi A, Giugliano D (2012) Metabolic syndrome and risk of cancer: a systematic review and meta-analysis. Diabetes Care 35: 2402–2411

Garber AJ (2013) Treat-to-target trials: uses, interpretation, and review of concepts. Diabetes Obes Metab. doi: 10.1111/dom.12129

Gerstein HC, Miller ME, Byington RP, Goff DC Jr, Bigger JT, Buse JB, Cushman WC, Genuth S, Ismail-Beigi F, Grimm RH Jr, Probstfield JL, Simons-Morton DG, Friedewald WT (2008) Effects of intensive glucose lowering in type 2 diabetes. N Engl J Med 358: 2545–2559

Gerstein HC, Bosch J, Dagenais GR, Diaz R, Jung H, Maggioni AP, Pogue J, Probstfield J, Ramachandran A, Riddle MC, Ryden LE, Yusuf S (2012) Basal insulin and cardiovascular and other outcomes in dysglycemia. N Engl J Med 367: 319–328

Holman RR, Paul SK, Bethel MA, Matthews DR, Neil HA (2008) 10-year follow-up of intensive glucose control in type 2 diabetes. N Engl J Med 359(15): 1577–1589

Holman RR, Farmer AJ, Davies MJ, Levy JC, Darbyshire JL, Keenan JF, Paul SK (2009) Three-year efficacy of complex insulin regimens in type 2 diabetes. N Engl J Med 361: 1736-1747

Home PD (2012) The pharmacokinetics and pharmacodynamics of rapid-acting insulin analogues and their clinical consequences. Diabetes Obes Metab 14: 780–788

Inzucchi SE, Bergenstal RM, Buse JB, Diamant M, Ferrannini E, Nauck M, Peters AL, Tsapas A, Wender R, Matthews DR (2012) Management of hyperglycaemia in type 2 diabetes: a patient-centered approach. Position statement of the American Diabetes Association (ADA) and the European Association for the Study of Diabetes (EASD). Diabetologia 55(6): 1577–1596

Krssak M, Brehm A, Bernroider E, Anderwald C, Nowotny P, Dalla MC, Cobelli C, Cline GW, Shulman GI, Waldhausl W, Roden M (2004) Alterations in postprandial hepatic glycogen metabolism in type 2 diabetes. Diabetes 53: 3048–3056

Monnier L, Lapinski H, Colette C (2003) Contributions of fasting and postprandial plasma glucose increments to the overall diurnal hyperglycemia of type 2 diabetic patients: variations with increasing levels of HbA(1c). Diabetes Care 26: 881–885

Raz I, Wilson PW, Strojek K, Kowalska I, Bozikov V, Gitt AK, Jermendy G, Campaigne BN, Kerr L, Milicevic Z, Jacober SJ (2009) Effects of prandial versus fasting glycemia on cardiovascular outcomes in type 2 diabetes: the HEART2D trial. Diabetes Care 32: 381–386

Roden M (2009) Optimal insulin treatment in type 2 diabetes. N Engl J Med 361: 1801–1803

Literatur **zu Abschn. 4.14**

Ausgewählte Literatur

Holstein A, Beil W, Kovacs P (2012) CYP2C metabolism of oral antidiabetic drugs--impact on pharmacokinetics, drug interactions and pharmacogenetic aspects. Expert Opin Drug MetabToxicol 8: 1549–1563

Joost HG, Nauck M (2010) Diabetes mellitus. In: Lemmer B, Brune K (Hrsg) Pharmakotherapie Klinische Pharmakologie. Springer, Berlin Heidelberg, S 371–379

Juurlink DN, Mamdani M, Kopp A, Laupacis A, Redelmeier DA (2003) Drug-drug interactions among elderly patients hospitalized for drug toxicity. JAMA 289: 1652–1658

Lebovitz HE (1999) Insulin secretagogues: old and new. Diabetes Rev 7: 139–146

Ritter CA, Klotz U, Kroemer HK (2010) Wechselwirkungen zwischen Arzneimitteln. In: Lemmer B, Brune K (Hrsg) Pharmakotherapie Klinische Pharmakologie. Springer, Berlin Heidelberg, S 469–477

Scheen AJ (2005) Drug interactions of clinical importance with antihyperglycaemic agents: an update. Drug Safety 28:601–631

Literatur **zu Abschn. 4.15**

Astrup A et al. (2009) Effects of liraglutide in the treatment of obesity: a randomized, double-blind, placebo-controlled study. Lancet 374: 1606–1616

Brooks M (2013) FDA sides with EMA on incretin diabetes drugs. August 01, 2013

Butler AE, Campbell-Thompson M, Gurlo T, Dawson DW, Atkinson M, Butler PC (2013) Marked expansion of exocrine and endocrine pancreas with incretin therapy in humans with increased exocrine pancreas dysplasia and the potential for glucagon-producing neuroendocrine tumors. Diabetes 62(7): 2595–2604

Egan AG, Blind E, Dunder K et al. (2014) Pancreatic safety of incretin-based drugs – FDA and EMA Assessment. New Engl J Med 370: 794–797

Nainggolan L (2013) EU Agency has no new concerns on incretin diabetes drugs. July 26, 2013

Schatz H (2011) Antidiabetika in der Pipeline. Diabetes Forum Heft 4/2011, pp 32–37

Schatz H (2013a) Die GRADE-Studie: Welches Medikament als Kombinationspartner zu Metformin bei Typ-2-Diabetes? Kardiovaskuläre FDA-Outcome-Studien sinnlos? Beitrag im DGE-Blog vom 17. September 2013. http://blog.endokrinologie.net/date/2013/09/. Zugriff 16 Feb 2014

Schatz H (2013b) Innovationen in der Diabetesbehandlung: Neue Insuline. Diabetes aktuell 11(2): 60–66

Schatz H (2013c) Inkretin-Diabetesmedikamente: Kein Nachweis eines erhöhten Pankreatitisrisikos durch GLP-1-Analoga und Dipeptidylpeptidase-4-Hemmer. Beitrag im DGE-Blog vom 27. Juli 2013. http://www.blog.endokrinologie.net/date/2013/07/. Zugriff 6 März 2014

Schatz H (2013d)Herzinsuffizienz bei Diabetes bisher zu wenig beachtet: Relevant bei der Therapiewahl. Beitrag im DGE-Blog vom 27. September 2013 http://blog.endokrinologie.net/date/2013/09/. Zugriff 16 Feb 2014

Schatz H (2014) Herzinsuffizienzrisiko unter Saxagliptin wird von Amerikanischer Arzneibehörde FDA überprüft. Beitrag im DGE-Blog vom 13. Februar 2014. http://www.blog.endokrinologie.net/date/2013/02/. Zugriff 6 März 2014

Singh S, Chang H-Y, Richards TM et al. (2013) Glucagonlike peptide 1–based therapies and risk of hospitalization for acute pancreatitis in type 2 diabetes mellitus: a population-based matched case-control study. JAMA Intern Med 173(7): 534–539. doi: 10.1001/jamainternmed.2013.2720

Tucker ME (2013) Experts express mixed thoughts on canagliflozin approval. April 18, 2013

Viberti G, Kahn SE, Greene DA et al. (2002) A Diabetes Outcome Progression Trial (ADOPT). An international multicenter study of the comparative efficacy of rosiglitazone, glyburide, and metformin in recently diagnosed type 2 diabetes Diabetes Care 25 (10): 1737–1743. doi: 10.2337/diacare.25.10.1737

Literatur zu Abschn. 4.16

Ammon HPT, Shehata AM (2011) Prevention of multiple low dose streptozotocin (MLD-STZ) induced diabetes in mice by extract from gum resin of Boswellia serrata and 11-keto-β-boswellic acids. Diabetologia 54 (Suppl 1): S 437

Leach MJ, Kumar S (2012) Cinnamon for diabetes mellitus. Cochrane Database Syst Rev 9:CD007170

Loopstra-Masters RC, Liese AD, Haffner SM, Wagenknecht LE, Hanley AJ (2011) Associations between the intake of caffeinated and decaffeinated coffee and measures of insulin sensitivity and beta cell function. Diabetologia 54:320–328

Yeh GY, Eisenberg DM, Kaptchuk TJ, Phillips RS (2003) Systematic review of herbs and dietary supplements for glycemic control in diabetes. Diabetes Care 26: 1277–1294

Literatur zu Abschn. 4.17

Autier P, Boniol M, Pizot C, Mullie P (2014) Vitamin D status and ill health: a systematic review. Lancet Diabetes Endocrinol 2(1): 76–89

Avenell A et al. (2011) J Clin Endocrinol Metabol DOI:10.1210jc.2011-1309

Binkley N et al. (2010) Clin Chim Acta 411: 1976–1982

Bjelakovic G et al. (2011) The Cochrane Library, Issue 7

DGE (2012) Deutsche Gesellschaft für Endokrinologie. Pressemitteilung der DGE vom 25.01.2012. http://www.endokrinologie.net/presse_120125.php. Zugriff 19 Feb 2014

Holick MF et al. (2011) J Clin Endocrinol Metabol, published online June 6, 2011

Linseisen et al. (2012) http://www.dge.de/pdf/ws/DGE-Stellungnahme-VitD-111220

Mei Chung et al. (2011) Ann Intern Med 155 :827–838

Sattar N et al. (2012) Lancet 379: 95–96

Shapes SA et al. (2011) JAMA 305: 2565–2566

Literatur zu Abschn. 4.18

Aterburn DE, Bogart A, Sherwood NE et al (2013) A multisite study of long-term remission and relapse of type 2 diabetes mellitus following gastric bypass. Obes Surg 23: 93–102

Buchwald H, Avidor Y, Braunwald E et al. (2004) Bariatric surgery: a systematic review and meta-analysis. JAMA 292: 1724–1737

Carlsson LMS, Peltonen M, Ahlin S et al. (2012) Bariatric surgery and prevention of type 2 diabetes in Swedish obese subjects. NEJM 367: 695–704

Chang SH, Stoll CR, Song J et al. (2013) The effectiveness and risks of bariatric surgery. An updated systematic review and meta-analysis, 2003–2012. JAMA Surg. doi:10.1001/jamasurg.2013.3654

Laferre B, Heshka S, Wang K et al. (2007) Incretin levels and effect are markedly enhanced 1 month after Roux-en-Y gastric bypass surgery in obese patients with type 2 diabetes. Diabetes Care 30: 1709–1716

Leroy J, Ananian P, Rubino F et al. (2005) The impact of obesity on technical feasibility and postoperative outcomes of laparoscopic left colectomy. Ann Surg 241(1): 69–76

Moran-Atkin E, Brody F, Fu SW, Rojkind M (2013) Changes in GIP gene expression following bariatric surgery. Surg Endosc 27(7): 2492–2497

Runkel N, Colombo-Benkmann M, Hüttl TP et al. (2011) Bariatric surgery. Dtsch Ärztebl 108(20): 341–346

Sjöström L (2013) Review of the key results from the Swedish Obese Subjects (SOS) trial – a prospective controlled intervention study of bariatric surgery. J Int Med 273(3): 219–234

Thaler JP, Cummings DE (2009) Minireview: Hormonal and metabolic mechanisms of diabetes remission after gastrointestinal surgery. Endocrinology 150(6): 2518–2525

Weitere Diabetesformen

K.-M. Derwahl, R. Lehmann

H. Schatz, A. F. H. Pfeiffer (Hrsg.), *Diabetologie kompakt*,
DOI 10.1007/978-3-642-41358-2_5, © Springer-Verlag Berlin Heidelberg 2014

5.1 Diabetes bei Erkrankungen des Pankreas und der Leber sowie bei Endokrinopathien

K.-M. Derwahl

Die Diabetesklassifikation der Amerikanischen Diabetes Gesellschaft und der WHO differenziert vom Typ-1- und Typ-2-Diabetes eine Gruppe von Diabetesformen, die unter dem Begriff »andere spezifische Diabetestypen« zusammengefasst werden (Expert Committee 1997). Dazu gehören Diabetesformen, die sich aufgrund anderer internistischer oder speziell endokriner Erkrankungen, als Medikamentennebenwirkung, nach Infektionen, aufgrund immunologischer Prozesse oder im Rahmen verschiedener Syndrome entwickeln. Genetische Defekte der β-Zell-Funktion des Pankreas und der Insulinwirkung werden in ► Kap. 1.2 beschrieben.

▪ Diabetes erst nach Ausfall eines Großteils der Inselzellen

Nach dem Typ-1- und Typ-2-Diabetes sind in der täglichen Praxis aufgrund ihrer Häufigkeit die **pankreopriven Formen des Diabetes** am bedeutendsten.

Ursachen des Diabetes mellitus bei Erkrankungen des Pankreas
- Pankreatitis (akut-nekrotisierend, chronisch-rezidivierend)
- Trauma/Pankreatektomie
- Mukoviszidose
- Hämochromatose
- Neoplasie
- Andere Formen

Experimentelle Studien an Ratten haben gezeigt, dass erst **weit mehr als die Hälfte der Inselzellen zerstört** sein müssen, bevor sich eine diabetische Stoffwechsellage einstellt. Dementsprechend führt beim Menschen eine 50 %ige Pankreatektomie noch nicht zu einer diabetischen Stoffwechsellage. Lediglich die Hälfte dieser Patienten entwickelt eine gestörte Glukosetoleranz. Für die Manifestation eines Diabetes bei diesen Patienten sind dabei weitere Faktoren relevant, wie das Ausmaß der Resektion im Pankreasschwanzbereich (vorwiegende Lokalisation der Inselzellen), das Gewicht, eine begleitende exokrine Pankreasinsuffizienz und das Ausmaß des Glukagonmangels aufgrund einer Zerstörung der α-Zellen des Inselorgans.

Bei ausgedehnten Resektionen kommt es ferner zu einem Ausfall des pankreatischen Polypeptids (PP), was bei den operierten Patienten zu lang andauernden Hyperglykämien führen kann (Slezak u. Andersen 2001). Der Insulinmangel und die fehlende Synthese von Glukagon (Neigung zu Hypoglykämien) und PP sind bei einigen pankreatektomierten Patienten die Ursache einer schwer einstellbaren diabetischen Stoffwechsellage.

▪▪ Zuerst die exokrine, dann erst die endokrine Insuffizienz

Die wichtigste Form des pankreopriven Diabetes ist der **postpankreatitische Diabetes mellitus,** der sich häufig aufgrund einer **alkoholtoxischen,** seltener nach einer **biliären** Pankreatitis (Steinleiden) entwickelt. Klinisch findet sich beim postpankreatitischen Diabetes mellitus **immer eine exokrine Pankreasinsuffizienz.** Eine endokrine Insuffizienz des Pankreas ohne eine exokrine Insuffizienz gibt es nicht; umgekehrt muss allerdings eine exokrine Insuffizienz bei ausreichender Inselzellmasse noch nicht zu einer diabetischen Stoffwechsellage führen. Dementsprechend entwickelt sich ein pankreopriver Diabetes mellitus bei **Neoplasien** nur sehr selten.

▪ Zukünftig mehr Diabetes bei Mukoviszidose?

Bei der Mukoviszidose (zystische Fibrose) ist ein Diabetes ebenfalls sehr selten. Da sich bei der Mukoviszidose aufgrund einer effektiven Antibiotikatherapie und der neuen Möglichkeit einer Gentherapie die Lebenszeit der betroffenen Patienten verlängert, ist zu erwarten, dass auch die endokrine Pankreasinsuffizienz bei diesen Patienten in Zukunft eine größere klinische Relevanz haben wird.

▪ Fast die Hälfte aller Hämochromatosepatienten entwickeln einen Diabetes

Die Hämochromatose, eine autosomal-rezessive Erkrankung, die sich 3- bis 5-fach häufiger bei Männern als bei Frauen manifestiert, führt zu Eisenablagerungen im **Pankreas** (Pankreasdestruktion), in der Haut (typische Hautverfärbung, »Bronzediabetes«), in der **Leber** (Hepatomegalie, Leberzirrhose, hepatozelluläres Karzinom), in verschiedenen endokrinen Organen (Hypophyseninsuffizienz, Nebennierenrindeninsuffizienz) sowie in der Herz- und Skelettmuskulatur. Ursächlich für die meisten Formen der Hämochromatose ist eine Mutation im HFE-Gen (Übersicht bei Fleming u. Sly 2002). Diese Erkrankung verursacht bei bis zu 80 % der betroffenen Patienten eine Glukosetoleranzstörung. Mehr als die Hälfte entwickelt später einen Diabetes mellitus (Phelps et al. 1989).

Sekundäre Formen einer Hämosiderose sind auf eine sideroblastische Anämie, auf chronisch-hämolytische Anämien, eine Porphyria cutanea tarda oder vor der Ära der Erythropoetintherapie auf eine Eisenüberlastung bei häufigen Transfusionen zurückzuführen.

▪ Pankreopriver Diabetes: Hypoglykämieneigung der meist untergewichtigen Patienten

Eine Therapie des **pankreopriven** Diabetes mellitus mit oralen Antidiabetika ist nicht sinnvoll, da aufgrund der Inselzellzerstörung ein absoluter Insulinmangel vorliegt. Für die **Insulintherapie** der betroffenen Patienten ist es wichtig, einige Besonderheiten zu berücksichtigen. Trotz Substitution mit Pankreasenzympräparaten sind diese Patienten meist **schlanker als Typ-1-Diabetiker.** Aufgrund eines gestörten Glukoseumsatzes und einer häufig verminderten Glukoneogenese bei begleitendem Leberparenchymschaden neigen sie häufiger zu **Hypoglykämien.** Andererseits sind im Vergleich zu Typ-1-Diabetikern ketoazidotische Stoffwechselentgleisungen meistens nicht so ausgeprägt.

Bei der Diabetestherapie von Patienten mit **Leberzirrhose** ist zu beachten, dass **Sulfonylharnstoffe** bei verminderter hepatischer Gegenregulation das **Hypoglykämierisiko** erhöhen. Dasselbe Risiko besteht, wenn nicht bedacht wird, dass die Halbwertszeit des Insulins erheblich verlängert sein kann (Roden u. Bernroider 2003).

Bei Patienten, bei denen wegen unbeherrschbarer Schmerzen nach rezidivierender Pankreatitis eine Pankreatektomie als Ultima Ratio durchgeführt wird, besteht die Möglichkeit der **Autoreplantation** der eigenen noch **intakten Inselzellen** (► Kap. 3.7).

▪ Nichtalkoholische Fettleber als Teil des metabolischen Syndroms: Risikofaktor für einen Typ-2-Diabetes

Zwischen einem Diabetes mellitus und der nichtalkoholischen Fettlebererkrankung und insbesondere der nichtalkoholischen Steatohepatitis gibt es eine bidirektionale Beziehung: Ein Diabetes mellitus führt einerseits zu einer nichtalkoholischen Fettlebererkrankung, andererseits ist die nichtalkoholische Fettlebererkrankung auch ein Risikofaktor für einen Diabetes mellitus (Übersicht Loria et al. 2013).

Das pathophysiologische Bindeglied zwischen beiden Erkrankungen ist die Insulinresistenz. Metabolisch unterscheiden sich Patienten mit einer nichtalkoholischen Fettlebererkrankung mit und ohne Diabetes nicht voneinander. Daher wird die nichtalkoholische Fettlebererkrankung auch als hepatische Manifestation des metabolischen Syndroms betrachtet.

▪ Protrahierte Hypoglykämien nach Alkoholkonsum bei Leberzirrhose

Alkohol hemmt die Glukoneogenese und kann bei fehlender Reduzierung der Insulindosis am Abend zu protrahierten Hypoglykämien in den Morgenstunden bis in den Vormittag hinein führen. Diese Gefahr besteht besonders bei Patienten mit Leberzirrhose und eingeschränkter Glukoneogenese und bei Patienten mit einem pankreopriven Diabetes und gestörter Gegenregulation (fehlende Glukagonsynthese). Hinsichtlich der Gefahr einer Hypoglykämie bei diesen Patienten sind dabei 3 Aspekte zu bedenken (Richardson et al. 2005):

- Alkohol stört die Hypoglykämiewahrnehmung und die kognitiven Funktionen (fehlende Glukosezufuhr).
- Bei schwerer Hypoglykämie und einem Foetor alcoholicus kann die bereits eingetretene Bewusstlosigkeit von dritter Seite falsch interpretiert werden.
- Durch Alkohol wird die hormonelle Gegenregulation bei niedrigen Blutglukosespiegeln direkt gehemmt.

In-vitro-Daten sprechen dafür, dass die Hemmung der Glukoneogenese durch Alkohol altersabhängig ist (Sumida et al. 2005). Im höheren Alter ist die durch Alkohol induzierte Hemmung der Glukoneogenese ausgeprägter.

Diabetes tritt auch bei verschiedenen Endokrinopathien auf

Zahlreiche Hormone wie die Glukokortikoide, Wachstumshormon, Katecholamine, Glukagon und in sehr geringem Maße auch die Schilddrüsenhormone haben eine diabetogene Wirkung. Sie beeinflussen die Glykogensynthese und die Glukoneogenese in der Leber, die Glukoseaufnahme in der Muskulatur und im Fettgewebe und die Lipolyse im Fettgewebe. Krankheitsbilder, die zu einer Überproduktion dieser Hormone führen, oder die pharmakologische Therapie mit diesen Hormonen verursachen nicht selten eine gestörte Glukosetoleranz oder eine diabetische Stoffwechsellage.

Endokrinopathien, die zu einer Glukosetoleranzstörung oder einem manifesten Diabetes mellitus führen können, sind in der nachfolgenden Übersicht aufgeführt.

Diabetes mellitus bei Endokrinopathien
- Akromegalie
- Morbus Cushing bzw. Cushing-Syndrom
- Glukagonom
- Phäochromozytom
- Hyperthyreose
- Hyperaldosteronismus
- Andere Formen

Bei Akromegalie hohes Risiko für Glukoseintoleranz

Experimentell konnte gezeigt werden, dass die Gabe von Wachstumshormon in supraphysiologischen Dosen zu einer Insulinresistenz führt. Weit über 90 % der Fälle einer Akromegalie sind auf ein Hypophysenvorderlappenadenom, nur wenige auf ektope Tumoren (meistens Growth-Hormone-Releasing-Hormone-produzierende Pankreastumoren oder Karzinoide) zurückzuführen. 60–70 % der Patienten mit einer **Akromegalie** weisen eine Glukoseintoleranz auf, während nur 10–15 % wegen eines manifesten Diabetes mellitus behandelt werden müssen (Holly et al. 1988). Die erfolgreiche operative Therapie des Tumors, häufig gefolgt von einer anschließenden Bestrahlung oder in den letzten Jahren einer Therapie mit Somatostatin, führt bei einem normalisierten Wachstumshormonspiegel und normalem Spiegel des insulinähnlichen Wachstumsfaktors IGF-1 meistens wieder zu einer Rückbildung der diabetischen Stoffwechsellage. Bei erblicher Belastung kann ein durch den Wachstumshormonexzess frühzeitig manifestierter Typ-2-Diabetes allerdings in milder Form bestehen bleiben. Die (adäquate) **Substitutionsbehandlung des Wachstumshormonmangels,** z. B. bei Patienten mit einer Hypophyseninsuffizienz, führt meist nicht zu einer diabetischen Stoffwechsellage. Bei prädisponierten Kindern kann jedoch die Gabe von Wachstumshormon zu einer vorzeitigen Manifestation eines Typ-2-Diabetes führen (Cutfield et al. 2000).

Beim Cushing-Syndrom und bei Therapie mit Glukokortikoiden an Diabetesrisiko denken

Wie das Wachstumshormon haben auch die Glukokortikoide eine insulinantagonistische Wirkung. Ein Hyperkortizismus, z. B. durch chronische Gabe von Glukokortikoiden, wird bei **Stoffwechselgesunden durch eine vermehrte Insulinsekretion kompensiert,** so dass es meist nur zu einem geringen Anstieg des Blutzuckerspiegels kommt. Daher tritt beim Morbus Cushing, bedingt durch ein ACTH-sezernierendes Hypophysenadenom, bei der ektopen ACTH-Sekretion, z. B. paraneoplastisch bei einem Bronchialkarzinom, aufgrund einer autonomen Überproduktion von Kortisol in den Nebennieren oder bei der therapeutischen Glukokortikoidgabe nur dann eine Glukosetoleranzstörung oder eine diabetischen Stoffwechsellage auf, wenn die endogenen Insulinreserven nicht mehr ausreichen (»Steroiddiabetes«). Bis zu 80 % aller Patienten mit einem Cushing-Syndrom entwickeln eine Glukoseintoleranz, **aber nur etwa 10–15 % einen manifesten Diabetes mellitus.** Bei allen Patienten finden sich jedoch Hyperinsulinämie und Insulinresistenz. Der diabetogene Effekt der Glukokortikoide wird noch durch eine vermehrte Sekretion von Glukagon aus den α-Zellen des Inselzellorgans verstärkt.

Phäochromozytom, Hyperthyreose, Hyperaldosteronismus: an Diabetesrisiko denken

Katecholamine stimulieren auf vielfältige Weise den Glukosestoffwechsel; in der Leber stimulieren sie die Glykogenolyse und die Glukoneogenese. Sie sind verantwortlich dafür, dass in akuten Stresssituationen, z. B. im Rahmen eines Myokardinfarktes, ein Anstieg des Blutzuckerspiegels beobachtet wird. Beim **Phäochromozytom** wird eine **Glukoseintoleranz bei etwa 30 %** aller Patienten beobachtet. Ein manifester Diabetes mellitus ist dagegen eher selten.

Eine leichte Glukoseintoleranz wird bei ungefähr der Hälfte aller Patienten mit einer **Hyperthyreose** beobachtet. Bei Patienten mit vorher bestehendem Diabetes mellitus kann es analog zu einer Verschlechterung der diabetischen Stoffwechsellage kommen.

Hervorzuheben ist noch das **gemeinsame Auftreten eines Diabetes mellitus Typ 1 und einer Autoimmunerkrankung der Schilddrüse** im Rahmen der polyglandulären Autoimmunerkrankungen. Deshalb sollte bei Patienten mit einem Typ-1-Diabetes bei sich verschlechternder diabetischer Stoffwechsellage ohne erkennbare Ursache auch an das Vorliegen einer Autoimmunhyperthyreose gedacht werden (Derwahl u. Schatz 1991).

Störungen der Glukosetoleranz werden auch bei Patienten mit **primärem Hyperaldosteronismus,** beim Glukagonom (auch manifester Diabetes mellitus) und bei sehr seltenen Endokrinopathien (z. B. **Somatostatinom**) beobachtet.

▪ Medikamentös induzierter Diabetes mellitus

Neben den schon erwähnten Hormonen (Schilddrüsenhormone, Glukokortikoide und Katecholamine) können verschiedene Medikamente zu einer Glukosetoleranzstörung oder bei bestehender Glukoseintoleranz zu einer diabetischen Stoffwechsellage führen. Für die Praxis am wichtigsten sind die Thiaziddiuretika, die die Insulinsekretion hemmen können.

▪ Infektionen und genetische Syndrome, die mit einem Diabetes mellitus assoziiert sein können

Verschiedene Viruserkrankungen (kongenitale **Röteln-, Zytomegalie-Virusinfektion**) können ebenfalls zu einer diabetischen Stoffwechsellage führen. Daneben gibt es zahlreiche genetische Syndrome, die mit einer Glukoseintoleranz und einem manifesten Diabetes mellitus assoziiert sind. Dazu gehört das **Down-Syndrom** (Trisomie 21), das **Klinefelter-Syndrom,** das **Turner-Syndrom,** das **Prader-Labhart-Willi-Syndrom,** das **Laurence-Moon-Syndrom** und das **Bardet-Biedl-Syndrom.** Schließlich können auch seltene Autoimmunerkrankungen bzw. Antikörper zu einem Diabetes führen (Stiff-Man-Syndrom, Antiinsulinrezeptorantikörper).

5.2 Gestationsdiabetes

R. Lehmann

▪ Die Diagnose eines Gestationsdiabetes (GDM) und dessen Behandlung sind sowohl für die Mutter als auch für das Kind von großer Bedeutung

Im Jahre 2009 hat die Schweizerische Gesellschaft für Endokrinologie und Diabetologie ihre Richtlinien zum Gestationsdiabetes publiziert. Dieser Artikel orientiert sich in großen Teilen an dieser Publikation und viele Referenzen sind dort aufgeführt (Lehmann et al. 2009). Der Schwangerschaftsdiabetes oder Gestationsdiabetes ist einer von 4 Diabeteshaupttypen, welche von der Amerikanischen Diabetes Gesellschaft (ADA) und der Weltgesundheitsorganisation (WHO) folgendermaßen definiert wurden:

Glukoseintoleranz, welche erstmals während der Schwangerschaft entdeckt wird. Das schließt die Möglichkeit einer bereits vor der Schwangerschaft bestehenden Glukoseintoleranz oder eines Diabetes aber nicht aus (ADA 2013).

▪ Hauptursache für exzessives fetales Wachstum = mütterliche Hyperglykämie und Gewichtszunahme

Auf das exzessive fetale Wachstum richtet sich das Hauptaugenmerk bei den perinatalen Komplikationen. Als Hauptursache wird die mütterliche Hyperglykämie und übermäßige Gewichtszunahme angesehen. Diese Faktoren sind gleichbedeutend und additiv. Die Hyperglykämie führt über einen fetalen Hyperinsulinismus zu einer Gewichtszunahme des Feten. Weitere Faktoren für die übermäßige fetale Gewichtszunahme sind exzessive Zufuhr von

Aminosäuren und Lipiden, spezifischen Wachstumsfaktoren, plazentärer Funktion und fetales Ansprechen auf ein entsprechendes Nahrungsangebot.

Diabetesassozierte Makrosomie im Ultraschall = disproportionale Zunahme Bauchumfang

Das fetale Wachstum wird mit Ultraschall monitorisiert und eine diabetesassoziierte Makrosomie ist durch ein disproportionales Ansteigen des Bauchumfanges charakterisiert. Die Makrosomie wird unterschiedlich definiert (Geburtsgewicht >4000–4500 g) und ist assoziiert mit Geburtstrauma (z. B. Schulterdystokie, Plexusparese) und wahrscheinlich lebenslang erhöhtem Risiko für Glukoseintoleranz oder Adipositas beim Kind. Andere Komplikationen sind: postpartale Hypoglykämie, Atemnotsyndrom, Polyzythämie, Hyperbilirubinämie, Hypokalzämie und schlechtes Trinken. Bezüglich der Mutter sind die Daten in Bezug auf ein erhöhtes Präeklampsierisiko überzeugend. Man beobachtet auch eine erhöhte Sektiorate, wobei diese zum Teil darauf beruht, dass Patientinnen mit Gestationsdiabetes oder Diabetes als Risikopatienten betrachtet werden, ein Geburtstrauma verhindert werden möchte und deshalb die Sektio vermehrt durchgeführt wird.

Postpartal verschwindet die diabetische Stoffwechsellage fast immer, aber ca. 50 % der Frauen entwickeln in der Folge einen manifesten Diabetes mellitus.

Verschiedene Studien haben gezeigt, dass die zunehmende Glukoseintoleranz mit einem allmählichen Anstieg der mütterlichen und kindlichen Komplikationen assoziiert ist. Der GDM ist im Allgemeinen nicht mit einer erhöhten Fehlbildungsrate assoziert, vor allem wenn die Diagnose typischerweise in der 2. Hälfte der Schwangerschaft gestellt wird.

Die Diagnose des Gestationsdiabetes beruht auf einem erhöhten venösen Plasmaglukosewert während des oralen Glukosetoleranztestes (oGTT)

Der Einfachheit halber soll auf ein Screening verzichtet werden und generell bei jeder schwangeren Frau zwischen der 24. und 28. Schwangerschaftswoche der diagnostische 75-g-oGGT durchgeführt werden.

Nüchtern- und postprandiale Blutzuckerwerte sind in der Frühschwangerschaft etwas tiefer (0,5–1,0 mmol/l). Mit zunehmender Schwangerschaftsdauer v. a. ab dem 3.–4. Monat steigen die Konzentrationen vieler Hormone, welche die Insulinsensitivität reduzieren, an (Human Placental Lactogen, Progesteron, Kortisol etc.). Der Insulinbedarf (gemessen an Patientinnen mit Typ-1-Diabetes) steigt in Frühschwangerschaft in der 1.–11 Woche an und sinkt bis zur 16. Woche wieder ab, um dann bis zur 36. Schwangerschaftswoche kontinuierlich anzusteigen (■ Abb. 5.1).

Die HAPO-Studie (HAPO 2008), an der über 25.000 Frauen aus 4 Kontinenten teilnahmen, setzte sich zum Ziel, anhand einer genauen Geburts- und Datenanalyse die besten Kriterien zur Diagnose eines Gestationsdiabetes zu stellen. In der HAPO-Studie **stiegen** mit **zunehmenden Glukosewerten** der 1- und 2-h-Plasmaglukosewerte nach oralem Glukosetoleranztest und der Nüchtern-Plasmaglukosewerte die **perinatalen Risiken linear** an. Man hat sich international darauf geeinigt, die Grenzwerte arbiträr entsprechend der ■ Tab. 5.1 festzulegen. Bei diesen Grenzwerten ist das Risiko für eine Makrosomie um 75 % erhöht (Metzger et al. 2010).

Falls die Diagnose aber in der Frühschwangerschaft mit einer Nüchtern-Plasmaglukose (NPG) >7,0 mmol oder einem HbA_{1c} >6,5 % gestellt wird, entspricht dies wahrscheinlich einem vorbestehenden Diabetes mellitus Typ 2.

In dieser Gruppe ist die Anomalierate höher als in der Allgemeinbevölkerung. Ab einem HbA_{1c} von 6,5 % steigt das Risiko für spontane Aborte und für kindliche Missbildungen stark an (linearer Anstieg bis HbA_{1c} von 10 % mit 3,8-facher Missbildungsrate gegenüber der Bevölkerung ohne Diabetes).

Notwendigkeit von venösem Plasma für die Diagnostik und Laborgerät für Glukosemessung

An dieser Stelle ist es sehr wichtig, anzumerken, dass venöses Plasma für die Diagnostik verwendet werden soll und dass Patienten-Blutzuckergeräte viel zu ungenau für die Diagnostik sind. Für die Bestim-

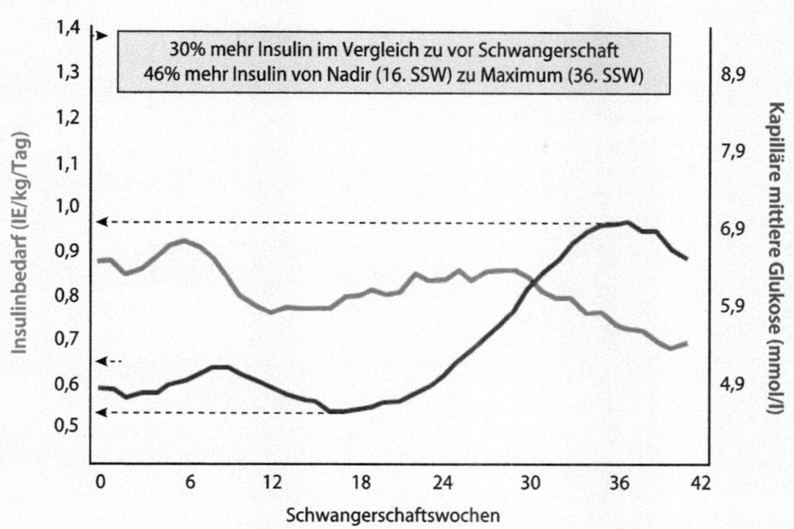

Abb. 5.1 Insulinbedarf in der Schwangerschaft bei Patientinnen mit Typ-1-Diabetes mellitus und guter Blutzuckereinstellung. (Adapiert nach Garcia-Patterson et al. 2010)

Tab. 5.1 Grenzwerte der Plasmaglukose beim oralem Glukosetoleranztest

Zeitpunkt	Plasmaglukose
Nüchtern	≥5,1 mmol/l (92 mg/dl)
Nach 60 min	≥10,0 mmol/l (180 mg/dl)
Nach 120 min	≥8,5 mmol/l (153 mg/dl)

mung der venösen Plasmawerte sollte man deshalb Laborgeräte verwenden. Als einziges portables Gerät weist Hemocue eine genügende Genauigkeit auf.

Blutzuckerzielwerte während der Schwangerschaft

Die Blutzuckerzielwerte während der Schwangerschaft sind ≤5,3 mmol nüchtern und ≤8,0 mmol (1 h postprandial) oder ≤7,0mmol (2 h postprandial).

Obwohl wir wissen, dass bereits milde Formen eines GDM zu einer erhöhten perinatalen Morbidität führen können und eine adäquate Therapie diese Morbidität reduzieren kann, gibt es bis jetzt keine einheitliche Empfehlungen zu den Blutzuckerzielwerten, die während der Therapie des GDM eingehalten werden sollten. Prinzipiell sollten die Blutzuckergrenzwerte einerseits nicht zu hoch angesetzt werden, damit das Risiko einer Makrosomie möglichst klein ist, aber andererseits sollten die Grenzwerte auch nicht zu tief gewählt werden, damit nicht vermehrt Kinder mit zu tiefem Geburtsgewicht geboren werden.

Die überzeugendsten Resultate zur Reduktion der perinatalen Morbidität und Makrosomie stammen aus verschiedenen randomisierten kontrollierten Studien, welche eine Therapieintensivierung vom Überschreiten von Blutzuckergrenzwerten abhängig machten. In der ACHOIS-Studie (Crowther et al. 2005) wurden die Blutzuckerzielwerte nüchtern und präprandial <5,5 mmol und 2 h postprandial <7,0 mmol festgelegt und zeigte signifikant weniger kindliche Komplikationen.

Ein kürzlich durchgeführter NIH-Trial (Landon et al. 2007) randomiserte Frauen mit einer NPG von <5,3 mmol und einem 1-h-Wert nach oGTT >10 mmol und einem 2-h-Wert <8,6 mmol zu Therapie und Kontrollgruppe. Die Makrosomierate lag in der Therapiegruppe mit 7,1 % deutlich tiefer als in der Kontrollgruppe mit 14,5 %.

5

Tab. 5.2 Zielblutzuckerwerte während der Schwangerschaft

Zeitpunkt	Empfehlungen der SGED 2009 (Plasmareferenzierte gerundete Zielwerte; gerundete Zielwerte auch für mg/dl)
Präprandial/ Nüchtern	≤5,3 mmol (95 mg/dl)
1 h postprandial[a]	≤8,0 mmol (140 mg/dl)
2 h postprandial[a]	≤7,0 mmol (120 mg/dl)

[a] Blutzuckermessung erfolgt 1 bzw. 2 h *nach Beginn* des Essens.

Viele Fachgesellschaften haben verschieden Blutzuckerzielwerte während der Schwangerschaft definiert. Da diese **Zielwerte immer arbiträr** sind, weitgehend randomisierte Studien fehlen und die **Blutzuckerselbstmessung eine relativ hohe Ungenauigkeit** (±10–15 %) aufweist, **sollten Zielwerte einfach zu merken (unterschiedlich bei mmol/l und mg/dl)** sein. Aufgrund der normalen Blutzuckerwerte während der Schwangerschaft und der von der Internationalen Diabetes Federation (IDF) 2009 publizierten Grenzwerte schlagen wir für die Schweiz die in Tab. 5.2 zusammengefassten Blutzuckerzielwerte vor.

Therapie bei Gestationsdiabetes = Ernährung und regelmäßige Bewegung und nur bei 25 % der Frauen Insulintherapie

Das fetale Pankreas produziert Insulin ab der 11.–15. Schwangerschaftswoche und reagiert auf Blutzuckerschwankungen ab der 20. Schwangerschaftswoche. Bis dahin sollten Blutzuckerziele eingehalten werden.

Es stehen **3 Behandlungsstrategien** zur Verfügung:

- **Ernährung**: Es werden die Prinzipien einer gesunden Ernährung instruiert, wobei bei Übergewicht eine leichte Kalorienreduktion empfohlen wird und bei erhöhten postprandialen Blutzuckerwerten eine Reduktion der Kohlenhydrate vor allem zum Frühstück. Diese Instruktion und Ernährungsberatung ist nicht nur während der aktuellen Schwangerschaft von großer Bedeutung, sondern betrifft später bei der Prävention von Übergewicht und Diabetes die ganze Familie. Deshalb wurde auch in Kauf genommen, dass bei wesentlich mehr Frauen als früher ein Gestationsdiabetes diagnostiziert wird, welcher aber zu 75 % mit Ernährung und körperlicher Aktivität behandelt werden kann.
- Regelmäßige, für Schwangere gut durchführbare und risikolose **körperliche Betätigung:** Schwimmen, Gehen, Treppensteigen, leichtes Hanteltraining der Arme (Alternative: Bewegungsübungen der Arme mit 1 kg Zucker oder Mehl). Eine erhöhte körperliche Aktivität verbessert die Insulinsensitivität und erhöht die Glukoseaufnahme in die Muskulatur ohne zusätzliches Insulin und kann daher eine Insulintherapie überflüssig machen. Zusätzlich ist körperliche Aktivität, sofern der intraabdominale Druck nicht erhöht wird, eine sichere Behandlungsform ohne Gefahr von Unterzuckerungen (ohne gleichzeitige Insulintherapie), welche für alle drei Interventionsstufen empfohlen wird.
- **Medikamentöse Therapie: Insulintherapie** ist die Regel und orale Antidiabetika sind in der Organogenese zu vermeiden, wobei Metformin vor allem beim polyzystischen Ovarsyndrom und einigen anderen Studien während der gesamten Schwangerschaftsdauer ohne Probleme eingesetzt wurde. Glibenclamid ist in Europa für diese Indikation nicht zugelassen.

Je nach erreichten Blutzuckerzielwerten wird zuerst ein Basalinsulin (Insulatard oder Levemir bei erhöhtem Nüchtern-Blutzucker) oder prandiales Insulin (NovoRapid, Humalog; bei erhöhten postprandialen Blutzuckerwerten) oder ein Basis-Bolus-System angewandt. Je später in der Schwangerschaft, desto höher die initiale Insulindosis (0,5–0,8 E/kg KG aufgeteilt in ½ Basal- und ½ prandiales Insulin).

Fazit für die Praxis

- Es gelten international einheitliche Diagnosekriterien für den Gestationsdiabetes, und bei allen Frauen zwischen der 24. und 28. Schwangerschaftswoche sollte ein 75-g-oGTT durchgeführt werden. Alle Glukosemessungen sollen im venösen Plasma mit einer Labormethode durchgeführt werden und falls ein Wert den Grenzwert erreicht oder überschreitet, kann die Diagnose gestellt werden – **nüchtern ≥5,1** mmol (92 mg/dl), **1** h **≥10,0** mmol (180 mg/dl) **und 2** h **≥8,5** mmol (153 mg/dl).
- Falls die **empfohlenen Blutzuckerziele (gerundet = einfach zu merken in mmol/l und mg/dl)**: NPG ≤5,3 mmol (95 mg/dl), 1 h postprandial ≤8,0 mmol (140 mg/dl) und 2 h postprandial ≤7,0 mmol (120 mg/dl), **nicht erreicht** werden oder der **Fetus zu stark wächst** (vor allem bei Frauen mit einem BMI >30) **benötigen ca. 25 % dieser Frauen eine Insulintherapie**. Falls die Instruktion bezüglich Insulininjektion nicht möglich ist, stellt Metformin eine Alternative zur Insulintherapie dar, wobei fast 50 % der Frauen mit ungenügenden Blutzuckerwerten unter Metformin auf Insulin umgestellt werden müssen. Die Therapie mit Glibenclamid ist bei uns nicht zugelassen und sollte die absolute Ausnahme bei schwerwiegenden Problemen mit der Insulintherapie sein.
- 6 Wochen nach der Geburt sollte ein fester Termin vereinbart werden und erneut ein oGTT durchgeführt werden, um Frauen zu identifizieren, welche einen persistierenden Diabetes nach der Schwangerschaft haben (Typ-1-, Typ-2-Diabetes, Sonderform) bzw. eine gestörte Glukosetoleranz. Da alle Frauen mit GDM ein erhöhtes Diabetesrisiko haben, sollten sie einmal pro Jahr nachkontrolliert werden, wobei sich hier das HbA_{1c} als Verlaufskontrolle gut eignet.

Literatur

Literatur zu Abschn. 5.1

Cutfield WS, Wilton P, Bennmarker H, Albertsson-Wikland K, Chatelain P, Ranke MB, Price DA (2000) Incidence of diabetes mellitus and impaired glucose tolerance in children and adolescents receiving growth-hormone treatment. Lancet 355(9204): 610–613

Derwahl M, Schatz H (1991) Pluriglanduläre Autoimmunerkrankungen. Med Welt 42: 1011–1017

Expert Committee (1997) Report of the Expert Committee on the Diagnosis and Classification of Diabetes Mellitus. Diabetes Care 20: 1183–1197

Fleming RE, Sly WS (2002) Mechanisms of iron accumulation in hereditary hemochromatosis. Review. Annu Rev Physiol 64: 663–680

Holly JMP, Amiel SA, Sandhu RR, Rees LH, Wass JAH (1988) The role of growth hormone in diabetes mellitus. J Endocr 118: 353–364

Loria P, Lonardo A, Anania F (2013) Liver and diabetes. A vicious circle. Hepatol Res 43: 51–64

Phelps G, Hall P, Chapman I, Braund W, Mackinnon M (1989) Prevalence of genetic haemochromatosis among diabetic patients. Lancet II: 233–234

Richardson T, Weiss M, Thomas P, Kerr D (2005) Day after the night before: influence of evening alcohol on risk of hypoglycemia in patients with type 1 diabetes. Diabetes Care 28: 1801–1802

Roden M, Bernroider E (2003) Hepatic glucose metabolism in humans – its role in health and disease. Review. Best Pract Res Clin Endocrinol Metab 17(3): 365–383

Slezak LA, Andersen DK (2001) Pancreatic resection: effects on glucose metabolism. World J Surg 25(4): 452–460

Sumida KD, Crandall SC, Chadha PL, Qureshi T (2005) Differential effects of alcohol upon gluconeogenesis from lactate in young and old hepatocytes. Exp Gerontol 40: 324–329

Literatur zu Abschn. 5.2

Lehmann R, Troendle A, Brandle M (2009) New insights into diagnosis and management of gestational diabetes mellitus: recommendations of the Swiss Society for Endocrinology and Diabetes. Therapeutische Umschau Revue therapeutique 66: 695–706

ADA (2013) American Diabetes Association. Executive Summary: Standards of Medical Care in Diabetes – 2013. Diabetes Care 2013;36: S4–S10. doi: 10.2337/dc13-S011

Crowther CA, Hiller JE, Moss JR, McPhee AJ, Jeffries WS, Robinson JS (2005) Effect of treatment of gestational diabetes mellitus on pregnancy outcomes. N Engl J Med 352: 2477–2486

García-Patterson A, Gich I, Amini SB, Catalano PM, Leiva A, Corcoy R (2010) Insulin requirements throughout pregnancy in women with type 1 diabetes mellitus: three changes of direction. Diabetologia 53: 446–451

HAPO (2008) The HAPO Study Cooperative Research Group. Hyperglycemia and adverse pregnancy outcomes. N Engl J Med 358: 1991–2002. doi: 10.1056/NEJMoa0707943

IDF (2009) International Diabetes Federation. Global Guideline for Diabetes in Pregnancy. http://www.idf.org/webdata/docs/Pregnancy_EN_RTP.pdf. Zugriff 31 März 2014

Metzger BE, Gabbe SG, Persson B, Buchanan TA, Catalano PA, Damm P, Dyer AR, Leiva A, Hod M, Kitzmiler JL, Lowe LP, McIntyre HD, Oats JJ, Omori Y, Schmidt MI (2010) International association of diabetes and pregnancy study groups recommendations on the diagnosis and classification of hyperglycemia in pregnancy. Diabetes Care 33: 676–682

Landon MB, Thom E, Spong CY, Carpenter M, Mele L, Johnson F, Tillinghast J, Anderson G (2007) The National Institute of Child Health and Human Development Maternal-Fetal Medicine Unit Network randomized clinical trial in progress: standard therapy versus no therapy for mild gestational diabetes. Diabetes Care 30 (Suppl 2): S194–S199

Renale Glukosurie

W. Zidek

H. Schatz, A. F. H. Pfeiffer (Hrsg.), *Diabetologie kompakt*,
DOI 10.1007/978-3-642-41358-2_6, © Springer-Verlag Berlin Heidelberg 2014

Die renale Glukoseresorption beruht zunächst auf einem aktiven Transport aus dem Tubuluslumen in die Tubuluszellen. SGLT-1 und SGLT-2, zwei Vertreter des natriumgekoppelten Glukosetransports, sind hierfür verantwortlich. Der fazilitative Glukosetransporter GLUT-2 bewirkt dann den Transport aus der Tubuluszelle in die Blutbahn. Für beide Transportschritte sind genetische Störungen identifiziert worden, die zu einer Glukosurie führen.

Wenn die **tubuläre Rückresorption von Glukose** gestört ist, erscheint Glukose auch bei **geringeren Plasmakonzentrationen** bereits im Urin. In diesen Fällen liegt eine renale Glukosurie vor.

Beim Nierengesunden liegt die Schwellenkonzentration der Plasmaglukose für die tubuläre Rückresorption bei etwa 200 mg/dl. Wenn diese Schwellenkonzentration überschritten wird, erscheint Glukose im Urin. Daher kann aus einer Glukoseausscheidung im Urin nicht zwingend auf das Vorliegen eines Diabetes mellitus geschlossen werden. Es gibt seltene genetische Störungen, die zur Glukosurie führen, und häufiger erworbene Erkrankungen, bei denen die Transportkapazität für Glukose soweit erniedrigt ist, dass auch bei physiologischen Glukoseplasmakonzentrationen Glukose im Urin erscheint.

▪ Verminderte tubuläre Rückresorption von Glukose

Eine verminderte tubuläre Rückresorption von Glukose kann unterschiedliche Gründe haben: Zunächst können die funktionstüchtigen Nephrone in ihrer Zahl soweit vermindert sein, dass die tubuläre Rückresorption von Glukose auch bei physiologischen Blutzuckerspiegeln nicht ausreicht, die Ausscheidung von Glukose im Urin zu verhindern. Daher kann immer dann eine renal bedingte Glukosurie auftreten, wenn im Rahmen renoparenchymatöser Erkrankungen ein ausgeprägter tubulointerstitieller Schaden entstanden ist. Vorwiegend **tubulointerstitielle Nierenerkrankungen** können daher Ursache einer renalen Glukosurie sein.

> **Neben erworbenen Schädigungen des Tubulusapparats können auch angeborene Defekte des tubulären Glukosetransporters einer renalen Glukosurie zugrunde liegen.**

Eine Ursache der genetischen Defekte liegt in einer Mutation des SGLT-2-Transporters (Calado et al. 2011). Diesen Mutationen entspricht das Bild der familiären Glukosurie. Hier besteht außer der Glukosurie keine andere Abnormalität. Dementsprechend sind in der Regel keine klinisch relevanten Störungen vorhanden.

Dieser renale Rückresorptionsdefekt kommt auch kombiniert mit anderen tubulären Resorptionsdefekten vor, z. B. im Rahmen des Fanconi-de-Toni-Debré-Syndroms. Dieses Syndrom besteht aus Rückresorptionsdefekten für Glukose, Bikarbonat, Aminosäuren und Phosphat. Diese kongenital auftretende Erkrankung manifestiert sich daher in ganz unterschiedlichen Symptomen, die sich aus dem jeweiligen Transportdefekt ergeben. Im Vordergrund stehen häufig eine Rachitis aufgrund der ausgeprägten Hypophosphatämie sowie die renaltubuläre Azidose, die allerdings selbstlimitierend ist und daher nicht zur Osteopathie beiträgt. Die Aminoazidurie und Glukosurie können zu Wachstumsstörungen und Hypoglykämien führen. Ähnlich wie das genetisch bedingte Syndrom können auch eine Reihe erworbener Störungen proximaltubuläre Resorptionsstörungen auslösen. Typisch ist dies für die **Amyloidose**, die infolge peritubulärer Ablagerungen von Amyloid die genannten Transportdefekte auslösen kann. Vergleichbare Schädigungen des proximalen Tubulus können auch im Rahmen von **Kollagenosen/Vaskulitiden** auftreten, wie z. B. beim Lupus erythematodes, dem Sjögren-Syndrom oder durch Schwermetalle.

Eine weitere genetische Störung betrifft den GLUT-2-Transporter. Durch Mutation dieses Gens entsteht das Fanconi-Bickel-Syndrom. Bei diesem Gendefekt ist auch der GLUT-2-Transporter der Leberzellen gestört, so dass es neben dem renalen Glukosetransportdefekt auch zu einer Hepatomegalie und Störungen der Leberfunktion kommt.

▪ Schwangerschaftsglukosurie

> **Die renale Glukosurie in der Schwangerschaft muss differenzialdiagnostisch erwogen werden, wenn bei der Routineuntersuchung eine Glukoseausscheidung festgestellt wird.**

Neben genetischen und erworbenen Nierenerkrankungen gibt es auch eine Reihe primär extrarenaler

Prozesse, bei denen die tubuläre Transportkapazität für Glukose trotz physiologischer Glukoseplasmakonzentrationen überschritten wird. Am häufigsten ist dies bei der Schwangerschaft der Fall. Die Schwangerschaftsglukosurie hat **keinen Krankheitswert**. Die Prävalenz liegt im Bereich von etwa 3 % (Fraser et al. 2012).

Folgende Ursachen tragen zur Schwangerschaftsglukosurie bei: Die glomeruläre Filtrationsrate nimmt in der Schwangerschaft deutlich zu. Daher wird den Tubuli bei gleicher Plasmaglukosekonzentration mehr Glukose angeboten als bei Nichtschwangeren. Die maximale tubuläre Transportkapazität für Glukose nimmt aber bei Schwangeren nicht in gleichem Maße zu wie das Glukoseangebot, das durch glomeruläre Filtration und Glukosekonzentration bestimmt wird. Durch diese diskrepante Entwicklung wird die tubuläre Transportkapazität bei Schwangeren leichter überschritten als bei Nichtschwangeren. Hinzu kommt, dass unabhängig von der Schwangerschaft das tubuläre Transportmaximum für Glukose innerhalb der Bevölkerung starken Schwankungen unterliegt, unter anderem aufgrund genetischer Faktoren. Es gibt Hinweise, dass die Schwangerschaftsglukosurie speziell bei denjenigen Frauen auftritt, deren tubuläres Transportmaximum für Glukose bereits vor der Schwangerschaft im unteren Bereich der Verteilungskurve lag. Die Schwangerschaftsglukosurie **verschwindet innerhalb einiger Monate** nach Entbindung. Sie lässt sich in der Schwangerschaft leicht vom Diabetes mellitus unterscheiden, da sich normale Blutzuckerwerte finden.

▪ Andere Veränderungen primär außerhalb der Nieren mit Glukosurie

Neben der Schwangerschaft können auch eine Hyperthyreose, Fieber und körperliche Belastung eine herabgesetzte Transportkapazität bewirken. Umgekehrt sind höhere Plasmaglukosekonzentrationen erforderlich, um eine Glukosurie zu bewirken bei Herzinsuffizienz, mit zunehmendem Alter und bei jeder signifikanten Einschränkung der glomerulären Filtration im Rahmen von Nierenerkrankungen. Umgekehrt wie bei der Schwangerschaft wird dann dem Tubulusapparat infolge der verminderten Filtrationsrate weniger Glukose angeboten, so dass auch bei höheren Plasmakonzentrationen die Transportkapazität noch ausreicht.

Fazit dieser Zusammenhänge ist, dass bei einer Glukosurie ggf. auch **renale Ursachen** erwogen werden müssen. Speziell in der Schwangerschaft und wenn zusätzlich renale Erkrankungen bekannt sind, muss geprüft werden, ob eine gestörte tubuläre Rückresorption zumindest oder teilweise für die Glukosurie verantwortlich ist.

Fazit für die Praxis

- Eine Glukosurie ist von einem Diabetes mellitus zu unterscheiden. Bei der Glukosurie erscheint Glukose im Urin bei normaler Plasmaglukosekonzentration.
- Genetische und erworbene Nierenerkrankungen können zu einer Glukosurie führen.
- Die seltenen genetischen Störungen sind durch Mutationen des SGLT-2- und des GLUT-2-Transporters bedingt.
- Alle Nierenerkrankungen, die durch tubulointerstitielle Krankheitsprozesse die tubuläre Transportkapazität analog herabsetzen, können mit einer Glukosurie verbunden sein.
- Auch Veränderungen primär außerhalb der Nieren können eine Glukosurie hervorrufen. Nicht selten tritt dies bei der Schwangerschaft ein. Die Differenzierung vom Schwangerschaftsdiabetes ist in diesen Fällen wichtig.

Literatur

Calado J, Santer R, Rueff J (2011) Effect of kidney disease on glucose handling (including genetic defects). Kidney Int 120 (Suppl): S7–13

Fraser A, Nelson SM, Macdonald-Wallis C, Lawlor DA (2012) Associations of existing diabetes, gestational diabetes, and glycosuria with offspring iq and educational attainment: The avon longitudinal study of parents and children. Exp Diab Res: 963–735

Fettstoffwechsel und Hypertonie bei Diabetes

H. Drexel, S. Jacob, K. G. Parhofer, C. Säly, H. Schatz, A. Vonbank

H. Schatz, A. F. H. Pfeiffer (Hrsg.), *Diabetologie kompakt*,
DOI 10.1007/978-3-642-41358-2_7, © Springer-Verlag Berlin Heidelberg 2014

7.1 Fettstoffwechsel bei Diabetes mellitus

K. G. Parhofer

▪ Lipidveränderungen sind bei Diabetikern der wichtigste kardiovaskuläre Risikofaktor

Fettstoffwechselstörungen spielen eine zentrale Rolle in der Entwicklung von Gefäßkomplikationen bei Patienten mit Diabetes mellitus. Dies betrifft sowohl Typ-1-Diabetiker, wie auch Typ-2-Diabetiker. Daneben beeinflussen sich Lipidstoffwechsel und Glukosestoffwechsel auch direkt: Eine Entgleisung des Blutzuckers kann zu einer massiven Erhöhung der Triglyzeride führen. Gleichzeitig kann eine ausgeprägte Hypertriglyzeridämie die Blutzuckereinstellung wesentlich erschweren. Es besteht also einerseits ein enger pathophysiologischer Zusammenhang zwischen Veränderungen des Glukose- und des Lipidstoffwechsels und gleichzeitig eine überragende klinische Bedeutung, da Patienten mit Diabetes mellitus ein 2- bis 3-fach erhöhtes Risiko für kardiovaskuläre Erkrankungen haben und in diesem Zusammenhang Fettstoffwechselstörungen eine zentrale Rolle spielen (Booth et al. 2006).

Während der Lipidstoffwechsel von Patienten mit Diabetes mellitus Typ 1 (außer bei der akuten Entgleisung) dem von Stoffwechselgesunden ähnelt, ist der Lipidstatus von Patienten mit Diabetes mellitus Typ 2 durch typische Veränderungen gekennzeichnet (Parhofer 2011). Charakteristischerweise findet sich eine:

- Erhöhung des Gesamtcholesterins
- Erhöhung der Triglyzeride
- Erhöhung von LDL (Low-density-Lipoprotein)-Cholesterin
- Erniedrigung von HDL (High-density-Lipoprotein)-Cholesterin

Dabei ist zu beachten, dass es sich nicht nur um quantitative, sondern auch um qualitative Veränderungen handelt (z. B. »small-dense LDL«; kleine, dichte LDL).

Je nachdem, welche Grenzwerte bzw. Definitionen angewendet werden, haben zwischen 20 und 70 % der Patienten mit Diabetes mellitus Typ 2 eine Dyslipoproteinämie. Zu beachten ist dabei, dass die genetische Prädisposition für den Diabetes mellitus Typ 2 (metabolisches Syndrom) mit einer Veranlagung für Fettstoffwechselstörungen einhergeht. Bezüglich der Ausprägung gibt es allerdings eine erhebliche Variationsbreite, welche durch erworbene, aber auch genetische Faktoren bedingt ist.

▪ Der diabetischen Dyslipoproteinämie liegt eine komplexe Pathophysiologie zugrunde

Ein Teil der Dyslipoproteinämie ist durch die erhöhten Blutzuckerwerte bedingt, allerdings haben Typ-2-Diabetiker auch bei gut eingestelltem Blutzucker oft noch eine residuale Dyslipoproteinämie (Parhofer 2011). Charakteristisch ist eine vermehrte Sekretion triglyzeridreicher Lipoproteine aus der Leber, die im weiteren Verlauf bevorzugt zu kleinen, dichten LDL-Partikeln abgebaut werden (Parhofer u. Barrett 2006). Daneben ist der Abbau von triglyzeridreichen Lipoproteinen verzögert.

Welche Mechanismen diesen komplexen Störungen zugrunde liegen, ist nur zum Teil bekannt (◘ Tab. 7.1). Die vermehrte Verfügbarkeit von Glukose und freien Fettsäuren, spielt hier ebenso eine Rolle wie die verminderte Aktivität von insulinabhängigen Enzymen (z. B. Lipoproteinlipase) und glykosilierten Apoproteinen und/oder Rezeptoren.

Neben der durch einen beschleunigten Abbau bedingten Erniedrigung des HDL-Cholesterinspiegels sind die HDL-Partikel auch in ihrer Funktion gestört (Sorrentino et al. 2010). Inzwischen gibt es aber auch Untersuchungen, die zeigen, dass ein erniedrigter HDL-Cholesterinspiegel nicht nur Folge, sondern auch Ursache eines gestörten Glukosestoffwechsels sein kann (Drew et al. 2012). Die zugrunde liegenden Mechanismen sind unbekannt.

Von großer Bedeutung ist vermutlich auch die Tatsache, dass LDL nicht in Form normal großer, normal dichter Lipoproteine vorliegt, sondern als sog. kleine, dichte LDL-Partikel, da aus Atherosklerosesicht die Anzahl der LDL-Partikel wichtiger als die LDL-Cholesterinkonzentration ist. Beim Vorliegen kleiner, dichter LDL-Partikel repräsentiert ein definierter LDL-Cholesterinwert (z. B. 130 mg/dl) mehr atherogene Lipoproteine als beim Vorliegen normal dichter LDL-Partikel.

Auch den triglyzeridreichen Lipoproteinen kommt als ApoB-haltige Partikel vermutlich eine direkte Atherogenität zu. Dies betrifft insbesondere

Tab. 7.1 Ursachen für diabetische Dyslipoproteinämie

Mechanismus	Effekt	Lipidveränderung
Vermehrter Fluss von Glukose und freien Fettsäuren zur Leber	Vermehrte Produktion triglyzeridreicher Lipoproteine	Hypertriglyzeridämie
Keine Unterdrückung der postprandialen VLDL-Produktion	Vermehrte Produktion triglyzeridreicher Lipoproteine	Hypertriglyzeridämie
Verminderte Lipaseaktivität	Gestörter Abbau triglyzeridreicher Lipoproteine	Hypertriglyzeridämie
Vermehrte Produktion von ApoB-48	Vermehrte Chylomikronenproduktion	Hypertriglyzeridämie
Triglyzeridreiche Lipoproteine konkurrieren um Abbaumechanismen	Verminderter Abbau postprandialer triglyzeridreicher Lipoproteine	Hypertriglyzeridämie
CETP-vermittelte Interaktion zwischen triglyzeridreichen Lipoproteinen und HDL	Beschleunigter Abbau von HDL-Partikeln	HDL-Cholesterinerniedrigung
Unbekannt	Beschleunigter Abbau von ApoAI und ApoAII	HDL-Cholesterinerniedrigung
Überproduktion triglyzeridreicher VLDL	Bevorzugte Umwandlung in kleine, dichte LDL	Überwiegen kleiner, dichter LDL-Partikel
CETP-vermittelte Interaktion zwischen normal, dichten LDL und triglyzeridreichen Lipoproteinen	Vorübergehende Bildung triglyzeridreicher LDL mit beschleunigtem Abbau der Triglyzeride	Überwiegen kleiner, dichter LDL-Partikel

ApoB-48 Apolipoprotein B48; *ApoAI* Apolipoprotein AI; *ApoAII* Apolipoprotein AII; *CETP* Cholesterin-Ester Transfer Protein, VLDL Very-low-density-Lipoprotein.

sog. Remnant-Partikel, wohingegen sehr große triglyzeridreiche VLDL oder Chylomikronen weniger atherogen sind (Varbo et al. 2013).

▪ Die Zielwerte orientieren sich am kardiovaskulären Gesamtrisiko

Prinzipiell sollte versucht werden, alle Lipidwerte zu normalisieren. Allerdings kommt der Absenkung des LDL-Cholesterins eine überragende Bedeutung zu. Dabei richtet sich der anzustrebende LDL-Cholesterinwert nach dem Absolutrisiko des Patienten. In Tab. 7.2 sind die Zielwerte der Amerikanischen Diabetes Gesellschaft (ADA) gezeigt (Brunzell et al. 2008). Die europäischen Empfehlungen (ESC/EAS) sind noch etwas strenger, da für alle Diabetiker ein LDL-Cholesterinwert <70 mg/dl gefordert wird (Catapano et al. 2011). Bei der American Heart Association (National Cholesterol Education Program, NCEP) gilt primär ein Zielwert von <100 mg/dl (Grundy et al. 2004). Der Zielwert von <70 mg/dl wird optional für Patienten mit sehr hohem Risiko genannt. Für den Fall, dass der strenge Zielwert von <70 mg/dl nicht erreicht werden kann, erwähnen die europäischen Empfehlungen als Alternative eine mindestens 50 %ige Absenkung der LDL-Cholesterinkonzentration vom Ausgangswert.

Als weiteres Ziel wird eine Absenkung des Non-HDL-Cholesterins (Gesamtcholesterin minus HDL-Cholesterin) genannt (<100 mg/dl) sowie eine Absenkung des Apolipoprotein-B-Spiegels auf <80 mg/dl (Catapano et al. 2011).

Ein Absenken erhöhter Triglyzeridwerte in den Normbereich (<150 mg/dl) sowie ein Anheben des HDL-Cholesterins auf >40 mg/dl stellen allenfalls sekundäre Ziele, da die diesbezüglichen Interventionsstudien enttäuschend verlaufen sind. Zusammenfassend stellt ein möglichst niedrigerer LDL-Cholesterinwert den wichtigsten lipidologischen Zielparameter bei Patienten mit diabetischer Fettstoffwechselstörung dar.

Tab. 7.2 LDL-Zielwerte nach ADA (American Diabetes Association). (Quelle: Brunzell et al. 2008)

	LDL-Cholesterin (mg/dl)	Non-HDL-Cholesterin (mg/dl)	Apolipoprotein B (mg/dl)
Sehr hohes Risiko: Bekannte Atheroskleroseerkrankung Diabetes mit ≥1 zusätzlichem kardiovaskulärem Risikofaktor	<70	<100	<80
Hohes Risiko: Kein Diabetes, keine Atherosklerose, aber ≥2 kardiovaskuläre Risikofaktoren Diabetes ohne zusätzlichen kardiovaskulären Risikofaktoren	<100	<130	<90

7

▪ Die Therapie der diabetischen Dyslipoproteinämie sollte Blutzuckeroptimierung, Lebensstilmaßnahmen und oft Statine umfassen

▪▪ Blutzuckereinstellung verbessert Dyslipoproteinämie

Ein Teil der Dyslipoproteinämie bei Diabetes mellitus Typ 2 ist sekundär bedingt (Blutzuckereinstellung führt zu Verbesserung meist aber nicht Normalisierung des Lipidstatus). Dabei scheint nicht insulinotropen Ansätzen eine besondere Bedeutung zu zukommen

Entgleiste Typ-1-Diabetiker sind ebenfalls durch teilweise exzessive Triglyzeridwerte charakterisiert. Nach Beseitigung der Ketoazidose normalisiert sich auch der Lipidstoffwechsel.

▪▪ Lebensstilmaßnahmen wirken v. a. bei Hypertriglyzeridämie

Ähnlich wie bei Nichtdiabetikern lässt sich auch bei Diabetikern eine LDL-Hypercholesterinämie durch Lebensstilmaßnahmen nur geringfügig beeinflussen. Bei Patienten mit Hypertriglyzeridämie steht eine Reduktion der Zufuhr schnell verstoffwechselbarer Kohlenhydrate sowie ein weitgehender Verzicht auf Alkohol im Vordergrund, wodurch eine massive Reduktion der Triglyzerid-Serumspiegel induziert werden kann.

▪▪ Die medikamentöse Therapie orientiert sich am Lipidprofil und am Gesamtrisiko

Bei vielen Patienten werden Blutzuckereinstellung und Lebensstilmaßnahmen nicht genügen, um die strengen Zielwerte zu erreichen. Angesichts des erhöhten kardiovaskulären Risikos, sollte bei diesen Patienten konsequent eine medikamentöse Therapie begonnen werden. Dabei stellt die Statintherapie in aller Regel den ersten Schritt dar. In einem zweiten Schritt muss evaluiert werden, ob eine Eskalation der medikamentösen Therapie sinnvoll und gerechtfertigt ist (Tab. 7.3).

Statine senken das Risiko bei Diabetikern ähnlich wie bei Nichtdiabetikern Statine führen bei Diabetikern ähnlich wie bei Nichtdiabetikern zu einer relativen Risikoreduktion um ungefähr 30 % (Kearney et al. 2008). Angesichts des erhöhten Absolutrisikos ist die absolute Risikoreduktion ausgeprägter als bei Nichtdiabetikern. Erwähnenswert ist die Beobachtung, dass die Inzidenz des Diabetes mellitus bei mit Statin behandelten Personen etwas höher ist als bei den Kontrollgruppen (Sattar et al. 2010). Unklar ist, in welcher Situation dies den Nutzen einer Statintherapie partiell wieder aufhebt und ob der durch die Statine induzierte Diabetes mellitus dem »gewöhnlichen« Typ-2-Diabetes mellitus vergleichbar ist. Relevant ist dies am ehesten bei Patienten mit metabolischem Syndrom, aber noch nicht manifestiertem Diabetes mellitus.

Fibrate haben bisher in Studien an Diabetikern in Kombination mit Statinen enttäuscht In Monotherapiestudien bzw. in Kombinationsstudien ohne Statine wurde gezeigt, dass Fibrate eine Risikoreduktion induzieren können (Jun et al. 2010). Die neueren Studien zeigten allerdings in der Kombina-

Tab. 7.3 Lipideffekte und Endpunktstudien von Lipidsenkern bei diabetischen Patienten

Medikament	Lipideffekt	Endpunktdaten
Statine	LDL-Cholesterin ↓↓↓ Triglyzeride ↓	Überzeugende Daten zur kardiovaskulären Morbidität und Mortalität; relative Risikoreduktion bei Diabetikern, ähnlich wie bei Nichtdiabetikern
Fibrate	LDL-Cholesterin ↓ Triglyzeride ↓↓ HDL-Cholesterin ↑	Kein klarer Nutzen bei mit Statin behandelten Diabetikern; möglicher Nutzen bei Patienten mit kombinierter Hyperlipoproteinämie
Cholesterinadsorptionshemmer (Ezetimib)	LDL-Cholesterin ↓↓	Bei Diabetes keine Endpunktstudien verfügbar
Gallensäurebinder	LDL-Cholesterin ↓↓ Triglyzeride ↑	Bei Diabetes keine Endpunktstudien verfügbar
Omega-3-Fettsäuren	Triglyzeride ↓↓↓ HDL-Cholesterin ↑	Bei Patienten mit gestörtem Glukosestoffwechsel kein Nutzen nachgewiesen

tion mit einer Statintherapie keinen zusätzlichen Nutzen für Fibrate. Ob allerdings Patienten mit einer klar definierten (kombinierten) Fettstoffwechselstörung von einer solchen Therapie profitieren, ist offen. Erwähnenswert ist auch, dass eine Fibrattherapie einen günstigen Einfluss auf die Retinopathie hat. Eine Fibrattherapie kommt am ehesten bei isolierter Hypertriglyzeridämie oder bei Hochrisikopatienten in Betracht, die unter einer Statintherapie den LDL-Zielwert erreicht haben, aber weiter erhöhte Triglyzeridwerte aufweisen.

Cholesterinresorptionshemmer können das LDL-Cholesterin weiter absenken Cholesterinresorptionshemmer (Ezetimib) kann bei Diabetikern, wie auch bei Nichtdiabetikern eine zusätzliche Senkung des LDL-Cholesterinwertes um 20 % induzieren. Endpunkstudien zu Diabetikern liegen nicht vor.

Gallensäurebinder sind bei Diabetikern selten indiziert Gallensäurebinder führen zu einer zusätzlichen Senkung des LDL-Cholesterinspiegels um 20–30 %, können aber bei vorbestehender Hypertriglyzeridämie zu einer deutlichen Erhöhung der Triglyzeride führen. Endpunktstudien zu Patienten mit Diabetes mellitus liegen nicht vor.

Omega-3-Fettsäuren haben bei Diabetikern mit gestörtem Glukosestoffwechsel enttäuscht Omega-3-Fettsäuren können erhöhte Triglyzeridspiegel absenken, haben aber wenig Einfluss auf LDL-Cholesterin. Endpunktstudien zu Patienten mit gestörtem Glukosestoffwechsel sind enttäuschend verlaufen (Bosch et al. 2012). Eine Therapie mit Omega-3-Fettsäuren kommt am ehesten bei isolierter Hypertriglyzeridämie oder bei Hochrisikopatienten in Betracht, die unter einer Statintherapie den LDL-Zielwert erreicht haben, aber weiter erhöhte Triglyzeridwerte aufweisen.

▪ ▪ Apheresetherapie kann auch beim Diabetiker indiziert sein

Durch eine regelmäßige Lipidapherese kann der LDL-Cholesterinspiegel und der Lipoprotein(a)-Spiegel um etwa 70 % abgesenkt werden. Zum Einsatz kann die Apherese bei Diabetikern (ähnlich wie bei Nichtdiabetikern) kommen, wenn bei Patienten mit nachgewiesener Atheroskleroseerkrankung das LDL-Cholesterin trotz des Einsatzes aller medikamentösen Maßnahmen deutlich über dem Zielbereich bleibt. Meist liegt dann eine zusätzliche Fettstoffwechselstörung vor (z. B. familiäre Hypercholesterinämie). Eingesetzt werden kann die Apherese auch bei Patienten mit isolierter Lipoprotein(a)-Erhöhung, deren Atheroskleroseerkrankung trotz Optimierung aller anderen Risikofaktoren bildgebend und klinisch progredient verläuft.

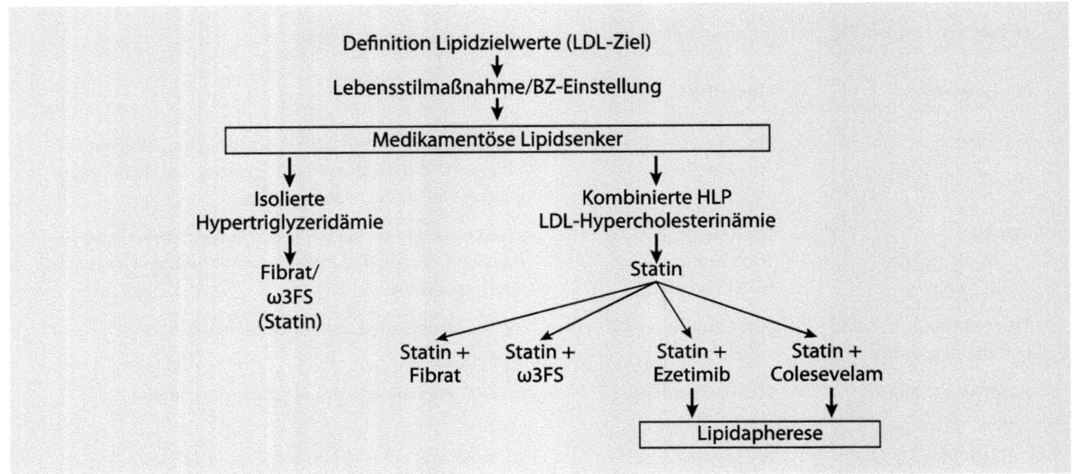

Abb. 7.1 Therapiealgorithmus bei diabetischer Dyslipoproteinämie. *BZ* Blutzucker; *ω3FS* Omega-3-Fettsäuren, *HLP* Hyperlipoproteinämie, *LDL* Low-density-Lipoprotein

LDL-Cholesterinkonzentration als primärer Zielwert

Zunächst sollte in Abhängigkeit von der klinischen Situation versucht werden, über eine Blutzuckereinstellung bzw. über Lebensstilmaßnahmen den Lipidstatus zu optimieren (Abb. 7.1). Bei Patienten mit hohem oder sehr hohem Risiko sollten diese Maßnahmen zeitgleich mit einer Statintherapie begonnen werden. Reichen Lebensstilmaßnahmen nicht aus, um den LDL-Zielwert zu erreichen, sollte eine Statintherapie begonnen werden (z.B. 20 mg Simvastatin oder 20 mg Atorvastatin pro Tag). Als nächster Schritt kann eine Steigerung der Statindosis und/oder eine Kombination mit Ezetimib durchgeführt werden. Ist der LDL-Cholesterinzielwert erreicht, kann bei weiter bestehender Hypertriglyzeridämie und deutlich erhöhtem Risiko eine Kombinationstherapie mit Fibraten oder Omega-3-Fettsäuren erwogen werden.

Bei isolierter Hypertriglyzeridämie kommen Lebensstilmaßnahmen und einer Blutzuckereinstellung die größte Bedeutung zu. Gegebenenfalls kann eine zusätzliche Fibrat- und/oder Omega-3-Fettsäuretherapie durchgeführt werden. Bei Patienten mit nachgewiesener Atherosklerose sollte unabhängig vom Lipidstatus ein Statin eingesetzt werden.

Fazit für die Praxis

Unter dem Gesichtspunkt der Atheroskleroseprävention spielt die Erreichung eines LDL-Zielwertes unter Verwendung von Statinen eine zentrale Rolle. Bei Patienten mit Diabetes mellitus sind allerdings Lebensstilmaßnahmen und Blutzuckereinstellung von ebenso großer Bedeutung. Ähnlich wie beim Nichtdiabetiker ist keine andere Therapiemaßnahme zur Prävention von Herz-Kreislauf-Erkrankungen durch Endpunktstudien so gut abgedeckt wie die Therapie von Fettstoffwechselstörungen. Eine konsequente LDL-Cholesterin-orientierte und Statin-basierte Therapie stellt deswegen einen wichtigen Eckpfeiler des Diabetesmanagements dar.

7.2 Neue US-Leitlinie zu Cholesterinzielwerten

K. Parhofer, H. Schatz

Aus der Pressemitteilung der Deutschen Gesellschaft für Endokrinologie vom 15. November 2013 (http://www.endokrinologie.net/Pressemitteilungen):

» ... Eine aktuelle Leitlinie des American College of Cardiology und der American Heart Association ändert.....die Verordnungsstrategie.

▼

> Cholesterinzielwerte fallen weg. Die Deutsche Gesellschaft für Endokrinologie (DGE) empfiehlt hingegen in Übereinstimmung mit den europäischen Leitlinien, zunächst an LDL-Zielwerten festzuhalten…(DGE 2013)

Die Mitte November veröffentlichte Leitlinie des American College of Cardiology und der American Heart Association (ACC/AHA 2013) peilt einen radikalen Wechsel in der Verordnungspraxis an: Die Cholesterol-Leitlinie aus dem Jahr 2002 empfahl, Patienten sollten dann Statine einnehmen, wenn ihr 10-Jahres-Risiko, eine Herz-Kreislauf-Erkrankung zu erleiden, 20 % betrage. Von den ermittelten Risiken hängt auch der Zielwert des LDL-Cholesterinspiegels ab. Bei einem hohen kardiovaskulären Risiko beträgt der LDL-Wert 100 mg/dl. Die neue US-amerikanische Empfehlung gibt nun keine festen Zielwerte beim Cholesterinspiegel mehr vor. Sie besagt lediglich, dass jene Patienten Statine einnehmen sollten, deren Risiko für einen Herzinfarkt oder Schlaganfall innerhalb der nächsten Dekade bei mehr als 7,5 % liegt. Professor Dr. med. Klaus Parhofer, Leiter der Arbeitsgruppe Stoffwechsel am Klinikum der Universität München Großhadern erläutert: »Die neue US-Leitlinie ist eine Neuorientierung und unterscheidet sich von unseren Strategien. Da es keine Interventionsstudien gibt, die Zielwerte miteinander vergleichen, so die Argumentation der Amerikaner, könne auf Zielwerte auch ganz verzichtet werden.« Damit werde jedoch eine »indirekte Evidenz« ignoriert, fügt der Experte aus München an. Für die Praxis in den USA bedeutet dies, dass 4 Patientengruppen definiert werden, die Statine zur Senkung ihres LDL-Cholesterinwertes erhalten sollen:

- Patienten mit Herz-Kreislauf-Erkrankungen,
- Patienten, die einen LDL-Cholesterinwert von mehr als 190 mg/dl aufweisen,
- Patienten, die einen Diabetes Typ 1 oder Typ 2 haben und zwischen 40 und 75 Jahren alt sind, und
- Patienten, deren Risiko mehr als 7,5 % beträgt, in den nächsten 10 Jahren einen Schlaganfall oder einen Herzinfarkt zu bekommen.

Professor Parhofer plädiert dafür, den lange erprobten Weg der Cholesterinzielwerte weiterzugehen. »Nicht zuletzt die konsequente Umsetzung dieser Behandlungsstrategie, also das Abschätzen des Gesamtrisikos, das Festlegen eines Zielwertes und die Gabe von Statinen, hat zum Rückgang der atherosklerotischen kardiovaskulären Erkrankungen geführt.« DGE-Mediensprecher Professor Schatz ergänzt: »In den vergangenen Jahren hat es eine Fülle von Daten zum Nutzen der Cholesterinsenkung gegeben. Wichtig ist es aber auch, die medikamentöse Therapie mit Lebensstiländerungen zu kombinieren. »Nicht rauchen, mehr bewegen und gesund ernähren«, fasst der Experte aus Bochum die wichtigsten Verhaltensweisen zusammen.

7.3 Stellenwert der antihypertensiven Therapie beim kardio-metabolischen Risikomanagement des Patienten mit Diabetes mellitus Typ 2

S. Jacob

▪ Hypertonie und Diabetes mellitus eine gefährliche Allianz

Menschen mit Diabetes mellitus haben ein deutlich erhöhtes Risiko für vaskuläre Komplikationen. Sie weisen sehr häufig – besonders im Rahmen des kardiometabolischen Syndroms eine Hypertonie auf. Während bei Typ-1-Diabetikern die Häufigkeit der Hypertonie mit der Krankheitsdauer zunimmt, liegt eine Hypertonie bei über 50 % der Typ-2-Diabetiker bereits zum Zeitpunkt der Erstdiagnose des Diabetes vor. Pathophysiologisch gibt es einige Gemeinsamkeiten, denn Hypertonie und Diabetes mellitus Typ 2 sind typische Erkrankungen des »schlechten Lebensstils« und des Übergewichtes. Durch das gemeinsame Auftreten mehrerer atherogenen Faktoren wird das kardiovaskuläre Risiko deutlich gesteigert, daher werden auch hypertensive Diabetiker von den Fachgesellschaften als »Hochrisikopatienten« angesehen, bei denen ein strengeres Risikomanagement erforderlich ist (European Society of Hypertension, ESH 2013).

▪ Hypertoniebehandlung lohnt sich! Evidenzbasiert!

Die erhöhte kardiovaskuläre Morbidität und Mortalität bei Typ-2-Diabetikern mit arterieller

Hypertonie kann durch eine konsequente Behandlung von beeinflussbaren Risikofaktoren nachweislich reduziert werden (ESH-Guidelines, ESH/ESC 2013).

▪ Diagnostische Abklärung: Hypertonie sekundär?– Organschäden?

Bei jedem neu entdeckten Patienten mit Diabetes sollten dennoch eine sekundäre Hypertonie und ggf. bereits vorliegende Endorganschäden ausgeschlossen werden (Herz, Hals- und Beingefäße, Augen, Niere etc.). Eine 24-h-Blutdruckmessung ist ebenfalls wünschenswert, um unter anderem die Tag-Nacht-Rhythmik (als Hinweis auf eine sekundäre Hypertonie, z.B. auch Schlafapnoe!) zu beurteilen und auch um den Therapieerfolg zu optimieren. Weiterhin sollten die weiteren kardiovaskulären Risikofaktoren abgeklärt werden, um die vaskuläre Gefährdung beurteilen zu können.

▪ Ziele der therapeutischen Intervention

Neben der Verhinderung akuter vaskulärer Ereignisse durch Blutdruckspitzen (hämorrhagischer oder ischämischer Schlaganfall, Angina pectoris) stehen die Reduktion der Arteriosklerose und die Verhinderung von Endorganschäden im Vordergrund. Diese betreffen beim Diabetiker die Retinopathie, die Polyneuropathie, die Nephropathie sowie die Kardiomyopathie.

▪▪ Nichtpharmakologische Maßnahmen

Hypertonieschulung der Diabetiker Erfahrungsgemäß ist es vorteilhaft, dass im Rahmen der Diabetesschulung auch ein besonderes Augenmerk auf das Thema Hypertonie gelegt wird. Dabei sollte dem Patienten vor allen Dingen klargemacht werden, welchen Schaden eine nicht oder schlecht eingestellte Hypertonie für die Gesundheit hat bzw. welche Chancen in der konsequenten antihypertensiven Behandlung liegen. Auch die Blutdruckgrenzwerte sollten ihm erläutert werden. Es ist zu wünschen, dass der hypertone Diabetiker die Blutdruckselbstmessung lernt, regelmäßig durchführt und dokumentiert.

Umstellung der Lebensgewohnheiten Da sowohl die Hypertonie als auch der Diabetes mellitus Erkrankungen eines ungesunden Lebensstils sind, ist eine entsprechende Lebensstiländerung **die** effiziente und kausale Basis-Therapie (ESH/ESC 2013). Dazu gehören:

- Gewichtsmanagement: Gewichtsreduktion bzw. Vermeidung einer Gewichtszunahme
- Optimierung der Ernährung: Kochsalzreduktion, faserreiche, fettreduzierte und -modifzierte Kost
- Moderater Alkoholkonsum
- Vermehrte körperliche Aktivität
- Nichtrauchen

Die **DASH-Diät** (»Dietary Approaches to Stop Hypertension«, d.h. weniger Kochsalz und Kalorien, mehr Früchte und faserreiche Ernährung) reduziert den Blutdruck und senkt außerdem die Serum-LDL-Cholesterinwerte (Sacks et al. 2001). Verschiedene Studien zeigten die blutdrucksenkende Wirkung einer **kochsalz-, aber auch einer kalorienreduzierte Ernährung** (ESH/ESC 2013). Eine erfolgreiche Reduktion des Körpergewichts reduziert den Blutdruck auch signifikant – ähnlich wie ein Antihypertensivum. Allerdings ist die Nachhaltigkeit des Effekts an das Halten des erreichten Gewichtes gebunden (ESH/ESC 2013). Jedenfalls sollte eine Gewichtszunahme beim Menschen mit Diabetes mellitus und Hypertonie auf jeden Fall vermieden werden, da dies alle Faktoren des kardiometabolischen Syndroms verschlechtert.

▪▪ Pharmakologische Maßnahmen

> **Oft reichen Lebensstiländerungen allein jedoch nicht aus, um langfristig die Zielwerte zu erreichen. Daher wird bei kardiovaskulären Hochrisikopatienten wie den Menschen mit Hypertonie und Diabetes mellitus empfohlen, bereits frühzeitig mit einer pharmakologischen Therapie zu beginnen (ESH/ESC 2013).**

Grundsätzlich werden alle bekannten Antihypertensivaklassen wie z.B. Angiotensin Converting Enzyme(ACE)-Hemmer, β-Blocker, Kalziumantagonisten oder Diuretika unter Beachtung der jeweiligen Kontraindikationen zur Therapie der arteriellen Hypertonie bei Diabetes mellitus eingesetzt, wobei sich manche Klassen besser eignen als andere, da sie bessere Evidenz für Effektivität aufweisen.

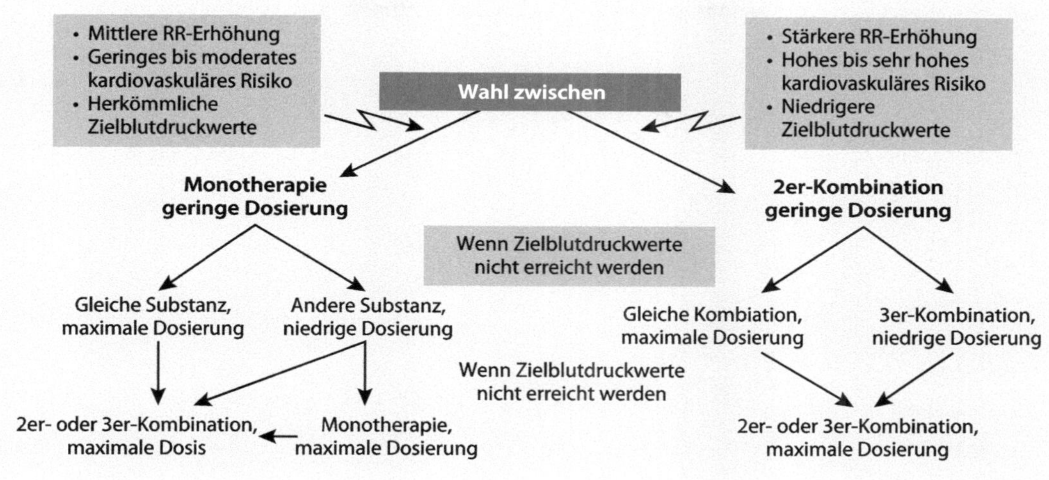

Abb. 7.2 Entscheidungspfade zur Auswahl einer Mono- oder primären Kombinationstherapie. (Adaptiert nach ESH 2013)

> **Der reinen Blutdrucksenkung wird in der neusten ESH-Empfehlung die höchste Priorität – vor anderen substanzspezifischen Effekten – gegeben.**

Allgemein ist die Erfahrung in der Praxis auch, dass zu einer guten Einstellung der Hypertonie die meisten Patienten eine Mehrfachkombination brauchen (ESH/ESC 2013).

Frühe Kombination – heute empfohlen Das bisher gültige Therapieregime sah vor, zunächst mit einer Substanzklasse zu beginnen und in der Folge durch Steigerung der Dosis und/oder eine zusätzliche Gabe einer zweiten Substanzklasse die Therapie ggf. zu erweitern. In neuester Zeit empfehlen immer mehr Fachgesellschaften in ihren Leitlinien, bereits von Anfang an eine Kombinationstherapie als Therapieoption darzustellen. In der 2011 aktualisierten Leitlinie der Deutschen Hochdruckliga aber auch in der neuen ESH-Guidelines wird auch die frühe Kombinationstherapie besonders für Menschen mit Diabetes mellitus als sinnvolle Option angesehen (ESH 2013). Dabei sollten aus Gründen der besseren Compliance Fixkombinationen bevorzugt werden.

Zahlreiche wirksame und gut verträgliche Fixkombinationen stehen zur Verfügung. Antihypertensiva mit einer Wirkungsdauer von mindestens 24 h sind zu bevorzugen. Sie ermöglichen eine einmal tägliche Tabletteneinnahme und erhöhen dadurch die Therapietreue.

Eine primäre Kombinationstherapie sollte erwogen werden bei Patienten mit Hypertonie Grad 2 oder 3 oder mit einem hohen bzw. sehr hohem kardiovaskulären Risiko (z. B. Typ-2-Diabetiker), Abb. 7.2.

▪ Antihypertensiva – alle gleich?

Diuretika Über eine vermehrte Kochsalz- und Wasserausscheidung sowie eine Senkung des Gefäßwiderstandes wird der Blutdruck vermindert. Dies erscheint gerade beim Übergewichtigen von Vorteil. Die Wertigkeit der Diuretika ist durch viele Studien belegt – zuletzt durch die ALLHAT-Studie (ESH/ESC 2013). Niedrig dosierte Diuretika senken die kardiovaskulären Ereignisse und sind – gerade unter dem Aspekt des Kosten-Nutzen-Effektes – auch für Patienten mit dem metabolischen Syndrom zu empfehlen, insbesondere als (Low-dose-) Partner in der Kombinationstherapie.

Nachteilig sind die – besonders in höheren Dosierungen auftretenden – ungünstigen Effekte auf Elektrolyte und Stoffwechsel (z. B. Zunahme der Insulinresistenz, Verschlechterung der Lipide) sowie die Aktivierung von RAS (Renin-Angiotensin-Aldosteron-System) und SNS (sympathisches

Tab. 7.4 Effekte der antihypertensiven Therapie auf Begleitrisikofaktoren des Diabetes mellitus

	Reduktionskost	Bewegung	Diuretika	BB[a]	ACE	Dilt./Verap.	DHP	Moxo	AT_1
Blutdruck	↓	↓	↓↓	↓↓	↓↓	↓↓	↓↓	↓↓	↓↓
Herzfrequenz	(↓)	↓	∅	↓↓	∅	↓	∅ bis ↑	↓	∅
LVH	↓	↓	(↓)	↓	↓↓	↓	↓	?	↓
KHK	+	+	–	+	+	+	–	?	+/?
Lipidstoffwechsel	+	+	–	–	∅	∅	∅	∅	∅
Kohlenhydratstoffwechsel	+	+	–	–	+	∅	∅/–	+	∅
Körpergewicht	↓↓	↓	∅	(↑)	∅	∅	∅	∅	∅
Körperliche Leistungsfähigkeit	(↓)	↑	∅	↓	∅	∅	∅	∅	∅
Proteinurie	?	?	(↓)	↓	↓↓	↓	↓ bis ↑	?	↓

[a] Vasodilatierende BB haben eher günstige Auswirkungen auf KH- und Lipidstoffwechsel.
BB β-Blocker, ACE ACE-Hemmer, Dilt./Verap. Kalziumantagonisten vom Diltiazem- bzw. Verapamil-Typ, DHP Dihydropyridine, Kalziumantagonisten vom Nifedipin-Typ, Moxo Moxonidin, AT1 AT1-Rezeptorenblocker, LVH linksventrikuläre Hypertrophie, KHK koronare Herzkrankheit, ↓ Senkung bzw. Abnahme, ↑ Erhöhung bzw. Zunahme, + positiver Effekt bzw. geeignet, – negativer Effekt bzw. ungeeignet, ∅ neutral bzw. kein Effekt.

Nervensystem). Die antihypertensive Wirkung der Saluretika ist bereits in den niedrigen, nichtdiuretischen Dosen zu sehen, daher sollten diese niedrig dosiert werden, um die ungünstigen Wirkungen auf die Elektrolyte und den Stoffwechsel zu vermeiden (Tab. 7.4).

> **Niedrigdosierte Diuretika sind sinnvolle Partner insbesondere für eine Kombinationstherapie, gerade mit einem ACE-Hemmer oder AT(Angiotensin)-1-Blocker.**

Möglicherweise haben die neueren Substanzen wie Indapamid Vorteile, da sie die oben genannten ungünstigen Effekte nicht oder deutlich geringer aufweisen als dies beispielsweise unter höherdosierten Thiaziden (z. B. ab Hydrochlorothiazid >25 mg) der Fall ist.

β-Rezeptorenblocker Bei Patienten mit metabolischem Syndrom liegt häufig eine erhöhte Sympathikusaktivität vor. Demzufolge erscheint es überlegenswert, die (Über-)Aktivierung der β-Rezeptoren pharmakologisch zu vermindern. Es zeigt sich, dass die β-Blocker gerade bei Übergewichtigen den Blutdruck und das erhöhte Herzminutenvolumen gut senken. Leider führt die Therapie mit β-Blockern auch zu einer Gewichtszunahme und verschlechtert darüber hinaus die Insulinsensitivität und den Lipidstoffwechsel (Tab. 7.4).

Die β-Blocker haben eine gesicherte Bedeutung besonders bei Hochrisikopatienten in der **Sekundärprävention** (z. B. Postinfarkt und bei Herzinsuffizienz). Dabei dürften auch die antiarrhythmische Wirkungen eine besondere Rolle spielen.

In jüngster Zeit wurde jedoch die Wertigkeit einer antihypertensiven Therapie mit β_1-selektiven β -Blockern (hier besonders Atenolol) besonders nach der Metaanalyse von Lindholm et al. (2005) in Frage gestellt: In den plazebokontrollierten Studien waren trotz deutlicher Senkung des Blutdruckes keine Effekte auf die kardiovaskuläre Mortalität zu sehen, in Studien mit Vergleichsmedikation und somit äquieffektiver Blutdrucksenkung musste man sogar eine gegenüber der Vergleichssubstanzen (z. B. Kalziumantagonist, ACE-Hemmer, AT_1-Blocker) höhere Mortalität beobachten.

Weitere ungünstige Effekte – besonders der unselektiven und β_1-selektiven β-Blocker – sind die Verschlechterung der peripheren Durchblutung, die Verminderung der Potenz, die Bradykardien (verbunden mit Müdigkeit) und die reduzierte Frequenzadaptation unter körperlicher Belastung. Dies könnten auch Gründe sein, warum die Compliance gegenüber ACE-Hemmern häufig niedriger ist.

Nicht alle β-Blocker sind gleich – Vorteile für vasodilatierende β-Blocker? Gegenüber den β_1-selektiven haben die vasodilatierenden β-Blocker Vorteile hinsichtlich der Insulinsensitivität und der Lipide sowie der peripheren Durchblutung. In der GEMINI-Studie wurden die Substanzen Metoprolol und Carvedilol bei Patienten mit Diabetes mellitus Typ 2 direkt verglichen; bei gleicher Blutdrucksenkung hatten die mit Carvedilol Behandelten nicht nur weniger Gewicht zugenommen, sondern eine auch signifikant bessere Stoffwechseleinstellung und stärkere Reduktion der Mikroalbuminurie erfahren (Bakris et al. 2004). Günstige Effekte werden auch für den vasodilatierenden β-Blocker Nebivolol beschrieben.

> **Mit Ausnahme der neueren, vasodilatierenden sollten die β_1-selektiven und β-unselektiven β-Blocker bei Hochdruckpatienten mit metabolischem Syndrom aufgrund der ungünstigen Effekte auf Gewicht und Stoffwechsel nicht als Mittel der ersten Wahl zur Blutdrucksenkung eingesetzt werden.**

Kalziumantagonisten Die Kalziumantagonisten senken der Blutdruck durch Reduktion des peripheren Widerstandes. Frequenzneutrale Kalziumantagonisten ohne Sympathikusaktivierung bewiesen ihren therapeutischen Nutzen in mehreren Studien (ESH 2013).

Die Kalziumantagonisten sind zudem gerne gewählte Partner für die antihypertensive Kombinationstherapie (z. B. mit einem ACE-Hemmer, AT_1-Blocker). Sie sind – bei fehlender Sympathikusaktivierung – weitgehend stoffwechselneutral (◘ Tab. 7.4). Relevante Nebenwirkungen sind prätibiale Ödeme, Frequenzverlangsamung sowie vermehrtes Auftreten von Obstipation.

> **Eine Therapie des Patienten mit metabolischem Syndrom mit einem sympathikus- und frequenzneutralen Kalziumantagonisten erscheint daher sinnvoll.**

RAS-Blockade: ACE-Hemmer und AT_1-Rezeptorenblocker (=ARB, Sartane) Durch die Hemmung des Angiotensin Converting Enzyms (ACE) wird die Aktivierung des RAS reduziert. Gleichzeitig wird, da das ACE eine Kininase ist, die Bradykininkonzentration (durch verminderten Abbau) erhöht. Durch die selektive Hemmung des AT_1-Rezeptors mit einem Sartan werden die ungünstigen Effekte des zirkulierenden Angiotensin II gehemmt.

Neben der guten Blutdrucksenkung zeigen diese Substanzen günstige Effekte auf das kardiovaskuläre System und den Stoffwechsel. Die Reduktion der linksventrikulären Hypertrophie, Verbesserung der Herzinsuffizienz, so wie auch der Prognose in der Post-Infarkt-Phase und die Nephroprotektion unter RAS-Blockade, auch der Mortalität, wurden mehrfach dokumentiert. Gerade neuere Interventionsstudien finden unter Kombinationstherapien mit RAS-Blockade eine signifikante Prognoseverbesserung (s. unten).

ACE-Hemmer haben sehr wenige Nebenwirkungen und werden gut vertragen; die häufigste Nebenwirkung ist der Reizhusten (=»ACE-Hemmer Husten«), der am ehesten durch die vermehrten Kinine bedingt, nach Absetzen des ACE-Hemmers reversibel ist und bei AT_1-Blockern praktisch nicht auftritt. Beide verbessern als »günstige Nebenwirkung« die Insulinsensitivität und zeigen eine erheblich verminderte Inzidenz an Diabetes mellitus 2 (◘ Tab. 7.4).

Reninblockade (Aliskiren) Die direkte Hemmung von Renin ermöglicht eine weitgehend nebenwirkungsfreie Reduktion des Blutdruckes. Das Prinzip der dualen RAS-Blockade, das bereits in ONTARGET (2008, ESH/ESC 2013) keinen Nutzen für die Kombination ACE-Hemmer und AT_1-Blocker zeigte, wurde in der Aliskiren Trial In Type 2 Diabetes Using Cardio-renal Endpoints (ALTITUDE, Novartis 2011) untersucht, ob Aliskiren zusätzlich zu einem Sartan gegeben kardiorenale Endpunkte reduziert. Diese Studie musste vorzeitig abgebrochen werden, da in der Kombinationsgruppe vermehrt Nebenwirkungen und renale Komplikationen auftraten.

Demzufolge wird heute die duale RAS-Blockade bei einem Hochrisikokollektiv, wie bei Menschen mit Diabetes mellitus, als kontraindiziert angesehen (ESH 2013).

- **RAS Blockade – fester Bestandteil der »Basistherapie« bei Menschen mit Hypertonie und Diabetes mellitus**
- **ACE-Inhibitoren oder AT_1-Antagonisten sollten bei Menschen mit Diabetes mellitus in der Monotherapie bevorzugt und regelhaft Bestandteil einer Kombinationstherapie sein (ESH 2013).**

Weitere Antihypertensiva Für die Monotherapie mit **Mineralokortikoid-Rezeptorenblockern** liegen keine Studien vor, allerdings sind dies wichtige Substanzen in der Kombinationsbehandlung bei schwer einstellbarerer Hypertonie.

Zentral wirkende Antisympathikotonika sind bei Diabetes mellitus Typ 2 wegen des erhöhten Sympathikustonus oft gut wirksam, wobei die neueren Imidazolantagonisten wie Moxonidin im Vergleich zu Reserpin und Clonidin etwas besser verträglich sind. Sie scheinen daher im Vergleich zu den β-Blockern für Patienten mit metabolischem Syndrom günstiger zu sein. Endpunktdaten stehen jedoch noch aus.

α_1-Blocker erschienen infolge der vorteilhaften Wirkungen auf die metabolische Situation im Prinzip beim metabolischen Syndrom gut geeignet. Allerdings wurde in der ALLHAT-Studie der Behandlungsarm mit Doxazosin aufgrund des vermehrten Auftretens von Herzinsuffizienz in der Subgruppe der Patienten mit KHK abgebrochen. Daraus wurde gefordert, dass die Indikation für die α_1-Blocker sehr streng gestellt werden sollte, z. B. als Partner für die Dreier- oder Viererkombination (ESH 2013).

Andere Ansätze

Renale Denervierung bei therapieresistenter Hypertonie und Diabetes mellitus?

In jüngster Zeit erhält die neue Interventionsmöglichkeit der renalen Denervierung viel Interesse. Gerade die Hypertoniker mit Diabetes mellitus haben oft nicht ausreichend kontrollierte Blutdruckwerte, daher könnte die Methode hier helfen. Erste Beobachtungen und auch Register machen große Hoffnungen; die Ergebnisse einer »plazebokontrollierten« Studie, die Symplicity-3-Studie, waren jedoch sehr ernüchternd. Weitere Studien werden nötig sein, um die Bedeutung dieser Methode für den Routineeinsatz zu bewerten (Bhatt et al. 2014).

Antidiabetische Medikamente mit antihypertensiven Nebenwirkungen

Manche Antidiabetika zeigen günstige Effekte auf den Blutdruck, wie z. B. eine leichte Senkung unter Pioglitazon. Unter der **inkretinbasierten Therapie** (besonders der GLP-1-Rezeptorenagonisten) wird eine deutlichere antihypertensive Wirkung (vor allem systolisch: 4–5 mmHg) gesehen, lange bevor das Gewicht sich relevant ändert (Robinson et al. 2013). Die Mechanismen sind jedoch unklar.

Die neuere Substanzklasse der **SGLT-2-Hemmer** haben neben der antihyperglykämischen auch eine antihypertensive Wirkung, die besonders bei Menschen mit erhöhten Blutdruckwerten ausgeprägt erscheinen (>5–10 mmHg) und fast die der konventionellen Antihypertensiva erreicht. Auch hier erfolgt die Blutdrucksenkung lange bevor das Gewicht sich reduziert.

Daher sollten diese Zusatzeffekte besonders beim hypertensiven Patienten mit Diabetes mellitus bei der Auswahl der Therapeutika als klaren Zusatznutzen angesehen und in der Praxis öfters mit berücksichtigt werden.

Meist Kombinationstherapie nötig

Studienlage zeigt Nutzen für RAS-basierte Kombinationen

In der ASCOT(Anglo-Scandinavian Cardiac Outcomes Trial; n=19.342)-Studie wurde eine β-Blocker + Diuretikum (Atenolol + Bendroflumethazid)-Kombination mit einer ACE-Hemmer + Kalziumantagonist-Kombination (Amlodipin + Perindolpril) verglichen; diese Studie musste vorzeitig abgebrochen werden, da in dem letzteren Arm – bei vergleichbarer Blutdrucksenkung – deutlich weniger Endpunkte wie Gesamtsterblichkeit (p=0,025) und Schlaganfall (p=0,0003) auftraten; während bei den primären Endpunkten Herzin-

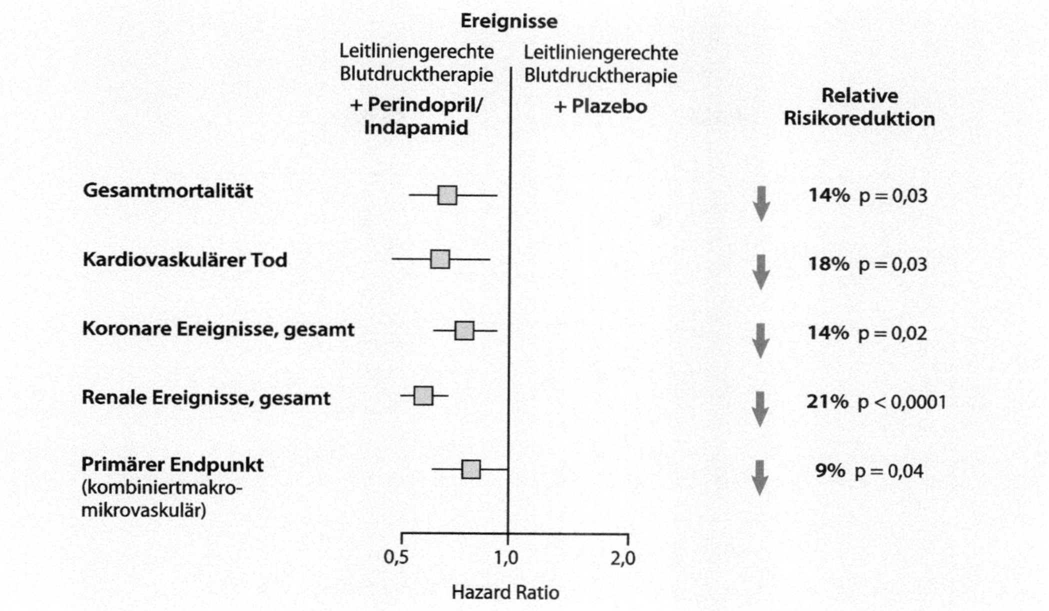

Abb. 7.3 Effekte der intensiveren antihypertensiven Therapie im Blutdruck-Arm mit signifikanter Reduktion aller relevanten Endpunkte. (Adaptiert nach ADVANCE Collaborative Group 2007)

farkte oder koronar bedingte Todesfälle keine signifikanten Unterschiede bestanden (p=0,1052; Dahlöf et al. 2005).

Auch die ACCOMPLISH(Avoiding Cardiovascular events through COMbination therapy in Patients Living with Systolic Hypertension)-Studie zeigte, dass der Kalziumantagonist Amlodipin im Vergleich zu Hydrochlorothiazid (HCT) der bessere Kombinationspartner für den ACE-Hemmer ist (Jamerson et al. 2008).

Die ADVANCE-Studie untersuchte den Effekt einer intensiveren Blutzuckereinstellung mit Gliclazide sowie den Effekt der zusätzlichen Gabe einer antihypertensiven Fixkombination von Perindopril und Indapamid auf kardiovaskuläre Endpunkte (Patel et al. 2007). Während die bessere Glukosekontrolle »nur« die mikroangiopathischen Folgen, eigentlich nur die Nephropathie in der nicht mit Perindopril + Indapamid behandelten Gruppe reduzierte (Zoungas et al. 2009), zeigte im Blutdruckarm die Perindopril/Indapamid-Gruppe signifikant weniger kardiale und renale Ereignisse und auch eine Reduktion der Gesamtmortalität (Abb. 7.3).

The lower the better –nicht immer richtig: neue Zielwerte nach ACCORD (ESH/ESC 2013)?

Die bisherige Annahme, dass eine sehr strenge Einstellung der Hypertonie bei Diabetes mellitus Typ 2 zur Risikoreduktion erforderlich ist, wurde durch die Ergebnisse der ACCORD-Blutdruckstudie in Frage gestellt, denn 2010 zeigte die ACCORD (Action to Control Cardiovascular Risk in Diabetes; n=10.251)-Studie, dass eine intensive Blutdrucksenkung auf Werte von 119,3/66,4 mmHg gegenüber einem Blutdruck im Mittel von 133,5/70,5 mmHg nicht zu einer Reduktion der Folgeschäden –aber zu einer Zunahme der Nebenwirkungen führt. Diese Ergebnisse haben verschiedene Fachgesellschaften wie die Deutsche Hochdruckliga, die Deutsche Diabetes Gesellschaft und auch die ESH dazu veranlasst, ihre Empfehlungen für Blutdruckwerte bei Diabetikern zu verändern. Der Leitsatz: »Je niedriger, umso besser!« wird verlassen, stattdessen wird ein Zielkorridor mit Werten zwischen 130–139 mmHg systolisch und 80–85 mmHg diastolisch empfohlen – für Diabetiker eher im unteren Bereich. Die aktuellen ESH-Guidelines bestätigen

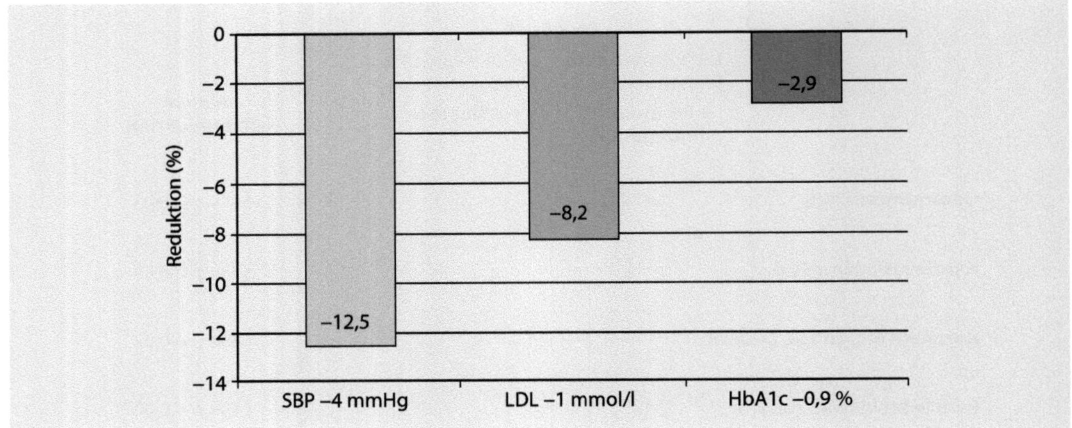

Abb. 7.4 Prozentuale Reduktion von *SBP* (systolischem Blutdruck), *LDL* (Low-density-Lipoprotein) und HbA_{1c} bei Behandlung von 200 Menschen mit Diabetes mellitus Typ 2 über 5 Jahre. (Adaptiert nach Daten von Ray et al. 2009)

7

die neuen Grenzwerte für Menschen mit Diabetes mellitus <140/85 mmHg (ESH/ESC 2013).

- **Realität der Hypertonieeinstellung bei Menschen mit Diabetes mellitus Typ 2**

Selbst wenn die neueren –weniger strengen Zielwerte von <140/85 mmHg genommen werden, ist die Realität der Hypertonieeinstellung in Deutschland hiervon jedoch weit entfernt: Einer aktuellen Erhebung zufolge haben nur weniger als ein Drittel den systolischen und diastolischen Wert im Zielbereich (Diabetes-2-day-Erhebung, Vondracek et al. 2013). Demzufolge hat sich die Versorgung in den letzten 10 Jahren kaum verbessert (DUTY-Register 2004).

- **Stellenwert der antihypertensiven Therapie beim kardiometabolisch Risikomanagement**

Metaanalysen (Ray et al. 2009) der Interventionsstudien machen deutlich, dass die effektivste Intervention zur Reduktion der Herz-Kreislauf-Erkrankungen bei Diabetes mellitus Typ 2 die Therapie der Hypertonie ist, gefolgt vom Lipidmanagement und dann der Blutzuckereinstellung (Abb. 7.4).

Hier zeigen Daten aus der Versorgungsforschung in Deutschland erhebliche Defizite nicht nur in der Einstellung des Blutdrucks, sondern auch der Lipide (Vondracek et al. 2013).

Fazit für die Praxis

Zusammenfassend sind neben der effektiven, sicheren glykämischen Kontrolle, die Mitbeachtung der weiteren kardiometabolischen Risikofaktoren wie der Lipide sowie vor allem die Blutdrucksenkung unabdingbare Voraussetzungen für eine gute, gefäßprotektive Therapie.

7.4 Blutdruckziele gelockert: für alle <140/90 mmHg

H. Schatz

Im Herbst 2013 erschien die neue Leitlinie zur Blutdruckeinstellung der Europäischen Gesellschaften für Hypertonie und für Kardiologie, die auch für Diabetespatienten gelten soll. Im Folgenden wird die Kurznachricht darüber, die im Blog der Deutschen Gesellschaft für Endokrinologie erschienen ist, abgedruckt (http://www.blog.endokrinologie.net).

Kurznachricht zur neuen Leitlinie

Bochum, 11. November 2013

Nach der neuen Leitlinie zur Hypertonie der Europäischen Gesellschaften für Hypertonie und für Kardiologie reicht für alle, auch Hochrisikopatienten wie Menschen mit Diabetes, mit Nierenschäden oder kardiovaskulären Vorer-

▼

krankungen der gleiche obere Richtwert wie für Patienten ohne Organschäden. Der Blutdruck soll unter 140/90 mmHg liegen (ESH 2013).

Bei Blutdruckwerten im oberen Normalbereich, also systolisch von 130 bis 140 mmHg sollen Allgemeinmaßnahmen wie etwa ein Salzverzehr von höchstens 5–6 g, besser sogar nur 3 g ergriffen werden. Dadurch ließen sich folgende Bludruckerniedrigungen erzielen (in mmHg, systolisch/diastolisch):

- Körperliche Aktivität: 5/3,
- salzarme Kost: 5/3,
- Gewichtsabnahme um 10 kg: 6/5,
- weniger Alkohol 3.5/2.

Medikamente sollten erst ab 160/100 verordnet werden, zwischen 140/90 und 160/100 seien Antihypertensiva nicht unbedingt erforderlich, ihr Einsatz hänge vom kardiovaskulären Gesamtrisiko ab: Die Hypertonie dürfe nicht isoliert, sondern müsse im Zusammenhang mit diesem gesehen werden.

Es gibt jetzt keine »Hierarchie« mehr zwischen den Antihypertensiva der ersten Wahl. Dies sind die ACE-Hemmer, Sartane, Betablocker, Kalziumantagonisten und Diuretika. Zweite Wahl: Aliskeren und Spironolacton. Alle können miteinander kombiniert werden mit Ausnahme der am Renin-Angiotensin-Aldosteron-System ansetzenden Substanzen. Es sollen möglichst Kombinationen von Substanzen in niedrigerer als der Maximaldosierung eingesetzt werden. Die Tagesdosis soll man auf 2 Gaben verteilen.

Die Denervierung der Nierenarterien wurde zurückhaltend eingestuft, zumal noch Langzeiterfahrungen und Outcome-Daten fehlten (Anmerkung des Verfassers: Mittlerweile liegen aber die negativen Studienergebnisse vor, Bhatt et al. 2014).

Das ambulante Blutdruck-Monitoring (ABPM) soll vermehrt und als Alternative zur 24h-Blutdruckmessung angewandt werden. Diese bietet freilich den Vorteil, die Nachtabsenkung, das »Dipping« zu erfassen. Von einem »therapierefraktären« Hochdruck dürfe man erst nach Ausschluss von Faktoren wie etwa Fehlmessungen, Schlafapnoe, Alkohol oder Nebenwirkungen von anderen Medikamenten u. a. sprechen. Selbstverständlich müsse dann auf eine sekundäre Hypertonie untersucht werden.

Kommentar

Die neue Hypertonie-Leitlinie ist pragmatisch und einfach, somit für die Praxis wohl besser geeignet als die früheren, differenzierten und oft recht komplizierten. Der Referent erinnert sich noch gut an die manchmal an »Glaubenskriege« erinnernden Diskussionen, die um Fragen ausgefochten wurden, wann bei welchem Patienten welches Medikament zuerst eingesetzt werden soll. Und oft wurde das postulierte Ziel eines möglichst niedrigen Blutdrucks ohnedies nicht erreicht. Insofern ist die neue, auf den jetzt vorliegenden Evidenzen basierende Hypertonie-Leitlinie für alle Ärzte eine große Erleichterung und ein Fortschritt.

Helmut Schatz

7.5 Hypertonie- und Lipidstudien bei Diabetes

C. H. Säly, A. Vonbank, H. Drexel

Arterielle Hypertonie und Lipidstoffwechselstörungen spielen eine kausale Rolle in der Pathogenese kardiovaskulärer Erkrankungen; Hypertoniebehandlung und Lipidmanagement sind deshalb Eckpfeiler des kardiovaskulären Risikomanagements bei Diabetes.

■ Arterielle Hypertonie

■ ■ Arterielle Hypertonie ist eng mit Diabetes assoziiert

Hypertonie ist mit Diabetes assoziiert: Patienten mit arterieller Hypertonie haben ein erhöhtes Diabetesrisiko und die Prävalenz von Hypertonie bei Diabetes ist hoch. Während bei Typ-1-Diabetes (T1DM) eine arterielle Hypertonie typischerweise erst im langfristigen Verlauf der Erkrankung auftritt, sind fast die Hälfte der Patienten mit Typ-2-Diabetes (T2DM) bereits zum Diagnosezeitpunkt hypertensiv.

Pathophysiologisch tragen zur Entstehung der Hypertonie bei Diabetes mehrere Faktoren bei. Neben der Nephropathie, die bei T1DM die entscheidende Rolle spielt, ist bei T2DM die sich aus der Insulinresistenz ergebende Hyperinsulinämie wichtig: Insulin erhöht den Sympathikotonus und fördert die renale Natriumretention. Auch sind die Gefäße bei Patienten mit Diabetes aufgrund von Glykierung und Atherosklerose steifer als bei Personen ohne Diabetes (Bakris 2013).

■ ■ Klare Evidenz für kardiovaskuläre Risikoreduktion durch antihypertensive Therapie bei Diabetes

Die United Kingdom Prospective Diabetes Study (UKPDS) war ein Meilenstein in den Bemühungen, die Therapie von Patienten mit T2DM auf die Grundlage wissenschaftlicher Evidenz zu stellen. In Bezug auf die Hypertonietherapie wurden hypertensive Patienten mit T2DM randomisiert zu einem Zielblutdruck von <150/85 mmHg oder zu einem (für heutige Maßstäbe unglaublich hohen) Blutdruck von <180/105 mmHg (UKPDS 1998); im Mittel wurden Blutdruckwerte von 140/82 mmHg bzw. von 154/87 mmHg erreicht. Über etwa 9 Jahre zeigten sich 44 % weniger Schlaganfälle, 37 % weniger mikrovaskuläre Endpunkte und 32 % weniger Todesfälle in der intensiver therapierten Gruppe. Ein relevantes Nebenergebnis war, dass bei fast einem Drittel der Patienten in der intensiver therapierten Gruppe 3 oder mehr Antihypertensiva notwendig waren.

In der ebenfalls wichtigen HOT-Studie (Hansson et al. 1998) wurde bei Patienten mit Diabetes mit diastolischem Ausgangsblutdruck von 100–115 mmHg eine 51 %ige Reduktion schwerer kardiovaskulärer Ereignisse in der Gruppe mit diastolischem Zielblutdruck <80 mmHg im Vergleich zu der Gruppe mit diastolischem Zielblutdruck von <90 mmHg beobachtet.

In ADVANCE (Patel et al. 2007) wurden über 11.000 Patienten mit T2DM zu einer Fixkombination von Perindopril und Indapamid oder zu Plazebo randomisiert. Der mittlere Blutdruck zu Studienbeginn lag bei 145/81 mmHg. Nach einer mittleren Follow-Up-Zeit von 4,3 Jahren wurde in der Verum-Gruppe der Blutdruck im Durchschnitt um 5,6/2,2 mmHg gesenkt, der primäre Endpunkt von makro- und mikrovaskulären Diabeteskomplikationen wurde signifikant um 9 % reduziert, die kardiovaskuläre Sterblichkeit signifikant um 18 %, die Gesamtsterblichkeit signifikant um 14 %.

Im Blutdruck-Arm der ACCORD-Studie (Cushman et al. 2010) wurden Patienten mit Diabetes randomisiert zu einem systolischen Zielblutdruck <120 mmHg oder zu einem systolischen Zielblutdruck <140 mmHg; tatsächlich erreichte mittlere systolische Blutdruckwerte waren 119 bzw. 134 mmHg, bei einem Ausgangsblutdruck von 139/76 mmHg. Nach einer mittleren Follow-Up-Zeit von fast 5 Jahren konnte durch die intensivere Blutdrucksenkung keine signifikante Reduktion des primären Endpunktes schwerer vaskulärer Ereignisse insgesamt beobachtet werden. Signifikant um 41 % reduziert wurde durch die intensive Therapie aber die Inzidenz von Schlaganfällen. Demgegenüber traten Nebenwirkungen der antihypertensiven Therapie wie Hypotonie, Synkopen, Bradykardien und Arrhythmien, Hyperkaliämie oder Nierenversagen im intensiver therapierten Studienarm signifikant häufiger auf.

▪▪ Generelles Blutdruckziel für Patienten mit Diabetes derzeit bei <140/90 mmHg

Die aktuellen Leitlinien der Europäischen Hypertonie-Gesellschaft/Europäischen Herzgesellschaft fordern für Patienten mit Diabetes mellitus dasselbe generelle Blutdruckziel wie für andere Patienten, nämlich <140/90 mmHg. Hinsichtlich Entwicklung bzw. Progression von diabetischer Nephropathie und hinsichtlich der Schlaganfallprävention gibt der Blutdruck-Arm der ACCORD-Studie eine Rationale für das frühere straffere systolische Blutdruckziel von <130 mmHg; dem gegenüber steht aber eine signifikante Steigerung therapieassoziierter Komplikationen bei aggressiver Blutdrucksenkung. Die American Diabetes Association allerdings betont, dass für manche Patienten auch ein niedrigeres Blutdruckziel vorteilhaft sein kann. Ein systolisches Blutdruckziel <130 mmHg erscheint gerade bei jüngeren Patienten mit langer Lebenserwartung erwägenswert, wenn es ohne relevante Nebenwirkungen der antihypertensiven Therapie erreicht werden kann. Die neuen Guidelines der Europäischen Gesellschaft für Hypertonie/Europäischen Gesellschaft für Kardiologie (ESH/ESC 2013) zur Blutdrucktherapie gehen allerdings in der Lockerung der Blutdruckziele einen Schritt weiter als die Empfehlungen der American Diabetes Association: Wie auch für andere Patienten gilt für Patienten mit Diabetes in den aktuellen Europäischen Leitlinien ein Blutdruckziel von <140/90 mmHg.

▪▪ Hypertonietherapie bei Diabetikern

> **Die erreichten Blutdruckwerte sind wichtiger als die Art der eingesetzten Blutdruckmedikamente; die Kombination von ACE-Hemmern mit Kalziumantagonisten ist aber besonders empfehlenswert.**

In der ALLHAT-Studie (2002) wurden über 33.000 Patienten, von denen mehr als ein Drittel an T2DM litt, randomisiert zu Chlorthalidon, Amlodipin oder Lisinopril (ein weiterer Studienarm mit Doxazosin wurde frühzeitig abgebrochen, da darunter vermehrt Herzinsuffizienzfälle auftraten). Der primäre Endpunkt schwerer kardialer Ereignisse trat in den 3 Studienarmen gleich häufig auf. Unter dem Diuretikum Chlorthalidon traten signifikant weniger neue Herzinsuffizienzfälle auf; allerdings führte Chlorthalidon zu einer geringen Steigerung der Nüchternglukose.

ACE-Hemmer und Angiotensinrezeptorblocker haben gegenüber Diuretika den Vorteil, dass sie den Glukosestoffwechsel nicht ungünstig beeinflussen. Auch β-Blocker sind nicht stoffwechselneutral: Die meisten β-Blocker verschlechtern die glykämische Kontrolle ein wenig und sind mit einer Gewichtszunahme assoziiert. In der LIFE-Diabetes-Substudie (Lindholm et al. 2002) trat der primäre Endpunkt schwerer vaskulärer Ereignisse signifikant weniger häufig unter Losartan als unter dem β-Blocker Atenolol auf. β-Blocker sind also nicht das Medikament der ersten Wahl in der Blutdrucktherapie bei Diabetes. Sie dürfen aber Patienten, die den β-Blocker in anderer Indikation brauchen nicht vorenthalten werden: Selbstverständlich spielen β-Blocker auch in der Herzinsuffizienztherapie bei Diabetes eine entscheidende Rolle, und nach Myokardinfarkt sind β-Blocker unabhängig vom Vorliegen eines Diabetes indiziert.

Der Kalziumantagonist Amlodipin war in der ALLHAT-Studie hinsichtlich des primären Endpunkts dem Diuretikum Chlorthalidon und dem ACE-Hemmer Lisinopril nicht unterlegen. Die ACCOMPLISH-Studie (Jamerson et al. 2008) wertete darüber hinaus Kalziumantagonisten als Kombinationspartner in der antihypertensiven Therapie entscheidend auf. In ACCOMPLISH wurden 11.506 Patienten mit arterieller Hypertonie, von denen 60 % Diabetes hatten, randomisiert zu einer Kombinationstherapie mit dem ACE-Hemmer Benazepril plus Amlodipin oder Benazepril plus Hydrochlorothiazid. Der primäre Studienendpunkt schwerer kardiovaskulärer Ereignisse trat mit Amlodipin um 20 % weniger häufig auf. Dieses Ergebnis war bei Patienten mit Diabetes ebenso wie bei Patienten ohne Diabetes klar signifikant.

Die aktuellen Empfehlungen der American Diabetes Association (ADA 2013) geben eine Klasse-C-Empfehlung für die Bevorzugung von ACE-Hemmern bzw. Angiotensinrezeptorblockern als primäres Antihypertensivum bei Patienten mit Diabetes, weil

- diese Medikamente stoffwechselneutral sind,
- für sie eine sehr breite Evidenz aus klinischen Studien besteht,
- sie bei Herzinsuffizienz eine klare Reduktion kardiovaskulärer Ereignisse bedingen und
- sie die Progression einer diabetischen Nephropathie hemmen.

Die entscheidende Frage bei Diabetes ist aber nicht so sehr das ideale Blutdruckmedikament in der Monotherapie sondern die ideale Kombination von Wirkstoffen, da der typische Hypertoniepatient mit Diabetes ohnehin mehrere Wirkstoffe benötigt. Auf Basis von ACCOMPLISH sollte zur Hypertonietherapie bei Patienten mit Diabetes eine Kombination aus ACE-Hemmer und Kalziumantagonist bevorzugt werden.

▪ Lipide

▪▪ LDL-Cholesterin-Zielwert <70 mg/dl – fast alle T2DM-Patienten qualifizieren sich für eine Statintherapie

Entsprechend der kausalen Rolle des LDL-Cholesterins in der Pathogenese der Atherosklerose reduzieren die LDL-Cholesterin senkenden Statine deutlich das kardiovaskuläre Risiko und gehören damit zu den erfolgreichsten Medikamenten der vergangenen 20 Jahre (Säly et al. 2011).

Der Collaborative Atorvastatin Trial (CARDS) zeigte eine signifikante 37 %ige Reduktion kardiovaskulärer Ereignisse durch Atorvastatin 10 mg/Tag versus Plazebo bei Patienten mit Diabetes in der Primärprävention (Colhoun et al. 2004). Die Studie wurde nach knapp 4 Jahren wegen der klaren Überlegenheit von Atorvastatin aus ethischen Gründen abgebrochen. In der Sekundärprävention zeigt die TNT-Studie (Shepherd et al. 2006) eindrucksvoll die Potenz der Statine zur Reduktion kardiovaskulärer Ereignisse bei Diabetes. Atorvastatin 80 mg/Tag reduzierte bei Koronarpatienten mit Diabetes im Vergleich mit Atorvastatin 80 mg/Tag über eine mittlere Follow-Up-Dauer von 4,1 Jahren signifikant das kardiovaskuläre Risiko um 25 %.

Eine Metaanalyse der Cholesterol Treatment Trialists Collaborators (CTTC) von 18.686 Patienten mit Diabetes aus 14 randomisierten Statinstudien (Kearney et al. 2008) zeigte pro mmol Senkung des LDL-Cholesterins eine 9 %ige Reduktion der Gesamtsterblichkeit, die eine signifikante Reduktion der vaskulären Mortalität um 13 % widerspiegelte. Schwere vaskuläre Ereignisse wurden um 21 % reduziert.

Insgesamt kann festgehalten werden, dass auf der sehr breiten Basis der bestehenden Evidenz aus klinischen Studien Statine die Grundlage der Lipidtherapie bei Patienten mit Diabetes darstellen.

Entscheidend für die Wirksamkeit der Statine ist das Ausmaß der LDL-Cholesterinsenkung: Je mehr LDL-Cholesterinsenkung erzielt wird, desto mehr kardiovaskuläre Ereignisse werden verhindert.

Auf dieser Grundlage fordern die aktuellen Leitlinien der European Society of Cardiology (ESC) und der European Atherosclerosis Society (EAS) für alle Patienten mit T2DM und für jene Patienten mit T1DM, die bereits diabetische Folgeerkrankungen wie etwa eine Mikroangiopathie haben, ein strenges LDL-Cholesterinziel von <70 mg/dl (Reiner et al. 2011). Die Leitlinien der American Diabetes Association (ADA) bemerken, dass alle T2DM-Patienten mit etablierter Atherosklerose sowie alle Patienten mit T2DM, die über 40 Jahre alt sind und zumindest einen weiteren Risikofaktor für kardiovaskuläre Ereignisse haben (also praktisch alle Patienten mit T2DM in der täglichen Praxis), ein Statin unabhängig vom Ausgangs-LDL-Cholesterin erhalten sollen (ADA 2013). Die aktuellen Lipidleitlinien der großen kardiologischen Gesellschaften der USA (American Heart Association und American College of Cardiology) empfehlen für Patienten mit T2DM unabhängig von ihrem Ausgangs-LDL-Cholesterin bei einem 10-Jahres-Risiko für kardiovaskuläre Ereignisse von <7,5 % zumindest ein Standardstatin (wie etwa Simvastatin 40 mg/Tag oder Atorvastatin 10 mg/Tag) und bei einem 10-Jahres-Risiko für kardiovaskuläre Ereignisse von ≥7,5 % ein hochpotentes Statin (wie Atorvastatin 80 mg/Tag oder Rosuvastatin 20 mg/Tag; Stone et al. 2013).

▪▪ Kombinationsmedikamente zur Statintherapie

Fibrate und Nikotinsäure senken Triglyzeride bzw. steigern das HDL-Cholesterin; es fehlt aber klare Evidenz für ihren kardiovaskulären Zusatznutzen bei statinbehandelten Patienten

Die LDL-Cholesterinsenkung durch Statine ist die Grundlage der Lipidtherapie bei Diabetes, fast alle Patienten mit T2DM sollten ein Statin erhalten. Andere Lipidmedikamente würden also im Kontext der kardiovaskulären Risikoreduktion in aller Regel zusätzlich zu Statinen gegeben.

Grundsätzlich wären solche Medikamente von großem Interesse, da das Hauptproblem im Lipidstoffwechsel bei T2DM nicht in einem hohen LDL-Cholesterin, sondern in einer Kombination von niedrigem HDL-Cholesterin, hohen Triglyzeriden und hochatherogenen, kleinen, dichten LDL-Partikeln liegt. Man bezeichnet diesen Cluster als diabetische Dyslipidämie (Säly et al. 2011). Pathophysiologisch ist diese Dyslipidämie eng mit der Insulinresistenz verknüpft, die wiederum eine Kernkomponente der Pathophysiologie des T2DM darstellt. Fibrate und Nikotinsäure beeinflussen diese Dyslipidämie günstig. Allerdings ist die aktuelle Datenlage zu einer kardiovaskulären Risikoreduktion durch diese Medikamente recht ernüchternd.

Die Wirksamkeit von Fenofibrat zusätzlich zu einer Statintherapie wurde im Lipid-Arm der ACCORD-Studie untersucht (Ginsberg et al. 2010). Das Fibrat konnte den primären Endpunkt nicht signifikant reduzieren. Zwei neuere randomisierte kardiovaskuläre Endpunktstudien untersuchten die Potenz von Nikotinsäure, bei bereits statinbehandelten Patienten kardiovaskuläre Ereignisse zu reduzieren: AIM HIGH (Boden et al. 2011) und HPS-2-THRIVE. In AIM HIGH wurden Patienten in der Sekundärprävention eingeschlossen, die Simvastatin 40–80 mg/Tag ± Ezetimibe 10 mg/Tag erhielten; diese Patienten wurden randomisiert zu Nikotinsäure 1500–2000 mg/Tag oder zu Plazebo. Nikotinsäure zeigte in dieser Studie keinen Effekt auf die Inzidenz kardiovaskulärer Ereignisse. Auch in der großen HPS-2-THRIVE-Studie konnte die Inzidenz kardiovaskulärer Ereignisse durch Nikotinsäure nicht signifikant reduziert werden.

Fazit für die Praxis

Zahlreiche Studien zeigen klare Vorteile einer Reduktion des Blutdrucks auf <140/80 mmHg. Schlaganfälle und nephropathische Diabeteskomplikationen können weiter reduziert werden durch eine Senkung des systolischen Blutdrucks <130 mmHg, eine allzu

▼

aggressive Blutdrucksenkung führt jedoch zu einer Zunahme medikamentenassoziierter Nebenwirkungen. Die meisten Diabetespatienten benötigen Kombinationstherapien für eine adäquate Blutdruckkontrolle; die Kombination von ACE-Hemmer und Kalziumantagonist ist besonders empfehlenswert. Entsprechend der kausalen Rolle des LDL-Cholesterins in der Pathogenese der Atherosklerose sind die primär LDL-Cholesterin-senkenden Statine die mit Abstand wichtigste therapeutische Option für das Lipidmanagement bei Patienten mit Diabetes. Die aktuellen europäischen Leilinien empfehlen eine Senkung des LDL-Cholesterins <70 mg/dl für alle Patienten mit T2DM und für jene T1DM-Patienten, die bereits an Diabeteskomplikationen leiden.

Literatur

Literatur zu Abschn. 7.1

Booth GL, Kapral MK, Fung K et al. (2006) Relation between age and cardiovascular disease in men and women with diabetes compared with non-diabetic people: a population-based retrospective cohort study. Lancet 368: 29–36

Bosch J, Gerstein HC, Dagenais GR et al. (2012) n-3 fatty acids and cardiovascular outcomes in patients with dysglycemia. N Engl J Med 367: 309–318

Brunzell JD, Davidson M, Furberg CD et al. (2008) Lipoprotein management in patients with cardiometabolic risk: consensus statement from the American Diabetes Association and the American College of Cardiology Foundation. Diabetes Care 31: 811–822

Catapano AL, Reiner Z, De Backer G et al. (2011) ESC/EAS Guidelines for the management of dyslipidaemias: the Task Force for the management of dyslipidaemias of the European Society of Cardiology (ESC) and the European Atherosclerosis Society (EAS). Atherosclerosis 217 Suppl 1: S1–44

Drew BG, Rye KA, Duffy SJ et al. (2012) The emerging role of HDL in glucose metabolism. Nat Rev Endocrinol 8: 237–245

Grundy SM, Cleeman JI, Merz CN et al. (2004) Implications of recent clinical trials for the National Cholesterol Education Program Adult Treatment Panel III guidelines. Circulation 110: 227–239

Jun M, Foote C, Lv J et al. (2010) Effects of fibrates on cardiovascular outcomes: a systematic review and meta-analysis. Lancet 375: 1875–1884

Kearney PM, Blackwell L, Collins R et al. (2008) Efficacy of cholesterol-lowering therapy in 18,686 people with diabetes in 14 randomised trials of statins: a meta-analysis. Lancet 371: 117––125

Parhofer KG (2011) Pathophysiology of diabetic dyslipidemia: implications for atherogenesis and treatment. Clin Lipidol 6: 401–411

Parhofer KG, Barrett PH (2006) Thematic review series: patient-oriented research. What we have learned about VLDL and LDL metabolism from human kinetics studies. J Lipid Res 47: 1620–1630

Sattar N, Preiss D, Murray HM et al. (2010) Statins and risk of incident diabetes: a collaborative meta-analysis of randomised statin trials. Lancet 375: 735–742

Sorrentino SA, Besler C, Rohrer L et al. (2010) Endothelial-vasoprotective effects of high-density lipoprotein are impaired in patients with type 2 diabetes mellitus but are improved after extended-release niacin therapy. Circulation 121: 110––122

Varbo A, Benn M, Tybjaerg-Hansen A et al. (2013) Remnant cholesterol as a causal risk factor for ischemic heart disease. J Am Coll Cardiol 61:427-436

Literatur zu Abschn. 7.2

ACC/AHA (2013) A report of the American College of Cardiology/American Heart Association Task Force on Practice Guidelines. Guideline on the treatment of blood cholesterol to reduce atherosclerotic cardiovascular risk in adults. J Am Coll Cardiol. http://content.onlinejacc.org/article.aspx?articleid=1770217. doi:10.1016/j.jacc.2013.11.002

DGE (2013) Deutsche Gesellschaft für Endokrinologie. Pressemitteilung der DGE vom 15.11.13. Neue US-Leitlinie zu Herz-Kreislauf-Erkrankungen: DGE sieht Verzicht auf Cholesterinzielwerte kritisch. Pressemitteilung der http://www.endokrinologie.net/presse_131115.php. Zugriff 24 Feb 2013

Literatur zu Abschn. 7.3

ACCORD Study Group (2010) Effects of intensive blood-pressure control in type 2 diabetes mellitus. N Engl J Med 362: 1575–1585

ADVANCE Collaborative Group, Patel A (2007) Effects of a fixed combination of perindopril and indapamide on macrovascular and microvascular outcomes in patients with type 2 diabetes mellitus (the ADVANCE trial): a randomised controlled trial. Lancet 370: 829–840. doi:10.1016/S0140-6736(07)61303-61308

Bhatt DL, Kandzari DE, O'Neill WW, D'Agostino R, Flack JM, Katzen BT, Leon MB,Liu M, Mauri L, Negoita M, Cohen SA, Opar I S, Rocha-Singh K, Townsend RR, Bakris GL; SYMPLICITY HTN-3 Investigators (2014) A controlled trial of renal denervation for resistant hypertension. N Engl J Med 370(15): 1393–1401

Dahlöf B, Sever PS, Poulter NR, Wedel H, Beevers DG, Caulfield M, Collins R, Kjeldsen SE, Kristinsson A, McInnes GT, Mehlsen J, Nieminen M, O'Brien E, Ostergren J; ASCOT Investigators (2005) Prevention of cardiovascular events with an antihypertensive regimen of amlodipine adding perindopril as required versus atenolol adding bendroflumethiazide as required, in the Anglo-Scandinavian Cardiac Outcomes Trial-Blood Pressure Lowering Arm (ASCOT-BPLA): a multicentre randomised controlled trial. Lancet 366(9489): 895–906

ESH/ESC (2013) ESH/ESC Guidelines for the management of arterial hypertension. The Task Force for the management of arterial hypertension of the European Society of Hypertension (ESH) and of the European Society of Cardiology (ESC). J Hypertension 31: 1281–1357

Bakris GL, Fonseca V, Katholi RE, McGill JB, Messerli FH, Phillips RA, Raskin P, Wright JT Jr, Oakes R, Lukas MA, Anderson KM, Bell DS; GEMINI Investigators (2004) Metabolic effects of carvedilol vs metoprolol in patients with type 2 diabetes mellitus and hypertension: a randomized controlled trial. JAMA 292(18): 2227–2236

Jamerson K, Weber MA, Bakris GL et al. (2008) Benazepril plus amlodipine or hydrochlorothiazide for hypertension in high-risk patients. New Engl J Med 359: 2417–2428

Krone W, Böhm M (2004) Diabetes mellitus needs unrestricted evaluation of patient data to yield treatment progress. The DUTY Register. Bundesgesundheitsblatt Gesundheitsforschung Gesundheitsschutz. 47(6): 540–546

Novartis (2011) Novartis announces termination of ALTITUDE study with Rasilez®/ Tekturna® in high-risk patients with diabetes and renal impairment. http://www.novartis.com/newsroom/media-releases/en/2011/1572562.shtml. Zugriff 29 April 2014

ONTARGET Investigators (2008) Telmisartan, ramipril, or both in patients at high risk for vascular events. N Engl J Med 358: 1547–1559

Patel A, MacMahon S, Chalmers J et al. (2007) Effects of a fixed combination of perindopril and indapamide on macrovascular and microvascular outcomes in patients with type 2 diabetes mellitus (the ADVANCE trial): a randomised controlled trial. Lancet 370: 829–840

Ray KK, Seshasai SR, Wijesuriya S, Sivakumaran R, Nethercott S, Preiss D, Erqou S, Sattar N (2009) Effect of intensive control of glucose on cardiovascular outcomes and death in patients with diabetes mellitus: a meta-analysis of randomised controlled trials. Lancet 373(9677): 1765–1772

Robinson LE, Holt TA, Rees K, Randeva HS, O'Hare JP (2013) Effects of exenatide and liraglutide on heart rate, blood pressure and body weight: systematic review and meta-analysis. BMJ Open 3(1). doi: 10.1136/bmjopen-2012-001986

Sacks FM, Svetkey LP, Vollmer WM, Appel LJ, Bray GA, Harsha D, Obarzanek E, Conlin PR, Miller ER 3rd, Simons-Morton DG, Karanja N, Lin PH; DASH-Sodium Collaborative Research Group (2001) Effects on blood pressure of reduced dietary sodium and the Dietary Approaches to Stop Hypertension (DASH) diet. DASH-Sodium Collaborative Research Group. N Engl J Med 344(1): 3–10

Vondracek E, Renn W, Weger B, Mahfoud F, Jacob S (2013) Aktuelle Versorgungsdaten aus dem T2Day2.0-Screening: Wie häufig ist die therapierefraktäre Hypertonie bei Menschen mit Diabetes mellitus Typ 2(DM)? Diabetologie Stoffwechsel 8–P227. DOI: 10.1055/**s**-0033-1341887

Zoungas S, de Galan BE, Ninomiya T, Grobbee D, Hamet P, Heller S, MacMahon S, Marre M, Neal B, Patel A, Woodward M, Chalmers J; ADVANCE Collaborative Group, Cass A, Glasziou P, Harrap S, Lisheng L, Mancia G, Pillai A, Poulter N, Perkovic V, Travert F (2009) Combined effects of routine blood pressure lowering and intensive glucose control on macrovascular and microvascular outcomes in patients with type 2 diabetes. Diabetes Care 32(11): 2068–2074

Literatur zu Abschn. 7.4

ESH (2013) European Society of Hypertension. 23rd European Meeting on Hypertension & Cadiovascular Protection 2013 in Mailand. http://www.esh2013.org. Zugriff 24 Feb 2014

Bhatt DL, Kandzari DE, O‹Neill WW et al. (2014) A controlled trial of renal denervation for resistant hypertension. New Engl J Med 370: 1393–1401

Literatur zu Abschn. 7.5

ADA (2013) American Diabetes Association. Standards of medical care in diabetes – 2013. Diabetes Care 36 (Suppl 1): S11–66

ALLHAT (2002) Major outcomes in high-risk hypertensive patients randomized to angiotensin-converting enzyme inhibitor or calcium channel blocker vs diuretic: The Antihypertensive and Lipid-Lowering Treatment to Prevent Heart Attack Trial (ALLHAT). JAMA 288: 2981–2997

Bakris GL (2013) Treatment of hypertension in patients with diabetes mellitus. www.uptodate.com, last accessed July 29th 2013

Boden WE, Probstfield JL, Anderson T et al. (2011) Niacin in patients with low HDL cholesterol levels receiving intensive statin therapy. N Engl J Med 365: 2255–2267

Colhoun HM, Betteridge DJ, Durrington PN et al. (2004) Primary prevention of cardiovascular disease with atorvastatin in type 2 diabetes in the Collaborative Atorvastatin Diabetes Study (CARDS): multicentre randomised placebo-controlled trial. Lancet 364: 685–696

Cushman WC, Evans GW, Byington RP et al. (2010) Effects of intensive blood-pressure control in type 2 diabetes mellitus. N Engl J Med 362: 1575–1585

Ginsberg HN, Elam MB, Lovato LC et al. (2010) Effects of combination lipid therapy in type 2 diabetes mellitus. N Engl J Med 362: 1563–1574

Hansson L, Zanchetti A, Carruthers SG et al. (1998) Effects of intensive blood-pressure lowering and low-dose aspirin in patients with hypertension: principal results of the Hypertension Optimal Treatment (HOT) randomised trial. HOT Study Group. Lancet 351: 1755–1762

Jamerson K, Weber MA, Bakris GL et al. (2008) Benazepril plus amlodipine or hydrochlorothiazide for hypertension in high-risk patients. New Engl J Med 359: 2417–2428

Kearney PM, Blackwell L, Collins R et al. (2008) Efficacy of cholesterol-lowering therapy in 18,686 people with diabetes in 14 randomised trials of statins: a meta-analysis. Lancet 371: 117–125

Lindholm LH, Ibsen H, Dahlof B et al. (2002) Cardiovascular morbidity and mortality in patients with diabetes in the

Losartan Intervention For Endpoint reduction in hypertension study (LIFE): a randomised trial against atenolol. Lancet 359: 1004–1010

Patel A, MacMahon S, Chalmers J et al. (2007) Effects of a fixed combination of perindopril and indapamide on macrovascular and microvascular outcomes in patients with type 2 diabetes mellitus (the ADVANCE trial): a randomised controlled trial. Lancet 370: 829–840

Reiner Z, Catapano AL, De Backer G et al. (2011) ESC/EAS Guidelines for the management of dyslipidaemias: the Task Force for the management of dyslipidaemias of the European Society of Cardiology (ESC) and the European Atherosclerosis Society (EAS). Eur Heart J 32: 1769–818

Säly CH, Drexel V, Vonbank A, Drexel H (2011) Combination lipid therapy for type 2 diabetes patients. Therapy 8: 129–141

Shepherd J, Barter P, Carmena R et al. (2006) Effect of lowering LDL cholesterol substantially below currently recommended levels in patients with coronary heart disease and diabetes: the Treating to New Targets (TNT) study. Diabetes Care 29: 1220–1226

Stone NJ, Robinson J, Lichtenstein AH, Bairey Merz CN, Lloyd-Jones DM, Blum CB, McBride P, Eckel RH, Schwartz JS, Goldberg AC, Shero ST, Gordon D, Smith Jr SC, Levy D, Watson K, Wilson PWF (2013) ACC/AHA Guideline on the treatment of blood cholesterol to reduce atherosclerotic cardiovascular risk in adults. Circulation. doi: 10.1161/01.cir.0000437738.63853.7a 11/2013

UKPDS (1998) Tight blood pressure control and risk of macrovascular and microvascular complications in type 2 diabetes: UKPDS 38. UK Prospective Diabetes Study Group. BMJ (Clinical research ed) 317: 703–713

Diabetische Folgeerkrankungen

K. Doppler, H.-P. Hammes, A. Heidenreich, D. Luft, K. Reiners, A. Risse, E. Schleicher, C. Sommer, B. Stratmann, C. Tschöpe, D. Tschöpe, J. Wohlrab, W. Zidek, S. Zimny

H. Schatz, A. F. H. Pfeiffer (Hrsg.), *Diabetologie kompakt*,
DOI 10.1007/978-3-642-41358-2_8, © Springer-Verlag Berlin Heidelberg 2014

8.1 Pathobiochemie der Makroangiopathie, Mikroangiopathie und Neuropathie

E. Schleicher

▪ Keine strenge Korrelation der diabetischen Folgeerkrankungen untereinander

Die diabetischen Spätschäden manifestieren sich in sehr unterschiedlichen Organen. Klinisch relevant sind vor allem die sowohl bei Typ-1- als auch bei Typ-2-Diabetikern auftretenden Spätkomplikationen an Auge, Niere, Nerven sowie Herz und großen Gefäßen. Während die Schäden an Augen, Nieren und teilweise auch den peripheren Nerven auf diabetestypische, morphologische Veränderungen der Kapillaren (**mikrovaskulär**) zurückzuführen sind, stellen die Gefäßschäden an den mittleren und großen Arterien (**makrovaskulär**) keine diabetestypischen Läsionen dar.

> **Die Tatsache, dass die mikroangiopathischen Schäden in ihrer typischen Form nur bei Diabetikern auftreten, spricht dafür, dass die diabetische Stoffwechsellage Ursache dieser Komplikationen ist.**

Wenn dies die einzige Ursache wäre, müssten bei Langzeitdiabetikern mit schlechter Diabeteseinstellung Spätkomplikationen auftreten, die alle diabetessensitiven Organe gleich befallen. Die Praxis zeigt aber, dass es einerseits Patienten gibt, bei denen trotz guter Stoffwechseleinstellung **frühzeitig** Komplikationen auftreten, und dass andererseits auch Patienten mit schlechter Stoffwechseleinstellung **kaum Komplikationen** entwickeln.

Die Praxis zeigt auch, dass das individuelle **Ausmaß der Organschäden divergent ist.** In einer großen epidemiologischen Studie mit 4400 Typ-1-Diabetikern hat Pirart 1977 gezeigt dass das Auftreten der untersuchten diabetischen Spätschäden nur schlecht korreliert z. B. war bei einer bestehenden Nephropathie bei 86 % der Patienten eine Retinopathie vorhanden, umgekehrt war das aber nur bei 24 % der Patienten der Fall. Diese Studien zeigten auch, dass bei langer Diabetesdauer bei mehr als 80 % aller Diabetiker eine Retinopathie nachweisbar ist, während eine Nephropathie nur bei ca. 30 % aller Diabetiker auftritt.

Die Beobachtung dass die diabetische Nephropathie familiär gehäuft vorkommt, lässt auf eine **genetische Komponente** schließen. Die hereditäre Prädisposition folgt nicht einfachen Mendel-Regeln. In genomweiten Assoziationsstudien wurden Suszeptibilitätsgene identifiziert, deren kausale Rolle noch gezeigt werden muss. Vermutlich ist der Beitrag der **epigenetischen** Regulation der Genexpression wichtiger (Thomas et al. 2012).

▪▪ Mikroalbuminurie korreliert mit Koronarerkrankungen

Untersuchungen der Gruppe um Thorsten Deckert zeigten bereits 1989, dass eine Nephropathie, gemessen an der Albuminausscheidung im Urin, mit einer Zunahme koronarer Ereignisse um 25 % innerhalb der nächsten 5 Jahre, relativ zur nicht-albuminurischen Gruppe, korreliert ist. Diese Gruppe schließt aus den Beobachtungen, dass beim Diabetiker **eine beginnende Nephropathie einen Indikator für eine koronare Herzerkrankung** darstellt. Inzwischen wurde dieser Zusammenhang in anderen Studien bestätigt.

▪ Kennzeichen diabetischer Angiopathien

Trotz der nur mäßigen Korrelation der mikroangiopathischen Komplikationen lassen sich morphologisch und funktionell einige gemeinsame Veränderungen definieren: Sowohl an den **Retinakapillaren** als auch an den Kapillaren der **Glomeruli** findet im Verlauf des Diabetes keine Zellproliferation, sondern einen **Zellverlust** (Apoptose) **insbesondere der retinalen Perizyten und glomerulären Podozyten** statt. Ein weiteres Kennzeichen der diabetischen Kapillaropathie ist die frühzeitige **Verdickung** der subendothelialen **Basalmembran,** die auch in Muskelkapillaren nachweisbar ist. Diese morphologischen Veränderungen sind die Ursache für eine erhöhte **Gefäßpermeabilität,** einem frühen funktionellen Kennzeichen der diabetischen Mikroangiopathie, die im weiteren Verlauf zur Gefäßregression (Vasoregression) führt (Hammes et al. 2011).

▪▪ Erhöhte Gefäßpermeabilität trotz verdickter Basalmembran

Da die strukturellen und morphologischen Veränderungen parallel verlaufen, lässt sich Ursache und Wirkung nicht sicher unterscheiden. Im Diabe-

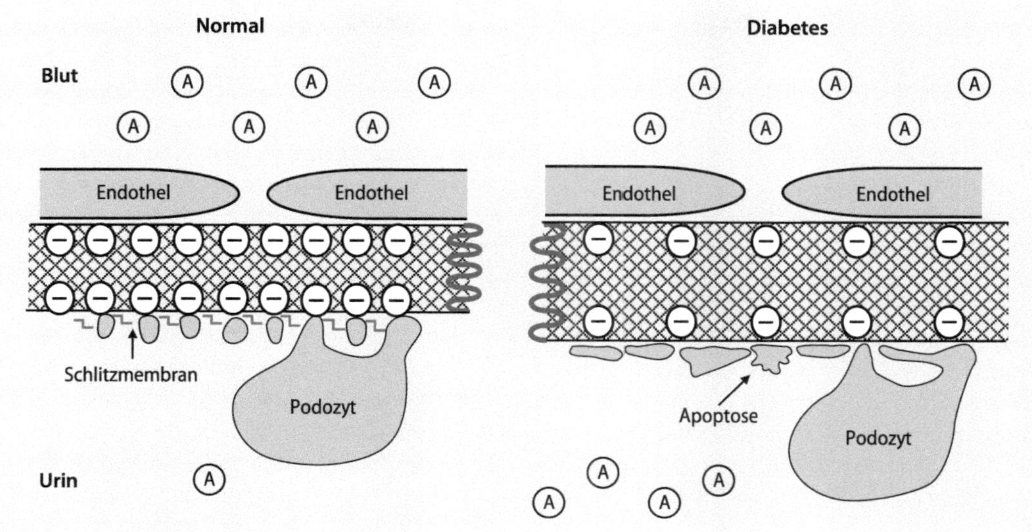

Abb. 8.1 Einfluss des Diabetes auf die glomeruläre Filtrationseinheit. Durch die vermehrte Synthese ist die Basalmembran bei Diabetes zwar verdickt, aber durch den erhöhten Abbau des negativ geladenen Heparansulfats und durch die strukturell veränderten *Podozyten* wird die Basalmembran für Plasmaproteine, insbesondere für Albumin (*A*), permeabler. Bereits früh im Diabetes sind die von den *Podozyten* gebildeten Schlitzmembranen, die wesentlich zur glomerulären Filtrationsbarriere beitragen, degeneriert

tes werden die Komponenten der Basalmembran wie z. B. Kollagen IV, Laminin etc. vermehrt gebildet, aber das negativ geladene, für die Ladungsselektivität verantwortliche basalmembranassoziierte Heparansulfatproteoglykan liegt in diabetischen Glomeruli vermindert vor (Abb. 8.1). Ursache scheint der erhöhte Abbau von Heparansulfat durch eine diabetesinduzierte Heparanase zu sein (Gil et al. 2012). Die teilweise massive **Vermehrung der extrazellulären Matrix** (Sklerosierung/Fibrosierung) findet auch in anderen Organen statt und führt zu Funktionsverlusten, z. B. Verminderung der Elastizität von Arterien, Lunge und Haut, ein weiterer Hinweis auf eine generalisierte Überproduktion von Kollagen im Diabetes.

Pathogenetische Mechanismen der diabetischen Spätkomplikationen

In zahlreichen großen klinischen Studien konnte nachgewiesen werden, dass eine strikte, am HbA_{1c}-Wert orientierte Stoffwechselkontrolle die Entwicklung der Gefäßschäden, insbesondere der diabetischen Retino- und Nephropathie (DCCT-Studie 1993), verzögert. Bei detaillierter Betrachtung dieser Studie zeigte sich allerdings (Hirsch u. Brownlee 2010), dass das HbA_{1c} nur zu etwa 11 % das Retinopathierisiko erklärt d. h. 89 % müssten durch andere Faktoren verursacht sein. Das könnten »glukoseunabhängige« Faktoren wie z. B. Genetik, Umwelt und andere Metabolite (z. B. freie Fettsäuren) sein, aber auch glukoseabhängige Faktoren wie stark schwankende Glukosespiegel, die nicht durch den HbA_{1c}-Wert widergespiegelt werden. Das Phänomen, dass nach Normalisierung von erhöhten Glukosekonzentrationen bleibende Veränderungen nachweisbar sind, z. B. Aktivierung proinflammatorischer oder prosklerotischer Gene, wird als **Glykämiegedächtnis** (»glycemic memory«) bezeichnet. Molekulare Ursache könnte die kürzlich gezeigte, durch Hyperglykämie ausgelöste Histonmethylierung sein, die zu einer spezifischen und **anhaltenden Genaktivierung** führt (Paneni et al. 2013).

Vier pathogenetische Mechanismen, wie Hyperglykämie und andere metabolische und hämodynamische Faktoren (diabetisches Milieu) die Entstehung der diabetischen Gefäßschäden auslösen kann, sind:

- Bildung von »advanced glycation end products« (AGE) und die Bildung intrazellulärer Dicarbonyle
- Aktivierung der Proteinkinase C (PKC)
- Polyol-Weg
- Oxidativer Stress

Diese, die Gefäßzellen aktivierenden Wege führen zur vermehrten Bildung von **Hormonen, Zytokinen und Wachstumsfaktoren**, die für die strukturellen und morphologischen Gefäßveränderungen verantwortlich sind. Dass der derangierte Stoffwechsel Gefäßschäden begünstigt, zeigen die Beobachtungen, dass bei Patienten mit metabolischem Syndrom bereits vor Erhöhung des Blutdrucks und des Blutzuckers Anzeichen von mikrovaskulären Schäden vorliegen (Singh u. Kari 2013).

▪ Bildung von Advanced Glycation End Products (AGE) und Dicarbonylen als hochreaktive Intermediärprodukte und deren biologische Folgen

Entsprechend der Bildung des HbA_{1c} werden auch andere langlebige Proteine z. B. Kollagene in Abhängigkeit von der Glukosekonzentration glykiert. Die so an Proteine gebundene Glukose bildet insbesondere in Anwesenheit von Sauerstoff (Glukoxidation) viele verschiedene Produkte, die sog. Advanced Glycation End Products (AGE). Über die Bindung an den **Rezeptor für AGE (RAGE)** werden intrazelluläre Signalwege aktiviert, die die Expression von inflammatorischen Zytokinen und von RAGE selbst stimulieren. Die so induzierte RAGE-Überexpression, könnte zu einem Circulus vitiosus führen. Um die im Diabetes vermehrte AGE-Bildung zu hemmen, wurden Inhibitoren (z. B. Aminoguanidin) in klinischen Studien getestet, die allerdings enttäuschend verliefen. Nicht nur bei der Bildung von AGE-Produkten, sondern auch bei der Metabolisierung der Glukose entstehen reaktive Carbonyle, insbesondere das Methylglyoxal, das als Dicarbonyl besondere reaktiv ist. Diese Glykolyseintermediate werden physiologischerweise durch das Glyoxalasesystem in u. a. D-Laktat umgesetzt und somit »detoxifiziert«. Allerdings werden bei Diabetikern deutlich erhöhte Spiegel (bis zu 10-fach erhöht) gemessen, was nicht nur auf eine vermehrte Produktion, sondern auch auf einen verminderten Abbau hinweist. Dass der molekulare Mechanismus sowie erhöhte Konzentrationen von Methylglyoxal für die im Diabetes auftretende Hyperalgesie kausal verantwortlich sind, konnte kürzlich aufgeklärt werden: Die spezifische Methylglyoxalmodifikation eines spannungsabhängigen Natriumkanals induziert eine erhöhte Erregbarkeit, die wiederum eine thermische und mechanische Hyperalgesie verursacht.

▪ Proteinkinase-C-Aktivierung durch Hyperglykämie – können PKC-Inhibitoren eine Progression der Retinopathie verhindern?

Die Proteinkinase C (PKC) ist ein Enzym, das die Phosphorylierung von anderen Proteinen katalysiert. Über diesen Weg moduliert die PKC die intrazelluläre Signalübertragung und greift so regulierend in grundlegende zelluläre Mechanismen wie Zellproliferation oder Zytokinproduktion ein. Da bei Hyperglykämie bzw. im Diabetes spezielle Isoformen der PKC (u .a. die β-Isoform), die für mikro- und makrovaskuläre Schäden verantwortlich zu sein scheinen, aktiviert sind, wurde von der Firma Lilly ein PKC-β-Inhibitor (Ruboxistaurin) entwickelt, dessen Anwendung im Tierversuch die frühen Effekte des Diabetes in Retina und Niere verhinderte. Auch in der klinischen Phase-III-Studie konnte noch kein eindeutiger Benefit für die Behandlung der diabetischen Retinopathie und des diabetischen Makulaödems mit Ruboxistaurin nachgewiesen werden.

▪ Der Polyol-Weg und der klinisch enttäuschende Effekt der Aldosereduktaseinhibitoren

Während hyperglykämischer Perioden wird Glukose durch die Aldosereduktase, **vermehrt in Sorbit umgewandelt**, das wiederum **zu Fruktose** umgesetzt wird. Die Anhäufung dieser Stoffwechselprodukte führt einerseits zu einer **osmotischen Dysbalance**, die als Ursache für die Entstehung der diabetischen Neuropathie diskutiert wird, und andererseits durch die vermehrte Bildung von NADH zu einer **»Pseudohypoxie«**. Die Entwicklung und der klinische Einsatz von **Inhibitoren der Aldosereduktase** führte **nicht** zu den erwarteten positiven Effekten und war von erheblichen Nebenwirkungen begleitet. Nach neueren Erkenntnissen wird die diabetische Neuropathie wesentlich durch die neurovaskulären (also mikrovaskulären) Veränderungen verursacht wird.

▪ Oxidativer Stress durch hochreaktive Sauerstoffradikale bei Diabetes erhöht

Auch unter physiologischen Bedingungen werden ständig Sauerstoffradikale (ROS) gebildet, z. B. bei der oxidativen Phosphorylierung im Mitochondrium, bei der Harnsäurebildung oder der Infektabwehr durch Granulozyten. Auch bei der im Diabetes beobachteten Entkopplung der NO-Synthase werden statt NO ROS freigesetzt. Um die **hochreaktiven ROS** zu entgiften, stehen dem Organismus eine Reihe von **endogenen antioxidativen** Abwehrmechanismen zur Verfügung, so dass **normalerweise keine Schäden** entstehen. Man nimmt an, dass dem erhöhten, z. B. durch Hyperglykämie oder AGE ausgelösten, oxidativen Stress **bei Patienten mit Diabetes** kein **adäquat erhöhtes, endogenes** Abwehrsystem gegenübersteht. Tatsächlich sind die verschiedenen Marker für oxidativen Stress bei Diabetikern erhöht (Malondialdehyd, Lipidperoxidation), während endogene Antioxidanzien wie z. B. der zelluläre Glutathiongehalt vermindert sind. Für die **Inhibition** der reaktiven ROS wurden sowohl Vitamine als auch synthetische Antioxidanzien verwendet, allerdings war bislang kein langfristiger Erfolg nachweisbar.

Neuere Untersuchungen zeigen, dass ROS-bildende NADPH-Oxidasen nicht nur in Granulozyten, sondern auch in Gefäßzellen vorkommen. NADPH-Oxidasen vaskulärer Zellen werden durch erhöhte Glukose, freie Fettsäuren und auch Angiotensin II aktiviert und so ROS gebildet. Unter physiologischen Zuständen sind diese Vorgänge Teil des zellulären, regulatorischen Redox-Gleichgewichts. Bei chronischer Aktivierung werden Signalwegen stimuliert, die proinflammatorische und prosklerotische Zytokine induzieren.

▪ Die Rolle von Hormonen, Zytokinen und Wachstumsfaktoren

Durch die diabetische Stoffwechsellage werden viele systemisch und lokal wirkende Hormone und Zytokine hochreguliert. Während man **früher Hormone wie das Insulin oder das Wachstumshormon** selbst für die Entstehung der Gefäßschäden verantwortlich machte, wird in neueren Berichten die Rolle der **Zytokine und Wachstumsfaktoren** in den Vordergrund gestellt (◘ Abb. 8.2). So konnte man die kausale Beteiligung des lokal induzierten **Vascular Endothelial Growth Factor/Vascular Permeability Factor (VEGF)** bei der proliferativen Retinopathie nachweisen. Tatsächlich sind lokal applizierte VEGF-antagonisierende Medikamente in klinischen Studien zur Prävention der diabetischen Retinopathie zumindest kurzfristig wirksam. Tierexperimentell konnte auch die Beteiligung des VEGF an der erhöhten Permeabilität des glomerulären Filters im Diabetes nachgewiesen werden. Für die vermehrte Synthese von Kollagen u. a. ist der Transforming Growth Factor β (**TGF-β**) kausal verantwortlich. Auch **Angiotensin II** kann TGF-β in vaskulären Zellen induzieren d. h. es hat neben seinen hämodynamischen Effekten **auch metabolische Effekte.** Dieser Mechanismus könnte den Effekt erklären, dass eine Therapie mit z. B. ACE(»angiotensin-converting-enzyme«)-Inhibitoren über den Blutdruckeffekt hinaus organprotektive Wirkung hat. Weiterhin werden auch inflammatorische Zytokine wie Tumornekrosefaktor (**TNF**) und **Interleukine** gebildet (Mikroinflammation), die u. a. die Expression von Adhäsionsmolekülen auf Gefäßzellen stimulieren. In neuerer Zeit wird auf die mögliche Rolle einer Insulinresistenz für die diabetischen Vaskulopathien hingewiesen. Da Insulin die endotheliale NO-Synthase stimuliert, könnte eine verminderte Insulinsensitivität der Gefäßzellen zur Pathogenese der Gefäßschäden mit beitragen. Da die durch das diabetische Milieu aktivierten Signalwege sehr genereller Natur sind, ist es verständlich, dass pharmakologische Interventionen, die diese allgemein wichtigen Signalwege hemmen, unakzeptable Nebenwirkungen haben.

▪ Hinweise auf eine gemeinsame Pathogenese

Die vorliegenden Befunde lassen, trotz der unterschiedlichen Organmanifestierung, Gemeinsamkeiten in der Pathogenese der vaskulären Gefäßschäden erkennen. Das **diabetische Milieu** stimuliert zellulären Signalwegen und aktiviert damit die **chronische Genexpression von Zytokinen**, die eigentlich für die zeitlich begrenzte »Reparatur« von Läsionen verantwortlich sind. Erst die »Chro-

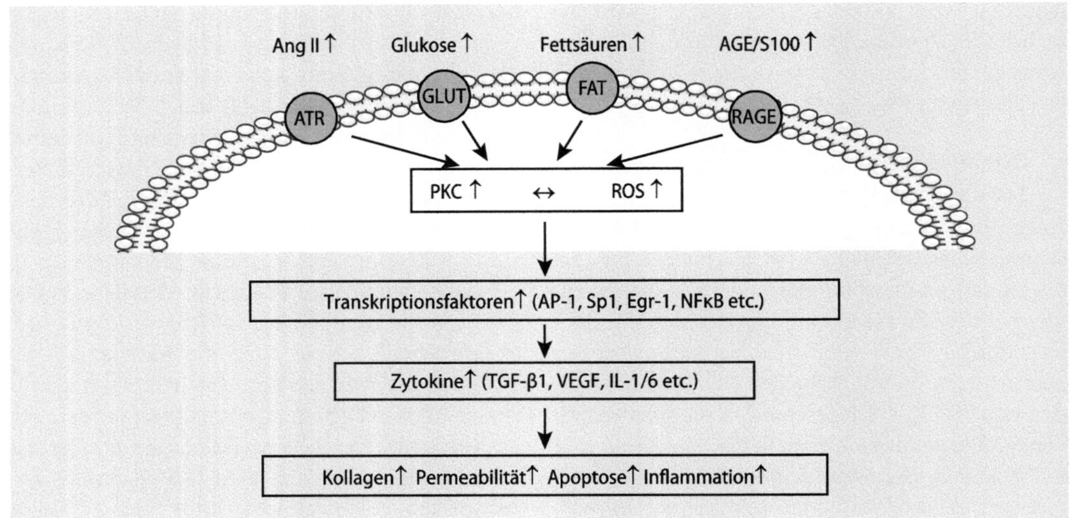

Abb. 8.2 Im Diabetes induzierte molekulare Wege, die zu vaskulären Schäden führen. Sowohl hämodynamische als auch metabolische und inflammatorische Faktoren (diabetisches Milieu) können über die Aktivierung von Transkriptionsfaktoren die Produktion von Zytokinen induzieren, die die frühen Veränderungen der Gefäße verursachen. Verantwortlich dafür sind Metabolite, die über ihre Transporter z. B. Glukosetransporter (*GLUT*) bzw. Fettsäuretransporter (*FAT*) vermehrt in die Zelle aufgenommen werden, und endogene Moleküle wie z. B. Angiotension II (*Ang II*) und *AGE*, die über ihre Rezeptoren *ATR* bzw. *RAGE* wirken. Nicht gezeigt sind die diabetesinduzierten, intrazellulär erhöhten Metabolite (**Hypermetabolismus**) wie z. B. Glukosaminderivate, Methylglyoxal oder Fettsäuremetabolite, die für die *PKC*-Aktivierung und die erhöhte Produktion von *ROS* verantwortlich sind. Beide sind zentrale Mediatoren, die sich auch gegenseitig stimulieren können

nizität« führt dann zu **Folgereaktionen,** die immer irreversiblere Schäden verursachen.

Fazit für die Praxis

Epidemiologische Studien zeigen, dass die diabetischen Folgeerkrankungen Retinopathie, Nephropathie und Neuropathie nicht streng miteinander korrelieren. Gemeinsame frühe Kennzeichen der diabetischen Mikroangiopathien sind der Zellverlust, die Vermehrung der extrazellulären Matrix und die erhöhte Gefäßpermeabilität. Neben noch nicht ausreichend definierten genetischen Faktoren scheinen die Faktoren des diabetischen Milieus ursächlich für die Entstehung der diabetischen Gefäßerkrankungen verantwortlich zu sein. Obwohl die **Glukose per se** wahrscheinlich nicht die Ursache für die Gefäßschäden ist, ist die Hyperglykämie nach wie vor der beste Indikator für die Stoffwechselsituation.

8.2 Herz- und Gefäßkrankheiten

*B. Stratmann, D. Tschöpe, C. Tschöpe**

Diabetes mellitus und auch Prädiabetes gelten als Risikofaktor für Gefäßkrankheiten wie koronare Herzkrankheit, periphere arterielle Verschlusskrankheit sowie Schlaganfall, aber auch für Herzinsuffizienz und Vorhofflimmern. Aber auch in der Umkehr trifft diese Beobachtung zu – bei Herzpatienten mit einer der Kerndiagnosen (koronare Herzkrankheit, Schlaganfall, Herzinsuffizienz, Vorhofflimmern) wird Diabetes mellitus signifikant häufiger diagnostiziert. Die sich überlagernden Risikofaktoren der Einzelerkrankungen machen eine patientenindividuelle und umfassende Diagnostik und Therapie erforderlich.

▪ Diabetes und Herzerkrankung et vice versa

Herz-, Kreislauferkrankungen sowie zerebrovaskuläre Komplikationen sind im Wesentlichen Gründe für Morbidität und Mortalität unserer Gesellschaft;

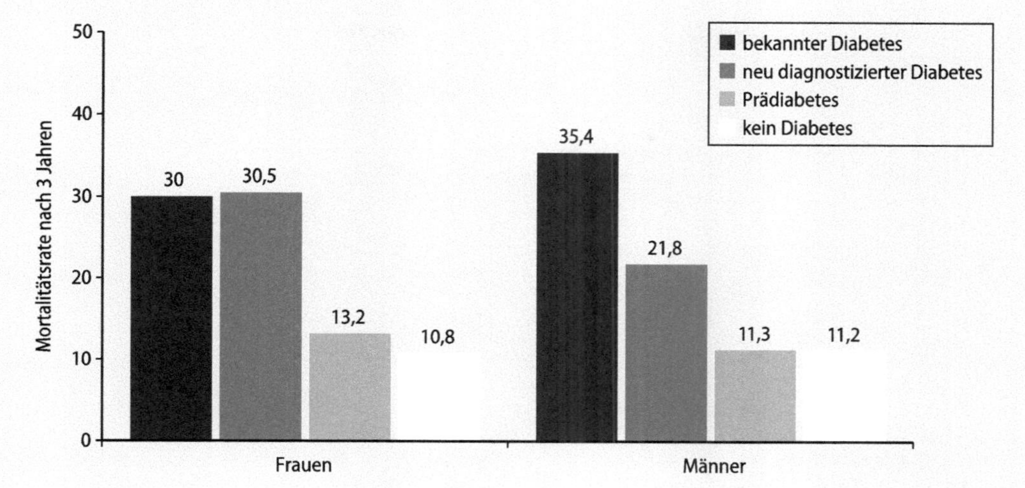

Abb. 8.3 Mortalitätsrate nach 3 Jahren im deutschen SWEETHEART-Register in Abhängigkeit des Stoffwechsels bei Myokardinfarkt. (Adaptiert nach Gitt 2011)

Diabetes mellitus gilt dabei als kardiovaskulärer Risikofaktor und ist an der Ausbildung und dem Ausmaß der Erkrankungen besonders beteiligt. Das kardiovaskuläre Risiko ist für Diabetiker 2- bis 4-fach erhöht, bei Frauen bis 6-fach; unverändert sterben drei Viertel aller Diabetiker an akuten Gefäßverschlüssen, zumeist am Myokardinfarkt, der etwa 50 % der Todesfälle ausmacht, gefolgt von Schlaganfall. Diabetes mellitus gilt als Risikofaktor für koronare Herzkrankheit (KHK), periphere arterielle Erkrankung (pAVK), zunehmende Intima-Media-Dicke (Gefäßsteifigkeit) und Schlaganfall. Die Mehrzahl der Patienten weist eine ungünstige Risikokonstellation auf, häufig liegen Bluthochdruck, Dyslipoproteinämie und eine diabetische Stoffwechsellage parallel vor (metabolisches Syndrom), was zu einer Potenzierung des Risikos führt. Häufig liegen die Schädigungen der Vaskulatur schon vor der Diabetesdiagnose vor, weshalb sich der Begriff des »metabolischen vaskulären Syndroms« etabliert hat. Aus der Perspektive der Organerkrankung gesehen weisen schon zwei von drei Patienten mit symptomatischer chronischer Herzerkrankung Glukosestoffwechselstörungen auf (Roger et al. 2012).

▪▪ Outcome und Prävalenzdaten aus Deutschland

Daten aus dem deutschen SWEETHEART-Register bestätigen den Zusammenhang zwischen Stoffwechselerkrankung und Endorganschaden: Zum Zeitpunkt des Myokardinfarktes wiesen bereits fast 33 % der Patienten die Diagnose Diabetes mellitus auf, bei weiteren 16,6 % wurde die Stoffwechselerkrankung neu diagnostiziert und bei zusätzlichen 22,6 % der Gefäßpatienten wurde eine Glukoseintoleranz festgestellt. Nur etwa 28 % der Patienten wiesen keine Glukosestoffwechselstörung auf. Frauen waren dabei deutlich häufiger betroffen als Männer (68 % vs. 61 %) und wiesen zusätzlich eine schlechtere Prognose auf, wenn Diabetesdiagnose und Gefäßereignis zusammenfielen (Abb. 8.3; Gitt 2011). Aber auch aus der Sicht des Gefäßereignisses ist der Diabetes mellitus deutlich häufiger als erwartet: Etwa die Hälfte der nichtdiabetischen Patienten, die deutschlandweit akut oder elektiv koronar angiografiert wurden, wiesen mindestens einen gestörten Glukosestoffwechsel auf (Doerr et al. 2011).

Bei mangelhafter Blutzuckereinstellung steigt das Risiko für vaskuläre Ereignisse und Herzinsuffizienz überproportional an. Die steigende Prävalenz des Diabetes mellitus, das zunehmende Bevölkerungsalter und das damit verbundene ge-

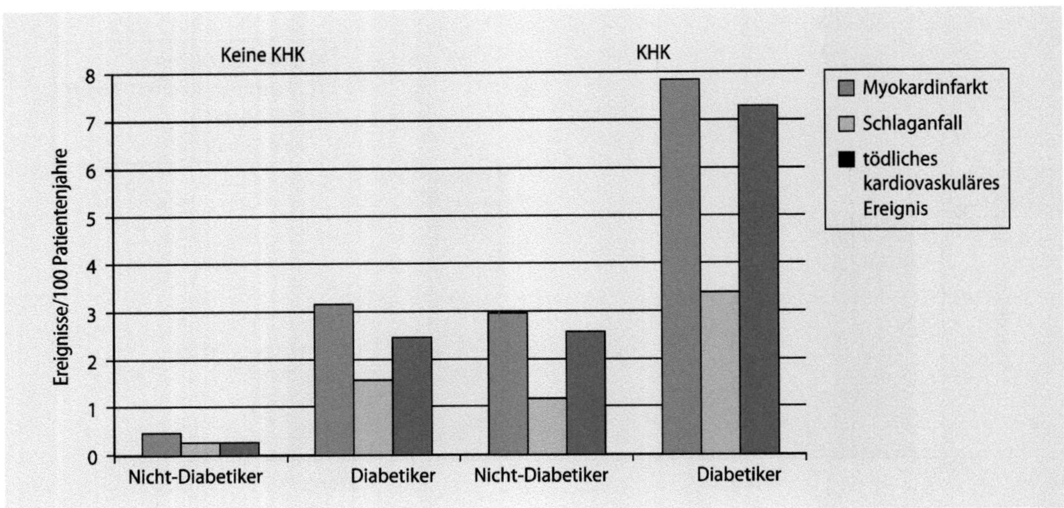

Abb. 8.4 Ereigniswahrscheinlichkeit für vaskuläre Komplikationen in Abhängigkeit vom Vorliegen eines Diabetes mellitus bzw. bereits bekannter KHK. (Adaptiert nach Daten von Haffner et al. 1998)

häufte Auftreten von (vaskulären) Folgeerkrankungen stellt somit eine große medizinische und auch gesundheitspolitische Herausforderung dar. Eine frühe und umfassende kardiovaskuläre Risikofaktorenintervention bei Patienten mit Diabetes mellitus auf der einen und eine umfassende Abklärung der Stoffwechselsituation beim Patienten mit kardiovaskulärem Ereignis auf der anderen Seite ist daher von schwerwiegender Bedeutung und hat daher zu Recht Einzug in die aktuellen Leitlinien sowohl der kardiologischen als auch der diabetologischen Fachgesellschaften gehalten (Ryden et al. 2007, 2013).

Diabetes als Risikofaktor für koronare Herzkrankheit

Schon in den späten1990ern konnten Haffner und Kollegen anhand von Daten aus einer finnischen Kohortenuntersuchung belegen, dass das Risiko für einen Patienten mit Typ-2-Diabetes, einen Herzinfarkt zu erleiden, vergleichbar mit dem eines stoffwechselgesunden Patienten mit stattgehabten Infarkt ist (Abb. 8.4). Männer mit Diabetes wiesen dabei ein etwa 2- bis 4-fach erhöhtes Infarktrisiko auf, bei Frauen war jedoch die Prognose schlechter. Das Zweitereignis tritt etwa doppelt so häufig auf wie bei Stoffwechselgesunden (Haffner et al. 1998). Die Mortalitätsprognose der Patienten mit Diabetes ist auch nach Korrektur für traditionelle Risikofaktoren wie Alter, Übergewicht, Rauchen, Hyperlipoproteinämie und Bluthochdruck erheblich schlechter, wobei jeder zusätzliche Risikofaktor die Mortalitätsrate deutlich erhöht.

> **Die Lebenszeitprognose bei Patienten mit Diabetes mellitus wird vor allem durch die kardiovaskuläre Leistungsfähigkeit und weniger durch die Grunderkrankung selbst bestimmt.**

Das Krankheitsbild der diabetischen Kardiopathie stellt sich als Summe verschiedener Schädigungsebenen dar. Wesentliche charakteristische Merkmale sind endotheliale Dysfunktion als Vorstufe der Arteriosklerose, Mikro- und Makroangiopathie, periphere Insulinresistenz, linksventrikuläre Hypertrophie, myokardiale Fibrose, beschleunigte Koronarsklerose, elektrophysiologische Defekte, Kalziumüberladung, Aktivierung des Renin-Angiotensin-Systems und Sympathikusaktivierung. Dabei stehen sowohl metabolische als auch strukturelle Gründe im Vordergrund. Durch Fixierung auf Fettsäuresubstrate und unzureichende Anpassung des sonst sehr dynamischen Substratflusses verringert sich im Herzen des Patienten mit Diabetes mellitus die Bandbreite der Stoffwechselanpassung an die Bedarfssituation, was insbesondere unter Belastungsbedingungen einen relativen Energiemangel (gestörten Energiestoffwechsel) zur Folge hat. Die Akkumulation von Produkten aus dem Lipid- und Glukosestoffwechsel verschlechtert die Energiesituation des Herzens, sie trägt auch direkt zu einem strukturellen Umbau des Herzens bei (»Steatosis cordis«, beschleunigte Koronarsklerose, Bildung von advanced glycation endproducts, AGE; Stratmann u. Tschoepe 2011). Diese Prozesse führen zu einer sog. diabetischen Kardiomyopathie, die definitionsgemäß unabhängig von arteriosklerotischen Veränderungen ist (Seferovic et al. 2012).

Grundsätzlich wird heutzutage die Herzinsuffizienz in zwei große Gruppen eingeteilt. Etwa die Hälfte aller Patienten mit Herzinsuffizienzsymptomen haben eine noch normale Ejektionsfraktion (EF). Sie ist meist größer als 50 % und wird daher als Herzinsuffizienz mit erhaltener EF (»heart failure with preserved ejection fraction«, HFPEF) bezeichnet (Tschoepe u. Lam 2012). Im deutschen Sprachraum wird dies häufig mit der Bezeichnung diastolische Herzinsuffizienz gleichgesetzt, auch wenn es sich bei dieser Form nicht um eine alleinige Reduktion der diastolischen Funktion des Herzens handelt. Die andere Hälfte der Patienten hat eine EF <50 %. Hier ist sicherlich die systolische aber auch die diastolische Funktion gestört. Die Frühsymptome einer Diabetes-mellitus-assoziierten Herzinsuffizienz sind häufig durch das Auftreten von Herzinsuffizienzsymptomen bei noch normaler EF (HFPEF) gekennzeichnet. Dies mag nicht nur allein ein Ausdruck der Diabetes mellitus bedingten Stoffwechselveränderungen sein. Weitere Faktoren, die mit dem Diabetes mellitus häufig assoziiert sind, wie Hypertonus und Hyperlipidämie, führen ebenfalls dazu, dass Patienten Herzinsuffizienzsymptome mit noch normaler EF haben können. Ein Diabetes mellitus zusammen mit den oben genannten Kofaktoren begünstigt sowohl das Auftreten einer linksventrikulären Hypertrophie als auch das Auftreten von Veränderungen des Kollagengehaltes des Herzmuskels, wobei vor allem perivaskuläre Fibrosierungsprozesse auftreten. Zusammen mit Veränderungen am kontraktilen Apparat, die z. B. die Funktion des Proteins Titin oder Veränderungen am sakroplasmatischen Retikulum betreffen, können dazu führen, dass die diastolische Funktion bereits gestört ist, während die systolische Funktion des Herzens noch relativ normal erscheint (Paulus u. Tschoepe 2013). Die HFPEF-Therapie ist nicht gesichert und besteht aber vor allem in der Reduktion der klassischen kardiovaskulären Risikofaktoren. Von kardialer Seite sind daher sicherlich Renin-Angiotensin-inhibitorische Prinzipien wichtig, auch wenn die Studienlage dazu nicht gesichert ist. Im weiteren Verlauf, aber jedoch spätestens dann, wenn auf Grund zusätzlicher arteriosklerotischer Veränderungen z. B. noch ein Herzinfarkt hinzugekommen ist, entwickelt sich meist das Vollbild der auch systolisch eingeschränkten Herzfunktion (»heart failure with reduced EF«, HFREF). Sie wird nach den Richtlinien behandelt und setzt sich aus einer medikamentösen Basistherapie mit ACE-Hemmern oder AT_1(Angiotensinrezeptor-1)-Blockern, β-Blockern und bei einer EF <30 % zusätzlich aus einem Aldosteronantagonisten zusammen. Sollte die Herzfrequenz trotz β-Blockade >75/min sein wird empfohlen, einen IF-Kanal-Inhibitor zum Erreichen einer Zielfrequenz von ca. 60/min hinzuzunehmen. Zur Verbesserung der Symptomatik sind Diuretika unverzichtbar. Niedrigdosiertes Digitalis kann bei Patienten zur Senkung der Rehospitalisierungsrate ggf. hinzugenommen werden.

Diabetische Kardiopathie ist ein Mischbild aus gestörtem kardialen Metabolismus und Funktions-/Strukturverlust. Patienten mit Diabetes mellitus können schon in der Frühphase der Erkrankung eine nicht-arteriosklerotisch bedingte Herzinsuffizienz entwickeln, obwohl die Ejektionsfraktion noch fast normal ist.

Durch die oben genannten strukturellen Veränderungen werden sowohl die hämodynamische Leistungsfähigkeit als auch die funktionelle Reserve herabgesetzt. Die Arteriosklerose der großen Herzkranzgefäße steht dabei besonders im Vordergrund, meist sind mehrere Gefäße gleichzeitig und längerstreckig befallen, die Prävalenz der 3-Gefäß-Erkrankung beträgt dabei nahezu 50 %. Atherothrombose ist als Hauptursache im ohnehin vulnerablen Gefäß des Gefäßereignisses zu sehen, wobei Glukosespitzen nachweislich förderlich wirken. Viele der Erstereignisse, die für den Patienten aufgrund der kardialen autonomen Neuropathie symptomfrei erscheinen, tragen entscheidend dazu bei, dass viele bemerkte Ereignisse als tatsächliche Folgeereignisse ausgeprägter ablaufen. Die nichtinvasive kardiologische Diagnostik ist daher nicht nur für den symptomatischen Diabetiker angezeigt, sondern hat ihre Berechtigung auch in der Untersuchung des kardial asymptomatischen Patienten, dessen kardiovaskuläres Risiko anhand von Risikorechnern abgeschätzt werden kann (Charles et al. 2012).

Nach der BARI-Studie (Bypass Angioplasty Revascularization Investigation; BARI 1997), die gezeigt hat, dass die diabetischen Patienten von der Bypass-Chirurgie gegenüber der Ballon-Angioplastie profitieren und SYNTAX (Synergy between PCI with TAXUS and Cardiac Surgery, Hee et al. 2012), die wiederum belegte, dass bei Mehrgefäßerkrankungen die Bypass-OP einen Überlebensvorteil für Diabetespatienten beinhaltet, ist nun mit Ergebnissen des FREEDOM Trial (Future Revascularization Evaluation in Patients with Diabetes Mellitus: Optimal Management of Multivessel Disease) bestätigt worden, dass die Bypass-OP der Implantation von beschichteten Stents in Bezug auf die Endpunkte Tod und Reinfarkt, nicht aber Schlaganfall, beim Patienten mit Diabetes mellitus überlegen ist (Farkouh et al. 2012).

Die Behandlungsprognose des gefäßkranken Diabetikers steht besonders in Abhängigkeit zu Komorbidität, individuellem Risikoprofil und Koronarmorphologie. Außerdem ist die Restenoserate bei Patienten mit Diabetes mellitus nach PCI-Eingriff höher (Wenaweser et al. 2008). Medikamentenbeschichtete Stents haben sich gegenüber nichtbeschichteten Stents als vorteilhaft in Bezug auf die Endpunkte »Wiederholter Eingriff« und »MACE«(»major adverse cardiovascular event«) erwiesen, ohne jedoch signifikant Myokardinfarkt bzw. Tod zu beeinflussen. Trotz der Fortschritte in der modernen Medizin ist das Langzeitrisiko des Diabetikers in Bezug auf Tod, Myokardinfarkt und wiederholtem Revaskularisierungseingriff immer noch doppelt so hoch wie beim Nichtdiabetiker. Die Leitlinien der ACC/AHA und EAC/EACTS empfehlen aufgrund der neueren klinischen Studien für Mehrgefäßerkrankungen bei Patienten mit Diabetes mellitus und stabiler Angina eher die Bypass-Operation (Gibbons et al. 2003, Wijns et al. 2010).

Herzkranke Diabetiker profitieren bei kardiovaskulären Eingriffen eher von der Bypass-Chirurgie. Optimale medikamentöse Einstellung vor, während und nach dem Eingriff verbessert die Prognose.

Weniger invasive Eingriffe wie »off-pump-chirurgische« Verfahren eröffnen der Herzchirurgie bei Diabetikern neue Einsatzfelder, die auch älteren Patienten nachteilsfrei angeboten werden können (Renner et al. 2013). Koronarverfahren wie medikamentenbeschichtete Stents (Drug-eluting-Stents, auch neue resorbierbare Stents) sollten sich im Sinne einer individualisierten Indikationsstellung mit der Bypass-Chirurgie ergänzen. Die Therapie muss unter allen Beteiligten abgestimmt werden, denn der Behandlungserfolg hängt von der Blutzuckereinstellung des Koronarpatienten mit Diabetes ab. Hier werden normnahe Werte angestrebt, vor, in jedem Fall aber während des Eingriffs und danach. Hypoglykämien sind zu vermeiden, weil sie das Risiko für perioperative Komplikationen erhöhen. Die Insulintherapie hat sich in diesem Zusammenhang nur während kardiovaskulärer Eingriffe als die bestmögliche Stoffwechselführung bewährt, Metformin war mit einer signifikant besseren Prognose nach Eingriff assoziiert (Mellbin et al. 2008).

Epidemiologisch betrachtet ist die Hyperglykämie mit der kardiovaskulären Prognose verknüpft. Nach Metaanalyse der großen Studien lassen sich tödliche und nichttödliche Infarkte sowie die koronare Ereignisrate durch intensivierte Glukosekontrolle um etwa 20 % reduzieren. Schlaganfall und Gesamtsterblichkeit werden allerdings nicht signifikant reduziert. Mit Ausnahme der UKPDS-Nachbeobachtung fehlt jedoch aus interventioneller Sicht der prospektive Nachweis, dass eine intensive, normnahe Blutzuckereinstellung Nutzen bringt. Großen Studien haben gezeigt, dass eine strikte HbA_{1c}-Zielwerterreichung <6,5 % keinen Überlebensvorteil sichert. Für herzkranke Diabetiker scheint ein HbA_{1c}-Fenster von 7–7,5 % angemessen zu sein, bei älteren Patienten um 8 %. Therapieziele sollten für jeden Patienten einzeln formuliert werden. Insulin hat hinsichtlich des kardiovaskulären Risikos keine nachteiligen Effekte, eine frühe Insulintherapie bringt aber auch keinen Nutzen in Form von Mortalitätssenkung (Gerstein et al. 2012).

Unklar ist, inwieweit eine normnahe Blutzuckereinstellung die klinische Prognose der Herzinsuffizienz positiv beeinflusst. Bei der Diabetesbehandlung ist zu beachten, dass Sulfonylharnstoffe und Glinide mit einem höheren Hypoglykämierisiko assoziiert sind. Auch Glitazone sind bei Patienten mit Herzinsuffizienz kontraindiziert. Im Falle von größeren operativen Eingriffen ist die Stoffwechselführung mit Insulin wegen der guten Steuerbarkeit insbesondere vor dem Hintergrund des Hypoglykämierisikos zu bevorzugen. Bei neueren Substanzen wie den inkretinbasierten Medikamenten werden kardioprotektive Effekte angenommen, wenngleich ein definitiver Beleg dieser Annahme durch Langzeitstudien noch aussteht. Diese Substanzen sollten in der antidiabetischen Therapie von Risikopatienten berücksichtigt werden. Für die Klasse der Gliptine sind die ersten Outcome-Studien ausgewertet und publiziert worden, zeigen aber keine protektiven Effekte in Bezug auf die kardiovaskulären Endpunkte (Scirica et al. 2013, White et al. 2013).

Fachgesellschaften wie ADA (American Diabetes Association) und EASD (European Association for the Study of Diabetes) fordern für die Mehrheit der Patienten mit Typ-2-Diabetes ein HbA_{1c}-Ziel von <7 %, auch mehr Individualisierung bei der blutzuckersenkenden Therapie. Die ESC (European Society of Cardioloy) schließt sich in ihrer neuesten Empfehlung von 2013 diesem Ziel an, sie betont auch die individuelle Definition der Therapieziele. Zusätzlich werden bei Risikopatienten eine aggressive Absenkung des LDL-Cholesterins auf <70 mg/dl und eine Blutdruckeinstellung <140/85 mmHg gefordert (Ryden et al. 2013).

Diabetes als Risikofaktor für Schlaganfall

Neben dem Risiko für kardiovaskuläre Ereignisse ist auch die Gefahr für einen Apoplex bei Diabetes mellitus geschlechtsabhängig 2- bis 4-fach erhöht, insbesondere stärker für ischämische Insulte als für zerebrale Blutungen. Diabetiker sind dabei in der Dimension Ischämie in etwa zur Hälfte von ischämischen Infarkten (territorial, mikroangiopathische oder thromboembolische Infarkte) und nur zu einem kleineren Teil von Ischämien betroffen. Schon eine gestörte Glukosetoleranz verdoppelt das Risiko für die Entstehung eines Hirninfarktes, das Ausmaß der gestörten Glukosetoleranz korreliert dabei direkt mit der Höhe des Schlaganfallrisikos. Etwa 20 % aller Schlaganfallpatienten in Deutschland leiden an Diabetes mellitus. Diabetiker mit ausgeprägtem Bluthochdruck weisen ein 10-faches Schlaganfallrisiko auf; aber auch unabhängig von den Risikofaktoren Blutdruck, Fettstoffwechselstörung und Nikotinabusus ist Diabetes ein eigenständiger Risikofaktor. Grundsätzlich ist auch Diabetes mellitus Typ 1 mit einem höheren Schlaganfallrisiko und fatalem Verlauf assoziiert.

Ursache der mikroangiopathischen Infarktherde, die die häufigste Ursache für Durchblutungsstörungen bei Schlaganfall sind, sind Degenerationsphänomene, die durch Bluthochdruck oder Diabetes mellitus ausgelöst sein können. Allerdings bringt eine intensivierte Diabetestherapie gegenüber einer Standardtherapie in Bezug auf die Schlaganfallrate keine signifikante Verbesserung, wohl aber auf die Inzidenz der anderen kardiovaskulären Endpunkte (Ray et al. 2009). Das Schlaganfallrisiko ist bereits bei Diagnose der Stoffwechselerkrankung erhöht und dabei auf dem Niveau eines 10 Jahre älteren Stoffwechselgesunden. Schlechte Stoffwechseleinstellung (HbA_{1c}-Werte über 8 %) und vor allem Bluthochdruck (systolische Blutdruckwerte über 150 mmHg und mehr) potenzieren das Risiko. Diese Patienten haben ein fast 13-fach erhöhtes Schlaganfallrisiko.

Diabetes mellitus ist jedoch nicht nur ein starker Prädiktor für Schlaganfall, sondern verschlechtert auch die Prognose nach Ereignis, wobei eine lineare Beziehung zwischen der Erhöhung des Blutzuckerspiegels bei akutem Schlaganfall und der Prognose existiert: Schlaganfallpatienten mit Diabetes oder erhöhtem Blutzucker während der Akutphase eines Schlaganfalls weisen ein schlechteres neurologisches Outcome, höhergradige Behinderungen und eine höhere Mortalität auf als Stoffwechselgesunde. Bei Diabetes mellitus ist zudem das Risiko der Entwicklung einer schlaganfallassoziierten Demenz verdreifacht.

Therapeutisch wichtig ist neben der effektiven Absenkung des HbA_{1c} beim Patienten mit Diabetes mellitus eine ausreichende Blutdruckabsenkung, die für den Diabetiker eine höhere Bedeutung als für den Nichtdiabetiker hat. Eine effizienten Kontrolle des klassischen Arteriosklerosemarkers Blutfette über Statine reduziert unabhängig vom

Ausgangs-LDL-Wert das Risiko eines ischämischen Schlaganfalls um 20 %. Die Thrombozytenfunktionshemmung zählt zur Basistherapie des nichtkardioembolischen Schlaganfalls. Die Kombination aus ASS und retardiertem Dipyramidol oder Clopidogrel kann als Alternative zur Sekundärprävention bei besserer Wirkung bzw. Verträglichkeit eingesetzt werden. Die Thrombozytenfunktionshemmung sollte nach einem Schlaganfall zügig innerhalb der ersten 24 h initiiert werden.

> **Patienten mit Diabetes mellitus sind schlaganfallgefährdet. Maximales Risikofaktorenmanagement und insbesondere Blutdruckkontrolle ist zwingend erforderlich.**

▪ Diabetes als Risikofaktor für Vorhofflimmern

Vorhofflimmern (VHF) ist mit einer Prävalenz von etwa 20 % bei den über 40-Jährigen die häufigste Rhythmuserkrankung, etwa 4,5 Mio. Menschen sind in Europa betroffen. VHF ist assoziiert mit erhöhtem Schlaganfallrisiko (4- bis 5-fach), vermehrt auftretender Herzinsuffizienz (3-fach), Verlust von Lebensqualität sowie erniedrigter Lebenserwartung und außerdem erfolgt etwa jede dritte Hospitalisierung aufgrund von Rhythmusstörungen. Auch bei dieser Erkrankung kommt dem Management der Risikofaktoren eine besondere Bedeutung zu. Alter, männliches Geschlecht und Bluthochdruck sowie Herzerkrankung sind ursächlich für Vorhofflimmern. Viele Beobachtungsstudien weisen auf eine Assoziation zwischen Vorhofflimmern und Diabetes hin, die Odds-Ratio für Diabetes mellitus als Risikofaktor für Vorhofflimmern beträgt 1,4–2,2. Die Risikoerhöhung von Vorhofflimmern durch Diabetes mellitus beträgt nach Huxley und Kollegen etwa 34 %; diese Berechnung beruht auf einer Analyse von insgesamt fast 1,7 Mio. Patienten (Huxley et al. 2011).

Vorhofflimmern tritt mit einer Prävalenz von etwa 8 % in der diabetischen Subgruppe (ADVANCE-Studie) auf und ist mit vermehrter Mortalität (+61 %), kardiovaskulären Ereignissen (+77 %), zerebrovaskulären Ereignissen (+68 %) und Herzinsuffizienz (+68 %) verbunden (Du et al. 2009). Insgesamt wiesen die Patienten mit Diabetes mellitus auch ein erhöhtes Risiko für Vorhofflimmern auf. Ebenso belegen die Ergebnisse aus der ARIC(Atherosclerotic Risk in Communities)-Studie klar, dass Diabetes mellitus, HbA_{1c} und schlechte Stoffwechseleinstellung die Entstehung von Vorhofflimmern unabhängig voneinander begünstigen können. Diabetes mellitus war auch nach Adjustierung der anderen Kenngrößen signifikant mit der Entstehung von Vorhofflimmern assoziiert. Die Autoren fanden dabei keinen Unterschied zwischen Prädiabetes und diagnostiziertem Diabetes, konnten jedoch einen linearen Zusammenhang zwischen HbA_{1c} und Risiko für Vorhofflimmern aufzeigen. Für die Gruppe der Diabetespatienten belegten sie eine eindeutige Korrelation zwischen Nüchternglukose und Auftreten von Vorhofflimmern (Huxley et al. 2012).

> **Diabetes ist ein Risikofaktor für Vorhofflimmern – und umgekehrt ist Vorhofflimmern häufig mit Diabetes assoziiert.**

Stoffwechselerkrankungen wie Diabetes mellitus oder auch das Vorhofflimmern selbst führen zu morphologischen Veränderungen (Remodeling) des Vorhofmyokards mit vermehrter Fibrosierung und Apoptose, die das Vorhofflimmern begünstigen. Dies zeigt eindrucksvoll, dass persistierendes Vorhofflimmern sich selbst verstärken und damit insistieren kann, und dass damit das therapeutische Ziel in der schnellen Durchbrechung des Vorhofflimmerns und der Wiederetablierung des Sinusrhythmus insbesondere bei paroxsysmalem oder persistierendem Vorhofflimmern sein sollte. Dies ist besonders dann von Relevanz, wenn Komorbiditäten wie eben gerade Diabetes mellitus das Remodeling am Herzmuskel zusätzlich begünstigen. Hinzu kommt bei gleichzeitig vorliegendem diabetischer Stoffwechsellage als prothrombotisches Geschehen die Erhöhung des Schlaganfallrisikos. Der CHA2DS2-VAScore, der im Vergleich zum CHADS2-Score bestehende Gefäßerkrankungen, weibliches Geschlecht und das Altersspektrum zwischen 65 und 74 Jahren zusätzlich berücksichtigt, bildet dieses Risikoäquivalent ab und sollte daher routinemäßig bei Patienten mit Diabetes mellitus oder metabolischem Syndrom angewendet werden. Weitgehend unbemerkt geblieben ist die Tatsache, dass schon der UKPDS-Risikorechner die Präsenz von Vorhofflimmern gewichtet berücksichtigt. Die Leitlinien empfehlen die strikte Einhaltung des Risikofaktorenmanagements mit Blutdruckkontrolle und Absenkung des Cholesterinspiegels. Diabetes mellitus ist in den meisten Risikorechnern als Komorbidität enthalten und eine antithrombotische Therapie wird gerade bei Vorliegen von Diabetes mellitus strikt empfohlen (Camm et al. 2010).

▪ Diabetes und die Gefäße in der Peripherie

Neben den Koronarien sind insbesondere die peripheren Gefäße und deren Schädigungen wesentlich an der erhöhten Mortalität und Morbidität der Patienten mit Diabetes mellitus beteiligt. In der Peripherie sind Bypass-Operation und Angioplastie häufig angewendete Revaskularisierungsmaßnahmen. Die Risikofaktoren für die arteriosklerotisch bedingte periphere arterielle Verschlusskrankheit sind mit Rauchen und Diabetes mellitus denen der koronaren und hirnversorgenden Gefäße vergleichbar. Die Unterschenkel-pAVK ist die häufigste arteriosklerotische Erkrankung und weist eine hohe Assoziation mit Gefäßerkrankungen in anderen Regionen auf. Fast ein Drittel aller Diabetiker über 50 Jahre weist eine pAVK auf. Die pAVK findet sich in etwa der Hälfte der Patienten mit diabetischem Fußsyndrom, und die Minderperfusion ist wesentliches Merkmal vieler chronischer Wunden. Von Bedeutung ist dabei, dass nur etwa 20 % der Patienten mit einer kritischen Extremitätenischämie vorher Symptome einer Claudicatio intermittens aufwiesen. Die pAVK-Prävalenz in Deutschland beträgt nach dem German Epidemiological Trial on Ankle Brachial Index (getABI Studie) bei den über 65-Jährigen 19,8 % bei den Männern und etwa 16,8 % bei den Frauen. Bewertungsgrundlage war hier die Messung des Knöchel-Arm-Index (ABI <0,9) bei 6880 Patienten (Diehm et al. 2004). In den USA wird von einer Prävalenz der symptomatischen pAVK bei Diabetes von etwa 10 % ausgegangen. Bei Vorliegen von Diabetes mellitus entwickelt sich eine pAVK deutlich früher und Diabetes mellitus ist Hauptursache (50 %) der nichttraumatischen Unterschenkelamputationen weltweit. PAVK-bedingte Amputationen sind mit einer Mortalitätsrate von etwa 30 % sowie mit einer stark reduzierten Lebensprognose behaftet und auch die asymptomatische pAVK ist signifikant assoziiert mit kardiovaskulärer Morbidität und Tod. Die Patienten sterben nicht an der Claudicatio intermittens oder der kritischen Extremitätenischämie, sondern versterben zu 70 % am Herzinfarkt, 5–10 % sind von Schlaganfall oder anderen vaskulären Komplikationen betroffen. Das Schlaganfallrisiko steigt bei Vorliegen einer pAVK um 50 % (Diehm et al. 2004). Die Lebenserwartung der pAVK-Patienten ist im Vergleich zu gefäßgesunden Patienten um 10 Jahre verkürzt. Der ABI ist nicht nur ein einfaches Tool zur Erfassung des Gefäßstatus in der Peripherie, sondern ist auch als Prädiktor für das ereignisfreie Überleben geeignet (Diehm et al. 2009).

Eine wirksame Thrombozytenfunktionshemmung ist bei Patienten mit pAVK anzustreben. Nach neuesten Metaanalysen von randomisierten kontrollierten Studien zeigt ASS in der Primärprävention keinen Nutzen bei der Reduzierung von kardiovaskulären Ereignissen. Auch bei Patienten mit auffälligem, pathologischem Knöchel-Arm-Index wurde unter Therapie mit ASS keine signifikante Reduktion der vaskulären Ereignisse festgestellt. Die neueren Thrombozytenfunktionshemmer (Prasugrel, Ticagrelor und Picotamid) sind bei pAVK Patienten wirksamer als ASS, insbesondere bei diabetischen Patienten mit pAVK. ASS bleibt jedoch die erste therapeutische Wahl zur sekundären Prävention von kardiovaskulären Ereignissen bei pAVK-Patienten; Clopidogrel ist derzeit eine effektive, zugelassene Alternative. Eine individualisierte, risikoadaptierte Therapie erscheint beim pAVK-Patienten mit Diabetes aber unabdingbar.

> **Die (asymptomatische) pAVK wird bei Patienten mit Diabetes mellitus oft unterschätzt. Sie ist prädiktiver Marker für koronare oder zerebrovaskuläre Ereignisse. Konsequentes Screening und angepasstes Risikofaktorenmanagement sind zwingend erforderlich.**

8.3 Diabetische Retinopathie

H.-P. Hammes

▪ Diabetische Retinopathie wird seltener – und sie ist kein Spätsyndrom

Die diabetische Retinopathie wird seltener. Inzwischen sind die Ergebnisse großer Studien, vor allem der (ET)DRS, DCCT/EDIC und UKPDS, in die Behandlungsroutine eingeflossen. Screening-

Programme, Blutzucker- statt Urinzuckerbestimmungen, und zunehmender Einsatz intensivierter Insulintherapie sind mit einer günstigeren Visusprognose assoziiert (Antonetti et al. 2012). Zudem wirkt sich die konsequente Behandlung visusbedrohender Retinopathiestadien mit Laserkoagulation günstig aus. Auch in Deutschland ist das Erblindungsrisiko rückläufig (Finger et al. 2012).

Derzeit beträgt die altersstandardisierte Gesamtprävalenz der Retinopathie weltweit 34,6 % (95 % CI 34,5–34,8), die der proliferativen diabetischen Retinopathie (PDR) 7,2 % (7,15–7,33), die des diabetischen Makulödems 7,48 % (7,39–7,57) und 11,7 % (11,6–11,8) für visusbedrohende Retinopathieformen. Das relative Risiko, eine Retinopathie zu entwickeln, ist bei Typ-1-Diabetes höher als bei Typ-2-Diabetes (Yau et al. 2012).

8

Bei diabetischer Retinopathie handelt es sich keineswegs um ein Spätsyndrom. Die Daten des Diabetes Control and Complication Trials (DCCT) zeigen eine hohe Retinopathieinzidenz bereits während der ersten 5 Erkrankungsjahre. Bei einer Diabetesdauer von weniger als 5 Jahren waren bei 67,1 % der Patienten bereits zumindest initiale Zeichen einer Retinopathie vorhanden (Malone et al. 2001).

DCCT/EDIC und die FinnDiane Studie zeigen die Langzeitentwicklung der Retinopathie unter den neuen Therapiekonzepten. 30 Jahre nach Beginn der DCCT betrug die kumulative Inzidenz der proliferativen diabetischen Retinopathie in der konventionell behandelten Gruppe 50 %, in der intensiviert behandelten Gruppe 21 %. 25 % der konventionell behandelten Gruppe entwickelten ein klinisch signifikantes Makulaödem und bei 29 % wurde eine Lasertherapie durchgeführt. In der intensiviert behandelten Gruppe hatten 13 % ein Makulaödem und 10 % erhielten eine Lasertherapie. Weniger als 1 % aller Patienten erblindeten über die Gesamtbeobachtungszeit von 30 Jahren (Nathan et al. 2009). Die FinnDiane-Studie berichtet ebenfalls über eine Abnahme schwerer Retinopathieformen (Kyto et al. 2011). Begünstigende Faktoren sind die ICT, konsequente Lasertherapie und standardisierte Screening-Programme mit Fundusfotografie.

Bei Typ-2-Diabetes ist viel häufiger bereits zu Beginn der Erkrankung mit einer Retinopathie zu rechnen. Daten der United Kingdom Prospective Diabetes Study (UKPDS 1998) ergaben eine hohe Prävalenz von 36 % bei Diagnosestellung eines Typ-2-Diabetes.

- **Retinopathie kann sich in der Schwangerschaft verschlechtern – vor einer Schwangerschaft screenen!**

Zur Retinopathieentwicklung bei Patientinnen mit Typ-1-Diabetes während einer Schwangerschaft liegen keine verlässlichen Daten vor. Eine Retinopathie kann während oder nach einer Schwangerschaft bei Typ-1-Diabetes immer auftreten oder sich verschlechtern. Eine gestörte Regulation der Retinagefäße, die Hypervolämie und die Hyperkoagulabilität können zur Progression einer bestehenden Retinopathie beitragen. Unter der derzeit obligaten intensiviert konventionellen Therapie erhöht eine Schwangerschaft das Risiko einer Retinopathieverschlechterung um etwa 60 %. Das Risiko ist während des 2. Trimesters am höchsten und hält bis zu einem Jahr nach der Geburt an (DCCT-Studiengruppe 2000).

- **Es gibt keine guten Biomarker einer Retinopathie – das Mikroaneurysma selbst ist der wichtigste für eine Progredienz**

Die Stadieneinteilung der diabetischen Retinopathie beruht ausschließlich auf Veränderungen von Blutgefäßen, entweder als Folgen eines progressiven Gefäßverschlusses oder einer abnormen Blut-Retina-Schranke. Neben den (Mikro-)Gefäßen wird aber auch die Neuroglia verändert. Zum Beispiel kann das SD-OCT Ganglienzellverluste identifizieren, die Gefäßveränderungen vorausgehen. Weitere Tests, vor allem auf psychophysischer Basis, wie das multifokale Elektroretinogramm und die Frequenzverdopplungs-Perimetrie (»frequency doubling technology perimetry«, FDP) zeigen, dass neuronale Dysfunktionen Wegbereiter für Gefäßveränderungen sein können (Bronson-Castain et al. 2012).

Genomweite Analysen haben bislang keine Risikoallele für eine diabetische Retinopathie ergeben. Allerdings haben sich 2 Risiko-Gene für die proliferative diabetische Retinopathie herauskristallisiert, und zwar ein Polymorphismus für den Wachstumsfaktor VEGF-A und ein Polymorphismus für Erypthropoietin (Al-Kateb et al. 2007; Tong et al. 2008).

Die frühe Diagnose einer diabetischen Retinopathie hat Einfluss auf die kardiovaskuläre Prognose. Der wichtigste Biomarker für einen aggressiven Verlauf der Retinopathie ist die frühe Entdeckung von Mikroaneurysmen.

▪ Eine gleichzeitige Nephropathie ist ein starker Risikofaktor für das Fortschreiten der Retinopathie

Das Auftreten einer diabetischen Nephropathie begünstigt das Fortschreiten einer bestehenden Retinopathie stark. Das Renoretinale Syndrom (nach Friedman und L'Esperance) definiert simultane Schäden an Auge und Niere aufgrund gemeinsamer Pathogenese. Die Daten der Joslin-Klinik zeigen einen starken Zusammenhang zwischen schwerer Retinopathie bei gleichzeitiger Nephropathie. 80 % der Patienten mit Albuminurie hatten eine schwere Retinopathie, während bei Patienten ohne Nephropathie nur 25 % eine Retinopathie hatten (Aiello et al. 2001). Während bei Menschen mit Typ-1-Diabetes und Nephropathie die Retinopathie ein fast obligater Befund ist, trifft diese Zwangsläufigkeit bei Typ-2-Diabetes nur bei der Hälfte bis zwei Drittel zu. In solchen Fällen muss mit besonderer Sorgfalt nach Zeichen der Retinopathie gesucht werden, da andernfalls eine nicht-diabetische Genese der Nephropathie vorliegt. Das Zusammentreffen von Nephropathie und fortgeschrittenen Stadien der Retinopathie rechtfertigt bei diesen Patienten häufigere Fundusuntersuchungen als in den Leitlinien vorgesehen.

▪ Eine Retinopathie ist ein etablierter kardiovaskulärer Risikoindikator

Wegen seiner nichtinvasiven Zugänglichkeit ist das retinale Gefäßsystem als Spiegel des gesamten Gefäßsystems einzigartig. Laut Wisconsin- (Klein et al. 1999) und Hoorn-Studien (van Hecke et al. 2005) hatten Patienten mit fortgeschrittener diabetischer Retinopathie ein deutlich erhöhtes Sterberisiko. Dass auch bereits mildere Stadien einer Retinopathie ein erhöhtes kardiovaskuläres Risiko vorhersagen, ist kürzlich in einer Metaanalyse geklärt werden. Das Vorliegen einer Retinopathie gleich welchen Stadiums erhöht das Risiko für ein kardiovaskuläres Ereignis bei Typ-2-Diabetes um mehr als das Doppelte (Odds Ratio, OR = 2,34) und bei Typ-1-Diabetes um mehr als das Vierfache (OR = 4,1) unabhängig von traditionellen Risikofaktoren (Kramer et al. 2011). Daher kann die einfache Fundusinspektion bereits dazu beitragen, Menschen mit Diabetes und erhöhtem kardiovaskulären Risiko zu identifizieren. Aus diesen Studien ergeben sich Argumente für eine sorgfältige Screening-Strategie bei Patienten mit Diabetes mellitus.

> **Jede frühe Manifestation einer Retinopathie und jedes Fortschreiten zu höheren Schweregraden ist im Sinne einer personalisierten Medizin ein Risikoindikator einer erhöhten kardiovaskulären Mortalität.**

▪ Jede Retinopathie beginnt mit dem Untergang von Kapillaren

Die nichtproliferative diabetische Retinopathie ist gekennzeichnet durch die Kombination aus **gesteigerter Gefäßpermeabilität** und **progressivem Gefäßverschluss.**

Die zeitliche Abfolge der Kapillarschäden wurde im diabetischen Tiermodell untersucht. Das erste morphologisch fassbare Zeichen der Retinaschädigung ist der Verlust von Perizyten. In der Folge treten nebeneinander Kapillarareale mit zusätzlichem Endothelzellverlust und Areale mit Proliferation von Endothelzellen auf. Die komplett azellulären Kapillaren werden nicht mehr perfundiert, in ihrer unmittelbaren Umgebung bilden sich Aussackungen der Kapillaren als frühe abortive Versuche einer intraretinalen Gefäßneubildung. Die Verdickung der Basalmembran ist zwar ein typisches Zeichen diabetischer Netzhautgefäße, tritt aber erst nach Perizytenverlust und Bildung von azellulären Kapillaren auf.

Histologische Kapillarveränderungen der initialen Retinopathie:

- Perizytenverlust
- Endothelproliferation
- Azelluläre Kapillaren
- Mikroaneurysmen
- Basalmembranverdickung

Der Perizytenverlust ist das früheste morphologische Zeichen der diabetischen Retinopathie. Eine ausreichende zellbiologische Erklärung für den frühen Perizytenverlust bei diabetischer Retinopathie

Tab. 8.1 Stadieneinteilung der diabetischen Retinopathie

	Stadium (Leitbefund in der Funduskopie)		
	Mild	**Mäßig**	**Schwer**
Nichtproliferatives Stadium	Mikroaneurysmen	- Mikroaneurysmen - Einzelne intraretinale Blutungen - Perlschnurvenen	- >20 Mikroaneurysmen und Retinablutungen in *4 Quadranten* oder - Perlschnurartige Venen in *2 Quadranten* oder - Intraretinale mikrovaskuläre Abnormalität (IRMA) in *1 Quadranten*
Proliferatives Stadium	- Gefäßneubildung an der Papille (Papillenproliferation) - Papillenferne Proliferation - Präretinale Blutung - Traktionsbedingte Netzhautablösung		

8

Tab. 8.2 Stadieneinteilung der diabetischen Makulopathie

Fokales Makulaödem	Umschriebenes Netzhautödem, kombiniert mit intraretinalen Blutungen und harten Exsudaten
Diffuses Makulaödem	Netzhautödem und harte Exsudate am gesamten hinteren Augenpol
Ischämisches Makulaödem	Ausgedehnter Perfusionsausfall im Bereich der Makula (nur fluoreszenzangiografisch feststellbar!!)

gibt es nicht. Weder Apoptose, noch Intoxikationsprozesse (z. B. Anhäufung von Sorbitol oder AGE) bieten eine überzeugende experimentelle Erklärung. Auch frühere Konzepte, die eine kontrollierende Funktion auf Endothelwachstum oder vasoregulierende Funktionen von Perizyten beschrieben haben, sind fragwürdig.

Mit zunehmender Diabetesdauer nimmt das Ausmaß nichtperfundierter Retinakapillaren zu. Das morphologische Korrelat der Retinaischämie ist die azelluläre, nicht (mehr) perfundierte Kapillare. Durch die daraus resultierende progressive Retina-Ischämie wird die Bildung neuer Blutgefäße angeregt. Das Ausmaß nichtperfundierter Areale korreliert oft mit der Zahl neugebildeter Gefäße. Diese Neovaskularisationen neigen zur präretinalen Ausbreitung, führen leicht zu Blutungen und werden von einsprossenden Bindegewebszellen begleitet, die durch starke Matrixsynthese Membranen bilden, die durch Traktion die Netzhaut ablösen können. Die Kombination aus Glaskörperblutung und traktiver Netzhautablösung bedingt das stark erhöhte Erblindungsrisiko bei proliferativer diabetischer Retinopathie.

Prinzipiell wird ein **nichtproliferatives** von einem **proliferativen** Stadium (Tab. 8.1 u. Tab. 8.2) der diabetischen Retinopathie abgegrenzt. Das nichtproliferative Stadium geht dem proliferativen Stadium stets voraus, aber nicht jeder Patient mit einer nichtproliferativen diabetischen Retinopathie wird ein proliferatives Stadium erreichen.

Zudem wird aus therapeutischen Gründen auch eine **diabetische Makulopathie** abgegrenzt, die eine Beteiligung der Makula in Form einer stark gesteigerten Gefäßdurchlässigkeit mit dem Resultat einer Ödembildung darstellt.

Die möglichst frühzeitige Erkennung einer diabetischen Retinopathie hat im Rahmen der Mikroangiopathiediagnostik einen besonderen Stellenwert.

> **Wie die Urinuntersuchung auf Albuminausscheidung und die elektrophysiologischen Tests gehört die Fundusdiagnostik in Mydriasis zur Früherkennung der diabetischen Mikroangiopathie.**

▪ Wegen anfänglicher Symptomlosigkeit regelmäßige Fundusuntersuchungen erforderlich

Die frühen Stadien der diabetischen Retinopathie verlaufen symptomlos! Das Kardinalsymptom ist der Visusverlust, der erst in fortgeschrittenen Stadien der Retinopathie auftritt. Eine klare Beziehung zwischen Stadium der Retinopathie und Visusminderung existiert wegen der Variabilität der Makulabeteiligung nicht. Selbst fortgeschrittene Retinaveränderungen können asymptomatisch bleiben.

Qualitätsgesicherte Kontrolluntersuchungen und die Behandlung der diabetischen Retino- und Makulopathie senken das Risiko von Erblindungen und führen langfristig zu Kosteneinsparungen. Die Mindestanforderung an eine Augenuntersuchung auf beginnende diabetische Retinopathie beinhaltet:

- Untersuchung der Sehschärfe (Refraktion)
- Untersuchung der vorderen Augenabschnitte (Rubeosis iridis, Augendruck)
- Binokulare-biomikroskopische Funduskopie bei dilatierter Pupille

Eine exakte Beurteilung des Makulaödems kann nur durch binokulare (stereoskopische) biomikroskopische Ophthalmoskopie erfolgen. Auf eine solche Untersuchung muss auch im Rahmen des Screenings für eine diabetische Retinopathie bestanden werden.

Zur Dokumentation und Qualitätssicherung wird empfohlen, den Befund auf einem standardisierten Untersuchungsbogen festzuhalten (z.B. Dokumentationsbogen der Arbeitsgemeinschaft Diabetes und Auge der Deutschen Diabetes-Gesellschaft und der Initiativgruppe Früherkennung Diabetischer Augenerkrankungen).

Der gelegentlich auftretende subjektive Eindruck einer Sehverschlechterung bei Einleitung einer Insulintherapie ist zumeist auf Veränderungen der Refraktion und nicht auf eine Retinopathie zurückzuführen. Die empfohlenen Kontrollintervalle sind in der folgenden Übersicht dargestellt.

Funduskontrollen bei Diabetes mellitus Typ 1

- Kinder
  - 1-mal jährlich ab dem 5. Erkrankungsjahr oder bei einem Lebensalter >11 Jahre (Anmerkung: bei schlecht eingestellten Patienten mit Typ-1-Diabetes sind nicht-behandlungsbedürftige Veränderungen schon vor dem 5. Erkrankungsjahr möglich)
  - Bei schon festgestellter Retinopathie nach Empfehlung des Augenarztes
- Erwachsene
  - 1-mal jährlich
  - Bei schon festgestellter Retinopathie nach Empfehlung des Augenarztes
- Schwangerschaft
  - Wenn möglich, vor der geplanten Konzeption
  - Ansonsten sofort bei Erstdiagnose
  - Anschließend alle 3 Monate präpartal
  - Bei bestehender Retinopathie alle 1–2 Monate
  - Falls während der Schwangerschaft Manifestation und/oder Progression von diabetischer Retinopathie bzw. Makulopathie, kurzfristige Absprache mit dem Augenarzt

Funduskontrollen bei Diabetes mellitus Typ 2

- Bei Diagnosestellung sofort
- Anschließend 1-mal jährlich
- Bei Retinopathie/Makulopathie nach Empfehlung des Augenarztes

▪ Der Effekt der Blutzuckersenkung ist nur gering – Polypragmasie bei rascher Progression

▪▪ Blutzucker

Der Blutzucker soll so nahe an den Normalbereich herangebracht werden, wie es ohne schwere Nebenwirkungen möglich ist. Für den Typ-1-Diabetes muss die Ansicht revidiert werden, dass durch intensivierte Blutzuckerkontrolle das Retinopathierisiko um 76% vermindert bzw. eine milde Retinopathie in 54% am Fortschreiten gehindert werden kann. Obwohl die chronische Hyperglykämie der wichtigste Risikofaktor ist, ist sein Beitrag nur ca. 11%, d.h. 89% des Gesamtrisikos werden durch bislang unbekannte Faktoren erklärt. Ein Schwellenwert des HbA_{1c}, unterhalb dessen eine Retinopathie vollständig verhindert wird, existiert nicht. Ab einer mäßigen nichtproliferativen diabetischen Retinopathie – entsprechend dem Stadium 43 nach der ETDRS(Early Treatment Diabetic Retinopathy Study)-Klassifikation – ist durch Euglykämie eine Retinopathieprogression nicht mehr aufzuhalten (»point of no return«).

▪▪ »Euglycemic reentry« oder »Early worsening«

Ein »early worsening« wird gelegentlich noch bei Patienten mit mäßiger bis schwerer nichtproliferativer diabetischer Retinopathie innerhalb der ersten 12 Monate nach Stoffwechselverbesserung beobachtet. Risikofaktoren für eine Retinopathieverschlechterung sind längere Diabetesdauer und hohes HbA_{1c}. Die Häufigkeit betrug in der Sekundärinterventionsgruppe der DCCT ca. 13%. Der Effekt der Verschlechterung wird durch den dauerhaft günstigen Effekt der normnahen Einstellung nach 2-jähriger Therapiedauer aufgewogen. Eine graduelle Absenkung des HbA_{1c} hat keinen Effekt.

Die UKPDS zeigt, dass Blutzuckereinstellung bei Typ-2-Diabetes einen, wenn auch mäßigen, Effekt hat. Die Absenkung des HbA_{1c} um 0,9% ergab in der UKPDS eine Risikoreduktion um 17% für die Progression einer bestehenden Retinopathie, eine Risikoreduktion um 31% für eine Photokoagulation und ein 24% niedrigeres Risiko einer Kataraktextraktion. Es dauerte 6 Jahre, bis der Unterschied signifikant war.

Ebenso eindeutig sind die Ergebnisse von Studien, die bei Typ-2-durch verbesserte Blutzuckereinstellung nach mehrjähriger Diabetesdauer noch Effekte auf die Retina zu erzielen suchten. Weder in der VADT- (Duckworth et al. 2009) noch in der ADVANCE-Studie (Advance Collaborative Group et al. 2008) konnte mit z. T. deutlich verbessertem HbA_{1c} (δ −1,5%) ein vermindertes Risiko auf Visusverlust oder Behandlung visusbedrohender Formen erzielt werden. Einzig in der ACCORD-Studie (Chew et al. 2010), die bekanntlich wegen vermehrten Todesfällen durch intensivierte Blutzuckereinstellung abgebrochen werden musste, fand sich ein moderater Effekt auf Kataraktextraktionen (relatives Risiko, RR = 11, »number needed to treat«, NNT = 65) und auf Visusverlust (RR = 9, NNT = 60).

Fasst man die vorliegenden Studien zum Effekt der Euglykämie aber zusammen, wie es zwei Metaanalysen kürzlich getan haben, kommt man zur Erkenntnis, dass es mit der »Einstellung des Blutzuckers« nicht mit ausreichender Gewissheit gelingt, das relative Risiko für eine Retinopathie zu reduzieren. Da gleichzeitig die Frequenz einer schweren Hypoglykämie aber um 30% zunimmt, muss die Konsequenz für die Praxis heißen, dass der Effekt der Euglykämie überschätzt und auf weitere Therapieansätze erweitert werden muss (Boussageon et al. 2011, Hemmingsen et al. 2011).

▪▪ Blutdruck

ACE-Hemmer wirken sich günstig auf Frühphasen einer diabetischen Nephropathie aus. In der Euclid-Studie (Chaturvedi et al. 2008) ergab die medikamentöse Blutdrucksenkung mit Lisinopril um 3 mmHg systolisch eine Verminderung der Retinopathieprogression um 50% und der Progression zur proliferativen Retinopathie um 80%. In der DIRECT-Studie (Diabetic Retinopathy Candesartan Trial, Sjolie et al. 2008) wurde bei einer Druckabsenkung um 3,6 mmHg systolisch und 2,5 mmHg diastolisch für die 3-Schritt-Progression der Retinopathie ein signifikanter Effekt gefunden, nicht jedoch bei Analyse einer 2-Schritt-Progression. Das bedeutet für die Praxis, dass Patienten mit einem überdurchschnittlichen Progressionsrisiko von der Gabe eines AT_1-Blockers profitieren. Eine Sekundärintervention war nicht erfolgreich. Das Medikament ist in Deutschland für diese Indikation nicht zugelassen.

Die UKPDS untersuchte bei Typ-2-Diabetikern den Effekt einer Blutdrucksenkung auf die Retinopathie. Unabhängig vom antihypertensiven Prinzip wurde das Progressionsrisiko der Retinopathie um 34% und das Risiko, eine Photokoagulation zu benötigen, um 35% reduziert. In der DIRECT-Studie konnte bei Typ-2-Diabetes das Fortschreiten einer Retinopathie zu höheren Graden nicht aufgehalten werden, interessanterweise aber eine Retinopathieverbesserung (»regression«) bei 35% der behandelten Patienten erreicht werden (Sjolie et al. 2008). Der Mechanismus dieser Verbesserung ist unklar.

Laut der Adrem-Studie (Beulens et al. 2009) wird durch verbesserte Blutdruckeinstellung das diabetische Makulaödem um 50 % vermindert, was, verglichen mit den Effekten der intravitrealen Behandlung, ein bemerkenswerter Effekt ist.

Die RAS(Renin-Angiotensin-System)-Blockade ist am effektivsten bei Patienten mit überdurchschnittlicher Progressionsneigung. Dies gilt es in (halb-)jährlichen Screening-Untersuchungen festzustellen.

▪ ▪ Lipide

Epidemiologische und kleinere klinische Studien haben vermuten lassen, dass die Retinopathie durch die Gabe von Lipidsenkern günstig zu beeinflussen sei. Der Effekt von Fibraten wurde in zwei großen Studie, die FIELD- und der ACCORD-Studie untersucht. In der FIELD Studie war der protektive Effekt von Fenofibrat unabhängig von der Lipidsenkung. In der ACCORD-Studie konnte die Gabe von Fenofibrat das HDL nicht und die Triglyzeride lediglich um 27 mg/dl senken, was den günstigen Effekt auf die Retinopathie nicht erklären kann. Insgesamt sind die Daten aber vor allem für Patienten mit rasch fortschreitender Retinopathie mit Makulaödem ermutigend, zumal mechanistisch gezeigt werden konnte, dass die mit der Fibratgabe einhergehende Aktivierung des PPAR-α Schutz vor Zellapoptose, oxidativem Stress, Inflammation und gleichzeitig Neuroprotektion bedeuten kann (Chew et al. 2010; Keech et al. 2007).

▪ ▪ Polypragmasie

Patienten mit diabetischer Nephropathie, die ein exzessives kardiovaskuläres Risiko haben, kann man therapeutisch nur mit einem polypragmatischen Therapiekonzept begegnen. Dabei spielt neben der glykämische Behandlung die Behandlung von Hypertonie, Dys- oder Hyperlipidämie, die Antikoagulation und die Lebensstiländerung mit Nikotinkarenz, körperlicher Bewegung und gesunder Ernährung eine wesentliche Rolle. Dieser Ansatz wurde in der Steno-2-Studie (Gaede et al. 2008) verfolgt. Die Retinopathieprogression wurde durch das intensivierte Behandlungsprogramm innerhalb des Studienzeitraums von 96 Monaten um fast 60 % vermindert und die Erblindungsrate erheblich gesenkt.

▪ Laser- und intravitreale Injektionstherapie

> **Die Laser- und die intravitreale Injektionstherapie sind die Säulen der Behandlung der fortgeschrittenen Retinopathie.**

▪ ▪ Laserkoagulation

Proliferative diabetische Retinopathie Der Goldstandard der proliferativen diabetischen Therapie bleibt die Laser-Photokoagulation. Der Wirkmechanismus der Laserkoagulation ist weiterhin spekulativ. Die Indikationsstellung obliegt dem Ophthalmologen und betrifft stets Retinopathiestadien, die einer diabetologischen Therapie nicht mehr zugänglich sind (»point of no return«). Damit gelingt es, Erblindungen in mehr als 90 % der Fälle innerhalb der nächsten 5 Jahre zu verhindern.

Diabetisches Makulaödem Das fokale Makulaödem wird mit der gezielten (fokalen) Lasertherapie der Gefäßleckagen behandelt. Für die Visusprognose ist grundsätzlich die Photorezeptorfunktion vor der Therapie entscheidend. Patienten mit noch relativ gut erhaltenem Visus (>0,7) profitieren nicht besonders, während bei einem Visus unter 0,2 durch Behandlung des diabetischen Makulaödems keine wesentlich Visusverbesserung erwartet werden kann.

Das diffuse Makulaödem wird mit einer »gridförmigen« Lasertherapie behandelt. Die Laserherde werden dabei gitterförmig innerhalb der großen Gefäßbögen unter Schonung der Fovea gesetzt. Die Erfolgsaussichten für einen Erhalt des Visus liegen bei weniger als 50 %.

Der Laserkoagulation soll gemäß den Empfehlungen der Nationalen Versorgungsleitlinie (http://www.diabetes.versorgungsleitlinie.de) ein Aufklärungsgespräch vorangehen.

▪ ▪ Intravitreale Therapie

Die lokale Restriktion einer Therapie auf das Auge als Kompartiment vereinigt verschiedene pharmakologische Vorteile: Verminderung systemischer Nebenwirkungen, hohe lokale Konzentration zusammen mit spezifischer Beeinflussung des Zielmoleküls. Antiangiogene und antiödematöse Eigenschaften sind zur Behandlung der proliferativen diabetischen Retinopathie und des diabetischen Makulaödems bedeutsam.

▪▪ Anti-VEGF-Therapie

VEGF (»vascular endothelial growth factor«) fördert retinale Neovaskularisationen und steigert die Gefäßpermeabilität (Bandello et al. 2012). Intravitreale Injektionen von VEGF erzeugen zahlreiche Retinaveränderungen, die einer diabetischen Retinopathie ähneln. Daher sind Therapieprinzipien, die VEGF im Auge vermindern, vor allem für die Behandlung der diabetischen Makulopathie von Interesse, da hier das therapeutische Instrumentarium besonders limitiert ist.

In Deutschland ist nur Ranibizumab zur Behandlung des diabetischen Makulaödems mit zentraler Makulabeteiligung zugelassen. Es handelt sich um einen monoklonalen Antikörper gegen alle Isoformen von VEGF. In mehreren klinischen Studien wurde ein günstiger Effekt auf das Makulaödem und den Visus gefunden. Die Nebenwirkungen der Therapie sind im Hinblick auf die injektionsbedingten Risiken überschaubar, aber thromboembolische Komplikationen sind zu berücksichtigen. Die Studien lassen offen, inwieweit Patienten mit gleichzeitiger diabetischer Nephropathie sich bezüglich der Therapie unterschiedlich verhielten, was aufgrund des Zusammenhangs zwischen diabetischem Makulaödem und diabetischer Nephropathie wahrscheinlich ist. Da VEGF auch ein neuroprotektiver Faktor ist, muss man Langzeitergebnisse bezüglich einer sekundären Retinadegeneration abwarten.

▪▪ Kristallines Kortison

Eine Alternative zur Anti-VEGF-Therapie stellt die Gabe von Steroiden dar (Rudnisky et al. 2009). Mit dieser Therapie wird die antiinflammatorische, antiangiogene und antiödematöse Wirkung von Kortison genutzt. Appliziert werden zwischen 4 und 25 mg Triamcinolon-Acetonid, das wegen seiner kristallinen Form eine einzige Injektion mit einem mehrmonatigen Effekt erlaubt. Komplikationen sind sekundäre okuläre Hypertension (40 %), ein operationsbedürftiges Glaukom (1–2 %), eine Kataraktoperation (ca. 20 %) bei einer Endophthalmitisrate von 1:1000. Die Qualität der vorgelegten randomisierten klinischen Studien ist derzeit nicht ausreichend, um eine abschließende Empfehlung auf hohem Evidenzniveau zu geben.

8.4 Diabetische Nephropathie

W. Zidek

▪ Diabetische Nephropathie – die unbemerkte Epidemie

Die diabetische Nephropathie stellt eine der wichtigsten Spätkomplikationen des Diabetes mellitus dar. Etwa 30–40 % der Diabetiker entwickeln eine Nephropathie (Reutens u. Atkins 2011). Die diabetische Mikroangiopathie in Form der Retinopathie tritt wesentlich häufiger auf: Bei genügend langer Krankheitsdauer findet sie sich bei nahezu allen Diabetikern. Diese Unterschiede in der Inzidenz der renalen und der retinalen Mikroangiopathie lassen sich derzeit nicht befriedigend erklären. Zusätzlich zu der metabolischen und hämodynamischen Situation ist auch eine genetische Prädisposition für die Entstehung der Nephropathie bedeutsam. Die Familienanamnese ist ein wichtiger Risikofaktor für die Entstehung der diabetischen Nephropathie. Es sind bisher mehrere Gene identifiziert worden, die mit der Entstehung einer diabetischen Nephropathie assoziiert sind (Palmer u. Freedman 2012).

Quantitativ macht die diabetische Nephropathie mittlerweile einen gravierenden Anteil unter denjenigen Erkrankungen aus, die zur dialysepflichtigen Niereninsuffizienz führen: Aktuell führt die diabetische Nephropathie etwa **ein Drittel der Dialysepatienten** zur Nierenersatztherapie. Grund für diese Entwicklung ist sicherlich nicht nur das längere Überleben durch die verbesserte Stoffwechseleinstellung, sondern auch die größeren Erfolge in der Behandlung der diabetischen Makroangiopathie, u. a. auch der koronaren Herzerkrankung.

▪ Am Beginn der Pathogenese steht die glomeruläre Hyperfiltration

> **Zum optimalen Einsatz der prophylaktischen bzw. therapeutischen Maßnahmen ist es wesentlich, bestimmte grundlegende Tatsachen in der Pathogenese der diabetischen Nephropathie zu verstehen:**

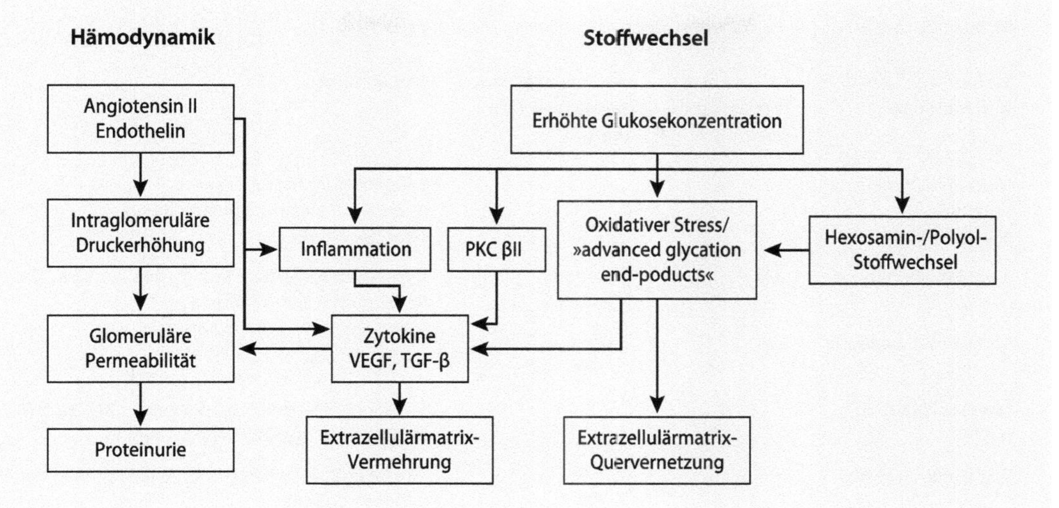

Abb. 8.5 Schema der Pathogenese der diabetischen Nephropathie. VEGF »vascular endothelial growth factor«, PKC βII Proteinkinase C βII, TGF-β »transforming growth factor β«

Das klassische **morphologische** Korrelat der diabetischen Nephropathie ist die diabetische Glomerulosklerose. Dieser Prozess beginnt mit einer **Verdickung der glomerulären Basalmembran.** Es gibt ferner auch Hinweise, dass die Fußfortsätze der Podozyten schon bei mikroalbuminurischen Patienten mit Typ-1-Diabetes verschmelzen. Die morphologischen Veränderungen der Podozyten sind funktionell von einer Suppression der Nephrintranskription und einer verminderten a3-b1-Integrinexpression begleitet. Diese Prozesse sind unter anderem durch eine lokale Aktivierung des Renin-Angiotensin-Systems (RAS) vermittelt. Im weiteren Verlauf tritt eine **Hyalinose der afferenten und efferenten Arteriole** hinzu. Das hyaline Material besteht aus Plasmaproteinen, die sich in der Gefäßwand ablagern, möglicherweise infolge der Aktivierung entzündlicher Signaltransduktionsprozesse. Schließlich nimmt die **mesangiale extrazelluläre Matrix** und die Masse der glomerulären **Mesangialzellen** zu. In der Gesamtheit der Veränderungen zeigt die diabetische Glomerulosklerose ein pathognomonisches Bild, das sich von dem bei anderen Nierenerkrankungen unterscheidet. Insbesondere die noduläre Glomerulosklerose (**Kimmelstiel-Wilson**) ist typisch für die diabetische Nephropathie, aber nicht in jedem Falle vorhanden.

In der **Pathogenese** der diabetischen Nephropathie steht am Beginn **die glomeruläre Hyperfiltration**. Hierfür sind sowohl hämodynamische Faktoren verantwortlich, die den intraglomerulären Druck erhöhen, als auch metabolische Faktoren. Durch die erhöhte extrazelluläre Glukosekonzentration wird unter anderem die **Proteinkinase C βII** stimuliert sowie die Bildung der **»advanced glycation end-products« (AGE).** AGE entstehen u. a. durch Glukosylierung und Oxidation von Peptiden bzw. Proteinen, die wiederum hierdurch Quervernetzungen zwischen einzelnen Peptidketten ausbilden. Dies verändert Struktur und Funktion der extrazellulären Matrix, u. a. auch die funktionellen Eigenschaften der glomerulären Basalmembran. Durch die vermehrte Bildung von Sorbitol im Polyolstoffwechsel werden größere Mengen von NADPH verbraucht, was wiederum den oxidativen Stress erhöht. Auch die inflammatorischen Prozesse werden durch die Hyperglykämie gesteigert.

Die glomeruläre Hyperfiltration entgeht als Initialschritt der Nephropathieentwicklung nicht selten der klinischen Diagnose. Das Stadium der Hyperfiltration ist dennoch von Bedeutung, denn in diesem Stadium sind die Veränderungen generell reversibel durch Verbesserung der Blutzuckerein-

Tab. 8.3 Stadien der diabetischen Nephropathie. (Quelle: Hasslacher et al. 2011)

Stadium/ Beschreibung	Glomeruläre Filtrationsrate (ml/min)	Albumin-Kreatinin-Quotient im Urin (mg/g)	Bemerkungen
Nierenschädigung mit normaler Nierenfunktion			S-Kreatinin im Normbereich Blutdruck im Normbereich steigend oder Hypertonie
1a/Mikroalbuminurie	>90	♂ 20–200[a] ♀ 30–300[a]	Dyslipidämie, raschere Progression von KHK, AVK Retinopathie und Neuropathie
1b/Makroalbuminurie	>90	♂>200[a] ♀>300[a]	
Nierenschädigung mit NI			S-Kreatinin grenzwertig oder erhöht, Hypertonie, Dyslipidämie, Hypoglykämie-Neigung
2/Leichtgradige NI	60–89	♂>200[b] ♀>300[b]	Rasche Progression von KHK, AVK, Retinopathie und Neuropathie Anämieentwicklung, Störung des Knochenstoffwechsels
3/Mäßiggradige NI	30–59	Abnehmend	
4/Hochgradige NI	15–29	Abnehmend	
5/Terminale NI	<15		

[a] Bei Konzentrationsmessung ohne Bezug auf U-Kreatinin gilt: 20–200 mg/l.
[b] Bei Konzentrationsmessung ohne Bezug auf U-Kreatinin gilt: >200 mg/l.
NI Niereninsuffizienz, *S* Serum, *U* Urin, *KHK* koronare Herzkrankheit, *AVK* arterielle Verschlusskrankheit.

stellung. Abb. 8.5 zeigt ein Schema der Pathogenese der diabetischen Nephropathie.

▪ Klinik/Diagnostik

Die diabetische Nephropathie entwickelt sich mit einer langen Latenz, nachdem der Diabetes mellitus diagnostiziert wurde. Im Durchschnitt vergehen **10–15 Jahre** von der Diagnosestellung des Diabetes bis zur Manifestation der diabetischen Nephropathie. Ferner läuft die diabetische Nephropathie häufig, aber nicht immer, in **klinischen Stadien** ab, die durch bestimmte Befunde charakterisiert sind.

Tab. 8.3 zeigt die Stadien der diabetischen Nephropathie. Der Gesamtablauf von der **Mikroalbuminurie als frühestem Schädigungsmarker** bis zur fortgeschrittenen Niereninsuffizienz ist nicht zwangsläufig. Vielmehr erleben nur etwa 1/3 der Diabetiker mit einer Mikroalbuminurie im Verlauf der nächsten 10–15 Jahre eine manifeste diabetische Nephropathie. Derzeit wird empfohlen, in jährlichen Abständen beim Diabetiker den Urin auf eine Mikroalbuminurie zu untersuchen.

In den letzten Jahren ist aber auch zunehmend deutlich geworden, dass der oben skizzierte, »klassische« Verlauf keineswegs in allen Fällen zu beobachten ist (Abb. 8.6). Speziell bei älteren Typ-2-Diabetikern finden sich histologisch häufig Mischbilder der klassischen diabetischen Nephropathie mit hypertensiven und ischämischen Veränderungen.

Im Gegensatz zu früheren Sichtweisen kann sich die Proteinurie im Verlauf der diabetischen Nephropathie größtenteils zurückbilden. Auch der Verlust der glomerulären Filtrationsrate kann sich deutlich verlangsamen (Hovind et al. 2001).

Eine beginnende diabetische Nephropathie kann beim Typ-1-Diabetiker als sehr wahrscheinlich angenommen werden, wenn der Diabetes länger als 5 Jahre bekannt und eine Mikroalbuminurie vorhanden ist. **Beim Typ-2-Diabetes** ist die **Mikro-**

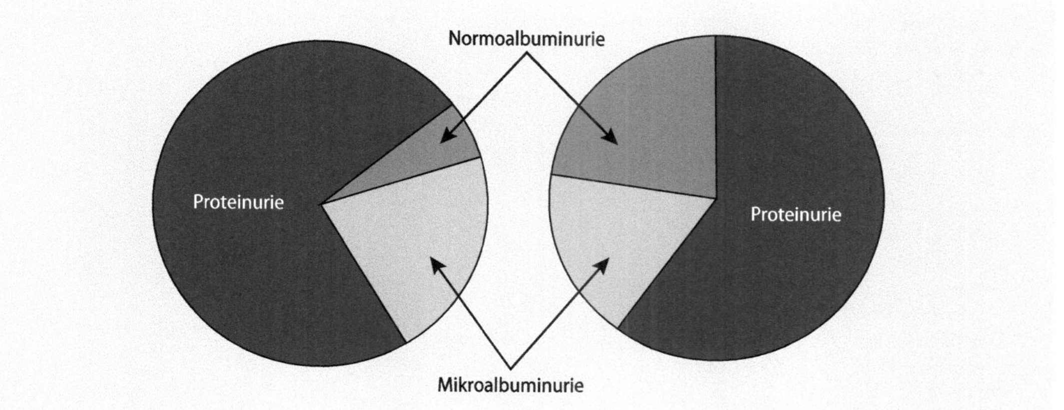

Abb. 8.6 Anteile der Diabetiker mit eingeschränkter Nierenfunktion mit jeweils Proteinurie, Mikroalbuminurie und normaler Eiweißausscheidung nach 2 Studien. (Adaptiert nach Daten von Molitch et al. 2010, Costacou et al. 2007)

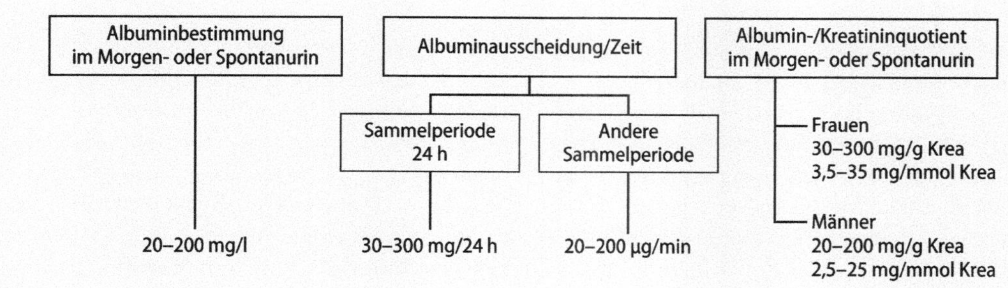

Abb. 8.7 Verschiedene Methoden der Mikroalbuminuriequantifizierung. Die angegebenen Bereiche definieren die Mikroalbuminurie mit der jeweiligen Methode

albuminurie weniger spezifisch für eine diabetische Nephropathie, weil Begleiterkrankungen wie Hypertonie oder Arteriosklerose häufiger vorkommen und eine Eiweißausscheidung hervorrufen können. Ein Anstieg des Serumkreatinins oder eine Proteinurie>300 mg/Tag machen aber auch beim Typ-2-Diabetiker eine diabetische Nephropathie wahrscheinlich. Die Mikroalbuminurie ist **nicht für frühe diabetische Nierenveränderungen** spezifisch. Schließlich hat sich gezeigt, dass die Bestimmung der Mikroalbuminurie (Abb. 8.7) im zweiten morgendlichen Spontanurin äquivalent zur Messung im 24-h-Urin ist, wenn die Albuminkonzentration auf die Kreatininkonzentration in der Harnprobe bezogen wird.

Die Mikroalbuminurie muss kein konstanter Befund sein, sondern unterliegt einer Spontanvariabilität. Sie wird durch vorübergehende Veränderungen wie körperliche Belastung, Harnwegsinfekte, sonstige Infektionen oder Fieber, aber auch durch Begleiterkrankungen wie eine essenzielle Hypertonie verstärkt oder hervorgerufen. Hinzu kommen Faktoren, die eine Mikroalbuminurie vortäuschen oder quantitativ verfälschen können (Tab. 8.4). Deswegen ist eine Mikroalbuminurie nur **bei mehrfachem Nachweis** anzunehmen.

Nicht jede Eiweißausscheidung beim Diabetiker bedeutet eine diabetische Nephropathie

Speziell bei Typ-2-Diabetikern ohne Retinopathie stellen sich häufig andere Nierenerkrankungen als Ursache heraus. Typisch für eine diabetische Nephropathie sind allmählich zunehmende Makroalbu-

■ **Tab. 8.4** Beeinflussung der Albuminausscheidung artefizieller Art oder durch tatsächliche Änderung der Exkretionsrate

Zunahme der Albuminurie	Abnahme der Albuminurie
– Hämaturie – Herzinsuffizienz – Körperliche Belastung – Fieber – Schlecht eingestellter Blutzucker – Schlecht eingestellter Hypertonus – Harnwegsinfektion – Kontamination mit Vaginalsekret – Erhöhte Eiweißzufuhr	– ACE-Hemmer – Unterernährung – Nichtsteroidale Antirheumatika

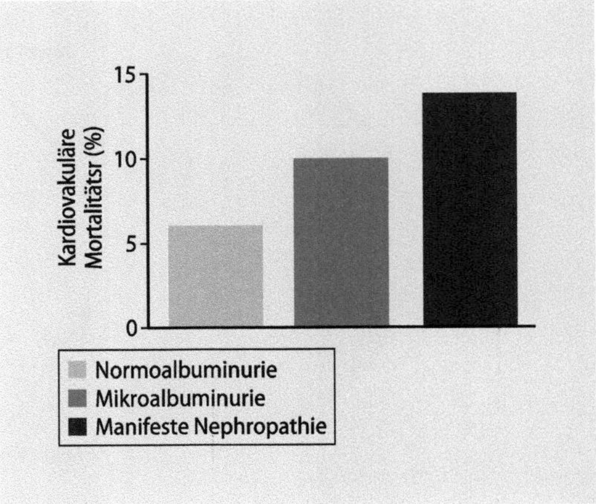

■ **Abb. 8.8** Kardiovaskuläre Mortalität in Abhängigkeit von der Proteinausscheidung bei Diabetikern. (Nach Daten von Rossing et al. 1996)

minurie, Mikroalbuminurie mit Retinopathie oder Mikroalbuminurie bei einer Diabetesdauer von >10 Jahren. Andererseits sprechen Hämaturie, Proteinurie im nephrotischen Bereich bereits bei Diagnosestellung des Diabetes sowie gleichzeitige systemische Erkrankungen infektiöser oder autoimmunologischer Art für eine Nierenbiopsie zur Diagnosestellung.

Bei Typ-2-Diabetikern ist die Wahrscheinlichkeit einer nichtdiabetischen Nierenerkrankung etwa 50 %. Für andere Nierenerkrankungen sprechen Hämaturie, Leukozyturie und Zellzylinder, ferner ein sehr kurzes Intervall nach Diagnosestellung des Diabetes und das Fehlen einer Retinopathie oder Neuropathie.

Indikationen für eine **Nierenbiopsie** bei Diabetes mellitus und Nierenerkrankung sind:

- Fehlen der Retinopathie
- Nephropathie früher als 5 Jahre nach Diabetesdiagnose
- Hämaturie oder Erythrozytenzylinder im Sediment
- Sonografisch kleine Nieren
- Hinweise auf andere Systemerkrankungen

■ Speziell beim Typ-2-Diabetiker ist die Abklärung einer Proteinurie sinnvoll

Beim Typ-1-Diabetiker mit einer Retinopathie kann man vermuten, dass die Proteinurie auf einer diabetischen Nephropathie beruht. Wenn keine Retinopathie besteht, ist es sinnvoll, die Proteinurie weiter abzuklären. **Beim Typ-2-Diabetiker** ist die Korrelation zwischen einer retinalen und einer renalen Mikroangiopathie wesentlich geringer als beim Typ-1-Diabetes. Beim Typ-2-Diabetiker kann es daher sinnvoll sein, eine **Proteinurie weiter abzuklären**, unabhängig davon, ob eine diabetische Retinopathie vorliegt.

> **Die Proteinurie ist beim Diabetiker nicht nur hinsichtlich der Nephropathieentwicklung ein wichtiger Marker, sondern auch für die kardiovaskuläre Mortalität und Morbidität.**

Bei Vorhandensein einer Mikroalbuminurie verdoppelt sich etwa das Risiko der kardiovaskulären Mortalität beim Typ-2-Diabetiker (Rossing et al. 1996; ■ Abb. 8.8).

■ Blutzucker und Blutdruck müssen eingestellt werden

Eine frühe Therapie der diabetischen Nierenschädigung kann die Entwicklung bis zur dialysepflichtigen Niereninsuffizienz aufhalten. Eine strenge Blutdruck- und Blutzuckereinstellung kann den Verlauf der Nierenschädigung günstig beeinflussen.

In mehreren Studien wurde sowohl beim Typ-1- als auch beim Typ-2-Diabetes ein positiver Effekt einer strengeren Stoffwechseleinstellung auf die

Entwicklung diabetischen Nephropathie gezeigt (Übersicht: Jun et al. 2011). Bislang nicht ausreichend belegt ist ein positiver Effekt der Stoffwechseleinstellung auf die Entwicklung einer terminalen Niereninsuffizienz.

Die vielzitierte UKPD-Studie (UK Prospective Diabetes Study 1998) belegt den Nutzen einer strengen Blutdruckeinstellung bei hypertonen Typ-2-Diabetikern hinsichtlich der Entwicklung einer Nephropathie. Das Mortalitätsrisiko für diabetesbezogene Erkrankungen wurde durch die strenge Blutdruckeinstellung um 32 % gesenkt.

▪▪ Primärer Einsatz von RAS-Blockern zur Blutdruckeinstellung

Inzwischen ist durch weitere Studien speziell der Nutzen von RAS(Renin-Angiotensin-System)-Blockern – ACE-Hemmern oder AT_1-Blockern – in der Sekundärprävention der diabetischen Nephropathie belegt (Van Buren u. Toto 2013). Der spezifische nephroprotektive Effekt, der über die Wirkungen der systemischen Blutdrucksenkung hinausgeht, beruht wahrscheinlich auf der intraglomerulären Drucksenkung und den verminderten Angiotensin-II-Effekten auf die mesangialen Zellen und Matrix. Für die Primärprävention sieht die Datenlage bislang weniger günstig aus: Beim Typ-1-Diabetes ist kein Effekt auf die Entwicklung einer Mikroalbuminurie belegt. Beim Typ-2-Diabetes gibt es zumindest bei Patienten mit hohem kardiovaskulärem Risiko Hinweise für eine effektive Primärprävention durch RAS-Blocker (BENEDICT, ROADMAP), nicht aber für Typ-2-Diabetiker ohne signifikante Begleiterkrankungen (DIRECT; Übersicht: Van Buren u.Toto 2013).

Für die günstigen Effekte der RAS-Blocker über die Blutdrucksenkung hinaus sind wahrscheinlich die antiproteinurischen Effekte verantwortlich. (Übersicht: Hughes u. Britton 2005). Die Studienlage weist darauf hin, dass RAS-Blocker bei der diabetischen Nephropathie ausgeprägter antiproteinurisch wirken als andere Antihypertensiva. Die Proteinurie wiederum gilt als mit Einschränkungen brauchbarer Marker für die Progression der diabetischen Nephropathie. Aus diesem Grunde sind RAS-Blocker in der Regel bei diabetischer Nephropathie anderen Antihypertensiva vorzuziehen. Die bestehende Datenlage lässt die Effekte von ACE-Hemmern und AT_1-Blockern bei Typ-1- und Typ-2-Diabetes vergleichbar erscheinen.

▪▪ Hilfreiche nichtmedikamentöse Maßnahmen in der Therapie der diabetischen Nephropathie

Neben der strengen Einstellung des Blutdrucks und Blutzuckers kann auch eine **Eiweißrestriktion auf 0,5–0,8 g/kg KG/Tag** helfen, das Voranschreiten der diabetischen Nephropathie zu verlangsamen. Die Effekte einer Eiweißrestriktion sind bislang nur in kleineren Studien belegt worden (Hansen et al. 2002). Ein Cochrane-Review fand nur eine geringe, nicht signifikante Verzögerung der Progression der diabetischen Nephropathie (Robertson et al. 2007).

Schließlich sollte der Kochsalzkonsum reduziert werden. Auch das Einstellen des Rauchens senkt das Risiko der Progression einer Nephropathie.

▪ Angestrebter Zielblutdruck bei der diabetischen Nephropathie

Die optimalen Blutdruckwerte, um eine renale Funktionsverschlechterung zu verhindern, sind nicht genau bekannt. Die Untersuchungen der letzten Jahre lassen vermuten, dass der zur Vermeidung kardiovaskulärer Ereignisse optimale systolische Blutdruck zwischen 130 und 140 mmHg liegen könnte. In der ADVANCE-Studie hat die zusätzliche Blutdrucksenkung mit Perindopril und Indapamid (135,6/73,6 mmHg vs. 139,9/75,1 mmHg mit Plazebo) die Entwicklung einer diabetische Nephropathie signifikant um 21 % gesenkt (Patel et al. 2007). Für Nierenerkrankungen mit einer Proteinurie über 1 g pro 24 h empfiehlt sich aufgrund der älteren Daten der MDRD-Studie eine Blutdrucksenkung unter 125/75 mmHg (Klahr et al. 1994). Für den diastolischen Blutdruck empfehlen die Daten der HOT-Studie eine Senkung auf ≤80 mmHg (Hansson et al. 1998).

> **Ein Nutzen einer Kombination von AT_1-Blockern und ACE-Hemmern für die Progression einer diabetischen Nephropathie ist aufgrund der Studienlage nicht anzunehmen.**

Die Kombination von ACE-Hemmern und AT_1-Blockern reduziert bei diabetischer Nephropathie die Proteinurie stärker als die jeweilige Monothera-

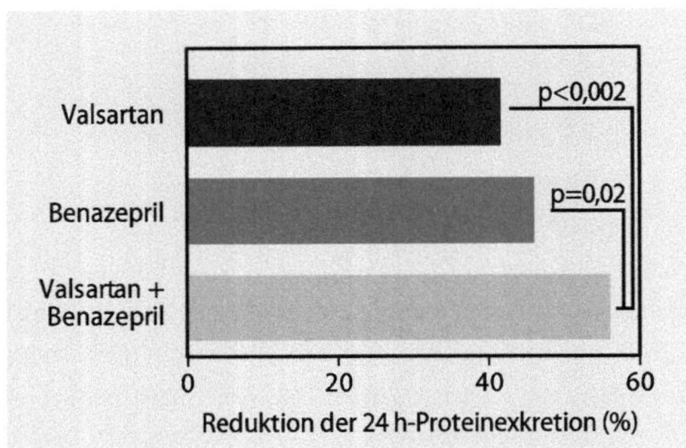

Abb. 8.9 Reduktion der 24-h-Proteinausscheidung durch duale RAS-Blockade. (Nach Daten von Campbell et al. 2003)

pie (Abb. 8.9, Übersicht: Campbell et al. 2003, Ruggenenti et al. 2010). VA-NEPHRON-D hat für die Progression der diabetischen Nephropathie bei Typ-2-Diabetes keinen Vorteil einer Kombinationstherapie ergeben (Fried et al. 2013).

Eine weitere grundsätzliche Therapieoption ist die Kombination eines ACE-Hemmers oder AT_1-Blockers mit einem Aldosteronantagonisten (Spironolacton, Eplerenon). In Studien an kleineren Patientenzahlen senkte die zusätzliche Gabe eines Aldosteronantagonisten die Proteinurie (Mehdi et al. 2009, Navaneethan et al. 2009) und verlangsamte die Progression der Niereninsuffizienz (Bianchi et al. 2006, van den Meiracker et al. 2006). Die Anwendung dieser Substanzen bei bereits eingeschränkter Nierenfunktion wird allerdings durch die erhebliche Gefahr einer Hyperkaliämie limitiert. Falls man sich zu einer solchen Kombination entscheidet, ist daher eine sehr sorgfältige Überwachung des Kaliumhaushalts erforderlich.

Derzeit als problematisch gilt die Kombination des Renininhibitors Aliskiren mit einem anderen RAS-Blocker. Trotz günstiger Effekte auf die Proteinurie hat sich eine hohe Nebenwirkungsrate als Hemmnis für eine Anwendung beim Diabetiker mit Nephropathie herausgestellt (Parving et al. 2012).

Neuere Therapien Neuere Therapien außerhalb der Blutdruck- und Blutzuckereinstellung haben bislang den Beweis ihrer Wirksamkeit nicht erbracht.

Für die Anwendung von Aldosereduktaseinhibitoren, antifibrotischer Substanzen wie Pirfenidon und Sulodexid, Proteinkinase-C-Inhibitoren, Connective-Tissue-Growth-Factor(CTGF)-Inhibitoren, Transforming-Growth-Factor-β(TGF-β)-Inhibitoren, antiinflammatorischer Substanzen wie Bardoxolon sowie Endothelinantagonisten gibt es bislang keine gesicherte Option in der Behandlung der diabetischen Nephropathie.

▪ Individuelle Dialyseeinleitung beim terminal niereninsuffizienten Diabetiker

Beim terminal niereninsuffizienten Diabetiker muss die Entscheidung zur Dialyseeinleitung aufgrund der individuellen Situation getroffen werden. Der Nutzen einer frühzeitigen Dialysebehandlung ist im Gegensatz zur früheren Sichtweise heute nicht unumstritten: Eine frühe Dialyseeinleitung ab einer eGFR (geschätzte glomeruläre Filtrationsrate) 10–15 ml/min/1,73 m^2 bringt keinen signifikanten Überlebensvorteil gegenüber einer späten Dialysetherapie ab einer eGFR von 5–7 ml/min/1,73 m^2 (Cooper et al. 2010). Daher kann im Einzelfall die Dialyse bei Diabetikern erst bei einer eGFR von <7 ml/min/1,73 m^2begonnen werden. Bei Vorliegen klinischer Indikationen unabhängig von der eGFR sollte allerdings weiterhin die Dialyse auch bei einer höheren eGFR begonnen werden.

Derzeit ist weder die **Hämodialyse** noch die **Peritonealdialyse** (CAPD/CCPD) eindeutig vorzuziehen (Kuriyama 2007). Diese Entscheidung sollte in Anbetracht der individuellen Situation des Patienten getroffen werden. Die Peritonealdialyse bietet u. a. dann Vorteile, wenn aufgrund schwieriger Gefäßverhältnisse kein geeigneter Gefäßzugang für die Hämodialyse geschaffen werden kann oder wenn die Hämodialyse zu starken Blutdruckschwankungen und u. U. konsekutiv pektanginösen Beschwerden führt.

▪ Transplantation

> **Die Nierentransplantation ist für viele Diabetiker eine gute Therapieoption. Die kombinierte Nieren-Pankreas-Transplantation bietet bei ausgewählten Patienten Vorteile.**

Auch die **Nierentransplantation** ist beim Patienten mit diabetischer Nephropathie ein etabliertes Therapieverfahren. Nierentransplantierte Diabetiker haben ein längeres Überleben als diabetische

Patienten unter der Dialysetherapie (Wolfe et al. 1999). Die **kombinierte Nieren-Pankreas-Transplantation** bietet gegenüber der Nierentransplantation weitere Vorteile, speziell wenn der Stoffwechsel zuvor durch die Insulinbehandlung nicht befriedigend einzustellen war. Es sind daher in der überwiegenden Anzahl Typ-1-Diabetiker, bei denen die kombinierte Nieren-Pankreas-Transplantation durchgeführt wird. Durch die bessere Stoffwechseleinstellung wird die Gefahr vermindert, dass in der Transplantatniere sich erneut eine diabetische Nephropathie entwickelt. Beim dialysepflichtigen Diabetiker ist die simultane Nieren-Pankreas-Transplantation daher eine Behandlungsoption, wenn gleichzeitig eine schwer einstellbare Stoffwechselsituation vorliegt, oder weitere diabetische Komplikationen wie diabetische Retino- oder Neuropathie eine durchgreifende Verbesserung der Stoffwechsellage dringend erforderlich machen.

Fazit für die Praxis

- Die diabetische Nephropathie ist Ursache der terminalen Niereninsuffizienz bei etwa einem Drittel der Dialysepatienten.
- Die glomeruläre Hyperfiltration steht am Beginn der Pathogenese.
- Der Ablauf der Stadien Mikroalbuminurie, Makroproteinurie und schließlich fortschreitende Niereninsuffizienz ist typisch für die diabetische Nephropathie, aber keineswegs in allen Fällen zu beobachten.
- Die Entwicklung der diabetischen Nephropathie erfordert in der Regel mehr als 10 Jahre.
- Speziell beim Typ-2-Diabetiker ohne diabetische Retinopathie ist unter Umständen eine Nierenbiopsie erforderlich, nichtdiabetische Nierenerkrankungen aufzudecken.
- Die wichtigsten Maßnahmen, die Progression der diabetische Nephropathie zu verhindern, sind optimale Blutdruckeinstellung und Blutzuckereinstellung.
- Der Zielblutdruck bei diabetischer Nephropathie sollte deutlich unter 140/90 mmHg liegen.

8.5 Diabetische Neuropathien

K. Doppler, D. Luft, C. Sommer, K. Reiners

Das periphere Nervensystem kann bei allen Formen des Diabetes mellitus mitbeteiligt werden. Diabetesbedingte Nervenschädigungen können nach dem klinischen Verlauf (akut oder chronisch), Verteilungsmuster (distal-symmetrisch, proximal betont, asymmetrisch, fokal), den betroffenen Nervenfasertypen (dünn bemarkte und unbemarkte Fasern = »small fibers«, dicke bemarkte Fasern) oder nach der Funktion der betroffenen Fasern (sensibel, motorisch, autonom) beschrieben werden. Die häufigste klinische Verteilungsform ist die distal-symmetrische Polyneuropathie. Seltenere Formen umfassen die diabetische Radikuloplexopathie (»diabetische Amyotrophie«) und Mononeuropathien/fokale Neuropathien mit Einschluss der seltenen Neuropathien der Hirnnerven. Häufig wenig beachtet, jedoch potenziell vital bedrohlich, ist die autonome diabetische Neuropathie, die sich parallel zu den anderen Formen manifestiert.

▪ Die häufigste Form ist die distal-symmetrische diabetische Polyneuropathie

Die Prävalenz der distal-symmetrischen Polyneuropathie bei Patienten mit Diabetes mellitus beträgt etwa 30 % (Maser et al. 1989). Die Folge können neuropathische Fußläsionen und die diabetische Osteoarthropathie sein. 40–60 % der Patienten mit diabetischer Neuropathie leiden unter neuropathischen Schmerzen (Abbott et al. 2011; Daousi et al. 2004; Galer et al. 2000). Damit ist der neuropathische Schmerz das Symptom, welches bei Patienten mit diabetischer Neuropathie die Lebensqualität am stärksten beeinträchtigt (Barrett et al. 2007). Die Schmerzen bei diabetischer Neuropathie sind typischerweise brennend, manchmal elektrisierend. Teilweise kommt es zu einer Allodynie, d. h. zu einer abnorm schmerzhaften Wahrnehmung von üblicherweise nichtschmerzhaften Reizen.

Eine Sonderform der distal-symmetrischen Polyneuropathie ist die Small-fiber-Neuropathie. Dabei kommt es zu einer Schädigung der kaliberschwachen Nervenfasern (A-δ- und C-Fasern). Da die konventionelle Neurografie nur die kaliberstarken dickbemarkten Nervenfasern erfasst, sind die üblicherweise erhobenen elektroneurografischen Befunde bei reiner Small-fiber-Neuropathie normal. Mittel der Wahl zur Diagnostik einer Small-fiber-Neuropathie sind neben der klinisch-neurologischen Untersuchung, bei der sich eine gestörte Temperatur- und Schmerzempfindung zeigt, die sog. quantitativ-sensorische Testung (QST), eine Testbatterie zur quantitativen Erfassung verschiedener sensibler Qualitäten, und die Hautbiopsie. In der Hautbiopsie werden die kleinen intraepidermalen Nervenfasern immunhistochemisch angefärbt und gezählt (Lauria et al. 2010). Bei der Small-fiber-Neuropathie findet sich eine Reduktion dieser intraepidermalen Nervenfasern. Beim Diabetes mellitus ist der Faserverlust meist längenabhängig, d. h. die Anzahl ist distal reduziert bei proximal noch normalen Werten.

8

▪ Die Pathophysiologie der diabetischen Neuropathien ist multifaktoriell

Die aktuelle Studienlage deutet auf eine Kombination verschiedener pathophysiologischer Mechanismen bei der Entstehung der diabetischen Neuropathien hin, die am besten für den Typ-1-Diabetes gesichert sind (Callaghan et al. 2012b). Hiernach ist die Hyperglykämie der Startpunkt einer multifaktoriellen Kaskade von mikrovaskulären Veränderungen: So führt die gesteigerte Glykolyse zu einer Überlastung der mitochondrialen Elektronentransportkette und zur Bildung von reaktiven Sauerstoffspezies. Als alternativer Stoffwechselweg werden vermehrt Polyole gebildet, die zusätzlich zum oxidativen Stress beitragen. Eine vermehrte Beanspruchung des Hexosaminstoffwechsels wird mit Neuroinflammation in Verbindung gebracht (Callaghan et al. 2012a). Durch Hyperglykämie kommt es außerdem zur Bildung von »Advanced Glycation End Products«, welche durch Bildung an den entsprechenden Rezeptor (RAGE) inflammatorische Kaskaden in Gang setzen und oxidativen Stress verursachen können (Callaghan et al. 2012a). Gefäßrisikofaktoren wie arterielle Hypertonie und Rauchen fördern als eigenständige Einflussfaktoren die Entstehung der längenabhängigen diabetischen Neuropathie.

▪ Das diagnostische Vorgehen in der Praxis umfasst regelmäßige Screening-Untersuchungen auf Zeichen einer diabetischen Neuropathie

Eine Screening-Untersuchung auf das Vorliegen einer Polyneuropathie wird bei Patienten mit Typ-2-Diabetes bei Diagnosestellung, bei Typ-1-Diabetikern spätestens nach 5 Jahren empfohlen und sollte dann einmal jährlich durch den betreuenden Hausarzt oder Diabetologen erfolgen (Bundesärztekammer (BÄK) et al. 2011). Die Anamnese umfasst dabei das Erheben der Krankheitsdaten, das Erkennen von Risikofaktoren einer Polyneuropathie (schlechte Blutzuckereinstellung, zusätzliche Alkoholanamnese, neurotoxische Medikamente) und die Frage nach Symptomen einer Polyneuropathie (Taubheitsgefühl der Füße, Schmerzen, Kribbelmissempfindungen). Bei der Inspektion der Füße ist auf trophische Störungen, Hautläsionen, Atrophie der Fußmuskeln und die Fußpulse zu achten. Die zielgerichtete neurologische Untersuchung sollte die Prüfung des Vibrationsempfindens mit der Stimmgabel, des Berührungsempfindens mit dem Monofilament und die Untersuchung der Achillessehnenreflexe umfassen, deren Reflexniveau mit derjenigen der Patellarsehnenreflexe verglichen wird (BÄK et al. 2011). Einen Überblick über die Empfehlungen der Versorgungsleitlinie »Neuropathie bei Diabetes im Erwachsenenalter« gibt ◘ Tab. 8.5. Zeigen sich in dieser Screening-Untersuchung Auffälligkeiten, sollte sich eine Basisdiagnostik anschließen, bei der die Sensibilität detaillierter geprüft wird. Hierzu gehört die Untersuchung aller sensiblen Qualitäten (Berührungs-, Temperatur-, Schmerz-, Lage- und Vibrationsempfinden), die Untersuchung der Muskeleigenreflexe und die Kraftprüfung der Fuß- und Zehenstrecker und -beuger.

Sollte sich die Diagnose einer diabetischen Neuropathie hierdurch nicht sichern lassen oder liegen Hinweise auf andere Ursachen einer Polyneuropathie vor (s. nachfolgende Übersicht), empfiehlt sich die fachneurologische Vorstellung des Patienten zur Durchführung von elektrophysiologischer Diagnostik, differenzialdiagnostischer Untersuchung der Hinterstrangbahnen des Rückenmarkes und Abklärung nichtdiabetischer Ursachen einer Polyneuropathie. Wegen der eigenständigen Behandel-

Tab. 8.5 Diagnostik und Therapie von diabetischen Polyneuropathien nach der Nationalen VersorgungsLeitlinie. (Quelle: BÄK et al. 2011)

	Sensomotorische Polyneuropathie	**Neuropathien des autonomen Nervensystems**
Untersuchungshäufigkeit für Screening-Untersuchung	– Typ 2: bei Diagnosestellung, dann jährlich – Typ 1: spätestens 5 Jahre nach Diagnosestellung, dann jährlich	Typ 2: bei Diagnosestellung, dann jährlich Typ 1: spätestens 5 Jahre nach Diagnosestellung, dann jährlich
Empfohlene Routinediagnostik für Screening-Untersuchung	Anamnese (mit Risikofaktoren, klinischen Symptomen), Erfassung von Plus- und Minussymptomen (auch Schmerz), Inspektion der Füße, einfache neurologische Untersuchung (Achillessehnenreflex im Vergleich zu Patellarsehnenreflex), Druck- und Berührungsempfinden mit Monofilamenten[a], Vibrationsempfinde[n]b	Erfassung folgender Symptome: Ruhetachykardie, gastrointestinale Störungen, Blasenfunktionsstörungen, sexuelle Funktionsstörungen, gestörte Hypoglykämie-Wahrnehmung, Schweißsekretionsstörung, unklare Blutglukoseschwankung
Therapieempfehlung	– Optimierung der Blutzuckereinstellung – Bequemes Schuhwerk – Schmerztherapie: trizyklische Antidepressiva, Duloxetin, Gabapentin, Pregabalin, Opioide, Paracetamol und Metamizol (zeitlich begrenzt)	– Optimierung der Blutzuckereinstellung – Physikalische Maßnahmen (Stützstrümpfe, kleine gut verdauliche Nahrung, Laxanzien, Domperidon, Metoclopramid (Anwendungsbeschränkung), α-Blocker)

[a] Zur Untersuchung wird ein standardisiertes 10-g-Monofilament verwendet, welches auf die Fußsohle des 1. oder 2. Metatarsale oder auf die Großzehenbeere aufgesetzt wird. Falls diese Stellen verhornt sind, kann auch an der sohlenseitigen Basis der 3.–5. Zehen untersucht werden. Für Längsschnittuntersuchungen sind einheitliche Untersuchungsorte dringend zu empfehlen, ferner ist darauf zu achten, dass der Nylonfaden des Monofilaments mit der Zeit »ermüdet«.
[b] Die Untersuchung des Vibrationsempfindens gehört zu den empfindlichsten Tests für das sensible System überhaupt. Für die Durchführung bietet die 128-Hz-Stimmgabel (mit den Skalengewichten 64 Hz) nach Rydel-Seiffer wegen ihrer 9 quantifizierenden Skalenstufen (von 0 bis 8/8) und recht guter Reproduzierbarkeit eine Sicherheit in der Befunderhebung am Krankenbett, die aufwendigen apparativen Verfahren (Vibratometrie) fast ebenbürtig ist. Nachteilig ist wie bei allen sensiblen Untersuchungsverfahren die Notwendigkeit der konzentrierten Mitarbeit des Patienten. Ein mit der Vibrationsmessung erhobenes Defizit ist leider weder spezifisch für eine diabetogene Neuropathie noch für eine Neuropathie überhaupt, da z. B. auch Hinterstrangstörungen des Rückenmarkes beidseitig oder Schlaganfälle einseitig eine Minderung der Vibrationsempfindung hervorrufen. Wegen seiner Empfindlichkeit bleibt aber der Stimmgabeltest zusammen mit der Monofilamentuntersuchung der Goldstandard für die Screening-Erfassung sensibler Defizite mit besonderem Wert für die Risikoerkennung bezüglich eines diabetischen Fußsyndromes. Leider liegen die in der Nationalen VersorgungsLeitlinie (BÄK et al. 2011) angegebenen altersabhängigen Grenzwerte von 5–6/8 bei Untersuchung am Großzehengrundgelenk bzw. Innenknöchel für mittelalte Probanden um bis zu 1,5 Achtel-Stufen zu niedrig und erschweren damit die beabsichtigte Erkennung von Frühstadien der Neuropathie (Martina et al. 1998).

barkeit steht dabei der Ausschluss einer chronisch inflammatorischen demyelinisierenden Polyneuropathie (CIDP) mit oder ohne Paraproteinämie, einer Neuroborreliose und vaskulitisch bedingter Polyneuropathien im Vordergrund.

»Red flags« für das Vorliegen einer nicht primär diabetisch bedingten Neuropathie, die Anlass zur fachneurologischen Vorstellung geben sollten, sind in der folgenden Übersicht dargestellt.

Red Flags für das Vorliegen einer nicht primär diabetisch bedingten Neuropathie

- Motorische > sensible Symptome
- Rasche Progredienz
- Progredienz trotz Optimierung der Blutzuckereinstellung
- Positive Familienanamnese für Neuropathie
- Beginn der Symptome an der oberen Extremität
- Asymmetrische Ausprägung, Hirnnervenbeteiligung (Hinweis auf Sonderformen der diabetischen Neuropathie)

- **Die optimale Blutzuckereinstellung ist derzeit der einzige gesicherte kausale Behandlungsansatz; bei neuropathischen Schmerzen ist eine zielgerichtete symptomatische Therapie möglich**

Die optimale Blutzuckereinstellung stellt die einzige kausale Therapieoption dar. Dies gilt vor allem für den Typ-1-Diabetes, bei dem durch Optimierung eine Reduktion der Inzidenz um 70 % erzielt werden kann (Callaghan et al. 2012a; Linn et al. 1996). Beim Typ-2-Diabetes konnte nur in 3 von 8 Studien ein positiver Beleg für eine Reduktion der Häufigkeit von Neuropathien durch optimierte Blutzuckerkontrolle gezeigt werden (Callaghan et al. 2012a). Dennoch ist auch bereits in Frühstadien eines Typ-2-Diabetes eine frühzeitige gute Blutzuckereinstellung unbedingt anzustreben. Ferner liegt es nahe, bekannte Risikofaktoren für die Entwicklung einer diabetischen Neuropathie wie arterielle Hypertonie, Rauchen und Alkohol zu begrenzen. Ein wesentliches Ziel der Neuropathiebehandlung ist die Verminderung der bedeutsamen sensiblen und autonomen neuropathischen Pathomechanismen des diabetischen Fußsyndroms und der diabetischen Osteoarthropathie (► Abschn. 8.6). Die regelmäßige Fußinspektion mit adäquater Schuhversorgung und die frühzeitige fachgerechte Behandlung von Hautverletzungen sind notwendige flankierende nichtmedikamentöse Maßnahmen (Details s. entsprechende Kapitel).

Interventionelle Behandlungsansätze bei schon bestehender Neuropathie sind mit einer Vielzahl von stoffwechselmodulierenden Substanzen entweder an der Langzeitverträglichkeit gescheitert oder bislang unbestätigt geblieben (Aldosereduktasehemmer, Myo-Inositol, Aminoguanidin, γ-Linolensäure, Antioxidanzien, neurotrophe Faktoren). Auch die unkritische Gabe von B-Vitaminen ist außerhalb von Mangelzuständen nicht indiziert. Eine Vitamin-B_6-Hypervitaminose (schon bei länger dauernder Gabe von mehr als 500 mg/Tag möglich) wirkt neurotoxisch. Wenn sich Pilotstudien für Vitamin B_1 oder dessen Vorform Benfotiamin in kontrollierten Langzeitstudien bei Vitamin-B_1-defizitären Diabetikern bestätigen, wäre eine längerfristig verträgliche Prophylaxe mikrovaskulärer Diabeteskomplikationen möglich.

- **Missempfindungen bei Vitamin-B_{12}-Mangel: Ähnliche Symptomatik, eigenständige Behandlungsoption besonders für metforminbehandelte Diabetiker**

Bei rein sensiblen Symptomen sollte ein Vitamin-B_{12}(Cobalamin)-Mangel als leicht behebbare Ursache ausgeschlossen werden. Patienten mit Hinterstrangfunktionsstörung (funikuläre Myelose) als Folge eines Vitamin-B_{12}-Mangels klagen neben Taubheit, brennenden und Kribbelmissempfindungen typischerweise über ein Enge- oder Manschettengefühl im distalen Unterschenkel- und Fußbereich. Die Stimmgabeluntersuchung fällt besonders deutlich pathologisch aus, während Oberflächensensibilitätsstörungen und distale Reflexabschwächungen eine geringere Rolle spielen, da eine distal betonte Vitamin-B_{12}-Mangel-Neuropathie seltener klinisch relevant wird. Entsprechend steht motorisch eine Gangunsicherheit (Unsicherheitsgefühl besonders im Dunkeln, Ataxie) oft im Vordergrund.

Patienten mit Metformintherapie sind besonders gefährdet, einen Vitamin-B_{12}-Mangel zu entwickeln; deshalb sollte bei diesen einmal jährlich der Vitamin-B_{12}-Spiegel im Serum bestimmt werden (Wile u. Toth 2010). Ob die Bestimmung des aktiven Anteils des Vitamin B_{12} (Holotranscobalamin) ein verlässlicherer Marker für neurologisch relevante Mangelzustände ist, ist umstritten. Im Zweifel klärt die Bestimmung der Vitamin-B_{12}-abhängigen Metabolite (Methylmalonsäure und Homozystein) den Versorgungsstatus auf zellulärer Ebene verlässlich auf. Überraschenderweise besteht keine Parallelität zwischen hämatologischen Folgen des Vitamin-B_{12}-Mangels (makrozytäre Anämie) und neurologischen Defizitzuständen, so dass das Blutbild nicht für den Ausschluss eines neurologisch relevanten Mangelzustandes geeignet ist. Im Zweifel sollte Vitamin B_{12} schon bei niedrig-normalen Serumwerten parenteral (Aufsättigung mit 1000 µg/1-mal wöchentlich; dann Erhaltungsdosis 1000 µg 1-mal monatlich bis 3-monatlich) oder gleichwertig mit einer täglichen Tablette zu 1000 µg oral behandelt werden.

Ein häufiges Problem der diabetischen Neuropathie stellen neuropathische Schmerzen dar. Hierfür stehen verschiedene Medikamente zur symptomatischen Therapie zur Verfügung. Zu beachten ist, dass diese in der Regel nicht zur Schmerzfreiheit,

Tab. 8.6 Dosierungen und Nebenwirkungen der von den Fachgesellschaften empfohlenen Medikamente[a] zur symptomatischen Therapie der schmerzhaften diabetischen Neuropathie (basierend auf Leitlinien der AAN/AANEM/AAPMR 2011, NICE 2010, EFNS 2010, IASP 2007 und der Nationalen VersorgungsLeitlinie Neuropathie bei Diabetes)

Wirkstoff	Startdosis	Aufdosierung	Zieldosis	Häufigste Nebenwirkungen
Pregabalin	25 mg zur Nacht	Steigerung um 25 mg/Tag, verteilt auf 2 Dosen	150–600 mg/Tag	Benommenheit, Ödeme, Gewichtszunahme, gastrointestinale Beschwerden
Gabapentin	3-mal 100 mg	Steigerung um 3-mal 100 mg/Tag alle 3 Tage	1.800–3.600 mg/Tag	Benommenheit, Gewichtszunahme
Duloxetin	60 mg/Tag	ggf. Steigerung auf 2-mal 60 mg	60–120 mg/Tag	Gastrointestinale Nebenwirkungen, Schwindel
Amitriptylin	25 mg zur Nacht	Steigerung um 25 mg/Tag alle 3 Tage	25–150 mg/Tag	Anticholinerge Nebenwirkungen, Schwindel, Verwirrtheit, Müdigkeit
Venlafaxin[b]	37,5 mg/Tag	Steigerung um 75 mg/Woche	75–225 mg/Tag	Übelkeit, Schwindel

[a] Die Präparate sind annähernd gleich wirksam und weisen eine Number needed to treat (NNT) zwischen ca. 3 und 8 auf (d. h. es müssen 3–8 Patienten mit dem betreffenden Wirkstoff behandelt werden, um bei einem dieser Patienten den gewünschten Effekt zu erzielen).
[b] Off-label für diese Indikation (D, A, CH).

sondern nur zur Schmerzreduktion führen und über einen ausreichend langen Zeitraum (in der Regel mindestens 4 Wochen in ausreichender Dosierung) eingenommen werden müssen, um die Wirksamkeit hinreichend beurteilen zu können. Der Patient sollte im Vorfeld über die Therapieziele aufgeklärt werden, um die Compliance nicht durch unrealistische Erwartungen zu gefährden. Sinnvolle Therapieziele sind eine Reduktion des Schmerzes um 30–50 %, eine Steigerung der Schlaf- und Lebensqualität, der sozialen Aktivität und der Arbeitsfähigkeit (BÄK et al. 2011). Einen Überblick über die von den Leitlinien verschiedener Fachgesellschaften am häufigsten empfohlenen Medikamente und deren Dosierung gibt Tab. 8.6. Zu beachten ist, dass keines der genannten Medikamente eine sofortige Schmerzreduktion bewirkt. Bei Patienten mit starken Schmerzen oder Schmerzexazerbation kann überbrückend mit schwachen Opioiden, wie z. B. Tramadol, behandelt werden.

▪ Autonome Neuropathien werden oft übersehen und sind potenziell lebensbedrohlich

Die autonome Neuropathie kann viele Organe betreffen. Meist verläuft sie zunächst asymptomatisch, kann jedoch auch zu lebensbedrohlichen Dysregulationen führen. Durch kardiovaskuläre Diagnostik lassen sich bei 20 % aller Patienten mit Diabetes mellitus Zeichen einer autonomen Neuropathie feststellen (BÄK et al. 2011). Es bestehen Assoziationen zu Diabetesdauer, Stoffwechseleinstellung, makro- und mikroangiopathischen Komplikationen und zur distal-symmetrischen Polyneuropathie. Für die Pathogenese werden die gleichen Mechanismen wie für die periphere sensomotorische Neuropathie angenommen. Im Rahmen des Neuropathie-Screenings bei Patienten mit diabetischer Neuropathie sollten zur Detektion einer autonomen Neuropathie Symptome wie Tachykardie, orthostatische Dysfunktion, Blasenfunktionsstörungen, gastrointestinale Beschwerden, erektile Dysfunktion, Schweißsekretionsstörungen, verminderte Hypoglykämiewahrnehmung und unklare Blutzuckerschwankungen erfragt werden. Bei Hinweisen auf eine orthostatische Dysfunktion sollten bei Herzgesunden eine Kreislauffunktionsprüfung nach Schellong und eine Analyse der Herzfrequenzvariabilität angeschlossen werden. Bei Blasenfunktionsstörungen kann zunächst ein Miktionstagebuch geführt werden und dann eine fachurologische Vorstellung erfolgen. Nur in schweren Fällen ist eine Untersuchung in einem auf autonome Funktionsdiagnostik spezialisierten Zentrum erforderlich. Wichtig sind jedoch regelmäßige Verlaufskontrollen. ◻ Tab. 8.7 gibt einen Überblick über die betroffenen autonomen Funktionssysteme und deren Untersuchung. Technische Details hierzu finden sich in der Nationalen VersorgungsLeitlinie (BÄK et al. 2011).

- **Orthostatische Dysregulation durch kardiale und vaskuläre autonome Denervierung**

Klinisch besonders bedeutende Störungen des kardiovaskulären Systems sind orthostatische Kreislaufdysregulation und perioperative Kreislaufinstabilität. Dabei ist zu beachten, dass der Diabetes mellitus allgemein einen wichtigen kardiovaskulären Risikofaktor darstellt und dementsprechend Herzerkrankungen bei Diabetikern vermehrt vorkommen. Die Multimorbidität von Diabetikern schränkt die Verwertbarkeit von autonomen Tests vor allem bei kardialer Vorerkrankung ein. Als symptomatische Therapiemaßnahmen sind in erster Linie physikalische Maßnahmen wie Stützstrümpfe, ausreichende Flüssigkeits- und Kochsalzzufuhr sinnvoll; in fortgeschrittenen Fällen kann unter Abwägung der Risiken auch eine medikamentöse Therapie mit Midodrin (α_1-Mimetikum) oder Fludrocortison (Mineralokortikoid) erwogen werden.

- **Gastrointestinale Störungen interferieren mit der Glukoseresorption und verschlechtern die Blutzuckerkontrolle**

Schädigungen des autonomen Nervensystems im Gastrointestinaltrakt betreffen alle Anteile und stören die neurale Kontrolle von Motilität, Sekretion, Resorption und sensibler Perzeption. Sie sind nicht diabetesspezifisch und erfordern deshalb eine differenzialdiagnostische Abklärung. Bei Dysphagie und dyspeptischen Beschwerden unterscheidet sich die Diagnostik nicht vom üblichen Vorgehen bei Nichtdiabetikern. Als Therapiemaßnahmen stehen eine Anpassung der Ernährungsgewohnheiten (häufigere kleine Maßnahmen, Meidung von schwer verdaulichen Speisen) und die symptomatische Therapie mit Laxanzien. Von der früher üblichen Gabe von Domperidon oder Metoclopramid über eine Akutbehandlung von 5 Tagen hinaus wird aktuell abgeraten.

- **Bei Restharnbildung Einsatz von selektiven α-Blockern möglich**

Bei Abnahme der Blasensensibilität setzt der Harndrang später ein, die Intervalle zwischen den Miktionen werden länger, das Harnblasenvolumen nimmt zu, die morgendlichen Urinmengen sind größer, die Miktionsdauer länger. Häufig kommt es zu Restharnbildung. Die Folge können häufige Harnwegsinfekte sein. Als erste therapeutische Maßnahme sollte auf eine regelmäßige Blasenentleerung geachtet werden. Bei Restharnbildung können, sofern keine orthostatische Hypotonie vorliegt, selektive α-Blocker eingesetzt werde, in schwereren Fälle sind Einmalkatheterismus oder ein Dauerkatheter notwendig.

- **Bei erektiler Dysfunktion sind Phosphodiesterase-5-Hemmer Mittel der Wahl**

Die erektile Dysfunktion bei diabetischen Männern ist mit einer Prävalenz von 35–90 % ein häufiges und multifaktoriell bedingtes Problem. Neben der autonomen Neuropathie spielen eine Angiopathie und endotheliale Dysfunktion im Endstrombereich, Hypogonadismus und psychische Faktoren eine wichtige Rolle (Malavige u. Levy 2009). Therapie der ersten Wahl sind Phosphodiesterase-5-Hemmer. Zu beachten sind jedoch die Kontraindikationen wie koronare Herzerkrankung, Herzinsuffizienz, orthostatische Hypotonie und schwere arterielle Hypertonie, die vor allem bei Diabetikern gehäuft vorkommen (BÄK et al. 2011). Eine Alternative bei Kontraindikationen oder fehlender Wirksamkeit von Phosphodiesterase-5-Inhibitoren sind die Autoinjektionstherapie mit Alprostadil oder Penisprothesen.

- **Oft schwierige Differenzialdiagnose bei den seltenen Formen der diabetischen Neuropathie**

Die seltenen Formen der diabetischen Neuropathie sind überwiegend fokal und motorisch betont mit initial heftigen Schmerzen und stellen oft eine differenzialdiagnostische Herausforderung dar. Fast immer besteht gleichzeitig eine distal-symmetrische sensomotorische diabetische Neuropathie variabler Schwere.

Fokale diabetische Neuropathien Bei allen fokalen diabetischen Neuropathien bestimmt meist ein

Tab. 8.7 Überblick über Neuropathien des autonomen Nervensystems und deren Diagnostik und Therapie

Organsystem	Symptome	Diagnostische Möglichkeiten	Symptomatische Behandlung
Kardiales System	Ruhetachykardie, eingeschränkte Herzfrequenzvariabilität,. Belastungsintoleranz, linksventrikuläre Dysfunktion, perioperative Instabilität. Narkosezwischenfälle, Denervierungshypersensitivität, orthostatische Hypotonie, postprandiale Hypotonie, eingeschränkte oder fehlende Wahrnehmung von Myokardischämien, verminderte zirkadiane Rhythmik von Herzfrequenz und Blutdruck	– Kurzzeitprüfungen: Herzfrequenzvariation bei Taktatmung, beim Übergang vom Liegen zum Stehen, beim Valsalva-Manöver Langzeitprüfung: Herzfrequenzvariation – Im 24-h-EKG: Spektralanalyse der Herzfrequenzvariation – Baroreflex-Sensitivität, QTc, J^{131}-MIBGMyokardszintigra-fie, Blutdruckregulation beim Schellong-Stehversuch, schmerzlose Ischämie beim Belastungs-EKG	– Intensive Überwachung perioperativ und bei Katecholamingaben – Bei orthostatischer Hypotonie: physikalische Maßnahmen, vermehrte Kochsalzzufuhr, Flüssigkeit, Stützstrümpfe, Fludrocortison, Midodrin, Dihydroergotamin
Gastrointestinaltrakt	Ösophagusmotilität, gastroösophagealer Reflux, Gastropathie, Cholezystopathie, Diarrhö, Obstipation, Inkontinenz	– Endoskopie zum Ausschluss mechanischer – Obstruktionen, Medikamentenanamnese Ösophagusszintigrafie bzw. -manometrie, Magenentleerungsszintigrafie – 13C-Acetat- und 13C-Oktanat-Atemtests – Magenmanometrie, Sonografie – Ausschlussdiagnostik bei Diarrhö und Obstipation, H_2-Atemteste, Passagezeitbestimmung, anorektale Manometrie und Sensibilitätsprüfung	– Refluxbeschwerden: Omeprazol – Magenentleerungsstörungen: Stoffwechseleinstellung, Metoclopramid, Domperidon, Erythromycin (Gastrojejunostomie) – Diarrhö: Kodein, Loperamid, Antibiotika, – Colestyramin, Clonidin, Oktreotid – Obstipation: Lactulose – Inkontinenz: Biofeedback, Operation
Harntrakt	Zystopathie, Restharnbildung, rezidivierende Harnwegsinfekte	Anamnese, Urinuntersuchung, Morgenurinvolumen – Sonografische Bestimmung des maximalen Blasenvolumens und des Restharns – Uroflowmetrie, urodynamische Untersuchungen, Miktionszystourethrografie	Regelmäßige Miktion, Einmalkatheter, Dauerkatheter. Parasympathomimetika, Anticholinergika, α-Blocker
Genitaltrakt	Erektile Dysfunktion (► Abschn. 8.7), Ejakulationsstörung Sexualstörungen der Frau	Anamnese, Labor. Medikamentenanamnese, Pharmakon-Testung (Prostaglandin, Phosphodiesterase-Typ-5-Hemmer), (nur, falls Operation geplant ist: Kavernosometrie/-grafie)	Phosphodiesterase-Typ-5-Hemmer, Schwellkörper-Autoinjektionstherapie (SKAT), Vakuumerektionshilfen, Implantate (Gefäßrekonstruktion)
Sudomotorik	Dyshidrose, Anhidrose, gustatorische Schweißausbrüche	– Inspektion, Schweißteste, quantitativer – Sudomotor-Axonreflex	– Regelmäßige Fußpflege, fettende Salben – Gustatorischer Schweiß: Glycopyrrolat-Creme, Clonidin; Botulinumtoxin

Tab. 8.7 (Fortsetzung)

Organsystem	Symptome	Diagnostische Möglichkeiten	Symptomatische Behandlung
Vasomotorik	Rubeosis pedis, überwärmte Haut. Ödeme der unteren Extremitäten, Mönckeberg-Mediasklerose, orthostatische Fehlregulation	Inspektion, Thermografie, pO_2 der Fußrückenvenen, Schellong-Stehversuch	Bei Ödemen Ephedrin, Diuretika
Trophik	Hyperkeratose, diabetisches Fußsyndrom, Fußulkus, Charcot-Osteoarthropathie (► Abschn. 8.6)	Inspektion, Röntgen, Leukozyten-Szintigrafie, Kernspintomografie	Fußpflege, Druckentlastung, Wundbehandlung, Orthesen
Neuro-endokrines System	Hypoglykämiewahrnehmungsstörung, verminderte oder fehlende Katecholaminsekretion bei Hypoglykämie, Orthostase oder körperlicher Belastung	Hochfrequente Blutzuckerselbstmessung, Herz-Kreislauf-Reflexe (evtl. Insulinhypoglykämietest mit Schwellenbestimmung für Symptome und Hormonsekretion)	Konsequentes Vermeiden von Hypoglykämien, evtl. gering höheres HbA_{1c} anstreben, Hypoglykämiewahrnehmungstraining
Pupillomotorik	Miosis, eingeschränkte Dunkeladaptation	Infrarot-Pupillometrie	Hinweis auf Störung der Dunkeladaptation für Autofahrer
Respiratorisches System	Zentrale Fehlregulation (Sensitivität gegen CO_2 oder O_2 eingeschränkt); Schlafapnoe? Atemstillstände?	– Untersuchung der Atemregulation – Apnoe-Screening	

akuter regionaler Schmerz, gefolgt von Lähmungen das Krankheitsbild; sensible Störungen fehlen. Im Hirnnervenbereich treten am häufigsten Abduzens- oder Okulomotoriusparesen auf (paresetypische Doppelbilder fehlen, wenn eine Ptose im Rahmen der Okulomotoriusparese besteht!). Auch Kombinationslähmungen der okulomotorischen Nerven kommen vor. Meist erfordert die Differenzialdiagnostik zu einem Hirnbasisarterienaneurysma eine rasche fachneurologische Abklärung. Histologische Befunde deuten auf einen vaskulären oder vaskulitischen pathogenetischen Hintergrund hin; in vielen Fällen geht der Schmerz auf Kortikosteroidgabe deshalb prompt zurück, während die Parese unbeeinflusst bleibt und sich erst im Verlauf, meist mit Defekten, bessert.

Nervenkompressionssyndrome Außerdem stellt der Diabetes mellitus einen Risikofaktor für Nervenkompressionssyndrome wie z. B. das Karpaltunnelsyndrom oder die Ulnarisneuropathie am Ellbogen dar, besonders wenn diese bilateral auftreten und damit eine systemische Ursache nahe legen. Das Tarsaltunnelsyndrom ist in erster Näherung das Pendant zum Karpaltunnelsyndrom an der unteren Extremität; hier wird analog eine Einengung des N. tibialis unterhalb des Innenknöchels vermutet. Außerhalb des Diabetes wurde ein solches Engpasssyndrom extrem selten nachgewiesen. Plastische Chirurgen in den USA unter Führung von Dellon haben jedoch darin eine der wesentlichen Ursachen der Schmerzen bei diabetischer Neuropathie und des diabetischen Fußsyndromes gesehen; inzwischen wird auch in den deutschsprachigen Ländern eine dekomprimierende »Release-Operation« am Tarsaltunnel und weiteren bis zu 6 angeblichen Engpässen am Bein bezeichnenderweise ebenfalls von plastischen Chirurgen statt – wie mit dieser Indikation eigentlich zu erwarten – von Neurochirurgen angeboten. Der Cochrane Review hierzu hat keine

Evidenz für die Sinnhaftigkeit dieser risikobehafteten Operationen gesehen; entsprechend ist hiervon abzuraten (Chaudhry et al. 2008)

Diabetische Amyotrophie Bei der proximalen diabetischen Neuropathie (diabetische Amyotrophie) handelt es sich meist nur scheinbar um eine Mononeuropathie des N. femoralis, denn bei genauer Untersuchung sind die vom N. obturatorius innervierten Adduktorenmuskeln mitbeteiligt, so dass der Übergang zwischen einer Mononeuropathie (Erkrankung eines einzelnen Nerven) und einer Schwerpunktneuropathie und Plexopathie fließend ist. Diese Parese kann sowohl akut mit meist heftigen neuropathischen Schmerzen als auch langsam progredient mit zunehmenden Atrophien auftreten, die wegen der Einseitigkeit und Schmerzhaftigkeit leider oft als einseitiges Wurzelkompressionssyndrom (der Wurzel L4) oder als Hüftgelenksschmerz fehlgedeutet werden. Häufig ist das Liquoreiweiß erhöht, was eine Entzündung der Nervenwurzeln belegt; histologisch liegt eine lymphozytäre Vaskulitis der Vasa nervorum vor. Kortikosteroide oder hochdosiertes Immunglobulin bessern die Schmerzen rasch, haben aber keinen gesicherten Einfluss auf die Prognose.

8.6 Diabetisches Fußsyndrom inklusive Charcot-Fuß

A. Risse, S. Zimny

▪ Was ist ein diabetisches Fußsyndrom (DFS)?

Der Begriff »Diabetischen Fußsyndrom« (DFS) umfasst verschiedene Krankheitsbilder, die durch unterschiedliche Ätiologie und Pathomechanismen gekennzeichnet sind. Allen gemeinsam ist, dass Läsionen am Fuß des Patienten mit Diabetes mellitus zu Komplikationen führen können, die bei verzögerter oder ineffektiver Behandlung die Amputation der gesamten Extremität zur Folge haben können (Bundesärztekammer 2010).

▪ Unnötige hohe Amputationen sind häufig

In Deutschland fehlen belastbare Daten zur Häufigkeit oder Therapie des DFS. Ein Register, ähnlich wie in der Onkologie, fehlt (Hohenberger et al. 2011). Je nach Erhebung in selektiven Populationen oder aus Krankenkassendaten werden jährlich ca. 25.000 Majoramputationen an Menschen mit Diabetes durchgeführt (Heller et al. 2005); dies, obwohl bereits 1989 in der Deklaration von St. Vincente eine Reduktion um 50 % angestrebt wurde (Saint Vincent Declaration on diabetes care and research in Europe 1989). Auch die Inzidenz diabetesbedingter Amputationen liegt mit 3–40/100.000 Einwohner/Jahr) in Deutschland höher als in anderen Gesundheitssystemen (Lobmann u. Balletshofer 2011). Zusätzlich ist die perioperative Mortalität mit ca. 22 % sehr hoch. Patienten, die ein Bein verloren haben, laufen Gefahr, innerhalb der nächsten 4 Jahre auch das zweite Bein zu verlieren. 5 Jahre nach erfolgter Majoramputation lebt noch ein Viertel der betroffenen Patienten im Vergleich zu 80 % ohne Majoramputation (Faglia et al. 2001). Das DFS ist somit eine ernste, lebensbedrohliche Erkrankung.

▪ Die Nervenstörung ist die wesentliche Ursache des DFS

Wie bei Lepra und Neurosyphilis (Tabes dorsalis) ist die diabetische Polyneuropathie durch die Empfindungsstörung und die hierdurch bedingte Änderung der anthropologischen Matrix (Leibesinselschwund) die einzige notwendige und gleichzeitig hinreichende Bedingung für die Entstehung und die hohe Rezidivrate des DFS (Risse 2006). Eine zusätzlich bestehende Makroangiopathie erhöht den Komplexitätsgrad und verschlechtert die Prognose erheblich (Bundesärztekammer 2010).

▪ Diabetische Polyneuropathie: Alle drei Nervenfunktionen sind betroffen

▪▪ Autonome Neuropathie

Der Fuß wird trocken aufgrund fehlender Schweißsekretion. Es bilden sich Rhagaden, d. h. ideale Eintrittspforten für Bakterien. Durch Drucküberlastung und autonome Regulationsstörung kommt es zu überschießender Hornhautbildung, die den pointierten Druck auf Anteile des Fußes zusätzlich erhöhen. Sämtliche Kapillaren, Arteriolen, Venolen und arteriovenösen Shunts sind weitgestellt bei zudem fehlender posturaler Konstriktion. Der Fuß erfährt eine permanente Hyperperfusion. Bei der klinischen Untersuchung finden sich daher warme, trocken, nicht riechende Füße.

▪▪ Motorische Neuropathie

Folge der nach proximal fortschreitenden motorischen Neuropathie sind Änderungen der Fußmuskelinnervation mit Krallenzehenbildung und erhöhten Drucken auf die Mittelfußköpfchen (loco typico des Malum perforans) sowie auf die Zehenendglieder und Endgelenke.

▪▪ Symmetrisches, sensibles Polyneuropathiesyndrom

Der Verlust der Empfindung bis zu kompletter Anästhesie beginnt an der Großzehenpulpa und schreitet dann strumpfförmig nach proximal fort. Unerträgliche Missempfindungen wie Par-, oder Allästhesien sowie Hyperpathien können die Folge sein. Die Beschwerden treten typischerweise in Ruhe auf und mindern sich bei Bewegung – diffenzialdiagnostisches Kriterium zur peripheren arteriellen Verschlusskrankheit (pAVK, Schaufensterkrankheit). Die größte Gefahr besteht jedoch in der anästhetischen Form der Polyneuropathie (PNP). Durch das Fehlen der automatischen Schutzreflexe sind Traumata unausweichlich. Der fehlende Schmerz führt zu Verzögerung der adäquaten Wundbehandlung. Dies erklärt die zum Teil grotesken Verletzungen, die die Patienten vermeintlich ungerührt lassen und bei den Behandlern Gegenübertragungen der Fassungslosigkeit und Aggression induzieren.

▪ Kommt ein Gefäßverschluss hinzu, wird es dramatisch

Stenosen und Verschlüsse finden sich in typischer Weise an den Unterschenkeln. Wichtig für den klinischen Zugang und die Bewertung der Schwere einer pAVK ist, dass die in der Angiologie übliche Klassifikation nach Fontaine, die sich auf Beschwerden/Schmerzen gründet, wegen der gleichzeitig bestehenden Polyneuropathie keine Aussagen erlaubt: Die Gehstrecke der Patienten ist unendlich, Ruheschmerzen bestehen auch bei bedrohlicher Ausprägung nicht. Bei Anwendung der Klassifikation nach Fontaine wird somit der Schweregrad systematisch unterschätzt. Duplexuntersuchung, Messung des transkutanen Sauerstoffdruckes und Angiografie bieten jedoch objektive Beurteilungskriterien der Perfusion auch bei fehlenden Beschwerden.

▪ Die kleinen Gefäße sind offen! Es gibt keine okklusive Mikroangiopathie

Obwohl das DFS mit Durchblutungsstörungen assoziiert wird, besteht eine okklusive Mikroangiopathie, d. h. der Verschluss kleinster Gefäße, nicht. Dennoch hält sich das Konstrukt im semantischen Feld unerfahrener Behandler. Der von Bollinger eingeführte Begriff der funktionellen Mikroangiopathie zeigt in den kapillarmikroskopischen Untersuchungen die Endstrombahn offen. Mikrozirkulatorische Perfusionsstörungen sind durch erhöhte Viskosität bei Blutzuckerhöhungen bedingt. Ein gutes Maß z. B. für die Erythrozytenrigidität ist der HbA_{1c}-Wert.

▪ Das Bindegewebe ist steif durch Verzuckerung

Glykierung findet nicht nur Gefäßen und Nerven, sondern an allen Strukturen des Körpers statt. Somit auch am Bindegewebe. Am Fuß zeigt sich dies durch sog. »limited joint mobility« (LJM): Die durch die motorische Neuropathie induzierte Krallenzehenbildung kann nicht mehr passiv reponiert werden. In der Untersuchung findet sich das Äquivalent der LJM an den Händen als »Prayers Sign«: bei dem Versuch, die Hände nach Art Maßgabe des Betens flach an einander zulegen, bleiben die Handflächen voneinander getrennt.

▪ Immer Antibiotika anordnen! Infektzeichen können fehlen

Sämtliche Läsionen zeigen aufgrund ihrer längeren Laufzeit einen Befall mit multiplen Erregern. Die üblichen klinischen Zeichen einer Infektion (Rubor, Calor, Dolor) können fehlen. Serologische Parameter wie CRP oder BSG sind häufig normal. Entscheidend für das weitere Vorgehen ist das Ausmaß der Gewebedestruktion, eventueller Knochenbefall und die Art der Erreger.

▪ Oberflächenabstriche sind sinnlos

Oberflächenabstriche liefern keine verlässlichen Ergebnisse. Gewebeentnahme, ggf. Knochenpunktion sind notwendig. Die Antibiotikatherapie erfolgt zunächst kalkuliert, nach Eingang des mikrobiologische Ergebnisses gezielt. Nativröntgenaufnahmen liefern Aussagen zu Knochendestruktionen, weiter Differenzierungen sind durch die Kernspinuntersuchung möglich.

Tab. 8.8 Klassifikationen der Fußverletzung nach Wagner (Quelle: Wagner 1981) und Armstrong (Quelle: Armstrong et al.1998)

Wagner	Grad 0	1	2	3	4	5
Armstrong						
A	Keine Läsion ggf. Deformität	Oberflächliches Ulkus	Ulkus bis zu den Sehnen, Gelenkkapsel oder Knochen	Ulkus mit Abszedierung, Osteitis, Infektion der Kapsel	Nekrose von Fußteilen	Nekrose des gesamten Fußes
B	Mit Infektion					
C	Mit Ischämie					
D	Mit Infektion und Ischämie					

- **Patienten mit DFS leiden an vielen Erkrankungen aller Organsysteme**

Das DFS tritt nicht isoliert auf. Es ist Teil der Glykierung des gesamten Körpers. Neben der Fußuntersuchung sind insbesondere bei Planung von (gefäß-)chirurgischen Eingriffen notwendig:
- Kardiologische Diagnostik: **Cave:** stumme Myokardischämie
- Duplexuntersuchung der Halsgefäße: bisher unerkannte Karotisstenosen?

Aufgrund der Multimorbidität wird auch vom Anästhesisten ein Höchstmaß an Erfahrung erwartet (z. B. Intubationsprobleme durch HWS-Glykierung; Zander et al. 2012).

- **Am Anfang steht eine Bagatellverleztung – Danach warten Patienten und Ärzte zu lange ab**

Die Entwicklung des DFS beginnt mit Bagatellverletzungen durch falsches Schuhwerk, traumatisierende Nagelpflege, zu heißes Fußbad, Laufen auf heißem Sand, Heizkissen etc. Bedingt durch die fehlenden Schmerzen werden diese Bagatelltraumen nicht ernst genommen: Die Patienten gehen zu spät zum Arzt. Ärzte reagieren auf die Läsionen ebenfalls inadäquat, weil das fehlende affektive Betroffensein durch Schmerz bei den Patienten ausbleibt und sie das Signal: »Es geht mir gut« aussenden. So können sich Infektionen über längere Zeiträume ungehindert ausbreiten. Es kommt zu ausgedehnten Gewebeschäden und Knochendestruktionen. Häufig werden die Patienten aufgrund einer Sepsis eingewiesen.

- **Vor der Therapie die Wunde genau beschreiben**

Wichtig: Liegt eine Durchblutungsstörung vor?

Zur Planung des weiteren Vorgehens und der interdisziplinären Kommunikation ist eine definierte Semantik notwendig:

Wichtige Fragen:
- Wie tief ist die Läsion?
- Liegt (zusätzlich zur PNP) eine Durchblutungsstörung vor? Zur Evaluation hat sich die Kombination der Klassifikationen nach Wagner (Wagner 1981) und Armstrong (Armstrong et al.1998) bewährt (Tab. 8.8).
- Wo befindet sich die Läsion?
- Die Lokalisation und Qualität der Läsion muss differenziert beschrieben werden. Hierzu stehen eine Fülle von Erhebungsbögen und elektronischen Dokumentationssystemen bereit. Die schnellste Kommunikation gelingt durch die Fotodokumentation.

- **Die klinische Untersuchung ist die Grundlage**
- - **Der Gefäßstatus ist wesentlich**

Angiologische Untersuchung
- Tasten der Fußpulse: Tastbare Fußpulse schließen eine belangvolle Durchblutungsstörung aus – von Ausnahmen (kurzstreckige proximale Stenosen) abgesehen

- Taschendoppler: Diese Untersuchung liefert weitere Hinweise.
- Im Zweifelsfall sollte eine Duplexuntersuchung durch einen erfahrenen Untersucher und dann im Anschluss eine Angiografie erfolgen.

Die Indikationsstellung zur Angiografie muss stringent erfolgen. Nierenfunktionsstörungen bei Menschen mit Diabetes sind häufig. Kontrastmittelinduziertes Nierenversagen ist folgerichtig eine häufige Komplikation der Angiografie (Bundesärztekammer 2010).

Die unidirektionale Doppleruntersuchung liefert bei der häufig vorkommenden Mediasklerose falsch hohe Ergebnisse (Emanuele et al.1981).

Neurologische Untersuchung

Stimmgabeluntersuchung Die Untersuchung mit der Rydel-Seiffer-Stimmgabel liefert quantifizierbare Ergebnisse. Da die sensible Neuropathie am Ende der längsten Nerven beginnt, beginnt die Untersuchung an der Großzehenpulpa, aufsteigend über die Malleolen bis hin zum Beckenkamm.

Weinstein-Filament Das Weinstein-Filament ist ein weiteres verlässliches Untersuchungsinstrument des Berührungsempfindens. Das übliche genutzte Filament liefert bei Einknicken die Information, dass 10 g Auflagekraft nicht mehr perzipiert werden. In einem solchen Fall liegt bereits eine schwere Empfindungsstörung vor (Pham et al. 2000).

Die übrigen empfohlenen Untersuchungen sind entweder zu unsicher (Tip-Therm) oder von großer Untersuchererfahrung abhängig (Reflextestung) und daher von geringer Aussagekraft.

Ein auch von Ungeübten zu untersuchendes Kriterium der epikritischen Sensibilität ist das Erkennen von auf die Haut geschriebener Zahlen.

Reden hilft sehr bei der Diagnostik

Ein zunehmend in Vergessenheit geratenes Verfahren ist die Befragung des Patienten: »Können Sie mir schildern, was Sie an Ihren Füßen oder in der Gegend Ihrer Füße spüren?« Dieses Verfahren liefert die genauesten Aussagen über das Patientenerleben.

Therapie

Grundlegende Strategien beim DFS:
- Revaskularisation bei bestehender pAVK: PTA (perkutane transluminäre Angioplastie), Bypass-Chirurgie, Hybrideingriff
- Antibiotikatherapie bei Infektion
- Stadienadaptierte Wundbehandlung: Debridement, feuchte Wundbehandlung
- Blutzuckernormalisierung
- Knochenchirurgie: Minimalresektion, Minor-/Majoramputationen, plastische Chirurgie
- Druckentlastung

Revaskularisation

Wenn eine Durchblutungsstörung vorliegt, muss eine Revaskularisation erfolgen.

Auf die eingehende Gefäßdiagnostik als notwendige Voraussetzung aller weiteren Maßnahmen wurde bereits hingewiesen. Bei Vorliegen einer Stenose bzw. eine Verschlusses muss eine Revaskulariation bis in das pedale Stromgebiet erfolgen. Die Verfahrensweisen sind standardisiert und ihre guten Ergebnisse extensiv beschrieben. Sollte eine Revaskularisation (PTA, Bypass, Hybrid) nicht möglich sein, können heuristische Verfahren als Ultima Ratio versucht werden (Low-Urokinase; Weck et al. 2010).

Je älter die Wunde, desto mehr Keimarten

Patienten mit DFS und hohen HbA_{1c}-Werten sind immunsupprimiert. Infektionen breiten sich daher ggf. rasch aus. Die Therapie mit gewebegängigen Antibiotika erfolgt zunächst kalkuliert unter Berücksichtigung der häufigsten Erreger:
- Unvorbehandelte Läsion: Staphylokokken, Streptokokken, Enterokokken
- Antibiotisch vorbehandelte Läsion: gramnegative Keime: Proteus, Enterobacter, Pseudomonas

Nach Eingang des mikrobiologischen Befundes erfolgt eine erregergezielte Antibiotikatherapie. Die zunehmende Resistenz gegen Antibiotika stellt ein wachsendes Problem in der Antibiotikatherapie des DFS dar.

Wundbehandlung standardisieren

Nekrosestadium Ziel ist es, sämtliche nekrotischen Gewebeanteile zu entfernen. Bei durch Neuropathie anästhetischen Wunden gelingt dies problemlos. Bei schmerzhaften Wunden muss eine ausreichend Analgesie, ggf. Vollnarkose, sichergestellt werden. Neben den mechanischen Verfahren (Skalpell, Kurette) hat sich die Madentherapie etabliert.

Granulationsstadium Ist ein sicher durchblutetes, sauberes Granulationsgewebe hergestellt, wird die Granulation durch stringente feuchte Wundbehandlung stimuliert. Dem Sekretmanagement kommt hier eine besondere Bedeutung zu. Evident ist die feuchte Wundbehandlung als kategoriale Voraussetzung der Granulation.

■ ■ Blutzuckernormalisierung

Die Blutzuckernormalisierung erfolgt idealerweise durch Insulin, weil hier eine schnelle Dosisanpassung an die wechselnden, infektionsabhängigen Resistenzgrade möglich ist. Die Höhe der Zielwerte ist wissenschaftlich nicht definiert.

■ ■ Minimalchrirugie statt Majoramputationen

Minimalchirurgische Eingriffe zielen auf Minimierung des endogenen Druckes, z. B. durch Resektion eine Metatarsalknochenköpfchens, oder die Tenotomie zu Begradigung von Krallenzehen. Jede Resektion vermindert die Auflagefläche und erhöht damit den Druck auf die Fußsohle mit Gefahr weiterer Läsionen. Majoramputationen (oberhalb des Knöchels) sollten ausschließlich nach einer zweiten Meinung erfolgen. Möglichkeiten der plastischen Chirurgie können zu Defektdeckung aber auch zur Prophylaxe von Ulzera genutzt werden (Armstrong et al. 2003). Ein schwer beherrschbares Problem stellt sich bei der Deckung von Fersenläsionen.

■ ■ Die Druckentlastung ist das einzige ungelöste Problem in der Behandlung

Die Druckentlastung stellt das einzige ungelöste Problem in Behandlung des DFS dar. Es steht eine Reihe verschiedener, technisch ausgereifter und standardisierter Maßnahmen wie Weichbettungen, semiorthopädische Schuhe, Maßschuhe, »total contact casts« etc. zur Verfügung (Maciejewski et al. 2004). Die Hierarchisierung und indikationsbezogene Anwendung wird von der Arbeitsgemeinschaft Fuß der DDG (Deutsche Diabetes Gesellschaft) in beispielhafter Weise operationalisiert (http://www.ag-fuss-ddg.de/downloads.html →Schuhversorgung; ▶ Tab. 8.9; weitere Erläuterungen s. Koller et al. 2006). Der verordnende Arzt muss angefertigte Schuhversorgungen persönlich überprüfen.

Häufige Fehler bei der Schuhversorgung

- Unzureichende Entlastung der Läsion durch meist zu dünne entlastende Einlagen
- Ballenmaß zu schmal (75 % der Patienten mit neuropathischem diabetischem Fuß haben breitere Vorfüße als normal)
- Zu geringe Höhe des Schuhs und damit ungenügende Stabilität
- Fehlende Sohlenversteifung bei entsprechendem Befund
- Fehlende Absatzrolle (Bundesärztekammer 2010)

Die druckentlastenden Hilfsmittel werden von den Patienten allerdings unzureichend oder nicht genutzt. Aufgrund neuropathiebedingter mangelnder Rückmeldung, kaufen die Patienten habituell ihre Schuhe zu eng, Orthesen werden nicht getragen, der nächtliche Gang zur Toilette erfolgt ohne Schuhe usw. Diese Problematik ist auch durch repetitive Aufklärung nicht zu unterlaufen. Der Grund liegt in der Veränderung der anthropologischen Tiefenschicht durch die Neuropathie (Leibesinselschwund). Es bleibt den Therapeuten hier nur die empathische engmaschige Kontrolle und Ermunterung der Patienten und der eigene Schutz vor Frustration, wenn die Hinweise nicht befolgt werden. Druckentlastung kann durch Gipstechnik (Total Contact Cast), therapeutisches Schuhwerk, Orthesen, durch Benutzung von Gehstützen oder eines Rollstuhls oder durch strikte Bettruhe erzielt werden. Zur Druckentlastung ist die regelmäßige Entfernung von Hornhautschwielen (Kallus) notwendig (Bundesärztekammer 2010).

■ Kooperation rationaler Egoisten: Die sog. »Versorgungsstrukturen« oder: Alle reden von »interdisziplinärer Versorgung«

Die Behandlung des DFS ist grundsätzlich interdisziplinär, multiprofessionell und sektorübergreifend. Hierdurch entstehen im deutschen Gesundheits-

Tab. 8.9 Schuhversorgung und Risikoklassen beim diabetischen Fußsyndrom und analogen Neuro-Angio-Arthropathien (Stand: 25.02.2006). (Quelle: Koller et al. 2006)

	Risikogruppe	Erläuterung	Regelversorgung
0	Diabetes mellitus ohne PNP/pAVK	Aufklärung und Beratung	Fußgerechte Konfektionsschuhe
I	Wie 0, mit Fußdeformität	Höheres Risiko bei späterem Auftreten einer PNP/pAVK	Orthopädieschuhtechnische Versorgung aufgrund orthopädischer Indikation
II	Diabetes mellitus mit Sensibilitätsverlust durch PNP/relevante pAVK	PNP mit Sensibilitätsverlust pAVK Höherversorgung mit DAF oder orthopädischen Maßschuhen bei Fußproportionen, die nach einem konfektionierten Leisten nicht zu versorgen sind, Fußdeformität, die zu lokaler Druckerhöhung führt, fehlgeschlagene adäquate Vorversorgung, orthopädischer Indikationen	Diabetesschutzschuh mit herausnehmbarer konfektionierter Weichpolstereinlegesohle, ggf. mit orthopädischer Schuhzurichtung
III	Z. n. plantarem Ulkus	Deutlich erhöhtes Ulkusrezidivrisiko gegenüber Gr. II Höherversorgung mit orthopädischen Maßschuhen bei Fußproportionen, die nach einem konfektionierten Leisten nicht zu versorgen sind, fehlgeschlagene adäquate Vorversorgung, orthopädische Indikationen	Diabetesschutzschuh i.d.R. mit diabetesadaptierter Fußbettung, ggf. mit orthopädischer Schuhzurichtung
IV	Wie II mit Deformitäten bzw. Dysproportionen	Nicht nach konfektioniertem Leisten zu versorgen	Orthopädische Maßschuhe mit DAF
V	DNOAP (Sanders II–V) LEVIN III),	Orthesen i.d.R. bei DNOAP Typ IV-V (Sanders) oder bei starker Lotabweichung	Knöchelübergreifende orthopädische Maßschuhe mit DAF, Innenschuhe, Orthesen
VI	Wie II mit Fußteilamputation	Mindestens transmetatarsale Amputation, auch als innere Amputation	Versorgung wie IV plus Prothesen
VII	Akute Läsion/ floride DNOAP	Stets als temporäre Versorgung	Entlastungsschuhe, Verbandsschuhe, Interimsschuhe, Orthesen, TCC ggf. mit DAF und orthopädischen Zurichtungen
Kriterien für eine höhergradige Versorgung			
a)	Kontralaterale Majoramputation		
b)	Arthropathie Hüfte/Knie/OSG oder Gelenkimplantat mit Funktionsbeeinträchtigung/Kontraktur		
c)	Amputation der Großzehe/Resektion MFK I		
d)	Motorische Funktionseinschränkung/Parese eines oder beider Beine		
e)	Höhergradige Gang- und Standunsicherheit		
f)	Extreme Adipositas (BMI ≥35)		
g)	Dialysepflichtige Niereninsuffizienz		
h)	Beruf mit überwiegender Steh- und Gehbelastung		
i)	Erhebliche Visuseinschränkung		
j)	Fehlgeschlagene adäquate Vorversorgung		
k)	Fußdeformität, die zu lokaler Druckerhöhung führt		

PNP Polyneuropathie, *pAVK* periphere arterielle Verschlusskrankheit, *DNOAP* diabetische neuropathische Osteoarthropathie, *DAF* diabetesadaptierte Fußbettung, *TCC* Total Contact Cast.

8

wesen typische Probleme der Kooperation rationaler Egoisten. Die AG Fuß der DDG hat die Kooperation in vorbildlicher Weise strukturiert und Kriterien für die Teilnahme an der Versorgung definiert (Bundesärztekammer 2010). Die hier erzielten Ergebnisse sind beeindruckend: Die Amputationsraten konnten drastisch um 90% gesenkt werden (Müller et al. 2006). Allerdings beruhen diese Ergebnisse auf der freiwilligen Kooperation individuell zufällig tätiger Protagonisten. Das Fußnetz Rheinland hat darüber hinaus Kriterien definiert, nach der auch größere Gruppen von Leistungsanbietern unter regelmäßiger Qualitätskontrolle zusammenarbeiten können. Hierzu sind allerdings über die reinen Qualitätsstandards der AG Fuß zusätzliche Kontrollinstanzen notwendig (Hochlenert et al. 2006). Ein weiteres Tool zur Verbesserung der Behandlungsergebnisse, zur Vermeidung von Rezidiven und stationären Wiederaufnahmen liefern ein strukturiertes Entlassungsmanagement, das sowohl den stationären wie den ambulanten Sektor umfasst (Rümenapf et al. 2013).

▪ Diabetische neuropathische Osteoarthropathie – sog. Charcot-Fuß

▪▪ Der »Charcot-Fuß« wird im Frühstadium oft verkannt

Die diabetische neuropathische Osteoarthropathie (DNOAP) – Synonyme: Neuroosteoarthropathie, Charcot-Arthropathie, im klinischen Alltag meist »Charcot-Fuß« genannt – stellt als nichtinfektiöse Zerstörung von Knochen und Gelenken im Zusammenhang mit der Neuropathie eine Sonderform des diabetischen Fußsyndroms dar. Betroffene Gelenke weisen vorwiegend eine Synovitis sowie Instabilitäten mit folgender Subluxation und Luxation und Destruktion auf. Häufig wird diese Spätkomplikation des Diabetes mellitus zumindest in den Anfangsphasen verkannt und führt unsachgemäß behandelt zu einer progredienten Zerstörung des Fußskeletts und Invalidität der betroffenen Patienten (Baglioni et al. 2012). Die Angaben zur Häufigkeit der DNOAP bei Patienten mit Diabetes mellitus reichen von 0,1–16 %. Diese erhebliche Schwankungsbreite erklärt sich durch variierende Definitionen und unterschiedliche Intensität der Untersuchung (Frykberg u. Belczyk 2008). In seltenen Fällen führt der Charcot-Fuß aber erst zur Diagnose des Diabetes mellitus. Die Diagnose eines Charcot-Fußes erfolgt im Mittel erst 4,5 Monate nach Präsentation der Symptome, wobei zur Hälfte die Charcot-Füße nicht adäquat diagnostiziert werden. Eine geschlechtsspezifische Häufung ist nicht vorhanden. In bis zu 30 % der Krankheitsfälle wird ein bilaterales Auftreten der Osteoarthropathie beschrieben. Neuere Untersuchungen zeigen, dass die DNOAP mit einer erhöhten Mortalität der Diabetespatienten assoziiert ist (van Baal et al. 2010).

▪▪ Lokale Hyperperfusion und/oder Fehlbelastung mit Mikrotraumata zu Beginn

Für die Entstehung der DNOAP an den Füßen von Diabetikern mit Neuropathie gibt es zwei unterschiedliche Hypothesen, die bislang nicht definitiv verifiziert sind. Die neurovaskuläre Hypothese nimmt eine lokale Hyperperfusion des erkrankten Fußes infolge einer autonomen Neuropathie an. Durch die pathologische Gefäßinnervation führt der verstärkte Blutstrom durch den Knochen entsprechend einem Auswaschphänomen zu einer Entmineralisierung und verminderten Belastbarkeit des Knochens. Die neurotraumatische Hypothese beinhaltet eine durch die vorliegende sensomotorische Neuropathie kontinuierliche Fehlbelastung des Fußes mit repetitiven Mikro- und Makrotraumata. Hierdurch wird eine chronische Destruktion von Weichteil- und Knochenstrukturen hervorgerufen, welche zum Vollbild der neuropathischen Osteoarthropathie führt. Untersuchungen der biochemischen Knochenparameter, welche die Aktivitäten der Osteoklasten als auch Osteoblasten widerspiegeln, zeigen, dass bei der DNOAP sowohl im akuten, als auch chronischen Verlauf die Osteoklastenaktivität gegenüber der Aktivität der Osteoblasten erhöht ist (Jeffcoate 2008).

> **Schwellung, Rötung und Überwärmung zu Beginn führen oft zu Fehldiagnosen wie Tendovaginitis, Arthritis oder Infektion und Diagnose.**

Der Verlauf der DNOAP ist akut oder chronisch bzw. chronisch mit akuten Schüben. Je nach betroffener Fußregion lässt sich die DNOAP nach Sanders in 5 Verteilungsmuster einteilen (◘ Tab. 8.10). Am häufigsten sind die Gelenke zwischen Fußwurzel- und Mittelfußknochen betroffen (60 %). Danach

Tab. 8.11 Stadien der diabetischen neuropathischen Osteoarthropathie. (Quelle: Eichenholtz 1966)

Stadium	Betroffene Bereiche
I	Marködem
IIa	Entmineralisierung, Osteolyse
IIb	Entmineralisierung, Osteolyse, Fragmentierung
IIIa	Remineralisierung, intaktes Skelett
IIb	Remineralisierung, Fehlstellung
IIIc	Remineralisierung, Subluxation Luxation, Ulkus

Tab. 8.10 Klassifikation der diabetischen neuropathischen Osteoarthropathie. (Quelle: Sanders 1993).

Klasse	Verteilungsmuster
I	Phalangen, Interphalangealgelenke, Metatarsophalangealgelenke, Mittelfußköpfchen
II	Tarsometatarsalgelenke
III	Fußwurzel
IV	Sprunggelenk
V	Calcaneus

folgen die Gelenke zwischen Zehen und Mittelfußknochen (20 %) und die Sprunggelenke (10 %).

Nach Eichenholtz wird der Verlauf der DNOAP in drei Stadien unterteilt (Tab. 8.11).

Im Stadium I manifestiert sich die DNOAP mit Überwärmung, Rötung und Schwellung des betroffenen Fußes. Die Schmerzsymptomatik variiert interindividuell stark und wird vom Ausmaß der begleitenden sensiblen Neuropathie bestimmt. Die Haut ist in diesem akuten Stadium intakt, ein adäquates Trauma wird von den Patienten meistens nicht beschrieben. Während in der konventionellen Röntgendiagnostik und Computertomografie in diesem Stadium keine pathologischen Befunde zu erkennen sind, zeigt die Magnetresonanztomografie bereits ein intraossäres Ödem auf. Durch Messung der Hauttemperatur des betroffenen Fußes mit einer Differenz >1 °C zum gesunden Fuß lässt sich der Verdacht eines akuten Charcot-Fußes erhärten. Im Stadium II findet ein osteoklastischer Abbau der Knochensubstanz statt, der in der Röntgenaufnahme als Transparenzvermehrung bis hin zur Osteolyse einzelner oder mehrerer Knochen sichtbar wird. Je nach Entmineralisierungsgrad und mechanischer Belastung der betroffenen Skelettabschnitte kommt es zu einer progredienten Knochenfragmentierung und Gelenkdestruktion mit Subluxations- und Luxationsfehlstellungen. Weichteilödem, Hautrötung und Überwärmung sind im Stadium III rückläufig. Alternativ kann der Verlauf der DNOAP nach Levin in insgesamt 4 Stadien eingeteilt werden, die sich im Vergleich zu den Eichenholtz-Stadien durch rein klinische Parameter charakterisieren. Das Stadium I beschreibt den akuten Charcot-Fuß mit Schwellung, Rötung und Überwärmung. Das II. Stadium ist durch Knochen- und Gelenkveränderungen charakterisiert, wobei im Stadium III die typischen Fußdeformitäten auftreten.

Im Stadium IV kommen dann komplikativ zusätzliche Fußulzerationen vor. Die Verdachtsdiagnose einer DNOAP sollte immer dann gestellt werden, wenn bei einem Patienten mit Neuropathie eine Schwellung und/oder Rötung sowie eine Überwärmung des Fußes mit oder ohne Schmerzen vorliegen (s. nachfolgende Übersicht).

Klinische Hinweise auf einen akuten Charcot-Fuß

- Bestehen einer diabetischen Polyneuropathie
- Schwellung
- Rötung
- Überwärmung
- Schmerz (nur bei 2/3 der Fälle)
- Hauttemperaturdifferenz
- Fußdeformität (erst nach einigen Monaten)
- Zu Beginn Magnetresonanztomografie (MRT)

Die Diagnose der DNOAP kann in einzelnen Fällen Schwierigkeiten bereiten. Insbesondere die Differenzierung der akuten oder chronischen Osteomyelitis zur DNOAP kann problematisch sein. Hier sollten Untersuchungsverfahren wie die MRT des Fußes eingesetzt werden. Diese ist auch zur Darstellung der anatomischen Strukturen und Diagnose der akuten wie auch chronischen DNOAP mittels der charakteristischen Spinsignale geeignet und weist eine deutlich höhere Sensitivität und Spezifität im Vergleich zu den übrigen radiologischen und szintigrafischen Verfahren auf (Zampa et al. 2011).

▪▪ Bei akutem Charcot-Fuß sofort Druckentlastung (Rollstuhl, Gehgips)

Bei klinischen Zeichen eines akuten Charcot-Fußes wird eine komplette Druckentlastung angestrebt. Diese kann durch Verwendung eines Rollstuhls und/oder Anfertigung eines speziellen Unterschenkelgipses in Sandwichbauweise (Total Contact Cast), erfolgen. Alternativ können industriell gefertigte Aircasts (z.B. Diabetic Walker) eingesetzt werden (Game et al. 2012). Die einmalige intravenöse Gabe von Bisphosphonaten scheint durch die Osteoklastenhemmung eine günstige Wirkung auf den Krankheitsverlauf des akuten Stadiums der DNOAP zu haben, jedoch sind die Bisphosphonate für diese Indikation noch nicht zugelassen (Richard et al. 2012). Nach langfristiger Ruhigstellung (4–5 Monate) können übergangsweise Gipsschienen oder Zweischalenorthesen verwendet werden. Entscheidungshilfe für den Übergang zur nächsten Therapiestufe ist die Temperaturmessung des betroffenen Fußes, wobei dieser im Vergleich zur gesunden Seite keinen höheren Temperaturunterschied als 1 °C aufweisen sollte (Moura-Neto et al. 2012).

▪▪ Im chronischen Stadium Maßschuhe mit hohem Schaft, ggf. operative Korrektur

Die Behandlung der chronischen Verlaufsform der DNOAP beinhaltet die Minderung der Fehlbelastung und dadurch bedingte Druckspitzen durch Umverteilung des Druckes auf die gesamte Fußsohle und den Unterschenkel. Hierzu werden Maßschuhe mit hohem Schaft und handgefertigte Weichbettungen genutzt. Als weitere Maßnahme ist die operative Korrektur von Knochenteilen, die durch äußere Maßnahmen nicht adäquat druckentlastet werden können, einzusetzen. Instabile Gelenke mit der Gefahr einer Luxation oder druckbedingten Ulzeration sollten durch einen Fixateur externe oder entsprechender Arthrodese operativ stabilisiert werden (Simon et al. 2000). Zu berücksichtigen ist in diesen Fällen jedoch, dass durch operative Eingriffe an einem Fuß mit einer DNOAP erneute Knochendestruktionen ausgelöst werden können (Fishco 2001).

Fazit für die Praxis

Die diabetische neuropathische Osteoarthropathie, pathogenetisch durch die neurovaskuläre und die neurotraumatische Hypothese erklärt, ist eine nicht sehr häufige Spätkomplikation des Diabetes mellitus und wird aus diesem Grunde meist nicht rechtzeitig erkannt. Zur Diagnostik des akuten und chronischen Charcot-Fußes weist die Kernspintomografie, insbesondere zur Darstellung des Marködems mit folgender Stressläsion des Fußes, im Vergleich zu den übrigen radiologischen und szintigrafischen Verfahren eine deutlich bessere Sensitivität und Spezifität auf. Im akuten Stadium ist eine komplette Druckentlastung des Fußes, im chronischen Stadium eine entsprechende Maßschuhversorgung oder ggf. eine operative Korrektur zur Vermeidung von Fußulzerationen mit der Gefahr der Infektion und Osteomyelitis anzustreben.

8.7 Erektile Dysfunktion und Diabetes mellitus

A. Heidenreich

▪ Die »Impotenz« – vielfach immer noch ein Tabu-Thema für Patient und Arzt

Die erektile Dysfunktion (eD) ist definiert als die Unfähigkeit, eine Erektion für einen zufriedenstellenden Geschlechtsverkehr aufzubauen und aufrechtzuerhalten. Die Prävalenz der eD bei Patienten mit Diabetes mellitus Typ 1 oder Typ 2 variiert **zwischen 20 % und 59 %**, dabei zeigt sich eine deutliche Abhängigkeit zum Alter des Patienten, zur Dauer des Diabetes und zur metabolischen Einstellung (Klein et al. 1996; Enzlin et al. 2003). Diese Zahlen verdeutlichen, dass die eD eine ernst zu nehmende, die Lebensqualität mindernde Komplikation des Diabetes darstellt, die bereits frühzeitig in die Aufklärung, Diagnostik und Therapie einbezogen werden sollte.

8

Physiologie der Erektion

Die Erektion ist ein neurovaskuläres Ereignis, an dem somatische und vegetative Nervenfasern, hormonelle Einflüsse und psychogene Parameter beteiligt sind (Andersson u. Wagner 1995, Lue 2000). Die vegetative Innervation resultiert aus den efferenten sympathischen Nervenfasern aus Th11–L3 (psychogenes Erektionszentrum) und den parasympathischen Nervenfasern aus S2–S4 (reflexogenes Erektionszentrum). Die komplexe Balance zwischen zentralen und peripheren Nervensystem und die Integrität des penilen Gefäßstatus bestimmt das Vorliegen eines flakziden oder errigierten Status (Meller et al. 2013). Der Hypothalamus stellt die zentrale Schaltstelle dar, die nach sexueller Stimulation über eine Dopaminfreisetzung und die Aktivierung oxytocinerger Nervenfasern im Bereich des Hippokampus, der ventralen Medulla und des Rückenmarks die Erektion initiiert (Baskerville u. Douglas 2008). Zusätzlich übt die taktile Stimulation des Penis einen erektogenen Reiz über Nervenfasern des spinalen Reflexzentrums in Höhe von S2–S4 aus. Efferente Neurone kommunizieren von dort aus mit postganglionären, nichtadrenergen, nichtcholinergen Nervenfasern im Plexus hypogastricus. Die Erektion wird in erster Linie durch die Inhibierung der sympathischen Fasern mit konsekutiver Tonusverminderung der glatten kavernösen Muskelzellen, die Relaxation noradrenerg-norcholinerger Neurotransmitter und Modulatoren durch den Parasympathikus und das Zusammenwirken der verschiedenen Neurotransmitter mit Mediatoren wie dem Stickoxid und Endothelin initiiert. Die nerval vermittelte Relaxation der glatten Schwellkörpermuskulatur bewirkt eine Dilatation der aus der A. penis profunda entspringenden, in die sinusoidalen Hohlräume des Corpus cavernosum einmündenden Arteriolen mit Einstrom arteriellen Blutes, der zu einer Erhöhung der intrakavernösen Drücke ca. 20–30 mmHg unterhalb des systemischen Blutdruckes führt. Die intrakavernöse Druckerhöhung bewirkt eine Kompression der subtunikal gelegenen Venenplexus mit venöser Restriktion und Ausbildung der penilen Tumeszenz.

Auf zellulärer Ebene basiert der Mechanismus der Gefäßrelaxation auf einer Freisetzung von Azetylcholin, das die NO-Synthetase aktiviert, die über eine Reihe von Reaktionsabläufen Stickoxid freisetzt. Über eine nachfolgende Aktivierung der Guanylatzyklase wird die Generierung von cGMP aus GMP initiiert, das wiederum zu einer Senkung des intrazellulären Kalziumspiegels mit Relaxation der glatten Muskulatur führt. Der Abbau des cGMP erfolgt über die Phosphodiesterasen, insbesondere die Phosphodiesterase Typ V.

> **Eine vollständige Erektion kann sich nur durch ein koordiniertes und intaktes Zusammenspiel von vegetativer Innervation, arterieller Relaxation, venöser Kompression und hormoneller sowie psychogener Modulation entwickeln.**

Pathophysiologie der erektilen Dysfunktion

Die Pathogenese der eD bei Patienten mit Diabetes mellitus ist noch immer nicht exakt geklärt, da sich jede der diabetogen bedingten Sekundärkomplikationen wie autonome Neuropathie, Mikro- und Makroangiopathie, somatogene Neuropathie und Hypogonadismus negativ auf die physiologische Erektion auswirken kann, so dass ein **multifaktorielles** Geschehen zu postulieren ist (Lue et al. 2000). Basierend auf den Resultaten der farbkodierten Doppler-Sonografie stellt die **arterielle Insuffizienz** mit einer Frequenz von 64 % die häufigste Ätiologie der diabetogenen eD dar; eine **Kombination von arterieller Insuffizienz und venöser Leakage** findet sich bei bis zu 48 % der Patienten. Eine **Kombination von vaskulärer und neurogener** eD lässt sich bei bis zu 65 % der Patienten darstellen.

Die diabetogene Makroangiopathie mit Stenosierung im Abstromgebiet der A. pudenda interna, die diabetogene Mikroangiopathie mit Gefäßsklerosierungen und -rarefizierungen im Bereich des Corpus cavernosum, die autonome Neuropathie mit selektiver Degeneration der noradrenergen Nerven bewirken eine Schwellkörperinsuffizienz durch Atrophie der glatten Schwellkörpermuskulatur mit vermehrtem venösem Abstrom und erektiler Dysfunktion. Die Entwicklung einer manifesten eD ist des Weiteren beschleunigt und abhängig von der Dauer des Diabetes, der Blutzuckereinstellung, assoziierten Risikofaktoren wie koronarer Herzkrankheit, arterieller Hypertension und Nikotinabusus oder Begleitmedikationen aufgrund kardiovaskulärer Erkrankungen.

Stufe 3
Invasive andrologische Diagnostik (Urologe)
- Pharmakokavernosografie und -metrie
- Penile Pharmakoangiografie

Stufe 2
Gering invasive andrologische Diagnostik (Urologe)
- Pharmakoduplexsonografie
- Farbkodierte Pharmakoduplexsonografie und -metrie
- Schwellkörperinjektionstherapie

Stufe 1
Basisdiagnostik (Hausarzt)
Anamnese:
- Operationen, Traumata im kleinen Becken
- Systemische Erkrankungen
- Neurologische Erkrankungen
- Internistische Risikofaktoren (Nikotin, Hypercholesterinämie, art. Hypertonie, KHK)
- Situatives Erektionsverhalten (Urlaub, Freizeit)
- Partnerabhängiges Erektionsverhalten
- Praktikabhängiges Erektionsverhalten
- Qualität der Erektion (E0–E5)
- Morgendliche oder nächtliche Erektionen (Hinweis auf autonorne Neuropathie)
- Psychische und paarbezogene Faktoren

Labor:
- HbA_{1c}, Cholesterin, Triglyzeride, Retentionswerte, Transminasen
- Testosteron nur bei Auffälligkeiten

Abb. 8.10 Stufendiagnostik der erektilen Dysfunktion

Stufendiagnostik der erektilen Dysfunktion

Auch wenn die zugrunde liegende Ursache der eD in der überwiegenden Mehrzahl der Fälle in der Krankheit selbst begründet ist, empfiehlt sich eine sorgfältige Stufendiagnostik der Potenzstörung, um eine individuell begründete Therapieentscheidung treffen zu können. Bezüglich des diagnostischen Vorgehens werden die Basisdiagnostik von der gering invasiven andrologischen Diagnostik und der invasiven andrologischen Diagnostik unterschieden (Abb. 8.10).

Basisdiagnostik

Die Basisdiagnostik erkennt die für das Erektionsgeschehen relevante Ereignisse: Operationen und Traumata im Bereich des kleinen Beckens und der Wirbelsäule, systemische Erkrankungen, internistische Risikofaktoren wie Nikotinabusus, Hypercholesterinämie und arterielle Hypertonie. Des Weiteren sind situatives (Urlaub, Freizeit) und partner- bzw. praktikabhängiges Erektionsverhalten abzufragen. Ebenso sollten die Qualität der Erektion sowie das Auftreten morgendlicher und nächtlicher Erektionen (sympathisches Erektionszentrum) abgefragt werden. Zusätzlich ist die Erfassung psychischer und paarbezogener Faktoren von großer Bedeutung, da der Diabetes per se zu einer bereits außerordentlichen psychischen Belastung führt, die sich negativ auf das Erektionsverhalten auswirken und durch eine entsprechende Psycho- oder Paartherapie sinnvoll und erfolgreich beeinflusst werden kann.

An **Laborparametern** empfiehlt sich die Bestimmung des HbA_{1c}, der Blutfette, der Retentionswerte sowie der Transaminasen; die Bestimmung des Testosterons sollte nur bei auffälliger endokrinologischer Anamnese oder auffälligem körperlichem Untersuchungsbefund erfolgen, da sich ein behandlungsbedürftiger Hypogonadismus in maximal 5 % der Fälle ergibt. Die Symptomatik einer chronischen Müdigkeit, Leistungsschwäche, Schlafstörungen oder Muskelatrophie kann auf ein

Tab. 8.12 Beurteilung der pharmakoinduzierten Erektionsstärke

Erektionsstärke	Definition
E0	Keine Tumeszenz
E1	Geringgradige Tumeszenz
E2	Mittelgradige Tumeszenz
E3	Volle Tumeszenz
E4	Volle Tumeszenz und mittelgradige Rigidität
E5	Volle Tumeszenz und volle Rigidität

partielles Androgendefizit zurückzuführen sein und macht eine endokrinologische Diagnostik notwendig.

8

Andrologische Diagnostik

Die **gering invasive andrologische Diagnostik** umfasst die Pharmakoduplex- oder farbkodierte Pharmakoduplexsonografie nach intrakavernöser Injektion von Prostaglandin E_1 (PGE_1) zur Beurteilung der funktionellen Kapazität. In aller Regel werden in einer entspannten Atmosphäre (erhöhter Sympathikotonus mit falsch-positiven Aussagen) 5–10 µg PGE_1 intrakavernös injiziert, nachdem zuvor die Doppler-Spektren der Penisarterien im flakziden Zustand abgeleitet wurden. Nach Injektion werden Amplitudenhöhe, Amplitudensteigerung, Pulskurvenkonfiguration und diastolischer Flusswert beidseits abgeleitet und mit entsprechenden Normwerten korreliert. Die Pharmako-Doppler- oder -duplexsonografie gibt Aufschluss über arterielle und venöse Durchblutungsstörungen. Parallel dazu kann die pharmakoinduzierte Erektionsstärke (Tab. 8.12) beurteilt werden und gibt in Zusammenhang mit der applizierten Dosis von PGE_1 einen Hinweis auf das Vorliegen einer autonom neurogenen (E5 bei 5–10 µg) bzw. einer globalen Schwellkörperinsuffizienz (E0–E1 bei 40 µg).

Die **invasive andrologische Diagnostik** umfasste die Pharmakokavernosografie und -metrie sowie die penile Angiografie, denen beim Patienten mit diabetogener eD ein limitierter klinischer Stellenwert zuzuordnen ist. Beide Untersuchungsverfahren spielen aufgrund der fehlenden therapeutischen Konsequenz heute keine Rolle mehr.

Therapie der erektilen Dysfunktion

Neben der Sexualtherapie müssen die somatischen Therapieoptionen der oralen Medikation, der penilen oder intrakavernösen Pharmakotherapie, der apparativen Verfahren sowie der operativen Verfahren unterschieden werden (Lue 2000).

Orale medikamentöse Therapie

Sildenafil Selektive Phosphodiesterase-V-Inhibitoren wie Sildenafil **(Viagra)** haben sich mittlerweile als die Therapie der Wahl für die meisten Patienten mit eD etabliert, sofern keine Kontraindikationen aufgrund begleitender kardiovaskulärer Erkrankungen bestehen (Goldstein et al. 1998). Dabei können die PDE-5-Inhibitoren durchaus einen positiven, korrigierenden Effekt auf die der Angiopathie zugrunde liegenden pathophysiologischen Faktoren ausüben (Schwartz et al. 2013). Zu berücksichtigen ist allerdings, dass das therapeutische Ansprechen bei älteren Patienten aufgrund der reduzierten endogenen NO-Produktion um ca. 30–40 % niedriger liegt als bei jüngeren Männern. In dieser Situation ist durchaus die tägliche Einnahme als auch die Substitution mit Testosteron indiziert, um die Konzentration des bioverfügbaren NO im Corpus cavernosum zu erhöhen und die therapeutische Effektivität der Medikamente zu verbessern (Shabsigh et al. 2004).

Dabei lässt sich je nach Genese der eD mit Sildenafil ein Therapieerfolg in 35–89 % der Patienten verzeichnen; bezüglich der **diabetogenen eD weisen ca. zwei Drittel** der Patienten eine **verbesserte Erektionsqualität** auf und ca. die **Hälfte** aller Patienten kann mit einem **erfolgreichen Beischlafversuch** rechnen (Rendell et al. 1999). Diese positiven Erfahrungswerte konnten in einer weiteren prospektiv randomisierten plazebokontrollierten Studie bestätigt werden (Stuckey et al. 2003); unter Therapie konnte eine Erektion signifikant häufiger aufgebaut (35,7 vs. 19,9 %) und aufrechterhalten (68,4 vs. 26,5 %) werden als nach Plazebogabe. In einer aktuellen prospektiv randomisierten doppelblinden und plazebokontrollierten Studie erreichten 51 % der Patienten eine zufrienden stellende Erektion im Vergleich zur Plazebogruppe mit 11 % (Safarinejad 2004). Insgesamt betrachtet sind die Therapieerfolge zwar etwas geringer als bei eD anderer Genese, ein Therapieversuch mit Sildenafil sollte beim Diabetiker jedoch am Anfang der Therapiebemühungen stehen, sofern keine Kontraindikationen vorliegen (s. Empfehlungen in der nachfolgenden Übersicht).

Die behandlungsassoziierten **Nebenwirkungen** betreffen in erster Linie **Kopfschmerzen** (16 %), **Flushing** (10 %), **Dyspepsie** (7 %), **Rhinitis** (4 %) und **vorübergehende Sehstörungen** (4 %), die auf eine Inhibition der Phosphodiesterase Typ VI der Retina zurückzuführen sind. Dennoch sollten alle Patienten mit potenziellen Erkrankungen der Retina – so gerade Diabetiker – **vor Sildenafilgabe der ophthalmologischen Untersuchung** zugeführt werden. **Kardiovaskuläre** Nebenwirkungen waren bei Beachtung der Kontraindikationen **selten** und traten bei weniger als 1 % der behandelten Patienten auf. Die Inzidenzraten von Myokardinfarkten sind bei Beachtung der Kontraindikation in der Sildenafilgruppe nicht höher als in der Plazebogruppe (Morales et al. 1998). Bei der Verordnung von Sildenafil sollten die Empfehlungen der American Heart Association beachtet werden, um die Nebenwirkungsgefahr zu minimieren (s. nachfolgende Übersicht).

Empfehlungen zur Anwendung von Sildenafil bei Männern mit kardiovaskulärer Grunderkrankung (Empfehlungen entsprechend der American Heart Association, Cheitlin et al. 1999)

- **Absolute Kontraindikation bei dauerhafter Einnahme von nitrathaltigen Medikamenten.** Die Kontraindikation besteht unabhängig von der Art des PDE-5-Inhibitors (Jackson 2004).
- Bei Vorliegen einer stabilen Angina pectoris ohne dauerhafte Nitratmedikation sollte die Option Sildenafil ausführlich diskutiert werden. Bei instabiler Angina mit der Notwendigkeit einer nitrathaltigen Medikation besteht absolute Kontraindikation bezüglich der Einnahme von Sildenafil.
- Alle Patienten, die organische Nitrate inkl. Amylnitrat einnehmen, sollten bezüglich der additiven hypotensiven Wirkung von Sildenafil aufgeklärt werden.
- Alle Patienten müssen über die Gefahren der Sildenafileinnahme bis zu 24 h vor der Einnahme nitrathaltiger Präparate aufgeklärt werden.
- **Vor der Verschreibung von Sildenafil sollte ein Belastungs-EKG erfolgen**, um die Gefahr einer belastungsinduzierten Angina pectoris bei Geschlechtsverkehr abschätzen zu können.
- Ein **initiales Blutdruckmonitoring** nach Verschreibung von Sildenafil empfiehlt sich bei Patienten mit grenzwertig niedrigen systolischen Blutdruckwerten, einer Myokardinsuffizienz oder einer durch Multikombinationen therapierten arteriellen Hypertonie.

Die allgemein übliche **Startdosis** liegt bei 50 mg und sollte ca. 60 min vor geplanter sexueller Aktivität auf nüchternen Magen eingenommen werden. Bei fehlender Nebenwirkung kann die Dosis auf 100 mg gesteigert werden. Bei weiterhin fehlender sexueller Effektivität sollte auf eine andere Therapieoption gewechselt werden.

Vardenafil, Tadalafil Die beiden PDE-V-Inhibitoren Vardenafil (**Levitra**) und Tadalafil (**Cialis**) zeichnen sich gegenüber Sildenafil (Viagra) durch einen **schnelleren** Wirkungseintritt, eine **längere** Halbwertszeit sowie einer höhere therapeutische Effektivität bezüglich Tumeszenz- und Rigiditätsentwicklung (Klotz et al. 2001, Stark et al. 2001) aus. Aufgrund der höheren Rezeptorspezifität weisen beide Substanzen ein deutlich **reduziertes Nebenwirkungsspektrum** auf. Tadalafil bietet zudem den Vorteil einer langen Wirkungsdauer von bis zu 36 h, so dass Medikamenteneinnahme und Wunsch nach sexueller Aktivität zeitlich nicht unbedingt aufeinander abgestimmt sein müssen.

In der ersten klinischen Studie mit Vardenafil, die 580 Männer mit Potenzstörungen unterschiedlicher Genese rekrutierte, konnte ein Therapieerfolg unabhängig von der applizierten Dosis (5 mg, 10 mg, 20 mg) bei 71–75 % erzielt werden (Porst et al. 2001). Eine Studie zur therapeutischen Effektivität bei eD nach Diabetes mellitus wurde bis dato nicht initiiert. Kopfschmerzen (7–15 %), Flushing (10–11 %) und Rhinitis sowie Dyspepsie (7 %) stehen als Nebenwirkungen im Vordergrund.

Die **Effektivität von Vardenafil und Tadalafil ist dem Sildenafil vergleichbar**, wie in prospektiven randomisierten Studien dargestellt werden konnte. Unter 10–20 mg Vardenafil war sowohl die Qualität der Erektion (72 vs. 13 %) als auch die Häufigkeit erfolgreichen Geschlechtsverkehrs signifikant höher als unter Plazebo (Goldstein et al. 2003). Ähnliche Daten werden für Tadalafil beschrieben (Saenz de Tejada et al. 2002). Für beide Substanzen war die Effektivität unabhängig von der Dauer des Diabetes und der Höhe der HbA_{1c}-Serumspiegel. In einer aktuellen Untersuchung zur Anwendung von 10–20 mg Tadalafil konnte die Häufigkeit eines erfolgreichen Geschlechtsverkehrs von 22 % in der Plazebogruppe auf 53 % in der Behandlungsgruppe gesteigert werden (Fonseca et al. 2004).

8

▪ Vakuumerektionshilfe: nur 50 % Akzeptanz

Die Vakuumpumpensysteme erzeugen über einen über den Penis gestreiften Zylinder einen Unterdruck von 250 mmHg, der durch einen vermehrten Bluteinstrom in die Schwellkörper zu einer Längen- und Durchmesserzunahme mit konsekutiver Rigidität führt; ein spezieller über die Penisbasis gestreifter Gummiring verhindert den Blutabstrom (Spollett 1999, Manning et al. 1998). Obwohl die Vakuumerektionshilfe **bei ca. 90 %** der Patienten eine für den Koitus **ausreichende Erektion** bewirkt, liegt die **Akzeptanz** dieser Therapievariante wegen der aufwendigen und umständlichen Handhabung des Gerätes **nur bei ca. 50 %**. Besonders störend wirken sich insbesondere bei jungen Patienten oder bei Personen ohne feste Partnerschaft peniles Kältegefühl, livide Hautverfärbung, nachlassende Erektion bei Geschlechtsverkehr und tröpfelnde Ejakulation aus. Die Vorteile dieser Therapiealternative sind in den niedrigen Kosten, der fehlenden Kontraindikation, der fehlenden Invasivität und den praktisch fehlenden Nebenwirkungen zu sehen, so dass die **Vakuumerektionshilfen den Diabetikern zumindest vorgestellt** werden sollten.

▪▪ Lokale penile Therapie

Schwellkörper-Autoinjektionstherapie (SKAT) Die SKAT mit **Prostaglandin E_1** ist heute aufgrund der geringen Nebenwirkungen und der hohen Effektivität die Standardtherapie der intrakavernösen Pharmakotherapie. Die **Ansprechraten** auch der Patienten mit einer vaskulären Impotenz liegen bei **90 %**, prolongierte Erektionen werden bei 3 % und Schwellkörperfibrosen bei ca. 10 % der Patienten beobachtet. Nachteil der intrakavernösen PGE_1-Injektionen sind die intrapenilen Schmerzen zum Zeitpunkt der Injektion.

Auch beim Diabetiker ist die SKAT nicht mit einer erhöhten lokalen entzündlichen Komplikationsrate vergesellschaftet und kann als sichere **primäre Langzeittherapie** empfohlen werden. In einer neueren Studie (Perimenis et al. 2001) verblieben 90 % der Diabetiker im Gegensatz zu nur 30 % der Nichtdiabetiker bei der SKAT als einziger Therapiemaßnahme über einen Zeitraum von 7 Jahren. Allerdings ist aufgrund von diabetogen und altersbedingter ultrastruktureller intrakavernöser Veränderungen mit einer Dosiserhöhung zu rechnen, so dass andrologische Konsultationen im Rahmen der internistischen Kontrolluntersuchungen sinnvoll erscheinen.

Intraurethrale Prostaglandinapplikation Die intraurethrale Applikation von Prostaglandin E_1 wurde unter der Vorstellung reduzierter lokaler Nebenwirkungen (Schmerz, Fibrose) initiiert, nachdem die Existenz venöser Shunt-Verbindungen zwischen Corpus spongiosum und Glans penis sowie Corpus cavernosum bekannt war. In einer ersten prospektiv randomisierten Studie wurden über 1500 Patienten mit eD unterschiedlicher Genese mit einer Dosis von 125–1000 µg **Alprostadil** therapiert (Padma-Nathan et al. 1997). Die **Erfolgsrate** lag mit **89 %** sehr gut, die lokalen Nebenwirkungen bestanden im Wesentlichen in penilen Schmerzen (32 %) sowie einer Mikrohämaturie; Priapismen oder Schwellkörperfibrosen bzw. Harnröhrenstrikturen wurden nicht berichtet. Einschränkend muss jedoch angemerkt werden, dass die erzielten Erektionen von kurzer Dauer waren und einen Grad 4 nicht überstiegen, so dass die **Akzeptanz** dieser Therapiealternative **nicht sehr hoch** ist. Die Erstapplikation sollte mit der niedrigsten verfügbaren

Dosis von 125 µg (MUSE) beginnen und je nach Effektivität auf bis zu 1000 µg gesteigert werden.

▪▪ Operativ rekonstruktive Therapieverfahren: heute praktisch obsolet

Penile Revaskularisation Die penile Revaskularisation als mikrochirurgische Bypass-Technik zur Verbesserung der arteriellen penilen Durchblutung hat bei der diabetogenen eD aufgrund der geringen Langzeiterfolge von 30–40 % keinen klinischen Stellenwert (Manning et al. 1998).

Die penile Venenchirurgie beruhte auf der Vorstellung eines venösen Lecks im Bereich der Corpora cavernosa, das zu einem vermehrten und schnellen Abstrom des intrakavernösen Blutes führt und dadurch eine suffiziente Erektion unmöglich macht. Den Kurzzeiterfolgen von bis zu 70 % stehen bei der **penilen Venenchirurgie** Langzeiterfolge von nur 16–40 % gegenüber, so dass die Venenchirurgie in der Behandlung der Impotenz beim Diabetiker keine Rolle spielt (Manning et al. 1998).

Schwellkörperimplantate Die Indikation zur Implantation eines Schwellkörperimplantates zur Therapie der eD wird grundsätzlich dann gestellt, wenn die zur Verfügung stehenden nichtoperativen Verfahren keinen Erfolg mehr zeigen oder der Patient die konservative Behandlung aus den unterschiedlichsten Beweggründen ablehnt. Die Option der Penisprothesenimplantation muss mit dem Patienten **ausführlich besprochen** werden, da es sich um eine **irreversible Therapie** handelt und andere therapeutische Bemühungen nach peniler Implantationschirurgie nur in den seltensten Fällen von Erfolg gekrönt sind. Die Implantation sollte an einem ausgewiesenen Zentrum erfolgen, um potenzielle assoziierte Komplikationen minimal zu halten (Carson 1999).

Obwohl man grundsätzlich noch immer zwischen den **semirigiden** und **hydraulischen** Penisprothesen unterscheidet, spielen erstgenannte im klinischen Alltag nur noch eine untergeordnete Rolle. Breite Verwendung finden 3-teilige hydraulische Modelle wie z. B. die AMS CX/CXM und die AMS 700 Ultrex, die einen hohen Patientenkomfort versprechen. Die Implantation erfolgt über einen penoskrotalen Zugang, über den die Schwellkörperzylinder, das paravesikal zu platzierende Reservoir und die skrotal gelegene Pumpe platziert werden können.

Die mit dem operativen Eingriff am häufigsten verbundene Komplikation stellt die **Infektion des Implantates in 3–5 %** der Fälle dar, die entweder zu einer frühen Explantation des Systems führt oder durch intensive Sanierungssschritte lokal beherrscht werden kann. Penile Schmerzen, Penisdeviationen oder ventrale Glansabkippung sind meist Folge einer nicht gut angepassten Länge des Implantates.

Die **Haltbarkeit** der Schwellkörperimplantate liegen **zwischen 85 und 95 %**, die **Patientenzufriedenheit** bei dem Patienten und der Partnerin sind mit über **90 %** sehr hoch, so dass diese Therapievariante gerade bei therapeutisch ausgereizten Patienten Berücksichtigung finden sollte.

Fazit für die Praxis:

Bei bis zu 60 % der Patienten mit Diabetes mellitus ist mit der Ausbildung einer erektilen Dysfunktion zu rechnen, die von der Dauer des Diabetes, der Blutzuckereinstellung und dem Alter des Patienten abhängen. Nach einer andrologischen Basisdiagnostik und einer spezifischen minimal invasiven Diagnostik stehen den Patienten mit Sildenafil, Vardenafil und Tadalafil oder auch Apomorphin sowie den Vakuumerektionshilfen, der intrakavernösen Schwellkörperinjektion, der intraurethralen Prostaglandinapplikation oder der Schwellkörperprothesenimplantation verschiedene therapeutische Optionen zur Verfügung, die bezüglich Indikation, Anwendungstechnik und Erfolgsrate intensiv besprochen werden müssen. Zunächst sollte bei fehlender Kontraindikation mit einer oralen Medikation begonnen werden, bevor die invasiven Therapiemethoden zum Einsatz kommen.

8.8 Komorbiditäten an Haut, Hautanhangsgebilden und Zahnapparat

J. Wohlrab

Die hyperglykämische Stoffwechselsituation führt auch im Hautorgan zu pathobiochemischen Prozessen, die durch oxidativen Stress, verminderte Expression von redoxgesteuerten, proinflammatorischen Genen sowie Transkriptionsfaktoren, einer veränderten Zusammensetzung der extrazellulären Matrix und funktionellen Defiziten von Proteinen geprägt sind (Meurer et al. 2004). Man kann davon ausgehen, dass bis zu 70 % aller Diabetiker dermatologische Krankheitssymptome entwickeln.

Hautveränderungen bei Diabetes mellitus

Diabetesspezifische Dermatosen sind nicht bekannt. Gleichwohl werden eine Vielzahl von, für den Diabetiker typischen Dermatosen beschrieben (Wohlrab et al. 2007). Diese werden aus pathogenetischer Sicht in folgende Kategorien unterteilt:

- überhäufig mit Diabetes assoziierte Dermatosen
- kutane Infektionen bei diabetesinduzierter Immundefizienz
- kutane Komplikationen der diabetischen Angio- und Neuropathie
- unerwünschte Arzneimittelwirkungen auf Antidiabetika

Für den klinisch tätigen Dermatologen hat sich eine Systematik entsprechend der Effloreszenzenlehre und Markersymptomen bewährt, die zum einen eine diagnostische Zuordnung erleichtert, zum anderen die therapeutische Strategie mitbestimmen.

Überhäufig mit Diabetes assoziierte Dermatosen

Eines der häufigsten Symptome (ca. 20–40 %) die von Diabetikern beklagt werden, ist der Pruritus (Huntley 1989). Die Ursachen dafür können vielfältig sein, so dass kein einheitlicher Pathomechanismus vorliegt. Kratzen als sensorische Reizantwort bedingt meist striär orientierte Kratzeffekte in Form von Epithelläsionen mit und ohne bakterieller Sekundärinfektion. Neben einem diffusen, anhaltenden Pruritus ohne klinisch erkennbare Ursache (Pruritus sine materia) werden Prurigoformen, insbesondere die Prurigo simplex subacuta beobachtet. Hierbei zeigen sich multiple, juckende Papeln, bei denen durch Exkoriation der Pruritus abrupt sistiert. Pruriginöse Papeln mit einem zentralen bräunlich-gelblich festhaftenden Hornkegel, durch den Kollagen transepidermal eliminiert wird, werden als reaktive perforierende Kollagenose bezeichnet. Insbesondere Diabetikerinnen (ca. 19 %) neigen zudem zum lokalisierten anogenitalen Pruritus.

Von praktischer Relevanz sind zudem Pigmentstörungen, die als Vitiligo imponieren bzw. als prätibiale Hyperpigmentierungen im Rahmen einer diabetischen Dermopathie beobachtet werden. Mit zunehmender Krankheitspersistenz, kann durch die erhöhte Gefäßfragilität eine Gewebehämosiderose auftreten, die als Purpura diabeticorum bezeichnet wird. Seltener sind Verfärbungen durch ein Erythrasma bzw. durch Ablagerung von Carotinoiden (Aurantiasis). Durch Bindung von Insulin an keratinozytäre Rezeptoren kommt es zudem zur Aktivierung von Wachstumsfaktoren, die die Ausbildung einer Acanthosis nigricans benigna bedingen können. Häufig treten auch Erytheme auf. Unter der Rubeosis faciei diabeticorum wird ein persisitierendes hellrotes Gesichtserythem verstanden, welches sich bei Wärme bzw. Alkohol- oder Koffeingenuss intensiviert.

Palmoplantare Erytheme bzw. die anfallsartig auftretende Erythromelalgie werden als kutane Reaktionsmuster einer diabetischen Neuropathie interpretiert. Seltener treten hingegen nichtentzündliche und schmerzlose Spaltbildungen innerhalb des Epithels auf, die klinisch als große schlaffe Blasen imponieren und als Bullosis diabeticorum bezeichnet werden.

Die überhäufige Korrelation von Diabetes mit der Necrobiosis lipoidica und dem Granuloma anulare wird zwar immer wieder angeführt, muss aber auf der Basis aktueller epidemiologischer Daten bezweifelt werden. Klinisch bedeutsam hingegen sind Sklerosierungen an Fingern und Handrücken, die als »diabetische Hand« bezeichnet werden. Fibrosierungen bzw. Ödematisierungen an bindegewebigen Strukturen (Karpaltunnelsyndrom, Dupuytren-Kontraktur, Plantarfibromatose, Sclerosis fibrosa penis, Scleroedema diabeticorum) sowie flächige Indurationen (»diabetic thick skin syndrome«) werden mit der diabetischen Neuropathie in Zusammenhang gebracht.

Kutane Infektionen bei diabetesinduzierter Immundefizienz

Durch die diabetische Stoffwechsellage und der damit verbundenen immunologischen Dysfunktion sind Infektionen mit Hefe- und Fadenpilzen sowie

◘ Tab. 8.13 Typische kutane Infektionen bei Diabetes mellitus

β-hämolysierende Streptokokken	Erysipel Ekthyma Fasciitis necroticans
Staphylococcus aureus	Follikulitis Furunkel Karbunkel Impetigo contagiosa
Corynebakterien	Erythrasma
Gramnegative Bakterien	Gramnegativer Fußinfekt Otitis externa maligna
Candida albicans	Vulvovaginitis/Balanoposthitis Paronychie Cheilitis angularis Chronisch mukokutane Candidose Candida-Sepsis
Dermatophyten	Onychomykose Tinea interdigitalis pedis

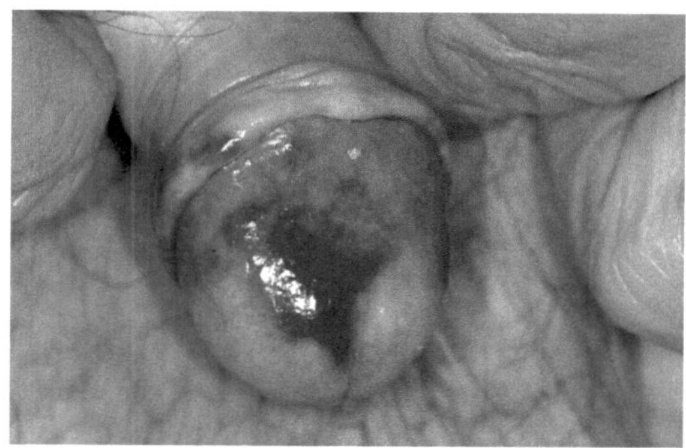

◘ Abb. 8.11 Erosive Balanoposthitis candidomycetica

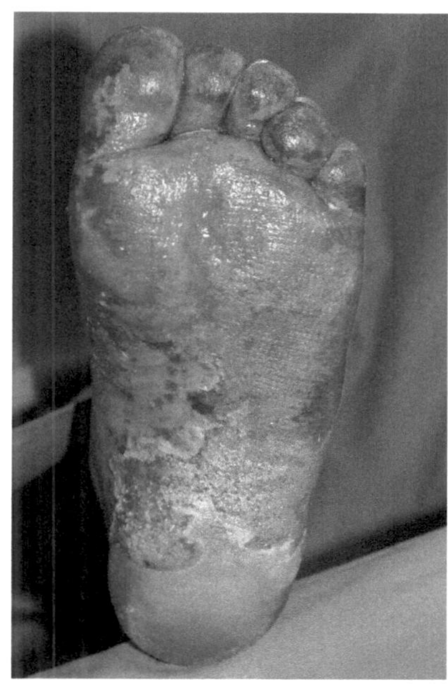

◘ Abb. 8.12 Interdigitale Tinea mit Mazeration und Schuppung

Bakterien häufige Ereignisse (◘ Tab. 8.13). Die Inzidenz von Hautinfektionen weist eine klare Korrelation zum Serumglukosespiegel auf. Insbesondere die verschiedenen klinischen Facetten einer Candida-Infektion an Haut und Schleimhäuten können als dermatologische Markererkrankungen eines Diabetes angesehen werden. Bei Erwachsenen haben vordergründig Candida-Infektionen im Genitoanalbereich (Vulvovaginitis/Balanoposthitis candidomycetica) klinische Bedeutung (◘ Abb. 8.11).

Seltener finden sich eine Candida-Paronychie oder -Onychomykose. Im Kindesalter kann man häufiger eine Perlèche (Cheilitis angularis) beobachten. Die Ausbildung einer chronischen mukokutanen Candidose mit typischen Soorbelägen oder gar das Auftreten einer Candida-Sepsis sind seltenere Ereignisse. Dermatophytosen treten in Form von Onychomykosen und Interdigitalmykosen (◘ Abb. 8.12) auf und sind grundsätzlich häufige Erkrankungen. Bei Diabetikern bedürfen diese aber unbedingt einer Therapie, da sie Eintrittspforten für bakterielle Erreger darstellen. Insbesondere Staphylococcus aureus und β-hämolysierende Streptokokken der Gruppe A sind hierbei klinisch von großer Bedeutung. Während Staphylokokkeninfekte, ausgehend von den Keimreservoiren, direkt oder indirekt durch Toxinbildung zu Follikulitiden, Furunkeln, Karbunkeln oder Impetigo contagiosa führen, bedingen Streptokokken häufig Erysipele oder Ekthymata, seltener eine Fasciitis necroticans.

▪ ▪ Kutane Komplikationen der diabetischen Angio- und Neuropathie

Die diabetische Mikro- und Makroangiopathie sowie Polyneuropathie bedingt eine komplexe Versorgungsstörung, Muskelatrophie, osteoklastische

Prozesse (Acropathia ulcero-mutilans nonfamiliaris) sowie eine Änderung der biomechanischen Verhältnisse, insbesondere am Fußskelett (Sullivan u. Feldmann 2005). Daraus entwickelt sich klinisch das diabetische Fußsyndrom, häufig mit Malum perforans, welches durch weitere individualpathologische Faktoren in einen Charcot-Fuß, eine Osteomyelitis oder gar eine Gangrän übergehen kann.

▪▪ Unerwünschte kutane Arzneimittelreaktionen auf Antidiabetika

Antidiabetika gehören zu den am häufigsten verordneten Arzneimitteln. Unerwünschte kutane Wirkungen sind jedoch meistens unspezifisch. Als eine der häufigsten unspezifischen Reaktionen auf Sulfonylharnstoffderivate ist die verminderte Alkoholtoleranz bekannt, die durch einschießende Gesichtsrötung (Flush) und Kopfschmerzen unmittelbar nach dem Alkoholgenuss charakterisiert ist. Auch fototoxische Reaktionen auf Sulfonylharnstoffe werden beobachtet. Als praktisch bedeutsam werden auch die an den subkutanen Injektionsstellen des Insulins auftretende Lipoatrophie bzw. Lipohypertrophie bewertet, da diese die Absorptionskinetik des Insulins erheblich beeinflussen können. Echte allergische Unverträglichkeitsreaktionen sind zwar selten, aber von großer praktischer Relevanz. Derartige pathologische Immunreaktionen sind für alle Sulfonylharnstoffderivate beschrieben. Das klinische Reaktionsspektrum reicht von makulopapulösen bis urtikariellen Exanthemen, gelegentlich auch mit Juckreiz und Purpura. Auch fotoallergische Reaktionsmuster und schwere Hautreaktionen (Erythema exsudativum multiforme) sind beschrieben.

Auch Insuline können allergische Reaktionen auslösen. Insbesondere tierische Insuline bedingen eine Antikörperbildung gegen verschiedene Domänen des Insulins. Diese können eine Vasculitis allergica hervorrufen. Seltener sind generalisierte Reaktionen in Form von urtikariellen Exanthemen oder Angioödem mit Übelkeit und Diarrhö. Anaphylaktische Reaktionen sind äußerst selten. Am häufigsten werden umschriebene allergische Reaktionen beobachtet (5–10 % aller insulinbehandelter Diabetiker), die sich um die Injektionsstelle etablieren. Durch die Einführung humaner Insuline ist die Häufung allergischer Reaktionen bei neu mit Insulin behandelten Patienten deutlich zurückgegangen. Grundsätzlich müssen auch allergische Reaktionen auf Hilfsstoffe, insbesondere Protaminsulfat und Konservierungsstoffe berücksichtigt werden.

> **Es gibt keine diabetesspezifischen Dermatosen. Durch die diabetische Stoffwechsellage kommt es zu strukturellen und funktionellen Defiziten im Hautorgan, die mit einer Häufung definierter Symptome oder Dermatosen einhergehen. Die Diagnostik und Therapie derartiger Hauterkrankungen folgen den krankheitsspezifischen etablierten Standards. Die meisten dermatologischen Komorbiditäten korrelieren mit der Güte der Stoffwechseleinstellung.**

▪ Stomatologische Komplikationen bei Diabetes mellitus

Diabetiker berichten häufig über eine Sicca-Symptomatik, insbesondere der Mundschleimhaut bis hin zu trockenen Laryngitiden. Auch unspezifische Sensationen in Form von brennenden Missempfindungen im Zungenbereich (Glossodynie) werden beobachtet. Aus stomatologischer Sicht sind allerdings als Komplikationen peridontale und kariöse Läsionen bis hin zum Zahnverlust bestimmend. Insbesondere der komorbide Zusammenhang zwischen Diabetes und Peridontitis wird in epidemiologischen Erhebungen unterschiedlich bewertet (Taylor u. Borgnakke 2008). Allerdings wird heute von einer Komorbidität in Abhängigkeit von der Schwere und der Dauer des Diabetes ausgegangen. Die Zersetzung der Zahnhartgewebe durch Entkalkung und anschließender Destruktion (Karies) imponiert klinisch in vielfältigen Varianten, verläuft lange subjektiv asymptomatisch und kann einen frühzeitigen Zahnverlust bedingen. Eine konsequente und frühzeitig einsetzende Mundhygiene ist deshalb von entscheidender Bedeutung.

> **Eine direkte komorbide Korrelation zwischen Diabetes und peridontalen Erkrankungen sowie Karies gilt als überwiegend wahrscheinlich. Prophylaktisch ist eine konsequente Mundhygiene zu empfehlen.**

Literatur

Literatur zu Abschn. 8.1

DCCT (1993) Diabetes Control and Complications Trial Research Group. The effect of intensive treatment of diabetes on the development and progression of long-term complications in insulin-dependent diabetes mellitus. N Engl J Med 329: 977–986

Deckert T, Feldt-Rasmussen B, Borch-Johnsen K, Jensen T, Kofoed-Enevoldsen A (1989) Albuminuria reflects widespread vascular damage. The Steno hypothesis. Diabetologia 32: 219–226

Gil N, Goldberg R, Neuman T, Garsen M, Zcharia E, Rubinstein AM, van Kuppevelt T, Meirovitz A, Pisano C, Li JP, van der Vlag J, Vlodavsky I, Elkin M (2012) Heparanase is essential for the development of diabetic nephropathy in mice. Diabetes 61: 208–216

Hammes HP, Feng Y, Pfister F, Brownlee M (2011) Diabetic retinopathy: targeting vasoregression. Diabetes 60: 9–16

Hirsch IB, Brownlee M (2010) Beyond HbA1c – Need for additional markers for diabetes microvascular complications. JAMA 303: 2291–2292

Paneni F, Volpe M, Lüscher TF, Cosentino F (2013) SIRT1, p66Shc, and Set7/9 in vascular hyperglycemic memory. Diabetes 62: 1800–1807

Pirart J (1993) Diabetes mellitus and its degenerative complications: a prospective study of 4,400 patients observed between 1947 and 1973. Diabete Metab 3: 97–107

Singh AK, Kari JA (2013) Metabolic syndrome and chronic kidney disease. Curr Opin Nephrol Hypertens 22: 198–203

Thomas MC, Groop PH, Tryggvason K (2012) Towards understanding the inherited susceptibility for nephropathy in diabetes. Curr Opin Nephrol Hypertens 21:195–202

Literatur zu Abschn. 8.2

BARI (1997) Influence of diabetes on 5-year mortality and morbidity in a randomized trial comparing CABG and PTCA in patients with multivessel disease: the Bypass Angioplasty Revascularization Investigation (BARI). Circulation 96(6): 1761–1769

Camm AJ et al. (2010) Guidelines for the management of atrial fibrillation: the Task Force for the Management of Atrial Fibrillation of the European Society of Cardiology (ESC). Europace 12(10): 1360–1420

Charles M et al. (2012) Cardiovascular risk reduction following diagnosis of diabetes by screening: 1-year results from the ADDITION-Cambridge trial cohort. Br J Gen Pract 62(599): e396–402

Diehm C et al. (2004) High prevalence of peripheral arterial disease and co-morbidity in 6880 primary care patients: cross-sectional study. Atherosclerosis 172(1): 95–105

Diehm C et al. (2009) Mortality and vascular morbidity in older adults with asymptomatic versus symptomatic peripheral artery disease. Circulation 120(21): 2053–2061

Doerr R et al. (2011) Oral glucose tolerance test and HbA(1)c for diagnosis of diabetes in patients undergoing coronary angiography: [corrected] the Silent Diabetes Study. Diabetologia 54(11): 2923–2930

Du X et al. (2009) Risks of cardiovascular events and effects of routine blood pressure lowering among patients with type 2 diabetes and atrial fibrillation: results of the ADVANCE study. Eur Heart J 30(9): 1128–1135

Farkouh ME, Domanski M, Sleeper LA et al. (2012) Strategies for Multivessel Revascularization in Patients with Diabetes. N Engl J Med 367: 2375–2384

Gerstein HC et al. (2012) Basal insulin and cardiovascular and other outcomes in dysglycemia. N Engl J Med 367(4): 319–328

Gibbons RJ et al. (2003) ACC/AHA 2002 guideline update for the management of patients with chronic stable angina--summary article: a report of the American College of Cardiology/American Heart Association Task Force on practice guidelines (Committee on the Management of Patients With Chronic Stable Angina). J Am Coll Cardiol 41(1): 159–168

Gitt AK, Papp A, Towae F, Deeg E, Senges J, Zahn R Tschoepe D; SWEETHEART Study-Group (2011) Abstract 15682: High 3-year-mortality rates in females with newly diagnosed diabetes after acute STEMI and NSTEMI in clinical practice in Germany: results of the SWEETHEART Registry. Circulation 124: A15682

Haffner SM et al. (1998) Mortality from coronary heart disease in subjects with type 2 diabetes and in nondiabetic subjects with and without prior myocardial infarction. N Engl J Med 339(4): 229–234

Hee L et al. (2012) Outcomes of coronary revascularization (percutaneous or bypass) in patients with diabetes mellitus and multivessel coronary disease. Am J Cardiol 110(5): 643–648

Huxley RR et al. (2011) Meta-analysis of cohort and case-control studies of type 2 diabetes mellitus and risk of atrial fibrillation. Am J Cardiol 108(1): 56–62

Huxley RR et al. (2012) Type 2 diabetes, glucose homeostasis and incident atrial fibrillation: the Atherosclerosis Risk in Communities study. Heart 98(2): 133–138

Mellbin LG et al. (2008) The impact of glucose lowering treatment on long-term prognosis in patients with type 2 diabetes and myocardial infarction: a report from the DIGAMI 2 trial. Eur Heart J 29(2): 166–176

Paulus WJ, Tschoepe C (2013) A novel paradigm for heart failure with preserved ejection fraction: comorbidities drive myocardial dysfunction and remodeling through coronary microvascular endothelial inflammation. J Am Coll Cardiol 62(4): 263–271

Ray KK et al. (2009) Effect of intensive control of glucose on cardiovascular outcomes and death in patients with diabetes mellitus: a meta-analysis of randomised controlled trials. Lancet 373(9677): 1765–1772

Renner A et al. (2013) Coronary revascularization in diabetic patients: off-pump versus on-pump surgery. Ann Thorac Surg 96(2): 528–534

Roger VL et al. (2012) Heart disease and stroke statistics – 2012 update: a report from the American Heart Association. Circulation 125(1): e2–e220

Ryden L et al. (2007) Guidelines on diabetes, pre-diabetes, and cardiovascular diseases: executive summary. The Task Force on Diabetes and Cardiovascular Diseases of the European Society of Cardiology (ESC) and of the European Association for the Study of Diabetes (EASD). Eur Heart J 28(1): 88–136

Ryden L et al. (2013) ESC Guidelines on diabetes, pre-diabetes, and cardiovascular diseases developed in collaboration with the EASD: The Task Force on diabetes, pre-diabetes, and cardiovascular diseases of the European Society of Cardiology (ESC) and developed in collaboration with the European Association for the Study of Diabetes (EASD). Eur Heart J 34(39): 3035–3087. doi: 10.1093/eurheartj/eht108

Scirica BM, Bhatt DL, Braunwald E et al. (2013) Saxagliptin and Cardiovascular Outcomes in Patients with Type 2 Diabetes Mellitus. N Engl J Med 369: 1317–1326

Seferovic M et al. (2012) Diabetic cardiomyopathy: ongoing controversies in 2012. Herz 37(8): 880–886

Stratmann B, Tschoepe D (2011) Heart in diabetes: not only a macrovascular disease. Diabetes Care 34 (Suppl 2): S138–144

Tschoepe C, Lam CS (2012) Diastolic heart failure: What we still don't know. Looking for new concepts, diagnostic approaches, and the role of comorbidities. Herz 37(8): 875–879

Wenaweser P et al. (2008) Incidence and correlates of drug-eluting stent thrombosis in routine clinical practice. 4-year results from a large 2-institutional cohort study. J Am Coll Cardiol 52(14): 1134–1140

White WB, Cannon CP, Heller SR et al. (2013) Alogliptin after Acute Coronary Syndrome in Patients with Type 2 Diabetes. N Engl J Med 369(14): 1327–1335

Wijns W et al. (2010) Guidelines on myocardial revascularization. Eur Heart J 31(20): 2501–2555

Literatur zu Abschn. 8.3

Advance Collaborative Group et al. (2008) Intensive blood glucose control and vascular outcomes in patients with type 2 diabetes. N Engl J Med 358(24): 2560–2572

Aiello LP, Cahill MT, Wong JS (2001) Systemic considerations in the management of diabetic retinopathy. Am J Ophthalmol 132 (5): 760–776

Al-Kateb H, Mirea L, Xie X, Sun L, Liu M, Chen H, Bull SB, Boright AP, Paterson AD (2007) Multiple variants in vascular endothelial growth factor (VEGFA) are risk factors for time to severe retinopathy in type 1 diabetes: the DCCT/EDIC genetics study. Diabetes 56 (8): 2161–2168

Antonetti DA, Klein R, Gardner TW (2012) Diabetic retinopathy. N Engl J Med 366 (13): 1227–1239

Bandello F, Cunha-Vaz J, Chong NV, Lang GE, Massin P, Mitchell P, Porta M, Prunte C, Schlingemann R, Schmidt-Erfurth U (2012) New approaches for the treatment of diabetic macular oedema: recommendations by an expert panel. Eye (Lond) 26 (4): 485–493

Beulens JW et al. (2009) Effects of blood pressure lowering and intensive glucose control on the incidence and progression of retinopathy in patients with type 2 diabetes mellitus: a randomised controlled trial. Diabetologia 52(10): 2027–2036

Boussageon R, Bejan-Angoulvant T, Saadatian-Elahi M, Lafont S, Bergeonneau C, Kassai B, Erpeldinger S, Wright JM, Gueyffier F, Cornu C (2011) Effect of intensive glucose lowering treatment on all cause mortality, cardiovascular death, and microvascular events in type 2 diabetes: meta-analysis of randomised controlled trials. BMJ 343: d4169

Bronson-Castain KW, Bearse MA, Jr., Neuville J, Jonasdottir S, King-Hooper B, Barez S, Schneck ME, Adams AJ (2012) Early neural and vascular changes in the adolescent type 1 and type 2 diabetic retina. Retina 32 (1): 92–102

Chaturvedi N et al. (2008) Effect of candesartan on prevention (DIRECT-Prevent 1) and progression (DIRECT-Protect 1) of retinopathy in type 1 diabetes: randomised, placebo-controlled trials. Lancet 372(9647): 1394–1402

Chew EY, Ambrosius WT, Davis MD, Danis RP, Gangaputra S, Greven CM, Hubbard L, Esser BA, Lovato JF, Perdue LH, Goff DC, Jr., Cushman WC, Ginsberg HN, Elam MB, Genuth S, Gerstein HC, Schubart U, Fine LJ (2010) Effects of medical therapies on retinopathy progression in type 2 diabetes. N Engl J Med 363 (3): 233–244

DCCT (2000) Diabetes Control and Complications Trial Research Group. Effect of pregnancy on microvascular complications in the diabetes control and complications trial. Diabetes Care 23(8): 1084–1091

Duckworth W et al. (2009) Glucose control and vascular complications in veterans with type 2 diabetes. N Engl J Med 360(2): 129–139

Finger RP, Bertram B, Wolfram C, Holz FG (2012) Blindness and visual impairment in Germany: a slight fall in prevalence. Dtsch Arztebl Int 109 (27–28): 484–489

Gaede P et al. (2008) Effect of a multifactorial intervention on mortality in type 2 diabetes. N Engl J Med 358(6): 580–591

Hemmingsen B, Lund SS, Gluud C, Vaag A, Almdal T, Hemmingsen C, Wetterslev J (2011) Intensive glycaemic control for patients with type 2 diabetes: systematic review with meta-analysis and trial sequential analysis of randomised clinical trials. BMJ 343: d6898

Keech AC, Mitchell P, Summanen PA, O'Day J, Davis TM, Moffitt MS, Taskinen MR, Simes RJ, Tse D, Williamson E, Merrifield A, Laatikainen LT, d'Emden MC, Crimet DC, O'Connell RL, Colman PG (2007) Effect of fenofibrate on the need for laser treatment for diabetic retinopathy (FIELD study): a randomised controlled trial. Lancet 370 (9600): 1687–1697

Klein R et al. (1999) Association of ocular disease and mortality in a diabetic population. Arch Ophthalmol 117(11): 1487–1495

Kramer CK, Rodrigues TC, Canani LH, Gross JL, Azevedo MJ (2001) Diabetic retinopathy predicts all-cause mortality and cardiovascular events in both type 1 and 2 diabetes: meta-analysis of observational studies. Diabetes Care 34 (5): 1238–1244

Kyto JP, Harjutsalo V, Forsblom C, Hietala K, Summanen PA, Groop PH (2001) Decline in the cumulative incidence of severe diabetic retinopathy in patients with type 1 diabetes. Diabetes Care 34 (9): 2005–2007

Malone JI, Morrison AD, Pavan PR, Cuthbertson DD (2001) Prevalence and significance of retinopathy in subjects with type 1 diabetes of less than 5 years' duration screened for the diabetes control and complications trial. Diabetes Care 24 (3): 522–526

Nathan DM, Zinman B, Cleary PA, Backlund JY, Genuth S, Miller R, Orchard TJ (2009) Modern-day clinical course of type 1 diabetes mellitus after 30 years' duration: the diabetes control and complications trial/epidemiology of diabetes interventions and complications and Pittsburgh epidemiology of diabetes complications experience (1983–2005). Arch Intern Med 169 (14): 1307–1316

Rudnisky CJ, Lavergne V, Katz D (2009) Visual acuity after intravitreal triamcinolone for diabetic macular edema refractory to laser treatment: a meta-analysis. Can J Ophthalmol 44 (5): 587–593

Sjolie AK, Klein R, Porta M, Orchard T, Fuller J, Parving HH, Bilous R, Chaturvedi N (2008) Effect of candesartan on progression and regression of retinopathy in type 2 diabetes (DIRECT-Protect 2): a randomised placebo-controlled trial. Lancet 372 (9647): 1385–1393

Tong Z, Yang Z, Patel S, Chen H, Gibbs D, Yang X, Hau VS, Kaminoh Y, Harmon J, Pearson E, Buehler J, Chen Y, Yu B, Tinkham NH, Zabriskie NA, Zeng J, Luo L, Sun JK, Prakash M, Hamam RN, Tonna S, Constantine R, Ronquillo CC, Sadda S, Avery RL, Brand JM, London N, Anduze AL, King GL, Bernstein PS, Watkins S, Jorde LB, Li DY, Aiello LP, Pollak MR, Zhang K (2008) Promoter polymorphism of the erythropoietin gene in severe diabetic eye and kidney complications. Proc Natl Acad Sci USA 105 (19): 6998–7003

UKPDS 33 (1998) United Kingdom Prospective Diabetes Study (UKPDS) Group. Intensive blood-glucose control with sulphonylureas or insulin compared with conventional treatment and risk of complications in patients with type 2 diabetes. Lancet 352(9131): 837–853

Van Hecke MV, Dekker JM, Nijpels G, Moll AC, Heine RJ, Bouter LM, Polak BC, Stehouwer CD (2005) Inflammation and endothelial dysfunction are associated with retinopathy: the Hoorn Study. Diabetologia. 48(7): 1300–1306

Yau JW, Rogers SL, Kawasaki R, Lamoureux EL, Kowalski JW, Bek T, Chen SJ, Dekker JM, Fletcher A, Grauslund J, Haffner S, Hamman RF, Ikram MK, Kayama T, Klein BE, Klein R, Krishnaiah S, Mayurasakorn K, O'Hare JP, Orchard TJ, Porta M, Rema M, Roy MS, Sharma T, Shaw J, Taylor H, Tielsch JM, Varma R, Wang JJ, Wang N, West S, Xu L, Yasuda M, Zhang X, Mitchell P, Wong TY (2012) Global prevalence and major risk factors of diabetic retinopathy. Diabetes Care 35 (3) :556–564

Literatur zu Abschn. 8.4

Bianchi S, Bigazzi R, Campese VM (2006) Long-term effects of spironolactone on proteinuria and kidney function in patients with chronic kidney disease. Kidney Int 70: 2116–2123

Campbell R, Sangalli F, Perticucci E, Aros C, Viscarra C, Perna A, Remuzzi A, Bertocchi F, Fagiani L, Remuzzi G, Ruggenenti P (2003) Effects of combined ace inhibitor and angiotensin II antagonist treatment in human chronic nephropathies. Kidney Int 63: 1094–1103

Cooper BA, Branley P, Bulfone L, Collins JF, Craig JC, Fraenkel MB, Harris A, Johnson DW, Kesselhut J, Li JJ, Luxton G, Pilmore A, Tiller DJ, Harris DC, Pollock CA (2010) A randomized, controlled trial of early versus late initiation of dialysis. N Engl J Med 363: 609–619

Costacou T, Ellis D, Fried L, Orchard TJ (2007) Sequence of progression of albuminuria and decreased GFR in persons with type 1 diabetes: a cohort study. Am J Kidney Dis 50: 721–732

Fried LF, Emanuele N, Zhang JH, Brophy M, Conner TA, Duckworth W, Leehey DJ, McCullough PA, O'Connor T, Palevsky PM, Reilly RF, Seliger SL, Warren SR, Watnick S, Peduzzi P, Guarino P (2013) Combined angiotensin inhibition for the treatment of diabetic nephropathy. N Engl J Med 369: 1892–1903

Hansen HP, Tauber-Lassen E, Jensen BR, Parving HH (2002) Effect of dietary protein restriction on prognosis in patients with diabetic nephropathy. Kidney Int 62: 220–228

Hansson L, Zanchetti A, Carruthers SG, Dahlöf B, Elmfeldt D, Julius S, Menard J, Rahn KH, Wedel H, Westerling S (1998) Effects of intensive blood-pressure lowering and low-dose aspirin in patients with hypertension: principal results of the hypertension optimal treatment (hot) randomised trial. Lancet 351: 1755–1762

Hasslacher C, Wolf G, Kempe P, Ritz E (2011) Diabetische Nephropathie. Diabetologie 6: S111–S114

Hovind P, Rossing P, Tarnow L, Smidt UM, Parving HH (2001) Remission and regression in the nephropathy of type 1 diabetes when blood pressure is controlled aggressively. Kidney Int 60: 277–283

Hughes DB, Britton ML (2005) Angiotensin-converting enzyme inhibitors or angiotensin ii receptor blockers for prevention and treatment of nephropathy associated with type 2 diabetes mellitus. Pharmacotherapy 25: 1602–1620

Jun M, Perkovic V, Cass A (2011) Intensive glycemic control and renal outcome. Contrib Nephrol 170: 196–208

Klahr S, Levey A, Beck G, Caggiula A, Hunsicker L, Kusek J, Striker G (1994) The effects of dietary protein restriction and blood-pressure control on the progression of chronic renal disease. N Engl J Med 330: 877–884

Kuriyama S (2007) Peritoneal dialysis in patients with diabetes: Are the benefits greater than the disadvantages? Peritoneal dialysis international. J Int Soc Peritoneal Dialysis 27 Suppl 2: S190–195

Mehdi UF, Adams-Huet B, Raskin P, Vega GL, Toto RD (2009) Addition of angiotensin receptor blockade or mineralocorticoid antagonism to maximal angiotensin-converting enzyme inhibition in diabetic nephropathy. J Am Soc Nephrol 20: 2641–2650

Molitch ME, Steffes M, Sun W, Rutledge B, Cleary P, de Boer IH, Zinman B, Lachin J (2010) Development and progression of renal insufficiency with and without albuminuria in adults with type 1 diabetes in the diabetes control and complications trial and the epidemiology of diabetes interventions and complications study. Diabetes Care 33: 1536–1543

Navaneethan SD, Nigwekar SU, Sehgal AR, Strippoli GF (2009) Aldosterone antagonists for preventing the progression of chronic kidney disease: A systematic review and meta-analysis. Clin J Am Soc Nephrol 4: 542–551

Palmer ND, Freedman BI (2012) Insights into the genetic architecture of diabetic nephropathy. Curr Diab Rep 12: 423–431

Parving HH, Brenner BM, McMurray JJ, de Zeeuw D, Haffner SM, Solomon SD, Chaturvedi N, Persson F, Desai AS, Nicolaides M, Richard A, Xiang Z, Brunel P, Pfeffer MA (2012) Cardiorenal end points in a trial of aliskiren for type 2 diabetes. N Engl J Med 367: 2204–2213

Patel A, MacMahon S, Chalmers J, Neal B, Woodward M, Billot L, Harrap S, Poulter N, Marre M, Cooper M, Glasziou P, Grobbee DE, Hamet P, Heller S, Liu LS, Mancia G, Mogensen CE, Pan CY, Rodgers A, Williams B (2007) Effects of a fixed combination of perindopril and indapamide on macrovascular and microvascular outcomes in patients with type 2 diabetes mellitus (the advance trial): A randomised controlled trial. Lancet 370: 829–840

Reutens AT, Atkins RC (2011) Epidemiology of diabetic nephropathy. Contrib Nephrol 170: 1–7

Robertson L, Waugh N, Robertson A (2007) Protein restriction for diabetic renal disease. Cochrane Database Syst Rev: CD002181

Rossing P, Hougaard P, Borch-Johnsen K, Parving HH (1996) Predictors of mortality in insulin dependent diabetes: 10 year observational follow up study. BMJ 313: 779–784

Ruggenenti P, Cravedi P, Remuzzi G (2010) The raas in the pathogenesis and treatment of diabetic nephropathy. Nat Rev Nephrol 6: 319–330

UK Prospective Diabetes Study U (1998) Tight blood pressure control and risk of macrovascular and microvascular complications in type 2 diabetes: UKPDS 38. Uk prospective diabetes study group. BMJ 317: 703–713

Van Buren PN, Toto R (2013) Current update in the management of diabetic nephropathy. Curr Diab Rev 9: 62–77

Van den Meiracker AH, Baggen RG, Pauli S, Lindemans A, Vulto AG, Poldermans D, Boomsma F (2006) Spironolactone in type 2 diabetic nephropathy: Effects on proteinuria, blood pressure and renal function. J Hypertens 24: 2285–2292

Wolfe RA, Ashby VB, Milford EL, Ojo AO, Ettenger RE, Agodoa LY, Held PJ, Port FK (1999) Comparison of mortality in all patients on dialysis, patients on dialysis awaiting transplantation, and recipients of a first cadaveric transplant. N Engl J Med 341: 1725–1730

Literatur zu Abschn. 8.5

Abbott CA, Malik RA, van Ross ER, Kulkarni J, Boulton AJ (2011) Prevalence and characteristics of painful diabetic neuropathy in a large community-based diabetic population in the U.K. Diab Care 34: 2220–2224

Barrett AM, Lucero MA, Le T, Robinson RL, Dworkin RH, Chappell AS (2007) Epidemiology, public health burden, and treatment of diabetic peripheral neuropathic pain: a review. Pain Med 8 (Suppl 2): S50–62

Bundesärztekammer (BÄK), KBV, AWMF (2011) Nationale VersorgungsLeitlinie Neuropathie bei Diabetes im Erwachsenenalter – Langfassung, Version 1.2 (28.11.2011).http://www.deutsche-diabetes-gesellschaft.de/fileadmin/Redakteur/Leitlinien/Evidenzbasierte_Leitlinien/nvl-t2d-neuro-lang.pdf. Zugriff 10 März 2014

Callaghan BC, Cheng HT, Stables CL, Smith AL, Feldman EL (2012a) Diabetic neuropathy: clinical manifestations and current treatments. Lancet Neurol 11: 521–534

Callaghan BC, Hur J, Feldman EL (2012b) Diabetic neuropathy: one disease or two? Curr Opin Neurol 25: 536–541

Chaudhry V, Russell J, Belzberg (2008) Decompressive surgery of lower limbs for symmetrical diabetic peripheral neuropathy. Cochrane Database of Systematic Reviews 2008, Issue 3. Art. No.: CD006152. doi: 10.1002/14651858.CD006152.pub2.

Daousi C, MacFarlane IA, Woodward A, Nurmikko TJ, Bundred PE, Benbow SJ (2004) Chronic painful peripheral neuropathy in an urban community: a controlled comparison of people with and without diabetes. Diabet Med 21: 976–982

Galer BS, Gianas A, Jensen MP (2000) Painful diabetic polyneuropathy: epidemiology, pain description, and quality of life. Diabetes Res Clin Pract 47: 123–128

Lauria G, Hsieh ST, Johansson O, Kennedy WR, Leger JM, Mellgren SI, Nolano M, Merkies IS, Polydefkis M, Smith AG, Sommer C, Valls-Sole J (2010) European Federation of Neurological Societies/Peripheral Nerve Society Guideline on the use of skin biopsy in the diagnosis of small fiber neuropathy. Report of a joint task force of the European Federation of Neurological Societies and the Peripheral Nerve Society. Eur J Neurol 17: 903–912, e44–49

Linn T, Ortac K, Laube H, Federlin K (1996) Intensive therapy in adult insulin-dependent diabetes mellitus is associated with improved insulin sensitivity and reserve: a randomized, controlled, prospective study over 5 years in newly diagnosed patients. Metabolism 45: 1508–1513

Malavige LS, Levy JC (2009) Erectile dysfunction in diabetes mellitus. J Sex Med 6: 1232–1247

Martina ISJ, van Koningsveld R, Schmitz PIM, van der Meché FGA, van Doorn PA (for the European Inflammatory Neuropathy Cause and Treatment (INCAT) group) (1998) Measuring vibration threshold with a graduated tuning fork in normal aging and in patients with polyneuropathy. J Neurol Neurosurg Psychiatry 65: 743–747

Maser RE, Steenkiste AR, Dorman JS, Nielsen VK, Bass EB, Manjoo Q, Drash AL, Becker DJ, Kuller LH, Greene DA et al. (1989) Epidemiological correlates of diabetic neuropathy. Report from Pittsburgh Epidemiology of Diabetes Complications Study. Diabetes 38: 1456–14161

Wile DJ, Toth C (2010) Association of metformin, elevated homocysteine, and methylmalonic acid levels and clinically worsened diabetic peripheral neuropathy. Diabetes Care 33: 156–161

Literatur zu Abschn. 8.6

Armstrong DG, Lavery LA, Harkless LB (1998) Validation of a diabetic wound classification system.Diabetes Care 21: 856–859

Armstrong DG, Lavery LA, Vazquez JR, Short B, Kimbriel HR, Nixon BP, Boulton AJ (2003) Clinical efficacy of the first metatarsophalangeal joint arthroplasty as a curative procedure for hallux interphalangeal joint wounds in patients with diabetes. Diabetes Care 26: 3284–3287

Baglioni P, Malik M, Okosieme OE (2012) Acute Charcot foot. BMJ 344: e1397

Bundesärztekammer (2010) Nationale Versorgungsleitlinie Typ-2-Diabetes Präventions- und Behandlungsstrategien für Fußkomplikationen Langfassung Version 2.8 Februar 2010 basierend auf der Fassung von November 2006. http://www.deutsche-diabetes-gesellschaft.de/fileadmin/Redakteur/Leitlinien/Evidenzbasierte_Leitlinien/NVL-DM2-Fuss-lang-ddg-2.8-100215.pdf. Zugriff 10 März 2014

Eichenholtz SN (1966) Charcot Joints. Thomas, Springfield, IL

Emanuele MA, Buchanan BJ, Abraira C (1981) Elevated leg systolic pressures and arterial calcification in diabetic occlusive vascular disease. Diabetes Care 4: 289–292

Faglia E, Favales F, Morabito A (2001) New ulceration, new major amputation, and survival rates in diabetic subjects hospitalized for foot ulceration from 1990 to 1993: a 6.5-year follow-up. Diabetes Care 24: 78–83

Fishco WD (2001) Surgically induced Charcot's foot. J Am Podiatr Med Assoc 91: 388–393

Frykberg RG, Belczyk R (2008) Epidemiology of the Charcot foot. Clin Podiatr Med Surg 25: 17–28

Game FL, Catlow R, Jones GR, Edmonds ME, Jude EB, Rayman G, Jeffcoate WJ (2012) Audit of acute Charcot's disease in the UK: the CDUK study. Diabetologia 55: 32–35

Heller G, Günster C, Swart E (2005) Über die Häufigkeit von Amputationen unterer Extremitäten in Deutschland. Dtsch Med Wochenschr 130: 1689–1690

Hochlenert D, Engels G, Altenhofen L (2006) Integrierte Versorgung, Ergebnisse des Netzwerk Diabetischer Fuß Köln und Umgebung. Dt Arztebl 103: A 1680–1683

Hohenberger W, Stirkat F, Bruns J, Schmiegel W, Wesselmann S (2011) Krebsregister und Zentrumsbildung. Onkologe 17: 135–142)

Jeffcoate WJ (2008) Charcot neuro-osteoarthropathy. Diabetes Metab Res Rev 24 (Suppl 1): S62–65

Koller A et al. (2006) Deutsche Diabetes Gesellschaft. AG Diabetischer Fuß. Interdisziplinäre Arbeitsgruppe Schuhversorgung beim diabetischen Fußsyndrom. Schuhversorgung und Risikoklassen beim Diabetischen Fußsyndrom - und analogen Neuro-Angio-Arthropathien. Stand 25.02.2006. http://www.ag-fuss-ddg.de/download/1_Anlage_PG_31_Schuhversorgung%20und%20Risikoklassen%20beim%20DAF_25.05.2006.pdf. Zugriff 10 März 2014

Lawall H, Bramlage P, Amann B (2010) Stem cell and progenitor cell therapy in peripheral artery disease Thromb Haemost 103: 696–709

Lobmann R, Balletshofer B (2011) Diabetisches Fußsyndrom. In: Häring HU et al. (Hrsg) Diabetologie in Klinik und Praxis. Thieme, Stuttgart, S 495, 523

Maciejewski ML, Reiber GE, Smith DG, Wallace C, Hayes S, Boyko EJ (2004) Effectiveness of diabetic therapeutic footwear in preventing reulceration. Diabetes Care 27: 1774–1782

Moura-Neto A, Fernandes TD, Zantut-Wittmann DE, Trevisan RO, Sakaki MH, Santos AL, Nery M, Parisi MC (2012) Charcot foot: skin temperature as a good clinical parameter for predicting disease outcome. Diabetes Res Clin Pract 96: e11–14

Müller E, Bergmann K, Brunk-Loch S, Groene C, Kersken J, Lindloh C, Lobmann R, Mertes B (2006) Arbeitsgruppe Qualitätsmanagement der AG Fuß in der DDG e.V. Fußbehandlungseinrichtung DDG-erste Evaluation. Diabetol Stoffw 1–A195,doi:10.1055/s-2006-943920

Pham H, Armstrong DG, Harvey C, Harkless LB, Giurini JM, Veves A (2000) Screening techniques to identify people at high risk for diabetic foot ulceration: a prospective multicenter trial. Diabetes Care 23: 606–611

Richard JL, Almasri M, Schuldiner S (2012) Treatment of acute Charcot foot with bisphosphonates: a systematic review of the literature. Diabetologia 55: 1258–1264

Risse A (2006) Anthropologische Bedeutung der Polyneuropathien für Patienten und Versorgung – Qualitativer, neophänomenologischer Beitrag. Diabetologe 2: 25–131

Rümenapf G, Geiger S, Schneider B, Amendt K, Wilhelm N, Morbach S, Nagel N (2013) Readmissions of patients with diabetes mellitus and foot ulcers after infra-popliteal bypass surgery – attacking the problem by an integrated case management model ; Vasa 42: 56–67

Sanders LJ, Frykberg RG. Charcot foot. In: Levin M, O'Neal L, Bowker J (eds)The diabetic foot, 5th edn. Mosby-Year Book, Boston, p 149–180

Simon SR, Tejwani SG, Wilson DL, Santner TJ, Denniston NL (2000) Arthrodesis as an early alternative to nonoperative management of charcot arthropathy of the diabetic foot. J Bone Joint Surg Am 82: 939–950

The Saint Vincent Declaration on diabetes care and research in Europe (1989) Acta diabetologia. 10: (Suppl) 143–144

Van Baal J, Hubbard R, Game F, Jeffcoate W (2010) Mortality Associated with Acute Charcot Foot and Neuropathic Foot Ulceration. Diabetes Care. DOI dc09-1428 [pii] 10.2337/dc09-1428

Wagner FW (1981) The dysvascular foot.A system in diagnosis and treatment. Foot Ankle 2: 84–122

Weck M, Rietzsch H., Lawall H, Pichlmeier U, Bramlage P, Schellong S (2008): Intermittent intravenous urokinase for critical limb ischemia in diabetic foot ulceration; Thrombosis and Haemostasis, 100/3: 365–516

Zampa V, Bargellini I, Rizzo L, Turini F, Ortori S, Piaggesi A, Bartolozzi C (2011) Role of dynamic MRI in the follow-up of acute Charcot foot in patients with diabetes mellitus. Skeletal Radiol 40: 991–999

Zander J, Risse A, Kunitz O, Frank J, Emmig U (2012): Anästhesie bei Stoffwechselerkrankungen. In: Rossaint R, Werner C, Zwißler B (Hrsg) Die Anästhesiologie. Springer, Berlin Heidelberg, S 1262–1281

Literatur zu Abschn. 8.7

Abber JC, Lue TF, Orvis BR, McClure RD, Williams RD (1986) Diagnostic tests for impotence: a comparison of papaverine injection with the penile-brachial index and nocturnal penile tumescence monitoring. J Urology 135(5): 923–925

Andersson KE, Wagner G (1995) Physiology of penile erection. Physiol Rev 75: 192–236

Baskerville TA, Douglas AJ (2008) Interactions between dopamine and oxytocin in the control of sexual behaviour. Prog Brain Res 170: 277–290

Carson CC (1999) Reconstructive surgery using urological prosthesis. Curr Opin Urol 9: 233–239

Cheitlin MD, Hutter AM, Brindis RG et al. (1999) Use of sildenafil citrate in patients with cardiovascular disease. Circulation 99: 168–177

Enzlin P, Mathieu C, Wanderschueren D, Demyttenaere K (2003) Prevalence and predictors of sexual dysfunction in patients with type 1 diabetes. Diabetes Care 26: 409–414

Fonseca V, Seftel A, Denne J, Fredlund P (2004) Impact of diabetes mellitus on the severity of erectile dysfunction and response to treatment: analysis of data from tadalafil clinical trials. Diabetologia.47(11): 1914–1923

Goldstein I, Lue TF, Padma-Nathan H et al. (1998) Oral sildenafil in the treatment of erectile dysfunction. N Engl J Med 338(20): 1397–1404

Goldstein I, Young JM, Fischer J et al. (2003) Vardenafil, a new phosphodiesterase type 5 inhibitor, in the treatment of erectile dysfunction in men with diabetes: a multicenter double-blind plazebo-controlled fixed-dose study. Diabetes Care 26: 777–783

Jackson G (2004) Treatment of erectile dysfunction in patients with cardiovascular disease : guide to drug selection. Drugs 64: 1533–1545

Klein R, Klein BE Lee KE et al. (1996) Prevalence of self-reported erectile dysfunction in people with long-term IDDM. Diabetes Care 19: 135–141

Klotz T, Sachse R, Heidrich A et al. (2001) Vardenafil increases penile rigidity and tumescence in erectile dysfunction patients: a RigiScan and pharmacokinetic study. World J Urol 19: 32–39

Lue TF (2000) Erectile dysfunction. New Engl J Med 342: 1802–1813

Manning M, Spahn M, Jünemann KP (1998) Gefäßchirurgie, Implantationschirurgie und Vakuumerektionshilfe. Urol A 37: 509–515

Meller SM, Stilp E, Walker CN, Mena-Hurtado C (2013) The link between vasculogenic erectile dysfunction, coronary artery disease, and peripheral artery disease: role of metabolic factors and endovascular therapy. J Invasive Cardiol 25(6): 313–319

Morales A, Gingell C, Collins M et al. (1998) Clinical safety of oral sildenafil citrate (Viagra TM) in the treatment of erectile dysfunction. Int J Impot Res 10: 69–74

Padma-Nathan H, Hellstrom WJ, Kaiser FE et al. (1997) Treatment of men with erectile dysfunction with transurethral alprostadil, Medicated Urethral System for Erection (MUSE) Study Group. N Engl J Med 336: 1–7

Perimenis P, Gyftopoulos K, Athanasopoulos A, Barbalias G (2001) Diabetic impotence treated by intracaver-nosal injections: high treatment compliance and increasing dosage of vaso-active drugs. Eur Urol 40: 398–403

Porst et al. 2001) Porst H, Rosen R, Padma-Nathan H et al. (2001) The efficacy and tolerability of vardenafil, a new oral, selective phosphodiesterase type 5 inhibitor, in patients with erectile dysfunction: the first at-home clinical trial. Int J Impot Res 13: 192–199

Rendell MS, Rajfer J, Wicker PA et al. (1999) Sildenafil for treatment of erectile dysfunction in men with diabetes – a randomized controlled trial. Sildenafil Diabetes Study Group. J Am Med Ass 281: 421–426

Safarinejad MR (2004) Oral sildenafil in the treatment of erectile dysfunction in diabetic men: a randomized double blind and plazebo-controlled study. J Diabetes Complications 18: 205–210

Schwartz BG, Jackson G, Stecher VJ, Campoli-Richards DM, Kloner RA (2013) Phosphodiesterase type 5 inhibitors improve endothelial function and may benefit cardiovascular conditions. Am J Med 126(3): 192–199. doi: 10.1016/j.amjmed.2012.08.015

Shabsigh R, Kaufman JM, Steidle C, Padma-Nathan H (2004) Randomized study of testosterone gel as adjunctive therapy to sildenafil in hypogonadal men with erectile dysfunction who do not respond to sildenafil alone. J Urology 172(2): 658–663

Spollett GR (1999) Assessment and management of erectile dysfunctionin men with diabetes. Diabetes Educ 25: 65–73

Stark S, Sachse R, Liedl T et al. (2001) Vardenafil increases penile rigidity and tumenescence in men with erectile dysfunction after a single oral dose Eur Urol 40: 181–190

Stuckey BG, Jadzinsky MN, Murphy LJ et al. (2003) Sildenafil citrate for treatment of erectile dysfunction in men with type 1 diabetes: results of a randomized controlled trial. Diabetes Care 26: 279–284

Literatur zu Abschn. 8.8

Huntley AC (1989) Cutaneou smanifestations of diabetes mellitus. Dermatol Clin 7: 531–546

Meurer M, Stumvoll M, Szeimies RM (2004) Hautveränderungen bei Diabetes mellitus. Hautarzt 55: 428–435

Sullivan KA, Feldman EL (2005) New developments in diabetic neuropathy. CurrOpinNeurol 18: 586–590

Taylor GW, Borgnakke WS (2008) Periodontal disease: associations with diabetes, glycemic control and complications. Oral Diseases 14: 191–203

Wohlrab J, Wohlrab D, Meiss F (2007) Hauterkrankungen bei Diabetes mellitus. J Dtsch Dermatol Ges 5: 37–53

Besondere Situationen bei Diabetes mellitus

M. Blüher, W. Druml, M. Ehren, M. Hummel, D. Kopf, K. Müssig, M. Pfohl, E. Schifferdecker

H. Schatz, A. F. H. Pfeiffer (Hrsg.), *Diabetologie kompakt*,
DOI 10.1007/978-3-642-41358-2_9, © Springer-Verlag Berlin Heidelberg 2014

9.1 Coma diabeticum

M. Pfohl

▪ Das Coma diabeticum ist immer noch mit einer beträchtlichen Letalität behaftet

Das Coma diabeticum, die hyperglykämische Entgleisung, war bis zur Einführung der Insulintherapie im Jahre 1922/23 die unabwendbare Todesursache für nahezu alle Patienten mit Typ-1- und auch viele mit Typ-2-Diabetes. Durch eine frühere Diabetesdiagnostik, die Insulintherapie, die Harnzucker- und jetzt die Blutzuckerselbstkontrolle kann das Coma diabeticum heute weitgehend vermieden werden, wobei aber in den Entwicklungsländern immer noch viele Patienten – teilweise undiagnostiziert, teilweise aufgrund fehlender Insulinverfügbarkeit – am Coma diabeticum versterben. Im Rahmen von Erstmanifestationen oder bei anderen akuten Erkrankungen tritt das Coma diabeticum jedoch auch in den industrialisierten Ländern nach wie vor auf und darf dann aufgrund seines lebensbedrohlichen Charakters keinesfalls unterschätzt werden. Seine Letalität beträgt auch bei uns noch bis zu 10 %, trotz aller Fortschritte der Therapie insbesondere an spezialisierten Zentren, deren publizierte Statistiken naturgemäß viel niedrigere Letalitätszahlen ausweisen. Diese sind auch abhängig vom Patientengut, vor allem vom Alter und der Komorbidität der Patienten.

▪ Formen und Auslöser des Coma diabeticum

Als Komplikationen einer Hyperglykämie können bei Patienten mit Diabetes mellitus ein ketoazidotisches oder ein hyperosmolares, nichtketotisches Koma auftreten. Allerdings gibt es auch Mischformen. Die Ketoazidose betrifft in der Regel Patienten mit Typ-1-Diabetes, das hyperosmolare Koma tritt eher bei Typ-2-Diabetes auf. Typische Merkmale von Ketoazidose und hyperosmolarem diabetischem Koma sind in der folgenden Übersicht wiedergegeben.

Klinische Symptomatik des Coma diabeticum

- Durstgefühl
- Polyurie, Nykturie
- Schwächegefühl
- Sehstörungen
- Muskelkrämpfe
- Übelkeit, Erbrechen
- Abdominalschmerzen
- Kussmaul-Atmung
- Benommenheit, Verwirrung
- Krampfanfälle
- Koma

▪ Bei Übelkeit und Erbrechen Insulin keinesfalls absetzen!

Auslösende Faktoren sowohl für die Ketoazidose wie auch das hyperosmolare diabetische Koma sind neben den heute seltener gewordenen Erstmanifestationskomata meistens Infektionen und/oder eine fehlende oder inadäquate Insulintherapie. Ursachen hierfür sind vor allem eine zu starke Reduktion oder gar das Absetzen einer Insulintherapie, wie es häufig geschieht, wenn Patienten bei Übelkeit oder Erbrechen – oft schon die ersten Komasymptome – nicht essen können und dann meinen, kein Insulin zu benötigen. Insulin wird aber auch bei Allgemeinerkrankungen oder operativen Eingriffen manchmal abgesetzt oder versehentlich nicht weiter gegeben, vermeintlich, um Hypoglykämien zu vermeiden. Auch die unterlassene Steigerung einer Insulintherapie bei schweren Allgemeinerkrankungen oder der Versuch, bei beginnender Ketoazidose den Blutzucker durch körperliche Aktivität zu senken, können zum Coma diabeticum führen. Ein besonderes Risiko stellt die Unterbrechung der Insulinzufuhr bei Patienten mit kontinuierlicher subkutaner Insulinpumpentherapie (CSII) dar, da sich bei diesen Patienten infolge des fehlenden subkutanen Insulindepots innerhalb weniger Stunden ein Coma diabeticum entwickeln kann (◘ Abb. 9.1).

▪ Pathophysiologie und klinisches Bild der diabetischen Ketoazidose

Die diabetische Ketoazidose ist Folge einer Kombination aus Insulinmangel und vermehrter Aus-

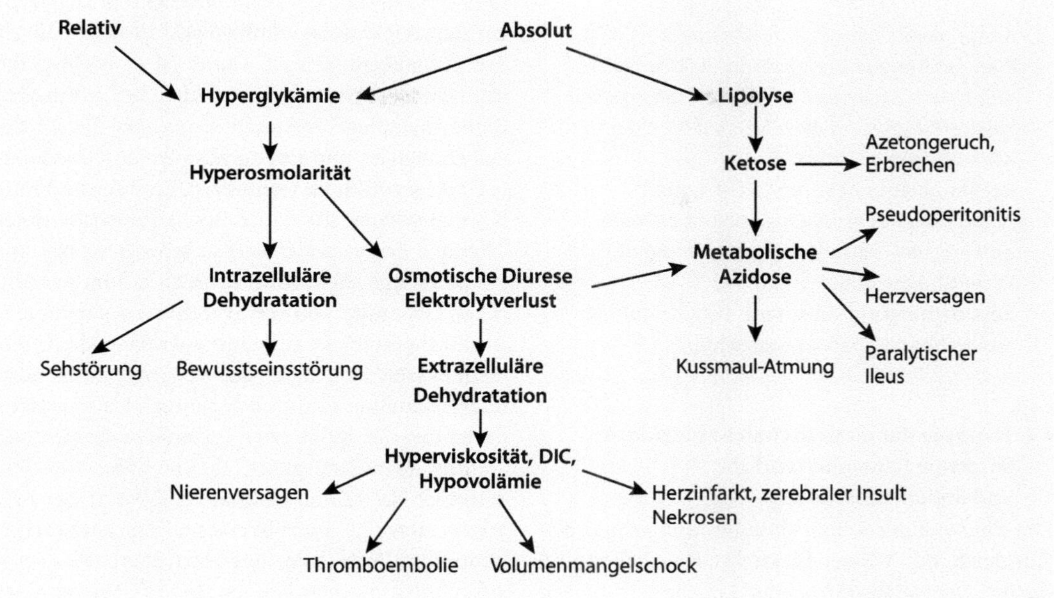

Abb. 9.1 Pathophysiologie der diabetischen Ketoazidose. *DIC* »disseminated intravascular coagulation« (Verbrauchskoagulopathie)

schüttung kontrainsulinärer Hormone. Die dabei gesteigerte Glukoneogenese und Glykogenolyse bei reduzierter peripherer Glukoseutilisation führen zur unterschiedlich ausgeprägten Hyperglykämie, die gesteigerte Lipolyse mit überschießender Ketogenese zur metabolischen Azidose.

Folge der pathophysiologischen Veränderungen bei der Ketoazidose sind Dehydratation und ausgeprägte Elektrolytentgleisungen.

Klinisch äußert sich die Ketoazidose zunächst mit Appetitlosigkeit, Übelkeit und Erbrechen in Kombination mit Polyurie, gelegentlich bestehen heftige abdominelle Schmerzen im Sinne einer Pseudoperitonitis diabetica. Folge der Ketoazidose ist auch die langsame, sehr tiefe Kussmaul-Atmung mit dem typisch obstähnlichen Azetonfötor. Bei ausbleibender Intervention treten Komplikationen wie Volumenmangelschock, akutes Nierenversagen, Myokardinfarkt oder auch ARDS (»acute respiratory distress syndrome«) auf. Zerebral kommt es zu unterschiedlich ausgeprägten Bewusstseinsstörungen bis hin zum Koma. In ca. 20 % der Fälle bestehen aber trotz schwerer Ketoazidose keine wesentlichen Störungen des Sensoriums.

Behandlung des ketoazidotischen oder hyperosmolaren Coma diabeticum

Flüssigkeit und Elektrolyte
1000 ml/h über 3 h, dann nach Bedarf adjustiert, in der Regel 4–6 l in den ersten 24 h
Initial physiologische Kochsalzlösung
Bei Serum-Natrium >150 mmol/l ggf. 2/3 Elektrolytlösung
Bei Blutglukose <200 mg/dl (11,2 mmol/l) Glukose 5 % mit 0,9 % NaCl

Kalium
Bei Serumkalium >5,5 mmol/l keine Kaliumzufuhr
Bei Serumkalium 3,5–5,5 mmol/l Zugabe von 20 mval KCl/l Infusion
Bei Serumkalium <3,5 mmol/l Zugabe von 40 mval KCl/l Infusion; Insulinzufuhr pausieren, bis Serumkalium ≥3,5 mval/l

Azidosekorrektur
50–100 mval Natriumbikarbonat bei Blut-pH <7,0

Insulinzufuhr
▼

- Kontinuierliche Insulininfusion von 0,1 IE/kg KG/h bis Blutglukose <250 mg/dl (14 mmol/l)
- Wenn nach 2 h keine deutliche Blutglukosesenkung erfolgt ist, Insulinzufuhr auf 0,2 IE/kg KG/h steigern
- Bei Blutglukose <250 mg/dl (14 mmol/l) Anpassung der Insulininfusion mit Zielblutglukose 100–200 mg/dl (5,6–11,2 mmol/l) unter Glukosezufuhr
- Bei Übergang auf subkutane Insulinzufuhr auf ausreichende Überlappung achten

▪▪ Therapie der diabetischen Ketoazidose: Sofortige Flüssigkeitszufuhr und Kaliumsubstitution

Die Therapie der Ketoazidose umfasst primär den Ausgleich des Wasser-Elektrolyt-Haushaltes und die intravenöse Insulinzufuhr. Am allerwichtigsten ist dabei die sofortige Flüssigkeitszufuhr. Das Flüssigkeitsdefizit der Patienten beträgt mehrere Liter, so dass initial rasch 1–2 l isotonischer Kochsalzlösung infundiert werden. In Abhängigkeit vom Ausmaß der Azidose und der Serumkaliumkonzentration wird angesichts des in der Regel hohen Gesamtkaliumdefizits früh mit einer Kaliumsubstitution begonnen. Der Gesamtflüssigkeitsbedarf in den ersten 24 h liegt bei Erwachsenen bei 4–6 l, gelegentlich auch höher.

Die Insulintherapie wird mit einer kontinuierlichen Insulininfusion von zunächst 0,1 IE/kg KG/h begonnen, im Falle eines unzureichenden Blutzuckerabfalls nach 2 h wird sie auf 0,2 IE/kg KG/h erhöht. Subkutane Insulingaben sollten wegen der schwer abschätzbaren Resorption in der Ketoazidose mit gestörter Hautdurchblutung vermieden werden. Bei Blutzuckerwerten unter 250 mg/dl wird die Insulindosis stufenweise reduziert, die Volumensubstitution sollte dann unter Zugabe von 5–10 % Glukose erfolgen.

> **Keinesfalls darf in dieser Situation die Insulinzufuhr sistiert werden, da das intravenös gegebene Insulin ja nur eine Halbwertszeit von wenigen Minuten aufweist und schon nach kurzer Zeit wieder ein absoluter Insulinmangel bestünde!**

Bei der Steuerung der Insulintherapie ist zu beachten, dass der Plasmaglukosespiegel schneller fällt als der Plasmaketonspiegel. Daher ist es wichtig, die intravenöse Insulintherapie auch bei normalem Blutzuckerspiegel weiterzuführen, bis die Ketose aufgehoben ist, und Hypoglykämien durch adäquate Glukosezufuhr zu verhindern. Eine ausbleibende Normalisierung des Säure-Basen-Haushalts unter Therapie deutet auf eine Insulinresistenz hin, die Insulinmenge sollte dann deutlich erhöht werden. Beim Übergang von intravenöser zu subkutaner Insulintherapie ist auf eine ausreichende Überlappungszeit zu achten, um eine erneute Insulinmangelsituation aufgrund der kurzen Halbwertszeit des intravenös applizierten Insulins zu vermeiden.

Ein Azidoseausgleich durch Gabe von 50–100 mval Natriumbikarbonat erfolgt erst bei pH-Werten unter 7,0, außer bei zusätzlichen kardiorespiratorischen Problemen, die einen früheren Ausgleich erforderlich machen können. Bei pH-Werten über 7,0 ist eine Bikarbonatgabe nicht mehr angezeigt, da sonst Hypokaliämien begünstigt werden und durch die Metabolisierung der zirkulierenden Ketonkörper zu Bikarbonat mit einer weiteren Alkalisierung im Verlauf gerechnet werden kann. Auf die Notwendigkeit der Intensivtherapie mit Überwachung der Vitalparameter, Bilanzierung und engmaschiger Kontrollen der Serumelektrolyte sowie der Blutglukose und des Säure-Basen-Status wurde bereits hingewiesen.

Die meisten Patienten erholen sich bei adäquater Therapie gut, wobei aber auch heute noch mit kardiovaskulären oder pulmonalen Komplikationen zu rechnen ist. Besondere Aufmerksamkeit verdient schließlich die Klärung und Beseitigung der Ursache der Ketoazidose, um eine Wiederholung derselben zu vermeiden.

▪▪ Hirnödem bei diabetischer Ketoazidose – eine gefürchtete Komplikation

Das Hirnödem stellt in der diabetischen Ketoazidose eine bei Erwachsenen im Vergleich zu Kindern seltener auftretende, schwerwiegende Komplikation mit vitaler Bedrohung des Patienten dar. Mitverursachend ist ein zu schneller Ausgleich der Hypovolämie und der Hyperglykämie mit Verschiebungen osmotisch aktiver Substanzen nach intrazellulär. Bei Patienten mit diabetischer Ketoazidose ist deswegen sorgfältig auf die Entwicklung

Tab. 9.1 Hirnödem bei Ketoazidose: Klinische Symptomatik, Überwachung und Behandlung

Klinische Symptomatik	Kopfschmerzen, Erbrechen, Desorientiertheit, aggressives Verhalten, Änderung der Pupillenweite, Auftreten zerebraler Krämpfe
Überwachung	Engmaschige Erhebung des neurologischen Status (Pupillenweite, Pupillenlichtreflex, Reflexstatus, Atemfrequenz/-muster)
Therapie	– Oberkörperhochlagerung – Gabe von Mannitol oder hyberbarer Kochsalzlösung – Barbituratgaben (z. B. Thiopental) und Hyperventilation sollten aufgrund schwerer Nebenwirkungen (Kardiodepression) und nicht gesichertem Nutzen nur als Mittel letzter Wahl erfolgen

eines Hirnödems zu achten und bedarfsweise geeignete Maßnahmen einzuleiten (Tab. 9.1).

Hyperosmolares Coma diabeticum: Extrem hohe Blutzuckerwerte ohne Ketose

Das hyperosmolare, nichtketotische Coma diabeticum ist durch eine ausgeprägte Hyperglykämie und Dehydratation ohne signifikante Ketose und Azidose gekennzeichnet. Es ist gewöhnlich eine Komplikation des Typ-2-Diabetes und tritt hier gelegentlich auch als »Manifestationskoma« auf. Der relative Insulinmangel führt zu einer verminderten peripheren Glukoseverwertung bei gleichzeitig vermehrter hepatischer Glukosefreisetzung. Eine noch vorhandene Insulinrestsekretion bzw. eine geringere Ausschüttung von kontrainsulinären Hormonen verhindern dabei die Ketose durch Hemmung der Lipolyse im Fettgewebe.

Typische auslösende Faktoren sind Infektionen, eine Diuretikatherapie, vor allem bei Patienten mit nicht vorbekanntem Diabetes auch die Zufuhr von glukosehaltiger Flüssigkeit. Die Blutglukosewerte liegen typischerweise über 600 mg/dl (33,6 mmol/l), teilweise bis über 1000 mg/dl. Als Folge der ausgeprägten Glukosurie entstehen eine progrediente Dehydratation mit Elektrolytstörungen, Bewusstseinsstörungen bis hin zum Koma, Volumenmangelschock und akutes Nierenversagen. Das Risiko von den Krankheitsverlauf komplizierenden Infektionen ist hoch.

Therapie des hyperosmolaren Coma diabeticum: Rehydratation!

Die Therapie des hyperosmolaren Coma diabeticum umfasst die rasche Rehydratation mit physiologischer Kochsalzlösung und Kaliumsubstitution sowie die intravenöse Insulinzufuhr. Das durchschnittliche Flüssigkeitsdefizit liegt bei 8–12 l, in den ersten 1–2 h werden 2–3 l isotone Kochsalzlösung infundiert, anschließend können in Abhängigkeit von der Serumosmolarität und den Serumelektrolyten auch hypotone Infusionslösungen verwendet werden. Ab Blutglukosewerten von 250 mg/dl (14 mmol/l) werden glukosehaltige Infusionslösungen eingesetzt. Die Kaliumsubstitution ist beim hyperosmolaren Coma diabeticum ebenso erforderlich wie beim ketoazidotischen Coma diabeticum, das Gesamtkaliumdefizit kann sogar höher sein. Die Insulintherapie wird wie bei der Ketoazidose durchgeführt.

Laktatazidose bei Diabetes: selten, aber vital bedrohlich

Metformin verursacht im Unterschied zu den Sulfonylharnstoffen bei Monotherapie keine Hypoglykämien, kann aber in seltenen Fällen, insbesondere bei Niereninsuffizienz, schweren Allgemeinerkrankungen oder Leberinsuffizienz, zur Laktatazidose führen. Die Symptome der Laktatazidose sind Übelkeit, Erbrechen, Inappetenz, akutes Abdomen, kompensatorische Hyperventilation, Schocksymptomatik, Unruhe, Verwirrtheit, Müdigkeit bis hin zum Koma. Da die Laktatazidose auch als Komplikation einer schweren Erkrankung pathophysiologisch unabhängig von einer vorbestehenden Metformintherapie entstehen kann, ist es von entscheidender Bedeutung, die verursachenden Faktoren zu identifizieren und – wenn möglich – zu beheben. Die Laktatazidose selbst lässt sich aus der Kombination von metabolischer Azidose und deutlich erhöhtem Serumlaktat diagnostizieren, das klinische Bild entspricht dem der Ketoazidose. Das

Krankheitsbild weist eine sehr hohe Letalität (über 50%) auf. Die Behandlung der Laktatazidose ist schwierig und die einzelnen Maßnahmen sind in ihrer Wirksamkeit umstritten. Grundsätzlich ist neben dem sofortigen Absetzen des Metformins und der Behandlung der auslösenden Erkrankung das Aufrechterhalten einer guten Gewebeperfusion durch Flüssigkeitszufuhr und Vermeiden von vasokonstriktorisch aktiven Substanzen wichtig. Spezifisch sollte die metabolische Azidose allenfalls bis zu einem pH-Wert im Blut von 7,2 durch Natriumbikarbonat ausgeglichen werden. Da hierfür teilweise große Natriumbikarbonatmengen benötigt werden, besteht ein gewisses Risiko der Natrium- und Flüssigkeitsüberladung. Die Indikation zu einer Hämodialyse ist deshalb bei schweren Verläufen frühzeitig zu stellen, spätestens ab einem Blut-pH-Wert unter 7,0 oder einem Laktatspiegel über 90 mmol/l. Bei der in den meisten Fällen bestehenden Hypothermie sollte das Aufwärmen der Patienten von zentral aus erfolgen.

9

9.2 Hypoglykämie

M. Ehren

▪ Definition und Epidemiologie der Hypoglykämie

Für das zentrale Nervensystem ist Glukose als Brennstoff essenziell, Laktat kann nur in sehr geringen Mengen verstoffwechselt werden. Deshalb ist eine regelrechte Hirnfunktion von einer ausreichenden Glukosezufuhr aus der Peripherie abhängig. Von einer Arbeitsgruppe der American Diabetes Association wurde der eine Hypoglykämie definierende Glukosegrenzwert auf 70 mg/dl (3,9 mmol/l) festgelegt, da es bei gesunden Probanden mit Blutzuckerwerten unter dieser Schwelle in der Folge zu einer reduzierten Gegenregulation bei erneuten Hypoglykämien kommt (Seaquist et al. 2013). Die Diagnose einer Hypoglykämie wird jedoch nicht nur durch den Nachweis eines erniedrigten Blutzuckers gestellt, nach der von Whipple erstbeschriebenen Trias müssen auch typische Symptome einer Hypoglykämie sowie ein Sistieren der Symptome nach Glukosezufuhr vorhanden sein. Von leichten Hypoglykämien spricht man, wenn der Betroffene die Unterzuckerung durch Zufuhr von Kohlenhydraten selbst behandeln kann. Eine schwere Hypoglykämie liegt dann vor, wenn Fremdhilfe erforderlich ist.

Auch wenn Hypoglykämien bei allen Diabetespatienten unter einer Therapie mit insulinotropen Substanzen oder Insulin auftreten können, sind sie vorwiegend ein Problem bei Typ-1-Diabetespatienten. Nach den Ergebnissen aus der Diabetes Control and Complication Trial (DCCT 2007) erlitten Patienten mit einer intensivierten konventionellen Therapie 2- bis 3-mal häufiger Hypoglykämien als die konventionell therapierten. Stärkster Risikofaktor für eine Hypoglykämie war eine bereits stattgehabte Hypoglykämie. Zudem zeigte sich auch bei denjenigen Patienten ein sehr hohes Hypoglykämierisiko, die bei einer zuvor schlechten Blutzuckereinstellung rasch eine nahezu normnahe Stoffwechselleinstellung anstrebten.

Bei Patienten mit Typ-2-Diabetes sind Hypoglykämien insgesamt deutlich seltener, zumal in der Therapie auch häufig nichthypoglykämiegefährdende Substanzen eingesetzt werden, z. B. Metformin. Auch unter einer Behandlung mit insulinotropen Substanzen oder Insulin sind die Hypoglykämien oft weniger schwer, da die hormonelle Gegenregulation meist intakt ist und schon bei höheren Blutzuckerwerten einsetzt. Aufgrund der zunehmenden Typ-2-Diabetes-Erkrankungen bei jüngeren Patienten, für die dann eine normnahe Diabeteseinstellung angestrebt wird, ist in Zukunft von einer deutlichen Zunahme der Hypoglykämiehäufigkeit auszugehen. Hypoglykämien treten bei Typ-2-Diabetes häufig bei ungewohnter körperlicher Belastung oder beim Weglassen oder einer Reduktion der Kohlenhydratzufuhr auf (Holstein u. Egberts 2003). Auch in den ersten Wochen nach einer Neueinstellung des Diabetes besteht ein erhöhtes Hypoglykämierisiko.

Nach den Ergebnissen einer Kohortenstudie an mehr als 16.000 Patienten mit Typ-2-Diabetes kommt es bei 3 und mehr schweren Hypoglykämien in der Vergangenheit fast zu einer Verdopplung des Risikos für eine Demenzerkrankung nach dem 65. Lebensjahr (Whitmer et al. 2009). Bei Patienten mit Typ-1-Diabetes erfolgte im Rahmen der DCCT ebenfalls eine Untersuchung zur Frage, ob Hypoglykämien zu späteren kognitiven Einbußen führen.

Erfreulicherweise ließ sich kein Zusammenhang belegen (Jacobson et al. 2007).

Physiologie und Symptome der Hypoglykämie

Unter physiologischen Bedingungen bedient sich der Organismus einer Reihe von Mechanismen, um Schwankungen des Glukosespiegels in engen Grenzen zu halten. Sinkt der Blutzucker unter eine Grenze von ca. 80 mg/dl (4,4 mmol/l), erfolgt eine aktive Hemmung der endogenen Insulinsekretion. Ab einer Plasmaglukosekonzentration von ca. 65–70 mg/dl (3,6–3,9 mmol/l)kommt es über eine Aktivierung des sympathoadrenalen Systems zu einer vermehrten Freisetzung von Adrenalin und einer vermehrten Sekretion von Glukagon. Sinkt der Plasmaglukosespiegel unter 60 mg/dl (3,3 mmol/l), werden auch vermehrt Kortisol und Wachstumshormon ausgeschüttet. Die hormonelle Gegenregulation tritt bereits auf, bevor Hypoglykämiesymptome bemerkt werden. Glukagon steigert die hepatische Glukoneogenese und die Glykogenolyse, über β-adrenerge Rezeptoren hat Adrenalin ähnliche Effekte auf die Leber. Zusätzlich steigert Adrenalin die Freisetzung von Vorläufern der Glukoneogenese, reduziert den Glukoseverbrauch in der Peripherie und über eine α_2-Rezeptorstimulation die Insulinsekretion. Kortisol und Wachstumshormon steigern ebenfalls die hepatische Glukoseproduktion und verringern die periphere Glukoseutilisation (Cryer et al. 2003).

In der Regel treten autonome Hypoglykämiesymptome wie Heißhunger, Tremor, Palpitationen, Schwitzen bei Plasmaglukosekonzentrationen unter 60 mg/dl (3,3 mmol/l) auf, neuroglykopenische Symptome in der Regel erst bei Plasmaglukosekonzentrationen unter 50–55 mg/dl (2,8–3,1 mmol/l). Fallen die Plasmaglukosekonzentrationen unter 45–50 mg/dl (2,5–2,8 mmol/l), zeigen sich schwerwiegende neurologische Symptome wie Verwirrtheit, Aggressivität, Sprach- und Sehstörungen, bei Plasmaglukosekonzentrationen unter 30 mg/dl (1,7 mmol/l) kommt es zu Krampfanfällen oder zum hypoglykämischen Koma (Tab. 9.2).

Tab. 9.2 Symptome einer Hypoglykämie. (Quelle: Reinsch et al. 2000)

Autonom	Neuroglykopenisch	Unspezifisch
- Schwitzen - Herzklopfen - Tachykardie - Tremor - Hunger	- Verwirrung - Benommenheit - Sprachstörungen - Sehstörungen - Koordinationsstörungen, - Paresen - Atypisches Verhalten - Psychotische oder delirante Zustände - Krampfanfälle - Koma	- Übelkeit - Schwindel - Kopfschmerzen

Bei Patienten mit Typ-2-Diabetes werden die Symptome einer Hypoglykämie oft fehlgedeutet. Viele Patienten geben ein Unwohlsein nach Tabletteneinnahme oder Schwindelattacken und Kreislaufprobleme, z. B. bei der Gartenarbeit, an. Des Weiteren können Hypoglykämiesymptome durch eine Komedikation mit ACE-Hemmern ausgelöst bzw. durch die Einnahme von unselektiven β-Blockern maskiert werden.

Pathophysiologie und Ursachen der Hypoglykämie

Anders als bei Stoffwechselgesunden ist die hormonelle Gegenregulation bei vielen Diabetespatienten, insbesondere mit Typ-1-Diabetes, gestört. Bei fallender Plasmaglukosekonzentration kann die Insulinfreisetzung nicht adäquat supprimiert werden, vielmehr schreitet sie fort. Somit bleibt auch die insulinbedingte Einschränkung der hepatischen Glukoseproduktion bestehen. Außerdem ist die Ausschüttung kontrainsulinärer Hormone oft deutlich reduziert. Bei Typ-1-Diabetes-Patienten ist insbesondere die Glukagonantwort bereits nach kurzer Erkrankungsdauer erheblich reduziert (Gerich et al. 1991). Vermutlich sind hierfür die durch exogene Insulinapplikation höheren Insulinspiegel verantwortlich, da die Glukagonantwort auf andere Stimuli, z. B. Proteingabe, gleich stark wie bei Stoffwechselgesunden ausfällt.

Auch bei Patienten mit Typ-2-Diabetes und langer Erkrankungsdauer kommt es neben einem zunehmenden β-Zellversagen mit abnehmender Insulinsekretion zu einer Verringerung der Glukagonsekretion. Nach längerer Erkrankungsdauer kann es zudem zu einer eingeschränkten Adrenalinantwort kommen, so dass es bei Fehlen von adrenergen Symptomen zu schweren Hypoglykämien kommen kann. Sind sowohl Glukagon-als auch Adrenalinantwort bei Hypoglykämien erheblich eingeschränkt, führt dies zu einer drastischen Erhöhung des Risikos für schwere Hypoglykämien (bis zu 25-fach!) (White et al. 1983). Wahrscheinlich machen diese Patienten einen Großteil der von einer Hypoglykämiewahrnehmungsstörung Betroffenen aus.

Allerdings sind noch weitere Faktoren zu berücksichtigen. So kann bereits eine einzige schwere Hypoglykämie die hormonelle Gegenregulation bei nachfolgenden Hypoglykämien erheblich verringern, so dass die Hypoglykämiewahrnehmung deutlich reduziert wird (Dagogo-Jack et al. 1993, Cryer 1993). Durch eine Stoffwechseleinstellung mit Vermeidung weiterer Hypoglykämien kann die neuroendokrine Antwort auf eine Hypoglykämie innerhalb weniger Tage verbessert werden (Fanelli et al. 1993). Bei Patienten mit Hypoglykämiewahrnehmungsstörung kann die Wahrnehmung durch langfristiges Vermeiden von Hypoglykämien oft deutlich gesteigert werden, hilfreich ist hierbei häufig ein passageres Anheben des Nüchtern-Zielblutzuckers.

Risikofaktoren für Hypoglykämien bei Typ-1- und Typ-2-Diabetespatienten

- Rezidivierende Hypoglykämien in der Vorgeschichte, Hypoglykämiewahrnehmungsstörung
- Niedriger HbA_{1c}-Wert
- Erkrankungsdauer
- Alter
- Niereninsuffizienz
- Multimorbidität
- Ungewohnte körperliche Aktivität
- Alkoholkonsum
- Komedikation: z. B. ACE-Hemmer, unselektive β-Blocker
- Lipohypertrophien in Bereich der Insulininjektionsstellen

Vor allem bei Typ-1-Diabetespatienten bestehen gehäuft morgens erhöhte Nüchtern-Blutzuckerwerte, auf die konsekutiv häufig mit der Erhöhung der Basalinsulindosis zu Nacht reagiert wird. Oft liegt diesen erhöhten morgendlichen Plasmaglukosewerten ein »Frühmorgen- oder Dämmerungsphänomen« (Dawn-Phänomen) zugrunde. Allerdings kann es auch bei zu hoher abendlicher Basalinsulindosis zu einer unbemerkten nächtlichen Hypoglykämie mit konsekutiver hormoneller Gegenregulation und hohen morgendlichen Nüchtern-Blutzuckerwerten kommen. Hierbei handelt es sich um den sog. »Somogyi-Effekt«, der erstmals 1959 beschrieben wurde. Zur Differenzialdiagnose sind nächtliche Blutzuckermessungen essenziell. Bestehen über die ganze Nacht hinweg erhöhte Blutglukosewerte, ist in eine Basalinsulindosiserhöhung zur Nacht sinnvoll, in den beiden vorgenannten Konstellationen würde dies zur einer Verschlimmerung der Situation und einer Gefährdung des Patienten führen.

Alkoholische Getränke führen bei Diabetespatienten genau wie bei Stoffwechselgesunden zu einer Beeinträchtigung des ZNS und der hepatischen Glukoseproduktion. Durch die Alkoholwirkung können die Symptome einer Hypoglykämie maskiert werden. Zudem führen größere Alkoholmengen über eine Hemmung der hepatischen Glukoneogenese zu einer reduzierten hormonellen Gegenregulation.

> **Besonders die Kombination von Alkohol mit einer Sulfonylharnstofftherapie kann zu schwersten Hypoglykämien führen.**

Zur Vermeidung von Hypoglykämien soll der in alkoholischen Getränken enthaltene Kohlenhydratanteil bei der Insulindosisberechnung nicht berücksichtigt werden. Ungünstig sind sog. »Diabetiker-Biere« oder -Weine, da sie bei geringerem Kohlenhydratgehalt und höherem Alkoholanteil das Hypoglykämierisiko erhöhen.

Therapie und Prävention von Hypoglykämien

Jeder mit Insulin oder insulinotropen Substanzen behandelte Diabetespatient sollte eine kleine Menge rasch resorbierbarer Kohlenhydrate (Traubenzucker, Glukose-Gel, Fruchtsaft) mit sich führen, um bei den ersten Symptomen einer Hypoglykämie rasch agieren zu können. Üblicherweise reichen 30–50 g rasch resorbierbarer Kohlenhydrate aus, um den Blutzucker ausreichend anzuheben und zu starke Blutzuckerauslenkungen nach oben zu vermeiden. Erst nach Kohlenhydratzufuhr sollte eine Blutzuckermessung erfolgen. Die Zufuhr von fetthaltigen Nahrungsmitteln wie Schokolade ist in der Akutsituation wegen einer zu langsamen Resorption nicht adäquat.

Es ist sinnvoll, Bezugspersonen des Patienten in Bezug auf die Behandlung schwerer Hypoglykämien zu unterweisen. Patienten mit erhöhtem Hypoglykämierisiko sollten ein Glukagon-Kit verordnet bekommen. Im Falle einer schweren Hypoglykämie kann eine darin geschulte Person 0,5–1,0 mg Glukagon subkutan oder intramuskulär injizieren. Dies führt in der Regel zum Wiedererlangen des Bewusstseins nach 10–15 min. Bei langanhaltenden Hypoglykämien ist die Wirkung aufgrund der erschöpften Glykogenreserven eingeschränkt.

Ist medizinisches Fachpersonal zur Stelle, kann eine schwere Hypoglykämie sehr rasch und effektiv durch intravenöse Gabe von 20–40 ml einer 40%igen Glukoselösung behandelt werden. Anschließend sollte aufgrund der Rezidivgefahr eine stationäre Überwachung mit engmaschigen Blutzuckerkontrollen erfolgen. Besonders gefährdet sind Patienten mit sulfonylharnstoffinduzierter Hypoglykämie, hier kann es bis zu 72 h nach der letzten Medikation zu Folgehypoglykämien kommen, so dass eine stationäre Behandlung dringend indiziert ist.

Sind bei Diabetespatienten mit Hypoglykämiewahrnehmungsstörung die üblichen Maßnahmen zur Hypoglykämievermeidung nicht ausreichend, sollte eine spezielle Schulung zur Verbesserung der Hypoglykämiewahrnehmung erfolgen. Hierbei trainieren die Teilnehmer u. a. das Erkennen individueller Hypoglykämiesymptome. Neben dem BGAT-Training, welches in den USA entwickelt und evaluiert wurde (Cox et al. 2001), gibt es seit einigen Jahren das in Deutschland entwickelte »HyPOS-Programm« (Hermanns et al. 2010). Des Weiteren gibt es seit einigen Jahren speziell ausgebildete »Hypoglykämie-Warnhunde«, welche eine drohende Hypoglykämie der Betroffenen an Veränderungen der Atemluft erkennen können (Gonder-Frederick et al. 2013).

▪ Hypoglykämien bei Nichtdiabetikern

Häufigste Ursache von Hypoglykämien bei Nichtdiabetikern sind sog. reaktive Hypoglykämien, welche typischerweise nach Zufuhr größerer Mengen rasch resorbierbarer Kohlenhydrate auftreten. Diagnostisch zielführend ist hier neben einer entsprechenden Anamnese die Durchführung eines verlängerten 75-g-oGTT, der dann häufig nach 3-4 h deutliche erniedrigte Blutzuckerwerte ergibt. In der Regel reichen diätetische Maßnahmen wie gehäufte kleine Mahlzeiten und das Vermeiden schnell resorbierbarer Kohlenhydraten aus.

Weitere Ursache kann eine Hypoglycaemia factitia durch verschwiegene Insulininjektionen oder Einnahme von insulinotropen Substanzen sein. Die Betroffenen sind meistens Frauen, die einen medizinischen Beruf ausüben und Zugang zu den entsprechenden Medikamenten haben. Bei Verdacht sollten die Plasmaspiegel insulinotroper Substanzen bestimmt werden. Werden Insulininjektionen vermutet, lässt sich im Blut ein erhöhter Insulinspiegel ohne entsprechend erhöhtes C-Peptid messen.

Bei Verdacht auf das Vorliegen eines Insulinoms wird standardmäßig ein 72-h-Hungerversuch mit regelmäßigen Blutentnahmen zur Bestimmung der Glukose-, Insulin-und C-Peptid-Werte durchgeführt. Ist das Ergebnis unklar, kann die Messung von Proinsulin im Serum hilfreich sein, da beim Insulinom der Proinsulinanteil an der Gesamtinsulinfraktion oft deutlich erhöht ist.

Sehr selten liegt einer Hypoglykämie eine Nesidioblastose zugrunde, die üblicherweise bereits im Kindesalter auftritt. Andere Ursachen können die Produktion insulinähnlicher Substanzen oder ein erhöhter Glukoseverbrauch durch extrapankreatische Tumoren, aber auch eine verringerte Glukoneogenese, z. B. bei Lebererkrankungen, Alkoholabusus, Mangelernährung oder Wachstumshormonmangel sein.

9.3 Perioperative Betreuung und Diabetologie im Krankenhaus

M. Pfohl, M. Hummel

Menschen mit Diabetes sind 2,4-mal öfter im Krankenhaus als Nichtdiabetiker, die Liegedauer ist um ein Drittel **länger. Folgekomplikationen** wie Wundheilungsverzögerungen, Infektionen, Thrombosen oder Embolien treten bei Menschen mit

Tab. 9.3 Praktische perioperative Blutglukoseeinstellung

Vortherapie	Insulin	Diät und/oder OAD
Präoperativ/ am Vortag	Insulin wie üblich	– OAD nach der letzten Mahlzeit absetzen, – Metformin 48 h vor OP absetzen
Am OP-Tag	– Morgens Blutglukosekontrolle – Normalinsulin ggf. zur Korrektur – ICT: 50–70 % der Basalinsulindosis – CT: 50 % der CT-Dosis als Basalinsulin	– Morgens Blutglukosekontrolle – Normalinsulin ggf. zur Korrektur
Im OP	– Blutglukosekontrollen alle 2 h – Normalinsulin ggf. zur Korrektur	
Bei großer OP/post OP auf Intensivstation	– Stündliche BZ-Kontrolle – BZ-Korrektur über Perfusor (50 IE/50 ml NaCl 0,9 %) – Begleitend Glukose 5 % i.v. – Kaliumkontrolle, Blutgasanalyse	
Post OP	– Blutglukosekontrollen alle 3–5 h – Basalinsulintherapie fortsetzen und – Normalinsulin zur Mahlzeit bzw. zur Korrektur – Am Folgetag Vortherapie wieder aufnehmen	– Blutglukosekontrollen alle 3–5 h – Normalinsulin zur Korrektur – Vortherapie bei geregelter – Nahrungsaufnahme wieder aufnehmen – Metformin erst bei GFR >60 ml/min wieder beginnen

OAD orale Antidiabetika, *ICT* intensivierte konventionelle Therapie, *CT* konventionelle Insulintherapie *BZ* Blutzucker, *GFR* glomeruläre Filtrationsrate.

Diabetes nach Operationen häufiger auf. Allerdings sind bei guter Stoffwechseleinstellung und fehlenden Folgeerkrankungen operative und postoperative Komplikationen nicht häufiger und die Mortalitätsrate nicht höher als bei Nichtdiabetikern.

▪ Medikamente bereits präoperativ anpassen

OP-Vorbereitung Bei elektiven Eingriffen ist bereits in der Vorphase der Operation auf eine gute Stoffwechseleinstellung zu achten. Gegebenenfalls muss bei schlechter Diabeteseinstellung der Operationstermin verschoben werden. Generell sollten Diabetespatienten möglichst morgens operiert werden. **Metformin** soll laut offizieller Empfehlungen **48 h vor geplanten Operationen abgesetzt werden** (wobei eigentlich 24 h = ca. 4 Halbwertszeiten ausreichen dürften), auch Sulfonylharnstoffe sollten zumindest bei unzureichender Diabeteseinstellung bereits präoperativ abgesetzt und durch eine Insulintherapie ersetzt werden. Bis zum Operationstag kann die übliche Ernährung beibehalten werden. Am Morgen des Operationstages sollten Patienten mit intensivierter Insulintherapie 50–70 % ihrer üblichen Basalinsulindosis und Patienten mit konventioneller Therapie 50 % ihrer üblichen Kombinationsinsulindosis in Form eines Basalinsulins injizieren (Tab. 9.3).

> **Das Weglassen jeglicher Insulintherapie am Operationstag ist angesichts des Aggressionsstoffwechsels obsolet und potenziell gefährlich.**

▪ Postoperativ verändert sich die Stoffwechsellage gravierend

Stoffwechsellage perioperativ und bei schweren Erkrankungen. Nach Traumata oder Operationen folgt auf den kurz anhaltenden **Aggressionsstoffwechsel der Postaggressions- und Rekonvaleszenzstoffwechsel** (Tab. 9.4). Diese Phänomene treten bei Menschen mit und ohne Diabetes auf, sind aber bei Diabetikern durch die mangelnde regulative Insulinsekretion aggraviert.

Tab. 9.4 Charakteristika der Stoffwechsellage nach Operation

Aggressionsstoffwechsel	Postaggressionsstoffwechsel	Rekonvaleszenzstoffwechsel
Dauer Stunden bis 1–2 Tage	ca. 10 Tage	
Katabol	Katabol	Anabol
– Initialer Abfall der Insulinsekretion – Starker Anstieg der katabolen Hormone – Niedriger Energieverbrauch – Energiebereitstellung durch Entleerung der Energiespeicher – Glukose- und Fettoxidation – Verminderte Eiweißsynthese	– Stressstoffwechsel: toxin- und zytokinbedingtes Überwiegen antiinsulinärer Faktoren – Insulinresistenz: Glukoseverwertungsstörung trotz hoher Insulinsekretion – Katecholamin-, Glukagon-, Insulin-, Kortisolanstieg – Hypermetabolismus – Energiegewinn aus Lipolyse, Glukoneogenese und aus körpereigenen Proteinen	– Insulinbetont – Bessere Glukoseverwertung, Eiweißresynthese – Wiederauffüllen der Reserven

Bei dem **Postaggressionsstoffwechsel** handelt es sich eher um eine Fehlsteuerung als um einen sinnvollen Anpassungsmechanismus. Ätiologisch kommt der katabolen Stoffwechsellage des kritisch kranken Patienten die Hauptrolle zu: Die überproportionale Freisetzung von Stresshormonen wie Glukagon, Katecholamine, Kortisol, Prolaktin und Wachstumshormon führt zu einer Steigerung der Glukosefreisetzung in das Blut. Glukoneogenese und Glykogenolyse werden hierdurch gesteigert. Hinzu kommt eine gegenüber Gesunden deutlich verminderte Insulinempfindlichkeit (Insulinresistenz). Die ebenfalls erhöhte Insulinausschüttung ist unzureichend, es besteht ein relativer Insulinmangel. Die durch die Entzündungsreaktion freigesetzten proinflammatorischen Zytokine führen zu einer weiteren Verstärkung des hyperglykämen Zustandes. Der Tumornekrosefaktor TNF-α beispielsweise fördert die Insulinresistenz. Schließlich haben externe, iatrogene Faktoren negativen Einfluss auf die Höhe des Blutglukosespiegels: Sowohl der Einsatz von Kortikosteroiden als auch die häufig notwendige Gabe adrenerger Substanzen erhöht den Blutglukosespiegel. Eine glukosehaltige enterale oder parenterale Ernährung hat ebenfalls einen negativen Einfluss. In der Folge der durch diese Faktoren verursachten Hyperglykämie und Insulinresistenz kommt es zur Beeinflussung unterschiedlicher Stoffwechselvorgänge. Hierzu zählen vor allem Entzündungsvorgänge, die Bildung freier Radikale und Fettsäuren sowie die Koagulabilität des Blutes (Görlitz u. Hummel 2009).

Bei **Sepsis** besteht zusätzlich trotz hohem Energiebedarf eine partielle Lipid- und Ketonkörperverwertungsstörung. Es findet sich eine maximale Proteolyse für die Glukoneogenese unter Energieaufwand und trotz der Verwertungsstörung ist die Muskelproteolyse und Aminosäurefreisetzung beschleunigt.

▪ Neubewertung der Blutglukoseziele auf der Intensivstation

Blutglukosezielwert bei kritisch kranken Patienten In den letzten 15 Jahren hat sich das klinische Management der Hyperglykämie von Intensivpatienten dramatisch gewandelt. Zunächst wurde die Blutglukoseeinstellung wenig beachtet, ab dem Jahr 2001 dann durch eine Publikation von Grete van den Berghe eine aggressive Insulintherapie mit einem Blutglukoseziel von 80–110 mg/dl forciert (Van den Berghe et al. 2001). Sie zeigte, dass die strenge perioperative Blutglukoseeinstellung die Mortalität von chirurgischen Intensivpatienten von 8,0 auf 4,6 % senken konnte. Folgeuntersuchungen offenbarten aber, dass dieses Vorgehen mit einer erhöhten Hypoglykämierate verbunden ist. Blutglukosewerte unter 80 mg/dl erhöhen bei chirurgischen Intensivpatienten die Mortalität und bereits eine schwere Hypoglykämie (Blutglukose <40 mg/dl) verdoppelt nahezu die Mortalitätsrate. In der NICE-Sugar-Studie war die strengere Blutglukoseeinstellung (Blutglukose-Mittelwert 107 mg/dl) im Vergleich zu der weniger strengen Einstellung (142 mg/dl) mit einem 15-fach höheren Risiko für schwere Hypoglykämien behaftet. 2009 zeigte die **NICE-SUGAR-Studie**, dass durch eine moderate Blutglukosekontrolle auf Werte von **140–180 mg/dl** die 90-Tage-Mortalitätsrate zu senken ist; niedrigere wie höhere Blutglukosezielwerte sind mit einer erhöhten Mortalität und einer längeren Liegedauer verbunden (»U-Kurve«; NICE-SUGAR Study Investigators 2009). Dieser Zielkorridor gilt derzeit als State of the Art, wenngleich die Diskussion zu diesem Thema noch nicht abgeschlossen ist und für einzelne Patientengruppen bei sicherer Vermeidung von Hypoglykämien strengere Blutglukoseziele angestrebt werden können. So ist – mit geringgradiger Evidenz – bei Traumapatienten (kein Schädel-Hirn-Trauma) der Zielbereich von 110–140 mg/dl akzeptabel.

Auch eine hohe **Blutglukosevariabilität** führt zur Erhöhung der Mortalitätsrate, ist aber schwerer erfassbar und therapeutisch zu adressieren. Insbesondere schnelle und ausgeprägte Blutglukosespiegeländerungen sind mit erhöhten Mortalitätsraten verbunden, so dass sowohl Bolusinsulingaben wie auch hochkonzentrierte Glukoseinfusionen zu vermeiden sind (Bilotta u. Rosa 2012).

- **Auf der Intensivstation soll ein standardisiertes Insulinanpassungsschema verwendet werden**

Praktische Umsetzung der Insulintherapie auf der Intensivstation. Ab einem Blutglukosewert von 180 mg/dl soll die Insulintherapie initiiert werden. Die zu infundierende Insulinmenge sollte den aktuellen Blutglukosewerten angepasst werden. Die Anpassung kann nach einem **vorgegeben Schema** durch das Pflegepersonal erfolgen. Dies hat den Vorteil der größeren Unmittelbarkeit und leichteren Umsetzbarkeit. Die **Blutglukosemessungen** erfolgen in der Praxis zumeist mit Hilfe einer Teststreifenmessung in portablen Blutglukosemessgeräten, eine qualitätsgesicherte Glukosemessung sollte auf der Intensivstation aber präferiert werden. Zumindest initial sollte die Blutglukosekontrolle stündlich erfolgen. Die kontinuierliche subkutane (CGMS) und die intravaskulare Glukosemessung sind Gegenstand der aktuellen Forschung.

Während in den Anfangsstunden bzw. -tagen des Aufenthaltes auf einer Intensivstation der Insulinbedarf am höchsten ist, sinkt mit Normalisierung der zugrunde liegenden Pathophysiologie auch der Insulinbedarf des Patienten. In der Regel wird reguläres humanes Insulin intravenös verwendet. Ein Goldstandard zur Dosierung von Insulin auf der Intensivstation existiert nicht: Zahlreiche Algorithmen existieren, bewährt hat sich auf vielen Intensivstationen z. B. das »Yale-Schema« (Goldberg et al. 2004).

Andere therapeutische Optionen wie z. B. GLP-1-Analoga werden diskutiert und innerhalb von Studien untersucht. Potenzielle Vorteile sind das minimale Hypoglykämierisiko und postulierte positive Effekte auf kardiovaskuläre Funktionen. Allerdings ist fraglich, ob die Reduktion der Blutglukosewerte ausreichend rasch und ausgeprägt genug erfolgt.

Fazit für die Praxis

- Ein optimales perioperatives Blutglukosemanagment reduziert Komplikationen, Liegedauer und Mortalität.
- Präoperativ soll Metformin 48 h vor OP, andere OAD am Vorabend abgesetzt werden.
- Prä- und postoperativ soll die Blutglukosetherapie im Krankenhaus standardisiert werden.
- Schwerkranke Patienten haben einen deutlich veränderten (Glukose-)Stoffwechsel.
- Auf der Intensivstation liegt der Blutglukosezielwert in der Regel zwischen 140 und 180 mg/dl.
- Hypoglykämien müssen strikt vermieden werden.

9.4 Enterale und parenterale Ernährung bei Diabetes mellitus

W. Druml

- **Viele Patienten, die eine künstliche Ernährung benötigen, haben eine diabetische Stoffwechsellage**

Zu den Patienten mit diabetischer Stoffwechsellage, die eine künstliche Ernährung – enteral oder parenteral – bedürfen, gehören nicht nur Personen mit Typ-1-Diabetes mellitus, sondern auch eine stetig steigende Zahl von Personen mit Typ-2-Diabetes, Adipositas bzw. metabolischem Syndrom, die wegen ihrer hohen Morbidität häufig hospitalisiert werden. Zudem weist ein hoher Prozentsatz von akut kranken Patienten eine sekundäre Insulinresistenz auf. Daraus ergibt sich, dass ein Großteil aller Patienten, die einer künstlichen Ernährung bedürfen (auf Intensivstationen bis zu über 80 % aller Patienten), eine Insulintherapie benötigen, um eine Hyperglykämie zu vermeiden.

Im Wesentlichen entspricht die Praxis der künstlichen Ernährung dieser großen Gruppe von Patienten mit gestörter Glukosetoleranz den Prinzipien bei anderen Patienten bzw. auch den Empfehlungen für die orale Ernährung.

Die Insulindosis beeinflussende Faktoren

Die Praxis der künstlichen Ernährung bei Diabetikern unterscheidet sich nicht grundsätzlich von der bei nichtdiabetischen Patienten. Für die Insulindosierung unter einer künstlichen Ernährung sind einige Faktoren zu berücksichtigen, die die Höhe der Insulindosis mitbestimmen:

- Ein **absoluter Insulinmangel** besteht bei wenigen Patienten. Betroffen sind Patienten mit **Typ-1-Diabetes.** Wenn sich durch die Akuterkrankungen zusätzlich eine periphere Insulinresistenz ausbildet, ist der Insulinbedarf wesentlich höher als bei stabilen Patienten.
- Auch bei Patienten mit **nekrotisierender Pankreatitis** und Personen nach **(sub-)totaler Pankreatektomie** kann eine endokrine Pankreasinsuffizienz und damit ein absoluter Insulinmangel auftreten.
- Die **Akut-Phase** (»Insult-Phase«, »Schock-Phase«, »Ebbe-Phase«) einer Erkrankung ist durch eine katecholaminbedingte Suppression der Insulinsekretion charakterisiert.
- Jede Akuterkrankung geht mit einer Umstellung des Kohlenhydratstoffwechsels einher, die einerseits durch das Auftreten einer **peripheren Insulinresistenz**, andererseits durch die Steigerung der hepatalen Glukoneogense charakterisiert ist.

Damit besteht bei den meisten Akuterkrankungen oft schon im Nüchternzustand, zumindest aber unter einer Ernährungstherapie eine Hyperglykämie (»Stresshyperglykämie«) und ist im Krankheitsverlauf, besonders in der Frühphase, häufig eine Insulingabe notwendig.

Bei Ansteigen des Insulinbedarfes an Komplikationen denken!

Wenn sich im Krankheitsverlauf eine Komplikation, wie z. B. eine Infektion, einstellt, kann dies zu einem akuten Ansteigen des Insulinbedarfes führen. Auch Medikamente, wie Katecholamine oder Glukokortikoide können den Insulinbedarf erhöhen.

Erhöhung des Insulinbedarfs um etwa 25 % unter parenteraler Ernährung!

In der **parenteralen Ernährung** ist durch die Umgehung des Intestinaltraktes die physiologische Stimulation der **Insulinsekretion des Pankreas** niedriger, als unter enteraler Ernährung und damit ist der Insulinbedarf um etwa 25 % höher.

Eine **parenterale** Ernährung wird üblicherweise kontinuierlich vorgenommen. Dabei ist eine kontinuierliche Insulingabe mit einer Motorpumpe vorzuziehen. Eine **gastrale enterale** Ernährung kann bolusweise oder ebenfalls kontinuierlich erfolgen, eine **jejunale** Ernährung muss kontinuierlich zugeführt werden. Unter kontinuierlicher enteraler Ernährung ist ebenfalls eine kontinuierliche Insulintherapie zu empfehlen.

> **Cave: Bei Ernährungspausen muss auch die kontinuierliche Insulininfusion unterbrochen werden (Gefahr der Ausbildung einer Hypoglykämie!).**

In der Akutsituation kann der Insulinbedarf auf über 20 IE/h ansteigen (»Postaggressionsstoffwechsel«). In der chronischen Phase bzw. Langezeitpflegepatienten sollte der Insulinbedarf 2–4 IE/h nicht übersteigen.

Wird eine enterale Ernährung, etwa in Pflegeheimen, bolusweise durchgeführt, sollte die Blutzuckereinstellung nach den gleichen Prinzipien (orale Antidiabetika, Insulintherapie) wie bei einem oral ernährten Patienten vorgenommen werden.

Anpassung der Energiezufuhr

> **Ein akut kranker Patient sollte nie »hyperkalorisch« ernährt werden, sollte nie mehr Energiesubstrate erhalten, als er tatsächlich verwerten, d. h. oxidieren kann.**

Die Energiezufuhr darf grundsätzlich nicht höher sein, als der tatsächliche Energieumsatz des Patienten ausmacht (=«normokalorische« Ernährung).

Die Nebenwirkungen und Gefahren einer überhöhten Energiezufuhr sind mittlerweile ausgiebig belegt worden. Unter Basalbedingungen beträgt dieser 20–25 kcal/kg KG/Tag. Gerade beim diabetischen Patienten erschwert eine überhöhe Energiezufuhr die Blutzuckereinstellung und verstärkt die Hyperlipidämie.

> **Bei Patienten mit hoher Insulinresistenz sollte die Nahrungszufuhr auf die tolerierte Menge reduziert werden (»less is more«).**

Bei überhöhtem Insulinbedarf sollte die Energiezufuhr in einen »hypokalorischen« Bereich erniedrigt werden (»permissive Hyponutrition«).

Bei Typ-2-Patienten mit Hyperglykämie, Hyperlipidämie und bei beeinträchtigter gastrointestinaler Toleranz kann eine vorübergehende **hypokalorische Ernährung** einer »erzwungenen« normokalorischen Ernährung vorzuziehen sein.

Auch eine akute bzw. kurzzeitige Hyperglykämie ist mit schwerwiegenden Nebeneffekten verbunden

Auch eine kurzfristige Hyperglykämie, wie etwa bei einem Intensivpatienten, steigert die Komplikationsrate, insbesondere von Infektionen und erhöht die Mortalität (s. nachfolgende Übersicht).

Nebenwirkungen und Komplikationen einer Hyperglykämie

- Gewebsschädigung durch Glykierung von Proteinen
- Glykierung von Plasmaproteinen und Immunglobulinen
- Steigerung der Lipogenese und Leberverfettung
- Störung der Immunkompetenz
- Störung der Endothelfunktion
- Stimulation der Proteolyse
- Steigerung der CO_2-Produktion
- Hemmung der gastrointestinalen Motilität

Blutglukosezielwert anstreben

Eine der umstrittensten Fragen der klinischen Ernährung überhaupt besteht darin, welche Blutglukosekonzentration unter einer künstlichen Ernährung angestrebt werden sollte. Heute wird unter eine künstlichen Ernährung nicht mehr eine Normoglykämie (»Intensive Insulintherapie«; Blutglukose 90–130 mg/dl) angestrebt, sondern die Zielkonzentration des Blutzuckers bei <180 mg/dl (10 mmol/l) angesetzt.

> **Beim jedem Patienten unter einer künstlichen Ernährung muss eine Hyperglykämie vermieden werden. Die Blutzuckerkonzentration sollte 180 mg/dl (10 mmol/l) nicht überschreiten!**

Von einigen Arbeitsgruppen wird eine Zielkonzentration von 150 mg/dl bevorzugt, um bei den Fluktuationen der Blutglukose die Grenzkonzentration von 180 mg/dl nicht zu überschreiten.

In Analogie zur Situation der ambulanten metabolischen Führung sollte gerade bei Patienten mit Typ-2-Diabetes mellitus eine zu strikte Blutglukosekontrolle vermieden werden.

Langsamer Beginn der Ernährungstherapie, d. h. mit etwa 30 % der geplanten Menge

In der künstlichen Ernährung wird heute empfohlen, die Ernährung langsam zu beginnen. Üblicherweise sollte die Zufuhr mit etwa 30 % der Soll-Infusionsrate begonnen werden und dann innerhalb von 48–72 h auf die Erhaltungsgeschwindigkeit gesteigert werden.

Diese Vorgangsweise erleichtert das Monitoring und erlaubt, die Verwertung der zugeführten Substrate abschätzen zu können, Hinweise für das Ausmaß der Insulinresistenz und den Insulinbedarf zu erhalten, metabolische Entgleisungen bzw. (bei enteraler Ernährung) gastrointestinale Nebenwirkungen zu vermeiden.

> **Eine regelmäßige Blutzuckerkontrolle ist zu Beginn der Ernährungstherapie erforderlich!**

Zu Beginn der Ernährungstherapie muss der Blutzucker regelmäßig überprüft werden, um Entgleisungen (Hyper- bzw. Hypoglykämie) zu vermeiden. Bei metabolisch instabilen Patienten kann dies zu Beginn 2-stündlich notwendig sein.

Enterale Ernährung bevorzugen

Prinzipiell sollte, wenn eine künstliche Ernährung notwendig wird, versucht werden eine, enterale Ernährung (»Sondenernährung«) vorzunehmen. Die Praxis der enteralen Ernährung (»Sondenernährung«) entspricht der bei anderen Krankheitsgruppen. Besonderheiten dabei sind:

Beeinträchtigung der gastrointestinalen Motilität Bei diabetischen Patienten kommt es häufig zu einer Beeinträchtigung der Magenentleerung, zu einer **Gastroparese**, die die Komplikationsrate, von Reflux, Übelkeit, Erbrechen und Aspiration steigert.

Produkte für die enterale Ernährung Heute werden **hochmolekulare »nährstoffdefinierte«** Sondenpäparate (**NDD**) eingesetzt. Die umstrittenste Frage in der enteralen Ernährung von diabetische Patienten besteht darin, wieweit bei diesen Patienten speziell zusammengesetzte Produkte (»**Diabetes-Diäten**«) verwendet werden sollen, oder aber Standardpräparate, wie sie auch bei nichtdiabetischen Personen eingesetzt werden.

Bislang konnte bezüglich harter »Endpunkte«, wie Komplikationsraten, Krankenhausaufenthaltsdauer oder Mortalität, kein Vorteil von speziell zusammengesetzten »Diabetes-Diäten« für die Sondenernährung nachgewiesen werden. Die relevanten Fachgesellschaften geben keine generelle Empfehlung für die Verwendung dieser modifizierten »Diabetes-Diäten« für die Sondenernährung ab (McMahon et al. 2013). Bei ausgeprägteren metabolischen Störungen könnten »Diabetes-Diäten« praktische Vorteile (insbesondere verbesserte Glukosekontrolle bei niedrigerem Insulinbedarf, geringere Hypertriglyzeridämie) aufweisen.

»Diabetes-Diäten« für die enterale Ernährung: Prinzipielle Möglichkeiten der Modifikation

- Reduktion des Kohlenhydratanteils zugunsten der Fettkomponente.
- Art der Fettkomponente: Für diabetische Patienten wird die Verwendung von Ölen mit hohem Anteil an einfach-ungesättigten Fettsäuren (MUFA) (insbesondere der Ölsäure) empfohlen. Allerdings haben die bislang verfügbaren Präparate nur zum Teil den erhöhten Gehalt an MUFA, einige enthalten Sonnenblumenöl, das sehr reich an PUVA (mehrfach ungesättigten Fettsäuren) ist.
- Ersatz eines Teiles von Kohlenhydraten durch Glukoseaustauschstoffe (insbesondere Fruktose): In einigen Produkten werden 20–30 % des Kohlenhydratanteiles durch Fruktose gedeckt.
- Verwendung von komplexen Kohlenhydraten mit niedrigem glykämischen Index.
- Gehalt an Ballaststoffen: Prinzipiell sollte jede Sondennahrung (bei Fehlen der seltenen Kontraindikationen) Ballaststoffe enthalten.

▪ Parenterale Ernährung

Prinzipiell sollt eine parenterale Ernährung nur dann erfolgen, wenn eine orale/enterale Ernährung nicht oder nicht ausreichend vorgenommen werden kann.

Noch viel mehr als die enterale entspricht die Praxis der parenteralen Ernährung jener bei anderen Krankheitsgruppen. Die Verwendung speziell zusammengesetzter Lösungen für diabetische Patienten ist höchst umstritten.

▪▪ Diskutierte Modifikationen einer parenteralen Nährlösung für Diabetespatienten

Neben der Einhaltung einer moderaten Gesamtenergiezufuhr kann der Fett-Kohlenhydrat-Quotient verändert, die Kohlenhydratzufuhr vermindert und der Fettanteil bis auf maximal 50 % des Gesamtenergiegehaltes gesteigert werden.

Eine weitere Möglichkeit ist der Ersatz eines Teiles der Glukose durch Glukoseaustauschstoffe, wie Fruktose oder Xylit. Allerdings sind Glukoseaustauschstoffe in der parenteralen Ernährung weitgehend verlassen worden und in den meisten Ländern nicht mehr erhältlich.

Ob als Fettkomponente Standardemulsionen oder, in Analogie zur enteralen Ernährung, Emulsionen mit einem hohen Anteil an MUFA eingesetzt werden sollten, ist derzeit nicht eindeutig geklärt. Fettemulsionen, bei denen ein Teil des Sojaöls durch Koskosöl (mittelkettige Triglyzeride), Ölivenöl oder Fischöl ersetzt wird, sind erhältlich.

▪▪ Gesamtnährlösungen (»All-in-One Solutions«)

Heute werden zumeist Gesamtnährlösungen (»All-in-One Solutions«) eingesetzt, bei denen alle Komponenten in einem einzigen Beutel gemischt sind. Diese meist industriell gefertigten Lösungen sind Basislösungen, denen je nach individuellem Bedarf Elektrolyte, Vitamine und Spurenelemente zugemischt werden müssen.

Der Insulinbedarf ist unter einer parenteralen Ernährung um etwa 25 % höher als unter einer enteralen Ernährung. Insulin kann bei stoffwechselstabilen Patienten mit langdauernder parenteraler Ernährung auch in den Nährbeutel zugesetzt werden. Üblicherweise ist jedoch eine getrennte, kontinuierliche Infusion mit einer Motorpumpe vorzuziehen.

Fazit für die Praxis

- Grundsätzlich entspricht die Praxis der künstlichen Ernährung bei diabetischen Patienten jener der von nichtdiabetischen Personen.
- Viele Patienten, die eine künstliche Ernährung benötigen (enteral oder parenteral), haben eine gestörte Glukoseverwertung.
- In der Blutzuckereinstellung unter einer künstlichen Ernährung wird heute nicht mehr das Erreichen einer Normoglykämie angestrebt, der Blutzucker sollte 180 mg/dl (10 mmol/l) nicht überschreiten.
- In der künstlichen Ernährung muss eine überhöhte Energiezufuhr strikt vermieden werden.
- Wenn immer möglich, sollte bei der Indikation zu einer künstlichen Ernährung eine enterale Nährstoffzufuhr (Sondenernährung) bevorzugt werden.
- Diabetische Patienten weisen sehr häufig gastrointestinale Motilitätsstörungen auf, die das Risiko von Erbrechen und Aspiration verstärken.
- Die Verwendung von speziell zusammengesetzten »Diabetes-Diäten« für die Sondenernährung wird nicht mehr empfohlen, kann jedoch die Stoffwechselkontrolle erleichtern.
- Wenn eine parenterale Ernährung notwendig wird, sollte diese wie auch bei anderen Patientengruppen vorgenommen werden. Zu beachten ist der unter einer parenteralen Ernährung um etwa 25 % erhöhte Insulinbedarf.

9.5 Diabetes, Sport und Reisen

M. Blüher

▪ Sport – ein wichtiger Bestandteil der Diabetestherapie

Gesteigerte körperliche Aktivität gehört zur leitliniengerechten Basistherapie des Typ-2-Diabetes und wird auch für Personen mit Typ-1-Diabetes als ein wichtiger Bestandteil der Diabetestherapie angesehen. Ein Mangel an Bewegung und Muskelaktivität ist neben der hyperkalorischen Ernährung ein wesentliches Verhaltensmuster, das zur Entstehung des Typ-2-Diabetes beiträgt. Der Begriff körperliche Aktivität beschreibt dabei ein Verhalten, in dem durch Bewegung ein Energieverbrauch erzielt wird, der über dem Ruhegrundumsatz liegt (Blüher u. Zimmer 2010). Eine niedrige körperliche Leistungsfähigkeit ist neben hohem Körpergewicht der wichtigste Prädiktor kardiovaskulärer Mortalität bei Patienten mit Typ-2-Diabetes (Church et al. 2005). Erhöhte Muskelaktivität und Sport haben vielfältige **gesundheitsfördernde Auswirkungen** auf der Ebene des gesamten Organismus wie auf einzelne Organsysteme und Organe (▣ Abb. 9.2). Durch Verbesserungen im Diabetesmanagement wie Blutzuckerselbstkontrolle, Insulinformulierungen mit unterschiedlicher Wirkdauer, vor allem aber gut geschulte und motivierte Patienten ist es für Diabetespatienten leichter geworden, Sport zu treiben. Die Möglichkeiten reichen dabei vom Breitensport bis zum Leistungssport.

Allerdings müssen bei individuellen Empfehlungen zum körperlichen Training mögliche akute allgemeine **Risiken** durch Sport wie erhöhtes Risiko für Verletzungen, hypertensive Entgleisungen, Herzrhythmusstörungen oder koronare Durchblutungsstörungen und für den Diabetiker spezifische Risiken wie hypo- und hyperglykämische Entgleisungen beachtet werden. Außerdem kann sich durch Sport eine bis dahin symptomlose koronare Herzerkrankung demaskieren. Die diabetesbezogenen Risiken können allerdings durch gezielte Voruntersuchungen und Beratungen des Patienten verringert werden.

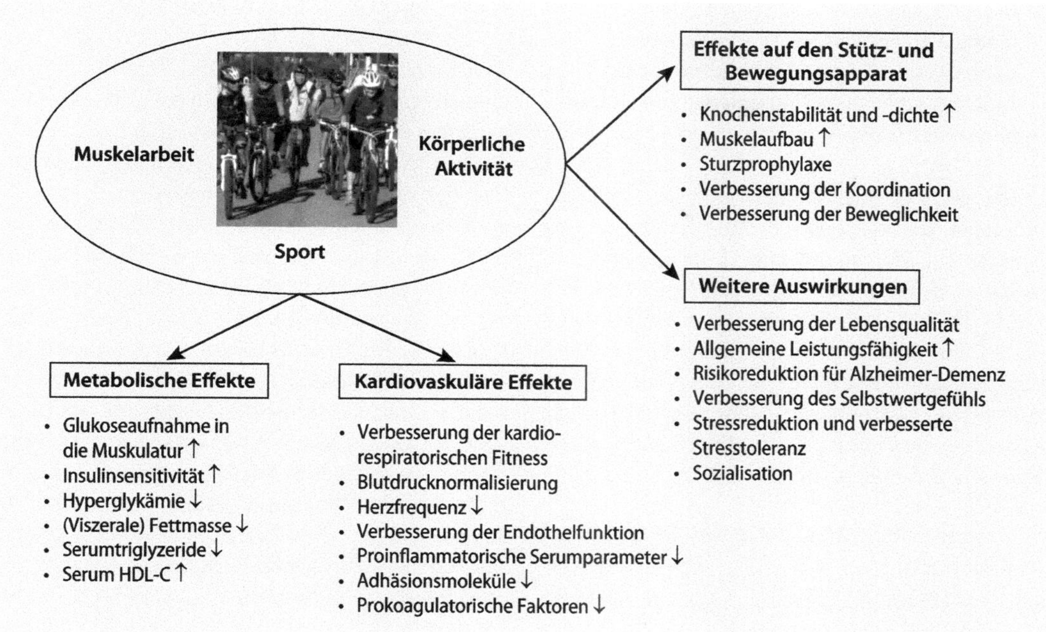

Abb. 9.2 Diabetes und Sport – Auswirkungen auf die Organsysteme

▪ Gesteigerte körperliche Aktivität ist zur Prävention des Typ-2-Diabetes geeignet

Durch Diabetespräventionsstudien ist gut belegt, dass durch therapeutische Lebensstilveränderungen wie erhöhte regelmäßige körperliche Aktivität, Gewichtskontrolle und gesunde Ernährungsweise die Entstehung des Typ-2-Diabetes wirksam verhindert werden kann. Dabei scheint bereits eine Steigerung der körperlichen Aktivität von 30–60 min gezielter Bewegung pro Woche auszureichen (Tuomilehto et al. 2001). Für die Prävention des Typ-2-Diabetes sind allerdings auch soziale und gesellschaftliche Aspekte von großer Bedeutung. Eine erfolgreiche Präventionspolitik ist durchaus möglich, wie das Beispiel Finnland zeigt, wo die Mortalität der koronaren Herzerkrankung durch gezielte Prävention kardiovaskulärer Risikofaktoren innerhalb von ca. 20 Jahren um ca. 80 % gesenkt wurde (Vartiainen et al. 2010).

▪ Regelmäßige Bewegung gehört zur Basistherapie des Typ-2-Diabetes

Eine gezielte Steigerung der körperlichen Aktivität wird als Basistherapie für Typ-2-Diabetiker empfohlen. Dabei reichen vor allem am Anfang der Therapie relativ niedrige Intensitäten und Trainingszeiten aus, sofern sie regelmäßig (wenigstens 2-mal pro Woche) durchgeführt werden (Blüher u. Zimmer 2010). Die günstigen metabolischen Auswirkungen erhöhter körperlicher Aktivität schwächen sich innerhalb von 72 h nach körperlichem Training ab (Albright et al. 2000). Deshalb ist eine regelmäßige körperliche Betätigung in der Basistherapie des Typ-2-Diabetes zu fordern. Dabei sollten die Patienten im Vergleich zur Alltagsaktivität mindestens eine kumulative Mehraktivität von ca. 1000 kcal pro Woche erreichen.

▪ Regelmäßige körperliche Aktivität verbessert die Insulinsensitivität

Körperliches Training führt zu Veränderungen wie Reduktion der Fettmasse (viszeral, hepatisch), Verbesserung der Glukosehomöostase und des Lipidprofils (Abb. 9.2). Muskelarbeit verbessert die Insulinsensitivität.

> **Da muskuläre Insulinresistenz zu den grundlegenden Defekten des Typ-2-Diabetes gehört, kann die gesteigerte körperliche Aktivität als kausale Therapie der Erkrankung angesehen werden.**

Erhöhte körperliche Aktivität führt auch zu Langzeitadaptationen der Skelettmuskulatur wie eine Vermehrung mitochondrialer Enzyme, die Entwicklung neuer Muskelkapillaren und eine verstärkte GLUT-4-Translokalisation an die Zellmembran. Interessanterweise scheinen die positiven Auswirkungen körperlichen Trainings auf den Glukosestoffwechsel und die Insulinsensitivität nicht primär von der Trainingsintensität abhängig zu sein (Blüher u. Zimmer 2010).

Gesundheitsfördernde Auswirkungen des Sports

Sport hat gesundheitsfördernde Auswirkungen auf den Stütz- und Bewegungsapparat, die Psyche, den Stoffwechsel und das Herz-Kreislauf-System.

Körperliche Aktivität hat wesentliche positive Effekte auf den Stütz- und Bewegungsapparat im Hinblick auf eine Erhöhung der Knochenstabilität, der Muskelmasse und Verbesserungen in Beweglichkeit und Koordination (◘ Abb. 9.2). Sport trägt zudem zu einem positiven Körpererlebnis mit Steigerung des Selbstvertrauens und der Lebensfreude bei. Wesentliche Effekte der gesteigerten körperlichen Aktivität auf das Herz-Kreislauf-System bestehen in einer langfristigen Senkung erhöhter Blutdruckwerte, einer Verbesserung der Endothelfunktion, Reduktion prokoagulatorischer und inflammatorischer Parameter sowie zu Verbesserungen im Lipidstoffwechsel. In epidemiologischen Studien wurde eine niedrige kardiorespiratorische Fitness als unabhängiger, dem Rauchen oder der Hypertonie gleichwertiger, Risikofaktor für die Mortalität identifiziert (Halle et al. 2010). Aus diesen Studien leitet sich die Empfehlung für die Primärprävention kardiovaskulärer Erkrankungen ab, mindestens 30–45 min am Tag moderat (65–70 % der maximalen Herzfrequenz) körperlich aktiv zu sein.

Antihypertensive Effekte von aerobem Ausdauertraining sind gut belegt (Blüher u. Zimmer 2010). Dabei scheinen insbesondere Patienten mit arterieller Hypertonie von körperlichem Training zu profitieren.

Voruntersuchungen von Augen, Nieren, Blutdruck und Herz

Augen, Nieren, Blutdruck und Herz sollten bei Diabetikern vor dem Einstieg in ein Training untersucht werden.

Um spezifische Risiken durch Sport bei Diabetikern zu minimieren, sollten bei einem bisher nicht Sport treibenden Diabetespatienten ärztliche Voruntersuchungen durchgeführt werden (◘ Tab. 9.5). Bei einer nichtproliferativen oder einer proliferativen diabetischen **Retinopathie** können Ausdauersportarten durchgeführt werden, wobei Blutdruckanstiege >180 mmHg (und Pressatmung) zu vermeiden sind (z. B. Schwimmen mit geringer Intensität, aerobes Ergometertraining, Nordic Walking, Radfahren, zügiges Spazierengehen). Von unkontrolliertem Krafttraining und Kampfsportarten, Fallschirmspringen, Tauchen mit Sauerstoffflaschen und intensiv durchgeführten Ausdauersportarten wird Patienten mit Retinopathie abgeraten. Patienten sollten auf intensive körperliche Aktivität verzichten, wenn eine Laserkoagulation der Netzhaut oder eine Augenoperation weniger als 6 Wochen zurückliegen.

Bei Patienten mit diabetischer **Nephropathie** kann körperliche Aktivität die Proteinnurie zwischenzeitlich steigern, hat aber mit hoher Wahrscheinlichkeit keinen Einfluss auf die Progression der Nephropathie. Wichtigste Vorsichtsmaßnahmen sind in diesem Zusammenhang die medikamentöse Normalisierung eines erhöhten Blutdrucks vor Aufnahme eines regelmäßigen Trainingsprogramms sowie die Vermeidung von Blutdruckanstiegen systolisch >180 mmHg.

Bei Patienten mit einer **peripheren diabetischen Neuropathie** kann Sport das Risiko für die Ausprägung eines diabetischen Fußsyndroms erhöhen. Deshalb sollten Diabetiker mit peripherer Neuropathie Sportarten meiden, die zu einer besonderen Belastung der Füße (langes Gehen, Joggen, Ballspiele) führen. Günstigere Sportarten sind bei diabetischer Neuropathie Schwimmen und Radfahren. Grundsätzlich sollten Patienten mit peripherer Polyneuropathie eine gründliche Inspektion der Füße vor und nach körperlicher Betätigung durchführen und geeignetes Schuhwerk tragen.

Bei der **autonomen Neuropathie** sind Regelmechanismen gestört, die bei Sport eine adäquate

Tab. 9.5 Voruntersuchungen können Risiken durch Sport bei Diabetikern verringern

Untersuchung	Erkrankung	Risiko
Augenhintergrund	Retinopathie	Netzhautblutungen RR-Anstieg >180 mmHg
Albuminurie Proteinurie Serumkreatinin Kreatinin-Clearance	Nephropathie	Proteinurie Nierenschädigung RR-Anstieg >180 mmHg
Sensibilitätsprüfung Fußinspektion	Periphere Neuropathie	Diabetisches Fußsyndrom (Ulzerationen, Verletzungen, Gangrän)
Ruhe-Herzfrequenz Orthostasetest	Autonome Neuropathie	Hypotonie, Präsynkope, Synkope
Blutdruck (Ruhe und Belastung)	Mikro- und Makroangiopathie	Myokardinfarkt, Schlaganfall
Ruhe-EKG	Koronare Herzerkrankung	Myokardischämie
Belastungs-EKG	Koronare Herzerkrankung	Myokardischämie RR-Anstiege >200 mmHg

Reaktion von Blutdruck und Herzfrequenz sicherstellen. Die kardiale autonome Neuropathie ist charakterisiert durch eine Ruhetachykardie (>100/min) oder einen Blutdruckabfall von systolisch >20 mmHg nach Aufstehen aus dem Sitzen/Liegen.

Diabetiker mit autonomer Neuropathie sollten Sportarten meiden, die mit einer schnellen Änderung der Körperposition einhergehen oder eine schnelle Anpassung der Herzfrequenz erfordern. Vor Beginn eines Sportprogramms sollte bei Diabetikern ein Ruhe- und ein Belastungs-EKG durchgeführt werden, um Zeichen einer symptomlosen Myokardischämie oder eines bereits abgelaufenen stummen Myokardinfarkts zu identifizieren.

Ermittlung der individuellen Trainingsintensität anhand des Belastungs-EKGs

Das Belastungs-EKG vor Beginn einer gezielten Bewegungstherapie dient der individuellen Festlegung der maximal erlaubten Belastung und der zugehörigen Pulsfrequenz. Bei Patienten ohne Folgeerkrankungen und einem günstigen Blutdruckverlauf können sportliche Belastungen bis zur körperlichen Erschöpfung durchgeführt werden. Bei Patienten mit Diabetesfolgeschäden (► Kap. 8) wird im Belastungs-EKG eine Blutdruckobergrenze von systolisch 200 mmHg vorgegeben, die zugehörige Pulsfrequenz abgelesen und diese als individuelle Grenzbelastung vorgegeben. Zur Trainingsoptimierung genügt es, sich an der maximalen Herzfrequenz bzw. maximalen Leistungsfähigkeit zu orientieren. Die untere Trainingsschwelle liegt dabei bei 70 % der maximalen Pulsfrequenz bzw. 50 % der maximalen Wattleistung, die Obergrenze bei 85 % der maximalen Pulsfrequenz bzw. 75 % der maximalen Wattleistung. Die halbmaximale Leistung ist die körperliche Belastung, bei der Untrainierte unterhalb der anaeroben Schwelle ohne bedeutsamen Laktatanstieg trainieren können. Ein Training in diesem Bereich ist vor allem zu Beginn der Bewegungstherapie bei Diabetikern die ökonomischste und effizienteste Trainingsform.

Die Reaktion des Stoffwechsels auf Sport ist bei Diabetikern verändert

Die metabolischen Auswirkungen von Sport sind bei Diabetikern von folgenden Faktoren abhängig:
- Therapieform (z. B. Insulintherapie)
- Blutglukose vor Trainingsbeginn
- Tageszeit
- Geplante Belastungsintensität und -dauer
- Letzte Mahlzeit
- Letzte Medikamenteneinnahme

Tab. 9.6 Faustregel zur Anpassung von kurzwirkendem Insulin oder zusätzlicher Zufuhr rasch resorbierbarer Kohlenhydrate vor Sport unterschiedlicher Intensität und Dauer

Belastungsintensität (% der maximalen Belastbarkeit)	Belastung (Beispiele)	Prozentuale Dosisreduktion Insulin (morgens)		Zufuhr von rasch resorbierbaren Kohlehydraten	
		30 min	60 min	30 min	60 min
25	Kegeln, Gehen, langsames Schwimmen, Tischtennis	25	50	–	10 g (1 BE)
50	Tanzen, Reiten, Tennis, Kanufahren, Bäume sägen	50	75	10 g (1 BE)	20 g (2 BE)
70	– Rudern, Paddeln, – Radfahren (20 km/h), – Schnelles Schwimmen, Skilanglauf, Laufen (9 km/h)	75	75	10 g (1 BE)	20 g (2 BE)
>80	– Laufen (12–15 km/h) – Radfahren (30 km/h) – Treppensteigen	75	100	20 g (2 BE)	30 g (3 BE)

Bei Typ-2-Diabetikern, die mit Medikamenten behandelt werden, die ein niedriges Hypoglykämierisiko haben (Metformin, Glitazone, DPP-IV-Inhibitoren, GLP-1 Mimetika, SGLT-2-Inhibitoren), ist meist keine Dosisanpassung bei sportlicher Betätigung nötig. Dagegen sollte bei mit Insulin therapierten Patienten zur Vermeidung von Hypoglykämien eine Anpassung der kurzwirksamen Insulindosis und der Bewegungsintensität und -dauer erfolgen (Tab. 9.6). Bei einer halbmaximalen Belastung fällt beispielsweise die Blutglukose um 0,15 mmol/l/min ab.

Die Zufuhr von exogenem Insulin kann bei fallender Blutglukosekonzentration im Rahmen der sportlichen Aktivität nicht gestoppt werden, so dass mit wesentlich stärkeren Blutglukoseabfällen als bei Nichtdiabetikern zu rechnen ist. Zusätzlich kann körperliche Aktivität die Resorption von Insulin aus subkutanen Depots beschleunigen. Bei Typ-1-Diabetikern mit aktuellem Insulinmangel können unter körperlicher Belastung paradoxe Blutglukoseanstiege und eine Ketonämie auftreten. Bei einem Blutglukosewert >14 mmol/l sollten deshalb zusätzlich Ketonkörper (Blut oder Urin) bestimmt werden und falls diese positiv sind, besteht ohne adäquate Insulinzufuhr das Risiko einer Ketoazidose. In diesem Falle sollte der Patient erst nach Normalisierung dieser Parameter Sport treiben.

Insulintherapierte Diabetiker können Hypoglykämien im Zusammenhang mit Sport vermeiden

Der Blutzuckerverlauf bei körperlicher Belastung unterliegt größeren interindividuellen, Tageszeit- und Tagesformschwankungen. Trotzdem gibt es einige Faustregeln, die zur Vermeidung der Hypoglykämiegefahr im Rahmen von Sport genutzt werden können (Tab. 9.6).

Die wichtigste Maßnahme zur Vermeidung von Hypoglykämien ist aber eine häufigere Blutzuckerselbstkontrolle.

Mit Ausnahme von Situationen mit absolutem Insulinmangel führt eine Ausdauerbelastung von 60 min auf dem Fahrradergometer mit halbmaximaler Belastung zu einem Absinken des Blutglukosespiegels um ca. 8,4 mmol/l. Bei Blutzuckerwerten nahe der Norm kann entweder bei planbaren körperlichen Belastungen die kurzwirksame Insulindosis reduziert werden oder es können zusätzlich rasch resorbierbare Kohlenhydrate eingenommen werden (Tab. 9.6). Typischerweise reichen für 1 h halbmaximaler Belastung 30–40 g (3–4 BE) schnell resorbierbare Kohlenhydrate aus. Eine erhöhte Kohlenhydrataufnahme ist vor allem für insulintherapierte Diabetiker sinnvoll, die eine konventionelle Insulintherapie mit Mischinsulin haben.

Allerdings lassen sich allgemeingültige Dosis-Wirkungs-Beziehungen für die Anpassung der Insulindosis und der Kohlenhydrataufnahme nicht erstellen. Deshalb sollten diese Anpassungen durch den Patienten in Diabetesschulungen erlernt werden. Zur Berechnung der Insulindosisreduktion vor körperlicher Aktivität ist neben dem Insulinbedarf des Patienten auch die Tageszeit bedeutsam. Dabei sollte die Insulindosis bei Sport morgens stärker reduziert werden als abends. Bei Ausdauerbelastungen, die etwa bei 30 % der maximalen Leistungsfähigkeit liegen, reicht eine Insulindosisreduktion um ca. 2 IE pro Stunde Aktivität aus. Dabei ist zu berücksichtigen, dass Hypoglykämien auch noch mehrere Stunden nach Beendigung der körperlichen Aktivität auftreten können. Hypoglykämien nach erschöpfenden Ausdauerbelastungen können durch die zusätzliche Zufuhr von 20–30 g langsam resorbierbarer Kohlenhydrate weitgehend verhindert werden. Bei mehrstündiger Bewegung mit Beginn nach dem Frühstück sollte das kurzwirksame Insulin nicht nur morgens und mittags, sondern auch noch abends verringert werden. Das Basalinsulin sollte in dieser Situation morgens um 30–50 % und abends um ca. 20 % reduziert werden. Diabetiker sollten im Rahmen des Sports auf Alkohol verzichten.

Prinzipiell ist die Insulindosisanpassung beim Sport bei Patienten mit **Insulinpumpentherapie** besser steuerbar. Die Pumpe kann – wenn sie beim Sport stört – für einen Zeitraum von 1–2 h abgelegt werden, da in dieser Zeit kein wesentliches Insulindefizit eintritt. Bei Unterbrechung der Basalrate von über 3–4 h ist die Umstellung der Insulinapplikation auf eine intensivierte Insulintherapie mit Basalinsulin erforderlich. Sportarten mit besonderer Gefährdung für Diabetiker sind solche, wo eine Beeinträchtigung der Urteilsfähigkeit durch Hypoglykämien fatale Auswirkungen haben kann (z. B. Tauchen, Fallschirmspringen, Fliegen, Extrem-Klettern, Wildwasser-Kanufahren, Paragliding). Die Ausübung dieser Sportarten verlangt ein detailliertes Hintergrundwissen des Patienten und Einweisung von Begleitpersonen. Die Ausgangsglukose muss vor Beginn einer derartigen Sportart konstant über 180 mg/dl liegen. Beim Tauchsport ist zusätzlich zu erfassen, ob vor der Belastung der Blutzuckerspiegel steigende oder fallende Tendenz hat, da unter Wasser während des Tauchens Blutglukosemessungen nicht möglich sind.

Diabetes und Reisen

Im Prinzip sind Patienten mit Diabetes hinsichtlich Ihrer Reiseaktivitäten und -ziele nicht eingeschränkt. Allerdings können sich Einschränkungen durch Diabetesfolgeerkrankungen ergeben. Eine Checkliste (s. nachfolgende Übersicht) für Dinge, die Diabetiker griffbereit (Handgepäck) haben sollten, kann bei der Reiseplanung hilfreich sein.

Reisebedarf für das Handgepäck für Diabetespatienten

- Insulin/Tabletten
- Blutzuckermessgerät und Teststreifen
- Spritzen/Nadeln, Pen/Pumpe
- Internationaler Diabetesausweis
- Blutzuckertagebuch
- Traubenzucker

Besonders wichtig ist, dass vor allem **Insulin** in ausreichender Menge und rasch wirksame Kohlenhydrate zum Beispiel in Form von Traubenzuckertabletten oder flüssigen Glukose-Gels («**Not-BE**«) stets griffbereit **im Handgepäck** sind. Außerdem kann es bei längeren (Flug-)Reisen sinnvoll sein, **abgepackte Rationen kohlenhydrathaltiger Nahrungsmittel** mitzuführen, da sich eingeplante Mahlzeiten verzögern können. Bei Reisen ins Ausland sollte sich der Diabetiker über die Möglichkeiten der medizinischen Versorgung im Zielland vor Antritt der Reise informieren. Generell können Patienten mit Diabetes alle üblichen Verkehrsmittel nutzen. Bahnreisen sind meist unproblematisch, da hier regelmäßige Blutzuckerkontrollen und eine Insulin- und Nahrungszufuhr leicht möglich sind. Bei längeren Autofahrten kommt zur Vermeidung von Hypoglykämien häufigeren Blutzuckermessungen eine besondere Bedeutung zu, da bereits leicht erniedrigte Blutzuckerspiegel zu einer erheblichen Einschränkung der Fahrtüchtigkeit beitragen können. Die gewohnte Medikation und Insulindosierung sollte während solcher Reisen beibehalten werden. Es empfiehlt sich, ein möglichst mehrsprachiges Formular für Diabetespatienten vor einer (Flug-)Reise mitzunehmen (◘ Abb. 9.3).

Arbeitsmaterialien aus dem Buch Diabetologie kompakt		
Arbeitsblatt 1	**Formular für Diabetespatienten bei (Flug-)Reisen**	**Seite 1**

Ärztliche Bescheinigung / Medical Certificate

....

Name / name geb. / born

Der Patient ist insulinpflichtiger Diabetiker und benötigt deshalb die regelmäßige Zufuhr von Insulin.
Er muss auf Reisen Folgendes mitnehmen:

The patient is an insulin-dependent diabetic and therefore has to rely on a regular supply of insulin.
In order to ensure correct therapy, the following should be carried when travelling:

- ☐ Insulinspritzen / insulin syringes
- ☐ Insulinampullen / insulin cartridges
- ☐ Insulinpumpe mit Zubehör / insulin pump with acessoires
- ☐ Insulin Pen / insulin pen
- ☐ Tabletten / tablets
- ☐ Glukagonspritze / glucagon syringe
- ☐ Blutzuckermessgerät / blood glucose meter
- ☐ Blutlanzetten mit Gerät / blood lancets with pricking device
- ☐ Blutzuckerteststreifen / blood glucose test strips
- ☐ Urinzucker-Teststreifen / urine glucose test strips
- ☐ Ketonteststreifen / ketone test strips
- ☐ Traubenzucker / dextrose-containing sweets / lollies

....

Arzt / doctor

....

Klinik / hospital

....

Adresse / address

....

Telefon / telephone

Datum / date Stempel und Unterschrift / stamp and signature

© Copyright: 2014, Springer-Verlag Berlin, Heidelberg. Aus: Schatz, H., Pfeiffer, A.F.H.: Diabetologie kompakt

Abb. 9.3 Formular für Diabetespatienten bei Reisen

▪▪ Flugreisen über mehrere Zeitzonen bei insulintherapierten Diabetikern

Kontraindikationen gegen eine Flugreise können sich lediglich aus Diabetesfolgeerkrankungen ergeben, bei Kurzstrecken gilt es lediglich Insulin und Not-BE griffbereit zu haben. Eine Besonderheit stellen Langstreckenflüge über mehrere Zeitzonen dar, die eine Anpassung der Diabetestherapie erfordern. Zeitverschiebungen bis zu 4 h können durch Anpassung mit kurzwirksamen Insulinpräparaten ausgeglichen werden. Bei größeren Zeitverschiebungen sollte eine zusätzliche Basalinsulingabe (pro Stunde Zeitverschiebung 1/24 der täglichen Basalinsulindosis) eingeschoben werden. Zunächst sollte der insulinbehandelte Diabetiker bis zum Erreichen des Zielortes die gewohnte Zeitzone beibehalten. Am Zielort soll dann der Tagesablauf auf die dortige Ortszeit mit den entsprechenden Zeiten der oralen Antidiabetikaeinnahme und Insulinapplikation umgestellt werden. In den **ersten Nächten** nach Eintreffen am Zielort besteht ein **erhöhtes Hypoglykämierisiko**. Deshalb sollten auch nächtliche Blutzuckerkontrollen eingeplant werden. Es gelten folgende Regeln für Langstreckenflugreisen:

- Blutzuckerkontrolle alle 2 h
- Ziel-Blutzucker um 30–50 mg/dl höher als gewohnt ansetzen
- Reduktion der Normalinsulindosis bei Mahlzeiten im Flugzeug um ca. 2 IE
- Nächtliche Blutzuckerkontrollen
- Verringerten BE-Faktor morgens berücksichtigen

▪▪ Ernährungsbesonderheiten bei Diabetikern auf Reisen

Ernährungsbesonderheiten im Ausland und gastrointestinale Infekte können für insulinbehandelte Diabetiker zu Problemen führen. Diese können zum größten Teil durch engmaschigere Blutzuckerkontrollen verhindert werden. Im Falle von Erbrechen und Durchfall darf die Insulintherapie keines Falls abgesetzt werden. Eine Insulindosisanpassung ist hier die wichtigste Empfehlung, während bei Patienten mit Metformintherapie diese für die Dauer der gastrointestinalen Erkrankung unterbrochen werden sollte.

Fazit für die Praxis

Vermehrte körperliche Aktivität kann die Entwicklung eines Typ-2-Diabetes aufhalten und beim manifesten Diabetes die Stoffwechseleinstellung verbessern. Erhöhte körperliche Aktivität führt zu einer höheren Lebenserwartung, die wahrscheinlich auf eine geringere Inzidenz der koronaren Herzkrankheit und einer Senkung der kardiovaskulären Mortalität zurückzuführen ist. Gezielte körperliche Bewegung und sportliche Aktivität sind zudem eine einfach anzuwendende und relativ kostengünstige Intervention ohne wesentliche Nebenwirkungen. Allerdings sollten beim Diabetiker vor Beginn der Bewegungstherapie Voruntersuchungen durchgeführt werden, die das diabetesspezifische sportassoziierte Risiko minimieren können. Spezielle Empfehlungen zur Bewegungstherapie müssen für Patienten mit Diabetes Folgeschäden und insulintherapierte Diabetiker berücksichtigt werden.

9.6 Soziale Aspekte bei Diabetes mellitus

E. Schifferdecker

Sozialmedizinische Probleme ergeben sich bei einer chronischen Krankheit wie dem Diabetes mellitus, die vor allem bei den Typ-1-Diabetikern in Lebensphasen maximaler Schaffenskraft und großen Leistungswillens gravierend in die alltägliche Lebensgestaltung eingreift, zwangsläufig gehäuft. Praktisch wichtig sind die Frage der **Eignung für bestimmte Berufe,** die Teilnahme am **Straßenverkehr** sowie Fragen des **Schwerbehindertenrechts.** Vom behandelnden oder begutachtenden Arzt wird eine kompetente Beratung sowohl der Patienten als auch der mit diesen Fragen befassten Behörden, Institutionen, Verbände und Selbsthilfeorganisationen erwartet. Er muss hierbei oft abwägen zwischen den Bedürfnissen der Betroffenen und den gesamtgesellschaftlichen Interessen wie z. B. Sicherheit im Straßenverkehr, am Arbeitsplatz, Zweckmäßigkeit von Berufsbildungs- und Rehabilitationsmaßnahmen, Überprüfung der Notwendigkeit von Behandlungen, Hilfen oder Umschulungen und Leistungen der Sozialversicherung.

▪ Berufswahl: individuelle Aspekte entscheidend, nur wenige generelle Kriterien

Die Eignung eines Diabetikers für einen bestimmten Beruf muss sehr stark unter individuellen Gesichtspunkten beurteilt werden. Wichtig ist auch, ob es um die Berufswahl **bei schon bestehendem Diabetes** geht oder ob der Diabetes während der Berufstätigkeit **neu aufgetreten** ist.

Der Ausschuss Soziales der Deutschen Diabetes-Gesellschaft hat »Empfehlungen zur Beurteilung beruflicher Möglichkeiten von Personen mit Diabetes mellitus« herausgegeben, die seine 1999 zuletzt überarbeitete Empfehlung zur »Beratung bei Berufswahl und Berufsausübung von Diabetikern« ersetzen (Rinnert 2009). Diese Richtlinien sind als Grundlage zur Berufsberatung und als Leitlinien zur Bewertung individueller berufsbedingter Risiken bei Diabetikern allgemein anerkannt. Sie betonen, dass Diabetiker ohne andere schwerwiegende Erkrankungen oder ausgeprägte Diabetes-Folgeerkrankungen **nahezu alle Berufe** ausüben können, für die sie persönlich geeignet erscheinen und die sie ergreifen wollen. Unbedingt sollte ein beruflicher **Ausbildungsabschluss angestrebt** werden. Sie fordern, bei berufsbezogenen Fragen grundsätzlich den zuständigen Diabetologen zu hören. Berufliche Einschränkungen bei Diabetes werden nach Wirtschaftszweigen und Hypoglykämie-Gefährdungskategorien detailliert systematisiert.

▪ Berufliche Einschränkungen

Es gibt allerdings Bedingungen, die die **Wahl und Ausübung eines Berufes bei Diabetikern beeinflussen können:**

Krankheitsspezifische Risiken, z. B.

- Selbst- und Fremdgefährdung durch plötzlich aufgetretene Hypoglykämien.
- Auftreten anderer Erkrankungen und eine evtl. absehbare oder nicht auszuschließende Gefahr von plötzlichen Gesundheitsstörungen, die fremder Hilfe bedürfen.
- Tätigkeitsspezifische Risiken, z. B.
  - Eingeschränkte Planbarkeit des Tagesablaufs und der Selbstkontrolle des Stoffwechsels.
  - Berufliche Expositionen, die das Auftreten von akuten oder chronischen Folgen des Diabetes mellitus begünstigen.

Besonders berücksichtigt werden muss eine mögliche **Einschränkung** der Leistungsfähigkeit **aufgrund einer Hypoglykämie.** Das ist relevant bei folgenden Berufszweigen:

- Personenbeförderung oder Transport gefährlicher Güter (z. B. Piloten).
- Beruflicher Waffengebrauch (z. B. Polizeidienst, privater Wachdienst).
- Kontrollaufgaben mit alleiniger Verantwortung für das Leben Anderer (z. B. Verkehrskontrollen, Lenkung des Straßen-, Schienen-, Wasser- und Luftverkehrs).
- Arbeiten mit konkreter Absturzgefahr oder an sonstigen gefährlichen Arbeitsplätzen (z. B. Dachdecker, Gerüstbauer, Bauarbeiter an Hochbauten).

▪ Berufsausbildung als Pilot, Lokführer, Schutzpolizist nicht möglich

Bei den oben aufgelisteten Berufen gilt teilweise **ein Diabetiker** als **untauglich,** so dass gar nicht erst eine Berufsausbildung begonnen werden kann (z. B. Pilot, Lokomotivführer, Schutzpolizei). Die Tauglichkeitsrichtlinien der Bundeswehr schließen Diabetiker vom **Wehrdienst** aus.

▪ Ungünstig: unregelmäßige Arbeitszeit

Im Gegensatz hierzu sind Berufe mit unregelmäßiger und nicht planbarer Arbeitszeit zwar oft ungünstig für eine optimale Einstellung, bei entsprechendem Engagement und Erfahrung des Einzelnen können Schwierigkeiten jedoch bewältigt werden. Dies gilt insbesondere für Berufe im Gesundheitswesen (z. B. Ärzte, Krankenpfleger, MTA), deren Wahl durch Diabetiker grundsätzlich zu begrüßen ist. Vor der Entscheidung für einen Beruf mit unregelmäßigen Arbeitszeiten ist eine umfassende Beratung notwendig; die Diabetiker sollten in der Lage sein, eine **intensivierte Insulintherapie** durchzuführen.

Gesundheitliche Probleme können auch in Berufen auftreten, die mit Expositionen von **starker Hitze, großem Überdruck** (Verschlimmerung einer Retinopathie möglich), bestimmten **chemischen Substanzen** (Gefahr einer Neuropathie) oder **Infektionserregern** verbunden sind.

Die Beratung des Diabetikers zur Berufswahl muss sich nach **persönlicher** Neigung, Begabung und Wünschen des Einzelnen richten. Andererseits müssen die geltenden **Richtlinien** und **rechtlichen Normen** beachtet werden, z. B. die berufsgenossenschaftlichen Grundsätze für arbeitsmedizinische Vorsorgeuntersuchungen oder bei Berufen im Kfz-Bereich die Leitlinien zur Kraftfahrereignung des gemeinsamen Beirats für Verkehrsmedizin. Auch Aspekte des **Schwerbehindertengesetzes** müssen Berücksichtigung finden.

▪ Neuauftreten eines Diabetes während des Berufslebens

Betriebsarzt einbeziehen Tritt ein Diabetes während des Berufslebens auf, so sind **Möglichkeiten einer Umsetzung innerhalb des Betriebes** auszuloten, die auch die Wünsche und Vorstellungen des Betroffenen berücksichtigen. Hier ergibt sich oft Konfliktstoff durch die drohende Einkommensminderung bei Wegfall von z. B. Nachtschicht-, Gefahren-, Feiertagszulagen oder Überstundenvergütungen, da der neue Arbeitsplatz häufig »ruhiger« ist bzw. der Arbeitnehmer seine spezifische Qualifikation und bisherige Leistungsfähigkeit nicht mehr einbringen kann (z. B. der Kraftfahrer, der »nur noch« als Lagerarbeiter eingesetzt wird). In dieser Situation ist intensive **Beratung des Patienten und des Arbeitgebers über den Betriebsarzt** unumgänglich. Ist eine Weiterbeschäftigung beim bisherigen Arbeitgeber unter für alle annehmbaren Bedingungen nicht möglich, muss bezüglich eines **Berufswechsels** mit Umschulung unter Einschaltung des Arbeitsamtes beraten werden.

▪ Richtlinien für Übernahme als Beamte: kein genereller Ausschluss

Für die Übernahme von Diabetikern in das Beamtenverhältnis bestehen Richtlinien, die die Deutsche Diabetes Gesellschaft erarbeitet hat und die der Bundesminister des Inneren mit Rundschreiben vom 31.08.1982 empfehlend an die obersten Bundes- und Länderbehörden weitergeleitet hat. Generell ist ein Ausschluss von Diabetikern von pensionsberechtigten Anstellungen im Staatsdienst nicht gerechtfertigt. Vorausgesetzt wird aber eine auf Dauer mögliche gute Stoffwechseleinstellung. Diabetische Folgeerkrankungen an Augen und Nieren sollten nicht vorliegen. Verlangt wird ein ärztliches Zeugnis über die Qualität der Stoffwechselführung, der Nachweis regelmäßiger und langfristiger Stoffwechselkontrollen sowie die Bereitschaft zur Kooperation. Die Eignung sollte durch ein fachärztliches Gutachten von einem diabetologisch erfahrenen Arzt geklärt werden. Mindestens 3 Blutzuckerwerte im Tagesverlauf sind zu messen, die Maximalwerte sollten bei Insulintherapie 1–2 h nach den Mahlzeiten nicht wesentlich über 220 mg/dl Glukose liegen, bei Diät- und Tablettenbehandlung nicht über 160 mg/dl.

Folgender **Untersuchungskatalog** wird vorgeschrieben:

- Neben der allgemeinen klinischen Untersuchung mit Blutdruckmessung, Palpation der Pulse und Inspektion der Füße ein EKG und die Röntgenuntersuchung der Brustorgane.
- An Laboruntersuchungen Kreatinin im Serum und Harnstatus, eine ophthalmologische Untersuchung sowie die genannten Stoffwechselkontrollen und durch den Bewerber dokumentierte Ergebnisse der regelmäßigen Stoffwechselselbstkontrollen.

▪ Fahrtüchtigkeit von Diabetikern

Insulinbehandelte Diabetiker unterliegen als Autofahrer **keinem überdurchschnittlichen Unfallrisiko,** dies ist durch zahlreiche Untersuchungen belegt. Grundsätzlich besteht aber die Gefahr von **Hypoglykämien** bei Therapie mit Insulin und insulinotropen Substanzen, wie z. B. Sulfonylharnstoffen, so dass eine akute Einschränkung der Fahrtüchtigkeit möglich ist.

Maßgebend zur Begutachtung der Fahrtüchtigkeit von Diabetikern sind die »Begutachtungsleitlinien zur Kraftfahrereignung«, veröffentlicht von der Bundesanstalt für Straßenwesen, Stand 2009. Diese Leitlinien sind **an die dritte EU-Führerscheinrichtlinie von 2006 angepasst,** so dass sich Verschiebungen in der Bewertung der Fahrtüchtigkeit von Diabetikern wegen der von den alten deutschen Fahrerlaubnisklassen abweichenden Klassen der EU-Richtlinie ergaben. Bezüglich der Fahrerlaubnis zur Fahrgastbeförderung in Taxen, Mietwagen und Krankenkraftwagen ergeben sich keine Änderungen, da diese nicht unter die EU-Richtlinie fällt. Die alte Führerscheinklasse 2 ist nach den EU-Richtlinien aufgegliedert in die Klassen C und D mit Subklassen, wobei sich die Fahrerlaubnis der

Klasse D auf Kraftomnibusse mit mehr als 8 Plätzen bezieht.

Im Anhang III der EU-Richtlinie heißt es generell: »Zuckerkranken Bewerbern oder Fahrzeugführern darf eine Fahrerlaubnis nur dann erteilt ... oder erneuert werden, wenn ein entsprechendes Gutachten einer zuständigen ärztlichen Stelle vorliegt und regelmäßig eine für den betreffenden Fall geeignete ärztliche Kontrolle durchgeführt wird.« Speziell zu den **Führerscheinklassen C und D** mit Unterklassen heißt es: »Zuckerkranken Bewerbern oder Fahrzeugführern, die mit Insulin behandelt werden müssen, darf eine Fahrerlaubnis **nur in seltenen Ausnahmefällen** und nur dann erteilt werden, wenn ein entsprechendes Gutachten einer zuständigen ärztlichen Stelle vorliegt und regelmäßig eine ärztliche Kontrolle durchgeführt wird.«

Dies bedeutet einerseits eine **Verschärfung** der Richtlinien für Diabetiker, da die Klasse C schon ab 3,5 t Fahrzeuggewicht gilt, wogegen die alte Klasse 2 erst ab 7,5 t Geltung hatte. Andererseits ist auch eine **Erleichterung** erkennbar, da im Gegensatz zu den früheren Richtlinien für die alte Klasse 2 eine Fahrerlaubnis in den Klassen C und D nicht generell verboten ist. In den Leitsätzen zu dieser Regelung ziehen die Begutachtungsleitlinien aber sehr enge Grenzen, indem sie konstatieren, dass ein Diabetiker, der mit Insulin behandelt wird, in der Regel nicht in der Lage ist, den gestellten Anforderungen zum Führen von Kraftfahrzeugen der Klassen C und D gerecht zu werden. Ausnahmen sollten nur bei außergewöhnlichen Umständen gemacht werden, die in einem ausführlichen Gutachten – seit 1.1.1999 nur noch durch Ärzte der Gesundheitsämter, Arbeits- und Betriebsmediziner oder für die Fragestellung zuständige Fachärzte mit verkehrsmedizinischer Qualifikation – zu beschreiben sind. Regelmäßige ärztliche Kontrollen sind dabei gefordert, Nachbegutachtungen im Abstand von höchstens 2 Jahren sind erforderlich.

Für **insulinspritzende** Diabetiker wird generell empfohlen, regelmäßige ärztliche Stoffwechselkontrollen und Beratungen etwa alle 6 Wochen durchzuführen sowie **Stoffwechselselbstkontrollen mit Dokumentation der Befunde** vorzunehmen.

Mit oralen Antidiabetika vom **Sulfonylharnstofftyp** behandelte Diabetiker gelten als nur selten durch Hypoglykämien gefährdet, sie können nach den Leitlinien in der Regel uneingeschränkt den gestellten Anforderungen beim Führen eines Kraftfahrzeugs gerecht werden. Empfohlen werden regelmäßige Kontrollen und Beratungen durch den Arzt im Abstand von etwa 8 Wochen sowie **Stoffwechselselbstkontrollen mit Dokumentation** der Befunde.

Tab. 9.7 Minderung der Erwerbsfähigkeit (*MdE*) oder Grad der Behinderung (*GdB*) bei Diabetes mellitus nach den »Versorgungsmedizinischen Grundsätzen«, Stand 2010

Menschen mit Diabetes mellitus,	**GdB-/MdE-Grad**
– deren Therapie regelhaft keine Hypoglykämien auslösen kann und somit die Lebensführung kaum beeinträchtigt	0 v.H.
– deren Therapie eine Hypoglykämie auslösen kann und die durch Einschnitte in der Lebensführung beeinträchtigt sind	20 v.H.
– deren Therapie eine Hypoglykämie auslösen kann, die mindestens einmal täglich eine dokumentierte Überprüfung des Blutzuckers selbst durchführen müssen und durch weitere Einschnitte in der Lebensführung beeinträchtigt sind	30–40 v.H.
– die eine Insulintherapie mit täglich mindestens 4 Insulininjektionen durchführen mit selbständiger Anpassung der Insulindosis	50 v.H.

Minderung der Erwerbsfähigkeit (MdE) bzw. Grad der Behinderung (GdB) bei Diabetes mellitus

Tab. 9.7 zeigt die **Kriterien zur Bemessung der MdE oder des GdB** bei Diabetes mellitus, wie sie zuletzt 2010 in der Anlage zu § 2 der Versorgungsmedizin-Verordnung vom 10.12.2008 veröffentlicht wurden. Hierbei wurden kritische Einwände des Ausschusses Soziales der Deutschen Diabetes Gesellschaft berücksichtigt. Unter anderem wurde die Einteilung aufgrund des Diabetestyps aufgegeben. auch die »Einstellbarkeit« ist kein Kriterium mehr, sondern der **notwendige alltägliche Aufwand,** wie

Häufigkeit der Selbstkontrollen oder Insulininjektionen – die Beeinträchtigung in der Teilhabe am normalen täglichen Leben ist wesentliches Kriterium. **Hypoglykämien** müssen weiterhin in Analogie zur Einstufung von epileptischen Anfällen beurteilt werden. Kommt es sehr häufig zu schweren Hypoglykämien, die dann oft auch auf die Unfähigkeit, diese rechtzeitig zu erkennen, zurückzuführen sind, ist eine MdE bis 100% durchaus möglich. Häufige, ausgeprägte Hypoglykämien sowie Organkomplikationen sind in ihren Auswirkungen entsprechend zusätzlich zu bewerten.

- **Der Schwerbehindertenausweis: vom Diabetiker selbst beim Versorgungsamt zu beantragen!**

Um eine Behinderung geltend zu machen, muss der Betroffene zunächst beim zuständigen Versorgungsamt einen Antrag auf einem dort anzufordernden Formblatt stellen. Er muss darin die entsprechenden Behinderungen/Gesundheitsstörungen mit eigenen Worten aufführen und die behandelnden Ärzte, die dazu Auskunft geben können, angeben. Diese werden dann um entsprechende Auskünfte gebeten. **Schwerbehindert ist,** wer einen **Grad der Behinderung** (GdB) von **mindestens 50%** zuerkannt erhält. Dieser Status bringt bestimmte Vorteile, z. B. können steuerliche Erleichterungen gewährt werden, der Jahresurlaub wird länger, vor allen Dingen besteht ein **verstärkter Kündigungsschutz** am Arbeitsplatz. Die Arbeitgeber ab einer bestimmten Betriebsgröße sind verpflichtet, 5% der Arbeitsplätze an Schwerbehinderte zu vergeben. Für jeden nicht entsprechend besetzten Arbeitsplatz ist eine Abgabe zu entrichten. **Schwerbehinderte Diabetiker sind durchaus für Arbeitgeber interessant,** wenn sie gut eingestellt und hoch motiviert sind, was ja häufig gegeben ist. Vorteilhaft aus Sicht des Arbeitgebers ist ja, dass sie keiner besonderen baulichen Voraussetzungen am Arbeitsplatz bedürfen wie z. B. Rollstuhlfahrer.

Die Frage, ob ein Schwerbehindertenstatus anzustreben ist, sollte sorgfältig abgewogen werden. Dem älteren Arbeitnehmer, der sein Karriereziel erreicht und ggf. z. B. im öffentlichen Dienst einen sicheren Arbeitsplatz hat, kann dieser Status **nur Vorteile** bringen. Steht ein Diabetiker jedoch **am Anfang der beruflichen Laufbahn** und kalkuliert möglicherweise notwendig werdende Arbeitgeberwechsel mit ein, sollte man eher zur Vorsicht raten.

- **Trauma als Diabetesursache meist unwahrscheinlich**

Ein spezielles Problem stellt die Begutachtung eines Zusammenhangs zwischen Trauma und Diabetes dar. Grundsätzlich können exogene Ursachen zur Entstehung, vorzeitigen Manifestation oder Verschlimmerung eines Diabetes mellitus beitragen, insgesamt lässt sich ein ursächlicher Zusammenhang jedoch nur selten wahrscheinlich machen, auch wenn das Schlagwort »Schockzucker« in der Bevölkerung geläufig ist. **Extrem selten** ist die **direkte traumatische Läsion der Bauchspeicheldrüse,** hier muss eine massive direkte Verletzung des Organs oder eine schwere nekrotisierende Pankreatitis als Folge eines Kreislaufschocks nach z. B. Polytrauma mit operativen Eingriffen und entsprechend längerer intensivmedizinischer Behandlung in zeitlichem Zusammenhang mit der Diabetesmanifestation stehen. Zu fordern ist hier auch der Nachweis einer zusätzlichen exokrinen Pankreasinsuffizienz.

Psychische Traumatisierungen als Ursache einer vorzeitigen Diabetesmanifestation werden heute als eher **unwahrscheinlich** angesehen.

Fazit für die Praxis

Bei der **Berufswahl** können heute nahezu alle individuellen Wünsche verwirklicht werden, Einschränkungen, teilweise auch gesetzlich oder richtlinienmäßig fixiert, ergeben sich durch mögliche Selbst- und Fremdgefährdung, sehr unregelmäßige Tagesabläufe und spezifische gesundheitliche Gefährdung in einigen Berufen. Bei der Beurteilung der **Fahrtüchtigkeit** geht es um die Gefährdung durch Hypoglykämien bei mit Insulin oder mit insulinotropen Substanzen behandelten Diabetikern, hier gibt es Einschränkungen bei den Führerscheinklassen für LKW und bei der Personenbeförderung. Vor- und Nachteile des **Schwerbehindertenstatus** für Diabetiker müssen individuell abgewogen werden, für ältere Berufstätige mit gesichertem Arbeitsplatz überwiegen meist die Vorteile: verstärkter Kündigungsschutz, mehr Jahresurlaub und steuerliche Erleichterungen.

9.7 Diabetes mellitus, Demenz und andere psychiatrische Erkrankungen

D. Kopf, K. Müssig

Eine chronische psychiatrische Erkrankung erhöht das Risiko, auch an einem Diabetes mellitus zu erkranken. Umgekehrt erkranken Patienten mit Diabetes häufiger an depressiven oder demenziellen Störungen als Stoffwechselgesunde.

Dieser Zusammenhang hat klinische Konsequenzen für:

- Prävention: Menschen mit psychischen Erkrankungen sollten als Patientengruppe mit hohem Diabetesrisiko bezüglich Ernährung und körperlicher Aktivität beraten werden. Umgekehrt sollte die Behandlung und Schulung von Patienten mit Diabetes präventive Ansätze bezüglich psychischer und kognitiver Störungen beinhalten.
- Frühdiagnostik: Bei Patienten mit Diabetes sollte auf frühe Zeichen einer Depression oder kognitiven Störung – ähnlich wie auf Frühzeichen mikro- und makrovaskulärer Komplikationen –geachtet werden. Für Menschen mit chronischen psychischen Erkrankungen wird ein regelmäßiges Stoffwechsel-Screening empfohlen.
- Klinisches Management: Psychische und kognitive Störungen beeinträchtigen die Fähigkeit der Patienten zur aktiven Mitarbeit am Behandlungskonzept. Therapiestrategien müssen darauf abgestimmt sein.

Pathogenese: Der Glukosestoffwechsel hängt eng mit Kognition und Affektregulation zusammen

An der hohen Koinzidenz des Diabetes mellitus mit psychischen und kognitiven Erkrankungen sind verschiedene Mechanismen beteiligt:

Neurobiologische Mechanismen Das Gehirn ist wie kein anderes Organ auf die kontinuierliche Verfügbarkeit von Glukose angewiesen. Neuronen können andere Substrate nicht zur Energiegewinnung nutzen, und eine Unterbrechung der Energiezufuhr führt schon nach wenigen Minuten zur irreversiblen Gewebsschädigung. Daher ist das Gehirn mit verschiedenen Mechanismen ausgestattet, direkt in den peripheren Energiestoffwechsel einzugreifen: Die Hypothalamus-Hypophysen-Nebennierenrinden-Achse stimuliert peripher die Glukoneogenese und inhibiert die periphere Glukoseverwertung durch die Induktion einer Insulinresistenz. Über den Parasympathikus wird direkt die hepatische Glukoneogenese stimuliert. Dadurch steigt die Verfügbarkeit von Glukose im Gehirn, besonders in Stresssituationen, notfalls zuungunsten des Metabolismus in peripheren Geweben (Peters 2011). Der Hypothalamus, über den diese Stoffwechselaktivitäten des Gehirns gesteuert werden, hat enge anatomische und funktionelle Beziehungen zum Hippocampus und limbischen System, den Schaltstellen für Gedächtnis und Emotionsregulation. Diese Hirnregionen verfügen entsprechend über eine besonders hohe Dichte von Insulinrezeptoren sowie insulinabhängigen Glukosetransportern.

Insulin-Signalling im Gehirn In einer aktuellen Autopsie-Studie wurde gezeigt, dass das Insulin-Signalling im Gehirn sowohl bei Patienten mit Alzheimer-Demenz als auch mit Typ-2-Diabetes, quasi im Sinne einer zerebralen Insulinresistenz, eingeschränkt war. Die herabgesetzte Aktivität der Insulinsignalkaskade war besonders ausgeprägt bei Patienten, die sowohl an Typ-2-Diabetes als auch an Demenz litten. Die Aktivierung der Komponenten der Insulinsignalkaskade korrelierte negativ mit dem Ausmaß der τ-Phosphorylierung und positiv mit der Protein-O-verknüpfte N-Acetylglucosaminierung (O-GlcNAcylation). Somit trägt eine eingeschränkte Insulinsignalkaskade möglicherweise zu der Neurodegeneration bei Alzheimer-Demenz bei durch eine Reduktion der O-GlcNAcylation und in der Folge durch eine Förderung einer abnormen τ-Hyperphosporylierung (Liu et al. 2011). Im Einklang mit diesen Ergebnissen verbessern therapeutische Maßnahmen, die aktivierende Wirkung auf das zentrale Insulin-Signalling haben, wie etwa eine intranasale Insulingabe, umschriebene kognitive Funktionen, die bei der Alzheimer-Demenz beeinträchtigt sind (Freiherr et al. 2013, Scherer et al. 2013).

Ablagerung von Amyloid Insulin stimuliert die Bildung von APP (»amyloid precursor protein«), dem Vorläuferprotein des Amyloids, das sich in Alzheimer-Plaques anreichert. Der enzymatische Abbau von Amyloid und von Insulin geschieht durch ein gemeinsames Enzym, das »Insulin degrading enzyme«. Hohe Insulinkonzentrationen im Gehirn können also kompetitiv den Abbau von Amyloid behindern.

Epigenetik Niedriges Geburtsgewicht und eine Gedeihstörung im ersten Lebensjahr sind Risikofaktoren sowohl für einen späteren Diabetes mellitus Typ 2 als auch für eine spätere depressive Störung. An Nagern konnte nachgewiesen werden, dass hierfür epigenetische Mechanismen verantwortlich sind. Wenn eine Mutter peripartal erhöhtem Stress oder einer geringen Verfügbarkeit von Nahrung ausgesetzt ist, stört dies ihr Brutpflegeverhalten. Bei den Nachkommen verursacht die gestörte Brutpflege Stress und über epigenetische Veränderungen eine dauerhafte Aktivierung der Stresshormonachse, eine Insulinresistenz sowie ein ängstliches Verhalten und Inaktivität.

Vaskuläre Schädigung Mikro- und makrovaskuläre Gefäßschädigung im Rahmen des Diabetes mellitus führt zu einer vaskulären Enzephalopathie. Je nach Schädigungsmuster kann dies zu einer vaskulären Demenz oder auch zu einer Depression im höheren Lebensalter führen. An einer vaskulären Gefäßschädigung im Rahmen eines Diabetes mellitus sind auch mikroinflammatorische Prozesse beteiligt, die ihrerseits auch zu einer neuronalen Schädigung und Neurodegeneration führen können.

Lifestyle-Mechanismen Antriebs- und Bewegungsarmut sowie einseitige Ernährung sind typische Symptome sowohl der Depression als auch der Schizophrenie.

Medikation Viele Rezeptorsysteme, die für die Emotionsregulation eine Rolle spielen, sind auch für die Regulation von Appetit und Stressantwort relevant und beeinflussen daher Gewicht, Aktivität, Grundumsatz und Blutzuckerregulation. Psychopharmaka, die an diesen Stellen eingreifen, können daher, je nach Rezeptorprofil, das Diabetesrisiko, das durch die psychische Störung erhöht ist, entweder steigern oder auch verringern. Für viele psychiatrische Erkrankungen sind mehrere medikamentöse Ansatzpunkte verfügbar, die sich in ihrem Einfluss auf den Energiestoffwechsel unterscheiden können.

▪ Depressive Störungen: Hyperkortisolismus und Stoffwechselstörungen erhöhen das kardiovaskuläre Risiko

Im Rahmen depressiver Syndrome tritt eine gestörte Glukosetoleranz oder ein Typ-2-Diabetes fast doppelt so häufig auf wie in der Allgemeinbevölkerung (Roy u. Loyd 2012). Patienten mit einer mittelschweren oder schweren Depression zeigen oft ein unzureichendes nächtliches Absinken des Kortisolspiegels. Das kardiovaskuläre Risiko ist bei Menschen mit rezidivierenden depressiven Episoden deutlich erhöht. Hierzu trägt auch eine ungünstigere Zusammensetzung der cholesterinreichen Lipoproteine bei (Hummel et al. 2011).

▪ ▪ Klinische Konsequenzen: Eine effektive Therapie der Depression wirkt sich günstig auf kardiovaskuläre Risikofaktoren aus

Patienten, die an einer depressiven Störung erkranken oder bei denen depressive Episoden anamnestisch bekannt sind, sind Risikopatienten und müssen auf das Vorliegen eines Diabetes mellitus gescreent werden.

Für die Therapie eines Diabetes mellitus, der sich im Rahmen einer depressiven Episode manifestiert, gelten die gleichen Therapieprinzipien wie bei affektiv gesunden Patienten. Die Schulung ist bei schweren depressiven Episoden erst nach Abklingen der Symptomatik sinnvoll.

Bei Remission der Depression bessert sich der Hyperkortisolismus mit der Folge einer geringeren Insulinresistenz. Dies gilt unabhängig von der gewählten antidepressiven Therapie (Deuschle 2013). Gleichzeitig verbessert sich durch eine effektive antidepressive Therapie die Zusammensetzung der LDL-Partikel. Diese sind nach Remission weniger trizglyzeridreich und damit weniger anfällig für oxidative Prozesse, die ihre Atherogenität erhöhen (Hummel et al. 2011).

Einige Antidepressiva, insbesondere trizyklische Antidepressiva und Mirtazapin, führen bei einem Teil der Patienten zu einer mäßigen Gewichtszunahme, in der Regel um ca. 2–3 kg. Parallel können auch Erhöhungen der Triglyzeride beobachtet werden. Der ungünstige Effekt dieser Gewichtszunahme wird allerdings ausgeglichen durch einen Abfall des Kortisols. Bei längerer Therapiedauer kann auch der Serotonin-Noradrenalin-Wiederaufnahmehemmer Venlafaxin eine Gewichtszunahme begünstigen. Dagegen sind die selektiven Serotoninwiederaufnahmehemmer gewichtsneutral oder führen sogar zu einem leichten Gewichtsverlust. Gerade bei älteren Patienten gelten moderne selektive Serotoninwiederaufnahmehemmer, wie z. B. Sertralin, als Medikamente der ersten Wahl, wenn das Risiko einer Hyponatriämie im Blick behalten wird.

Entscheidend ist, dass das individuelle Ansprechen auf die antidepressive Therapie überprüft wird. Die günstigen Effekte auf die Insulinresistenz sind nämlich abhängig von einer Besserung der depressiven Symptomatik, während die Gewichtszunahme auch bei fehlendem Therapieansprechen auftritt. Wenn nach 4–6 Wochen keine deutliche Besserung der depressiven Symptomatik eingetreten ist, muss überprüft werden, ob die Medikation ausreichend dosiert war und regelmäßig eingenommen wurde. Wenn trotzdem die depressive Symptomatik persistiert, muss eine Umstellung auf ein Antidepressivum mit anderem Wirkmechanismus oder eine Kombinationstherapie erwogen werden. Während eine effektive antidepressive Therapie sich günstig auf den Stoffwechsel auswirkt, kann eine langfristig fortgeführte, aber unbefriedigend wirksame Therapie mit Antidepressiva Stoffwechsel und kardiovaskuläre Risiken verschlechtern.

Eine begleitende Psychotherapie erhöht die Chance einer Remission und vermindert das Rezidivrisiko.

Zum Depression-Screening eignen sich standardisierte Fragebögen wie z. B. der WHO-5 (■ Abb. 9.4) oder der PHQ 9, einer Kurzform des Gesundheitsfragebogens für Patienten PHQ-D, der kostenlos online verfügbar ist (http://www.phqscreeners.com/pdfs/02_PHQ-9/PHQ9_German%20for%20Germany.pdf). Materialien zur Auswertung finden sich ebenfalls online unter (http://www.klinikum.uni-heidelberg.de/fileadmin/Psychosomatische_Klinik/download/PHQ_Manual1.pdf).

Auch bei manischen Syndromen ist das Diabetesrisiko deutlich höher als in der Allgemeinbevölkerung. Pathomechanismen und Behandlungsstrategien sind hierbei mit denjenigen bei Schizophrenie zu vergleichen.

■ Schizophrenie: Psychosen und Antipsychotika begünstigen metabolisches Syndrom und Ketoazidose

Bei Patienten, die an einer Schizophrenie leiden, liegt nach einer Metaanalyse die Prävalenz des Diabetes mellitus bei 10,9 %, die der gestörten Nüchternglukose bei ca. 19 % (Mitchell et al. 2013).

Zusätzlich wird unter einigen Neuroleptika häufig eine starke Gewichtszunahme bereits innerhalb der ersten Wochen nach Therapieeinleitung sowie eine Erhöhung von Cholesterin und Triglyzeriden beobachtet. Am stärksten ausgeprägt ist die Gewichtszunahme unter den Substanzen Clozapin und Olanzapin, etwas geringer unter Quetiapin und Risperidon. Diese Substanzen werden dennoch häufig verordnet, da sie in geringerem Umfang als klassische Neuroleptika extrapyramidal motorische Nebenwirkungen (Parkinsonoid) verursachen. Zudem wird ihnen eine günstigere Wirkung auf die Symptome wie kognitive Defizite, Apathie, Antriebsarmut u. a. zugeschrieben.

Eine Besonderheit des Diabetes mellitus bei Schizophrenie ist das gelegentliche Auftreten diabetischer Ketoazidosen. Diese können – anders als beim autoimmun bedingten Typ-1-Diabetes – remittieren, ohne dass eine Insulinabhängigkeit zurückbleibt.

■ ■ Klinische Konsequenzen: Blutzucker-Screening und Diabetesprävention sind bei Schizophrenie indiziert

Patienten mit einer Schizophrenie sollten nach gemeinsamen Empfehlungen der europäischen Fachgesellschaften für Psychiatrie, Diabetes und Kardiologie regelmäßig auf das Vorliegen diabetischer Stoffwechselstörungen hin untersucht werden (De Hert et al. 2009, ■ Tab. 9.8). Durch spezifische Schulungsprogramme, die zu angemessener Ernährung und regelmäßiger körperlicher Aktivität anleiten, kann die Gewichtszunahme oft verhindert werden. Voraussetzung ist, dass die Schulungsprogramme auf die besonderen Bedürfnisse dieser Patientenklientel eingehen. Dazu gehört ein hoher Anteil praktischer Übungen, idealerweise in klei-

In den letzen zwei Wochen …	Die ganze Zeit	Meistens	Etwas mehr als die Hälfte der Zeit	Etwas weniger als die Hälfte der Zeit	Ab und zu	Zu keinem Zeitpunkt
… war ich froh und guter Laune	5	4	3	2	1	0
… habe ich mich ruhig und entspannt gefühlt	5	4	3	2	1	0
… habe ich mich energisch und aktiv gefühlt	5	4	3	2	1	0
… habe ich mich beim Aufwachen frisch und ausgeruht gefühlt	5	4	3	2	1	0
… war mein Alltag voller Dinge, die mich interessieren	5	4	3	2	1	0

Abb. 9.4 WHO-5-Fragebogen zum Screening auf Depression. (Adaptiert nach WHO 1998). Punktezahl: 19–25: sehr gutes, 13–18: zufriedenstellendes, 12–10: Hinweis auf reduziertes, <10: deutlich eingeschränktes Wohlbefinden. <7: Klinische Depression sehr wahrscheinlich. Bei Selbstauswertung durch Patienten: weniger als 13 Punkte: Sprechen Sie mit Ihrem Arzt!

Tab. 9.8 Screening-Intervalle für Patienten mit Schizophrenie. (Nach De Hert et al. 2009)

	Ausgangsuntersuchung	6 Wochen	12 Wochen	Jährlich
Anamnese (inklusive Rauchverhalten, Ernährung, Sport), Familienanamnese	X			
Gewicht, BMI, Taillenumfang, Blutdruck	X	X	X	X
Nüchternglukose, Blutfette	X	X	X	X
Beratung bezüglich Rauchen, Sport, Ernährung	X	X	X	X
Bei deutlich pathologischen Befunden: Reevaluation der Therapie		X	X	X

BMI Body Mass Index

nen Gruppen, und ein didaktisches Konzept, das die oft vorliegenden Defizite kognitiver Leistungsfähigkeit und des Antriebs berücksichtigt.

Wenn bereits ein Diabetes mellitus vorliegt, folgen die Therapieempfehlungen für die Stoffwechselstörung denen bei Diabetes mellitus Typ 2. Wenn unter einem Antipsychotikum eine starke Gewichtszunahme oder Stoffwechselstörung auftritt, kann ein Wechsel des Präparats – unter Abwägung der damit verbundenen Risiken – indiziert sein. Eine Umstellung des Antipsychotikums kann zu einer Verschlechterung der psychiatrischen Erkrankung bis hin zur Eigen- oder Fremdgefährdung führen, da die verschiedenen Substanzen sich bezüglich ihrer Rezeptorprofile und klinischen Wirkcharakteristika deutlich unterscheiden.

Wenn eine diabetische Ketoazidose vorliegt, muss ein Typ-1-Diabetes ausgeschlossen werden. Die antipsychotische Therapie sollte in diesem Fall möglichst in Zusammenarbeit mit einem erfahrenen Psychiater umgestellt werden auf entweder ein moderneres atypisches Antipsychotikum (z.B. Ziprasidon, Aripiprazol, Asenapin) oder auf ein klassisches Antipsychotikum.

Demenz: Hypo- und Hyperglykämie gefährden das Gedächtnis

Nach der Mehrzahl der aktuellen Studien geht der Diabetes mellitus mit einem erhöhten Risiko für verschiedene Demenzformen einher. Das relative Risiko ist für vaskuläre Demenz 2,5-fach, für Demenz vom Alzheimer-Typ und für andere Demenzformen jeweils 1,5-fach erhöht (Cheng et al. 2012). In einer aktuellen Studie steigt selbst im normoglykämischen und grenzwertigen Bereich noch das Demenzrisiko mit der Höhe der Blutglukose an (Crane et al. 2013). In einer anderen, aufwendigen Studie an einer kleinen, nicht repräsentativen Stichprobe wurde kein Zusammenhang gesehen (Thambisetty et al. 2013). Offensichtlich sind große Studien, idealerweise mit Berücksichtigung grenzwertiger Glukosewerte erforderlich, um diesen Zusammenhang zu zeigen (Kopf u. Frölich 2009).

Einige Ursachen für den Zusammenhang sind in ◘ Tab. 9.9 dargestellt. Wegen der bei Morbus Alzheimer beschriebenen zerebralen Insulinresistenz wird der Morbus Alzheimer manchmal sehr plakativ als »Diabetes mellitus Typ 3« bezeichnet. Der Definition des Diabetes mellitus als Erkrankung, die durch periphere Hyperglykämie gekennzeichnet ist, wird dieser Begriff allerdings nicht gerecht.

Zwischen Adipositas und Demenz ist die Beziehung biphasisch: Adipositas im mittleren Lebensalter erhöht das Demenzrisiko. Im fortgeschrittenen Lebensalter ist dagegen Untergewicht mit einem höheren Demenzrisiko verbunden (Fitzpatrick et al. 2009). Dies hängt wohl damit zusammen, dass im Prodromalstadium der Demenz typischerweise ein Gewichtsverlust auftritt oder, anders ausgedrückt, eine Demenz sich durch einen ungewollten Gewichtsverlust ankündigt.

Dieser Zusammenhang ist bedeutsam für Patienten mit Typ-2-Diabetes, die auf Blutglukose senkende Medikation eingestellt sind. Im Vorfeld der Entstehung einer Demenz nimmt das Hypoglykämierisiko zu, wenn die Medikation nicht entsprechend angepasst wird. Patienten mit Typ-2-Diabetes scheinen für Hypoglykämien besonders anfällig zu sein, in einigen Studien scheinen Hypoglykämien gar das Demenzrisiko zu steigern. Entsprechend sind besonders niedrige Blutzuckerwerte bei Patienten mit Diabetes in der zitierten Studie von Crane et al. (2013) wieder mit einem leichten Anstieg des Demenzrisikos verbunden.

◘ Tab. 9.9 Faktoren, die zu der Entwicklung kognitiver Defizite bei Diabetes beitragen. (Quelle: McCrimmon et al. 2012)

Metabolische Faktoren	– Chronische Hyperglykämie – Akute Hypoglykämie – Rezidivierende Hypoglykämien – Proteinglykierung – Veränderungen im Energiestoffwechsel
Gefäßerkrankungen	– Mikrovaskuläre Erkrankungen – Makrovaskuläre Erkrankungen – Endotheliale Dysfunktion – Inflammation – Veränderungen in der Durchlässigkeit der Blut-Hirn-Schranke – Rheologische Faktoren – Dyslipidämie
Endokrine Faktoren	– Verminderte Insulinsensitivität – Hyperinsulinämie – Fehlregulation der hypothalamisch-hypophysär-adrenalen Achse – Erhöhtes antidiuretisches Hormon – Hyperleptinämie
Faktoren des zentralen Nervensystems	– Genetische Prädisposition – Amyloidablagerungen – Oxidativer Stress – Änderungen in der neuronalen Kalziumhomöostase – Depression

Bei Typ-1-Diabetes sind kognitive Störungen nach Hypoglykämien dagegen reversibel. Hinweise auf ein gesteigertes Demenzrisiko bei häufigen Hypoglykämien liegen derzeit – bei unzureichender Studienlage – für den Diabetes mellitus Typ 1 nicht vor.

Verhaltensinterventionen, die das Risiko für einen Diabetes mellitus, verringern, mindern ebenso das Demenzrisiko. Das gilt besonders für Steigerung der körperlichen Aktivität. Für diese ist selbst noch im Stadium der beginnenden Demenz ein Nutzen belegt (Zieschang et al. 2013). Auch soziale Kontakte, ein hoher Bildungsstand und ehrenamtliches Engagement gehen mit einem geringeren Demenzrisiko einher.

Auch leichtere kognitive Defizite treten bei Patienten mit Diabetes mellitus häufiger auf und können bereits bei jüngeren Patienten mit Typ-1-Diabetes beobachtet werden. Auch wenn Patienten mit Typ-1- und Typ-2-Diabetes eine Reihe von Gemeinsamkeiten aufweisen, so bestehen doch auch wichtige Unterschiede. Patienten mit Typ-2-Diabetes weisen häufig Defizite bei Lernen und Gedächtnis auf. Hingegen finden sich entsprechende Veränderungen selten bei Patienten mit Typ-1-Diabetes. Gemeinsam haben die beiden Diabetestypen ein höheres Risiko für mentale und motorische Verlangsamung sowie Einschränkungen in Aufmerksamkeit und Exekutivfunktionen (McCrimmon et al. 2012). Die letztere Form kognitiver Störungen ist klassischerweise mit einer stark schwankenden Stoffwechseleinstellung mit häufigen Hypo- und Hyperglykämien assoziiert, bessert sich nach Optimierung der Stoffwechseleinstellung und ist nicht als Vorstufe einer Demenz anzusehen.

▪ ▪ Klinische Konsequenzen: Die antidiabetische Therapie muss bei beginnender Demenz angepasst werden

In der Praxis muss die Assoziation von Diabetes mellitus und kognitiven Störungen unter mehreren Gesichtspunkten berücksichtigt werden:

- Prävention der Demenz bei Patienten mit Diabetes
- Früherkennung einer Demenz
- Vermeidung komplexer Behandlungsschemata und von Hypoglykämien bei bereits vorliegender Demenz
- Sicherung der ausreichenden Ernährung
- Umgang mit kognitiven Störungen bei jüngeren Patienten mit Diabetes

Prävention Ein erhöhter HbA_{1c}-Wert geht mit einem höheren Demenzrisiko einher. Deshalb sollte auf eine konsequente Diabeteseinstellung geachtet werden. Allerdings konnte diese pathophysiologisch begründete Hoffnung auf einen günstigen Effekt einer guten Blutzuckereinstellung auf Kognition und Demenzrisiko bislang in prospektiven Studien nicht belegt werden. Das liegt wahrscheinlich daran, dass der mögliche Nutzen einer strengen Einstellung erst nach einem Vorlauf von mehreren Jahren zu erwarten ist, aber Hypoglykämien bereits kurzfristig das kardiovaskuläre Risiko und vielleicht auch das Demenzrisiko erhöhen. Eine strenge Diabeteseinstellung sollte bei Hochbetagten also nur noch angestrebt werden, wenn sie nicht durch Hypoglykämien erkauft wird und die Lebenserwartung nicht durch Komplikationen oder Begleiterkrankungen stark limitiert ist.

Unstrittig sind die gleichen Lebensstiländerungen, die zur Prävention eines Diabetes mellitus empfohlen werden, nämlich körperliche Aktivität und im mittleren Lebensalter Vermeidung von Adipositas, auch eine effektive Prävention der Demenz.

Früherkennung Auf erste Symptome einer Demenz sollte bei der Betreuung älterer Menschen mit Diabetes geachtet werden. Neben den klassischen kognitiven Symptomen muss bei Diabetes vor allem bei Gewichtsverlust an das Frühstadium einer Demenz gedacht werden. Weitere mögliche Hinweise sind für die Person untypische Nachlässigkeiten im Selbstmanagement des Diabetes oder Hypoglykämien, die durch Gewichtsverlust bedingt sind. Zum Screening eignen sich die gängigen Tests wie der Mini Mental State Test, der Uhrentest oder der DemTect. Bei grenzwertigen Befunden muss eine Untersuchung in einer Gedächtnissprechstunde oder beim Facharzt erfolgen.

Behandlungsschemata und Hypoglykämievermeidung Wenn bereits eine kognitive Störung vorliegt, muss kritisch geprüft werden, ob komplexe Behandlungsschemata noch sinnvoll sind. Die Vermeidung von Hypoglykämien rückt als Therapieziel in den Vordergrund. Ziel der Blutzuckersenkung ist vor allem die Vermeidung akuter Komplikationen wie hyperosmolare Entgleisungen und konsekutiver Exsikkose. Die Vermeidung von mikro- und makrovaskulären Komplikationen ist bei bereits diagnostizierter Demenz wegen der limitierten Gesamtprognose nur noch in Einzelfällen ein relevantes Therapieziel. In der Praxis eignen sich für Demenzpatienten besonders Metformin oder DPP-4-Inhibitoren, die mit einem sehr geringen Hypoglykämierisiko verbunden sind. Letztere Substanzklasse bietet zudem den Vorteil der Einsetzbarkeit bei oft eingeschränkter Nierenfunktion. Wegen des im Rahmen der Demenz aufgetretenen Gewichtsverlusts sinkt oft der Insulinbedarf. Bei einem Teil der Patienten gelingt die Rückumstellung von einer Insulin- auf eine orale antidiabetische Therapie.

Ernährung Die Verhinderung von Gewichtsverlust ist prognostisch relevant. Da der Geruchssinn oft im frühen Demenzstadium verloren geht, reduziert sich das Geschmacksempfinden oft auf die basalen Geschmacksqualitäten süß, salzig, sauer, bitter und umami. Nur Nahrungsmittel, die diese Qualitäten ausreichend ansprechen, wirken noch appetitanregend. Um eine ausreichende Kalorienzufuhr zu gewährleisten, kann im Einzelfall die Aufgabe diätetischer Prinzipien wie die Vermeidung von kurzkettigen Kohlenhydraten und fettreichen Speisen erforderlich sein. Wenn trotz zeitweiser Nahrungsverweigerung eine Insulintherapie unumgänglich ist und durch geschulte Pflegekräfte oder Angehörige durchgeführt werden kann, empfiehlt sich anstelle der präprandialen Insulingabe die postprandiale Verabreichung eines kurz wirksamen Analoginsulins, dessen Dosierung dann an die tatsächlich aufgenommene Nahrungsmenge angepasst wird.

Kognitive Störungen bei jüngeren Patienten mit Diabetes mellitus Unter Umständen können diese Veränderungen zu kognitiven Einschränkungen in der Schule, bei der Arbeit oder auch im Haushalt führen. Sollte ein Patient über entsprechende Schwierigkeiten im Alltag oder bei der eigenen Diabetesbehandlung berichten, muss zunächst nach unentdeckten Hypoglykämien gesucht werden. Das weitere Vorgehen ist in der nachfolgenden Übersicht zusammengestellt.

Screening auf und Abklärung von kognitiven Einschränkungen bei Diabetes. (Mod. nach McCrimmon et al. 2012)

- Besprechung der kognitiven Einschränkungen des Patienten und der erhaltenen kognitiven Funktionen
- Identifizierung anderer medizinischer Gründe für die abnehmenden kognitiven Funktionen
- Beratung des Patienten über mögliche Gründe der kognitiven Defizite
- Abklärung durch einen klinischen Neuropsychologen, falls erforderlich
- Erwägung rehabilitativer Maßnahmen
- Unterstützung des Patienten, einschließlich medikamentöser Maßnahmen infolge der geänderten kognitiven Funktionen

Literatur

Literatur zu Abschn. 9.1

Weiterführende Literatur

ADA (2013) American Diabetes Association. Standards of Medical Care in Diabetes. Diabetes Care 36: S11–S66

Böhm BO, Dreyer M, Fritsche A, Füchtenbusch M, Gölz S, Martin S (2012) Therapie des Typ-1-Diabetes. Diabetologie 7: 33–83

Duhon B, Attridge RL, Franco-Martinez AC, Maxwell PR, Hughes DW (2013) Intravenous sodium bicarbonate therapy in severelyacidoticdiabetic ketoacidosis. Ann Pharmacother. 47(7–8): 970–975

Literatur zu Abschn. 9.2

Cox DJ, Gonder-Frederick L, Polonsky W, Schlundt D, Kovatchev B, Clarke W (2001) Blood glucose awareness training (BGAT-2): long-term benefits. Diabetes Care 24(4): 637–642

Cryer PE (1993) Glucose counterregulation: prevention and correction of hypoglycemia in humans. Am J Physio 264: E149–E155

Cryer PE, Davis SN, Shamoon H (2003) Hypoglycemia in diabetes. Diabetes Care 26 (6): 1902–1912

Dagogo-Jack SE, Craft S, Cryer PE (1993) Hypoglycemia-associated autonomic failure in insulin-dependent diabetes mellitus. Recent antecedent hypoglycemia reduces autonomic responses to, symptoms of, and defense against subsequent hypoglycemia. J Clin Invest 91: 819–828

DCCT Research Group (2007) Long-term effect of diabetes and its treatment on cognitive function. N Engl J Med 356: 1842–1852

Fanelli CG, Epifano L, Rambotti AM et al. (1993) Meticulous prevention of hypoglycemia normalizes the glycemic thresholds and magnitude of most of neuroendocrine responses to, symptoms of, and cognitive function during hypoglycemia in intensively treated patients with short-Term IDDM. Diabetes 42: 1683–1689

Gerich JE, Mokan M, Veneman T, Mitrakou A (1991) Hypglycemia unawareness. Endocr Rev 12: 356–371

Gonder-Frederick L, Rice P, Warren D, Vajda K, Shepard J (2013) Diabetic alert dogs: a preliminary survey of current users Diabetes Care 36(4): e47

Hermanns N, Kulzer B, Krichbaum M, Kubiak T, Haak T (2010) Long-term effect of an education program (HyPOS) on the incidence of severe hypoglycemia in patients with type 1 diabetes. Diabetes Care 33(3): e36

Holstein A, Egberts EH (2003) Risk of hypoglycemia with oral antidiabetic agents in patients with type 2 diabetes. Exp Clin Endocrinol Diabetes 111: 405–414

Jacobson AM, Musen G, Ryan CM et al. (2007) Diabetes control and complications trial/epidemiology of diabetes interventions and complications study research group. Long-term effect of diabetes and its treatment on cognitive function. N Engl J Med 356(18): 1842–1852

Reinsch B, Ehren M, Hering S, Pfohl M (2000) Hyper- und Hypoglykämien im Praxisalltag. Notfallmedizin 26: 22–26

Seaquist ER, Anderson J, Childs B, Cryer B, Dagogo-Jack S, Fish L, Heller SR, Rodriguez H, Rosenschweig J, Vigersky R (2013) Hypoglycemia and diabetes: a report of a workgroup of the American Diabetes Association and The Endocrine Society. Diabetes Care 36: 1384–1395

White NH, Skor DA, Cryer PE, Levandoski LA, Bier DM, Santiago JV (1983) Identifikation of typ 1 diabetic patients at increased risk for hypoglycema during intensive therapy. N Engl J Med 308: 485–491

Whitmer RA, Karter AJ, Yaffe K, Quesenberry CP, Selby JV (2009) Hypoglycemic episodes and risk of dementia in older patients with type 2 diabetes mellitus. JAMA 301(15): 1565–1572

Literatur zu Abschn. 9.3

Bilotta F, Rosa G (2012) Glycemia management in critical care patients. World J Diabetes 3(7): 130–134

Goldberg PA, Siegel MD, Sherwin RS, Halickman JI, Lee M, Bailey VA, Lee SL, Dziura JD, Inzucchi SE (2004) Implementation of a safe and effective insulin infusion protocol in a medical intensive care unit. Diabetes Care 27(2): 461–467

Görlitz N, Hummel M (2009) Insulintherapie bei Intensivpatienten. Diabetologe 5: 219–229

NICE-SUGAR Study Investigators, Finfer S, Chittock DR, Su SY, Blair D, Foster D, Dhingra V, Bellomo R, Cook D, Dodek P, Henderson WR, Hébert PC, Heritier S, Heyland DK, McArthur C, McDonald E, Mitchell I, Myburgh JA, Norton R, Potter J, Robinson BG, Ronco JJ (2009) Intensive versus conventional glucose control in critically ill patients. N Engl J Med 360(13): 1283–1297

Van den Berghe G, Wouters P, Weekers F et al. (2001) Intensive insulin therapy in the critically ill patients. N Engl J Med 345: 1359–1367

Literatur zu Abschn. 9.4

Executive summary (2013) Standards of medical care in diabetes – 2013. Diabetes Care 36 (Suppl 1): S4–10

McMahon MM, Nystrom E, Braunschweig C, Miles J, Compher C (2013) A.S.P.E.N. clinical guidelines: nutrition support of adult patients with hyperglycemia. JPEN J Parenter Enteral Nutr 37: 23–36

Literatur zu Abschn. 9.5

Albright A, Franz M, Hornsby G, Kriska A, Marrero D, Ullrich I, Verity LS (2000) American College of Sports Medicine position stand. Exercise and type 2 diabetes. Med Sci Sports Exerc 32: 1345–1360

Blüher M, Zimmer P (2010) Metabolic and cardiovascular effects of physical activity, exercise and fitness in patients with type 2 diabetes. Dtsch Med Wochenschr 135: 930–934

Church TS, LaMonte MJ, Barlow CE, Blair SN (2005) Cardiorespiratory fitness and body mass index as predictors of cardiovascular disease mortality among men with diabetes. Arch Intern Med 165: 2114–2120

Halle M, Kemmer FW, Stumvoll M, Thurm U, Zimmer P (2010) Körperliche Aktivität und Diabetes mellitus. Evidenzbasierte Leitlinie der Deutschen Diabetes-Gesellschaft. Oktober 2010

Tuomilehto J, Lindstrom J, Eriksson JG et al. (2001) Finnish Diabetes Prevention Study Group. Prevention of type 2 diabetes mellitus by changes in lifestyle among subjects with impaired glucose tolerance. N Engl J Med 344: 1343–1350

Vartiainen E, Laatikainen T, Peltonen M, Juolevi A, Männistö S, Sundvall J, Jousilahti P, Salomaa V, Valsta L, Puska P (2010) Thirty-five-year trends in cardiovascular risk factors in Finland. Int J Epidemiol 39: 504–518

Literatur zu Abschn. 9.6

Ausschuss Soziales der DDG (1998) Die Einstufung des Grades der Behinderung beim Diabetes mellitus. Diabetes und Stoffwechsel 7: 37–38

Ausschuss Soziales der DDG (1999) Die Fahrerlaubnis beim Diabetes mellitus. Diabetes Stoffw 8: 35–38

Bundesanstalt für Straßenwesen (2009) Begutachtungs-Leitlinien zur Kraftfahrereignung, Stand 2.11.2009, Mensch und Sicherheit, Heft M 115

Rinnert K (2009) Diabetes und Arbeit. In: Letzel S, Nowak D (Hrsg) Handbuch der Arbeitsmedizin, ecomed Medizin, 11. Ergänzungslieferung 3/2009, IV-10.7.1. Hüthig Jehle Rehm, Landsberg/Lech

Schifferdecker E, Schatz H (2012) Krankheiten des Stoffwechsels und des Endokriniums. In: Fritze E (Hrsg) Die ärztliche Begutachtung, 8.Aufl. Steinkopff, Darmstadt

Versorgungsmedizin-Verordnung (2010) Anlage »Versorgungsmedizinische Grundsätze« zu §2 in der

Fassung vom 14.7.2010, Bundesgesetzblatt Jahrgang 2010, Teil I Nr. 37

Literatur zu Abschn. 9.7

Bech P (1998) WHO-5-Fragebogen zum Wohlbefinden, Version 1998. Mental Health Services. http://www.psykiatri-regionh.dk/NR/rdonlyres/3F12728C-B0CD-4C50-A714-B6064159A314/0/WHO5_German.pdf. Zugriff 21 April 2014

Cheng G, Huang C, Deng H, Wang H (2012) Diabetes as a risk factor for dementia and mild cognitive impairment: a meta-analysis of longitudinal studies. Intern Med J 42(5): 484–491

Crane PK, Walker R, Hubbard RA, Li G, Nathan DM, Zheng H, Haneuse S, Craft S, Montine TJ, Kahn SE, McCormick W, McCurry SM, Bowen JD, Larson EB (2013) Glucose levels and risk of dementia. N Engl J Med 369(6): 540–548

De Hert M, Dekker JM, Wood D, Kahl KG, Holt RI, Möller HJ (2009) Cardiovascular disease and diabetes in people with severe mental illness position statement from the European Psychiatric Association (EPA), supported by the European Association for the Study of Diabetes (EASD) and the European Society of Cardiology (ESC). Eur Psychiatry 24(6):412–424

Deuschle M (2013) Effects of antidepressants on glucose metabolism and diabetes mellitus type 2 in adults. Curr Opin Psychiatry 26(1): 60–65

Fitzpatrick AL, Kuller LH, Lopez OL, Diehr P, O'Meara ES, Longstreth WT Jr, Luchsinger JA (2009) Midlife and late-life obesity and the risk of dementia: cardiovascular health study. Arch Neurol 66(3): 336–342

Freiherr J, Hallschmid M, Frey WH 2nd, Brünner YF, Chapman CD, Hölscher C, Craft S, De Felice FG, Benedict C (2013) Intranasal Insulin as a Treatment for Alzheimer's Disease: A Review of Basic Research and Clinical Evidence. CNS Drugs27(7): 505–514

Hummel J, Westphal S, Weber-Hamann B, Gilles M, Lederbogen F, Angermeier T, Luley C, Deuschle M, Kopf D (2011) Serum lipoproteins improve after successful pharmacological antidepressant treatment: a randomized prospective trial. J Clin Psychiatry 72(7): 885–891

Kopf D, Frölich L (2009) Risk of incident Alzheimer's disease in diabetic patients: a systematic review of prospective trials. J Alzheimers Dis 16(4): 677–685

Liu Y, Liu F, Grundke-Iqbal I, Iqbal K, Gong CX (2011) Deficient brain insulin signalling pathway in Alzheimer's disease and diabetes. J Pathol 225(1): 54–62

McCrimmon RJ, Ryan CM, Frier BM (2012) Diabetes and cognitive dysfunction. Lancet 379(9833): 2291–2299

Mitchell AJ, Vancampfort D, Sweers K, van Winkel R, Yu W, De Hert M (2013) Prevalence of metabolic syndrome and metabolic abnormalities in schizophrenia and related disorders--a systematic review and meta-analysis. Schizophr Bull 39(2): 306–318

Peters A (2011) The selfish brain: Competition for energy resources. Am J Hum Biol 23(1):29–34

Roy T, Lloyd CE (2012) Epidemiology of depression and diabetes: a systematic review. J Affect Disord 142 (Suppl): S8–21

Scherer T, Lehnert H, Hallschmid M (2013) Brain insulin and leptin signaling in metabolic control: from animal research to clinical application. Endocrinol Metab Clin North Am 42(1): 109–125

Thambisetty M, Feffrey ME, Yang A et al. (2013) Glucose intolerance, insulin resistance, and pathological features of alzheimer disease in the baltimore longitudinal study of aging. JAMA Neurol 70: 1167–1172

Zieschang T, Schwenk M, Oster P, Hauer K (2013) Sustainability of motor training effects in older people with dementia. J Alzheimers Dis 34(1):191–202

Die Diabetologische Schwerpunktpraxis – Aufgaben und Versorgungsauftrag

Fachgebietsübergreifende Zusammenarbeit, Stellenwert neuer oraler Antidiabetika und Analoginsuline, Blutzuckerselbstmessung

H. Reuter

H. Schatz, A. F. H. Pfeiffer (Hrsg.), *Diabetologie kompakt*,
DOI 10.1007/978-3-642-41358-2_10, © Springer-Verlag Berlin Heidelberg 2014

Die Versorgung von Patienten mit Diabetes mellitus ist seit Jahren im Umschwung. Die zunehmende Spezialisierung, die in der früheren DDR ihre Wurzeln im damaligen Zentralinstitut für Diabetes in Karlsburg (Mecklenburg-Vorpommern) hatte, hat die Diagnostik und Therapie in großem Maße in den ambulanten Bereich verschoben.

Ungefähr 1100 Schwerpunktpraxen mit ca. 1500 Diabetologen, dazu die für die ambulante Versorgung zugelassenen ambulanten Einrichtungen von Kliniken, Instituten und Universitäten versorgen heute Patienten mit den verschiedenen Formen des Diabetes mellitus, die einer komplexen Diagnostik und Therapie bedürfen. Problematisch ist dabei, dass es bis heute keine Subspezialisierung Diabetes gibt bis auf die Kombination Endokrinologie/Diabetologie. Die Zahl der Endokrinologen, die auch diabetologisch arbeiten, ist im Vergleich zur Gesamtzahl der Diabetologen eher klein. Die Definition der Diabetologischen Schwerpunktpraxis (DSP) ist unscharf, bisher wird eine Schwerpunktpraxis nur im DMP (Disease-Management-Programm) definiert. In den Bundesländern existieren ungleiche Zulassungsvoraussetzungen für eine DSP, ein Ziel ist es, diese zu vereinheitlichen.

10

Unklar ist auch, wie viele Diabetespatienten tatsächlich allein vom Hausarzt bzw. in der DSP mit behandelt werden.

Auch die Kriterien zu Vorstellung in der DSP sind teilweise schwammig. Im Rahmen des DMP gibt es Empfehlungen zur Überweisung von Patienten vom Hausarzt an die Schwerpunktpraxis. Hier gibt es nur klare Entscheidungshilfen zu HBA_{1c} und Blutdruck bei Diabetes mellitus Typ 1. Bei Diabetes mellitus Typ 2 sind die die Empfehlungen sehr vage und unscharf geblieben

Wenn wir heute davon ausgehen, dass ca. 20–30 % der Diabetespatienten in den DSP therapiert bzw. mit behandelt werden, wird der größte Teil in der hausärztlichen Praxis betreut. Eine durchschnittliche Hausarztpraxis betreut im Mittel 100 Diabetespatienten, bei ca. 60.000 Hausärzten sind das ca. 6 Mio. Patienten. Die DEGS1-Studie erbrachte eine Prävalenz von gesamt 7,2 % im Alter von 18–79 Jahren (Heidemann 2013), die GEDA 2010 hatte 8,6 % ergeben (RKI 2012). Da die epidemiologischen Daten sehr different erscheinen und auch keine belastbaren Daten zur Zahl der unbekannten Diabetiker vorliegen, ist die Zahl von 6 Mio. bekannten Diabetikern als Schätzwert durchaus realistisch.

8 Mio. mit ca. 2 Mio. unbekannter Diabetiker scheint eine belastbare Größe zu sein. Die Schwerpunkteinrichtungen behandeln also ca. 1,5–2 Mio. Diabetiker.

▪ Wer macht was?

Um eine Versorgungslandschaft Diabetes mit Leben zu füllen, gilt es den Versorgungsauftrag zu definieren. Patienten mit Diabetes Typ 1 werden erstrangig in der DSP betreut, ebenso schwangere Diabetikerinnen, Gestationsdiabetikerinnen, Kinder mit Diabetes, Insulinpumpenpatienten sowie Patienten mit dem diabetischen Fußsyndrom (BVND 2013). Typ-2-Diabetiker sollen nach dem Nichterreichen der individuellen Zielwerte und Auftreten von bestimmten Hinderungsfaktoren sowie bei Auftreten von Komplikationen bzw. Folgeerkrankungen an die DSP überwiesen werden. Die Analyse der Morbiditätsprofile von Diabetespatienten anhand von ICD-10-Kodierungen zeigte bei ca. 60 % der in den DSP betreuten Patienten das Vorhandensein von Folgeerkrankungen, dabei ein hoher Anteil von mehreren Folgeerkrankungen (Weber et al. 2011). Bei einer jährlichen Zunahme von 270.000–300.000 Diabetikern ist eine gute Zusammenarbeit zwischen Hausärzten und Schwerpunkteinrichtungen unumgänglich. Um den Versorgungsauftrag insbesondere bei Typ-2-Diabetes zu klären, soll die von der Versorgungslandschaft Diabetes entwickelte Schnittstellendefinition helfen. Entscheidend ist der klare Auftrag an die Schwerpunkteinrichtung, die Erfüllung dieser Aufgabe und die Rücküberweisung an den Hausarzt.

▪ Versorgungslandschaft Diabetes

Strukturierte Versorgung in Zukunft heißt engere Verzahnung der Settings:

- Hausärzte
- Diabetologische Schwerpunkteinrichtungen
- Stationäre Versorgung

Hierbei können Patientencluster (Tab. 10.1) mit objektiven und subjektiven Komponenten hilfreich sein. Mittels der ICD-10-Kodierung und -Klassifizierung nach weiteren Krankheitsbildern garantiert

Tab. 10.1 Patientencluster Diabetes Typ 2 gemäß Behandlungspotenzial: Schnittstelle zur Überweisung an eine spezialisierte Diabeteseinrichtung unter Berücksichtigung der Hinderungsfaktoren. (Quelle: Dänschel 2012)

Eingangsdiagnostik: Anamnese unter Berücksichtigung der ICF sowie Erhebung RSA-Diagnose	Prüfung der individuell vereinbarten Zielwerte[c]: 1. Blutdruck (RR) <140/90 mmHg sowie 2. HbA$_{1c}$-Werte[b] a) Patient <75 Lj. 6,5–7,5% b) Patient <75 Lj. 7,5–8,5%	Gründe für die fehlenden Zielwerterreichungen[c] (Hinderungsfaktoren): – Persönliches und familiäres Umfeld – Berufliches und schulisches Umfeld – Soziales Umfeld – Weitere Faktoren Einstufung mittels Addition (1 Punkt je betroffener Gruppen)		
	Zielwerterreichung innerhalb von 3 Quartalen bei RR und/oder innerhalb von 2 Quartalen bei HbA$_{1c}$	*Summe der ermittelten Hinderungsfaktoren* 0	1–2	3–4
DM2 ohne/mit einer oder weitere RSA-Diagnosen[a] bzw. tiefere Kodierung (vierstellig)	Ja: → Weiterbehandlung bei HA bzw. Rücküberweisung zum HA Nein: → Überprüfung der Hinderungsfaktoren	Keine Überweisung bzw.. Einweisung bzw. zusätzliche Therapieschritte erfolgreich	Überweisung bzw. Einweisung bzw. zusätzliche Therapieschritte erwägen	Überweisung bzw. Einweisung bzw. zusätzliche Therapieschritte dringend geboten

DM2 Diabetes mellitus Typ 2 nach ICD-10 gesichert; *ICF* International Classification of Functioning, Disability and Health; *Lj.* Lebensjahre, *HA* Hausarzt
[a] 80 RSA-Diagnosen nach RSAV (Risikostruktur-Ausgleichsverordnung).
[b] Bei Diät oder Metforminmonotherapie kann der HbA$_{1c}$-Wert auch niedriger sein; Berücksichtigung vertraglicher Regelungen.
[c] Indikatoren für Gruppen.

dies eine leichte Handhabung, nicht zuletzt eine genauere ICD-10-Klassifizierung und entsprechende Zuweisungen aus dem Gesundheitsfond. Die subjektive Komponente erlaubt eine differenzierte Klassifizierung des Behandlungspotenzials des Patienten bzw. deren Erfolgsaussichten. Grundlage ist hierbei das DMP und die nationalen Versorgungsleitlinien (Themenschwerpunkt Versorgungslandschaften 2012). Die Matrix erlaubt dem überweisenden Arzt eine Einschätzung des Behandlungspotenzials des Patienten sowie Beurteilung des Erkrankungsschweregrades und des Behandlungskorridors (Siegel et al. 2013). Die Schwerpunkteinrichtung profitiert von der genaueren Definition des Behandlungsauftrages und der kompletten Krankheitsgeschichte mittels eines definierten Arztbriefes. Dies würde viel Doppeluntersuchungen und Nachfragen ersparen. Andererseits bekommt die Hausarztpraxis nach Behandlungsabschluss in der DSP eine strukturierte Information.

▪ Probleme bei der Zusammenarbeit

In der Vor-DMP-Ära und auch teilweise noch heute gibt es Vorbehalte zur Überweisung in Schwerpunkteinrichtungen. »Vom Feindflug nicht zurück« – diese Formulierung war in der Vergangenheit oft zu hören, weil Patienten von der Schwerpunkteinrichtung nicht zurücküberwiesen wurden. Leider gibt es auch heute noch Praxen, wo die Überweisung zu spät oder gar nicht erfolgt. Leidtragende sind hier klar die Patienten. Dies soll nicht heißen, dass die Versorgung von unkomplizierten Verläufen nicht leitliniengerecht in der Hausarztpraxis erfolgt. Erhebungen in den Kassenärztlichen Vereinigungen haben aber gezeigt, dass von 100 erteilten Praxis-

Schulungszertifikaten in nicht einmal 10 % der Fälle tatsächlich auch in mehr als 2-mal/Jahr geschult wird. Daher ist hier eine große Ressource, die durch intensive Zusammenarbeit der Versorgungsebenen verbessert werden muss. Anderseits gibt es in vielen Regionen gut funktionierende Kooperationen, mit regelmäßig durchgeführten Qualitätszirkeln, auf denen Problemfälle gemeinsam abgehandelt werden.

■ Arzneimittelversorgung und die Verordnung von Teststreifen

Hausärzte beklagen oft, dass von den DSP »teure« Medikamente aufgeschrieben werden, die dann das Budget belasten. Oft werden auch Patienten zur Verordnung dieser Medikamente bzw. Teststreifen an die DSP überwiesen, obwohl die Zielwerte erreicht sind und keine Komplikationen bestehen. Das ist nachvollziehbar, da Hausärzte mit vielen Diabetikern hier Probleme mit den Prüfgremien bekommen können. Es ist aber unwirtschaftlich, Patienten, die eine Insulintherapie erhalten, zur Verordnung von Insulin und Testreifen in der DSP vorzustellen. Erstens werden Insuline und die notwendigen Teststreifen bei der Ermittlung der Richtgrößenauslastung gemäß der Anlage für Praxisbesonderheiten herausgerechnet, zweitens wird ein Fall generiert, der das Gesamtbudget unnötig belastet. Entscheidend für die Auswahl der Medikation müssen einerseits die individuelle Zielwerterreichung des Patienten und seine individuelle Situation sein. Nierenerkrankungen, Hypoglykämieneigung und Unverträglichkeiten müssen dokumentiert sein. Eine Reihe von Veröffentlichungen und Metaanalysen der letzten Monate ziehen die Vorrangstellung der Sulfonylharnstoffe in Zweifel. Auch hierbei sind die nationalen Versorgungsleitlinien sowie die Praxisleitlinien der Fachgesellschaften zu beachten.

Die Studienlage zu Entwicklung von Demenz bei gehäuften Hypoglykämien mahnen zur Vorsicht. Hier sind weiter Studien notwendig, um entscheiden zu können, welche Medikation hier optimal erweise eingesetzt werden sollte.

Entscheidend ist und bleibt die Dokumentation, warum welches Medikament eingesetzt wird.

■ Insuline als ein weiteres Problem

Um das Insulin Glargin gab es international eine langjährig Diskussion, bis mit der ORIGIN-Studie nachgewiesen werden konnte, dass Glargin im Vergleich zu NPH-Insulinen keine erhöhte Krebsneigung hat.

■ ■ Welche Insuline wann?

Gegenwärtig ist die sog. BOT (basal unterstützte oraleTherapie) mit einem Langzeitinsulin und oralen Antidiabetika die häufigste Form, mit der Insulintherapie zu beginnen. Zur Verfügung stehen hier humane und Analog-Langzeitinsuline. Der Einsatz der Analoginsuline ist zwar durch Rabattverträge vereinfacht worden, aber nach wie vor gelten hier die Vorgaben des G-BA (Gemeinsamen Bundesausschuss).

Analoginsuline haben durch ihr Wirkprinzip, welches sich sehr an die physiologische Insulinsekretion anlehnt, große Vorteile hinsichtlich der Schnelligkeit des Wirkeintrittes und der kurzen Wirkdauer, der kumulativ bedingte Hypoglykämien vermeiden kann. Die Entscheidung, welches Insulin bzw. welches Insulinregime angewendet werden soll, ist abhängig von der Patientenadhärenz, dem Alter, den kognitiven Möglichkeiten und natürlich dem individuellen Zielwert. Die NVL (BÄK, KBV, AWMF 2013) empfiehlt einen HBA_{1c}-Korridor von 6,5–7,5 %.

■ Wie soll das Selbstmonitoring beim Diabetes mellitus Typ 2 aussehen?

Begrenzte Ressourcen erfordern wirtschaftliche Lösungen. Der Anstieg der Zahl der Diabetiker in Deutschland erfordert auch eine effektive Therapie. Uringlukosemessung ist lange kein Standard in der Glukosekontrolle mehr. Medikamentenabhängige, altersabhängige und andere Faktoren beeinflussen die Uringlukose, so dass sie im Höchstfall noch zur Vermeidung von schweren hyperglykämischen Entgleisungen, dem Koma, eingesetzt werden kann. Der Einsatz von Blutzuckerteststreifen beim Gestationsdiabetes und beim Typ-1-Diabetes ist unstrittig. Die Entscheidung des gemeinsamen Bundesausschusses, Blutzuckerteststreifen bei Patienten mit Typ-2-Diabetes nur im Ausnahmefall einzusetzen, ist bedauerlich.

Durch eine Vielzahl von Studien ist belegt, dass Patienten durch die Selbstmessung Ihren Diabetes besser kontrollieren können, weil sie die Ernährung danach einstellen können und ihre oralen Antidiabetika in der Dosis adaptieren können.

Voraussetzung dafür ist natürlich eine strukturierte Schulung, in der der Patient seine Therapieziele erfährt und das Blutzuckermessen erlernt. Auch das ist wirtschaftlich, weil die Zahl der Fehlmessungen hiermit begrenzt werden kann. Leider ist die Zahl der nicht ausreichend geschulten Patienten in Deutschland noch zu hoch, in Nordrhein sind 50 % der Diabetiker, die vor dem 30.6.2008 in das DMP eingeschrieben wurden, der Schulungsempfehlung nachgekommen; diese Zahl entspricht auch der in Thüringen (Qualitätssicherungsbericht 2011).

Wie viele Messungen soll nun der Patient durchführen?

Die Anzahl der Blutzuckermessungen ist einerseits abhängig von seinem individuellen Therapieziel, das mit dem behandelnden Arzt anhand seines persönlichen Risikoprofils und ggf. Hinderungsgründen im familiären, beruflichen, sozialen oder anderen speziellen Faktoren wie z. B. Alkohol-, Drogen- oder Nikotinmissbrauch erstellt wird. Anderseits ist sie auch von der Art der verwendeten antiglykämischen Medikation und der Patientenadhärenz beeinflusst (Siegel et al. 2013).

Tab. 10.2 zeigt das SMBG(»self monitoring of blood glucose«)-Management in Abhängigkeit vom erreichten Therapieziel und der Art der verwendeten Therapie.

Hier finden wir die Empfehlung, bei Diabetespatienten, die das Therapieziel erreicht haben, die keine insulinotropen Substanzen einsetzen, 1-mal im Quartal ein 7-Punkt-Tagesprofil vor und nach den Mahlzeiten und zur Nacht durchzuführen. Anders sieht es aus, wenn das Behandlungsziel nicht erreicht wurde, Dann sollten monatlich ein 7-Punkt-Tagesprofil durchgeführt werden.

Sollten insulinotrope Medikamente wie z. B. Sulfonylharnstoffe Verwendung finden, können evtl. situativ bezogene Messungen, wie bei Hypoglykämie, notwendig werden. Entscheidend für die Therapie ist immer die Konsequenz, die sich aus der SMBG ergibt.

Wichtig ist auch, dass der behandelnde Arzt mit dem Patienten die gemessenen Werte bespricht. Bei persistierendem Nichterreichen der Therapieziele muss die Therapie intensiviert werden, je nach Entscheid werden hier mehr Messwerte benötigt. Im Rahmen einer Insulintherapie sind je nach Therapieform und Erreichen des Therapiezieles unterschiedliche Messregimes angezeigt. So muss eine stabil eingestellt konventionelle Insulintherapie mit Mischinsulinen nicht täglich gemessen werden

Bei insulinbehandelten Patienten ist die Teststreifenversorgung im § 106 SGB V geregelt, gemäß Anlage 1 werden Insuline und Teststreifen im Vorwegabzug im Falle einer Arzneimittelprüfung durch die Prüfgremien berücksichtigt.

Fazit für die Praxis

Die steigende Zahl von Menschen mit Diabetes verlangt neue Behandlungskonzepte. Einerseits die genaue Definition des Versorgungsauftrages der DSP, die gesicherte Struktur-, Prozess- und Ergebnisqualität einer Schwerpunkteinrichtung, möglichst einheitlich in der Bundesrepublik. Die Entwicklung von Versorgungslandschaften kann Sicherheit und Qualitätsgewinn in der Versorgung der Diabetespatienten bringen.
Die Versorgung mit Teststreifen insulinpflichtiger Patienten ist abhängig von der Art und Durchführung der Therapie, muss aber immer eine Konsequenz im Handeln des Patienten haben. Die Versorgung mit Teststreifen bei nichtinsulinpflichtigen Patienten ist abhängig von der Art der oralen Therapie und sollte entsprechend der vom G-BA beschlossenen Ausnahmeregeln erfolgen.

Tab. 10.2 Strukturiertes SMBG-Management in Abhängigkeit vom erreichten Therapieziel

Individuelles Therapieziel erreicht – HbA_{1c} Korridor 6,5–7,5 %. SMBG: Therapiemonitoring

Therapie	Messfrequenz (Tests)	Präprandial	Postprandial	Abends	7-Punkte-Tagesprofile pro Quartal	Geschätzter Bedarf an Messungen pro Quartal	Zusätzliche Tests bei Ereignis[a]/instabiler Stoffwechsellage[b] pro Quartal
Nichtinsulinotrope OAD	–	–	–	–	1	7	–
Insulinotrope OAD	–	–	–	–	1	7	4
BOT	2 pro Woche bis 1 pro Tag	x	–	–	1	31–98	24
SIT ohne Dosisanpassungen	Bei Bedarf	–	–	–	1–4 innerhalb 2 Wochen	42–168	24
SIT mit Dosisanpassungen	3 pro Tag	x	x	–	1	282	24
ICT	4 pro Tag	x	x	x	1	375	24
Iinstabile CT	1–2 pro Tag	x	–	x	1	98–190	24
Stabile CT	2-mal wöchentlich	x		x	1	55	

Individuelles Therapieziel nicht erreicht – HbA_{1c} >7,5 %. SMBG: Therapieoptimierung bzw. Eskalation

Therapie	Messfrequenz (Tests)	Präprandial	Post prandial	Abends	7-Punkte-Tagesprofil pro Quartal	Geschätzter Bedarf an Messungen pro Quartal	Zusätzliche Tests bei Ereignisa/instabiler Stoffwechsellage[b] pro Quartal
Nichtinsulinotrope OAD	–	–	–	–	3	21	–
Insulinotrope OAD	–	–	–	–	3	21	4
BOT	2 pro Woche bis 1 pro Tag	x	–	–	3	45–112	24
SIT	3 pro Tag	x	x	–	3	294	24
ICT	4 pro Tag	x	x	x	3	381	24
CT	1–2 pro Tag	x	–	x	3	112–99	24

SMBG »self monitoring of blood glucose«, *OAD* orale Antidiabetika, *BOT* basal unterstützte orale Therapie, *SIT* supplementäre Insulintherapie, *CT* konventionelle Insulintherapie, *ICT* intensivierte konventionelle Insulintherapie.
[a] Hypoglykämie, Autofahrt, Bewegung.
[b] DDG 2011.

Literatur

BVND (2013) Positionspapier des BVND (Bundesverband Niedergelassener Diabetologen. http://www.bvnd.de/fileadmin/user_upload/Dateien/Positionspapier_BVND.pdf. Zugriff 14 März 2014

BÄK (Bundesärztekammer), KBV (Kassenärztliche Bundesvereinigung), AWMF (Arbeitsgemeinschaften der Wissenschaftlichen Medizinischen Fachgesellschaften). Nationale VersorgungsLeitlinie Therapie des Typ-2-Diabetes – Langfassung, 1. Auflage. Version 2. 2013, zuletzt geändert: September 2013, S 46–50. http://www.versorgungsleitlinien.de/themen/diabetes2/dm2_therapie/pdf/NVL-DM2-Ther-lang-2.pdf. Zugriff 28 April 2014

Dänschel I (2012) Hausärztliche Betreuung von Menschen mit Diabetes in Deutschland; Deutscher Gesundheitsbericht Diabetes 2013. Kirchheim, Mainz, S 194

Heidemann C, Du Y, Schubert I, Rathmann W, Scheidt-Nave C (2013) Bundesgesundheitsblatt 56 (5/6): 668–677

ORIGIN Trial Investigators (2012) n-3 fatty acids and cardiovascular outcomes in patients with dysglycemia. N Engl J Med 367: 309–318

RKI (2012) Robert Koch-Institut (Hrsg) Daten und Fakten: Ergebnisse deer Studie«Gesundheit in deutschland aktuell 2010« Beiträge zur Gesundheitsberichterstattung des Bundes. RKI, Berlin

Siegel E, Sturm D, Franke D, Landers B, Lüddecke H-J, Reichel A, Vogel C, Ziegler R, Haak T (2013) Selbstmonitoring beim Typ 2 Diabetes. Hausarzt 3: 26–30

Themenschwerpunkt Versorgungslandschaften (2012) Forum für Gesundheitspolitik 4–5 (18): 5–56

Weber D, von Hübbenet J, Heckermann S, Faber-Heinemann G, Hess E, Hess G, Kalteuner M, Krakow D, Lederle M, Molinski M, Nitzsche G, Reichert D, Reuter H-M, Scheper N, Simonsohn M, Heinemann L (2011) Morbiditätsprofile von Diabetes-Patienten: Analyse der ICD-Kodierungen von 105 156 Patienten aus 65 diabetologischen Schwerpunktpraxen. Diabetes, Stoffwechsel Herz 20: 357–367

Qualitätssicherungsbericht (2011) Disease Management Programme in Nordrhein. http://www.kvno.de/downloads/quali/qualbe_dmp11.pdf. Zugriff 14 März 2014

Anhang

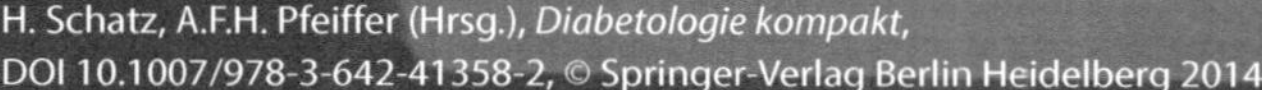

H. Schatz, A.F.H. Pfeiffer (Hrsg.), *Diabetologie kompakt*,
DOI 10.1007/978-3-642-41358-2, © Springer-Verlag Berlin Heidelberg 2014

A1 Diabetes im Internet und wichtige Adressen

S. Kabisch, A. F. H. Pfeiffer

▪ Einführung

Mit der Verbreitung des Internets ergeben sich für die Medizin sowohl Erleichterungen als auch Hindernisse. Mit einer präzisen Suche lassen sich bestimmte Informationen oft erstaunlich schnell finden, die Fülle der virtuell verfügbaren Daten und Quellen erschwert aber meist die verlässliche Interpretation bzw. Auswahl des Richtigen. Medizinische Angaben sind nicht selten interessengefärbt, Ärzte, Berater und Patienten intensiv kommerziell umworben. Gerade für Studenten und Ärzte in der Ausbildung finden sich aus dem Bereich der Diabetologie kaum unabhängige Angebote wie Fallbeschreibungen oder Lernportale.

Die Ordnung und Systematisierung medizinischen Wissens leisten, z. B. durch Herausgabe von Leitlinien, verschiedene Institutionen medizinischer Fachdisziplinen wie der Diabetologie. Die regionale, bundesweite, europäische und globale Organisation dient auch der Vernetzung und Vertretung der Diabetologen selbst. Das Internet liefert dazu einfache Zugänge.

Auch Patienten nutzen das Internet, etwa um unklare Symptome zu erforschen oder um ärztliche Befunde zu übersetzen. Selbsthilfegruppen und Patientenorganisationen gewinnen auf diese Art und Weise viele neue Mitglieder über den Computerbildschirm. Während einige dieser Kontaktstellen einen Fachbeirat bzw. Experten unter sich wissen, werden viele Diskussionsforen nicht professionell betreut. Fallberichte aus erster Hand treffen dort gern auf gefährliches Halbwissen. Seriöse Anbieter von Gesundheitsinformationen besitzen mitunter Qualitätssiegel, wie die der Health-on-the-net-Foundation (http://www.hon.ch) oder vom Aktionsforum Gesundheitsinformationssystem e.V. (http://www.afgis.de).

Viele Anbieter von medizinischen Informationen betreuen nicht nur die eigene Website, sondern auch Profile in den weltweit zugänglichen, sozialen Netzwerken. Hierüber kann ein schneller und einfacher Zugang insbesondere zu aktuellen Informationen und Ereignissen gestaltet werden.

Bei der folgenden Sammlung von nützlichen Kontaktdaten im Internet wurden kommerzielle Anbieter bewusst unberücksichtigt gelassen.

▪ Gut vernetzt – große diabetologische Körperschaften und Vereinigungen

http://www.idf.org – die International Diabetes Foundation (IDF) ist der Dachverband von Fachgesellschaften aus aller Welt, die sich der Erforschung und Behandlung der Diabeteserkrankung widmen. Die IDF ruft auch den Weltdiabetestag aus.

http://www.diabetespreventionforum.org – ist eine vom europäischen Segment des IDF betriebene Initiative zur Förderung der Diabetesprävention.

http://nebel.tumainiserver.de/dp – das Network Active in Diabetes Prevention vernetzt mehrere verschiedene Wissenschafts- und Patientenorganisationen aus ganz Europa, die sich der Diabetesvorbeugung widmen.

http://www.diabetes.org – die American Diabetes Association (ADA) wirkt vor allem in den USA über Kongresse, Symposien, Publikationen und Netzwerkaktivität.

http://www.easd.org – die European Association for the Study of Diabetes (EASD) bündelt Fachwissen für ihre Mitglieder und entwickelt Handlungsempfehlungen für Mediziner.

http://www.donausymposium.de – die Zentraleuropäische Diabetesgesellschaft vertritt die diabetologische Forschung von Mittel- und Osteuropa.

http://www.ddg.info – die Deutsche Diabetes Gesellschaft (DDG) fördert in Deutschland Wissenschaft, Forschung und Entwicklung in der Diabetologie, u. a. Zertifikate für Behandlungseinrichtungen, durch Ärztefortbildungen und medizinische Leitlinien.

http://www.oedg.org und http://www.diabetesgesellschaft.ch – die Österreichische bzw. die Schweizerische Diabetes-Gesellschaft setzen sich in diesen beiden Ländern für die wissenschaftliche und klinische Arbeit zur Diabeteserkrankung ein.

http://www.kompetenznetz-diabetes-mellitus.net und http://www.dzd-ev.de – das Kompetenznetz Diabetes mellitus und das Deutsche Zentrum für

Diabetesforschung e.V. sind translationale, multizentrische BMBF-geförderte Forschungskonsortien, die bundesweit koordiniert diabetologische Studien durchführen.

http://www.endokrinologie.net – führt zur Deutschen Gesellschaft für Endokrinologie, die bundesweit in Teilen ihrer Arbeit als diabetologische Fachgesellschaft agiert.

http://www.diabetes-kinder.de – die Arbeitsgemeinschaft für Pädiatrische Diabetologie arbeitet an der Schnittstelle zwischen Kinderheilkunde und Diabetologie.

▪ Gut verbunden – Schnittstellen und Informationsaustausch zwischen Ärzten und Patienten

http://www.diabetesde.org – die Deutsche Diabetes-Hilfe bringt Ärzte und Patienten in einem Netzwerk zusammen. Die Initiative http://menschen-mit-diabetes.de vertritt hierin die Interessen der Patienten. Unter http://www.my-diabetes.de wird auch ein kostenpflichtiges Online-Lernprogramm für Patienten angeboten.

http://diabetesstiftung.de – die Deutsche Diabetes-Stiftung (DDS) fördert die Diabetesprävention, die Schulung von Patienten sowie Forschung und öffentlichen Diskurs zum Diabetes mellitus.

http://www.diabsite.de – eine von Journalisten, Diabetesberatern und Patienten gestaltete Informationsseite für Diabetiker. Regelmäßige Interviews mit Experten bereichern das Onlineangebot. Auch das Diabetes-Radio (http://www.diabetes-radio.de) wird von den Inhabern der Seite betrieben.

http://www.diabetes-deutschland.de – versammelt und präsentiert das von 52 deutschen Diabetesexperten zusammengestellte Wissen für ein Laienpublikum.

http://drs.dife.de – Deutscher Diabetes-Risiko-Test zur Erkennung einer möglichen Disposition zur Diabeteserkrankung, entwickelt von Forschern am Deutschen Institut für Ernährungsforschung Potsdam-Rehbrücke.

http://www.diabetes-heute.de – liefert patientengerechte Informationen zur Diabeteserkrankung und wird angeboten vom Deutschen Diabetes-Zentrum Düsseldorf.

http://www.diabetes-news.de – ein tagesaktuelles Informationsportal für Patienten und Behandelnde.

http://www.diabetes-psychologie.de – eine von Ärzten und Psychotherapeuten des DDG-Arbeitskreises »Diabetes und Psychologie« und des Vereins »Diabetes und Psychologie e.V.« gestaltete Informationsseite zu psychischen Begleiterkrankungen bei Diabetes mellitus.

http://www.onmeda.de/krankheiten/diabetes.html, http://www.netdoktor.de/Krankheiten/Diabetes – Gesundheitsportale mit vielen großen Infothemen, auch zum Diabetes mellitus. Ein ärztlich-wissenschaftlicher Fachbeirat wacht jeweils über die Richtigkeit der Angaben.

▪ Gut vertreten – Verbände und Vertretungen für Berufsgruppen

http://www.bvdk-bdd.de und http://www.bvnd.de – die Bundesverbände der Diabetologen in Kliniken (BVDK) bzw. niedergelassener Diabetologen (BVND) vertreten die berufspolitischen Interessen ihrer Mitglieder, die eigenständige Landesverbände darstellen.

http://www.vdbd.de – der Verband der Diabetes-Beratungs- und Schulungsberufe in Deutschland e.V. (VDBD) widmet sich der Patientenschulung, Fort- und Weiterbildung für nichtärztliche medizinische Fachangestellte und betreibt eigene Präventionsprojekte.

http://www.diabeteseducator.org – die American Association of Diabetes Educators (AADE) vertritt verschiedene Berufsgruppen, die mit der Behandlung und Beratung von Diabetespatienten betraut sind.

▪ Gut aufgehoben – Selbsthilfegruppen für Diabetiker

http://www.diabetikerbund.de – der Deutsche Diabetiker Bund (DDB) ist Deutschlands älteste und größte Selbsthilfevereinigung für Diabetiker. Er vereint etliche Landesverbände und gibt die Zeitschrift »subkutan« (http://www.subkutan-online.de) heraus.

http://www.bund-diabetischer-kinder.de – der Bund diabetischer Kinder und Jugendlicher e.V. (BdKJ) ist ein deutschlandweites Selbsthilfenetzwerk für Kinder mit Diabetes mellitus.

http://www.aktive-diabetiker.at – die Onlinepräsenz der Aktiven Diabetiker Austria, einer Selbsthilfegruppe aus Österreich.

http://www.diabetes-kids.de, http://www.diabetes-teens.net, http://www.projekt-d.de – verschiedene Onlineforen für Kinder mit Diabetes mellitus und deren Eltern; sie ermöglichen den direkten Erfahrungsaustausch mit anderen Betroffenen

http://www.childrenwithdiabetes.com – bietet Kontakt und Wissensaustausch für junge Typ-1-Diabetiker und deren Familien; das Forum ist englischsprachig.

http://www.diabeteskinder-typ1.de – repräsentiert die Elterninitiative diabetischer Kinder und Jugendlicher e.V., einem gemeinnützigen Selbsthilfeverein.

http://www.insuliner.de/insublog/wordpress – die Insuliner stellen eine in und außerhalb des Internets aktive Selbsthilfegruppe für Diabetiker dar. Auch die quartalsweise Herausgabe der Zeitschrift »Insuliner« gehört zu ihrem Programm.

http://www.diabeticus.de – eine von privater Hand betriebene Internetplattform, die zahlreiche laienverständliche Fachinformationen für Patienten bereithält.

http://www.diabetes-forum.de – bietet eine Sammlung von Kontaktdaten zu Kliniken, Händlern, Selbsthilfegruppen, Ambulanzen, Praxen und Apotheken mit diabetologischem Schwerpunkt sowie ein interaktives Selbsthilfeforum.

http://www.dm-treff.de und http://www.diabetes-friend.de – Online-Foren, in denen vor allem Erfahrungsberichte von Patienten gesammelt und diskutiert werden.

▪ Gut ausgebildet – Lernangebote zum Diabetes mellitus

http://lernarchiv.bildung.hessen.de/sek/biologie/menschenkunde/krankheit/stoffwechseerkrankungen/diabetes/index.html – hierüber können Lehrmaterialien für Schüler der Sekundarstufe abgerufen werden, die sich mit der Diabeteserkrankung beschäftigen.

A2 Umrechnungstabellen (gerundete Ausgangszahlen)

H. Schatz

Glukose			
mg/dl	mmol/l	mmol/l	mg/dl
35	2,0	2,0	35
40	2,2	2,5	45
45	2,5	3,0	54
50	**2,8**	3,5	63
55	3,1	4,0	72
60	3,4	4,5	81
65	3,6	**5,0**	**90**
70	3,9	5,5	99
75	**4,2**	6,0	108
80	4,5	6,5	117
85	4,8	**7,0**	**126**
90	5,0	7,5	135
95	5,3	8,0	144
100	**5,6**	8,5	153
110	6,2	9,0	162
120	6,7	9,5	171
130	7,2	**10,0**	**180**
140	7,8	10,5	189
150	**8,4**	11,0	198
160	8,9	11,5	207
170	9,5	**12,0**	**216**
180	10,1	12,5	225
190	10,6	13,0	234
200	**11,2**	13,5	243
220	12,3	**14,0**	**252**
240	13,4	14,5	261
260	14,6	15,0	270
280	15,7	15,5	279
300	**16,8**	**16,0**	**288**
320	17,9	17,0	306
340	19,0	**18,0**	**324**
360	20,2	19,0	342
380	21,3	**20,0**	**360**
400	**22,4**	21,0	378
420	23,5	22,0	396
440	24,6	23,0	414
460	25,8	24,0	432
480	26,8	**25,0**	**450**
500	**28,0**	30,0	540
600	33,6	35,0	630
800	44,8	40,0	720
1000	56,0	50,0	900

Triglyzeride			
mg/dl	mmol/l	mmol/l	mg/dl
40	0,5	0,5	45,5
50	**0,6**	0,6	54,5
60	0,7	0,7	63,6
70	0,8	0,8	72,7
80	0,9	0,9	81,8
90	1,0	**1,0**	**90,9**
100	**1,1**	1,1	100,0
110	1,2	1,2	109,1
120	1,3	1,3	118,2
130	1,4	1,4	127,3
140	1,5	**1,5**	**136,4**
150	**1,7**	1,6	145,5
160	1,8	1,7	154,5
170	1,9	1,8	163,6
180	2,0	1,9	172,7
190	2,1	**2,0**	**181,8**
200	**2,2**	2,1	190,9
210	2,3	2,2	200,0
220	2,4	2,3	209,1
230	2,5	2,4	218,2
240	2,6	**2,5**	**227,3**
250	**2,8**	2,6	236,4
260	2,9	2,7	245,5
270	3,0	2,8	254,5
280	3,1	2,9	263,6
290	3,2	**3,0**	**272,7**
300	**3,3**	3,1	281,8
320	3,5	3,2	290,9
340	3,7	3,3	300,0
360	4,0	3,4	309,1
380	4,2	**3,5**	**318,2**
400	**4,4**	4,0	363,6
450	5,0	4,5	409,1
500	5,5	**5,0**	**454,5**
550	6,1	5,5	500,0
600	**6,6**	6,0	545,5
650	7,2	7,0	636,4
700	7,7	8,0	727,3
800	8,8	9,0	818,2
900	9,9	**10,0**	**909,1**
1000	**11,0**	15,0	1363,5
2000	22,0	20,0	1818,2

Gesamt-, LDL- und HDL-Cholesterin

mg/dl	mmol/l	mmol/l	mg/dl
20	**0,5**	0,5	19,2
25	0,7	0,6	23,1
30	0,8	0,7	26,9
35	0,9	0,8	30,8
40	1,0	0,9	34,6
45	1,2	**1,0**	**38,5**
50	**1,3**	1,1	42,3
55	1,4	1,2	46,2
60	1,6	1,3	50,0
65	1,7	1,4	53,8
70	1,8	**1,5**	**57,7**
75	**2.0**	1,6	61,5
80	2,1	1,7	65,4
85	2,2	1,8	69,2
90	2,3	1,9	73,1
95	2,5	**2,0**	**76,9**
100	**2,6**	2,1	80,8
105	2,7	2,2	84,6
110	2,9	2,3	88,5
115	3,0	2,4	92,3
120	3,1	**2,5**	**96,2**
125	**3,3**	2,6	100,0
130	3,4	2,7	103,8
135	3,5	2,8	107,7
140	3,6	2,9	111,5
145	3,8	**3,0**	**115,4**
150	**3,9**	3,1	119,2
155	4,0	3,2	123,1
160	4,2	3.3	126,9
165	4,3	3,4	130,8
170	4,4	**3,5**	**134,6**
175	**4,6**	3,6	138,5
180	4,7	3,7	142,3
185	4,8	3,8	146,2
190	4,9	3,9	150,0
195	5,1	**4,0**	**153,8**
200	**5,2**	4,2	161,5
205	5,3	4,4	169,2
210	5,5	4,6	176,9
215	5,6	4,8	184,6
220	5,7	**5,0**	**192,3**
225	**5,9**	5,2	200,0
230	6,0	5,4	207,7
235	6,1	5,6	215,4
240	6,2	5,8	223,1
245	6,4	**6,0**	**230,8**
250	**6,5**	6,2	238,5
255	6,6	6,4	246,2
260	6,8	6,6	253,8
265	6,9	6,8	261,5
270	7,0	**7,0**	**269,2**
275	7,2	7,2	276,9
280	7,3	7,4	284,6
285	7,4	7,6	292,3
290	7,5	7,8	300,0
295	7,7	**8,0**	**307,7**
300	**7,8**	8,2	315,4
310	8,1	8,4	323,1
320	8,3	8,6	330,8
330	8,6	8,8	338,5
340	8,8	**9,0**	**346,2**
350	**9,1**	9,2	353,8
360	9,4	9,4	361,5
380	9,9	9,6	369,2
400	**10,4**	9,8	376,9
420	10,9	**10,0**	**384,6**
440	11,4	10,5	403,8
460	12,0	11,0	423,1
500	**13,0**	12,0	461,5
550	14,3	13,0	500,0
600	15,6	14,0	538,5

Kreatinin

mg/dl	µmol/l	µmol/l	mg/dl
0,6	53,0	40,0	0,5
0,8	70,7	60,0	0,7
1,0	**88,4**	80,0	0,9
1,2	106,1	**100,0**	**1,1**
1,4	123,8	120,0	1,4
1,6	141,4	140,0	1,6
1,8	159,1	160,0	1,8
2,0	**176,8**	180,0	2,0
2,5	221,0	**200,0**	**2,3**
3,0	265,2	250,0	2,8
3,5	309,4	300,0	3,4
4,0	**353,6**	350,0	4,0
4,5	397,8	**400,0**	**4,5**
5,0	442,0	450,0	5,1
6,0	**530,4**	500,0	5,7
7,0	618,8	**600,0**	**6,8**
8,0	707,2	700,0	7,9
9,0	795,6	800,0	9,0
10,0	884,0	900,0	10,2

Stichwortverzeichnis

A

B

C

D

E

F

I

K

L

M

N

O

P

Q

R

S

T

U

V

W

X

Z

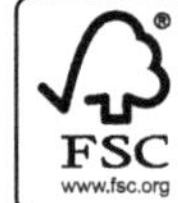

MIX
Papier aus verantwortungsvollen Quellen
Paper from responsible sources
FSC® C105338

If you have any concerns about our products,
you can contact us on
ProductSafety@springernature.com

In case Publisher is established outside the EU,
the EU authorized representative is:
Springer Nature Customer Service Center GmbH
Europaplatz 3, 69115 Heidelberg, Germany

Printed by Libri Plureos GmbH
in Hamburg, Germany